神经外科基础与手术精要

（上）

孙泽林等◎主编

吉林科学技术出版社

图书在版编目（CIP）数据

神经外科基础与手术精要/ 孙泽林等主编. -- 长春：
吉林科学技术出版社，2016.6
ISBN 978-7-5578-0764-1

Ⅰ．①神… Ⅱ．①孙… Ⅲ．①神经外科学②神经外科
手术 Ⅳ．① R651

中国版本图书馆CIP数据核字(2016) 第133557号

神经外科基础与手术精要

Shenjing waike jichu yu shoushu jingyao

主　　编　孙泽林　刘少录　王宏峰　孙　政　赵增富　任二朋
副 主 编　杨建权　丁金铎　张云超　张旭东
　　　　　何　庆　程　锦　刘冰楠　王艳丽
出 版 人　李　梁
责任编辑　张　凌　张　卓
封面设计　长春创意广告图文制作有限责任公司
制　　版　长春创意广告图文制作有限责任公司
开　　本　787mm×1092mm　1/16
字　　数　964千字
印　　张　39.5
版　　次　2016年6月第1版
印　　次　2017年6月第1版第2次印刷

出　　版　吉林科学技术出版社
发　　行　吉林科学技术出版社
地　　址　长春市人民大街4646号
邮　　编　130021
发行部电话/传真　0431-85635177　85651759　85651628
　　　　　　　　　　　　85652585　85635176
储运部电话　0431-86059116
编辑部电话　0431-86037565
网　　址　www.jlstp.net
印　　刷　虎彩印艺股份有限公司

书　　号　ISBN 978-7-5578-0764-1
定　　价　155.00元

主编简介

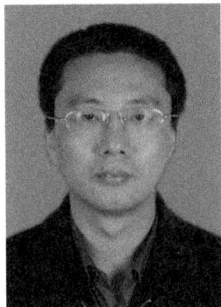

孙泽林

　　1973年出生。华北理工大学附属医院神经外科，副主任医师，副教授，硕士研究生导师。2009年获首都医科大学，北京市神经外科研究所博士学位。主要从事神经肿瘤的临床和基础研究，对脑出血、脑外伤有独到的见解。发表论文20余篇，完成课题5项，获省部级奖励2项，市（厅）级奖励4项。

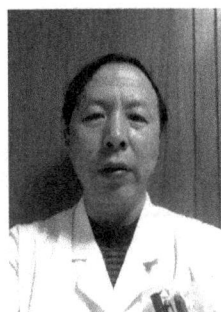

刘少录

　　1962年出生。河北省邢台市人民医院神经外科主任医师，河北省邢台市神经外科专业委员会委员，河北省邢台市显微神经外科专业副主任委员，兼任河北省邢台市司法鉴定中心司法鉴定专家。从事神经外科专业28年，成功抢救危重患者上万例，特别是对急危重颅脑损伤病人手术抢救有独特的方法和见解；能够独立完成垂体瘤、巨大镰旁脑膜瘤、听神经瘤及胶质瘤等体积切除手术。在国内外学术期刊发表论文10余篇，完成河北省科技成果4项，其中《骨面植皮临床研究》荣获河北省医学会医学科学一等奖；《中药诱导食管癌Eca-109细胞凋亡的机制及其临床意义》荣获邢台市科技进步一等奖；《大骨瓣减压治疗急重型颅脑损伤研究》荣获邢台市科技进步三等奖。

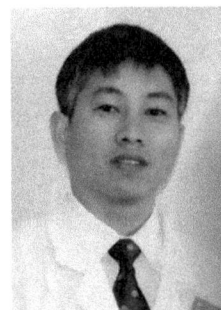

王宏峰

　　1972年出生。1995年毕业于哈尔滨医科大学临床医学系，现于烟台海港医院神经外科从事临床工作，副主任医师。从事神经外科工作多年，并于2004年在哈尔滨医科大学神经外科进修学习1年，具有丰富临床经验。能熟练独立开展脑膜瘤、胶质瘤、垂体瘤、小脑肿瘤、脑室分流、颅内动脉瘤、脑血管畸形、后颅凹等手术。并成功救治了大量重症颅脑外伤，高血压脑出血等疑难危重患者，技术全面。曾荣获市级科学技术进步一、二、三等奖各1次。并发表论文数篇、论著1部。曾多次参加全国及国际神经外科学术会议，得到业内人士好评；在《2005年哈尔滨国际神经外科学术大会》上受到专家提名表扬！

编 委 会

PREFACE

前　言

　　近年来，神经外科在各项新技术不断引入外科临床的基础上成为最活跃、发展最迅速的临床学科之一，以往许多传统的神经外科概念在大量新技术、新观点、新理论的带动下发生了巨大的改变。各项微创检查技术的广泛应用，大大提高了神经外科的诊断水平。同时，各项先进设备的应用也极大提高了神经外科的治疗效果和危重患者的处置能力。

　　本书首先讲述了神经外科疾病的基本诊治原则、诊断方法和常见症状；然后重点介绍了神经外科常见病的治疗、手术方法等；最后介绍了神经外科常见病的护理等内容。紧扣临床，简明实用，内容丰富，资料新颖，适用于神经外科及相关科室的医护人员，尤其是主治医师、研究生和医学生参考。

　　本书编委均是高学历、高年资、精干的专业医务工作者，对各位同道的辛勤笔耕和认真校对深表感谢！由于写作时间和篇幅有限，难免有纰漏和不足之处，恳请广大读者予以批评、指正，以便再版时修正。

编　者

2016 年 6 月

CONTENTS

目　录

第一章

神经外科疾病诊治基本原则

第一节　神经外科疾病诊断程序

神经外科疾病包括颅脑、脊髓和周围神经的损伤、感染、肿瘤、畸形、血管性疾病、其他（如需要外科治疗的功能性疾病等）六大类。临床表现总体上可归为共性和局灶性症状，前者有颅内高压、脑膜刺激征和脑与脊髓压迫征等，后者包括神经功能改变或缺失、癫痫等。但由于神经系统解剖和病理生理的复杂性，同病不同症，同症不同病的状况常见，准确诊断是疾病正确治疗的前提。只有明确了病变的部位、性质和原因，才能有的放矢地进行治疗，需要手术治疗者，也方能选择恰当的手术入路。切不能以症为病，轻易随症施治。

神经系统疾病的诊断要遵循一定的步骤：首先需询问、搜集病史，再行有重点的神经系统体格检查，理清患者的症状、体征和病程演变过程。继而"顺藤摸瓜"，进行定向、定位和定性 3 个方面的诊断分析：①定向诊断：判定患者是否为神经系统疾患？是不是神经外科疾病？②若属于神经外科范畴，则推导其症状、体征与神经系统解剖、生理有何关联？为神经系统哪个部位病变？即定位诊断（level diagnosis）；③分析病变是否存在前述共性症状和（或）局灶性症状？病灶考虑系统性病变还是弥散性抑或是局灶性病变？并结合辅助检查判断病变的可能性质，即定性诊断（qualitative diagnosis）。见图 1-1。

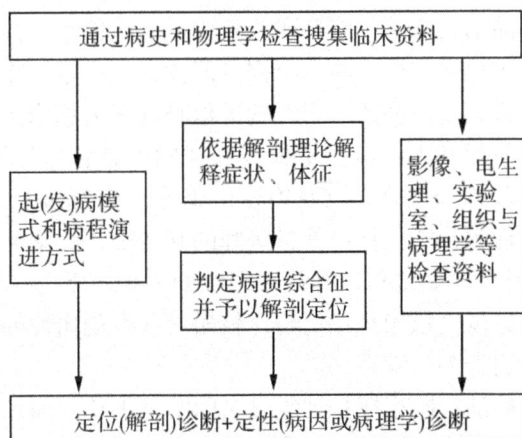

图 1-1　神经外科疾病诊断步骤

采集全面、详细、准确的病史资料是神经系统疾病诊断的第一步，其可靠性直接影响医师对疾病的判断。问诊时应以患者的主要病痛（主诉）作为线索，按各症状发生的时间顺序加以记录。例如症状何时开始，有无明确诱因？为阵发性还是持续性？逐渐加重抑或时有好转？何种情况下得以缓解，缓解程度如何？什么情况下会发作或加重？该主诉症状发展（发作）到高峰时有无其他伴发症状？何时何地做过何种治疗？这些治疗对病程有何种影响等。细致的病史采集可以获得更多的病情，对于临床分析助益良多。以颅脑损伤后出现局限性癫痫者为例：若右手先开始抽动，稍后才右下肢抽动，最后达到或未达到全身抽搐。均提示损伤部位在左侧大脑半球中央前回中下部，若先有右手感觉异常发作而后才有抽搐，则病灶可能在左半球中央后回中下部。又如一例因"幕下占位"入院的儿童，若主诉先为一段时间的共济失调症状，继而出现颅内压增高及脑干损害体征，表示病变自小脑向前生长，多考虑系小脑病变，如髓母细胞瘤等；反之，如先出现脑桥神经核症状（眩晕，眼震，面瘫及外展麻痹等），之后出现四脑室阻塞症状及共济运动障碍，则表示病变起自脑干，向小脑方面发展。

神经系统疾病的诊断的第二步是对患者进行包括神经系统检查在内的、有重点的体格检查。实际临床工作中，对所有患者均进行详尽的、包罗各项神经系统功能的全面检查是不现实的，实际上也没有这个必要。十分详细的专科检查只在当对患者可能存在某种神经系统疾病存有疑问时，才根据需要有选择地进行。但是，重点而全面的神经系统检查是医师获取病变信息的基本手段，也是定位诊断必不可少的环节。所以无论患者患有神经系统哪个部位的和何种性质的疾病，都需要对患者中枢和周围神经系统有一个全面的了解，即进行所谓"常规的神经系统检查"。

常规的（或者说最低限度的）神经系统检查应包括如下项目：①一般观察：包括患者的意识、言语等高级智能活动情况，步态有无共济失调或偏瘫等；②脑神经检查，重点应检查瞳孔等眼征；③运动功能检查，包括四肢肌力、肌张力，共济和协调运动，指鼻试验、跟－膝－胫试验，轮替动作和反击征等；④神经反射检查：深浅反射检查应包括上肢肱二、三头肌腱反射，桡腕反射，腹壁反射，下肢跟、膝腱反射，足底反射等。病理反射检查包括Hoffmann征，Babinski征等；⑤感觉功能检查时可对比身体两侧的痛、触觉，音叉振动觉与关节肌肉觉；⑥脑膜刺激征：即检查项部有无强直或阻抗，有无Kerning征等。

神经系统疾病的诊断的第三步是：结合研究实验室、影像学、神经生理、脑功能辅助性检查资料，最后确定病灶定位和定性诊断，根据可能性大小排序。需要指出的是：在神经影像学、神经电生理学等学科高度发展的今天，辅助检查确实为临床医生确定或排除疾病诊断提供了许多有益的帮助，但须知道：实验室检查和辅助检查和体格检查的关系是"一鸟两翼"的关系。认真细致的问诊和查体，以及缜密的临床诊断思维。加强临床观察、及时捕捉病情变化，继而做出合理的判断是神经外科医师的基本功，无论何时何地、检查手段如何先进，"辅助"检查的选择终究是临床医师诊断思维的体现，下大包围、撒大网检查绝对不利于医师临床思维的提高，过度依赖某些价格比较昂贵或有创伤性的特殊检查，无形之中也加重了患者的经济负担、痛苦和风险性。

掌握正确神经系统疾病的诊断程序是神经科医师的基本功。而熟练掌握、解释和鉴别各种神经体征的解剖定位和临床意义则需要反复的临床实践，不断积累。因此，对于收治的或者参与手术的患者，医师不能简单依赖护理观察记录或者汇报。神经外科疾病患者病情时常瞬息改变，"时间就是大脑"，及时观察、对比不同时段的症状和体征改变对于及时诊断和鉴别诊断都相当重要。例如，在观测蝶鞍区病变患者的视野变化时，如先发现双颞侧上象限盲，而后变为双颞侧偏盲，提示病变由视交叉之下方向上生长，鞍内肿瘤的可能性大。反之，如先观察到双颞侧之下象限盲，而后变为双颞侧偏盲，则表示病变自上而下生长，应考虑鞍上病变、三脑室附近病变如颅咽管瘤等，而鞍内肿瘤的可能较小。再如：对于颅内肿瘤患者，起始症状多提示病灶的原发部位，后来的症状则说明病变扩展的方向。这些均容易理解和掌握，但实际上，除肿瘤本身引起的局部病灶性症状外，往往还有一些因脑组织移位和血液循环障碍所产生的远距离症状（远隔症状），即所谓假性定位征。这些就需要仔细分析加上经验的积累，方能练就一双"火眼金睛"。

　　总之，神经外科疾病的临床表现纵有千姿百态，但若能从疾病本质认识入手，广开思路，既抓住其共性，又重视个体易变性，通过综合分析、逻辑思维，自然会达到全面而精确的诊断目的。当然，诊治时更不能忽视治疗上的"整体观"：即患者是个完整个体，诊疗时，不仅要能正确诊治患者所患的神经外科专科疾病，也不能忽视患者全身各系统功能评估。手术前、后，给予各种必要的药物和支持性治疗措施，纠正患者生理、代谢及营养失调，减轻患者术后各种不良反应，这才是"以人为本"的科学诊疗观。

（赵增富）

第二节　神经外科疾病定位定性诊断基础

　　神经外科临床诊治的首要问题是如何通过神经系统症状、体征对疾病做出正确的定位、定性诊断。神经功能与解剖结构有一定对应关系，脑和脊髓、脑神经、感觉系统、运动系统、反射系统等特定结构或部位的损害病变会导致相应的结构功能的变化，而临床表现通常是神经系统结构或部位受损的反映。通过特定的功能损害与解剖部位在空间上的对应关系和在时间上的演变过程，结合其他相关临床表现逆推病变侵害的部位和扩展的范围。因而，熟悉解剖生理及其相互联系，对解析神经外科疾病的症状体征尤为重要。为了便于分析，对神经系统临床症状体征进行总结归纳为临床综合征，熟悉这些综合征对定位诊断会有所帮助。限于篇幅，本节仅涉及临床常见的、基本的中枢神经系统损害定位表现和最基本的综合征，供读者参考，更为详细的内容请参看有关专著。

一、定位诊断

　　定位诊断即为解剖诊断，即要理清病变是位于中枢神经（脑和脊髓）还是周围神经；判断病变是在颅内，还是椎管内，是局限性还是弥漫性。对于颅内病变，应分析病变在脑膜内、外，还是脑实质。如在脑内更要进一步判定在灰质还是白质，病变侧别？是局限于某单一脑叶，还是波及多个脑叶，有无间脑、基底核或脑干受累的症状与体征。如考虑系颅底病变，应考虑定位于颅前窝、颅中窝还是颅后窝，或者跨界生长。幕下病变则要理清问题在小脑、中脑导水管、第四脑室、脑干还是寰枕区。椎管内病变则应行纵、横两方面定位，既要确定病灶的上界、下界，又要判定病变是在髓内、髓外，硬膜内、硬膜外。髓内病变还应准确推断所累及的结构与节段范围。

（一）大脑半球病变的定位诊断及相关综合征

总体上讲，大脑半球病变临床表现包括智能异常和行为异常两方面。

1. 额叶病变　可引起记忆障碍乃至不同程度痴呆。额叶前部病变表现为情感、智能、精神、行为和人格障碍；额叶后部（中央前回）刺激性症状为癫痫发作，破坏性病变可致对侧肢体运动障碍。若病变累及中央前回之前的运动皮质区，会造成对侧强握反射和摸索反射（Fulton 综合征）；额叶底面病变早期引起以呼吸间歇、血压升高等植物功能紊乱为主的刺激性症状，破坏性病变可致愤怒、木僵等精神障碍；扣带回前部病变会引起瞳孔扩大、脉搏徐缓、呼吸减慢等。运动性语言中枢位于额下回后部，病变表现为运动性失语；书写中枢位于额中回后部，病变表现为失写症；眼球凝视中枢位于额中回后部书写中枢之前，刺激性病变引起双眼向健侧同向凝视，破坏性病变引起向患侧同向凝视；排尿中枢位于额中回，受损表现为尿失禁。额叶病变损害严重时除可表现为痴呆外，还可影响基底核和小脑引起假性 Parkinson 氏病和假性小脑体征等。

2. 颞叶病变　会出现人格改变，可同时伴有记忆障碍、颞叶癫痫发作，耳鸣、幻听等听觉障碍、象限盲、内脏感觉异常等。颞上回前部病变会导致乐感丧失，听话中枢位于颞上回后部，病变引起感觉性失语；颞中回和颞下回病变表现为对侧躯干性共济失调，深部病变还可合并同向上 1/4 象限视野缺损；颞横回刺激性病变表现为耳鸣和幻听，破坏性病变为听力减退和对声音的定位障碍；颞叶内侧病变表现为颞叶癫痫、钩回发作，破坏性病变表现为记忆障碍；颞叶广泛损害表现为人格、行为、情绪及意识的改变及复合性幻觉、幻视，逆行性遗忘等记忆障碍。

3. 顶叶病变　顶叶前部（中央后回）刺激性症状可致对侧感觉异常和局限性感觉性癫痫，破坏性病变致对侧偏身感觉障碍。缘上回、角回连同颞叶的上部与语言功能有关，损害可致失语。顶上小叶病变导致复杂的皮质觉障碍：如实体觉，两点辨别觉和立体觉丧失。主侧顶下小叶角回病变致失用、失写、失读，计算不能，手指失认，左右侧认识不能（Gerstmann 综合征）。累及顶叶的病变还可导致偏身感觉障碍、肌肉萎缩和发育障碍（Silverstein 综合征）。

4. 枕叶病变　主要出现视觉障碍。因病变不同，可表现为视野缺损、象限盲和偏盲（可伴"黄斑回避"）。视中枢受刺激时，可发生幻视，在病变累及邻近的颞顶叶时更为明显。双侧枕叶视皮质受损可致皮质盲，但瞳孔对光反射存在。或虽已失明但患者否认（Anton 征）。

5. 胼胝体病变　胼胝体膝部病变出现上肢失用，体部的前 1/3 病变表现为失语及面肌麻痹，中 1/3 病变表现为半身失用和（或）假性延髓性麻痹，胼胝体压部病变时出现下肢失用和（或）同向偏盲，胼胝体广泛损害时会出现嗜睡、淡漠、记忆障碍等。

6. 半卵圆区（白质）病变　半卵圆中心指大脑皮层与基底核、内囊之间的大块白质纤维。前分病变会出现对侧肢体单瘫和运动性失语；中部病变多会出现远端重于近侧的对侧皮质感觉障碍；后部病变会出现对侧同向偏盲和听力障碍等。

7. 边缘系统病变　可导致自主神经紊乱（如内脏功能障碍）、情绪改变、记忆障碍和本能行为（饮食、睡眠、性本能及躲避危险行为等）异常。若病变同时累及额叶、颞叶和边缘系统，会造成近事遗忘和虚构症（Kosakoff 综合征）。若病变累及颞叶、海马、钩回和杏仁核，会表现为情绪、食欲、性欲亢奋（Kluver Bucy 综合征）。

8. 基底核区病变 纹状体（豆状核和尾状核）病变时出现手足徐动症（舞蹈病）、静止性震颤（Parkinson 综合征）。内囊前肢因有额桥束通过，病变时出现双侧额叶性共济失调；膝部因有皮质脑干束通过，病变时出现对侧中枢性面、舌瘫；后肢由前向后依次通过皮质脊髓束，丘脑皮质束，视放射和听辐射等结构，病变时分别引起对侧肢体偏瘫、对侧半身深浅感觉障碍、偏盲和听觉障碍。内囊病变对侧的偏身感觉缺损，偏瘫、偏盲合称内囊综合征。多见于高血压脑出血、壳核 – 内囊出血等。

（二）间脑病变的定位诊断

间脑可分为背侧丘脑（丘脑）、后丘脑、上丘脑、底丘脑和下丘脑五个部分。是仅次于端脑的中枢高级部位。

1. 丘脑 为皮层下感觉中枢，刺激性症状引起对侧半身丘脑痛，呈弥散性，多伴有痛觉过敏和痛觉过度，难以准确定位；破坏性症状为对侧半身深浅感觉障碍，深感觉障碍重于浅感觉，远端重于近端，还可引起对侧半身共济失调、舞蹈病、多动症和丘脑手等。

丘脑综合征（Dejerine – Roussy syndrome）包括：①病变对侧肢体轻瘫；②病变对侧半身感觉障碍（以深感觉为主）；③病变对侧半身自发性疼痛；④同侧肢体共济运动失调；⑤病变同侧舞蹈样运动。多见于丘脑肿瘤，但完全典型者少见。当肿瘤向前内侧发展时精神障碍较明显；向下丘脑发展则内分泌障碍较为突出；向丘脑枕发展除出现病变对侧同向偏盲外，还因影响四叠体可能出现瞳孔不等大、眼球上视障碍、听力障碍等症状。

2. 后丘脑 病变累及外侧膝状体出现对侧同向偏盲，累及内侧膝状体出现听力减退；丘脑枕病变造成对侧同向注视麻痹和丘脑手。

3. 上丘脑 由松果体、后联合和缰三角组成，与生物昼夜节律调节有关。病变累及松果体出现性早熟及尿崩。

4. 底丘脑 是丘脑与中脑被盖之间的过渡区，病变累及丘脑底核（Luys nucleus）致偏侧投掷症（Hemiballismus），表现为对侧上、下肢（通常上肢症状重于下肢）剧烈而持续的舞动或投掷动作。

5. 下丘脑 与内脏和代谢活动有关，病变可引起水、电解质和渗透压调节，糖、脂与内分泌代谢，体温调节，觉醒和睡眠，自主神经功能紊乱以及感情、记忆、行为等障碍。

下丘脑网状结构损害会出现无语无动缄默症（akinetic mutism）。颅脑损伤，三脑室肿瘤和丘脑肿瘤均可引起间脑癫痫，表现为自主神经系统发作症状（如面部潮红、大汗淋漓、心悸、胃肠不适等），偶有尿意，但无抽搐。腹内侧核损害会引起肥胖，正中隆起损害影响青春期发育并致性功能障碍，称肥胖性生殖无能综合征（Frohlich syndrome）。

（三）脑干损害的定位诊断

脑干自下而上由延髓、脑桥和中脑三部分组成，常见神经外科相关疾病为血管性病变、肿瘤等。这些病变累及相应平面的若干神经核和纤维束，导致相应的临床症状。脑干病变的表现主要包括：①脑神经损害：后组脑神经损害对应延髓平面，中组脑神经损害对应桥延或脑桥平面，第Ⅲ、Ⅳ对脑神经损害对应中脑平面；②传导束损害：包括感觉、运动与平衡障碍；③意识 – 觉醒障碍；④自主神经功能紊乱：如高热、针尖样瞳孔、无汗等；⑤不同平面的脑干损害对应一些特征性呼吸节律改变：如周期性呼吸（间脑）、中枢性过度换气（中脑上端）、长吸气（脑桥上端）、共济失调性呼吸（延髓上端）等。部分典型的脑干损害综合征及其临床特点如下：

1. 延髓内侧综合征　如为单侧损伤，又称舌下神经交叉性偏瘫。通常由椎动脉的延髓支阻塞所致。主要受损结构及临床表现为：对侧上、下肢瘫痪（锥体束受损）；对侧上、下肢及躯干意识性本体感觉和精细触觉障碍（内侧丘系受损）；同侧半舌肌瘫痪（舌下神经根受损）。

2. 延髓外侧综合征　又称 Wallenberg 综合征。损害位于延髓上部侧方、椎动脉的延髓支或小脑下后动脉供血区。主要受损结构及临床表现为：同侧头面部痛、温觉障碍（三叉神经脊束受损）；对侧上、下肢及躯干痛、温觉障碍（脊髓丘脑束受损）；同侧软腭及咽喉肌麻痹，吞咽困难，声音嘶哑（疑核受损）；同侧 Homner 综合征，表现为瞳孔缩小、上睑轻度下垂，面部皮肤干燥并潮红及汗腺分泌障碍（下丘脑至脊髓中间外侧核的交感下行通路受损）；同侧上、下肢共济失调（小脑下脚受损）；眩晕，眼球震颤（前庭神经核受损）。

3. 脑桥基底部综合征　如为单侧损伤，又称展神经交叉性偏瘫。由基底动脉的脑桥支阻塞所致。主要受损结构及临床表现为：对侧上、下肢瘫痪；同侧眼球外直肌麻痹（展神经根受损）。

4. 脑桥背侧部综合征　通常因小脑下前动脉或小脑上动脉的背外侧支阻塞，引起一侧脑桥尾侧或颅侧部的被盖梗死所致。以脑桥尾侧被盖损伤为例，主要受损结构及临床表现为：同侧眼球外直肌麻痹，双眼患侧凝视麻痹；同侧面肌麻痹（面神经核受损）；眩晕，眼球震颤；同侧头面部痛、温觉障碍；对侧上、下肢及躯干痛、温觉障碍；对侧上、下肢及躯干意识性本体觉和精细触觉障碍；同侧 Homner 综合征（下丘脑至颈段脊髓中间带外侧核的交感神经下行通路受损）；同侧上、下肢共济失调（小脑下脚和脊髓小脑前束受损）。

5. 大脑脚底综合征　如为单侧损伤，又称动眼神经交叉性偏瘫（或 Weber 综合征）。由大脑后动脉的分支阻塞所致。主要受损结构及临床表现为：同侧除外直肌和上斜肌以外的所有眼球外肌麻痹，瞳孔散大（动眼神经根损伤）；对侧上、下肢瘫痪（皮质脊髓束受损）；对侧面神经和舌下神经核上瘫（皮质核束损伤）。

6. Benedikt 综合征　累及一侧中脑被盖部腹内侧。主要受损结构及临床表现为：对侧上、下肢及躯干意识性本体觉和精细触觉障碍；同侧除外直肌和上斜肌外的所有眼球外肌麻痹，瞳孔散大；对侧上、下肢意向性震颤，共济失调〔小脑丘脑纤维（为已交叉的小脑上脚纤维）和红核受损伤〕。

（四）颅底病变的定位诊断及相关综合征

1. 颅前窝　额叶底部肿瘤如局限性蝶骨嵴或嗅沟脑膜瘤时，因病变压迫同侧视神经，使之周围蛛网膜下腔闭塞，而引起 Forster‐Kennedy 综合征。表现为病变同侧视神经萎缩，对侧视神经盘水肿，可伴同侧嗅觉丧失。

2. 颅中窝　蝶鞍区病变可引起视交叉综合征，眶上裂、眶尖病变分别引起眶上裂综合征和眶尖综合征，海绵窦区病变可致海绵窦综合征，岩部病变引起岩尖综合征、三叉神经旁综合征、蝶‐岩综合征等。

（1）视交叉综合征：表现为双颞侧偏盲，可伴视神经萎缩和蝶鞍改变，同时亦伴垂体内分泌紊乱。多见于垂体腺瘤向鞍上生长。

（2）眶上裂和眶尖综合征：眶后部及视神经管肿瘤等眶上裂和眶尖区域病变所致。

1）眶尖综合征（Rollel 综合征）：为Ⅲ、Ⅳ、Ⅴ、Ⅴ₂ 支和Ⅵ脑神经受累所致，表现为视神经乳头萎缩或水肿，上睑下垂，眼球固定，角膜反射消失，眼神经和上颌神经分布区感觉障碍。

2）眶上裂综合征（Rochon - Duvigneaud 综合征）：除无视神经变化外，余同眶尖综合征。

（3）海绵窦综合征：病变累及Ⅲ、Ⅳ、Ⅴ、Ⅵ脑神经，表现为眼球固定，瞳孔散大，角膜反射消失，可合并突眼及眼静脉回流障碍。常因血栓性静脉炎、鞍区动脉瘤和鞍内肿瘤累及海绵窦引起。

（4）颞骨岩部病变

1）岩尖综合征（Gradenigo 综合征）：同侧Ⅴ脑神经受累致面部麻木或疼痛，Ⅵ脑神经受累致眼球内斜、复视。常因乳突炎症扩散、鼻咽部或鼻窦的恶性肿瘤沿颅底裂隙侵蚀所致。

2）三叉神经旁综合征（Raeder Paratrigenninal 综合征）：病变位于岩骨前段三叉神经半月节附近，三叉神经受累致面部疼痛，颈动脉交感丛受累致同侧 Homner 征。

3）蝶 - 岩综合征（Jacob 综合征）：蝶骨和岩骨交界处病变引起Ⅲ、Ⅳ、Ⅴ、Ⅵ脑神经麻痹，表现为同侧眼肌麻痹和三叉神经感觉障碍，累及视神经可致视力障碍。

3. 颅后窝　内耳道病变可致内耳道综合征；脑桥小脑角病变可致脑桥小脑角综合征；颈静脉孔区病变可致 Vernet 综合征、Collet - Sicard 综合征、Vilaret 综合征等；枕骨大孔附近病变可致颅脊管综合征。

（1）内耳道综合征：内耳道病变时，同侧面神经受累出现外周性瘫痪，同侧前庭神经受累引起耳鸣、耳聋、眼球震颤和平衡障碍。

（2）脑桥小脑角综合征：脑桥小脑角位于小脑和脑桥的外侧（小脑 - 脑桥池）和岩骨嵴内 1/3 之间。该部位有耳蜗神经、前庭神经、面神经、三叉神经及前庭小脑束通过。耳蜗神经损害出现耳鸣、耳聋；前庭神经损害出现眩晕、恶心、呕吐；面神经损害出现同侧周围性面瘫；三叉神经感觉支损害出现同侧面部感觉减退；前庭小脑束损害出现同侧共济失调。常见于听神经瘤和该区域的脑膜瘤等。

（3）颈静脉孔综合征（Vernet 综合征）：Ⅸ、Ⅹ、Ⅺ脑神经通过颈静脉孔的内侧部，多为颅内原发病变引起此三根脑神经麻痹，此外还可见于颈静脉球瘤、颈动脉体瘤和多发性脑神经炎。

（4）颅脊管综合征：枕骨大孔区病变侵犯颅后窝和高位椎管，累及小脑、延髓、后组脑神经和上颈髓所致。表现为上部颈神经根症状，枕颈部疼痛（$C_2 \sim C_3$），强迫头位，后组脑神经损害，延髓症候群等。

（五）小脑病变的定位诊断

小脑的功能主要是调节下行运动通路的活动，保持平衡和控制肌张力，保证精细、技巧性动作协调完成。故小脑损害不会引起随意运动丧失（瘫痪），但对运动性学习和运动具有重要意义。另外，小脑虽接受多种感觉传入冲动，但对有意识的感觉和刺激辨别却无甚意义。

小脑损害的典型临床症状与体征有：眩晕、呕吐、共济失调、眼球震颤和意向性震颤。

1. 小脑半球　该区域病变同侧肢体共济失调，粗大的水平眼震，辨距不良，轮替障碍，指鼻和跟－膝－胫试验阳性，搜索样语言，同侧半身肌张力降低等。

2. 蚓部　该区域小脑蚓部病变主要表现躯干性共济失调、平衡不稳，呈醉汉步态。而小脑半球病变则在患侧肢体共济失调、肌张力低、腱反射迟钝，走路向患侧偏斜，也易向患侧倾倒。

3. 齿状核　受损可出现运动过多和肌阵挛。

4. 小脑脚　小脑下脚（绳状体）病变出现同侧小脑性共济与平衡障碍，眼球震颤及书写障碍；小脑中脚（脑桥臂）病变出现同侧额叶性共济障碍；小脑上脚（结合臂）病变出现同侧小脑性共济障碍，对侧红核病变引起不自主运动，头偏向患侧。

5. 弥漫性小脑病变（小脑半球和蚓部同时受损）　慢性小脑弥漫性变性时，主要出现躯干和言语共济失调，而四肢共济失调不明显。这可能是由于新小脑功能有所代偿之故。急性弥漫性小脑病变时，除有严重的躯干和四肢共济失调以及言语障碍，还伴有肌力下降、肌张力降低、腱反射减弱。

（六）脊髓病变的定位诊断

脊髓病变的定位诊断分为"纵"定位与"横"定位两方面，前者系判断病变是存在于延髓颈髓移行直至马尾的某个平面；后者是判定病变在脊髓横断面上的白质、灰质等哪个具体部位。

脊髓病变的上界可根据根性症状、传导束性感觉缺失平面、腱反射变化、自主神经症等来确定；脊髓病变的下界可根据瘫痪及反射的变化、发汗试验、反射性皮肤划痕征、足部立毛反射等来判定；横定位主要需鉴别髓内病变，髓外硬膜下病变及硬膜外病变，可根据有无根痛、感觉运动障碍发展方向、有无肌肉萎缩、锥体束征及尿便障碍出现早晚顺序及病程发展快慢来鉴别。MRI 等影像学检查可以提供脊髓病变横定位及纵定位的直接征象。

1. 脊髓病变的左右侧定位　早期多为脊髓半侧受累，晚期可能出现脊髓双侧损害表现。除了脊髓丘脑束在相应的节段交叉到对侧（上升两个平面左右后交叉）外。其余都在同侧。

2. 脊髓病变的腹背侧定位　腹侧病变以运动障碍为主。背侧病变以感觉（尤其是深感觉）受累为主。

3. 脊髓病变的内外定位　髓外病变多从一侧开始，伴有根痛、肌力减退或肌萎缩，早期出现锥体束征，尿便障碍和感觉缺失出现的晚。髓内病变早期就会出现尿便障碍、感觉缺失或感觉分离。髓外压迫性病变因很少侵入髓内，以横向发展为主并形成脊髓横断性损害，髓内压迫性病变纵向生长多见，故呈多节段受累。皮质脊髓束和脊髓丘脑束的内部排列顺序从外向内依次是骶、腰、胸和颈（下肢在外，颈胸在内）。脊髓后索的排列顺序从外向内依次是颈、胸、腰和骶（下肢在内，颈胸在外）。了解这些排列关系，可以根据肢体运动和深浅感觉受累的先后顺序，对髓内和髓外病变做出临床定位：髓外病变时下肢首先出现症状。颈膨大以上的髓内病变上肢先有症状。

4. 脊髓损伤的一些表现

（1）完全性脊髓横贯性损害：主要表现为截瘫、各种感觉丧失和尿便障碍三大症状。

（2）脊髓半侧损害：Brown－Sequard 综合征。即伤侧平面以下位置觉、振动觉和精细触觉丧失，同侧肢体硬瘫，损伤平面（或低 1~2 个节段）以下的对侧身体痛、温觉丧失。临床所遇到之脊髓半切综合征多不典型，故当发现一侧肢体运动障碍和深感觉障碍，对侧浅感觉障碍明显时也应考虑本症。

（3）脊髓前角损害：主要伤及前角运动神经元，表现为这些细胞所支配的骨骼肌呈弛缓性瘫痪，肌张力低下，腱反射消失，肌萎缩，无病理反射，但感觉无异常。如脊髓灰质炎。

（4）中央灰质周围病变：若病变侵犯白质前连合，则阻断脊髓丘脑束在此的交叉纤维，引起相应部位的痛、温觉消失，而本体感觉和精细触觉无障碍（因后索完好）。这种现象称感觉分离，如脊髓空洞症或髓内肿瘤。

5. 脊髓节段性损伤

（1）高颈段（$C_1 \sim C_4$）损害：主要表现为四肢上运动神经元性瘫痪，病损平面以下全部感觉丧失，尿便障碍；膈肌受刺激或麻痹会有呃逆或呼吸困难；可有颈部根性疼痛，即颈痛向枕部放射。

（2）颈膨大（$C_5 \sim T_2$）损害：截瘫、感觉平面和尿便障碍；上肢呈下运动神经元性瘫痪，下肢呈上运动神经元性瘫痪。$C_8 \sim T_1$ 侧角受损可以出现 Homner 征。

（3）胸髓（$T_3 \sim T_{12}$）损害：双上肢正常，双下肢呈上运动神经元性瘫痪，病变平面以下各种感觉缺失，尿便障碍。

（4）腰膨大（$L_1 \sim S_2$）损害：截瘫，病变平面以下各种感觉缺失，尿便障碍；双上肢不受累及。双下肢呈下运动神经元性瘫痪。损害平面在 $L_2 \sim L_4$ 膝反射消失，在 $S_1 \sim S_2$ 踝反射消失。

（5）圆锥（$S_3 \sim S_5$ 和尾节）和马尾（L_2 以下的 10 对脊神经）损害：单纯圆锥损害无下肢瘫痪。早期出现尿便障碍，会阴部感觉缺失，神经根痛少见。马尾损害时下肢可有下运动神经元性瘫痪。早期不出现尿便障碍，根性疼痛明显，感觉障碍不对称。临床上圆锥和马尾病变多相关联，表现为马尾圆锥综合征。

二、定性诊断

病变的解剖定位确定以后还应对病变的性质进行判断，称为定性诊断。病史特点、实验室检查、影像学检查共同为病变的性质的推测提供依据。神经外科疾病常见的病理性质和病因如下。

1. 损伤　多具备明确的外伤史。一般急性起病，如颅内血肿、脑挫裂伤等；患者症状往往在 6 ~ 8 小时达高峰，但亦有部分患者可能经历较长时期后方出现症状，如慢性硬膜下血肿。应注意甄别是否伴有胸、腹等多发性损伤。

2. 肿瘤　起病多较为缓慢，总体上呈进行性加重趋势，少数病程可有短暂缓解。颅内肿瘤早期可仅有局灶性神经损害，后期可伴有颅内压增高。脊髓肿瘤有脊髓压迫、神经根受刺激和脑脊液循环阻塞表现。老年患者需注意鉴别中枢神经系统转移瘤。

3. 血管病变　血管病变有颅内动脉瘤、脑动静脉血管畸形、脑卒中等。起病多急骤，症状可在数秒至数天内达高峰。脑血管病变多与动脉硬化、高血压、心脏病、糖尿病等疾病相关。

4. 感染　急性或亚急性起病，症状通常在数日内达高峰，血液和脑脊液实验室检查可进一步明确感染的性质和原因。部分感染性疾病，如脑脓肿、脊髓硬膜外脓肿、脑囊虫病等需要外科治疗。

5. 其他　如需要外科处理的颅脑、脊柱脊髓先天性畸形，如脑积水、脊柱裂、枕骨大孔区畸形、扁平颅底等；多于儿童或青年期缓慢起病，进行性发展。

定性诊断时应注意患者一般表现和病史。如对幼年发病患者，要观察有无先天异常。通过鉴别诊断排除一些机率较小或不相符合的情况，即可将病变性质的考虑缩至最小范围。由此取得临床诊断。基于这种初步的、相对粗糙的诊断，再进一步选择相应的核实性检查。选择检查时应先做无创性检查，不能达到要求时再做一些侵袭性的检查项目。只有取得结论性的证据以后才算得到了确实诊断。但这还不是目的，尚需接受治疗的考验，在实际治疗中还可对诊断进行各种各样的修正和补充完善，直到最后诊疗结束。

神经系统疾病的定位诊断和定性诊断不可截然分开，某些神经系统疾病，在确定病变部位的同时也可推断出病变的性质，如内囊附近的损伤，多由动脉硬化合并高血压性血管疾病所致。因而在多数情况下，神经系统疾病的定位、定性诊断是相互参考同时进行的。最后需要指出的是，临床过程仅反映疾病的一般过程与规律，不能完全反映个别案例情况，因此定性诊断的详细内容仍应结合有关疾病，将在本书相应章节予以介绍。

（杜成华）

第三节 神经疾病的规范化与个体化治疗

神经外科疾病的规范化治疗首先要做好医师队伍的规范化建设。只有让我国目前约 1 万名神经外科医生都成为正规军，我们整个神经外科的疾病诊疗行为才能实现真正意义上的规范化。目前中国神经外科医师协会已受卫生部委托开展的神经外科医师专科准入考核就是从源头上把好这一关。《卫生部专科医师－神经外科医师培养原则》指出：由于神经外科学是处理人体最高中枢问题的科学，因此对神经外科医师的培训标准要有更高的要求。应该在有完善条件（包括人力资源、设备条件、病源、成就）的单位成立"中国神经外科医师培训基地"，以达到正规化培养合格的神经外科专业医师的目的。培训体系的完善、临床路径的推行、手术技术规范化、显微技术的推广都是改善提高疗效的重要环节和重要保障，普及知识和技术也是学会和协会需要重点完成的一项内容。本书附录部分对近年来国内、国际上已经颁布的指南和专家共识作了索引，可供读者阅读查询时参考。

神经外科学是一门十分深奥的学科，随着技术的进步，其内涵和外延不断扩展，亚专业的划分越来越细。一个医生已不可能对所有专业的病种都达到精通程度。国际上已通过制定治疗规范、指南、共识，这些方案和共识凝聚众多医学工作者的经验和教训，可以为患者提供相对合理、规范的治疗方法，从而得到了更好的治疗效果。因而，开展既符合国际标准又符合中国国情的神经系统疾病治疗规范化和个体化的临床研究势在必行。早在 2006 年，受卫生部的委托，中华医学会神经外科分会制定出版了本专业的《临床诊疗指南》和《临床技术操作规范》，这两份文件对规范诊疗行为起到了重要作用。之后一批适合国人情况的规范、指南和专家共识也相继出台。2009 年，为规范临床诊疗行为，提高医疗质量和保证医疗安全，卫生部组织有关专家研究制定了颅前窝底脑膜瘤、颅后窝脑膜瘤、垂体腺瘤、小脑扁桃体下疝畸形、三叉神经痛、慢性硬脑膜下血肿等神经外科 6 个病种的临床路径。2011 年底，卫生部又继续推进临床路径相关工作，再次组织有关专家研究制定了颅骨凹陷性骨折、创伤性急性硬脑膜下血肿、创伤性闭合性硬膜外血肿、颅骨良性肿瘤、大脑中动脉动脉瘤、颈内动脉动脉瘤、高血压脑出血、大脑半球胶质瘤、大脑凸面脑膜瘤、三叉神经良性肿瘤和椎管内神经纤维瘤等神经外科 11 个病种的临床路径的临床试点工作。

规范化治疗是提高神经外科整体治疗水平的基本要求。只有专业化、规范化，才能不偏离正确的治疗方向。例如，对颅内肿瘤的规范化治疗是指对肿瘤的治疗要按照原则执行，不管是手术、放疗、化疗都要治疗到位，不能脱离或违背治疗原则。但是，提倡规范化治疗不是说治疗都是千篇一律，搞"一刀切"，由于恶性脑胶质瘤的临床治疗充满挑战，要求临床医师必须追踪脑胶质瘤基础与临床研究的最新进展，不断更新概念，勇于探索。这就使得在临床诊治过程中不能生搬硬套，需要对每一个患者的具体问题进行具体分析，为每一位患者量体裁衣，制订个体化治疗方案，才可能达到一个较好的治疗效果。目前的靶向治疗和基因研究都是个体化治疗道路上的有益尝试。

按照唯物主义观点，事物不是一成不变的，医疗理念和技术手段也是在不断发展之中。所谓的治疗规范仅是目前医疗条件下，最为科学、合理的治疗方案。比如颅内动脉瘤的治疗，20 世纪 90 年代以前，颅内动脉瘤只有手术夹闭一种治疗，对于复杂不能夹闭的动脉瘤，则选择采用近端阻断、孤立、瘤体切除或塑型、血管重建等手段。但随着介入治疗技术与弹簧圈、支架的出现与发展，现在血管内介入治疗与手术夹闭共同成为颅内动脉瘤两种主要手段，这也意味着颅内动脉瘤的治疗策略已逐渐发生了改变。同时，由于技术进步、显微技术的发展，扩大了急性期进行动脉瘤夹闭的指征，急性期治疗已是目前治疗的主流。但是医师不能因为有了临床路径，规范化治疗指南，反而束缚了合理的创造性、开拓性的研究工作。

近年来，聚焦于循证医学的治疗指南迅速增加，这为提高群体患者治疗效果起到了很好的作用。指南采用的方法是将问题简单化，为广大一线医生提供容易操作的治疗规则。但恰恰却忽略了个体化治疗的主旨。这就涉及个体化治疗的问题：由于"保护性医疗（defensive merlicine）"和对治疗安全和费用的考虑，神经外科医师面临的是一个个实实在在同时又千变万化的个案，需要在较短的时间内做出"生死抉择"，这在指南中常常找不到对应的治疗策略。此外，对于尚无定论的医学问题，也需要医师结合临床具体实际加以决断。仍以颅内动脉瘤为例，目前脑动脉瘤治疗的主要方法是手术夹闭和血管内介入栓塞治疗。但随之而来的问题是对于一个特殊的案例，哪种技术更为安全有效，何时采用更为合理，如何评价治疗效果。一些问题在现阶段仍颇具争议，我们尚无法完全回答，仍需要大样本、多中心、随机、双盲、严格对照的研究评估。而颅内肿瘤的治疗就显得更为迷茫，首先它具有众多的分类，同类甚至同亚型肿瘤也具有迥异的分子生物与细胞生物学特征，某些的生物标记与位点的异常表达，单纯生物治疗、化疗具有明显的治疗效果，可以单独使用或特殊病例联合普通放射治疗，已能明显控制肿瘤的生长与复发；某些生物标记与位点的异常表达，可能对同样的化疗、生物治疗不敏感，甚至耐受，而放射治疗也可能具有较高的耐受性，也仅能短期控制其生长与复发，此时，可能就需要短期放射治疗后，进行单次大剂量毁损的伽马刀治疗补量或低分次立体定向放射治疗，才能提高远期治疗效果；另一些病例甚至需要特殊生物靶位封闭治疗后，才能呈现放、化疗的敏感性，而需要生物靶向治疗联合放、化疗来提高其治疗效果。因此，对于后两者盲目的放、化疗只能枉增患者治疗中的毒副作用，这就更显示个体化医疗的重要性。

此外，一份合理的个体化治疗方案还需考虑患者的整体情况，而不是仅仅局限于某种疾病本身。比如，随着人口老龄化，帕金森症等在 60 岁以上人群中高发的神经系统疾病逐渐增加。不当的治疗可能导致帕金森病的病程发展加速，使得患者症状加剧而过早丧失劳动能力或导致残疾。帕金森病患者规范化治疗是必须的。但对于帕金森患者，医师除了需要设法解除患者疾病本身的困扰，尚需要对其给予心理关注和社会关注。对帕金森的治疗不仅仅是疾病本身的药物治疗，还要抗抑郁治疗改善患者的幸福感，功能锻炼增加患者的活动能力。帕金森病患者中抑郁症的患病率是 20% ~ 50%，工作能力，生活能力的减退，形象的损害，脑中多巴胺的减少，都有可能导致帕金森病患者抑郁的产生。许多帕金森患者还深受抑郁的折磨，严重的甚至有自杀倾向。帕金森病会表现为面无表情、语言减少、反应慢等的症状，与抑郁症的症状有相似之处，很容易被忽视。早期发现尤为重要。这需要医师、患者及其家庭与社会的共同努力。

总之，对于神经外科疾病，总的原则是目前业界无争议的，采取规范化治疗，对于目前尚无定论的，或有争议的，参照循证医学的观点，保证患者获得目前医疗条件下，最为科学的、个体化的治疗方案。做到规范化与个体化相结合，理论与实践相结合，医师临床工作中要活学活用，既要掌握具体的规范化和个体化用药原则，更重要的是学会正确的临床思维方法。开展神经外科疾病治疗的规范化研究，特别是在治疗理念上达成共识；同时鼓励在治疗手段上不断创新，针对不同患者，进行个体化治疗，发挥现有手段到极致。对于有争议的，在全国乃至全球范围内，开展治疗样本协作统计及前瞻性疗效对比研究。才能更好地发展神经外科医学事业。

（刘少录）

参考文献

[1] 赵继宗，周定标. 神经外科学 [M]. 北京：人民卫生出版社，2014.

[2] 周良辅. 现代神经外科学 [M]. 上海：复旦大学出版社，2015.

[3] 李新钢，王任. 外科学（神经外科分册）[M]. 北京：人民卫生出版社，2016.

[4] 焦德让，刘暌. 中枢神经系统难治性病变外科治疗与思考 [M]. 北京：人民卫生出版社，2015.

[5] 张建宁. 神经外科学高级教程 [M]. 北京：人民军医出版社，2015.

第二章

神经外科常用诊断技术级生化检验

第一节　脑脊液检查

一、腰椎穿刺术

（一）指征

（1）当怀疑任何形式的脑炎或脑膜炎时，必须经腰穿做脑脊液检查。

（2）怀疑多发性硬化以及评价痴呆和神经系统变性病时，腰穿也是一种有用的检查。

（3）怀疑蛛网膜下腔出血时，不能做头颅 CT 或不能与脑膜炎鉴别时，有必要作腰穿。

（4）评价炎性神经病和多发性神经根病时，脑脊液检查可提有价值的信息。

（5）怀疑占位性病变时，腰脑脊液检查有时可以找到肿瘤标志。

（6）脊髓病变，需做脑脊液动力学检查。

（7）需要向椎管内注射药物时。

（8）通过腰椎穿刺术做特殊检查如气脑造影、脊髓造影或蛛网膜下腔镜。

（二）禁忌证

（1）实施腰穿取脑脊液时，一定要考虑是否有颅内压升高，如果眼底检查发现视乳头水肿的话，一定要先做头颅 CT、或 MRI 检查。影像学上如脑室大小正常且没有移位，后颅凹没有占位征象，方可腰穿取脑脊液，否则不能做腰穿。

（2）病情危重已处于休克状态，心力衰竭以及呼吸功能严重障碍者。

（3）穿刺部位有化脓性感染。

（4）躁动不安难以合作者。

（5）凝血酶原时间延长、血小板计数低于 50 000/mm³、使用肝素或任何原因导致的出血倾向，应该在凝血障碍纠正后行腰穿。

（6）脊髓压迫症做腰穿时应该谨慎，因为腰穿可以使脊髓压迫症状加重。

（7）开放性颅脑损伤或有脑脊液漏者。

（三）操作方法

1. **体位**　合适的体位是决定腰穿成功与否的重要因素，有时医师对自己的穿刺技术过分自信而忽视了患者的体位，结果导致穿刺失败。患者要求侧卧位，至于左侧卧位还是右侧卧位对穿刺效果影响不大，身体尽可能靠近床边，屈颈抱膝以增加脊柱前屈，使得椎间隙张开，背部与检查床垂直，脊柱与检查床平行。如果患者不能配合做充分前屈体位，可以让助手在检查床另一侧帮助保持患者膝部和头颈部的正确体位。

2. 穿刺点　一般选择腰$_4$、腰$_5$椎间隙或腰$_5$、骶$_1$椎间隙作为穿刺点，如穿刺失败后可以选用腰$_3$、腰$_4$椎间隙为穿刺点。沿双侧髂嵴最高点做一连线，与脊柱中线相交处为腰$_4$棘突，其上为腰$_3$、腰$_4$椎间隙，其下为腰$_4$、腰$_5$椎间隙。

3. 消毒　同一般手术操作的皮肤消毒。用3%的碘酒消毒，75%的酒精脱碘。操作医师戴无菌手套，消毒完毕后在操作部位铺无菌洞巾。无论在病房、腰穿室、诊室还是在其他环境做腰穿，要保持环境的相对清洁，避免人员的走动，以减少感染机会。

4. 麻醉　用1%~2%的普鲁卡因或0.25%~0.5%的利多卡因1~2ml在穿刺点做皮内、皮下麻醉，然后将针头刺入韧带后向外抽出，同时注入麻药。

5. 穿刺　操作者用左手固定穿刺部位的皮肤，右手持穿刺针，针头斜面向上刺入皮下，方向与背平面横轴垂直，针头略向头端倾斜，缓慢刺入，刺入韧带时可感受到一定阻力，当阻力突然减低时提示已刺入蛛网膜下腔，可抽出针芯让脑脊液流出，如没有脑脊液流出，可转动针尾180°，个别患者因压力过低可能需要用针筒吸一下。有时由于穿刺过浅或过深不能获得脑脊液，可将针芯重新插入后略微推进再拔出，观察有无脑脊液。如仍未见到脑脊液流出，可将穿刺针缓慢分几次退出少许，直到脑脊液流出为止。如实在没有脑脊液流出，可考虑重新穿刺。

6. 测压和留取脑脊液　穿刺流出脑脊液后，可接测压管或测压表做压力测定，测压时，让患者放松身体，伸直头和下肢，脑脊液压力上升到一定水平后可以看到压力随呼吸有轻微波动，此时可让患者咳嗽，见咳嗽时压力迅速上升，之后又迅速下降，这提示穿刺针没有黏堵或梗阻。测压完毕以后，拔出测压管或测压表，留取化验所需要的脑脊液。如果脑脊液压力过高时不要留取脑脊液，以防诱发脑疝。

留取的脑脊液送化验，不要超过1小时，如果时间过长，因以下因素会影响检测结果：①脑脊液放置时间过长，细胞可能被破坏或与纤维蛋白凝集成块，导致细胞分布不均匀，使得细胞计数不准确。②脑脊液中的细胞离体后迅速变形，而且逐渐消失，影响分类计数。③随着时间的延长，脑脊液中的葡萄糖分解，造成含糖量降低。④细菌在体外溶解，影响细菌的检出率，尤其以脑膜炎双球菌最为明显。⑤在室温下，一些抗体活性降低，影响抗体的阳性率。

7. 留取脑脊液后　插入针芯，拔出穿刺针，用消毒纱布覆盖穿刺处，稍加压以防止出血，再用胶布固定。嘱患者去枕平卧4~6小时。

（四）并发症

1. 腰穿后头痛　腰穿后头痛是最常见的一种并发症，发生机制是由于腰穿放出脑脊液后使颅内血管扩张、充血或静脉窦被牵拉而引起的头痛，或者是由于放出脑脊液过多造成颅内压减低时由三叉神经感觉支支配的脑膜及血管组织牵拉、移位引起的头痛。腰穿后头痛多在腰穿后24小时出现，最迟发生于2~5天。头痛以枕部及前额为著，为跳痛或胀痛，当坐起或站立、咳嗽、喷嚏、牵引时头痛加重，而头低位或平卧数分钟后头痛明显减轻。头痛剧烈时伴有恶心、呕吐、头晕、面色苍白、多汗、颈肩部疼痛，有时出现轻度脑膜刺激征，有时头痛持续5~8天，最长可达8周。出现腰穿后头痛时，让患者取头低位，平卧休息，鼓励多饮水，必要时静脉滴注生理盐水。

2. 腰背痛及神经根痛 腰穿后的腰背痛多是由于穿刺造成局部软组织损伤所致，当穿刺不得当时，穿刺针斜面与韧带呈垂直方向时可切断韧带的纵行纤维，使韧带失去正常张力从而产生腰背部的酸痛，这种疼痛有时可持续数月之久。有时穿刺可以损伤神经根而引起急性根痛或感觉障碍，少数病例可遗留较长时间。

3. 脑疝 颅内压增高是腰穿的相对禁忌证，这是因为腰穿留取脑脊液时可使椎管内压力减低，颅内容物借压力差而被推向椎管方向，结果小脑蚓部组织嵌入枕骨大孔形成小脑扁桃体疝。脑疝是腰穿最危险的并发症，因此必须严格掌握腰穿的指征，如颅内压增高者必须做腰穿时，应该在腰穿前先用脱水剂。

4. 出血 一般腰穿有创伤性出血时，大多是刺破蛛网膜或硬膜的静脉，出血量少，很少引起临床症状。当刺破大血管，如马尾的根血管时，即可能产生大量出血，临床上类似原发性蛛网膜下腔出血。如果腰穿后患者主诉背部剧烈疼痛，迅速出现截瘫时，提示有硬膜下血肿的可能。因此对于有出血倾向的一定要在纠正凝血障碍后方可进行腰穿。

5. 感染 由于消毒不彻底或无菌操作不严格，可能导致腰穿时的感染，包括脊柱脊髓炎、椎间盘感染、硬膜外脓种和细菌性脑膜炎。

6. 植入性表皮样肿瘤及神经根的带出 有文献报道，用无针芯的穿刺针时，将小的表皮栓子带入蛛网膜下腔，数年以后形成一个缓慢生长的植入性表皮样肿瘤。无针芯穿刺针穿刺撤出时可吸入一些神经根纤维，或者插入针芯时把神经根纤维夹入针孔内，带出硬膜外，引起疼痛。

7. 鞘内注入异物或药物造成的并发症 由于操作不慎，把一些异物或药物注入蛛网膜下腔可引起一系列临床表现，注入鞘内的异物和药物包括滑石粉、酒精、棉花纤维、麻醉药。这些物质进入蛛网膜下腔后可以引起急性化学性脑膜炎，慢性粘连性蛛网膜炎和惊厥发作。

二、侧脑室穿刺术

（一）指征

（1）因各种原因，不适于其他方法穿刺，而又急需了解脑脊液情况时。

（2）临床需要了解脑室液情况，或需要与腰穿时的脑脊液情况做对比时。

（3）颅内压增高明显，需要放脑脊液减压时。

（4）需要做颅内压检测时。

（5）脑室内有血液需要清除时。

（二）禁忌证

（1）穿刺部位皮肤感染。

（2）因脑水肿导致脑室变得极小。

（三）操作方法

患者取仰卧位，剃发备皮，用3%碘酒消毒，75%酒精脱碘。患者头下铺消毒巾，操作医师戴无菌手套，消毒完毕后在操作部位铺无菌洞巾。麻醉用1%～2%的普鲁卡因或

0.25% ~0.5%的利多卡因1~2ml局部浸润麻醉。选择的穿刺部位有三个，即侧脑室前角、后角和下角。

1. 侧脑室前角穿刺　用1%煌绿液在头皮上画出矢状缝及冠状缝线，穿刺点位于矢状缝外侧2cm及冠状缝前2cm处。在穿刺点用骨锥钻一个孔，穿刺针向与矢状缝平行方向刺入，针尖稍向后，即沿两侧外耳道方向前进，一般于5~5.5cm处穿入脑室，拔出针芯，见有脑脊液流出。

优点是侧脑室额角较大，易刺中，且无脉络丛组织，便于操作脑室外持续引流术。其缺点是此处皮质血管较多。

2. 侧脑室后角穿刺患者取侧卧位，用1%煌绿液画出矢状窦线及横窦线，横窦线是枕外粗隆至两侧外耳道的连线。穿刺点位于枕外粗隆沿矢状缝向前4~5cm，向外侧3cm处。在穿刺点用骨锥钻一个孔，穿刺针方向向同侧眼眶外上角，一般大约5~6cm深即刺入脑室。

此部位的优点在于三角部最大，容易刺中，发生移位机会少，或不严重，而且此处脑皮质血管较少。缺点是穿刺时可能伤及脉络丛而引起脑室内出血，做脑室持续外引流时，引流管容易被头颅压迫而闭塞及伤口受压疼痛等。

3. 侧脑室下角穿刺　穿刺点位于外耳道向上3cm，向后3cm，在穿刺点用骨锥钻一个孔，穿刺针针头与骨面垂直刺入，一般大约刺入4~5cm时即是脑室。

（四）并发症

（1）颅内感染。

（2）刺破血管导致颅内出血。

（3）损伤脑组织，导致穿刺后癫痫。

三、脑脊液结果判断及临床意义

（一）压力

成人脑脊液压力正常值为腰椎穿刺（卧位）0.59~1.76kPa（60~180mmH$_2$O），脑室穿刺0.69~1.18kPa（70~120mmH$_2$O）；不同年龄脑脊液压力也有差别，新生儿为0.13~0.64kPa（13~65mmH$_2$O），婴儿为0.29~0.79kPa（30~80mmH$_2$O），儿童为0.49~0.98kPa（50~100mmH$_2$O）。无压力计可测流速，正常在60滴/min以下。

临床意义：升高提示颅内炎症、出血性脑血管病、颈内动脉血栓、颅内占位病变、尿毒症、高血压脑病、胸腹腔内压力增高、良性颅内压增高等情况；降低提示脑脊液循环受阻、脑脊液鼻漏、分泌减少、良性低颅压、穿刺位置不当、反复穿刺放液、使用脱水药等情况。

（二）外观

正常应为无色透明。红色提示出血性脑血管病、穿刺外伤；黄色可能为陈旧出血、蛋白升高、重度黄疸；白色米汤样提示化脓性脑膜炎。

（三）比重

正常在1.005~1.009。升高见于脑膜炎、尿崩症、糖尿病等。

（四）蛋白

定性：Pandy试验阳性提示脑脊液中球蛋白含量增高。有脑组织和脑膜疾患时常呈阳性反应，脑出血时多呈强阳性反应，但穿刺损伤有血液混入时也可呈强阳性反应。

定量：因穿刺部位不同而有差别。脑池中正常值儿童为 0.10 ~ 0.25g/L（10 ~ 25mg/dl），成人为 0.15 ~ 0.25g/L（15 ~ 25mg/dl）。脑室中正常值为 0.05 ~ 0.15g/L（5 ~ 15mg/dl）。脊髓腔中正常值新生儿 0.4 ~ 1.5g/L（40 ~ 150mg/dl），婴儿为 0.4 ~ 0.8g/L（40 ~ 80mg/dl），儿童为 0.16 ~ 0.56g/L（16 ~ 56mg/dl），成人为 0.15 ~ 0.45g/L（15 ~ 45mg/dl）。脑脊液中的蛋白质 80% 为白蛋白，20% 为球蛋白。

临床意义：脑脊液蛋白升高见于中枢神经炎症、脑血管疾病、颅内肿瘤、脊髓肿瘤、多发性硬化、Guillain – Barre 综合征、糖尿病、甲状腺和甲状旁腺功能低下、铅中毒等；蛋白降低见于良性颅内压增高、低蛋白血症、慢性脑脊液漏、甲状腺功能亢进等。

蛋白电泳：白蛋白正常值为 0.55 ~ 0.69（55% ~ 69%），升高多见于颅内肿瘤、椎管梗阻、脑血管疾病。

α_1 球蛋白正常值为 0.03 ~ 0.08（3% ~ 8%），升高时见于炎症，降低多是在脑外伤急性期；α_2 球蛋白正常值为 0.04 ~ 0.09（4% ~ 9%），升高时见于脑转移瘤、脑膜癌、胶质瘤；β 球蛋白正常值为 0.10 ~ 0.18（10% ~ 18%），升高时见于多发性硬化、亚急性硬化性全脑炎、帕金森病、手足徐动、运动神经元病、胶质瘤；γ 球蛋白正常值为 0.04 ~ 0.13（4% ~ 13%），升高时见于多发性硬化、亚急性硬化性全脑炎、病毒性脑炎、脑脓肿、Guillain – Barre 综合征、浆细胞瘤、胶质瘤、结节病、脑外伤、血清 γ 球蛋白增高（肝硬化、结缔组织病、多发性骨髓瘤），降低则见于脑外伤急性期。

免疫球蛋白（Ig）正常值：IgA 为 0 ~ 6mg/L（0 ~ 0.6mg/dl），IgG 为 10 ~ 40mg/L（1 ~ 4mg/dl），IgM 为 0 ~ 13mg/L（0 ~ 1.3mg/dl）。免疫球蛋白（Ig）升高见于化脓性脑膜炎、亚急性硬化性全脑炎、神经梅毒、风疹脑炎、多发性硬化、病毒性和细菌性脑膜炎、小舞蹈病、红斑狼疮、急性化脓性脑膜炎、病毒性脑膜炎。

（五）葡萄糖

脑脊液葡萄糖正常值由于不同部位和不同年龄而有差别。成人腰穿脑脊液葡萄糖正常值为 450 ~ 800mg/L（45 ~ 80mg/dl），脑室脑脊液为 500 ~ 750mg/L（50 ~ 75mg/dl）。10 岁以下儿童腰穿脑脊液葡萄糖正常值为 350 ~ 850mg/L（35 ~ 85mg/dl），10 岁以上儿童为 500 ~ 800mg/L（50 ~ 80mg/dl），新生儿为 700 ~ 900mg/L（70 ~ 90mg/dl）。

脑脊液和血清葡萄糖比在新生儿和婴儿为 0.8 ~ 1.0，在成人为 0.6 ~ 0.7。

临床意义：升高时见于病毒感染、脑或蛛网膜下腔出血、丘脑下部病变、糖尿病、精神分裂症。早产儿及新生儿因血脑屏障通透性高故无临床意义。

降低时见于细菌或霉菌的颅内感染、脑寄生虫病、癌性脑膜病、神经梅毒、低血糖。

脑脊液和血清葡萄糖比降低可见于细菌性、霉菌性、梅毒性脑膜炎或癌性脑膜病，红斑狼疮，蛛网膜下腔出血（10 天内）。

（六）氯化物

脑脊液中氯化物的含量高于血中，是血中氯化物含量的 1.2 ~ 1.3 倍。成人脑脊液氯化物的正常值是 197 ~ 212mmol/L（700 ~ 750mg/dl），儿童是 195 ~ 203mmol/L（690 ~ 720mg/dl）。

临床意义：脑脊液中氯化物升高见于麻痹性痴呆、脊髓腔肿瘤、小儿浆液性脑膜炎、尿毒症、肾炎等。脑脊液中氯化物降低见于结核性、化脓性及霉菌性脑膜炎、脑出血、急性梅毒性脑膜炎、流行性脑脊髓膜炎。

(七) 白细胞计数

正常值因年龄不同而有差异，成人为 (0~8) ×10^6/L (0~8/mm^3)，儿童为 (0~10) × 10^6/L (0~10/mm^3)，婴儿为 (0~20) ×10^6/L (0~20/mm^3)。其中淋巴细胞占 (64.1 ± 9.1)%，单核细胞占 (33.8±8.3)%，中性粒细胞占 (0.4±0.6)%，组织细胞占 (1.2± 1.4)%。

临床意义：淋巴细胞计数增高见于结核性、霉菌性及病毒性脑膜炎，麻痹性痴呆、乙型脑炎恢复期、脊髓灰质炎、脊髓痨、脑膜血管梅毒、脑肿瘤。单核细胞增多见于脑肿瘤。中性粒细胞增多见于化脓性脑膜炎、乙型脑炎急性期。组织细胞增多见于浆液性脑膜炎。

四、动力试验

颅内无淋巴系统，静脉为唯一的回流通路。压迫颈静脉时脑脊液回流受阻，颅内压迅速上升。压迫腹腔使脊髓静脉丛淤滞，脊髓蛛网膜下腔压力增高。颅内压增高为禁忌证。

(一) 压腹试验 (Stookey 试验)

以手用力压腹部 15 秒，脑脊液压力迅速上升，放松后在 15 秒内下降至原有水平。如压力不上升表明腰穿局部蛛网膜下腔有阻滞。此时不需再做压颈试验。

(二) 压颈试验 (QuecKenstedt 试验)

分别压两侧颈静脉 15 秒，然后再同时压双侧颈静脉 15 秒，脑脊液压力迅速上升至 2.95~3.9kPa (300~400mmH$_2$O)，比初压高 0.98~2.95kPa (100~300mmH$_2$O)。放松后应在 15 秒内下降至原有水平。或用血压计围于患者颈部，充气至 2.67kPa (20mmHg)，每 5 秒报告一次压力，至不再上升为止，或维持 30 秒。迅速放气降压，仍每 5 秒报告一次压力，至降到原水平为止。而后再分别加压到 5.33kPa (40mmHg) 及 8.0kPa (60mmHg) 重复试验。

临床意义：①无梗阻，加压 15 秒脑脊液压力上升至最高点，放松后 15 秒内降至原水平。部分梗阻，颈静脉加压后，腰穿处脑脊液压力上升及下降均缓慢，或上升快而下降慢，或解除压力后不能降至原水平。②完全梗阻，加压至 60mmHg (8.0kPa)，压力仍无变化。③若一侧颈静脉加压后脑脊液压力不上升，而压对侧或双侧均可使脑脊液压力上升，压力不上升侧可能有横窦血栓形成。

(三) Ayala 指数

Ayala 指数 = 终压×放出脑脊液量（毫升）*/初压

*不少于 10 毫升

正常值 5~7。小于 5 提示脑脊液储量小，常见于蛛网膜下腔梗阻或脑瘤使脑脊液循环通路有梗阻时，如梗阻性脑积水；大于 7 提示脑脊液储量大，常见于交通性脑积水、脑萎缩、脑膜炎（尤其是浆液性脑膜炎）。

（张旭东）

第二节 周围神经活检术

一、适应证

周围神经活检主要用来显示病变的轴索和髓鞘，因此，活检的目的是明确周围神经病变性质和病变程度，如糖尿病性周围神经病、急慢性脱髓鞘神经病、类淀粉沉积症、血管炎等。

二、取材

一般取表浅、后遗症轻微的神经进行活检，如腓肠神经、枕大神经、前臂外侧皮神经等。但一般临床患者的活检取材主要是取小腿的腓肠神经，腓肠神经的走行比较表浅，易于手术取材，手术取材后无大的感觉和运动障碍，对疾病的预后无直接影响。手术时常规消毒，局麻，沿神经走行切开皮肤，找出神经，切取2~3cm。

三、实验室技术

（一）固定

（1）用石蜡切片HE染色，采用中性缓冲甲醛液固定24~48小时。

（2）用于髓鞘染色的采用Flemming液固定3~6天。

（3）用于半薄切片和超薄切片的采用戊二醛及锇酸双重固定。

（二）脱水与包埋

（1）用于石蜡切片 常规HE染色和Flemming染色需石蜡包埋，包括纵横两个切面。

（2）用于半薄和超薄切片采用环氧树脂混合液包埋。

（三）切片和染色

电镜采用超薄切片0.5~1.0μm。

1. 石蜡切片 ①HE染色髓鞘和纤维组织染成红色，细胞核染成蓝色。②Masson三色染色胶原纤维染成蓝色，弹力纤维染成棕色，肌纤维、纤维素及红细胞染成红色，细胞核染成黑蓝色。临床用于显示脱髓鞘后胶原纤维的增生。③Flemming染色周围神经及正常的髓鞘染成黑色，变性纤维不着色。

2. 半薄切片 甲苯胺蓝染色正常脂肪和髓鞘呈黑色，变性髓鞘不着色。

（刘少录）

第三节 肌肉组织活检术

一、适应证

（1）代谢性肌病：不但提供组织学证据，还可获得生化改变的依据。如线粒体肌病、脂质沉积性肌病等。

（2）先天性肌病：如中央轴空病等。

（3）局部或弥漫性炎症性肌病。如多发性肌炎等。

（4）鉴别神经源性与肌源性损害：如进行性肌营养不良与脊髓性肌萎缩的鉴别。

（5）不明原因的静止性或进行性肌无力。

（6）确定病情严重程度及累及范围。

二、取材

（一）活检部位

多数肌病以肢体近端肌肉受累为重，故临床上多首选上肢肱二头肌和下肢股四头肌外侧肌，上述肌肉活检后较少影响患者活动。对急性肌病如多发性肌炎，应选压痛明显或肌无力较重的部位；对慢性肌病应选中等损害的部位，因为萎缩严重的部位肌纤维常常被脂肪组织代替，如肌营养不良患者，股四头肌受累较重，则选肱二头肌。另外肌电图改变明显的部位也可作为参考条件，但不宜在肌电图检查的部位活检，可在肌电图检查的对侧取活检，以免针电极对肌组织的损伤造成病理判断上的困难而影响结果。

（二）手术

按常规外科无菌手术操作，获得肌肉组织标本大小为 $0.5cm \times 1cm \times 0.5cm$，取材时注意局部麻醉药不能注射到肌肉，切取肌肉标本时动作要轻柔，不可过度牵拉或挤压肌肉，避免钳夹，一般用刀背分离肌肉，然后两端用线结扎后再用刀片切断。

需送电镜的从一端留取少许，放入戊二醛固定液中为电镜检查备用，其余部分快速冰冻切片供光镜检查使用。

三、实验室技术

（一）制片技术

为避免肌肉中的酶被破坏，目前多采用液氮快速冷冻法制片。冰冻过程是肌肉活检的关键步骤，肌肉组织中水分含量高，制片过程中易出现冰晶，给诊断造成困难。使用异戊烷间接制冷可防止冰晶伪差的形成。在恒冷箱式冰冻切片机（ $-20℃$ ）条件下切片，厚度 $8 \sim 10\mu m$ 左右，免疫组化为 $5\mu m$。

（二）染色

根据不同需要做免疫组化染色。

（刘少录）

第四节　神经递质及代谢物的检测

一、血浆乙酰胆碱（plasma acetylcholine）

（一）生化及生理

乙酰胆碱（Ach）是一种广泛存在于中枢和周围神经系统的神经递质，能特异性地作用于各类胆碱受体。在神经细胞，乙酰胆碱由胆碱乙酰转移酶（胆碱乙酰化酶）催化胆碱和乙酰辅酶 A 而生成。由于该酶存在于胞质中，因此乙酰胆碱在胞质中合成，合成后由小泡摄取并贮存。引起乙酰胆碱量子性释放的关键因素是神经末梢去极化引起的 Ca^{2+} 内流。释放进入突触间隙的乙酰胆碱作用于突触后膜胆碱能受体而发挥生理作用，随后被胆碱酯酶水解成胆碱和乙酸而失活。乙酰胆碱对骨骼肌、平滑肌和心肌的运动的调节，以及对学习、记忆和情绪都起着重要的作用。脑内胆碱能递质系统活动与认知过程密切相关。ACh 是维持高级神经功能的重要递质，与记忆、思维和智力密切相关。人的脑组织有大量乙酰胆碱，但乙酰胆碱的含量会随着年龄的增加出现下降。当脑内乙酰胆碱含量逐渐减少，会出现认知功能障碍和记忆减退等症状，如阿尔茨海默病患者的胆碱乙酰化酶及乙酰胆碱含量显著减少。

（二）检测方法

比色法或荧光法。乙酰胆碱被乙酰胆碱酯酶水解成胆碱，而胆碱又被胆碱氧化酶氧化成甜菜碱和 H_2O_2。生成的 H_2O_2 与一种特殊的显色剂反应形成一种粉红色产物，其吸光强度（570nm）或荧光强度（530/585nm）直接与样品中的乙酰胆碱浓度成正比。

（三）标本要求与保存

血浆。分离后的血浆标本如不能及时测定，可 4℃ 冷藏保存。

（四）参考区间

此项目暂无参考区间。

（五）临床意义

有报道儿童脑发育迟缓（mental retardation）的发生与血中 ACh 浓度降低有关，其浓度可作为判断智能障碍儿童病情的指标。

二、脑脊液乙酰胆碱（cerebrospinal fluid acetylcholine）

（一）生化及生理

乙酰胆碱为中枢及周围神经系统中的重要神经递质，在自主神经及躯体运动神经的神经冲动转递过程中发挥作用。乙酰胆碱由轴突末梢释出之后，穿过突触间隙与突触后神经元或运动终板的细胞膜上的受体结合。在躯体运动神经系统，乙酰胆碱在神经肌肉连接处控制肌肉的收缩；在副交感神经，乙酰胆碱为节前及节后神经释出的神经递质；在交感神经，乙酰胆碱则为节前神经释出的神经递质。在神经细胞，由胆碱乙酰转移酶（胆碱乙酰化酶）催化胆碱和乙酰辅酶 A 生成乙酰胆碱。由于该酶存在于胞质中，因此乙酰胆碱在胞质中合成，合成后由小泡摄取并贮存。引起乙酰胆碱量子性释放的关键因素是神经末梢去极化引起的 Ca^{2+} 内流。释放进入突触间隙的乙酰胆碱作用于突触后膜胆碱能受体而发挥生理作用，随后被胆碱酯酶水解成胆碱和乙酸而失活。

乙酰胆碱是中枢胆碱能系统中重要的神经递质之一，其主要功能是维持意识的清醒，在学习记忆中起重要作用。脑内细胞外乙酰胆碱的变化主要反映胆碱能神经元的活动，皮层和海马等脑区的乙酰胆碱主要来源于基底前脑胆碱能神经元的纤维投射。研究显示脑内胆碱能递质系统活动与认知过程密切相关。人脑组织乙酰胆碱的含量会随着年龄的增高而下降。正常老人比青年时下降 30%，而老年痴呆患者下降更为严重，可达 70% ~ 80%。

（二）检测方法

高效液相色谱 - 电化学检测方法（HPLC - ECD）。

（三）标本要求与保存

收集早晨餐前（7：00~8：00）脑脊液1ml置于0.5μmol毒扁豆碱试管中。

（四）参考区间

60.6~70.6岁：25.5~43.5nmol/L。

（五）临床意义

降低见于阿尔茨海默病和血管性痴呆患者等。

三、血浆儿茶酚胺（plasma catecholamines，CA）

（一）生化及生理

儿茶酚胺是一类含有儿茶酚和侧链胺基的神经活性物质，人体含量最丰富的儿茶酚胺为去甲肾上腺素、肾上腺素和多巴胺，可由苯丙氨酸和酪氨酸经酶催化的一系列反应生成。血流中的儿茶酚胺50%与血浆蛋白结合。应激反应时肾上腺髓质释放去甲肾上腺素、肾上腺素。体内酪氨酸可由苯丙氨酸经苯丙氨酸羟化酶催化生成，亦可由食物蛋白消化吸收而来。酪氨酸转运至儿茶酚胺分泌神经元后，经一系列反应转化成各儿茶酚胺，反应过程为：酪氨酸→二羟苯丙氨酸（左旋多巴，L - DOPA）→多巴胺→去甲肾上腺素→肾上腺素。其中催化酪氨酸生成二羟苯丙氨酸的酪氨酸羟化酶（tyrosine hydroxylase）为限速酶。儿茶酚胺主要由交感神经节后纤维和肾上腺髓质的嗜铬细胞产生。多巴胺在中枢神经系统起神经递质的作用，主要由脑干的黑质和腹侧被盖区神经元产生。与其类似，蓝斑区的黑色素（melanin - pigmented）细胞可产生去甲肾上腺素。血循环中儿茶酚胺的半衰期仅数分钟，一般经儿茶酚胺 - O - 甲基转移酶（catechol - O - methyl transferases，COMT）催化其甲基化或经单胺氧化酶（monoamine oxidase，MAO）脱氨而失活。儿茶酚胺中，去甲肾上腺素和多巴胺在中枢神经系统起神经递质的作用，在血循环则为激素。儿茶酚胺中的去甲肾上腺素是周围交感神经系统的神经调质（neuromodulator），亦存在于血液中，多由交感神经的突触溢出扩散而来。

血儿茶酚胺增高与应激反应有关，可由心理反应和外界紧张刺激诱导，如强声和强光刺激及低血糖等。血儿茶酚胺水平极度增高（或称儿茶酚胺毒性症）见于由脑干神经核团区的刺激或损害所致的中枢神经系统损伤，尤其是影响交感神经系统的核团区。在急症医学，该情形被称为儿茶酚胺"倾泻"（dump）。儿茶酚胺水平极度升高亦可由肾上腺髓质的肿瘤导致，如嗜铬细胞瘤。高水平的儿茶酚胺亦见于单胺氧化酶缺陷，缺陷致儿茶酚胺经脱氨失活的途径受阻。

儿茶酚胺效应可导致机体的一系列生理改变，以使躯体应对应急状况（如战斗或逃跑反应）。典型的效应包括加快心率、升高血压和血糖及交感神经系统的一般反应。一些药物，如抗震颤麻痹药托卡朋（tolcapone），可升高各儿茶酚胺的水平。儿茶酚胺在循环、内分泌和神经系统等生理过程起重要的作用。主要生理作用为：①对心血管系统的作用：儿茶酚胺通过β受体作用于心脏，使心率加快，收缩力增强，传导速度增快，心输出量增加。

②对内脏的作用：儿茶酚胺通过 β_2 受体使平滑肌松弛，通过 α_1 受体使之收缩。③对代谢的作用：儿茶酚胺参与生热作用的调节，通过 β 受体增加氧耗量而产热。并可促进机体内储备能量物质的分解。④儿茶酚胺对细胞外液容量和构成及水、电解质的代谢有重要的调节作用。⑤儿茶酚胺可引起肾素、胰岛素和胰高血糖素、甲状腺激素、降钙素等多种激素分泌的变化。

（二）检测方法

采用高效液相色谱法（HPLC）或高效液相色谱法联电化学检测器（HPLC - ECD）测定。

（三）标本要求与保存

空腹卧床休息 30 分钟后采集静脉血液于 EDTA 或肝素抗凝管中，混匀，立即分离血浆置于塑料运输管中冷冻保存。

（四）参考区间

1. HPLC　血浆总 CA < 5.91nmol/L。

2. HPLC - ECD

（1）去甲肾上腺素：0～1 岁：0～659pg/ml；1～18 岁：0～659pg/ml；成人：仰卧（30 分钟）：650～2 423pmol/L；坐（15 分钟）：709～4 019pmol/L；站立（30 分钟）：139～4 317pmol/L。

（2）肾上腺素：0～1 岁：0～34pg/ml；1～18 岁：0～80pg/ml；成人：仰卧（30 分钟）：< 273pmol/L；坐（15 分钟）：< 328pmol/L；站立（30 分钟）：< 491pmol/L。

（3）多巴胺：0～1 岁：0～42pg/ml；1～18 岁：0～32pg/ml；成人：仰卧（30 分钟）：< 475pmol/L；坐（15 分钟）：< 475pmol/L；站立（30 分钟）：< 475pmol/L。

（五）临床意义

增高见于嗜铬细胞瘤、原发性高血压、甲亢、充血性心力衰竭、各种应激状态等。

（六）影响因素

（1）标本的采集必须在患者在安静的环境下卧床休息至少 30 分钟后，否则会影响测定结果。

（2）血液的采集和血浆的分离时间应在 1 小时内完成，分离血浆后应立即冰冻保存，否则冷藏条件下超过 1 小时会使测定值偏高，而置于室温条件下会使测定值减低。

（3）儿茶酚胺类药物、某些降压药如利血平、可乐定及硝普钠等会使测定结果假性升高；肝素静脉导管留置可能会使测定结果偏高。

（4）某些食物如香蕉和核桃等会使测定结果假性升高。

四、24 小时尿液儿茶酚胺（24h urine catecholamines）

（一）生化及生理

儿茶酚胺（CA）是一类含有儿茶酚和侧链胺基的神经活性物质，人体含量最丰富的儿茶酚胺为去甲肾上腺素、肾上腺素和多巴胺，可由苯丙氨酸和酪氨酸经酶催化的一系列反应生成。血液中儿茶酚胺主要来源于交感神经和肾上腺髓质，它们都由尿排出。因此血液中儿茶酚胺的浓度发生变化时，尿液中的儿茶酚胺的浓度就会发生变化，测定24小时尿儿茶酚胺可反映交感神经和肾上腺髓质的功能，且有昼夜规律性变化。

（二）检测方法

液相色谱/串联质谱（LC/MS－MS）、高效液相色谱法、荧光分析法。

（三）标本要求与保存

收集24小时尿液，30ml 6mol/L的HCl防腐，收集尿液的过程中，应冷藏收集的尿液。收集的尿液在室温下可稳定3天，冷藏条件下可稳定14天，冷冻条件下可稳定30天。

（四）参考区间

1. 高效液相色谱法　＜650nmol/24h。

2. 荧光分析法　＜1 655nmol/24h。

3. LC/MS－MS法

（1）肾上腺素：0～1岁：0～14nmol/24h；1～2岁：0～19nmol/24h；2～4岁：0～33nmol/24h；4～7岁：1～55nmol/24h；7～10岁：1～55nmol/24h；10～15岁：3～109nmol/24h；＞15岁：3～109nmol/24h。

（2）去甲肾上腺素：0～1岁：0～59nmol/24h；1～2岁：6～100nmol/24h；2～4岁：24～171nmol/24h；4～7岁：47～266nmol/24h；7～10岁：77～384nmoL/24h；10～15岁：89～473nmol/24h；＞15岁：89～473nmol/24h。

（3）多巴胺：0～1岁：0～555nmol/24h；1～2岁：65～914nmol/24h；2～4岁：261～1 697nmol/24h；4～7岁：424～2 612nmol/24h；7～10岁：424～2 612nmol/24h；10～15岁：424～2 612nmol/24h；＞15岁：424～2 612nmol/24h。

（五）临床意义

1. 增高　见于嗜铬细胞瘤、低血糖、精神高度紧张、重大外伤、心肌梗死等，凡使下丘脑兴奋的因素都能增加儿茶酚胺的排出。虽然持续性高血压嗜络细胞瘤患者尿中，儿茶酚胺排除量增加，呈阳性反应。但阵发性患者非发作期的时候可呈阴性反应。

2. 降低　见于肾上腺全切除、神经节药物封闭，其次利血平、杜冷丁等药物也能起抑制作用。

（六）影响因素

（1）收到的标本pH值必须小于5，否则应拒收标本；如果收到的标本PH＜5而＞3则用6mol/L的HCl调节pH值到＜3。

（2）许多药物如利血平、α－甲基多巴、左旋多巴、单胺氧化酶抑制剂、拟交感神经胺等可能会干扰测定结果，因此标本采集前两周应停止使用这些药物。滴鼻剂、止咳药、支气管扩张剂、α_2－受体激动剂、钙通道阻滞剂、转换酶抑制剂、溴隐亭、吩噻嗪、三环类抗抑郁药、α和β－受体阻滞剂、拉贝洛尔可能会影响测定结果。

（3）48小时内避免食用香蕉、香草素、四环素、氯丙嗪、水杨酸、维生素B_2（核黄素）、降压药物等，应停服1周茶、咖啡等兴奋性饮料，并避免劳累和情绪紧张。

五、随机尿儿茶酚胺（random urine cate – cholamines）

（一）生化及生理

儿茶酚胺是一类含有儿茶酚和侧链胺基的神经活性物质，人体含量最丰富的儿茶酚胺为去甲肾上腺素、肾上腺素和多巴胺，可由苯丙氨酸和酪氨酸经酶催化的一系列反应生成。血液中儿茶酚胺主要来源于交感神经和肾上腺髓质，它们都由尿排出。因此血液中儿茶酚胺的浓度发生变化时，尿液中的儿茶酚胺的浓度就会发生变化，测定尿儿茶酚胺可反映交感神经和肾上腺髓质的功能，且有昼夜规律性变化。

（二）检测方法

液相色谱/串联质谱（LC/MS – MS）、高效液相色谱法、荧光分析法。

（三）标本要求与保存

1. 标本类型　随机尿，强盐酸防腐。
2. 标本保存　收集的尿液在室温下可稳定 3 天，冷藏条件下可稳定 14 天，冷冻条件下可稳定 30 天。

（四）参考区间（LC/MS – MS 法）

（1）肾上腺素：0 ~ 9 岁：0 ~ 37μg/g Cr；10 ~ 19 岁：0 ~ 17μg/g Cr；> 19 岁：0 ~ 19μg/g Cr。

（2）去甲肾上腺素：0 ~ 9 岁：0 ~ 150μg/g Cr；10 ~ 19 岁：0 ~ 67μg/g Cr；> 19 岁：0 ~ 111μg/g Cr。

（3）多巴胺：0 ~ 9 岁：0 ~ 1 488μg/g Cr；10 ~ 19 岁：0 ~ 354μg/g Cr；> 19 岁：0 ~ 348μg/g Cr。

（五）临床意义

1. 增高　见于嗜铬细胞瘤、低血糖、精神高度紧张、重大外伤、心肌梗死等，凡使下丘脑兴奋的因素都能增加儿茶酚胺的排出。持续性高血压嗜铬细胞瘤患者尿中，儿茶酚胺排除量增加，呈阳性反应。阵发性患者非发作期的时候可呈阴性反应，因此随机尿检测儿茶酚胺，可能会漏检嗜铬细胞瘤。

2. 降低　见于肾上腺全切除、神经节药物封闭，其次利血平、杜冷丁等药物也能起抑制作用。

（六）影响因素

（1）收到的标本 pH 值必须小于 5，否则应拒收标本；如果收到的标本 pH < 5 而 > 3 则用 6mol/L 的 HCl 调节 pH 值到 < 3。

（2）许多药物如利血平、α - 甲基多巴、左旋多巴、单胺氧化酶抑制剂、拟交感神经胺等可能会干扰测定结果，因此标本采集前两周应停止使用这些药物。滴鼻剂、止咳药、支气管扩张剂、α₂ - 受体激动剂、钙通道阻滞剂、转换酶抑制剂、溴隐亭、吩噻嗪、三环类抗抑郁药、α 和 β - 受体阻滞剂、拉贝洛尔可能会影响测定结果。

（3）48 小时内避免食用香蕉、香草素、四环素、氯丙嗪、水杨酸、维生素 B₂（核黄素）、降压药物等，应停服 1 周茶、咖啡等兴奋性饮料，并避免劳累和情绪紧张。

六、血浆多巴胺（plasma dopamine）

（一）生化及生理

多巴胺（DA）是一种能传递神经冲动的化学物质，为神经递质的一种。这种递质主要负责大脑的情欲、感觉，将兴奋及开心的信息传递，也与上瘾有关。多巴胺属于单胺类物质中的儿茶酚胺类，合成顺序依次为酪氨酸–左旋多巴–多巴胺，由多巴胺能神经元合成并储存于囊泡，经囊泡排出方式释放。DA 的降解分为两类，一类是酶解，另一类是再摄取。酶解是指 DA 通过单胺氧化酶（MAO）及儿茶酚–O–甲基转移酶（COMT）的作用，在肝、肾及血浆中降解成无活性的化合物。多巴胺作用于多巴胺受体，通过一系列反应，改变细胞膜对离子的通透性，从而产生生理作用。多巴胺有调节躯体活动、精神活动、内分泌和心血管活动的作用。多巴胺能神经元的病变可导致多种疾病，如帕金森病、多巴胺反应性肌张力障碍、精神分裂症等。

（二）检测方法

HPLC。

（三）标本要求与保存

1. 标本类型　血浆，空腹肝素抗凝血。
2. 标本保存　标本收集后的 30 分钟内使用 4℃离心机离心分离血浆，然后立即置于 –20℃保存和运输。标本可在室温和冷藏条件下稳定 6 小时，冷冻条件下稳定 30 天。

（四）参考区间

成人：仰卧（30 分钟）：＜475pmol/L；坐（15 分钟）：＜475pmol/L；站立（30 分钟）：＜475pmol/L。

（五）临床意义

2. 增高　见于精神错乱、恐惧、幻觉、恶心、呕吐、晚期肾病。
2. 减低　见于帕金森病。

（六）影响因素

患者采血前应避免精神紧张、剧烈运动，避免咖啡、茶叶和烟酒等，否则会引起检测结果假性升高。

七、脑脊液多巴胺（cerebrospinal fluid dopamine）

（一）生化及生理

多巴胺（DA）是脑内极其重要的神经递质，因为其作用特点又被称作快乐物质。脑内多巴胺神经元主要集中在中脑的黑质致密区、中脑腹侧被盖区、下丘脑及其脑室周围。多巴胺作用于多巴胺受体，通过一系列反应，改变细胞膜对离子的通透性，从而产生生理作用。多巴胺有调节躯体活动、精神活动、内分泌和心血管活动的作用。多巴胺能神经元的病变可导致多种疾病，如帕金森病、多巴胺反应性肌张力障碍、精神分裂症等。

（二）检测方法

HPLC。

（三）标本要求与保存

标本类型：脑脊液。

标本保存：标本收集后的 30 分钟内使用 4℃ 离心机离心，然后立即置于 −20℃ 保存和运输。标本可在室温和冷藏条件下稳定 6 小时，冷冻条件下稳定 30 天。

（四）参考区间

此项目暂无参考区间。

（五）临床意义

1. 增高　见于精神错乱、恐惧、幻觉、恶心、呕吐、晚期肾病。

2. 减低　见于帕金森病。

（六）影响因素

患者采前应避免精神紧张、剧烈运动，避免咖啡、茶叶和烟酒等，否则会引起检测结果假性升高。

八、肾上腺素（adrenaline，Ad）

（一）生化及生理

肾上腺素是肾上腺髓质的主要激素，其生物合成主要是在髓质嗜铬细胞中首先形成去甲肾上腺素，然后进一步经苯乙胺 − N − 甲基转移酶（phenyle − thanol − amine　N − methyl transferase，PNMT）的作用，使去甲肾上腺素甲基化形成肾上腺素。一方面，它可使心脏血管收缩，心脑活动加强，血压急剧上升；另一方面，它是促进分解代谢的重要激素，能加强肝糖原分解，迅速升高血糖，加强机体应付意外情况的能力。此外，它还具有促进蛋白质、氨基酸及脂肪分解，增强机体代谢，升高体温等作用。

（二）检测方法

酶法。

（三）标本要求与保存

1. 血浆　采集静脉血 3.0ml 置于含肝素抗凝剂的试管中混匀送检。

2. 尿液　留取 24 小时尿液于含浓盐酸防腐剂的干燥洁净容器中送检。

（四）参考区间

1. 血浆　成人：仰卧（30 分钟）：＜273pmol/L；坐（15 分钟）：＜328pmol/L；站立（30 分钟）：＜491pmol/L。

2. 尿液　0～1 岁：0～14nmol/24h；1～2 岁：0～19nmol/24h；2～4 岁：0～33nmol/24h；4～7 岁：1～55nmol/24h；7～10 岁：1～55nmol/24h；10～15 岁：3～109nmol/24h；＞15 岁：3～109nmol/24h。

（五）临床意义

1. 增高　见于嗜铬细胞瘤、神经母细胞瘤、神经节神经母细胞瘤、副神经节瘤、心肌梗死、应激状态、长期给予利血平治疗、糖尿病酮症酸中毒等。

2. 降低　见于自主神经病变，帕金森病等。

（六）影响因素

（1）标本的采集必须为患者在安静的环境下卧床休息至少30分钟后，否则会影响测定结果。

（2）血液的采集和血浆的分离时间应在1小时内完成，分离血浆后应立即冰冻保存，否则冷藏条件下超过1小时会使测定值偏高，而置于室温条件下会使测定值减低。

（3）儿茶酚胺类药物、某些降压药如利血平、可乐定及硝普钠等会使测定结果假性升高；肝素静脉导管留置可能会使测定结果偏高。

九、去甲肾上腺素（norepinephrine，NA）

（一）生化及生理

NA是存在于中枢神经系统、外周肾上腺素能神经和肾上腺髓质中的一种激素和递质。其作用与肾上腺素相似。

（二）检测方法

HPLC。

（三）标本要求与保存

1. 血浆　采集静脉血3.0ml置于含肝素抗凝剂的试管中混匀送检。
2. 尿液　留取24小时尿液于含浓盐酸防腐剂的干燥洁净容器中送检。

（四）参考区间

1. 血浆　成人：仰卧（30分钟）：650～2 423pmol/L；坐（15分钟）：709～4 019pmol/L；站立（30分钟）：139～4 317pmol/L。

2. 尿液　0～1岁：0～59nmol/24h；1～2岁：6～100nmol/24h；2～4岁：24～171nmol/24h；4～7岁：47～266nmol/4h；7～10岁：77～384nmol/24h；10～15岁：89～473nmol/24h；>15岁：89～473nmol/24h。

（五）临床意义

升高见于嗜铬细胞瘤、神经母细胞瘤、神经节细胞瘤、持续刺激神经、精神紧张、寒冷、长期给予利血平治疗等。

（六）影响因素

标本采集前避免剧烈运动，长期给予利福平治疗会使结果升高。

十、血浆高香草酸（plasma homovanillic acid）

（一）生化及生理

高香草酸（HVA）是DA代谢的最终产物，被看作是反映中枢DA更新率和DA神经元活动的一项指标。血浆HVA 25%～60%来源于中枢神经系统，可以间接反映脑内DA代谢状况。

（二）检测方法

HPLC - ECD。

（三）标本要求与保存

静脉肝素抗凝血，4℃离心分离血浆，立即检测，否则应冰冻保存。

（四）参考区间

此项目暂无参考区间。

（五）临床意义

增高见于精神分裂症。

十一、脑脊液高香草酸（cerebrospinal fluidhomovanillic acid）

（一）生化及生理

高香草酸（HVA）是 DA 的主要代谢产物，脑脊液中的 HVA 不易通过血脑屏障，故测定其含量可间接地反映脑内 DA 的代谢情况。

（二）检测方法

HPLC。

（三）参考区间

1.7 ~ 1.76μmol/L。

（四）临床意义

1. 增高　见于精神分裂症。
2. 降低　见于帕金森病、癫痫。

十二、血浆 5 - 羟色胺（plasma 5 - hydroxytryptamine）

（一）生化及生理

5 - 羟色胺（5 - HT）又称血清素（serotonin），由色氨酸衍生，色氨酸经色氨酸羟化酶作用形成 5 - 羟色胺酸，再经脱羧酶脱羧变成 5 - HT。5 - HT 是一种脑内血清素能神经元的递质，其活性部分是吲哚胺。它广泛存在于脑、血小板、胃等组织中，以脑中含量最大，是较强的平滑肌兴奋剂和血管收缩剂。它在血小板中含量较高，血小板破裂释放后参与血管收缩等活动。2/3 的 5 - HT 在肝脏与硫酸或葡萄糖醛酸结合后排出，或将吲哚断裂而分解；约 1/3 经单氨氧化酶作用氧化脱氨形成 5 - HIAA 后从尿排出。它主要影响人类的行为方式，如情绪、运动方式、攻击欲、摄食、睡眠以及调节体温。5 - HT 也与精神分裂症、焦虑、抑郁、疼痛、头痛、躁狂和类癌等疾病有关。

（二）检测方法

常用方法为 HPLC - ECD、高效液相色谱法、ELISA、荧光法等。

（三）标本要求与保存

静脉肝素或 EDTA 抗凝血，采血后 30 分钟内 4℃离心分离血浆，立即检测；如不能及时检测应保存标本：2℃ ~ 8℃可保存 5 天，- 20℃可保存一个月，- 80℃可保存两个月，避免反复冻融；冰冻状态下运输标本。

（四）参考区间

ELISA：全血：280 ~ 1 140nmol/L；每 10^9 血小板含 0.5 ~ 7.0nmol；血清：170 ~ 1 140nmol/L；富血小板血浆：每 10^9 血小板含 2.07 ~ 5.55nmol；分离血小板：每 10^9 血小板含 0.88 ~ 6.16nmol；贫血小板血浆：0 ~ 22.5nmol/L。

（五）临床意义

1. 升高　类癌瘤综合征、术后倾倒综合征、偏头痛、低氧症等。

2. 降低　系统性红斑狼疮（SLE）、类风湿性关节炎（风湿性关节炎）、混合性结缔组织病等结缔组织疾病、帕金森病（震颤性麻痹）、舞蹈病、肝豆状核变性（Wilson 病）、精神分裂症、神经衰弱、抑郁等。

（六）影响因素

（1）标本不宜溶血。

（2）某些食物富含 5 - HT，如香蕉、李子、西红柿和核桃等；某些药物会刺激 5 - HT 的释放，如阿司匹林、促肾上腺皮质激素、MAO 抑制剂、儿茶酚胺、利血平和烟碱等，因此收集标本前应避免这些食物和药物，否则会使检测结果假性升高。

十三、5 - 羟色胺释放试验（5 - hydroxytryptamine release assay，SRA）

（一）生化及生理

5 - 羟色胺由色氨酸衍生，色氨酸经色氨酸羟化酶作用形成 5 - 羟色胺酸，再经脱羧酶脱羧变成 5 - HT。5 - HT 是一种脑内血清素能神经元的递质，其活性部分是吲哚胺。

（二）检测方法

HPLC，荧光光度法。

（三）标本要求与保存

富血小板血浆，冰冻保存和运输。

（四）参考区间

5 - 羟色胺释放 <20% 为阴性。

（五）临床意义

（1）常作为中枢 5 - HT 能神经元功能研究的外周模型。

（2）作为血小板释放功能的指标。

（六）影响因素

某些食物富含 5 - HT，如香蕉、李子、西红柿和核桃等；某些药物会刺激 5 - HT 的释放，如阿司匹林、促肾上腺皮质激素、MAO 抑制剂、儿茶酚胺、利血平和烟碱等，因此收集标本前应避免服食这些食物和药物，否则会使检测结果假性升高。

十四、脑脊液 5 – 羟色胺 （cerebrospinal fluid 5 – hydroxytryptamine）

（一）生化及生理

5 – HT 是一种脑内血清素能神经元的递质，它主要影响人类的行为方式，如情绪、运动方式、攻击欲、摄食、睡眠以及调节体温。5 – HT 也与精神分裂症、焦虑、抑郁、疼痛、头痛、躁狂和类癌等疾病有关。

（二）检测方法

常用方法为高效液相色谱法、酶学分析法、荧光法等。

（三）标本要求与保存

脑脊液。

（四）参考区间

5.7 ~ 12.0nmol/L。

（五）临床意义

1. 增高　见于颅脑外伤与脑血管疾病。
2. 减低　见于精神发育迟滞、PD 患者及抑郁性精神病等。

（六）影响因素

某些食物富含 5 – HT，如香蕉、李子、西红柿和核桃等；某些药物会刺激 5 – HT 的释放，如阿司匹林、促肾上腺皮质激素、MAO 抑制剂、儿茶酚胺、利血平和烟碱等，因此收集标本前应避免这些食物和药物，否则会使检测结果假性升高。

十五、脑脊液 5 – 羟吲哚乙酸 （cerebrospinalfluid 5 – hydroxyindol – eacetic acid，5 – HIAA）

（一）生化及生理

5 – 羟色胺在单胺氧化酶作用下，降解为 5 – 羟吲哚乙酸（5 – HIAA）。

（二）检测方法

常用方法为高效液相色谱法、酶学分析法、荧光法等。

（三）标本要求与保存

腰椎穿刺或脑室穿刺获取脑脊液。

（四）参考区间

荧光分光光度法：63.06 ~ 109.5ng/ml（腰椎穿刺）。

HPLC：21.24 ~ 46.1mg/L（脑室穿刺）。

（五）临床意义

1. 升高　颅部外伤、化脓性脑膜炎、蛛网膜下腔出血等患者 CSF 中 5 – HIAA 浓度增高，脑出血等 5 – HT 升高。
2. 下降　忧郁型精神病、肌阵挛、Down 综合征、微小脑功能障碍、苯丙酮尿症所致的精神发育迟滞患者 CSF 中 5 – HIAA 含量减少，癫痫病 5 – HT 与 5 – HIAA 含量均下降。

十六、尿液 5 – 羟吲哚乙酸（urine 5 – hydroxyindoleacetic acid，5 – HIAA）

（一）生化及生理

5 – HIAA 是 5 – 羟色氨代谢的最终产物，不具有生物活性。

（二）检测方法

高效液相色谱法。

（三）标本要求与保存

24 小时尿，室温条件下稳定 7 天，冷藏、冰冻条件下稳定 14 天，可反复冻融 3 次。

（四）参考区间

2 ~ 10 岁：≤8.0mg/24h；>10 岁：≤6.0mg/24h。

（）临床意义

肾功能不全和小肠切除后 5 – HIAA 水平降低，类癌综合征时显著升高。

（五）影响因素

（1）富含 5 – HT 的食物，如香蕉、李子、西红柿和核桃等会影响检测结果，故收集尿液前 72 小时和收集尿液过程中应避免食用以上食物。

（2）某些药物如对乙酰氨基酚、α 和 β – 受体阻滞剂、阿替洛尔、溴隐亭、可乐定、地高辛、异烟肼、左旋多巴、甲基多巴、单胺氧化酶抑制剂、硝酸甘油、拟交感神经胺、苯巴比妥、吩噻嗪、酚妥拉明、利血平、水杨酸、三环类抗抑郁药会影响检验结果，一般需禁该种类药物 48 小时以上。

十七、脑脊液甘氨酸（cerebrospinal fluid glycine）

（一）生化及生理

甘氨酸是分子结构最简单的生糖氨基酸，在人体合成代谢过程中具有重要作用，也是人体内含量极多的胶原、弹性蛋白和胶蛋白等结构蛋白的主要组成氨基酸。甘氨酸具有对各种物质的解毒功能；甘氨酸是一种重要的神经递质，在脑干和脊髓中是抑制性神经递质，而在大脑皮质和前脑等部位则是兴奋性神经递质。甘氨酸在脑干和脊髓中的抑制作用与维持正常肌张力有关，甘氨酸在脑内作为兴奋性神经递质是通过 N – 甲基 – D – 天冬氨酸型（NMDA）谷氨酸受体、α – 氨基 – 3 – 羟 – 5 – 甲基 – 4 – 异噁唑丙酸（AMPA）受体和促代谢性谷氨酸受体 3 者发挥作用的，其中 NMDA 型谷氨酸受体与神经系统的功能发育关系密切，当血中甘氨酸发生累积时可造成神经系统发育障碍、脑功能受损。

（二）检测方法

检测方法有高效液相色谱法、GC – MS 等，同时测定脑脊液和血浆中甘氨酸，计算其比值。

（三）标本要求与保存

脑脊液；肝素抗凝血，分离血浆后立即冰冻，两者均冰冻保存和运输。

（四）参考区间

CSF：$0.7 \sim 14.7 \mu mol/L$。

血浆：$140 \sim 420 \mu mol/L$。

CSF/血浆甘氨酸比率：< 0.04。

（五）临床意义

用于诊断甘氨酸脑病（非酮症性高甘氨酸血症），一般非酮症性高甘氨酸血症时其比值 > 0.06。

（六）影响因素

脑脊液标本应避免血污染，血标本应避免溶血。

十八、色氨酸（tryptophan，Try）

（一）生化及生理

色氨酸是人体不能合成的氨基酸，必须从食物中摄取。它在蛋白质的合成过程中起着非常重要的作用，也是一些神经递质合成的前体物质，如果色氨酸减少，则会引起相关蛋白质及神经递质的合成障碍，从而出现相应的症状和体征。

（二）检测方法

检测方法有 LC/MS、荧光法、ELISA 等。

（三）标本要求与保存

空腹肝素或 EDTA 抗凝血，立即分离血浆，标本在室温下稳定一天，在冷藏条件下可稳定一个星期，冰冻保存。

（四）参考区间

1. ELISA 法　$30 \sim 78 \mu mol/L$。

2. LC/MS 法　< 1 个月：$17 \sim 85 \mu mol/L$；$1 \sim 23$ 个月：$16 \sim 92 \mu mol/L$；$2 \sim 17$ 岁：$30 \sim 94 \mu mol/L$；≥ 18 岁：$40 \sim 91 \mu mol/L$。

（五）临床意义

可用于辅助诊断色氨酸尿症。

十九、谷氨酸（glutamic acid，Glu）

（一）生化及生理

谷氨酸（Glu）是中枢神经系统中发挥重要生理功能的兴奋性神经递质。谷氨酸被人体吸收后，易与血氨形成谷酰氨，能解除代谢过程中氨的毒害作用，因而能预防和治疗肝昏迷，保护肝脏，是肝脏疾病患者的辅助药物。一般血脑屏障对 Glu 已完全饱和，因而脑的 Glu 水平不受血浆水平的影响，但在某些情况下可导致 Glu 从脑向血中的转运。在脑缺血等病理情况下，脑内 Glu 浓度升高的同时，血液中 Glu 浓度也相应升高。

（二）检测方法

HPLC。

（三）标本要求与保存

标本要求：血浆。

（四）参考区间

$51.30 \sim 85.84 \mu mol/L$（n = 33）。此项目暂无公认的参考区间。

（五）临床意义

测定血液中 Glu 升高水平可反映脑组织缺血程度的变化。兴奋性氨基酸递质 Glu 和 Asp 在老年人脑缺血发生后 3 天内显著升高，恢复期下降至正常水平。

二十、谷氨酰胺（glutamine）

（一）生化及生理

脑组织中氨基酸代谢所产生的游离氨，经谷氨酰胺合成酶的作用，生成谷氨酰胺，以消除氨对中枢神经的毒性作用。故测定脑脊液中的谷氨酰胺，可反映脑组织的氨代谢。

（二）检测方法

硫酸加热水解法：谷氨酰胺用硫酸加热水解，生成谷氨酸和氨，氨与硫酸结合生成硫酸铵，用纳氏试纸显色定量。在加热水解时脑脊液中的尿素亦产生微量的氨，用测定脑脊液中尿素的含量而推算扣除之。脑脊液中氨含量极微，可以不计。

（三）标本要求与保存

采集脑脊液标本，立即送检，否则冰冻保存。

（四）参考区间

脑脊液：$60 \sim 140 mg/L$。

（五）临床意义

肝硬化患者由于脑氨增加，故脑脊液中谷氨酰胺明显增高，肝昏迷时可达 $3.4 mmol/L$ 以上；出血性脑膜炎患者脑脊液中谷氨酰胺的含量也轻度增高；Reye 综合征，部分患者增高；脑脊液酸度增加，谷氨酰胺代偿性增高。

二十一、γ - 氨基丁酸（γ - aminobutyric acid，GABA）

（一）生化及生理

γ - 氨基丁酸是中枢神经系统很重要的抑制性神经递质，具有镇静、催眠、抗惊厥、降血压的生理作用。

（二）检测方法

检查方法有高效液相色谱、荧光分光光度法、高压电泳法等。

（三）标本要求与保存

采集脑脊液标本，立即送检，否则冰冻保存。

（四）参考区间

脑脊液：$0 \sim 1.0 \mu mol/L$。

（五）临床意义

降低见于癫痫病。

（六）影响因素

检测前避免剧烈运动。

二十二、血浆组胺（plasma histamine）

二十三、尿液组胺（urine histamine）

（一）生化及生理

组胺（HA）是广泛存在于动植物体内的一种生物胺，是由组氨酸脱羧而形成的，通常贮存于组织的肥大细胞中。在体内，组胺是一种重要的化学递质，当机体受到某种刺激引发抗原—抗体反应时，引起肥大细胞的细胞膜通透性改变，释放出组胺，与组胺受体作用产生病理生理效应。组胺是一种活性胺化合物，作为身体内的一种化学传导物质，可以影响许多细胞的反应，包括过敏、炎性反应、胃酸分泌等，亦是胺能神经传递素，参与中枢与周边的多重生理功能。在中枢系统，组胺是由特定的神经所合成，例如位于下丘脑后部的结节－乳头核，神经细胞多向延伸至大脑其他区域与脊椎，因此暗示组胺可能参与睡眠、荷尔蒙的分泌、体温调节、食欲与记忆形成等功能，另外还位于网状结构与端脑。

（二）检测方法

放射免疫分析法（RIA）、EIA 等。

（三）标本要求与保存

EDTA 抗凝血，分离血浆。

24 小时尿液，收集尿液过程中冷藏收集的尿液，冰冻运输与保存。

（四）参考区间

血浆：0.1～1.8ng/ml。

尿液：0.000 6～0.131mg/24h。

（五）临床意义

血清组胺的改变见于 I 型变态反应、系统性肥大细胞增多症及部分神经疾病。

（孙泽林　戚晓渊）

参考文献

［1］孙泽林，张亚卓. 单克隆人永生化骨髓基质干细胞分化能力与表面抗原 CD105 的相关性研究［J］. 中华医学杂志，2013，93（41）：3306－3308.

［2］孙泽林，张亚卓，桂松柏，王红云，孙梅珍，李丹. 人永生化骨髓基质干细胞单

克隆细胞系分化差异性的研究［J］．中国综合临床，2009，25（8）：785－788.

［3］戚晓渊，孙泽林，刘方军，李储忠，张亚卓．单克隆永生化人骨髓基质干细胞分化能力和 VEGF 分泌量的相关性［J］．中华医学杂志，2011，91（17）：1193－1196.

［4］戚晓渊，史秀灵，高银辉，王美，王旭，周程艳．绿原酸抗肝纤维化作用的研究［J］．中国实验方剂学杂志，2011，17（15）：139－143.

［5］孙泽林，戚晓渊，李储忠，张亚卓．单克隆和不同接种密度人永生化骨髓基质细胞体外分化差异性的研究［J］．中华医学杂志，2009，89（31）：2202－2205.

［6］杨树源，张建宁．神经外科学［M］．北京：人民卫生出版社，2015.

［7］赵德伟，陈德松．周围神经外科手术图解［M］．辽宁：辽宁科学技术出版社，2015.

［8］李晓兵．神经外科疾病诊疗新进展［M］．西安：西安交通大学出版社，2014.

［9］郭剑峰．临床神经外科诊断治疗学［M］．上海：科学技术文献出版社，2014.

［10］赵继宗．神经外科［M］．北京：中国医科技出版社，2014.

第三章

神经外科手术基础

第一节 手术主要器械设备

一、手术基本设备

神经外科手术设备包括可控手术床、头架、双极电凝器、手术显微镜、超声吸引器、手术用激光等。显微神经外科是现代神经外科的基础，显微手术器械包括显微手术剪刀、自动牵开器，显微针持（镊）等。随着高新技术的发展，现代神经外科在诊断和治疗上的方法和手段得到不断更新。

1. 多功能可控手术床　手术时术者最好坐在带扶手的专用手术椅操作，手术床的高度适应术者坐位时的双手高度。患者头被固定，为满足观察到各个角度的术野，需随时调整患者的头、体位。

2. 头架和脑牵开器

（1）头架：有不同类型，其中 Mayfield 头架有三个头钉，位置适宜。

（2）脑自动牵开器：由一组球面关节组成，内由一钢线穿连在一起，长 30～40cm，一端固定不同规格的脑压板，另一端固定在头架或连接杆上。当扭紧钢线时，其臂硬挺，使前方脑板固定在所需位置。手术中牵开脑组织的时间不要过长，每 10～15 分钟后放松脑压板 3～5 分钟，间断抬压脑组织，牵开脑的压力低于 2mmHg 比较安全。

3. 双极电凝器和冲洗器

（1）双极电凝器：是神经外科手术重要的止血基本设备。其长度要求 8～25cm，尖端直径 0.25～1.5mm。双极电凝镊还是一把良好的分离器，可用作分离组织。一般为枪状，不阻挡视线，增加了术野的可视范围。

（2）显微冲洗器：在电凝和使用高速钻时，需不断地冲生理盐水，以降低钻头温度和防止双极镊的尖端粘连。

4. 高速开颅钻　其动力有电和压缩气体两种，电钻的钻速不如气钻，但电钻可有正反两个方向旋转适用于临床。高速钻的优点是其运转时几乎无力矩。在启动、停止以及改变速度时钻头稳定，可确保手术安全。直径较小的钻头可用于钻孔，穿线固定骨瓣。磨钻头用于磨除蝶骨嵴、前床突、内耳道等部位颅骨。开颅器（铣刀）顶部的剥离端非常精细，可以把硬脑膜自颅骨内板分离，锯下骨瓣。术者应以右手持笔式握钻柄，并将腕部靠在手托上，以求稳定。

5. 吸引器管 手术的全过程都需使用，用于清除术野的积血、冲洗水和脑脊液，也可用来牵开组织及作钝性分离。其顶端必须光滑，以防损伤细小的血管和神经。其柄上有一侧孔，用于调节压力，在大出血的紧急情况下，堵住吸引器侧孔，使吸力最大，及时吸除积血，保证术野清洁，以利止血。手术者手持吸引器的姿势以持笔式为好，拇指或示指位于吸引器孔处，根据需要调节孔开放的大小。

6. 显微手术器械

（1）手术显微镜：主要由照明系统，以及可供升降、前后左右调节的多关节支架和底座三部分组成。除吻合血管外，一般显微神经外科手术，放大 5～10 倍可以满足手术的要求，物距 300～400mm，另有冷光源照明、摄像系统等。

（2）显微镊：由钛合金制作，质量轻，外表光滑，不易腐蚀，不磁化，具备足够弹性。分离组织时，先将镊尖端并拢插入组织，然后靠其弹性自动分开，上述动作反复进行，达到分离组织的作用。

（3）显微剪和蛛网膜刀：显微剪刀应锋利，关闭和开启要灵活自如。用显微刀切开颅底蛛网膜下腔池的蛛网膜、分离神经和血管周围的组织粘连时，其刀尖不应插入刀刃的 1/3，免损伤下面组织结构。

（4）显微针持：为吻合血管和神经持针用，以直柄针持常用。针持应用应熟练准确，必须在实验室反复地练习。在小的、深部术野中完成缝合、打结等操作。显微手术外科使用的缝合线为 6-0～10-0 尼龙线。颅内大血管可用 7-0～8-0 尼龙线，小的血管可用 9-0线。

（5）显微分离器：除双极电凝镊外，专用的显微分离器（也称剥离器），有铲式和球面式不同形状。镊尖端并拢插入被分离组织，依靠其自身弹性，镊尖端分开，反复动作即可达到分离组织的作用。

二、显微神经外科设备与技术

显微神经外科技术从 20 世纪 50 年代以来逐渐成熟。随着神经影像学突破性的发展，显微神经解剖和显微手术器械及手术技巧的提高，神经外科手术范围日益扩大。在显微神经解剖及特殊器械的辅助下使手术的精细程度达到新的高度。患者术后生存质量显著提高。显微神经外科是由大体神经外科向微侵袭神经外科发展的主线，它的方法和理论为微侵袭神经外科奠定了一定基础。在当前和可预见的将来仍然是治疗疾病的主要手段。在给患者带来巨大好处的同时，也延长了神经外科医师的手术生命。

显微神经外科理论认为：蛛网膜为间皮成分，这些结缔组织在脑池形成纤维及小梁，它们成为蛛网膜的支架并与蛛网膜下腔中血管外膜相连。显微镜提供了观察接近生理状况活体蛛网膜下腔的机会，同时可以观察神经血管的细致结构。蛛网膜对于神经外科手术的重要性在显微镜使用后被进一步认识，尤其是分离动脉瘤、动静脉畸形（ateriovenousmalformation，AVM）和肿瘤的过程中蛛网膜及脑池的应用。

显微神经外科要求术者的手、眼在显微镜条件下建立反射，动作协调，具有特殊的操作技巧及难度，因此，对显微神经外科医师必须要有一定时间严格的实验室训练。

显微技术要求医师利用脑池的自然间隙解剖及暴露病变，手术过程要爱惜组织，尽其所能减少不必要的脑组织暴露和损伤。其操作原则为：①保持身体稳定：坐位手术，身体和术区保持自然的相对位置是减少疲劳保持操作稳定准确的最简单的办法，尽量减少或不参与外科操作肌肉群的活动，使其保持松弛，减少疲劳和颤抖、节省术者体力；②保持手的稳定性：手托的应用对保证手术精细操作的准确性非常重要，手托应尽可能靠近术野，术者手臂肩膀和后背肌肉放松；③移动视线，手眼协调：能通过自身本体觉和眼的余光来判断手和器械的位置；④减轻疲劳：术前避免剧烈活动。

三、神经内镜设备

神经内镜也被称为脑室镜，作为微创神经外科的重要技术手段，可明显减少手术创伤，改善深部术野照明，放大术野解剖结构图像，扩大视角以减少手术盲区。在神经外科各个领域得到广泛应用。

早在 1910 年 Lespinase 即用膀胱镜电灼侧脑室内的脉络丛以治疗脑积水，但由于设备简陋，死亡率高，故很难推广应用。1986 年，Giffith 提出了"内镜神经外科"概念，得益于照明系统、实时摄像监视、激光技术、硬和软的内镜、各种手术器械以及微球囊等的改进和应用，内镜在神经外科得到了广泛开展。神经内镜按质地分为硬质和软质（可屈曲性）两大类。按结构和功能又可分为两类：一类为具有操作孔道的内镜，可以通过其孔道对病灶进行切割、钳夹、烧灼和止血等操作，这类大多为硬质内镜；另一类为无操作孔道的内镜，可通过特殊设计的外加导管而实现前者的功能，常单纯地用于对脑深部病变的观察或进行治疗，该类内镜有硬质或软质的。由于手术全过程都在直径 < 8mm 的内镜下操作，所以手术创伤极小，恢复快。内镜手术可用于止血、活检和肿瘤切除等。

单纯神经内镜术方面，已常用于脑积水、颅内囊性病变和脑室系统病变等。应用内镜定向穿刺进入侧脑室，再经室间孔进入第三脑室，用射频或激光在第三脑室底部开窗，再用球囊导管将其扩大而形成造瘘，脑脊液通过瘘口流入大脑脚间池，进入正常的脑脊液循环和吸收，形成内分流术，克服了以往脑室－腹腔（心房）分流术后常见分流管堵塞和感染的弊端；将颅内囊性病变（蛛网膜囊肿、脑实质内囊肿和透明隔囊肿等）与邻近的脑池或脑室穿通，使原来封闭的囊腔与蛛网膜下腔或脑室相通；对于脑室系统病变，囊性瘤可引流清除，实质性肿瘤也可活检和直接切除，如可完整摘除窄蒂的脉络丛乳头状瘤，可仅经钻孔穿刺达到清除和引流脑内血肿目的。

内镜辅助的显微外科手术方面，利用内镜的光源及监视系统，可对显微镜直视术野以外的区域进行观察，不但能增加术野的暴露，避免病灶的遗漏，同时亦减轻了正常脑组织牵拉的程度，从而降低手术并发症和减轻术后反应。用于动脉瘤夹闭术、三叉神经血管减压术、经鼻－蝶入路脑垂体瘤切除术等；对囊性脑瘤可行肿瘤活检、抽吸囊液减压，并可行肿瘤的内放射治疗；直视下用 CO_2 或 YAG 激光是治疗脑深部中线结构病变及脑室内、基底核、丘脑和脑干等部位肿瘤的良好方法。还可在立体定向指引下，用内镜直视下进行颅内占位病变的活检，可克服单纯立体定向活检的盲目性，尤其是大大降低了对位于颅底和颅内中线部位肿瘤活检的风险。

神经内镜可用于椎管内病变的检查和治疗。对脊髓空洞症患者，分离粘连与分离膜性间隔，并进行空洞分流术，可避免对脊髓的损伤并取得良好的疗效。还可用于对脊髓血管畸形、肿瘤以及椎间盘摘除术、脊髓拴系松解术、脊膜膨出等的诊断与治疗。

内镜手术亦存在一定的局限性：①受管径限制，视野狭小，难以观察手术部位全貌，若对周围组织的毗邻关系了解有限，易导致误判或操作上的失误；②需有一定空间才能观察和操作，在脑实质内无间隙可供操作，且图像显示不清，无法判断内镜所达到的位置，易误伤血管及脑组织，镜头接触血液等易致视野模糊；③目前可配套使用的手术器械有限，手术操作有一定困难；④内镜各种连接装置、配件多，操作过程中不易保持无菌条件，易致术后感染。

四、当代神经外科手术辅助设备

1. 超声吸引器　近年来，随着切割式超声手术刀的问世，超声外科吸引（CUSA）和超声驱动手术刀（UAS）已成为现代手术的新工具。CUSA 原理是利用超声高频机械振荡所产生的能量作用于软组织，使病变组织产生空化作用，将其碎裂成糊状或溶胶状，随即以负压吸引进行清除，从而逐渐地消除病变组织或除去多余的组织（如脂肪）等，而且不易破坏血管，在手术中可明显地减少出血，又无过热等缺点。因此，CUSA 是目前医学界公认的一种较为理想的外科手术切割器械。但因显微手术术野小，为防止视野的死角，需要弯柄超声吸引器，振动功率降低，影响对质地硬的病变的切除。

2. 氩氦刀　也称氩氦超导手术系统，是近年来研制成功的治疗脑肿瘤等病变的高精度仪器，属于目前唯一经皮冷冻治疗的设备。氩氦刀并非真正的手术刀，它采用计算机全程监控，对病变进行准确定位，并直接或经皮穿刺的微创方法治疗病变。应用于脑肿瘤（尤其是恶性肿瘤）的手术，可于短时间内损毁瘤细胞，又可让冷冻的瘤体以手术方式被切除，在切除脑动静脉畸形中应用也可很好地控制出血。

3. 手术用激光　Rosomoff 于 1966 年首先将激光引入脑肿瘤的手术切除。激光与手术显微镜、立体定向技术及神经内镜的有机结合，为神经系统肿瘤的治疗提供了更多的方法。激光是激光器产生的一种电磁波光电辐射，它既具有波的性质，有一定的波长和频率，又具备光子流现象，有一定能量的粒子。在谐振腔，工作物质与激励源相结合，形成了激光辐射，对照射组织在数毫秒内可产生数百甚至上千℃的高温，从而引起生物组织的蛋白质变性、凝固性坏死，甚至出现炭化或汽化等物理性改变。激光集中能量瞬间作用，对肿瘤周围正常组织影响极少，距激光焦点 1mm 以外的组织细胞都不会造成损伤。二氧化碳激光主要用于切除颅底脑膜瘤、神经纤维肿瘤、颅咽管瘤、椎管内脊髓外瘤和中枢神经系统脂肪瘤。还可用于切开蛛网膜。氩激光和二氧化碳激光适用神经切断性手术，如脊髓侧索切断术、后根神经节损毁术。氩激光等适于治疗血运丰富的肿瘤和中枢神经系统血管性疾病。

（王宏峰）

第二节　术前准备与术前评估

手术既是一个治疗过程，又是一个创伤过程。因此，手术前的准备，就是要采取各种措施，尽量使患者接近生理状态，以便使患者更好地耐受于术。

一、术前准备

术前准备工作主要包括两个方面：①心理方面的准备；②提高手术耐受力的准备。

一般性术前准备同普通外科。对神经外科比较特殊的术前准备，应注意：①若颅内压增高显著，应先行脱水治疗并尽早手术，若为第三脑室或颅后窝占位，头痛加剧，出现频繁呕吐或意识不清者，提示有严重颅内压增高，应行脑室穿刺外引流或脑室分流术，以缓解梗阻性脑积水，改善患者的病情，然后尽快手术；②脑疝患者除急行脱水利尿外，有脑积水者，应立即行脑室穿刺引流，使脑疝复位，缓解病情。如果效果不明显，而病变部位已明确，应考虑急诊开颅手术，解除危及生命的病变；③有些颅内血管性疾病，如颈动脉海绵窦段、颈内动脉床突上段动脉瘤，要在术前2~3周开始做颈内动脉压迫训练，以促进侧支循环的建立。对于鞍区病变，特别垂体功能低下者，术前2~3天开始应用肾上腺皮质激素类药物，以减少或防止术后发生垂体危象。

二、术前评估

（一）全身情况

（1）精神状态

1）是否紧张和焦虑，估计合作程度。

2）了解患者对手术及麻醉的要求与顾虑。

3）精神症状者，应请精神科会诊。

（2）体温上升或低于正常，表示代谢紊乱，情况不佳，对麻醉耐受差。

（3）血压升高，明确原因、性质、波动范围，同时了解治疗及疗效，是否累及心、脑、肾等器官，是否要进行处理再行手术。

（4）Hb <80g/L 或 >160g/L，麻醉时患者易发生休克，栓塞等危险，需在术前给纠正。

（5）血细胞比容以保持在30%~35%，有利于O_2释放。

（6）中性粒细胞增高及ESR增快，提示体内存在急性炎症，越严重麻醉耐受越差，术前需纠正。

（7）血小板 <60×10^9/L，凝血异常者，术前给予诊断和纠正。

（8）尿糖阳性，应考虑有无糖尿病，需进一步检查。

（9）尿蛋白阳性，应考虑有无肾实质病变，产科结合血压，考虑是否有妊娠期高血压。

（10）少尿、尿闭，应考虑有严重肾衰竭，麻醉耐受极差，因很多药物需肾排出，术后易出现急性肾衰竭。

（11）基础代谢高，麻醉药用量大，氧耗大，麻醉不易平稳，反之，麻醉药用量小，麻醉耐受差，基础代谢率（%）=0.75×（脉率+0.74×脉压）-72，正常范围为-10%~10%。

（12）凡全身情况异常或主要器官障碍，术前、中、后均可请相关学科会诊。

（二）呼吸系统

术前有呼吸系统感染较无感染者发生呼吸系统并发症高出4倍。

（1）急性呼吸系统感染（包括感冒），禁忌择期手术，一般感染得到充分控制1~2周后施行，临床上常以患者不发热、肺部无炎症而行手术，如急症手术，加强抗感染，同时麻醉医师避免吸入麻醉。

（2）肺结核（特别是空洞型），慢性肺脓肿，重症支气管扩张症，应警惕在麻醉中感染，沿支气管系统在肺内扩散或造成健侧支气管堵塞，或出现大出血而起窒息，麻醉时一般用双腔支气管插管分隔双肺。

（3）手术患者并存呼吸系统慢性感染和肺通气功能不全并不罕见，其中以哮喘和慢性支气管炎并存肺气肿为常见，为减少并发症，术前应充分准备：①肺功能试验；②戒烟2周以上；③应用抗生素，治疗肺部感染，④控制气管和支气管痉挛，如拟交感药及甲基黄嘌呤或应用色甘酸钠治疗哮喘及肾上腺皮质激素的应用，还应准备处理可能出现的危象；⑤胸部叩击和体位引流，雾化吸入，促使痰液排出；⑥纠正营养不良，逐步增加运动，提高肺的代偿能力；⑦治疗肺源性心脏病。

（4）术前一般需做肺功能试验的有：①每天吸烟>1包；②慢性咳嗽，不论有痰无痰；③肥胖；④支气管哮喘；⑤支气管炎或肺气肿；⑥神经或肌肉疾病；⑦累及肋骨或胸椎的关节炎或骨骼畸形；⑧所有需要进行胸或腹部手术的患者，包括累及腹壁肌肉的手术，如腹壁或腹股沟的修补术。

（三）心血管系统

心脏病患者能否耐受手术，主要取决于心血管病变的严重度和患者的代偿能力，以及其他器官受累情况和需手术治疗的疾病等，术前应具有完整的病史，如体格检查，相应的特殊检查及心功能检查记录，同为心脏病，其严重程度不同，对麻醉和手术的耐受也各异（见表3-1）。如房间隔缺损或室间隔缺损未伴肺动脉高压，心功能较好（Ⅰ、Ⅱ级）者，其对麻醉和手术的耐受与无心脏病者并无明显差别。有些心脏病患者，难以耐受血流动力学的波动，非心脏手术，则须先行心脏手术，情况改善后再行非心脏手术为宜，如重度二尖瓣狭窄。

表3-1 心功能分级及其意义

心功能	屏气试验	临床表现	临床意义	麻醉耐受力
Ⅰ级	>30秒	普通体力劳动负重，快速步行，上下坡无心慌、气急	心功能正常	良好
Ⅱ级	20~30秒	能胜任正常活动，但不能跑步或做较用力的工作，否则出现心慌、气急	心功能较差	处理如果正确恰当，耐受力仍较好
Ⅲ级	10~20秒	需静坐或卧床休息，轻度体力活动后即出现心慌、气急	心功能不全	麻醉前充分准备，术中避免增加心脏负担
Ⅳ级	10秒	不能平卧、端坐呼吸，肺底可闻及啰音，任何轻微活动即出现心慌、气急	心功能衰竭	耐受力极差，手术须推迟

目前，临床上常用的一些主要指标都是反映左心功能的，如心指数（cardiac index, CI），左室射血分数（left ventricular ejection fraction, LVEF）和左室舒张末期压（left ventricular end-diastolic pressure, LVEDP）。

1. 心律失常

（1）窦性心律不齐：多见于儿童，一般无临床重要性，窦性心律不齐是由于自主神经对窦房结节奏点的张力强弱不匀所致。迷走神经张力较强时易出现心律不齐，当心律增速时，不齐则多转为规律。但如见于老年人可能与冠心病有关，或提示患者可能有冠心病。

（2）窦性心动过缓：注意有无药物（如β受体阻滞药，强心苷类药）影响。一般多见于迷走神经张力过高，如无症状，多不需处理。如为病态窦房结所致，则宜做好应用异丙肾上腺素和心脏起搏的准备。窦性心动过缓时出现室性期前收缩可在心率增快后消失，不需针对室性期前收缩进行处理。有主动脉关闭不全的患者如出现心动过缓则可增加血液反流量而加重心脏负担，宜保持窦性心律于适当水平。

（3）窦性心动过速：其临床意见决定于病因，如精神紧张、激动、体位改变、体温升高、血容量不足、体力活动、药物影响、心脏病变等，分析原因后评估和处理。对发热、血容量不足、药物和心脏病变引起者，主要应治疗病因，有明确指征时才采用降低心率的措施。

（4）室上性心动过速：多见于非器质性心脏病，亦可见于器质性心脏病、甲状腺功能亢进和药物毒性反应。对症状严重或有器质性心脏病或发作频繁者，除病因治疗外，在麻醉前控制其急性发作，控制后定时服药预防其发作。

（5）期前收缩：一过性或偶发性房性期前收缩或室性期前收缩不一定是病理，但如发生40岁以上的患者，尤其是发生和消失与体力活动量有密切关系者，则患者很可能有器质性心脏病，应注意对原发病的治疗，一般不影响麻醉的实施。室性期前收缩系频发（>5次/分钟）或呈二联律、三联律或成对出现，或系多源性，或室性期前收缩提前出现落在前一心搏的T波上（R-on-T）易演变成室性心动过速和室颤，需对其进行治疗，择期手术宜推迟。

（6）阵发性室性心动过速：一般为病理性质，常伴有器质性心脏病。如发作频繁且药物治疗不佳，手术需有电复律和电除颤准备。

（7）心房颤动：最常见于风湿性心脏病、冠心病、高血压性心脏病、肺源性心脏病等可致严重血流动力学紊乱，心绞痛、晕厥，体循环栓塞和心悸不适。如果不宜进行或尚未进行药物复律或电复律治疗，麻醉前宜将心室率控制在80次/分钟左右，至少不宜>100次/分钟。

（8）传导阻滞：①右束支传导阻滞多属良性，一般无心肌病，手术与麻醉可无顾虑。②左束支传导阻滞多提示有心肌损害，常见于动脉硬化高血压、冠心病患者，一般不致产生血流动力学紊乱。③双分支阻滞包括右束传导阻滞合并左前分支或左后分支阻滞、左束支传导阻滞，多为前者。左前分支较易阻滞，左后分支较粗，有双重血供，如出现阻滞多示病变重。双分支阻滞有可能出现三分支阻滞或发展为完全性房室传导阻滞。对这类患者宜有心脏起搏准备，不宜单纯依靠药物。④Ⅰ度房室传导阻滞一般不增加麻醉与手术的困难。⑤Ⅱ度房室传导阻滞Ⅰ型（莫氏Ⅰ型）HR<50次/分，宜有心脏起搏的准备，Ⅱ度房室传导阻滞Ⅱ型（莫氏Ⅱ型），几乎属于器质性病变，易引起血流动力学紊乱和阿-斯综合征。宜有心脏起搏的准备。⑥Ⅲ度房室传导阻滞施行手术，应考虑安装起搏器或作心脏起搏的准备。

2. 先天性心脏病的术前估计和准备

（1）房缺、室缺如果心功能Ⅰ、Ⅱ级或无心力衰竭史，一般手术麻醉无特殊。

（2）房缺、室缺伴肺动脉高压、死亡率高，除急症手术外，一般手术应推迟。

（3）房缺、室缺并存主动脉缩窄或动脉导管未闭，应先治疗畸形，再择期手术。

（4）房缺、室缺、伴轻度肺动脉狭窄，不是择期手术的禁忌，但重度者术中易发生急性右心衰竭，禁忌择期手术。

（5）法洛四联症，择期手术危险性极大，禁忌择期手术。

3. 缺血性心脏病患者　若围术期发作心肌梗死，其死亡率高，故术前应明确：

（1）是否存在心绞痛及严重程度

1）病史中如有下列情况应高度怀疑并存缺血性心脏病，糖尿病、高血压病、肥胖、嗜烟、高血脂，左室肥厚（心电图示），周围动脉硬化，不明原因的，心动过速和疲劳。

2）缺血心脏病的典型征象有：紧束性胸痛，并向臂内侧或颈部放射，运动、寒冷、排便或饮餐后出现呼吸困难，端坐呼吸，阵发性夜间呼吸困难，周围性水肿，家族中有冠状动脉病变史，有心肌梗死史和心脏扩大。

3）对临床上高度怀疑有缺血性心脏病的患者，术前应根据患者具体情况作运动耐量试验超声心动图检查，或行冠状动脉造影等。

（2）是否发生心肌梗死，明确最近一次的发作时间

1）心肌梗死后 3 个月手术者再梗死发生率为 27%，6 个月内手术为 11%，而 6 个月后手术为 4%～5%。

2）对有心肌梗死的患者，择期手术应推迟到发生梗死 6 个月以后再进行。同时在麻醉前应尽可能做到：①心绞痛症状已消失；②充血性心力衰竭的症状已基本控制；③心电图无房性期前收缩或每分钟 >5 次的室性期前收缩；④尿素氮 <17.8mmol/L，血钾 >3mmol/L。

（3）心脏功能评级及代偿功能状况：随着疾病治疗水平的提高，并考虑到不同患者心肌梗死范围和对心功能影响不一，现认为不宜硬性规定一律间隔 6 个月。术前主要评价患者的心肌缺血和心功能情况，处理时要注意心功能的维护，尽可能保持氧供需平衡。

4. 对近期（2 个月内）有充血性心力衰竭以及正处于心衰中的患者　不宜行择期手术，急症手术当属例外，有的急症手术本身即是为了改善患者的心衰而进行（如对有心衰的妊娠期高血压患者施行剖宫产手术）。

5. 心脏瓣膜患者的麻醉　危险主要取决于病变的性质及其心功能的损害程度。

（1）尽可能识别是以狭窄为主，还是以关闭不全为主，还是两者皆有，一般以狭窄为主的病变发展较关闭不全者迅速。

（2）重症主动脉瓣狭窄或二尖瓣狭窄极易并发严重心肌缺血，心律失常（房扑或房颤）和左心衰，易发生心腔血栓形成和栓子脱落，危险性极高，禁忌施行择期手术。

（3）心瓣膜关闭不全，对麻醉手术耐受力尚可，但易继发细菌性心内膜炎或缺血性心肌改变，且可能猝死。

（4）对各类心脏瓣膜患者术前常规用抗生素，以预防细菌性心内膜炎。

（5）心脏瓣膜病患者术前应给予抗凝治疗，以预防心脏内血栓脱落等并发症。如属急诊术前需用鱼精蛋白终止抗凝。

6. 高血压　高血压手术麻醉安危取决于是否并存继发性重要脏器损害及程度，包括大脑功能，冠状动脉供血，心肌功能和肾功能。如心、脑、肾等重要器官无受累的表现，功能良好，则手术与麻醉风险与一般人无异。高血压择期手术一般应血压得到控制后施行，现认为收缩压比舒张压升高危害更大，故更重视对收缩压的控制。对多年的高血压，不要很快降至正常，应缓慢平稳降压，舒张压力大于 110mmHg 应延期手术；一般高血压患者，治疗目

标为＜140/90mmHg，糖尿病或肾病者应＜130/80mmHg，未经治疗的高血压，术中血压不稳，波动大，急剧增高时可致卒中，伴左心室肥大的高血压患者本身已存在心肌缺血的基础，严重低血压易致心肌梗死。抗高血压药物，一般用至手术当日清晨。

（四）内分泌系统疾病

1. 糖尿病 若术前适当治疗，所有轻型和多数重型患者都可以控制血糖 纠正代谢紊乱，改善或消除并发症，使麻醉和手术顺利进行。

择期手术术前控制标准：①无酮血病，尿酮阴性；②空腹血糖8.3mmol/L以下，以6.1～7.2mmol/L为准，最高勿超过11.1mmol/L；③尿糖为阳性或弱阳性；④纠正代谢紊乱，无"三多一少"；⑤合并酮症酸中毒患者绝对禁止麻醉手术，需紧急处理，待病情稳定数月后再行手术；⑥手术日晨不应使用口服降糖药，最好使用胰岛素将血糖维持至最佳水平。

急症手术术前控制标准：①尿酮消失；②空腹血糖控制和维持在8.3～11.1mmol/L；③酸中毒纠正。

紧急手术术前检查、准备、治疗和麻醉手术同时进行。

术前胰岛素治疗指征：①除不影响进食的小手术，轻型糖尿病患者均应术前2～3天开始合理使用；②对术前使用长效或中效胰岛素的患者，术前1～3天应改用胰岛素；③酮症酸中毒患者。

2. 妇女月经期 不宜此时行择期手术。

（五）肝功能

1. 多数麻醉药物对肝功能都有暂时性影响，手术创伤和失血，低血压和低氧血症，长时间使用缩血管药等，均使肝血流量减少和供氧不足，严重可引起肝细胞功能损害，尤其对原已有肝病的患者其影响更加明显。

2. 肝功能不全评估分级（见表3-2）

表3-2 肝功能不全评估分级

项目	肝功能不全		
	轻度	中度	重度
血清胆红素（mmol/L）	25	25～40	40
血清清蛋白（g/L）	35	28～35	28
凝血酶原时间（秒）	1～4	4～6	6
脑病分级	无	1～2	3～4
每项危险估计	小	中	大

（1）1～3分为轻度肝功能不全，4～8分为中度肝功能不全，9～12分为重度肝功能不全。

（2）肝病合并出血，或有出血倾向时，提示有多种凝血因子缺乏或不足。

（3）当凝血酶原时间延长，凝血酶时间延长，部分凝血活酶时间显著延长，纤维蛋白原和血小板明显减少提示DIC，禁忌任何手术。

3. 肝病患者的麻醉手术耐受力估计

（1）轻度肝功能不全，影响不大。

（2）中度肝功能不全，耐受力减退，术中后易出现严重并发症，择期需作较长期的严格准备。

（3）重度肝功能不全，如肝硬化（晚期），常并存严重营养不良、消瘦、贫血、低蛋白血症、大量腹水、凝血功能障碍、全身出血或肝性脑病，危险性极高，禁忌任何手术。

（4）急性肝炎，除紧急抢救手术外，禁忌施行手术。

4. 保肝治疗

（1）高碳水化合物，高蛋白饮食，以增加糖原储备和改善全身情况。

（2）间断给予清蛋白，以纠正低蛋白血症。

（3）小量多次输新鲜全血，纠正贫血和提供凝血因子。

（4）给予大剂量维生素 B、C、K。

（5）改善肺通气。

（6）限制钠盐，利尿或放出腹水，注意水、电解质平衡。

（六）肾功能

（1）对急、慢性肾病而言，任何麻醉药、手术创伤和失血、低血压、输血反应、脱水、感染和使用抗生素等因素，都可以导致肾血流明显减少，产生肾毒性物质，加重肾功能损害。

（2）慢性肾衰竭或急性肾病，禁忌行任何择期手术，慢性肾衰竭人工肾透后，可以手术，但对于麻醉手术的耐受仍差。

（3）慢性肾病合并其他疾病，术前应尽可能给予正确判断和治疗，如高血压或动脉硬化、心包炎或心脏压塞、贫血、凝血机制异常、代谢和内分泌紊乱。

（4）术前准备：原则是维持正常肾血流量和肾小球滤过率。具体如下：①补足血容量，防止低血容量性低血压引起的肾缺血。②避免用缩血管药，必要时可选多巴胺。③保持充分尿量，术前均需静脉补液，必要时并用利尿剂。④纠正酸碱电解质平衡紊乱。⑤避免用对肾有明显毒害的药物。⑥避免用通过肾排泄的药物。⑦有尿感，术前须控制。⑧有尿毒症，术前人工肾或腹膜透析，在术前最后一次透析后应行一次全面的血液和尿液检查。

（七）水、电解质和酸碱平衡

术前需了解水、电解质和酸碱平衡状态，如异常应适应纠正。

（八）特殊患者术前估计与准备

1. 慢性酒精中毒

（1）对疑有慢性酒精中毒，手术推迟。

（2）对酒精中毒，需全面了解重要器官的损害度，对正出现的戒断综合征及其疗效进行评估。

（3）在戒酒期间禁行择期手术。

（4）急诊手术前，可给予安定类药物，是目前治疗震颤谵妄的最佳药物，同时给予大量维生素 B 和补充营养。

（5）对偶然大量饮酒致急性酒精中毒患者，如急诊手术，对各种麻药的耐受性并不增加特异性，但对麻药的需要量可能明显减少。

2. 饱胃患者

（1）急诊手术，6 小时内摄入食物的成人不可进行麻醉，这是最低限度的时间。

（2）在紧急下（如威胁生命、肢体或器官的情况），若延缓手术的劝告不被患者接受，此时手术医师应在病史上注明其后果。

（3）只有很少的紧急情况需要立即手术，可以不考虑患者这一情况，其中包括气道梗阻，出血不能控制，颅内压迅速增高，主动脉瘤破裂和心脏压塞等。

（董 伟）

第三节 神经外科麻醉

一、神经外科手术常用麻醉

（一）麻醉方法

1. 全身麻醉 气管内插管全身麻醉是神经外科手术首选的麻醉方法，麻醉诱导和气管插管期是关键步骤，要求诱导平稳无呛咳、插管应激反应小，避免颅内压增高和影响脑血流。麻醉维持期常采用静吸复合麻醉，间断给予非去极化肌肉松弛药，术中持续适度过度通气，维持 $PaCO_2$ 30 ~ 35mmHg 之间。静脉容量治疗要求达到血流动力学和脑灌注压稳定目的，根据术中具体情况和实验室检查判断是否需要输血治疗。麻醉苏醒期要求做到快速平稳苏醒，以便于对手术患者神经功能的早期评估。需拔除气管导管时注意避免剧烈呛咳以免引起颅内出血，保留气管导管的患者也需要避免呛咳和躁动，可以给予适度镇静治疗。

2. 局部麻醉 在患者合作情况下，单纯局部麻醉可以用于钻孔引流术、简单颅脑外科手术、神经放射介入治疗、立体定向功能神经外科手术等。头皮的局部浸润麻醉是关键，目前推荐使用长效酰胺类局部麻醉药盐酸罗哌卡因，常用 0.5% 罗哌卡因 20 ~ 40ml，起效时间 1 ~ 3 分钟，达峰值血浆浓度时间为 13 ~ 15 分钟，感觉阻滞时间达 4 ~ 6 小时，具有对心脏毒性和神经毒性低、镇痛效果确切和作用时间长的特点。

（二）麻醉药物

1. 静脉麻醉药

（1）咪达唑仑：具有抗焦虑、催眠、抗惊厥和顺行性遗忘等作用，常用于镇静或全麻诱导。全麻诱导经静脉给药，剂量为 0.1 ~ 0.4mg/kg，呼吸暂停发生率10% ~ 77%，需引起重视。临床剂量咪达唑仑可降低脑氧耗量、脑血流和颅内压，对脑缺氧具有保护作用，不影响脑血流自动调节功能，可有效预防和控制癫痫大发作。咪达唑仑对脑电图也呈剂量相关性抑制。

（2）依托咪酯：为非巴比妥类静脉镇静药，具有中枢镇静催眠和遗忘作用，可以降低脑代谢率、脑血流量和颅内压，具有脑保护作用，由于其心血管效应小、血流动力学稳定，因此脑灌注压维持良好，尤其适用于心血管功能不全的神经外科手术患者。依托咪酯用于全麻诱导剂量为 0.15 ~ 0.3mg/kg。长时间输注可抑制肾上腺皮质功能，故不宜连续静脉输注。

（3）丙泊酚：为一种高脂溶性的静脉麻醉药，具有起效快、代谢快、苏醒迅速完全、副作用少、持续输注后无蓄积作用等特点，用于全麻诱导和中到重度镇静维持。单次静脉诱导剂量为 2 ~ 2.5mg/kg（复合其他镇静药、老年、体弱或颅内高压患者应减量），初始分布半衰期（2 ~ 8 分钟）非常短。麻醉维持需联合阿片类药物，一般采用静脉泵注 4 ~ 12mg/（kg·h）或靶控输注 3 ~ 6μg/ml。临床剂量的丙泊酚可降低颅内压、脑血流量和脑需氧量，增加脑缺血的耐受和减轻脑缺血再灌注脂质过氧化反应。同时丙泊酚具有明显的抗惊厥特性，可以用于癫痫患者控制癫痫发作。丙泊酚对脑电图也呈剂量相关性抑制，大剂量使脑电图呈等电位。

（4）右美托咪定：高选择性 α_2 肾上腺素能受体激动剂，具有中枢性抗交感作用，一定的镇痛、利尿和抗焦虑、抗唾液腺分泌作用，能产生近似自然睡眠的镇静作用，最大特点是临床剂量对呼吸无抑制，具有脑保护作用，可用于围术期麻醉合并用药，尤其是术中唤醒麻醉。麻醉诱导剂量经推注泵 0.5 ~ 1.0μg［kg（10 ~ 15 分钟）］，麻醉维持剂量为 0.2 ~ 0.4μg/（kg·h）。

2. 吸入麻醉药　所有吸入麻醉药呈浓度相关性脑血流量增加和降低脑氧消耗，由于毒性和麻醉效能原因，如安氟醚现已不再应用。

（1）异氟烷：对脑血流动力的影响呈剂量 - 效应相关，当浓度大于 1MAC 时，异氟烷增加脑血流量和颅内压，这种作用可被过度通气抑制，但异氟烷能减少脑氧消耗，尤其在脑缺血时可提供一定程度的脑保护作用。

（2）七氟烷：具有起效快、清醒快和对呼吸道无刺激的优点，可用于儿童和成人快速吸入诱导。七氟烷对脑血流的影响与异氟烷相似，吸入 0.5 ~ 1.0MAC（最低肺泡有效浓度）使脑血流和颅内压轻度增加，在大于 1.5MAC 时出现暴发性抑制、影响脑血流自动调节功能。临床剂量的七氟烷未见引起异常的癫痫样脑电的报道。

（3）地氟烷：具有血气分配系数低、起效时间短和药效缓和的特点，可以直接扩张脑血管，增加脑血流量及颅内压，降低脑氧代谢率。吸入大于 2MAC 地氟烷时，脑血管自身调节功能消失。

3. 麻醉性镇痛药

（1）芬太尼：临床最常用的麻醉性镇痛药，对脑血流、脑代谢率和颅内压影响较小。反复注射或大剂量注射易在用药后 3 ~ 4 小时发生延迟性呼吸抑制，不利于术后早期拔除气管导管。

（2）舒芬太尼：镇痛作用是芬太尼的 5 ~ 10 倍，作用时间是芬太尼的 2 倍。可使颅内压增高，作用影响强于芬太尼，机制可能是其降低血压反射性扩张脑血管，增加脑血流而增高颅内压。

（3）瑞芬太尼：超短效阿片类药，注射后起效迅速、代谢消除快，无蓄积，经体内非特异性酯酶水解，停药后没有镇痛效应。

4. 肌肉松弛药　绝大多数非去极化肌肉松弛药对脑组织没有直接作用，可以在神经外科手术应用，但高血压和组胺释放引起脑血管扩张可增高颅内压，而低血压（组胺释放和神经节阻滞）可降低脑灌注压。麻醉诱导时可选用罗库溴铵，起效快适于气管插管。维库溴铵和顺阿曲库铵组胺释放作用小，可优先考虑术中应用。有条件建议应用肌松监测仪指导肌松剂应用，但对一些特殊神经外科手术慎用或不用肌松药为佳。

（三）麻醉监测

神经外科手术常规监测与其他外科手术相同，但由于其自身疾病和手术的特殊性，术中有时需要做一些特殊监测。

1. 颅内压的监测　围术期监测颅内压有助于对颅内高压的发现和及时处理，通常由神经外科医生在术前行腰穿脑脊液测压或脑室脑脊液压，后者由于操作简单、监测可靠、更能被大多数患者选用，因此被视为颅内压监测的"金标准"。另外还有研究通过植入压力传感器测定颅内压，包括硬膜外压力、硬膜下压力、脑室压力和脑组织压力。

2. 尿量和水、电解质的监测　神经外科手术经常使用渗透性脱水剂和利尿剂降低颅内高压，手术时间较长，术前需置入尿管，术中应每半小时或一小时测定一次尿量，了解出量指导补液，同时掌握电解质的变化，维持内环境的平衡。

3. 神经电生理监测　神经电生理监测应用于神经外科手术可以及时发现手术对神经组织的影响，实时反馈手术信息，指导手术进程，提高患者术后生存质量。目前应用于临床的神经电生理监测技术有脑电图（electroencephalogram，EEG），肌电图（electromyography，EMG），躯体感觉诱发电位（somatosensor evoked potential，SEP），运动诱发电位（motor e-voked potential，MEP），脑干听觉诱发电位（brainstem auditory evoked potential，BAEP），视觉诱发电位（visual evoked potential，VEP）等。术中应用神经电生理监测技术不影响手术操作，受外界干扰小，通过术中监测并且可以预测、判断手术后神经功能，对于大脑功能区手术、颅后窝手术、脊髓手术、脑血管手术及微创神经外科手术有着重要意义，但影响因素较多，需要多方密切配合。

4. 近红外光谱脑氧监测　脑组织对缺氧缺血耐受性很差，长时间缺氧将导致神经系统并发症，导致患者生存质量下降。因此在神经外科手术有必要实时监测脑组织的氧合状况，以达到脑保护、防治脑缺氧的目的。近红外光谱（near infraredspectroscopy，NIRS）是近年发展起来的一种检测方法，可以直接实时无损的得到患者脑组织的氧饱和度（rScO$_2$），目前鉴于其具有一定技术要求还未能作为常规监测实施。

二、术前麻醉评估

1. 全身情况　麻醉医师术前应访视患者，了解患者的全身情况，结合病史资料、体格检查和实验室检查结果，综合评估患者的全身情况和麻醉风险。根据美国麻醉医师协会（American Society of Anesthesiologists，ASA）分级，将患者全身状况分为 6 级，即目前临床常用的 ASA 分级。

ASA 分级：

Ⅰ级　正常健康。除局部病变外，无系统性疾病

Ⅱ级　轻度系统性疾病，无功能受限

Ⅲ级　重度系统性疾病，日常活动受限，但未丧失工作能力

Ⅳ级　重度系统性疾病，随时存在生命危险（丧失生活能力）

Ⅴ级　病情危重，生命难以维持的濒死患者

Ⅵ级　确证为脑死亡，其器官拟用于器官移植手术

Ⅰ、Ⅱ级患者一般可以较好耐受手术麻醉，Ⅲ级及以上的患者麻醉风险大，应谨慎评估，综合全身情况和手术指征，判断手术时机。

2. 颅内压　颅内高压的定义为颅内压力（intracranial pressure，ICP）持续大于 15mmHg，临床表现为头痛、恶心、呕吐、视神经盘水肿、神志意识状态改变等，严重时导

致患者神经系统功能损伤和形成疝，危及生命。CT 和 MRI 检查表现中线移位、脑室大小改变和脑水肿。临床上引起颅内高压的原因有很多，如脑脊液回流不畅、脑血流量增加、脑组织体积增大、体液增多、血－脑脊液屏障破坏（血管源性脑水肿）等。

3. 神经精神系统功能　神经外科手术患者术前评估还需记录患者的精神意识状态，是否呈嗜睡、昏迷或伴有癫痫状态，同时注意是否伴有缺氧、呼吸道是否通畅，术前体格检查应注意神经系统功能评估，是否伴有特定的神经功能减退，是否伴有偏瘫失语，是否伴有感觉运动障碍。

4. 术前用药评估　对伴有颅内高压患者术前多应用脱水、利尿治疗，应注意体液和电解质平衡紊乱；中枢介导的内分泌紊乱疾病如垂体瘤应注意有无应用皮质激素引起的血糖增高。对癫痫状态术前要使用抗癫痫药或镇静药控制发作，注意监测抗癫痫药的血药浓度。神经外科手术患者术前怀疑或已存在颅内高压避免应用术前用药，以免引起呼吸抑制，导致高碳酸血症，增高颅内压危及生命。而对于颅内动脉瘤、动静脉畸形的特殊患者术前需要镇静，有时需要持续镇静至麻醉诱导前。

三、常见疾病的麻醉管理

（一）颅内占位手术的麻醉管理

颅内占位病变的原因是多种性的，病变部位可位于颞部、额部、顶枕部等，临床表现主要取决于病变的位置、生长速度和颅内压变化，多表现为头痛、抽搐、认知功能减退、部分神经功能减退。

1. 术前处理及用药　术前访视患者重点评估是否有颅内高压及神经系统病变，颅内压正常患者可给予苯二氮䓬类药物（口服或肌内注射咪达唑仑）。特殊用药如皮质激素或抗癫痫药应持续至术前。

2. 术中监测　除一般气管内插管全身麻醉常规监测外，必要时应监测有创动脉血压和中心静脉压，便于动态观察血压变化、采集动脉血样做血气分析指导调节 $PaCO_2$，以及通过中心静脉通路输注液体，必要时泵注血管活性药物。位于特殊部位的占位应进行神经电生理监测，精确切除病变部位，减少手术造成的中枢损伤，如巨大垂体瘤切除应监测视觉诱发电位，可以有效避免视神经损伤。

3. 麻醉特点　颅内占位手术的麻醉重点在于调控脑血流量、预防低氧血症，维持脑功能，麻醉用药选择不升高颅内压的药物。

（1）避免颅内压进一步升高进而影响脑血流，尤其在麻醉诱导和气管插管阶段。诱导前可以应用渗透性利尿剂、激素或脑室穿刺，引流脑脊液，改变颅内顺应性，诱导时可以配合适当的过度通气来降低颅内压，保持一定的麻醉深度，减少应激反应，可以选用丙泊酚、芬太尼配合非去极化肌松剂插管，对于循环不稳定患者可以应用依托咪酯替代丙泊酚。

（2）维持适当的动脉血压，血压过高使脑血流增加，加重脑水肿，导致颅内压增高；血压过低也会影响脑灌注压，进而造成脑功能受损。

（3）根据血气分析结果指导 $PaCO_2$，维持 $PaCO_2$ 在 30～35mmHg 之间。过低的 $PaCO_2$ 可能引起脑缺血和血红蛋白释放氧气障碍。

（4）严重脑水肿和颅内高压的患者术中液体入量应控制，避免应用含糖溶液造成脑缺血损害。术中应用了渗透性利尿剂、高渗性脱水药的患者注意电解质的变化，根据术中实际出血情况决定是否输血。

（5）根据手术进程合理选择停药时机，没有发生神经系统并发症的患者清醒、自主呼吸恢复良好可以拔除气管导管，避免呛咳引起颅内出血或脑水肿。保留气管导管患者注意给予镇静避免躁动。

（二）颅内血管疾病手术的麻醉管理

1. 动静脉畸形　颅内动静脉畸形是先天性血管异常，临床出现症状时往往是在畸形血管破裂后，表现为蛛网膜下腔出血或颅内血肿，严重的伴有脑水肿、颅内高压甚至脑疝。疾病的严重程度取决于血管破裂后出血量、血肿部位、脑疝程度以及抢救是否及时。目前治疗方式有血管内栓塞治疗、放射治疗以及手术切除畸形血管。

麻醉多选用气管内插管全身麻醉，由于术中手术时间较长、出血量较多，麻醉管理比较复杂，重点在于循环管理和脑保护。

（1）术前建立多条大静脉通路，对血管畸形范围大、病变程度严重的手术患者术前需准备血液制品和术中应用血液回收机，还可以术前先行栓塞治疗以减少术中出血，这类患者术中要求建立中心静脉通路和有创动脉血压监测，动态观察血压变化，利于及时处理血压波动。

（2）术中根据手术进程和需要施行中度控制性降压，降低畸形血管壁张力和脑血流，减少术中出血。常用药物有钙通道阻滞剂尼莫地平、血管扩张剂硝酸甘油或硝普钠等，应用控制性降压时需注意降压幅度不宜超过基础血压30%，降压时间不宜过长，尽量在短时间将血压降至所需水平，恢复正常血压后要观察防止颅内压反跳升高、脑出血和脑水肿。

（3）避免颅内压进一步升高，术中给予甘露醇和行适当的过度通气，维持 $PaCO_2$ 在 $25 \sim 30mmHg$，有利于减轻脑水肿、降低颅内压，过度地降低 $PaCO_2$ 进一步加重畸形血管周围脑组织缺氧，加重脑损害。

（4）病变范围大、手术时间长注意施行脑保护措施，必要时给予低温治疗。

2. 动脉瘤　颅内动脉瘤多发生在大脑 Willis 动脉环的前部，临床上大多数患者因为发生动脉瘤破裂，出现急性蛛网膜下腔出血而发现，典型的症状表现为突发头痛伴有恶心、呕吐，容易致残或死亡，治疗后也有发生再次出血和血管痉挛的可能，再次出血破裂的死亡率高达60%。

（1）术前处理及用药：术前评估重点是了解患者动脉瘤是否破裂、是否伴有颅内高压，根据临床症状及 CT 扫描结果可以做出判断。在没有颅内高压而神志正常的患者，在避免抑制呼吸循环的前提下，为了消除患者紧张情绪，防止发生动脉瘤破裂或再出血，可以给予镇静至麻醉诱导前，常用口服或肌内注射咪达唑仑。

（2）术中监测：动脉瘤手术中可能发生动脉瘤破裂或再出血，使血液丢失过多，因此术中需备血液回收机及开放多条粗大静脉通道，建立中心静脉压监测和有创动脉血压监测，指导液体入量和动态观察血压变化，视手术需要做控制性降压处理减少出血，维持适当低的平均动脉压或收缩压，但平均动脉压不应低于50mmHg避免脑灌注压过低发生脑功能障碍。术中 $PaCO_2$ 维持在 $25 \sim 30mmHg$，过度通气引起颅内压过度降低会增加动脉瘤的跨壁压和壁应力，增高瘤体破裂风险。

（3）麻醉特点：动脉瘤手术麻醉重点在于避免瘤体破裂或再出血、避免加重脑缺血或脑血管痉挛。

1）麻醉诱导过程应平稳，在不过度降低血压的同时适当加深麻醉深度，避免发生呛咳、体动等气管插管反应，必要时可联合应用小剂量的 β 受体阻滞剂或钙通道阻滞剂。

2）麻醉维持过程中，在分离瘤体时行控制性降压是有益的，可以减少出血、良好暴露手术野，利于夹闭动脉瘤。可以通过加深麻醉深度、应用血管扩张剂如硝普钠、钙通道阻滞剂如佩尔地平等做控制性降压，维持适当较低的平均动脉压。注意低血压时间不宜过长，避免发生脑功能障碍，期间可以给予轻度低温措施（冰袋、冰帽）保护脑功能。

3）术前应备好血液回收机及血液制品，术中根据中心静脉压、出血量和尿量指导液体入量，为防止脑血管痉挛，适当扩充容量，保持中心静脉压（central venous pressure, CVP）大于 $5cmH_2O$、血细胞比容（haematocrit，HCT）约 $30\% \sim 35\%$。避免输注葡萄糖溶液，其代谢产生水分引起脑水肿。可以选用平衡盐溶液和代血浆制品。

4）做好控制性呼吸管理，适当地降低 $PaCO_2$ 有利于降低颅内压，术中维持在 $25 \sim 30mmHg$，且发生脑血管痉挛就不必做过度通气。

5）术中一旦发生动脉瘤破裂，主动施行控制性降压，利于及时阻断供血动脉或暴露瘤颈夹闭，同时积极快速输血、输液，维持血容量，维持基本生命体征平稳，必要时给予血管活性药物处理。

6）手术结束根据患者神经功能状况决定是否拔除气管导管，拔除气管导管时注意保持患者安静、不躁动，避免再出血。

（三）颅后窝手术的麻醉管理

颅后窝手术具有特殊性，常累及脑干、延髓，手术可能损伤脑干生命中枢，同时支配颜面的周围神经集中于此，因此手术较为复杂。常见的颅后窝疾病包括小脑半球肿瘤、小脑蚓部肿瘤、第四脑室肿瘤、脑桥小脑角肿瘤及脑干肿瘤。手术需要特殊体位，多为侧卧位或俯卧位，部分采用坐位，坐位对颅后窝双侧病变手术有突出优势，但给麻醉管理和监测带来困难，增加了气颅、静脉空气栓塞发生的风险。

1. 术前处理　术前访视患者重点在于评估全身情况，尤其是发病以来的循环和呼吸功能状况，同时应注意有无强迫头位及颈部活动受累，这些评估对选择手术入路和手术体位具有重要意义，另外还需了解病变的位置、大小及对周围组织的压迫情况。术前循环、呼吸功能不稳定、脑脊液梗阻、颅内高压等情况需重视，患者处于危象，麻醉风险较大需做特殊处理。

2. 术中监测　除常规标准监测外，有创动脉压和中心静脉压的监测对术中发生并发症的判断和处理具有重要意义。另外 $PaCO_2$ 的变化对监测静脉空气栓塞的发生也具有重要价值，术中维持适当的过度通气，维持 $PaCO_2$ 在 $30 \sim 35mmHg$ 之间。术中应用脑神经监测技术，可以最大程度地切除病变，同时保护神经功能，降低神经病理学损害。

3. 麻醉特点

（1）麻醉诱导要求平稳，避免血压波动过大、呛咳及屏气等影响颅内压和脑灌注压不良因素，选择丙泊酚等具有脑保护作用的麻醉药物；插管过程中不宜过度后仰头部，避免延髓过度受压。

（2）麻醉深度维持适当，保持血流动力学稳定，选择麻醉效能好、易于调控及具有降低脑代谢的麻醉药物，避免进一步增加颅内压，可以应用丙泊酚联合七氟烷平衡麻醉方法。

（3）术中液体入量根据中心静脉压、尿量指导，适当补液，首选平衡盐溶液，也可输注代血浆制品,维持尿量2ml/（kg·h）。

（4）手术体位不论是侧卧位、俯卧位或坐位,要注意体位摆放不当对患者造成损伤,尽量保持患者舒适,术前应在患者清醒状态下施行体位试验,取得患者配合。

（5）颅后窝手术发生空气栓塞的风险较大,尤其是坐位手术发生几率增加,由于头高于心脏水平,重力作用使开放的静脉压力低于大气压,空气易从损伤的静脉口、静脉血窦进入静脉系统形成气栓,严重者可引起急性肺动脉气体栓塞症甚至肺动脉梗死、死亡。全身麻醉下,往往首先表现为$PaCO_2$急速降低,但也可伴血流动力学改变症状,如突然的低血压、心率增快、心律失常等。一般只有较大量气体进入静脉才会有明显临床表现。一旦判断发生空气栓塞,应及时处理,维持血流动力学稳定,及早关闭颅腔、中断气源,通过中心静脉通路回抽出进入的空气,如果持续的循环停止应立即将患者置于平卧位进行高级生命支持步骤复苏。

（四）垂体腺瘤手术的麻醉管理

垂体腺瘤多具有分泌激素功能,临床表现依据肿瘤压迫正常垂体组织产生进行性不同内分泌功能紊乱,常见的分泌激素的垂体腺瘤有 ACTH 腺瘤、TSH 腺瘤、GH 腺瘤、PRL 腺瘤等。直径在 10mm 以下的肿瘤通常在显微镜下经蝶骨入路手术,这类手术方式常见;直径大于 20mm 的肿瘤通常行双额开颅手术。

1. 术前处理及用药 术前访视注意不同患者内分泌功能变化,详查激素水平,功能低下者应注意补充,这类患者手术麻醉耐受差,而腺垂体功能亢进者如肢端肥大症等具有特殊面容,可能有困难插管,术前应做好评估。术前用药没有特殊要求,可以给予咪达唑仑稳定患者情绪,减小心理应激。

2. 术中监测 常规气管内插管全身麻醉监测,根据血气分析结果调节麻醉机参数,尽量保持患者呼吸参数符合正常生理水平;特殊患者围术期需进行激素水平动态监测,如 ACTH 和皮质醇水平,当肿瘤切除后可能发生 ACTH 水平降低,应及时补充。合并糖代谢紊乱的患者注意监测血糖和尿糖变化,及时纠正。

3. 麻醉特点 经颅手术入路同一般开颅手术,经蝶入路微创手术具有手术时间短、刺激强度大的特点,因此麻醉用药选择短效、镇痛强度大的药物为宜。

（1）术前评估患者是否有困难插管,判断有困难插管患者可以应用纤支镜插管或表面麻醉加清醒插管。

（2）气管导管选用 U 形异型导管或加强型气管导管,避让开患者口唇及其上方空间,配合显微外科手术特点,创造良好手术条件;气管导管需带有气囊,防止围术期各种分泌物流入口腔后进入气道,保障呼吸道管理安全。

（3）麻醉应用全凭静脉麻醉方法,选用丙泊酚联合瑞芬太尼,麻醉可控性强,术毕患者清醒快、恢复质量高,利于早期拔管。拔除气管导管前需吸引干净口腔内分泌物。为预防术后恶心呕吐,可给予止吐药。

（五）脊柱手术的麻醉管理

施行脊柱手术的疾病原因有多种,常见的有先天性畸形如脊柱侧弯、创伤、退行性病变引起的神经根或脊髓压迫症、肿瘤及感染等,通过脊柱手术可以解除畸形、解除脊髓压迫以及切除肿瘤或引流脓肿、血肿等。

1. 术前处理及用药　术前访视患者重点在于评估是否存在心肺功能障碍和通气障碍，伴有高位截瘫的患者首先评估生命体征，记录神经功能障碍情况。了解手术方式，术中需要做唤醒麻醉的手术如脊柱侧弯矫形手术术前需与患者进行良好沟通；创伤患者明确诊断后与外科医生沟通手术时机，尽可能恢复神经功能；仔细评估患者的头颈部情况，做好特殊插管准备。术前诊断为退行性病变的患者多有明显疼痛，术前用药可以考虑给予阿片类镇痛药，但术前伴有通气障碍或困难气道的患者应避免给予阿片类药物。

2. 术中监测　除了常规监测外，对一些特殊手术需要做特殊监测，如有创动脉血压监测和中心静脉压监测等，需要做控制性降压处理时利于动态观察血压和容量变化。术中需要做唤醒麻醉的患者，麻醉方法选择短效药物为主的全凭静脉麻醉，为避免术中知晓发生及更好调节麻醉深度，应做麻醉深度监测，如脑电双频指数监测或熵指数监测等。术中如果需要监测脊髓功能，可行躯体感觉诱发电位和运动诱发电位监测，避免手术损伤和功能测定。

3. 麻醉特点　脊柱手术多在俯卧位下手术，手术涉及脊柱多个节段，手术方式复杂、风险较大，对麻醉管理要求较高。

1）麻醉诱导前评估好患者的气道情况和麻醉耐受性，做好困难插管的准备，采取必要的特殊插管方式。

2）术中需要俯卧位的手术患者，在摆放体位之前注意气管导管妥善固定，建议选择加强型气管导管，避免导管受压、滑脱。俯卧位时应保护患者头面部、胸部、生殖器等部位压迫性坏死，应用软垫等支撑装置尽量使患者舒适，同时避免关节过度外展造成神经损伤。俯卧位下眼睛受压引起眼压增高以及术中低血压发生时间过长会造成视网膜缺血而失明。

3）预计术中血液丢失过多，术前需准备血液回收装置及备血液制品，术中根据患者情况和手术需要做控制性降压处理减少手术出血，将平均动脉压控制在 $55 \sim 65$ mmHg 范围内，掌握好控制性降压指征和明确风险，避免重要脏器灌注不良和失明。

4）术中出血过多、创面渗血严重时，应注意凝血功能纠正，必要时输注血小板、新鲜冰冻血浆和冷沉淀物。

5）了解手术方式，术前与术者和患者沟通，术中需要做脊髓功能监测及采用唤醒麻醉方式的手术，麻醉维持用药选择短效麻醉药物，尽可能减少麻醉药物对脊髓功能监测影响及令患者术中按需清醒配合指令性动作，判断脊髓功能状况。

（六）脑外伤手术的麻醉管理

脑外伤可分为开放性和闭合性两类，外伤的严重性与受伤时神经损伤的不可逆程度以及有无继发性损伤有关。常见的脑外伤有颅骨骨折、硬膜下硬膜外血肿、脑挫裂伤、穿通伤等，多数为急症手术，伴有不同程度意识障碍甚至昏迷，若合并其他脏器损伤增加死亡率。一般采取手术治疗，术前 CT 检查可以明确诊断。

1. 术前处理及急救　迅速评估患者呼吸及气道情况、循环状态、神经系统状态，了解有无复合伤及既往慢性病史，对这类外伤患者尤其是重型颅脑损伤患者，应采取有效措施控制呼吸道、保证有效的通气和氧合、及时纠正低血压。

2. 麻醉管理

（1）所有患者应按饱食状态处理，麻醉诱导前尽可能安置胃管，抽出胃内容物，气管插管前正压通气时压迫环状软骨。诱导用药选用起效迅速药物，如丙泊酚、罗库溴铵，伴有循环不稳定患者减少丙泊酚用量或改用依托咪酯。

（2）严重脑外伤患者尽快建立有创动脉血压监测和中心静脉通路，积极纠正低血压，动脉血压过低影响脑灌注压继发脑功能损伤，动脉血压应维持在正常水平，过高血压加剧脑出血而且升高颅内压，处理上可以通过加深麻醉或者给予抗高血压药物。

（3）避免颅内压进一步增高，取头高位15°，适当地过度通气，维持 $PaCO_2$ 在 30 ~ 35mmHg 之间，去骨瓣前快速给予甘露醇控制脑水肿、降低颅内压。

（4）术中根据中心静脉压指导液体入量，适当限制液体入量避免加重术后脑水肿的发生。但伴有大出血、低血压时应积极输液输血。脑外伤患者多伴有血糖升高，可进一步加重脑损害，因此术中需监测血糖，对于高血糖可以给予胰岛素治疗。

（5）严重脑外伤患者可能伴有凝血功能异常，对这类患者凝血功能的及时监测和维持也是成功治疗该类患者的关键环节，应监测国际标准化比值、激活凝血酶原时间、血小板计数等以及 D - 二聚体，凝血功能异常发生与脑损伤程度相关，可以通过输注血小板、新鲜冰冻血浆和冷沉淀物甚至重组激活Ⅶ因子治疗。

（6）手术结束根据患者神经系统功能情况、术前外伤严重程度、是否有复合伤等判断能否拔除气管导管。术前意识清楚、手术顺利的患者应清醒尽快拔管，尽早评估神经系统功能；严重脑外伤、持续颅内高压患者术后需保留气管导管，镇静带机。

四、术中唤醒麻醉

术中唤醒麻醉指在手术过程中的某个阶段要求患者在清醒状态下配合完成某些神经测试及指令动作的麻醉技术，主要包括局部麻醉联合镇静或真正的术中唤醒全麻（asleep - awake - asleep）技术。通过唤醒麻醉的实施，可以保持患者在唤醒状态下进行脑组织定位和脑功能监测，尽可能合理切除脑功能区病变，同时最大范围保留正常脑组织，减少术后并发症，提高患者生活质量。

唤醒麻醉技术目前广泛应用于脑功能区手术，其具体实施的过程即麻醉 - 清醒 - 麻醉三个阶段，要求麻醉医生根据手术不同阶段做出不同麻醉深度调节，确保患者在唤醒时达到完全清醒配合脑功能区监测，避免术中发生麻醉相关并发症。

1. 术前访视　麻醉医师术前访视时首先要注意患者的合作程度，通过与患者良好的谈话沟通，消除患者的紧张、焦虑情绪，详细解释麻醉具体过程以及可能产生的不适，取得患者的理解配合。同时还应注意患者的神经功能状态以及在此期间的用药情况。术前避免应用镇静药，减少对皮层脑电描记的影响。

术中唤醒麻醉的禁忌证包括术前意识不清、精神障碍、交流理解困难、术前严重颅内高压、低位枕部肿瘤、与硬脑膜有明显粘连的病灶及无经验的神经外科和麻醉科医师。

2. 麻醉方法与麻醉药物选择　术中唤醒麻醉目前多选用局部浸润麻醉联合全身麻醉，局麻药物采用长效酰胺类药物盐酸罗哌卡因，心脏毒性和中枢神经系统毒性小，以0.5%罗哌卡因用于头皮切口20ml和颅钉处浸润5ml；还可以根据不同切口部位通过做选择性三叉神经感觉支阻滞，包括耳颞神经、颞浅神经、眶上神经、滑车神经、枕大神经、枕小神经，做头皮局部麻醉，每支神经0.5%罗哌卡因2~5ml，效果更好。神经外科医师局部麻醉技术是关键，完善良好的局部麻醉效果可以减少全身麻醉用药、控制血流动力学稳定，唤醒阶段患者没有疼痛刺激减少躁动发生。

全身麻醉方法多选用全凭静脉麻醉，短效麻醉药物可控性更好，丙泊酚和瑞芬太尼是常用选择，多采用静脉泵注或靶控输注模式。近年来右美托咪定（Dex）的临床应用得到关注，由于其没有呼吸抑制副作用，提高了在唤醒手术应用的安全性。

3. 术中麻醉管理　术中唤醒手术体位多为仰卧位或侧卧位，应注意在麻醉前给予患者体位固定尽量保持患者舒适，在腋下、背部、双腿等放置垫枕，四肢留有一定活动空间，避免唤醒阶段患者因体位不适发生躁动。

术中常规监测生命体征，应有呼气末二氧化碳分压（$PetCO_2$）监测，视手术需要决定是否给予有创动脉监测，癫痫患者的有创动脉置管需在发作肢体的对侧。术中联合与麻醉深度密切相关的脑电生理监测指标，如脑电双频指数（bispectral index，BIS）、听觉诱发电位（auditory evoked potentials，AEPi）、麻醉熵（entropy）、麻醉意识深度指数（cerebral statein-dex，CSI）等，可以指导麻醉深度的判断和麻醉药物的输注，有助于提高唤醒的可控性。

头皮和头钉处的长效局麻药做局部浸润麻醉可以减少全身麻醉药物用量，在唤醒期间兼具有镇痛作用减轻患者的疼痛和不适。常用0.5%罗哌卡因，起效1～3分钟，感觉阻滞时间可达4～6小时。全身麻醉药物采用靶控输注丙泊酚和瑞芬太尼，在开、关颅期间疼痛刺激较大，适当的加大麻醉深度，一般给予丙泊酚3～6μg/ml、瑞芬太尼4～6ng/ml，在临近唤醒期间逐渐减浅麻醉深度，适当给予镇痛药如曲马多2mg/kg避免唤醒期间疼痛刺激。唤醒期间以丙泊酚0.8～1.0μg/ml、瑞芬太尼1ng/ml维持。术中应给予格拉司琼或苯海拉明等止吐药，避免因恶心呕吐给患者带来不适发生躁动、颅内压升高。右美托咪定由于具有镇静、镇痛作用且没有呼吸抑制副作用，可以联合瑞芬太尼和（或）丙泊酚进行术中唤醒麻醉，常用右美托嘧啶0.1～0.3μg/（kg·h）输注。

唤醒麻醉术中气道管理是难点和关键。早期应用面罩、口咽/鼻咽通气道等保持患者自主呼吸，术中易出现脉搏血氧饱和度下降、高碳酸血症。以后应用气管内插管，但由于气管导管对呼吸道的刺激较强，在唤醒阶段患者难以忍受气管导管的刺激容易发生躁动、呛咳，升高颅内压。目前多推荐应用喉罩，喉罩是介于气管内插管和面罩之间的通气工具，可以保持患者自主呼吸，也可实施机械通气。尤其是第三代双管喉罩即食管引流型喉罩（PLMA）具有较大的杯罩和双罩囊与咽部更加匹配，与呼吸道的密封性更好，其呼吸道密封压比传统的喉罩高8～11cmH_2O，在设计上增加了食管引流管，沿引流管放入胃管，及时排出胃内容，防止误吸的发生。喉罩的应用加强了呼吸道的管理，但在使用PLMA时应密切观察置入后气道压力的变化，避免位置不当、过浅过深、弯曲打折，影响通气效果。

4. 术中及术后并发症　术中唤醒麻醉为脑功能区手术定位提供了良好的条件，一方面保持术中合适麻醉深度、血流动力学稳定，另一方面通过患者清醒状态配合完成神经功能评估，为手术成功提供了保障，但术中唤醒麻醉仍然可能出现一些并发症，危害性巨大，包括呼吸抑制、癫痫发作、疼痛、烦躁不安、呼吸道梗阻、恶心呕吐、颅内压增高、低血压或高血压、低温寒战、空气栓塞等，其中呼吸系统并发症最为常见，虽然应用喉罩有效地管理了气道，仍应警惕喉痉挛的发生，整个围术期间应注意保持呼吸道的通畅，减少分泌物。对于癫痫发作的患者仅是短暂轻微发作可暂不处理，发生惊厥或全身性发作必须立即处理，包括保持呼吸道通畅、镇静、避免刺激、维持生命功能，可以给予丙泊酚静脉注射或地西泮控制惊厥。术中预防性应用止吐药可以有效减少唤醒期间和术后恶心呕吐，避免因尿潴留、尿管刺激等不良刺激和疼痛导致患者烦躁不安，提倡完善的镇痛、适度保温以及稳定血流动力学，尽量减少术中术后并发症。同时要注重患者的心理状态，避免导致唤醒手术后引起的严重的创伤后心理障碍（posttraumatic stress disorder，PTSD），术前良好的沟通、术后情绪调节、认知行为治疗等有利于这类手术患者心理治疗。

五、术后麻醉管理

神经外科手术患者术后早清醒、早拔管有利于患者神经系统功能早期评估和恢复，这类手术患者术后麻醉管理重点在于合理选择气管导管拔除时机和相关并发症的预防和处理。

1. 气管导管拔除　神经外科手术患者气管导管拔除时机一般选择在较深麻醉状态（意识未完全清醒）、生命体征平稳、自主呼吸恢复良好、吸入空气 5 分钟脉搏血氧饱和度（SPO_2）≥95%，拔管前仔细清理呼吸道分泌物，同时准备好口咽、鼻咽通气道及插管器具，以备再次插管。但对于术前评估气道困难的患者，以及行经鼻蝶垂体腺瘤切除手术的患者，要求患者必须意识恢复清楚再拔除气管导管。拔除气管导管动作轻柔，避免患者发生剧烈呛咳引起颅内出血、颅内压增高，可以静脉给予小剂量丙泊酚 20～30mg 或利多卡因 1.5mg/kg。

2. 神经外科手术麻醉后常见并发症及处理

（1）呼吸道梗阻、低氧血症：分泌物增多、舌后坠、声门水肿等是常见的呼吸道梗阻原因，严重呼吸道梗阻可以引起急性肺水肿，通过充分吸引分泌物、托下颌、放置口咽或鼻咽通气道可以改善呼吸道通畅。低氧血症发生多见于麻醉药和肌肉松弛剂蓄积、残余作用以及循环不稳定的患者。处理上予以吸氧、呼吸通气支持，适当给予催醒药物、肌肉松弛剂拮抗药物。如果是因为循环不稳定原因，应同时改善循环支持，必要时给予输液输血或血管活性药物。

（2）高血压或低血压：术后高血压多见于患者术前有高血压病史、疼痛、尿管刺激不适、缺氧、二氧化碳蓄积等，应仔细分析判断原因，对因治疗处理。如是术前即高血压正规服药降压患者，可以给予其术前同类降压静脉制剂予以降压处理；因疼痛刺激引起血压增高，可以给予阿片类药物镇痛处理。术后低血压警惕手术部位出血、术中体液丢失容量不足，注意观察引流管中引流物的颜色和引流量。

（3）躁动：术后躁动多由于各种有害刺激诱发或加重，常见原因包括疼痛、气管导管刺激、导尿管刺激等，处理上可给予镇痛药物舒芬太尼、芬太尼或小剂量镇静药物咪达唑仑、丙泊酚等，但要警惕药物过量引起的呼吸、循环抑制。

（4）恶心、呕吐：神经外科手术后恶心、呕吐发生较常见，可静脉给予止吐药物 5-羟色胺受体阻滞剂如恩丹司琼、格拉司琼等，也可联合应用地塞米松、氟哌利多增强止吐效果。

（5）寒战：神经外科手术一般时间较长，术中室温较低、失血失液、大量未加温液体输注引起体温降低、寒战发生。可以通过加强保温措施、减少体热丢失及静脉给予曲马多 1～2mg/kg 缓解寒战发生。

（张旭东）

第四节　神经外科体表定位标志

人体表面，常因骨或肌的某些组分形成可以看到或触及的凹凸、孔缝，称为体表标志。

临床上常利用这些标志作为确定深部器官位置、判断血管和神经走向以及穿刺定位的依据。神经外科相关的一些体表定位标志，对于手术切口的设计、入路的选择具有重要意义。

一、体表标志

额结节：额骨两侧的隆起称额结节，深面分别正对同侧大脑半球额中回。

眉弓：系眶上缘上方弓形隆起，眉弓适对额叶下缘，其深面有额窦。双眉弓内侧之间的平坦部为眉间。

眶上孔：位于眶上缘的前中 1/3 交界处，也称眶上切迹。眶上血管和神经由此穿过。压眶反射即为按压该处。

颧弓：由颧骨的颞突和颞骨颧突构成的骨弓，其上缘相当于大脑半球颞叶前端下缘，深层为颞肌。颧弓将颅骨侧面分为上方的颞窝和下方的颞下窝。

颞线：顶骨表面的中部的稍下方，自前向后的两条弓状骨线，为上颞线和下颞线，下者略显著。是颞肌的附着点。

顶结节：颞线中央的最隆凸处，称为顶结节。其深面为缘上回；下方 2cm 适对大脑半球外侧沟的后支末端。两侧顶结节的连线长度是头部的最宽处。某些哺乳动物，顶结节是生长犄角的地方。

翼点：位于颧弓中点上方两横指（约 3.5～4cm）、颧骨角突后方 3.5cm 处，为额、顶、颞、蝶 4 骨相接处形成的 H 形骨缝。此处骨质菲薄，内面有脑膜中动脉额支通过。

乳突：位于耳的后下方，其根部的前内方有茎乳孔，面神经由此出颅。乳突后部的颅底内面有乙状窦沟。

星点：枕、顶和颞骨乳突部汇合处，即顶乳缝与颞鳞缝的相交点。相当于人字缝下端，位于乳突尖后缘向上 5mm 处，正对乳突上嵴的尾端，其深面为横窦与乙状窦交汇点。

枕外粗隆：位于项后皮肤纵沟的上端，是后枕部中线处突出的骨结。其内面为窦汇。枕外粗隆（枕外隆凸）向两侧的弓形骨嵴称上项线；其下方有与上项线平行的下项线。

颅缝：主要有冠状缝、矢状缝和人字缝。额骨与两侧顶骨连接构成冠状缝，可于两侧翼点之间扪及。两侧顶骨连接为矢状缝，呈矢状位走行，其深面为上矢状窦和大脑纵裂。矢状缝多不位于正中，而是稍微偏右。后接人字缝。人字缝系两侧顶骨与枕骨链接成的骨缝，呈"人"字状。由人字缝和矢状缝交汇的人字点走向两侧乳突基部。

颞鳞缝：前起翼点、后至星点，介于颞骨、额骨与顶骨之间的骨缝。

枕乳缝：枕骨与乳突后缘间的骨缝，属人字缝向枕骨的延伸。

顶乳缝：顶骨与乳突基部的骨缝，属人字缝向顶骨方向的延伸。

颅囟：新生儿颅骨尚未发育完全时，被纤维组织膜充填，称颅囟。前囟最大，位于矢状缝前端与冠状缝相接处，呈菱形，生后 1～2 岁闭合。后囟在矢状缝与人字缝相接处。出生后约 3 个月左右即闭合。此外还有蝶骨大翼尖端处的蝶囟，顶骨后下角处的乳突囟，它们都在生后不久闭合。

二、体表投影

采用 Kronlein 颅脑定位法，确定图示 6 条标志线，以描述脑膜中动脉和大脑半球背外侧面主要沟、回的位置及体表投影（见图 3-1）。

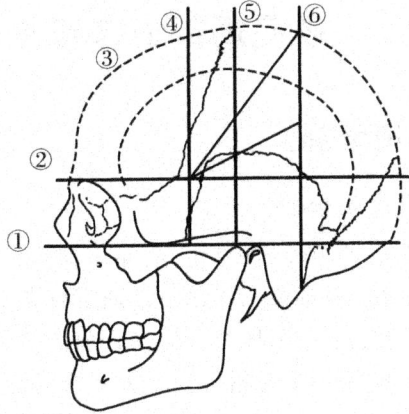

图3-1 颅脑结构表面定位的标志线

①下水平线：通过眶下缘与外耳门上缘的线；②上水平线：经过眶上缘，与下水平线平行的线；③矢状线：是从鼻根沿颅顶正中线到枕外隆凸的弧线；④前垂直线：通过颧弓中点的垂线；⑤中垂直线：经髁突中点的垂线；⑥后垂直线：经过乳突根部后缘的垂线。这些垂直线向上延伸，与矢状线相交

脑膜中动脉：动脉干经过④与①交点，前支通过④与②的交点，后支则经过⑥与②交点。

中央沟：投影在④与②交点与⑥和③交点的连线上，介于⑤与⑥间的一段。

中央前、后回：分别投影于中央沟投影线前、后各1.5cm宽的范围内。

外侧裂：其后支在②与中央沟所成夹角的等分线上，此线由④斜向⑥，其中份为颞横回。

Broca区（运动性语言中枢）：在优势半球侧④与②交点前上方。

角回：耳廓上方，在优势半球是Wernicke区的一部分。

角回动脉：位于外耳道上方6cm。

大脑下缘：由鼻根中点上方1.25cm处向外，沿眶上缘向下后，再经颧弓上缘向后，经外耳门上缘连线至枕外隆凸。

三、脊柱的表面标志

舌骨上缘：平第3颈椎（C_3）棘突。

甲状软骨上缘：在第4、5颈椎（C_4、C_5）椎体之间。

环状软骨：平第7颈椎（C_7）椎体。

隆椎：第7颈椎（C_7）棘突，头前屈时此棘突最为后突。

两侧肩胛冈连线：平第三胸椎（T_3）棘突。

肩胛下角：平第七胸椎（T_7）横突。

脐：平第三腰椎（L_3）横突。

两侧髂嵴最高点的连线：正对第4腰椎棘突或第三、第四腰椎（L_3、L_4）棘突间隙。

两侧髂后上棘连线：平第二骶椎（S_2）棘突。

（杨建权）

第五节 颅底局部显微应用解剖

一、蝶鞍区显微应用解剖

（一）鞍区骨性结构的应用解剖

1. **蝶骨的外科解剖** 蝶骨位于颅底的中央，上面为垂体，下面为鼻腔。蝶骨中央为蝶鞍，形似马鞍，即为骨性垂体凹。其前缘为鞍结节，前方有界于两侧视神经管颅口之间的视交叉前沟。鞍结节两侧有向后上突起的前床突，而在它前方两侧的视神经管口之间为视交叉前沟。后方是骨板样的鞍背，鞍背后缘两侧为后床突。鞍背高度平均左（9mm±1.3mm），右（9.5mm±1.5mm），鞍背宽度（18.9mm±2.4mm）。从蝶鞍两侧前后沿向颅中窝延伸为前、后床突，这是前、后岩床韧带的附着处。

2. **蝶鞍的显微外科解剖** 蝶鞍是蝶骨体的一部分，形似马鞍形，位于颅中窝底的正中部。鞍底稍凹陷，内容纳垂体，称垂体窝。垂体窝的前部有横置的鞍结节，鞍结节将鞍底分为前方较浅的视交叉沟和后方深凹的垂体窝。视交叉沟向两侧连接短管状的视神经孔（管），内有视神经及眼动脉通过。蝶鞍两侧从前向后，有三对突起，分别为前床突，蝶骨小翼后缘的内侧端突起；中床突，鞍结节外侧端膨出；后床突，鞍背外上方呈结节状向外膨出。颅底硬膜结构延续及其纤维结缔组织覆盖垂体窝，并在垂体四周皱起，形成鞍膈，其内藏有垂体。

蝶鞍有3个骨壁，即鞍前壁、鞍底和鞍后壁。根据蝶窦的气化程度不同，将其分为三型：鞍前型、鞍型和甲介型。正常鞍底骨厚薄不均，一般厚度（725~825）<1mm。其中40%<0.5mm，18%>1mm，最薄者仅有几微米，最厚者达4mm。蝶鞍前壁的厚度取决于蝶窦的发育程度，鞍前型蝶窦中，此前壁较薄，蝶鞍前壁厚为0.7~1.6mm（平均1.1mm）。Lang将其分为四型：全鞍型、鞍前型、甲介型和鞍后型（见图3-2）。

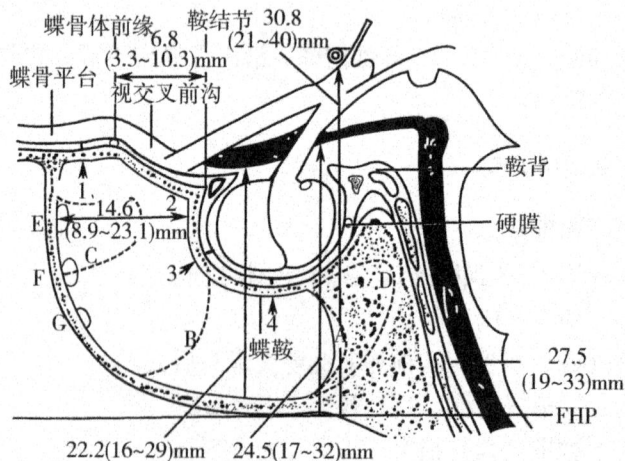

图3-2 垂体区解剖示意图（仿 Lang J，1995）

FHP：frankfurt 水平线。A. 全鞍型；B. 鞍前型；C. 甲介型；D. 鞍后型。骨质厚度：1.0.6（0.2~1.4）mm；2.1.0（0.2~4.3）mm；3.0.4（0.1~0.7）mm；4.0.7（0.1~3.0）mm。蝶窦开口位置：E. 52%~89.5%；F. 10.5%~34%；G. 0~14%

3. 视神经管的应用解剖 视神经管为颅-眶沟通的重要通道，颅内视神经由此进入眶内。在颅口，视神经宽度为 3.5~6mm，平均 4.25~5mm，厚 2~5mm，平均 3mm。视神经长度为 8~19mm，平均 12mm。颅内段视神经进入视神经管时，神经缺乏骨性结构而仅被一层硬膜覆盖，称之为"镰状韧带"，其长度为 0.5~8.0mm，平均 3.3mm。该镰状韧带硬脑膜边缘极为锐利，在颅底外伤时这种锐利的硬膜缘极易切割视神经造成视力障碍。经测量硬膜返折长 1~6mm，平均 3.7mm，硬膜返折边缘间距为 7~13mm，平均 10.17mm。

（二）垂体的显微解剖

1. 垂体的分部及结构 根据垂体的形态、发生和功能，垂体可分为两部分，即腺垂体（前叶）和神经垂体（后叶）。垂体前、后叶和垂体柄被一层垂体包膜（pituitary capsule）所包绕。垂体表面和垂体柄共同被覆一层结缔组织薄膜，这是一单层薄膜，称之为垂体囊，该膜伸入垂体，并构成垂体前、后叶之间的界膜。

腺垂体又可分为结节部（漏斗部，包绕垂体柄）、中间部和远侧部（前叶、腺部）。腺垂体分泌生长激素（growth hormone，H）、催乳素（prolactin，RL）、甲状腺刺激素（thyroid stimulating hormone TSH）、促肾上腺皮质激素（adrenocorticotrophic hormone，ACTH）、滤泡刺激素（follicle stimulating hormone，FSH）、黄体生成素（luteinizing hormone，LH）和黑色素刺激素（melanocyte stimulating hormone，MSH）。神经垂体一般分为三区：灰白结节的内侧正中隆突、漏斗蒂（垂体柄）和漏斗突（后叶、神经叶、神经部），分泌抗利尿激素（antidiuretic hormone，ADH），内含加压素和缩宫素。这些激素都在下丘脑内合成，经垂体柄输送并储存于神经垂体。漏斗是视交叉与乳头体之间的灰结节，呈中空结构，逐渐变细，延续为漏斗茎，同结节部合为垂体柄。正中隆突为漏斗后下部的隆起，是下丘脑与腺垂体间血管联系的重要部位。

2. 垂体的形态 垂体的形态存在个体差异，根据垂体矢状面的形状，可分为扁圆形或椭圆形、球形及三角形等三种，其中以扁圆形者最为多见，占 90%。其横径大于长和高。亦有作者分为凹陷型（33.0%）、平坦型（54.4%）和隆突型（12.6%）。也有作者将垂体分为船形（60.7%）和卵圆形（39.3%）两类；船形者上面中央区平均下陷 2.79mm，凹陷程度可能与隔孔大小有关，而卵圆形者多数上面平坦。垂体的底面形状为圆形下凸，同鞍底相一致，垂体的前、后部形态亦与垂体窝相关部位大致一致。

3. 垂体的大小 垂体位于蝶鞍内，为卵圆形灰白色腺体。成人垂体大小似黄豆粒，高 5~9mm，横径 9~12mm，前后径 7~10mm。其平均体积女性稍大于男性，尤其是有妊娠史的妇女。在新生儿，典型的垂体呈上凸状，2 个月后转为扁平。整个儿童期内，各径均呈缓慢、线性增长，高度为 2~6mm，无性别差异；垂体柄直径亦增长。在青春期，其形状和大小发生显著变化，女性较大且上凸明显，可高达 10mm，这与垂体激素的生理性高分泌相一致；男性为 7~8mm。孕期亦呈现生理性增生肥大，增重达 30%~100%，孕 9 个月时高度常达 10mm；产后第 1 周达最高，可达 12mm，此后很快回至正常大小。在月经期，垂体亦发生轻微肿胀。男性平均重 0.44g，女性平均重 0.47g。一般认为，成人男性腺体高度大于 8mm、女性大于 10mm 时，应考虑系垂体腺瘤。

（三）垂体柄的显微解剖

1. 垂体柄的形态和大小 垂体柄也称漏斗或漏斗柄，是神经垂体的一部分，与视交叉、灰结节、乳头体及垂体构成下丘脑。垂体柄位于下丘脑漏斗和垂体之间，多数呈向前下方斜行，内有下丘脑－垂体束、垂体门脉系统，这是下丘脑与垂体间组织和信息联系的共同通道。垂体柄其外形呈逐渐变细的圆柱形，从漏斗向前下斜行，经鞍膈孔进入鞍内，与垂体神经部（神经垂体）连接，腺垂体结节部环绕其两侧。垂体柄上端膨大形成正中隆突，与灰结节相连，下端多经视交叉后缘呈楔状插入垂体内。MRI 显示的垂体柄横径，在视交叉水平约为 3.25mm±0.56mm，在其插入垂体部位的水平约为 1.91mm±0.40mm。

2. 垂体柄的分部　垂体柄分为神经柄和结节柄。神经柄是从下丘脑延伸到神经垂体里的一个神经组织柱。当下端进入垂体时，向后方弯曲，此弯曲部称作膝。结节部是位于神经柄的前面和侧面上方的腺泡组织，上端在视交叉的后方下行逐渐变厚，移行于腺垂体。

3. 垂体柄的位置正常情况下，垂体柄沿中线走行。生理性偏移角度通常较小，约为 1.5°±1.2°；而病理性偏移角度较大，约为 9.3°±2.4°。病理情况下，垂体柄穿经鞍膈的方位与肿瘤在鞍内的生长方向关系密切，均位于肿瘤的后方或两侧，而不会位于前中位。若肿瘤在鞍内偏右生长，则垂体柄经左侧进入鞍内；反之亦然。肿瘤向鞍上的扩展方向与垂体柄穿经鞍膈的方位无明显关系，甚至可见肿瘤在进入鞍内前，垂体柄呈弧形或 S 形走行，还可见鞍上部肿瘤与垂体柄均偏向一侧。术中见垂体柄被挤压成薄片状，可根据其颜色及能见到纵行的纤维丝及血管判断确定垂体柄。

4. 垂体柄的血供　垂体柄的动脉包括来自颈内动脉的垂体上动脉、来自后交通动脉的穿通动脉（漏斗动脉）及视交叉前动脉。垂体上动脉并不是单支的动脉，而是一组血管丛。它发自颈内动脉眼段（眼动脉起点和后交通动脉起点之间）内侧面，大多数起点于眼动脉段的前半部，向后上行走，在内侧近垂体柄处，发出分支供应视神经、视交叉、视束、垂体柄。两侧垂体上动脉在漏斗基底部及正中隆起互相吻合参与初级毛细血管丛。垂体上动脉可分为烛台型和单支型两种类型。前者表现为一支较粗大的垂体上动脉，从颈内动脉发出后很快发出数支分支，状似烛台，其中 2/3 的主要分支为视神经分支，是垂体柄和漏斗－结节区，以及视路等很重要的供血动脉；后者表现为多条较小的垂体上动脉，起自颈内动脉眼段，沿途无分支或近垂体柄才发出分支，由颈内动脉直接走向垂体柄－漏斗部。

（四）视神经和视交叉的显微解剖

1. 视神经

（1）视神经神经管段：视神经管位于蝶骨小翼根部和蝶骨体之间，管的外口开于眶腔后内方，内口开于颅前窝底蝶骨小翼根与鞍结节的侧方。视神经管的长度为 5.5～11.5mm，平均 9.22mm；其内口附近的宽度为 5.0～9.5mm，平均 7.18mm；外口附近的宽度为 4.0～6.0mm，平均 4.87mm。视神经被覆三层膜：硬膜鞘、蛛网膜和软膜，和眼动脉一起自管内通过。视神经管的内侧壁菲薄，为蝶窦和筛窦壁的一部分。视神经与蝶窦之间的骨壁厚度多为 0.1～0.4mm，骨厚度大于 1mm 者较少，小于 0.1mm 者更少。

（2）视神经颅内段：视神经颅内段被覆着软膜，包围在视交叉池内。视神经自视神经管内口到视交叉前缘的长度为 8～19mm，其值平均国人则为 9.24～9.9mm。从视神经孔到视交叉的视神经外侧缘平均约 15mm 长，左右视神经的长度基本相等，约有 10% 的双侧视神经长度相差 2mm 左右。进入视神经管前的颅口处，两侧视神经内侧缘间距离为 9～24mm，平均为 13.7mm。视神经略呈扁平形，宽度在 3.5～7.0mm，平均约 5mm；视神经厚度为 1.58～6.0mm，平均约为 3mm。

（3）视交叉前角：在视交叉前，左、右视神经内缘线的延长线相交所形成的角度称视交叉前角，视交叉前角以锐角为多，其大小与视神经管间距及视神经颅内段长度有关。一般在50°~80°范围内。若视神经颅内段较长，视神经管间距较大，则鞍区第一间隙的面积亦较大，此区受肿瘤压迫或受压情况则出现较晚。如两侧视神经管间距短，视神经颅内段亦短，则该鞍区第一间隙的面积较小，自前方或下方来的肿瘤早期出现压迫症状的可能性较大。同时，因视交叉中部后方的毛细血管与下丘脑的毛细血管有着密切的吻合，所以视交叉中部前方的毛细血管网较中部后方的更薄弱，使排列在中部前方的双鼻下视网膜纤维更易受到损害。

2. 视交叉

（1）视交叉的类型

1）正常型视交叉：视交叉位于垂体和鞍膈中央部的上方，视交叉覆盖鞍膈和垂体，垂体前部不被覆盖，自鞍结节到视交叉前缘距离为2~6mm，平均4mm。此型鞍结节常较平坦，占75%~80%。前置型视交叉及双侧视神经夹角过小者，经额下入路进入蝶鞍均有困难。在这些情况下，宜经蝶窦入路，或采用经额-蝶联合入路。

2）前置型视交叉：占5%~10%。视交叉前缘至鞍结节或位于其上方、前方，与鞍结节紧贴或覆盖鞍结节，其前缘与鞍结节相距等于或小于2mm，有时位于视交叉前缘的后方2mm处。鞍结节与视交叉前缘的距离在2mm以下。视交叉前置给经额入路的鞍区手术带来困难。

3）后置型视交叉：视交叉的后缘位于鞍背、后床突上方或部分位于其后方，覆盖鞍背。垂体完全位于视交叉的前方，鞍结节与视交叉前缘的距离为5~9mm，平均7mm。占11%~15%。视交叉是前置还是后置，是用来评价经视交叉前间隙操作的难易程度而规定，视交叉后缘的位置并不那么重要。

（2）视交叉的显微解剖：视交叉位于鞍膈之上，由两侧视神经相交而成，呈椭圆形。视交叉的厚度（上下径）约为3~5mm，平均4mm。前后径平均为8mm（4~13mm），横径平均为13.28mm（10~20mm）。其上有终板、前连合，后为垂体柄、灰白结节、乳头体和动眼神经，下为鞍膈和垂体。在视神经中，来自两眼鼻侧半视网膜的纤维进行左右交叉，来自两眼颞侧半视网膜的纤维不交叉，这些交叉和不交叉的纤维有序的组成视交叉，在视交叉后续为视束，止于外侧膝状体。视交叉位置的变异及其内部神经纤维排列特点，使病变从不同方位压迫视交叉，产生不同的视野改变。因此，观察视力、视野障碍出现的先后及其发展的动态变化，对垂体区病变的诊断和鉴别诊断具有重要的参考意义。

（3）鞍区的显微解剖间隙

1）第一间隙：又称视交叉前间隙。视交叉前缘与鞍结节之间的间隙称视交叉前间隙，由两侧视神经内侧和蝶骨平台后缘组成，其内主要结构有视神经、视交叉、鞍结节、鞍膈孔以及对侧颈内动脉内侧壁及其分支。

2）第二间隙：又称颈动脉-视神经间隙，由视神经或视束外侧缘、颈内动脉床突上段内侧缘和大脑前动脉近侧前缘组成，其中主要结构有颈内动脉床突上段及从内侧壁和下壁发出的穿支。翼点入路时由于头位向对侧偏转，通过此间隙比间隙Ⅰ更能清楚地看见垂体柄，使间隙Ⅱ的可视角度比经额下入路更为有利。

3）第三间隙：又称颈动脉-动眼神经间隙，由颈内动脉床突上段外侧壁、小脑幕游离缘和颞极基底部内侧缘组成。其内主要结构有从颈内动脉床突上段外侧壁发出的后交通动脉、脉络膜前动脉以及后床突。

4）第四间隙：即视交叉后间隙。是指切开终板所获得的间隙，由双侧视束的内侧缘与视交叉后缘围绕所成的间隙。

3. 视神经和视交叉的血供　视神经血液供应主要来自颈内动脉分支－眼动脉，有时也接受大脑前动脉的分支供应；视交叉的血液供应来源广泛，主要接受大脑前动脉和前交通动脉的穿支供血，尚可接受颈内动脉、后交通动脉和大脑后动脉分支供血。

（五）鞍区硬脑膜的显微解剖

1. 鞍膈

（1）鞍膈的定义：鞍膈指附着在鞍结节、前床突至后床突和鞍背之间、覆盖在垂体窝上方的硬脑膜。鞍膈视为垂体硬膜囊的上壁，形成了蝶鞍的顶盖，是在鞍背和后床突间被覆在垂体上方的硬脑膜皱襞，前方附着于前床突和鞍结节上缘，后方附着在后床突和鞍背上缘，前、后方附着点常低于鞍结节顶点和后床突。

（2）鞍膈的形态与大小：鞍膈多呈长方形，或四方形。鞍膈周边厚而中央薄，越往周边则越厚，在漏斗柄穿过的隔孔边缘部分最薄弱，有 0 ~ 5% 的鞍膈缺如。Rhoton 等报道，鞍膈多系长方形而非圆形，多凹或凸而非水平位，左右宽平均为 11mm（6 ~ 15mm），平均前后径为 8mm（5 ~ 13mm）。

2. 鞍膈孔

（1）鞍膈孔的形态：鞍膈中央开口为鞍膈孔，有垂体柄和垂体上动脉穿过。鞍膈孔位于鞍膈中心，其形状主要有圆形和椭圆形两种。多数呈圆形或椭圆形，少数为横椭圆形。膈孔为圆形者约占 70%，椭圆形占 30%。

（2）鞍膈孔的大小：正常人鞍膈孔大小不一，个体差异很大，平均为 6.20mm ± 0.47mm。起初一般直径为 2 ~ 3mm，随年龄的增加而扩大。鞍膈孔 >6mm 者，膈上蛛网膜很容易通过鞍膈孔进入垂体窝内，约有 85 ~ 56% 的蛛网膜突入孔内，但其深度多 <2mm。膈较大者，垂体腺被压低，并可发生位置偏移，形成空蝶鞍。经蝶进路行垂体瘤手术时，鞍膈并不能作为屏障。因此，手术操作时应注意不要损伤蛛网膜而引起脑脊液漏。

（六）蝶窦的应用解剖

1. 蝶窦的形态　蝶窦位于蝶鞍的前方和下部，是蝶骨体中的一个含气的骨性空腔。出生时蝶窦为一个非常小的骨性空腔，自 3 ~ 4 岁时开始气化，11 ~ 20 岁期间，气化向后伸展，青春期发育很快，向后伸展到鞍底、鞍前和鞍后。成年后抵达鞍背和后床突，少数气化向前上至蝶骨平板、前床突，向后至鞍背，斜坡。蝶窦有各种向外突出的囊，称蝶窦隐窝。

2. 蝶窦的间隔与开口

（1）蝶窦间隔：蝶窦常被不规则的间隔分割成多个小腔隙，窦内多数有矢状位的中隔将窦腔分为左右两半，但中隔位置有多种形式的偏曲，使左右腔不对称。而且，蝶窦内还常有冠状位和（或）水平位的副隔存在，将蝶窦腔再分隔为数目不定、形态多样的次级窦腔。蝶窦内的窦间隔的大小、方向、位置、形状、厚薄、所在部位、完整性以及与鞍底的关系有很多变异。

（2）蝶窦开口：蝶窦腔的前方有蝶窦口，左右各一，分别与左、右鼻腔相通。两侧蝶窦口呈八字形，位于蝶骨体前嵴两旁的窦前壁上，窦口位于窦前壁中 1/3 者占 57.5%，上 1/3 者占 36.1%，下 1/3 占 6.4%。两侧均有开口者占 63.3%，仅一侧有开口者占 30%，两侧均无开口者（甲介型）占 6.7%。窦口为圆形者约占 70%，卵圆形者占 28%，其他形状者占 2%。窦口长径由内上向外下倾斜，窦口纵径为 3.4mm ± 1.0mm，横径为 1.6mm ± 0.6mm。蝶窦开口是经鼻进路手术的重要解剖定位标志，进入蝶窦腔前，应首先识别蝶窦口，无间隔的蝶窦只有一个窦口。骨性窦口一般较大，黏膜窦口较骨性窦口要小许多，甚至呈裂隙状，同时窦口的位置变化较大，术中应仔细辨认。

3. 蝶窦的大小 蝶窦气化的程度不同，其大小变异也较大。最大者可前至翼状突根部或蝶骨大翼，向后可抵枕骨基部。一般认为男性蝶窦长 20～23mm，高 16～20mm，最大宽为 15～17mm；女性稍小，其长、高和宽分别为 16～21mm、16～21mm、14～16mm。

4. 蝶窦的分型 根据蝶窦气化程度及其与蝶鞍的位置关系，蝶窦分为三型：甲介型、鞍前型（24%）和鞍型（75%）。Hammer（1961）根据蝶窦气化的程度不同，亦将蝶窦分为硬化型、鞍前型和鞍型 3 型。1977 年，Hardy 根据蝶窦的气化程度和与蝶骨体的关系将蝶窦同样分为甲介型（气化不良型或幼稚型，3%）、鞍前型（12%）和全鞍型（85%）。

二、海绵窦区的应用解剖

（一）海绵窦的解剖概述

1. 海绵窦的概念 海绵窦系胚胎发育期间，硬脑膜内层折叠，在鞍旁眶上裂至岩尖间，与该处颅底骨膜（硬脑膜外层）围成的六面体。海绵窦位于颅中窝蝶鞍和垂体两侧，蝶窦外侧壁的下方。是两层硬膜之间较宽大而不规则的锥形腔隙，其中有许多纤维小梁，把窦腔分成多个相互交通的小腔隙，形似海绵状。海绵窦并非真正的静脉窦，而是蝶鞍两侧的鞍旁间隙，其内含有静脉丛，以及与其共存的颈内动脉，Ⅲ、Ⅳ、Ⅴ、Ⅵ对脑神经和交感丛。

2. 海绵窦的生理 海绵窦究竟是一个静脉窦还是一个静脉丛还有争议，但无疑它具有特殊的功能。形成海绵窦的这段静脉扩大、膨胀，覆盖了动脉和神经，给人一种假象——动脉、神经似乎位于海绵窦内。脑神经具有完整的硬脑膜和蛛网膜包裹，使其在沿着海绵窦走行的过程中，避免了直接与静脉血接触。海绵窦的相对大容量、可扩张性和两侧相互交通是对眼球前、后房的房水动力学进行调节的重要因素。在正常压力下，前、后房的房水交换是快速而又非常稳定的。同侧的海绵窦为眼部提供了很快排出房水和剩余血液的空间，以维护眼的最佳功能状态，同时防止柔弱的视网膜动脉由于静脉回流不畅而发生破裂。静脉循环通路在海绵窦区的窦状扩张，具有"吸水海绵"的作用，这对于保护眼球的功能是非常必要的。海绵窦之所以十分重要，不仅仅是由于海绵窦内走行着许多重要的血管及神经，更重要的是它还起着"泵"的作用，走行于海绵窦内的颈内动脉，像泵一样不停地搏动，有利于静脉的回流。

3. 海绵窦内间隙的划分 海绵窦内间隙主要是指颈内动脉在行经海绵窦过程中与海绵窦各壁之间所形成的不规则腔隙。海绵窦并非是一个杂乱的静脉丛，大部分是一个不间断的有支架的静脉性管道结构。海绵窦有 3 个主要间隙，按其与颈内动脉（internal carotid artery，ICA）的关系，分别称为内侧腔、前下腔和后上腔，少数有外侧腔，各间隙出现率从 43% 到 100% 不等。内侧、后上间隙大于前下、外侧间隙。内侧腔位于 ICA 和垂体间，最宽可达 7mm，但常因 ICA 扭曲甚至突入垂体而闭塞；前下腔在 ICA 第一个弯曲（后曲）之下，展神经由此穿过；后上腔居 ICA 与后部窦顶之间，也往往因为动脉扭曲而闭塞。

4. 海绵窦的位置、形态及内容

（1）海绵窦的位置和形态：海绵窦由颅中窝两层硬脑膜构成：骨膜层形成海绵窦的底和内侧壁大部，硬脑膜层形成海绵窦的顶和外侧壁及内侧壁上部。海绵窦又称鞍外腔，位于蝶窦、蝶鞍和垂体两侧，蝶窦外侧壁的下方，纵跨中颅底。其前方达前床突和眶上裂，后方至岩骨尖和后床突，顶部和外侧由硬脑膜封闭，其顶的外侧为天幕内侧缘的硬脑膜皱褶、动眼神经，内侧为垂体和垂体柄，前方为前床突和硬膜皱襞，后方是后床突。呈前后狭长的不规则六面体结构，形如棱锥，具有上、下、前、后、内侧、外侧六个壁。两侧海绵窦间的平均距离为 13mm，外侧壁至颅中凹最外侧硬膜附着处的距离为 53mm（45~61mm）。海绵窦下壁是硬膜外层，上壁、后壁、内壁和外壁外层均系硬膜内层，外壁内层则由动眼、滑车、三叉神经眼支的神经鞘及联结这些神经鞘的网状薄膜构成。两侧海绵窦借海绵间窦相交通，根据位置，海绵间窦分为海绵间前窦，海绵间后窦及海绵间下窦。

（2）海绵窦的境界：每侧海绵窦前起前床突和眶上裂的内侧部，后方至后床突和颞骨岩尖，上界抵中床突和后床突的连线，下外侧距圆孔和卵圆孔内缘连线平均约为 4mm。内侧界为鞍膈的硬脑膜缘即后床突与颈内动脉 C_2 段起始部内侧缘的连线，内邻垂体柄；外侧界为前床岩韧带和前床突外侧缘连线；前界是前床突基部和镰状硬膜皱褶，即相当于两侧颈内动脉 C_2 段起始部前缘的连线；后界为后床岩韧带。以前、后床突的连线为界将上壁分成两个三角形区域，即前内侧的颈内动脉三角和后外侧的动眼神经三角。海绵窦的横切面，略呈尖端向下的三角形；在前、后床突中点的冠状切面上呈近的直角三角形，直角朝外上方，斜边靠垂体和鞍膈，上面平鞍膈。

（3）海绵窦的内容：海绵窦内有许多小梁状结构，颈内动脉海绵窦段呈 S 形行经海绵窦内，展神经位于海绵窦内，动眼神经、滑车神经、眼神经、上颌神经和部分下颌神经位于海绵窦外侧壁内。海绵窦的手术是在动脉和静脉管道之外进行，切开海绵窦并没有进入静脉窦的管腔。海绵窦主要接受大脑中静脉，大脑半球额叶眶面的静脉，蝶顶窦和眼的静脉。蝶顶窦位于蝶骨小翼后缘下面的两层硬脑膜之间，它除接受附近硬脑膜的静脉外，有时还接受硬脑膜中静脉的前支，蝶顶窦汇入海绵窦的前端。

（二）海绵窦壁及其三角

1. 海绵窦三角　根据海绵窦的解剖标志，可将其分为若干解剖三角，选择这些解剖间隙可有效而安全地切除海绵窦内肿瘤。临床上常用的三角见图 3-3，而最常用的海绵窦三角是 Parkinson 和 Mullan 三角。

2. 海绵窦壁的解剖

（1）海绵窦的外侧壁

1）外侧壁的界限：海绵窦外壁的骨性结构界限比较明确。前界是鞍结节、前床突和眶上裂，后界是后床突和颞骨岩尖，上界是前床突外缘和前岩床皱襞，下界是眼神经下缘或上颌神经上缘，内面是蝶骨体外侧面。软组织外壁不能确定一个明确的界限，这是由于海绵窦形状很不规则造成的。

2）外侧壁的构成：海绵窦外侧壁由深、浅两层纤维膜构成。浅层是光滑、坚韧致密的硬脑膜；深层为疏松的网状纤维膜，较薄，含脂肪组织。深层纤维膜与覆盖颞骨、斜坡和蝶骨的骨膜连续。深层的前半部由动眼神经、滑车神经、三叉神经的眼神经（V_1）、上颌神经（V_2）和下颌神经（V_3）的神经鞘及神经鞘之间的膜状结缔组织构成，深层的后半部由三叉神经半月节及 Meckel 囊的上半构成。海绵窦外侧壁的外层较厚，用锐性法常能将其分为两层或更多的层次。这层较厚的硬膜可从一个相对无血管的层面与其内侧覆盖在第Ⅲ、Ⅳ、Ⅴ脑神经表面的硬膜和它们之间的结缔组织膜分开。常在动眼神经进入海绵窦上壁之下 3～4mm，切开外壁的浅层，用剥离子钝性分离浅、深层。

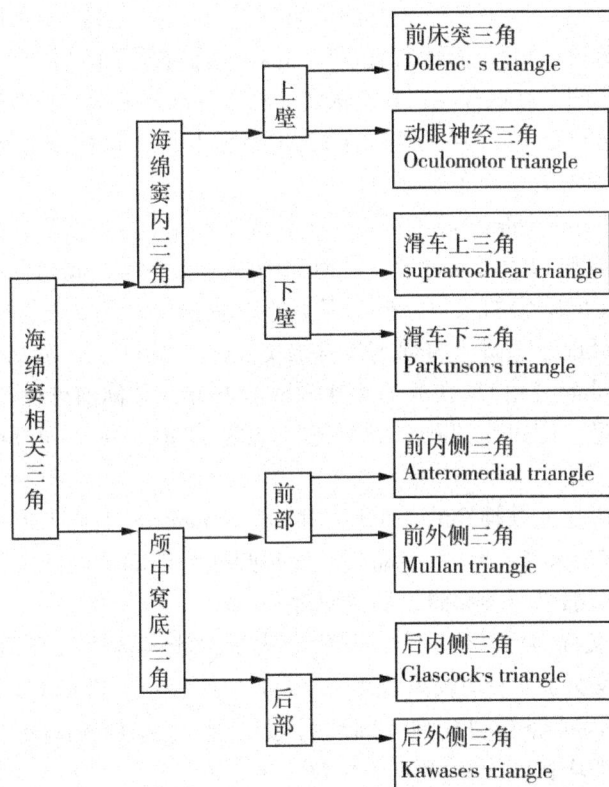

图 3－3　海绵窦常用三角

3）外侧壁的内脑神经：脑神经进入海绵窦处相互之间的平均距离如下：Ⅲ和Ⅵ脑神经间为 6.16mm；Ⅲ和Ⅴ脑神经间为 12.34mm；Ⅳ和Ⅴ脑神经间为 10.52mm；Ⅴ和Ⅵ脑神经间为 6.50mm。脑神经在海绵窦段的平均长度为：Ⅲ脑神经 12.26mm，Ⅳ脑神经 14.40mm，Ⅴ脑神经 16.38mm，Ⅵ脑神经 20.44mm。

动眼神经：由海绵窦上壁进入海绵窦，在前后床突间中点处达海绵窦外侧壁内，穿经外侧壁两层硬膜之间走行，行走在海绵窦外侧壁的前上部向前下行走。动眼神经入海绵窦的入口称动眼神经门（孔），与滑车神经、眼神经垂直距离分别为 2.2mm ± 0.7mm 和 4.4mm ± 1.3mm。

滑车神经：经海绵窦上壁后外角、后床突后下方的前后岩床韧带夹角进入外侧壁。滑车神经的解剖位置变化较大，在动眼神经的后外侧，于后床突稍后处穿硬脑膜内层进入海绵窦外壁的顶部（占70%）或小脑幕游离缘（占30%），进入海绵窦，其周围有蛛网膜鞘包裹。滑车神经在海绵窦的长度为 10.1mm ± 3.9mm。滑车神经进入硬膜点距离后床突为

15mm（10～20mm）。故在切开小脑幕时，为了不损伤滑车神经，切口应至少在后床突后方15mm以上。在海绵窦外侧壁内，滑车神经先行于动眼神经的下方、眼神经的上方，继而滑车神经逐渐上升；在海绵窦中部跨过动眼神经的外侧达其上方，逐渐上升到动眼神经的外侧，至海绵窦的前端进入眶上裂。

三叉神经（V）及其三个分支：三叉神经节前1/3覆盖在海绵窦外侧壁后部，内侧面有三叉神经感觉神经元胞体，三叉神经半月节的深面正值颈内动脉管顶的上方，内侧面紧贴颈内动脉后升部外侧壁，长度达4.1～6.8mm，其间夹有展神经，故三叉神经半月节承受颈内动脉的搏动。三叉神经半月节被硬脑膜和蛛网膜包裹，并在三叉神经节的后2/3形成MeCkel腔，内侧面与颈内动脉后升部间夹有展神经，紧贴颈内动脉后升部外侧壁，长度达4.1～6.8mm。

4）海绵窦外侧壁的三角：海绵窦壁上的三角实际上是各脑神经之间的间隙区域，这些三角实际上是进入海绵窦的二级手术通道。

旁内侧三角：其上边是动眼神经下缘；下边是滑车神经上缘；底边是小脑幕游离缘后份。

Parkinson三角：内侧边为滑车神经，外侧边为眼神经上缘，底边为小脑幕硬膜缘。Parkinson三角是一尖端指向眶尖的三角，是海绵窦外侧壁上一个主要三角。是一个底朝后、尖端指向眶尖的三角。经此三角进入海绵窦是海绵窦外侧入路的常用方法。

前外侧三角（Mullan三角）：在海绵窦外侧壁前下方，又称前外侧三角。内侧边为眼神经，外侧边为上颌神经，底边为圆孔与眶上裂的连线。Parkinson三角和Mullan三角是海绵窦外侧壁两个常用的三角。

外侧三角：内上边是上颌神经的外下缘，长12.97mm（8.8～17.7mm）；后下边是下颌神经的前上缘，长6.65mm（4.5～10.7mm）；底是圆孔与卵圆孔的连线，长8.8mm（7.4～19.4mm）。用于显露海绵窦内肿瘤向外侧侵犯部分。

Glasscock三角：又称为后外侧三角，其后上边是岩浅大神经（自面神经管裂孔到岩浅大神经与下颌神经相交处），平均长度为11.57mm（16.88～7.88mm）；前下边是弓状隆起到棘孔（实际测量自面神经管裂孔到卵圆孔后缘），平均为13.07mm（20.56～8.84mm）；底是下颌神经后缘，平均长度为6.19mm（9.66～5.0mm）。

Kawase三角：又称为后内侧三角，内侧边是岩上窦（实际测量是面神经裂孔到三叉神经根与岩上窦的交点），平均长度为14.1mm（10.2～18.1mm）；外侧边为岩浅大神经，平均长约为11.5mm（7.9～16.9mm）；底边为三叉神经，长度约为11.6mm（7.3～17.6mm）。

（2）海绵窦上壁

1）海绵窦上壁的范围：海绵窦的上壁较外侧壁小，内侧界为垂体柄，与鞍膈硬膜缘相续；外侧界为前床突外缘和前岩床皱襞，即动眼神经和小脑幕硬膜皱襞；前界为前床突基部和视神经穿出硬膜处的镰状韧带，后界是后床突、后岩床皱襞。呈不规则四边形，以前、后床突间连线为界，前内侧为鞍膈区，后外侧为盆区。海绵窦上壁四角是：经鞍结节前缘画一条横线与前床突外缘的交点；前后岩床皱襞的交点；后床突与视神经管颅口内缘连线与经鞍结节前缘横线的交点。故海绵窦上壁的内边是鞍膈的外界和鞍结节外缘，其平均长度为12.10mm；外侧边是由自颞骨岩尖部端伸展至前床突的前床突皱襞和前床突外缘，平均长为24.84mm；前边是前床突基底和视神经管颅口，平均长约12.26mm；后边由颞骨岩部尖端到后床突之间的后岩床突皱襞，平均长约13.49mm。

2）海绵窦上壁的三角：海绵窦上壁可人为的划分为4个三角：Dolenc三角、Hakaba内侧三角、动眼三角及颈动脉三角。

动眼神经三角：动眼神经三角位于海绵窦上壁的后外侧，由床突间韧带、前岩床韧带和后岩床韧带所围成。其外侧界为前床岩韧带，平均长约 15.6mm（8.0~19.6mm），内侧界为前后床突间韧带，长为 10.2mm（8.0~16.5mm），后界为后床岩韧带，长约为 12.5mm（6.9~18.0mm）。

颈动脉三角：颈内动脉三角位于海绵窦上壁的前内侧。外侧界为前后床突间的连线（床突间韧带），平均长约 10.2mm（8.0~16.5mm）；内侧界为后床突与颈内动脉床突上段（C$_2$）起始部内侧缘连线（鞍膈硬膜缘），平均长度为 12.3mm（7.1~16.3mm）；前界为前床突基部外缘至颈内动脉床突上段（C$_2$）起始部内侧缘的连线，平均长度为 14.5mm（10~18.7mm）。

Dolenc 三角（前内侧三角）：该三角属硬膜外腔，内含颈内动脉虹吸段（C$_3$），其表面为一层很薄的纤维膜，是海绵窦固有的前内侧部分，大多数颈内动脉近段、床突旁、床突下及眼动脉瘤需要在磨除前床突后经此三角进行手术。该三角的内侧边为视神经，平均长度为 9.4mm（8.0~12.0mm）；外侧边为动眼神经，平均为 10.2mm（8.5~20.2mm）；底边为硬膜缘，长约为 7.7mm（5.6~12.4mm）。

Hakuba 三角（内侧三角）：由颈内动脉床突上段与鞍膈相交外侧点，动眼神经穿经硬膜进入海绵窦外侧壁内侧交点后床突外缘三点连线。外侧界为颈内动脉穿出硬膜处的外缘与动眼神经进入海绵窦处的连线，平均长约为 9.2mm（5.0~15.3mm）；内侧界为颈内动脉穿出硬膜处的外缘至后床突前外缘连线，长约为 13.2mm（7.0~16.0mm）；后界为动眼神经穿入海绵窦处与后床突前外缘的连线，长为 6.8mm（3.8~11.0mm）。Hukuba 三角和动眼神经三角是经上壁进入海绵窦的常用二级手术入路。

（3）海绵窦后壁：海绵窦后壁位于斜坡与岩尖之间，其形状不规则。上界是后岩床皱襞（posteriorclinoid petrous fold），下接岩下窦，内接基底窦；外下界是前后岩床皱襞交点、三叉神经穿经小脑幕形成的三叉神经孔内缘和岩下窦开口三点的连线；内界是基底窦开口。Dolenc 把海绵窦后壁划分成两个三角：下内侧三角和下外侧三角。

1）下外侧三角：内侧边为滑车神经在天幕缘处与 Dorello 管入口处连线，长约 12.50mm（20.24~10.00mm）；外侧边为岩上静脉注入岩上窦处与 Dorello 管入口处连线，长约 15.34mm（27.94~9.58mm）；底边为滑车神经入口与岩静脉间的连线，长度平均为 12.00mm（23.84~7.76mm）。

2）下内侧三角：内侧边为展神经入口与后床突连线，长为 1 7.59mm（23.50~11.0mm）；外侧边为展神经入口与滑车神经入口的连线，长 12.50mm（20.24~10.00mm）；底边为滑车神经入口到后床突，长 14.00mm（6.10~20.40mm）。

（4）海绵窦内侧壁：海绵窦的内壁，即垂体窝外侧壁，由鞍结节和垂体外面，前、下、后海绵间窦开口以及后床突的外面三部分构成。内壁很薄，呈凸向外的半球形，由一层薄的结缔组织（即硬脑膜内层）构成，垂体肿瘤尤其是侵袭性垂体肿瘤，易经此壁侵入海绵窦内。左右海绵窦内侧壁构成了垂体硬膜囊的两个外侧壁，作为垂体和海绵窦的边界并将两者分隔开来。内侧壁薄弱甚至缺陷，是垂体肿瘤生长至海绵窦的原因。

（5）海绵窦下壁：海绵窦下壁由硬膜外层即颅底骨膜构成，由内上斜向外下。与蝶窦以薄骨片相隔，一般与外侧壁在三叉神经上颌支、下颌支穿圆孔和卵圆孔的外侧缘相遇。骨质上有一层骨膜，即硬脑膜的外层。下壁的上界是垂体窝下缘；下界是圆孔、卵圆孔和破裂孔的外缘的连线；前面是眶上裂；后面是岩尖。海绵窦的下壁同时也是蝶窦的外侧壁。

（6）海绵窦的前壁：海绵窦的前壁，相当于颈内动脉前升部和前曲部的前面。其外侧为眶上裂的内侧部，海绵窦借此与眶内相联系。内侧邻接蝶窦，有时前壁的外侧还与充分发育的筛窦相接。前壁很小，因此有人认为海绵窦为五面体，没有前壁。海绵窦前壁由两部分构成：内侧半是颈内动脉海绵窦段前曲段膝部前面对应的骨质，与蝶窦或发育较好的筛窦毗邻；外侧半是眶上裂的内侧半。前壁的最大横径和上下径分别为 8.60mm ± 1.76mm、5.29mm ± 1.18mm。

（三）海绵窦内部结构的显微解剖

1. 颈内动脉海绵窦段

（1）颈内动脉海绵窦段硬膜纤维环：颈内动脉海绵窦段由三个硬膜纤维环包绕。第1个环位于三叉神经半月神经节下方的颈内动脉岩骨段进入海绵窦的入口处，被骨膜环围绕，此处硬膜环是该动脉进入海绵窦的入口标志，颈内动脉在这个硬膜环以下的部分是相对固定的，而在这个环以上的海绵窦段是相对移动的。第2、3个环位于颈内动脉出海绵窦处。颈内动脉穿出海绵窦顶硬膜深、浅两层时，颈内动脉被两个硬膜环围绕分别形成近环、远环。近侧环位于动眼神经内侧，与鞍膈硬膜连续；远侧环位于颈内动脉出海绵窦处，延续为前床突的硬膜。近、远侧环在内侧处互相融合，而在外侧被前床突分隔。

（2）颈内动脉海绵窦段的分段和分型：颈内动脉海绵窦段分为后升段、后弯、水平段、前弯和前升段5个部分（图3-4）。

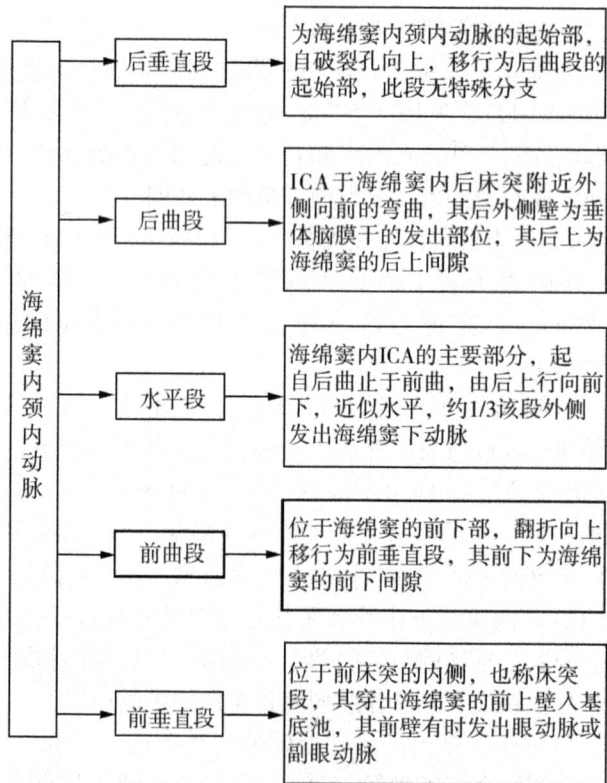

	后垂直段	为海绵窦内颈内动脉的起始部，自破裂孔向上，移行为后曲段的起始部，此段无特殊分支
海绵窦内颈内动脉	后曲段	ICA于海绵窦内后床突附近外侧向前的弯曲，其后外侧壁为垂体脑膜干的发出部位，其后上为海绵窦的后上间隙
	水平段	海绵窦内ICA的主要部分，起自后曲止于前曲，由后上行向前下，近似水平，约1/3该段外侧发出海绵窦下动脉
	前曲段	位于海绵窦的前下部，翻折向上移行为前垂直段，其前下为海绵窦的前下间隙
	前垂直段	位于前床突的内侧，也称床突段，其穿出海绵窦的前上壁入基底池，其前壁有时发出眼动脉或副眼动脉

图3-4 海绵窦内颈内动脉分段

（3）颈内动脉海绵窦段的分支：颈内动脉海绵窦段有三个主要分支，先后发出颈内动脉海绵窦后干、颈内动脉海绵窦外侧干、眼动脉和 McConnell 垂体被膜动脉（图 3 - 5）。

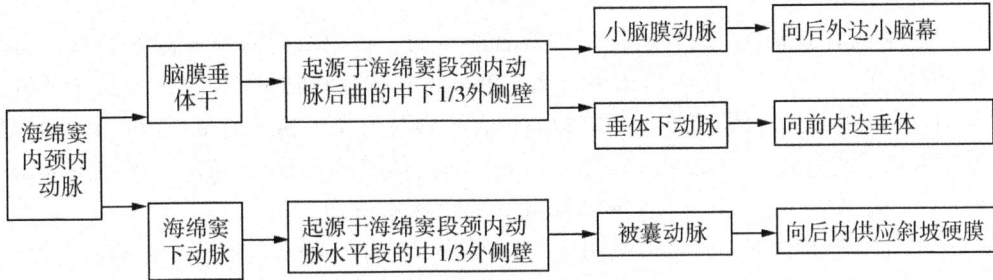

图 3 - 5　海绵窦内颈内动脉分支

2. 海绵间窦　两侧海绵窦间有跨中线的静脉通道相连，称海绵间窦。

（1）前间窦：前海绵间窦位于垂体的前方，鞍膈的前缘内，断面呈三角形。前海绵间窦多数位于鞍膈的前部与鞍前壁的硬膜转折处的两层硬脑膜之间，少数位于鞍前壁，上界与鞍结节大致平齐，后壁与腺垂体的前表面接触，中线部位于鞍膈的下面，外侧部在腺垂体和颈内动脉上升段之间。前间窦的存在率为 70% ~ 100%。约有 40% 的前间窦 >4mm，称巨大前间窦。

（2）后间窦：后海绵间窦位于垂体的后方，鞍膈的后缘内。后间窦较小，位于垂体的后方、鞍膈的后缘与鞍背的硬膜转折处，下邻神经垂体上端，分裂隙状、圆点形及三角形 3 类。后间窦出现率为 32% ~ 60%。

（3）下间窦：下海绵间窦位于垂体的下方，鞍底的硬膜层间，即位于垂体硬膜囊下壁，冠状位上约位于神经垂体底面前 1mm，与腺垂体下面相贴，在两层硬膜之间，断面呈前后长的卵圆形，此窦多位于前叶和后叶交界处之前，多呈裂隙状。垂直径 1mm，前后径 1.5mm，约 1/3 可部分延伸至前壁下部。海绵下间窦出现率 45% ~ 93%。10% 的个体，前、下海绵间窦融合成片状，覆盖于垂体前面，造成经蝶手术时进入困难。经蝶窦入路行垂体手术时，开骨窗部位宜选择在鞍前壁下份，以免损伤海绵间窦。

（4）基底窦：基底窦位于鞍背后方。Rhoton 等发现，双侧海绵间窦最大且最恒定的联系是基底海绵间窦，位于鞍背和斜坡上部的后方，鞍背硬膜内，出现率为 82% ~ 92%。基底窦跨越中线连接两侧海绵窦的后部，接受岩上窦和岩下窦的血液。

3. 展神经　展神经（abducent nerve）经岩尖内侧在蝶岩韧带下方经海绵窦后壁中央的展神经硬脑膜管（经 Dorello 管）进入海绵窦内。展神经是唯一真正走行在海绵窦内的神经，在海绵窦内借纤维小梁固定于海绵窦壁，紧贴颈内动脉后升部向前行走。展神经先在颈内动脉的后垂直段的外侧，紧贴颈内动脉后垂直段的外面转向前，继而在水平段的下外方前行，与矢状面呈 15° ~ 18° 角，向前经眶上裂进入眼眶内。展神经在海绵窦内的外径为 2.38mm ± 0.45mm，平均长度为 17.9mm。

三、桥小脑角区的应用解剖

（一）骨性结构

脑桥小脑角（cerebello - pontine　angle，CPA）以覆盖在颞骨和斜坡背面的颅后窝硬脑膜为前界，以脑桥、小脑中脚上缘、二腹叶、绒球下缘为后界。头端是Ⅵ、Ⅶ、Ⅷ脑神经，这些神经的中间部在此区域内进出脑干，再靠尾端是Ⅸ、Ⅹ、Ⅺ脑神经。

1. 内耳道解剖

（1）内耳道形态解剖：内耳道位于颞骨岩部后面，自内听门向前外侧方走行，与横断面约成15°角（5°~35°）。长度约9.9mm±0.9mm，一岩骨长轴呈45°角，与两外耳道连线约呈8°角，与颅脑矢状面呈约80°~90°角。作者对内耳道作了相关测量，内耳道口的宽度，平均7.5mm；内耳道口的高度，平均5.6mm。两内耳道口间距（后唇），平均为54.4mm。内耳道长度，平均为10.3mm±1.5mm，宽4.3mm±0.8mm。

（2）内耳道底的解剖：内耳道底向外下方倾斜，在内耳道底横嵴区高3.68mm。内耳道底被横嵴和垂直嵴分为四部分。面神经、蜗神经、前庭上神经、前庭下神经依其在各分区的排列位置通过内耳道，其中面神经孔为管状孔，其余三个孔道为筛状。中间神经和单孔神经（后壶腹神经）也行于内耳道内，前者由膝状神经节内双极细胞的中央突组成，在内耳道内离开面神经干，通常在脑桥下缘与前庭蜗神经一起进入脑干。

（3）内耳道内结构：硬脑膜和蛛网膜由颅后窝进入内耳道后和骨膜紧密融合一起，一直延续到内耳道底的骨管内，当神经由内耳道进入骨孔时，神经本身的束膜和骨衣融合一起，组成薄的神经鞘膜。内耳道口处脑膜骨膜层最厚，愈向底部愈薄。内耳道除神经血管外，里面充满脑脊液，和小脑脑桥池相连，形成内耳道内面听神经池。前庭下神经在镰状嵴之下后方，与耳蜗神经紧邻，两者不易分开。耳蜗神经比前庭神经粗，前者约有35 000~50 000根纤维，后者有14 000~24 000根。面神经有10 000根纤维，出内耳道底时，口径最小仅1mm，面神经与骨管几乎无间隙是面神经水肿最易嵌压的地方。内听动脉又称迷路动脉，75%是小脑前下动脉内耳道祥的内耳道前段或内耳道段发出的终末动脉，非常细小，走行在面神经和位听神经的前上方，迷路动脉每侧平均两支。

2. 内耳门的解剖　内耳门位于岩骨内侧面中央，形状稳定，为前窄浅后宽深，后缘锐利，前缘平坦，长径由前上到后下，平均7.8mm（7~9mm），短径为垂直方向，平均5mm（4~7mm）。内耳道口位于岩骨后面的内、中1/3处，77%为椭圆形，余为圆形、肾形、三角形或方形。内耳道呈柱状，粗细、长短根据头形和骨气化程度而不同。

3. 内耳道上结节　该位于内耳道以上，岩骨嵴以下，内耳道侧方、弓下窝垂直线中线侧和三叉神经压迹外侧的骨性突起，称为内耳道上结节。其前、后界分别为经三叉神经切迹前缘、内耳道后缘的岩嵴垂直线，上、下界分别为岩上嵴和内耳道。该结节阻碍了手术从侧方向岩－斜区的显露、从后方对中颅底的显露以及从颅中窝方向对颅后窝的显露。该结构的大小差异较大，隆起的最高点与三叉神经压迹外缘的距离平均为10.2mm（6.8~14.4mm），内耳道上结节由内到外的宽度平均为10.7mm（2.7~7.2mm），由上至下的直径平均5.0mm（4.2~7.4mm），平均高度3.8mm（2.8~5.5mm）。

4. Dorello 管　Dorello 管是由 Gruber 韧带、颞骨岩尖及上斜坡外侧缘三者组成的一个不规则骨纤维管道。Gruber 韧带呈蝴蝶状，两侧附着处较宽，中间部分较细。Dorello 管顶主要由 Gruber 韧带构成，其次是由 Gruber 韧带和颞骨岩尖骨突共同组成，其顶长度9.83mm±1.98mm，顶与底间最大垂直距离2.14mm±0.70mm。其外侧附着于颞骨岩尖上部的蝶棘，最宽处1.79mm±0.96mm；中间部分最窄，宽度1.10mm±0.56mm；内侧附着于上斜坡外侧缘，最宽处1.31mm±0.96mm。在 Dorello 管内，展神经呈扁平状，紧贴管底骨面行向外下方。展神经伴行动脉为脑膜背侧动脉的分支，83.3%以单干形式经过展神经内侧。

（二）桥小脑角的神经结构

1. 面神经的应用解剖

（1）面神经血液供应：面神经脑池段主要由小脑前下动脉的分支供血，内耳道里的面神经为内听动脉供应，膝状神经节处有脑膜中动脉之岩支穿骨管进入远端与茎乳动脉相吻合，茎乳动脉鼓室支又在鼓室及鼓膜的后部与上颌动脉、咽升动脉、脑膜中动脉及颈内动脉之鼓室支相吻合，故贝尔面瘫（Bell's palsy）由于鼓室段侧支循环较好，舌前味觉和听觉过敏早期可能得到恢复，而鼓索支以下则缺乏侧支循环而不易恢复功能。

（2）脑池段面神经的解剖：面神经在桥延沟的外端起自脑干，位于脑桥小脑角池内，自脑干向外侧并稍向上行经内耳门入内耳道。中间神经、前庭神经和蜗神经依次在其后下方进入或离开脑干。自脑干到内耳门，面神经的长度为 10～13mm，在内耳道内的长度平均为 9～10mm（8～12mm）。面神经与位听神经进入脑干处相距平均为 2.3mm（2～3mm），越靠近内耳门两者的间距越小，进入内耳道后互相接触。在脑桥小脑池内面神经走行在前庭蜗神经前上方，位听神经在后下方，中间神经在两者之间。

2. 位听神经的应用解剖　位听神经包括司听觉的耳蜗神经和司平衡的前庭神经。

（1）耳蜗神经：起自内耳螺旋神经节，经内耳道，脑桥小脑角，止于耳蜗神经前、后核；由此核发出纤维在脑桥内进入同侧与对侧的外侧丘系，上行终于下丘核及内侧膝状体，又从内侧膝状体发出纤维经内囊豆状核下部形成听辐射，终于颞横回（听区皮质）。

（2）前庭神经：起自内耳前庭神经节，周围支至三个半规管的壶腹、椭圆囊和球囊，中枢支与耳蜗神经一起经内耳进入颅腔，在脑桥和延髓交界外进入脑桥前庭核，再由此核发出纤维形成前庭小脑束和前庭脊髓束，并通过内侧纵束与其他脑神经核发生联系，其功能主要维持机体平衡。

3. 三叉神经的应用解剖　三叉神经位于小脑幕附着缘之下，向前外侧走行，越过岩骨嵴后进入 Meckel 腔，与三叉神经半月节相连。包括传导面部痛、温觉的粗大根，传导头面部轻触觉的中间根和执行三叉神经运动功能的小根。后根长约 6.1mm±1.4mm，直径约为 4.1mm±1.2mm，位于展神经外上方约 5.5mm±1.7mm，面、位听神经内上方约 7.4mm±1.7mm。三叉神经的运动根黏附在感觉根前内侧的上方，枕下入路时不易见到运动根。脑桥臂接受小脑上动脉供血，三叉神经与小脑上动脉的接触被认为是三叉神经痛的主要原因之一。

4. 展神经的应用解剖　起于脑桥下缘的桥延沟，位于面神经内侧。发出后沿基底动脉外侧向前上方上行，行走在脑桥前池之中。越过岩下窦后，急转向前经岩床韧带、岩尖和鞍背三者之间穿 Dorello 管，进入海绵窦后部。该神经在脑桥腹面行走时与小脑前下动脉（anterior inferior cerebellar artery，AICA）关系密切，AICA 多从该神经腹侧越过，少数自该神经背方越过。当自 AICA 背侧越过时，可使展神经受到压迫。展神经自脑干发出进入蛛网膜下腔段，多数是单个根，少数自脑干发出后即开始分为上、下两根，在 Dorello 管入海绵窦前或后再合为单根抵达外直肌。展神经脑池段长约 5.6mm±1.1mm，距外侧的面、位听神经约 6.4mm±0.8mm，进入 Dorello 管处距中线约 3.4mm±1.9mm。

（三）桥小脑角的血管结构

1. 小脑前下动脉　小脑前下动脉出现率及发出的部位较不恒定，89%发自基底动脉，从椎动脉及小脑后动脉发出者占11%。AICA从基底动脉下1/3段发出最多,占79%,起点与基底动脉形成一个下开放的45°角;从基底动脉中、上段发出者,占10%。从基底动脉发出时,70%~90%小脑前下动脉为单干,接近面、听神经处分为上下两支,也可以双主干或三主干的方式起源于基底动脉,占10%~30%。AICA发出后向外侧斜行,多横过面、听神经的前面(36%),少数横过其后面(8%)或穿过两个神经根之间(56%)。在小脑中脚处,AICA形成桥臂袢,至绒球外上方弯向内侧,形成一个凸向外的内耳道袢,分为内侧支和外侧支,分布于小脑下面的前外侧部,还发出分支至脑桥、延髓和Ⅵ、Ⅶ、Ⅷ对脑神经根及齿状核。

2. 迷路动脉　内耳门内结构主要是面神经、前庭蜗神经和迷路动脉。迷路动脉又称内听动脉。在内耳道内,走行在Ⅶ、Ⅷ脑神经间或其前上方,直径为0.15mm,为终末动脉,又分2~3支;或从小脑前下动脉袢直接发出2~3支,分别供应相应的脑神经。迷路动脉是内耳的供血动脉,供应面、位听神经及耳蜗和前庭器等附近结构。该动脉细长,可发自基底动脉下段(10%~15%),但最多为小脑前下动脉袢在内耳道内分的小支(60%~80%),也可以从小脑后下动脉或副小脑下前动脉(5%~10%)和椎动脉上(5%)发出。

3. 弓下动脉　多由小脑前下动脉袢分出,或由内听动脉分出,穿岩乳管进入鼓窦,是唯一供应迷路和中耳的交通动脉。经迷路手术时,可见到80%的弓下动脉在弓下窝下5mm处进入硬脑膜。弓下动脉孔距内耳道口后缘平均为5.5mm,内耳道后缘距内淋巴囊骨嵴9.5mm。为探查内耳道常以弓状隆起(上半规管)为主要标志。

另外,小脑后下动脉见颈静脉孔区解剖,岩上静脉见岩斜区解剖。

四、岩斜区的显微解剖

(一) 岩斜区的定义

岩骨-斜坡区是蝶骨、颞骨和枕骨三骨交汇所围成的区域,简称岩-斜区。Aziz等将岩斜区范围限定于前为鞍背、后为枕骨大孔前缘、外侧为三叉神经、面神经、前庭蜗神经的区域;并以内耳道口连线、颈静脉孔上缘连线将此区域分成上、中、下三区。

岩斜区是不同于单一的斜坡或岩骨的区域,它是指以颞骨岩部后表面与枕骨斜坡连接部以岩斜裂为中心的一个区域,包括了上到后床突、下到枕骨大孔、内到斜坡外1/3、外到内耳道内侧缘的区域。

(二) 岩斜区的分区

1. 上岩斜区　为大脑脚间池、蝶鞍后部和鞍旁区,相当于中脑前外侧的区域。其顶由三脑室底的后部和间脑结构所形成,后界是大脑脚和后穿质,下界是中脑脑桥沟,向前外至蝶鞍后和鞍旁区,主要包括动眼、滑车神经的硬膜内段,基底动脉(basilar artery, BA)顶端及大脑后动脉(posterior cerebral artery, PCA)和小脑上动脉(arteria cerebelli superior, SCA)。

2. 中岩斜区　为脑桥和脑桥小脑角区,相当于脑桥前外侧的区域。其上界是脑桥中脑沟,下界是桥延沟,外侧是颞骨岩部的后表面,外侧界是内耳道的内缘。中岩斜区包括三叉神经(Ⅴ)、展神经(Ⅵ)、面听神经(Ⅶ、Ⅷ)、BA和AICA。

3. 下岩斜区　为延髓和枕大孔区,相当于延髓前外侧的区域。其上界是桥延沟,下界是延髓和颈髓结合处。该区有后组脑神经、小脑的下部、椎动脉（vertebral artery，VA）及小脑后下动脉（posteriorinferior cerebellar artery，PICA）等。

（三）上岩斜区的解剖

1. 上岩斜区相关的脑神经

（1）动眼和滑车神经：动眼神经自中脑腹侧的脚间窝穿出斜向外上行，从 PCA 和 SCA 之间穿过，在后床突附近跨小脑幕，经过动眼三角进入海绵窦上壁。此段动眼神经的长度约 18.54mm（15.2~19.6mm）。滑车神经起自中脑下丘的下方，环绕中脑大脑脚，在 PCA 和 SCA 之间向腹侧行走，在小脑幕的下方，直接穿入小脑幕。起初行走于顶盖和小脑之间、小脑幕缘的内侧。到达大脑脚与小脑幕缘接近处的后缘时，行至小脑幕缘的下面，在动眼三角的后部穿入小脑幕游离缘中，并行于前岩床韧带中，最后进入海绵窦外侧壁的硬脑膜夹层中。

（2）展神经：展神经自脑干发出后向前走行，进入斜坡中下部的 Dorello 管内。Umansky 测量 Dorello 管的平均直径为 1.5mm（0.5~3.0mm），其长度约为 9.22mm（0.4~13.0mm）；Gruber 韧带长度为 12.27mm±2.2mm，外侧最宽为 4.38mm±1.8mm，内侧最宽为 4.58mm±0.22mm。目前，许多作者倾向于将 Dorello 管称为岩斜静脉腔，这样就包括原骨纤维性管道在内的、展神经进出岩斜区硬膜两层间所夹的静脉腔，它可以更好地解释展神经受损伤的机制，并为岩斜区手术提供解剖标志。

（3）岩浅大神经和岩浅小神经：三叉神经压迹的外侧有岩浅大、小神经沟的开口。岩浅大神经自膝状神经节发出，出面神经管裂口，沿岩浅大神经沟向前内走行，穿越岩蝶下韧带的横行部分，在破裂孔处与岩深神经合并为翼管神经，经翼管至翼腭窝。岩浅大神经位于棘孔后 0.5~1cm 处，贴附于硬脑膜下方。岩浅大神经是面神经分支，也是面神经解压和内耳道开放术的重要标志。沿该神经向外即可追踪到面神经管裂，向外 2~3mm 为膝状神经节，15% 的神经节表面无骨质覆盖，和岩浅大神经一起贴附在硬脑膜下，分离脑膜时必须注意勿使其损伤。该神经传导副交感节前纤维至 Meckel 蝶腭神经节，节后纤维分布于泪腺与鼻、腭的黏膜下腺体。

2. 上岩斜区相关的血管

（1）大脑后动脉的解剖：依据大脑后动脉的走行，将其分成中脑前段、中脑外侧段和中脑后段三段。中脑前段的常发出 4~6 个穿支，其中 2~3 个穿支至脚间窝，另 2~3 个穿支供应大脑脚的腹侧；外侧段常发出 5~7 个穿支，供应中脑的外侧；中脑后段常无穿支。

（2）小脑上动脉的解剖：依据 SCA 的走行，将其分成中脑脑桥前段、中脑脑桥外侧段、中脑小脑裂段、皮质段 4 段。在中脑脑桥前段，SCA 的主干支在距起点约 4.54mm 处常发出 1~2 个穿支，回返至大脑脚供应中脑，其中较细的一支在桥前段常不发出分支；主干支在中脑脑桥外侧段常发出 2~3 支直干型穿支供应中脑或脑桥的外侧面。另外，还发出一支较粗的长旋支，沿中脑后外至下丘，供应下丘和小脑上部。在中脑小脑裂段，主干支常发出 3 个短小的直干型分支，供应脑桥背外侧面，在其移行为皮质支前常发出一较大分支供应下丘和小脑上蚓部。而另一支小脑上动脉在此段也常发出 2~3 支穿支供应脑桥背外侧、小脑上脚和前髓帆。皮质段主要发出分支供应小脑后上部。

（3）岩上静脉的显微解剖：岩上静脉干粗短，壁薄，呈游离悬空状跨越蛛网膜下间隙，其长度为 2.9mm±2.0mm（0.9~8.5mm），外径为 2.3mm±1.0mm（0.8~4.3mm）。岩静脉干短者管径较粗，干长者管径较细。在经乙状窦后入路行桥小脑角及岩斜区手术时，要注意岩上静脉的这一解剖学特征。先探查岩静脉，如果岩静脉较粗，则不要过分牵拉岩静脉，应先解剖分解和游离岩上静脉，使岩上静脉的长度延长，以增加手术操作空间，避免术中出血，减少并发症；如果岩静脉较细，提示岩上静脉多是线型，术中更易于保留。

3. Meckel 腔的解剖

（1）Meckel 腔的形态解剖：Meckel 腔（三叉神经腔）为由颅后窝向颅中窝后内侧部分突入的硬脑膜陷凹，呈扁平的卵圆体状，位于海绵窦后部外下，长轴向前内，冠状位切面两侧 Meckel 腔呈"八"字形。Meckel 腔是包绕三叉神经根和三叉神经节的硬脑膜和蛛网膜套，位于颞骨岩尖部、海绵窦后部的外下方，小脑幕附着缘和岩上窦下方，并参与构成海绵窦后部外侧壁的下部，海绵窦于其上方和下方与岩上窦和岩下窦相交通。颅后窝肿瘤常通过三叉神经池向 Meckel 腔生长。三叉神经节位于 Meckel 腔内，其前部松散，由多根神经纤维组成；后部紧密，汇集形成三叉神经感觉根，并与颅后窝的三叉神经桥池段相延续；三叉神经运动根与感觉根一同进入 Meckel 腔，运动根位于三叉神经节的深面，并随三叉神经的下颌神经（V）经卵圆孔入颞下窝。

1）Meckel 腔壁：形成 MeCkel 腔的硬脑膜来自颅后窝的硬膜延续，但其厚度较后者为薄，其原因是，颅后窝的硬脑膜包括固有硬脑膜层和骨膜层两层，而形成 Meckel 腔的硬脑膜仅为一层固有硬脑膜层。Meckel 腔提供自颅中窝至颅后窝之间的自然通道，分为上、下、前、后壁及内、外侧六个壁。Meckel 腔前壁和上壁与海绵窦后部静脉间隙相邻；其外侧壁与颅中窝内侧壁的硬脑膜相贴；内侧壁前部与颈内动脉海绵窦段后升部相邻，其之有第Ⅳ对脑神经；内侧壁后部与颞骨岩尖部的骨膜相贴；下壁深面有岩大神经沟内的岩浅大神经横行向外走行，岩浅大神经前下方紧邻岩浅小神经。其内侧壁参与构成海绵窦后部外侧壁的下部，海绵窦位于其上方和下方与岩上窦和岩下窦交通。Meckel 腔位置深在，解剖形态细小，毗邻结构复杂，可为多种病变累及。此腔在常规解剖图像上较难准确定位，影像学检查是其主要研究方式。

动态增强扫描早期 Meckel 腔和三叉神经节均无强化；中期 Meckel 腔外壁的硬脑膜开始强化，但强化较轻，三叉神经节无增强；后期 Meckel 腔的内外侧壁较中期强化明显，三叉神经节出现强化。常规增强检查（注射造影剂后 5min）Meckel 腔内外侧壁均显强化，边缘清晰。因为无信号的颈内动脉岩骨段的衬托，MRI 上 Meckel 腔内充满脑脊液，硬脑膜壁清晰。

2）Meckel 腔的大小：Meckel 腔的上下径、内外径和前后径分别为：12.2mm ± 1.6mm、5.5mm ± 0.7mm 和 13.6mm ± 2.3mm，而三叉神经节的相应数值分别为 10.3mm ± 1.9mm、3.2mm ± 0.9mm 和 12.7mm ± 1.7mm。Meckel 腔的上腔深度为 14.11mm ± 1.45mm，下腔深度 15.78mm ± 1.56mm，宽 12.15mm ± 1.34mm，厚度 5.61mm ± 0.55mm。Meckel 腔入口的宽度（H‐I）平均为 8.42mm（6.24 ~ 11.36rnm），其高度（J‐K）平均为 3.26mm（2.53 ~ 4.02mm），三叉神经入 MeCkel 腔的宽度（L‐M）平均为 5.47mm（4.41 ~ 7.36mm）。

3）Meckel 腔内结构：Meckel 腔入口位于小脑幕游离缘、岩上窦和床岩韧带下方，三叉神经节位于 Meckel 腔内，三叉神经半月节其外侧围绕三叉神经池。三叉神经节表面覆盖蛛网膜，该蛛网膜沿着神经节和近端神经根延伸，与三叉神经节之间有一定的间隙。三叉神经节周围的蛛网膜向后与颅后窝的蛛网膜相延续，包绕三叉神经形成蛛网膜下腔，此蛛网膜下腔间隙即三叉神经池。向前延伸至三叉神经节的前1/3；蛛网膜与Meckel腔的硬脑膜间有潜在的间隙，为硬膜下腔。

（2）三叉神经节及其分支

1）三叉神经节：三叉神经在脑桥腹外侧面由脑干发出，与伴随蛛网膜、硬膜一并进入Meckel腔。三叉神经感觉根与内侧方的运动根合并后离开脑桥前池。穿过位于内耳道和鞍背正中间的Meckel腔颅口。Meckel腔内容纳三叉神经节，三叉神经节位于Meckel腔内，其长轴朝向前内。三叉神经感觉根进入颅中窝后组成三叉神经半月节，三叉神经节位于颞骨岩尖部的三叉神经压迹处，呈卵圆形、三角形或半月形，底朝前下，接受三叉神经的三个分支。在三叉神经节前半的四周，伴随神经节的蛛网膜变得很薄弱，硬脑膜则将三个分支相对紧密地包绕着，最后与神经外膜相延续。其中硬膜与三叉神经的眼神经支包绕最紧密，不易将其解剖分离。

2）三叉神经池：Meckel腔内容纳三叉神经节和三叉神经池，并被三叉神经节分隔为上、下两部分，即位于节上的上腔和节下的下腔。三叉神经节表面覆盖的蛛网膜，与颅后窝的蛛网膜相延续。该蛛网膜包绕三叉神经节，并与三叉神经节之间有一定的间隙，形成蛛网膜下腔的三叉神经池。在显微镜下观察三叉神经节上壁蛛网膜呈锯齿状附于神经节的中线附近；下壁蛛网膜附于神经节的后2/3，即三叉神经节和三叉神经根的后半浸泡在脑脊液中。在活体，三叉神经池内充满脑脊液，与颅后窝的蛛网膜下腔交通。有研究显示三叉神经池的上壁蛛网膜止于三叉神经节中线，下壁蛛网膜止于三叉神经节后2/3，即三叉神经节的后2/3位于三叉池内。

3）三叉神经的分支：打开硬膜间隙，可清晰显露Meckel腔及三叉神经节分支。V_1（三叉神经眼支）位于三叉神经节前方稍上，经海绵窦外侧壁前行经眶上裂入眶；V_2（三叉神经上颌支）位于前下方，经海绵窦外侧壁下方穿圆孔入翼腭窝；V_3（三叉神经下颌支）位于三叉神经节下方，与三叉神经运动支共同经卵圆孔入颞下窝。三叉神经运动支纤维被表面光滑的神经外膜包裹，与松散的三叉神经半月节纤维分界明显，位于三叉神经节的深面，在下颌支内侧进入卵圆孔。

（四）中岩斜区的解剖

1. 与中岩斜区相关的脑神经

（1）三叉神经：起自脑桥臂，走行在面听神经复合体的前内侧。三叉神经后根经Meckel腔颅口进入Meckel腔。其内为三叉神经半月节，位于岩骨的三叉神经半月节压迹处。

（2）展神经：起自桥延沟，距正中矢状面4~6mm，由起点至进入眼眶的长度为59mm。展神经起始后向前外方行进，在蝶骨基底进入硬脑膜，然后继续向上前行，越过后床突基部进入海绵窦。

（3）面、听神经：从桥延沟的侧方出脑桥向上外行，经内耳门入内耳道。面神经和听神经位于三叉神经和岩上静脉的外下方、舌下神经的上方2~3mm，由内向外侧排列，依次为面神经运动根、中间神经、前庭神经和蜗神经。中间神经较细小，紧贴前庭蜗神经，常连接在一起。前庭神经与蜗神经紧密相贴，肉眼难以区分，由于它们位于面神经的外侧和稍下方，故脑桥小脑角入路术中面神经常被遮挡而难以显露。面神经行向外侧并稍向上方进入内耳道，在桥小脑角池内和进入内耳道口时，面神经位于面听神经复合体的最前方，前庭蜗神经位于最后方。

2. 中岩斜区相关的血管

（1）基底动脉：在脑桥腹侧自下向上行。BA 于桥延沟处由双侧的椎动脉汇合而成，其平均总长度约为 26mm，管径大小为 3.8～4.4mm，自下向上逐渐变细。基底动脉的起点一般位于桥延沟上 2.56mm，也可见低于桥延沟者。BA 在行程中多位于脑桥腹侧的中线附近，但亦有偏向脑桥一侧或迂曲行走。在 BA 的行程中从其两侧依次发出 AICA、SCA 和 PCA，BA 的顶端多位于脑桥中脑沟的脚间窝处，但高位的 BA 顶端可上达乳头体，下达脑桥中脑沟下 1.3mm 处。基底动脉在其行程中，从其背侧和两侧常发出 9～15 支脑桥支，供应脑桥的腹侧和外侧，分别称之为短旋动脉和长旋动脉。这些脑桥支长短和管径不一，既有长的旋支也有短的直干支，甚至有长旋支供应到绒球。

（2）小脑前下动脉：AICA 分为脑桥前段、脑桥外侧段、小脑外侧间裂段和皮质段 4 段。在小脑中脚处形成桥臂袢，至绒球外上方向内下侧，形成一个凸向外的内耳道袢，最后分为内侧支和外侧支，分布于小脑下面的前外侧部，还发出分支至脑桥、延髓及 Ⅴ、Ⅶ、Ⅷ 脑神经根及齿状核。无论在内耳道内或外，内耳道袢与第Ⅶ、Ⅷ脑神经紧密相随。小脑前下动脉与Ⅶ、Ⅷ脑神经的关系较为复杂，共有 4 种关系：小脑前下动脉在面听神经处形成一袢，此袢将面听神经环绕，血管位于面听神经的背侧；小脑前下动脉穿行于面听神经间；小脑前下动脉行于面听神经的腹侧并压于面听神经根上；小脑前下动脉行于面听神经的背侧。小脑下前动脉与展神经的关系也极为密切，动脉行于神经腹侧者占 79％，行于背侧者占 15％，穿神经根者占 60％。

（3）岩上静脉：来自中岩斜区的静脉血主要经岩上静脉，汇入岩上窦。这是一支短粗的静脉干，由来自脑桥、小脑半球外侧、脑干和第四脑室的许多属支汇合而成，其汇合点位于三叉神经根附近。汇合后常在三叉神经根外下方向前外侧走行，在内耳门上方注入岩上窦。

（五）下岩斜区的解剖

1. 下岩斜区相关的神经

（1）舌咽、迷走和副神经：舌咽神经、迷走神经起源于延髓橄榄后沟的上 1/3，副神经根起源于橄榄后沟的下 2/3 和下位延髓及上位的颈髓。舌咽神经和迷走神经根的起点位于舌下神经根起点的背侧。舌咽神经通常以单干起源，双干起源的较少见，如以双干起源，腹侧干较小，为运动根；背侧干较大，是感觉根。迷走神经的起点紧贴舌咽神经的下方，由大小不等的神经根丝构成。副神经根较长，也是由大小不一的神经根丝构成，有时迷走和副神经作为一束进入迷走道，很难分辨下位迷走和上位副神经根。舌咽神经向前外上方走向舌咽道，而迷走神经和副神经斜向上外行入迷走道，在入迷走孔处，副神经的颅根和脊髓根有时也被一隔膜分开。

（2）舌下神经：多呈两束或扇形起于橄榄前沟的下 2/3，多见呈两束，而后在蛛网膜下腔中向前外侧行走，在椎动脉的后方向舌下神经管汇聚。

2. 下岩斜区相关的血管

（1）椎动脉：椎动脉经寰椎横突孔穿出后，向上绕寰椎上关节突后方，向前内穿过寰枕后膜和硬膜。颅内段起自枕骨大孔处的硬膜环，经过枕骨大孔进入颅后窝，在舌下神经根的前面、延髓腹侧面斜向内上行走，至脑桥下缘，常在脑桥延髓沟水平左、右椎动脉即汇合成一条基底动脉。但也有在脑桥延髓沟的上方或下方汇合形成基底动脉。椎动脉在形成基底动脉前常常发出小脑后下动脉和脊髓前动脉。一般从椎动脉的后壁发出 3~5 支直干型的短穿支供应延髓的腹侧，并发出脊髓前动脉。椎动脉常在舌下神经的前方行走，偶有行于舌下神经后方者。如果椎动脉短而直，可以不接触舌下神经或压于舌下神经上；如果椎动脉迂曲行走，它的后表面可紧压在舌下神经上。偶尔，椎动脉也可以行于舌下神经根之间。

（2）小脑后下动脉：发自椎动脉，靠近或穿过舌下神经根向后绕过延髓进入小脑延髓池。位于舌咽、迷走、副神经根的前面，并穿过以上神经根之间离开小脑延髓池。小脑后下动脉与舌下神经之间的关系与小脑后下动脉的起点密切相关，有以下三种情况：直接行走于舌下神经根的上、下或后表面，最多见；穿行于舌下神经根中，较少见；偶尔在经过舌下神经时形成袢。PICA 通常穿过舌咽、迷走和副神经，并常常形成一个动脉袢，环绕这些神经。通常在面、听神经的下方向前外侧方行走，而不与面听神经接触。岩骨斜坡下区的硬膜接受来自咽升动脉分支、椎动脉脑膜支、枕动脉脑膜支的供血。此区的静脉回流主要靠桥延沟静脉、延髓内侧和延髓外侧静脉，以及橄榄体后静脉，经岩上窦、岩下窦或乙状窦引流。小脑后下动脉可以分为延髓前段、延髓外侧段、扁桃体延髓段、扁桃体远段和皮质段 5 段。

五、颈静脉孔区的显微解剖

（一）颈静脉孔的位置和形态结构

1. 颈静脉孔的形态　颈静脉孔是位于侧颅底的枕、颞骨之间较大的不规则裂隙，由颞骨、枕骨共同围成。其内有后组脑神经和颈内静脉穿行，该孔为颅底最低点，有利于颅内静脉引流至颈内静脉。颞骨岩部下面有一深窝，为颈静脉窝，构成颈静脉孔的前内界及外界，窝内容纳颈静脉球。由颈静脉球造成的穹隆陷窝双侧均存在的占 49%，仅右侧出现的占 36%，仅左侧出现的占 60%，双侧均缺如者占 9%。枕骨颈静脉突的前缘有一深而宽的切迹，为颈静脉切迹，构成颈静脉孔的后内界。颈静脉孔内存在颞骨和枕骨向孔内突出的颈静脉内突，分别称为颞突和枕突，部分融合形成骨桥，骨桥出现率约为 5%~30%。颞突出现率为 100%，而枕突出现率为 30%~43.6%。

2. 颈静脉孔内结构　颈静脉孔内通过的结构由前内向后外，依次为舌咽神经、岩下窦、迷走神经和副神经、脑膜后动脉和颈静脉球。颈静脉孔内有颞骨和枕骨向孔内突出的颈静脉内突，分别称为颞突和枕突，部分融合形成骨桥。颈内静脉和颈内动脉相互伴行，两血管所经颅底孔洞 - 颈静脉孔和颈动脉管外口，仅靠一薄层骨板相隔，颈动脉管在前，颈静脉孔在后。从颅内看，颈静脉孔位于颞骨岩部外 1/3 的后面，岩枕裂的后端，岩部与枕骨结合处；从颅外看，颈静脉孔位于颈动脉管外口、茎突和枕髁三点连线形成的三角区内，居颈动脉管外口之后，茎突的前内侧，枕骨髁的外侧的稍上方。

颈静脉孔前内侧部有岩下窦沟，该沟从岩尖沿岩枕裂向下延伸，其内的岩下窦与展神经一同通过 Dorello 管。岩下窦向外下方引流至颈静脉孔注入颈静脉球。颈静脉孔后外侧部则有乙状窦沟，该沟从横窦沟外端沿颞骨乳突部向下延伸。乙状窦与乳突小房仅隔一层薄骨板，乳突手术时易误伤。颈静脉孔外口的前方为颈动脉管外口，外侧为茎突、茎乳孔以及稍远处的乳突，内侧为舌下神经管、枕髁和枕骨大孔，后方为枕骨颈突。

3. 颈静脉孔大小　颈静脉孔左右两侧大小存在较大的差别，以右侧偏大为多，约占 3/5，左侧大于右侧者约占 1/5，余下的左右侧相等。造成两侧颈静脉孔大小差别的原因可能与右侧颈内静脉移行为较短的无名静脉，受右心房舒张时造成的负压吸引力较大，在颈静脉孔处因血管走行弯曲而形成较大的涡流，右侧颈静脉孔受冲击较大所致。颈静脉孔的大小与颈静脉球大小成正比，与乙状窦和横窦是否为优势导流侧也呈正相关。1997 年，Graham 对颈静脉球的形态进行了观察，认为颈静脉球的大小变异较大，平均宽为 15mm，高 20mm，圆顶的顶高有时可以高出乙状窦水平段 19.05mm（75%），有时高出不到 6.35mm（25%）。颅内及颅外颈静脉孔的骨管及开口的大小和外形常不一致，颅内的颈静脉孔形似鸟嘴状，而颅外的开口呈瓶状。颈静脉孔的颅内通道入口处被硬膜盖住，颅内有两个特征性的孔道，分别形成舌咽神经通道、迷走通道，硬膜返折是辨认颈静脉孔内脑神经的标志。

（二）颈静脉孔分区

临床上，将颈静脉孔分为前内侧较小的神经部和后外侧较大的静脉部。1934 年，Hovel-acque 曾将颈静脉孔分为前内侧的神经部（有舌咽神经通过）和后外侧的血管部（有迷走神经、副神经和脑膜后动脉通过）两部分，此分法沿用至今。也有将颈静脉孔三分法，即将颈静脉孔分为前、中、后三部分。前内侧部包含有注入颈内静脉的岩下窦；中间部为舌咽、迷走和副神经通过；后外侧部分有颈内静脉的起始部颈静脉球穿行。目前，影像学也采用较为公认的是二分法，即前内侧的神经部，通过岩下窦和舌咽神经、迷走神经、副神经复合束；后外侧的血管部，通过颈内静脉和咽升动脉脑膜支。

静脉部大，是颈静脉球所在部位，占据颈静脉孔的后外侧；神经部小，居孔的前内侧。静脉部变异较大，左右大小不等；神经部较恒定，左右两侧差别不大。静脉部和神经部之间由纤维桥或骨桥分隔。围成颈静脉孔的颞、枕两骨均长有伸向孔内的骨性突起，分别称枕突和颞突，突起的长短因人而异，突起间借纤维隔膜连结即为纤维桥，突起汇合在一起，便构成骨桥。据 Rhoton 等报告，约 3/4 的人静脉部与神经部由纤维桥隔开，另 1/4 的人由骨桥隔开。有时枕骨存在两个枕突且均与颞骨的两个颞突相互汇合，构成独立的舌咽神经管和迷走-副神经管。此时，颈静脉孔分为三部分：内侧的舌咽神经管，内有舌咽神经穿行；中间部的迷走-神经管，有迷走神经和副神经穿行；后外侧部最大，容纳颈静脉球。

临床上发现颈静脉孔内口处硬膜分别沿舌咽神经和迷走神经、副神经入孔形成硬膜皱褶，分别称之为舌咽道和迷走道，两者间隔以纤维或骨性间隔。Katsuta 根据通过颈静脉孔的结构将其分为岩部、颈内部（或神经部）和乙状窦部。神经部有 Ⅸ～Ⅺ 神经穿行；岩部为接收岩下窦、舌下神经管静脉、岩下斜裂静脉和椎静脉丛分支的一个典型的静脉窦；乙状部接收乙状窦血流。约 70% 舌咽神经穿行于颈静脉孔的前腔隙，而颈静脉球和 Ⅹ、Ⅺ 神经位于后腔隙；25% 的 Ⅸ、Ⅹ、Ⅺ 神经位于前腔隙，而颈静脉球位于后腔隙；5% 观察到颈静脉孔被骨隔分隔为三个腔隙，前腔隙容纳Ⅸ神经，中腔隙容纳Ⅹ、Ⅺ神经、后腔隙容纳颈静脉球。

（三）骨性颈静脉孔

骨性颈静脉孔由颞骨岩部和枕骨颈静脉突围成，为一自颅内开口通向前、外、下方的骨性管道。颞骨岩部的后下缘和枕骨鳞部的前外缘分别构成颈静脉孔的前外侧壁和后内侧壁。颞骨和枕骨向孔内的突起，分别被称为颞突和枕突，是颈静脉孔内的重要骨性标志，两者构成孔内神经和血管的分隔。由颞突下方沿颈静脉球内侧缘伸向后方的骨性隆起称为颈内嵴，舌咽神经行于其内侧。

1. 颞突　是构成颈静脉孔前外侧壁的颞骨伸向孔内的骨性突起，较恒定地位于颞骨三角切迹的后外侧。细长的尖指向孔的后内侧壁、舌下神经孔的后缘，是颈静脉孔前外侧壁静脉部和舌咽神经之间的分隔。

2. 枕突 是构成颈静脉孔后内侧壁的枕骨伸向孔内的骨性突起。圆钝，常为略突的骨性隆起，分别位于舌下神经管的上方（占98.6%）和后方（占11.4%）。枕突两侧分别有舌咽神经和迷走、副神经经过。

3. Hemate 突 是颈静脉孔神经部内侧端发自枕骨，伸向对侧颞骨表面的骨棘。

4. 锥形窝 沿颈静脉球的内侧缘，颞突的内侧面向孔内延伸一骨嵴，称颈内嵴，嵴的尖端略指向内侧，在颈静脉孔的前壁颞突的内侧形成一三角形的隐窝，称锥形窝，容纳周围淋巴管，耳蜗管开口于窝的前尖部。嵴的内侧面形成浅的沟，称舌咽神经沟，舌咽神经在耳蜗管开口处的下方进入此窝穿行于内，有的嵴的边缘伸向附近的颞骨则形成深沟，还有可能与颞骨融合形成舌咽神经管。

5. 颈静脉窝 是颈静脉孔向颅外移行过程中静脉部膨大形成的骨性穹隆陷窝，也称颈静脉穹隆（dome of the jugular loulb），容纳颈静脉球，其顶部光滑，但顶点有嵴且不规则，略偏向乙状窦入口的外侧。

（四）颈静脉孔的神经结构

1. 舌咽神经、迷走神经、副神经 是颈静脉孔区重要的脑神经，共同起自于延髓橄榄后沟。神经根丝自上而下起自下橄榄背侧、延髓和脊髓的后外侧沟。其中舌咽神经位于橄榄后沟最上方，迷走神经位于中间，副神经居沟的最下方，这三对脑神经共同构成舌咽、迷走、副神经复合体，向前外侧至颈静脉孔处再彼此分离。神经根丝逐级汇合形成舌咽、迷走和副神经，并于颈静脉孔周围形成神经节。该区域的病变常常同时引起这三对脑神经的损害，并产生相应的脑神经症状，称为颈静脉孔区综合征。

2. 舌下神经 神经根丝则起自下2/3橄榄体和延髓锥体之间的前外侧沟，分为上下两组分别入舌下神经管。

（五）颈静脉孔内的静脉

1. 乙状窦和颈静脉球 颈静脉孔由乙状窦的水平部延伸而成，乙状窦进入颈静脉孔的静脉部后延续为颈静脉球，乙状窦是颈静脉回流的主要属支，经乙状窦沟达颈静脉孔后外侧缘急转向前下，越过枕乳缝的近端入孔，移行为颈静脉球。颈静脉球是乙状窦和颈内静脉在孔内移行过程中，由于接受不同方向来源的静脉回流，血流速度减慢，流量骤增而形成的局部球形膨大，突向颈静脉孔静脉部的前外侧岩骨，内耳道及内耳的下方，一般右侧较左侧更明显。颈静脉球变异较大，这与乙状窦是否是主侧引流有关。

2. 岩下窦 岩下窦是除乙状窦外引流至颈静脉球的最大血管。位于岩斜裂的岩下窦沟内，其前上部与海绵窦和基底静脉丛相连，下方回流入颈静脉球。沿途接收周围多条回流静脉，与Ⅵ、Ⅸ、Ⅹ、Ⅺ脑神经，颈静脉球的关系密切。约46%病例存在岩骨内侧静脉，50%病例存在岩骨外侧静脉；岩骨内侧静脉在岩下窦终末段内侧约11mm处汇入，岩骨外侧静脉至岩下窦终末部，与颈内动脉管静脉丛相交通。

岩下窦接纳斜坡区的血液，形成单一或多个静脉道，在舌咽-迷走神经间（48%），或舌咽神经前（30%），或迷走神经后（16%），或迷走-副神经间（6%）穿过，汇入颈静脉球内侧壁。岩下窦汇入颈静脉球的位置可有不同形式，大部分直接汇入颈静脉球中部的前内侧壁，部分汇入乙状窦或颈内静脉。岩下窦汇入颈静脉球的方式有三种：①直接开口于舌咽神经和迷走、副神经之间；②开口于迷走和副神经的下方；③形成短的岩下窦静脉引流入颈静脉孔外口下的颈内静脉。

3. 舌下神经管静脉丛　位于舌下神经管内，围绕舌下神经的周围，也称前髁管静脉。多在岩下窦的尾部入丛状静脉窦或直接回流入颈静脉球。髁导静脉、舌下神经管静脉丛也汇入颈静脉球或颈内静脉。

4. 后髁管导静脉　经枕髁后外侧缘的髁管后孔，穿髁管在颈静脉孔后缘的中部回流入乙状窦和颈静脉球的交界处的后内侧缘，经常与椎静脉丛、岩下窦之间或通过骨管与舌下神经管静脉丛相系。后髁管穿静脉的出现率为64%～78%。

5. 岩下静脉　位于舌咽、迷走和副神经的后方，起自延髓的背外侧，终止于乙状窦。部分位于神经的前方，起自延髓的腹外侧，出现率为34%。

（刘少录）

第六节　体位与手术入路

一、开颅手术一般原则

1. 术前准备及用药

（1）术前晚上淋浴和洗头：如需要，同时剃头。手术消毒前可用甲紫在头部标画出中线、切口和邻近重要结构的体表位置。

（2）肿瘤患者如果术前应用激素治疗：术前6小时增加50%剂量。术前未用者，术前6小时地塞米松10mg静脉滴注。

（3）如已经服用抗癫痫药，继续同样剂量：如术前未用抗癫痫药且手术涉及脑组织者，给予抗癫痫药，如苯妥英钠300mg，每4小时口服1次（早晨用少量水服下），连用3次。

（4）感染性手术，应在手术前给予抗生素：如为无菌手术，术中可预防性应用抗生素。

（5）推荐使用充气压力靴，或长筒弹力袜，避免下肢静脉血栓。

2. 麻醉　对于一些相对简单的手术，如头皮肿物、颅骨骨瘤、慢性硬膜下血肿钻孔引流可采用局部麻醉，同时静脉给药镇痛。绝大多数神经外科手术需要全身麻醉。

3. 体位　依手术部位而定，选取体位的原则是争取手术野的良好暴露，有利于术操作，长时间体位摆放不应造成患者身体损害，头部不宜过低过高，避免出血过多或气栓。具体如下：①仰卧位：适用于额、颞和鞍区病变，头部可偏向手术对侧。②侧卧位：适用于颞、顶、枕、颅后窝和脊髓手术，可增加侧卧角度以利暴露。③俯卧位：少用，适用于枕部、颅后窝和脊髓的手术。④坐位：少用，适用于颅后窝和高段颈髓的手术。

4. 手术切口选择　一般原则是选择入路距离近，同时避开重要结构和功能区，又可获得最佳手术视野（图3-6，图3-7）。在神经导航设备、内镜等辅助下，可以选择小切口小骨瓣锁孔入路（keyhole）。幕上开颅皮瓣基底应朝向供血动脉方向，基底宽度一般不＜5cm，皮瓣不宜过高，横与高比不宜超过1：1.25。

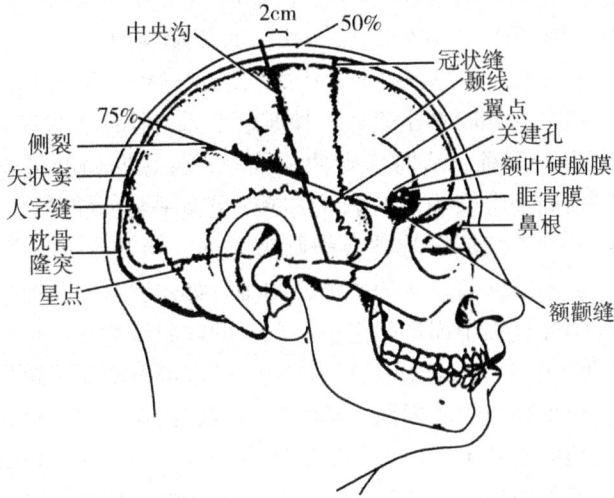

图 3-6 脑重要结构的体表定位

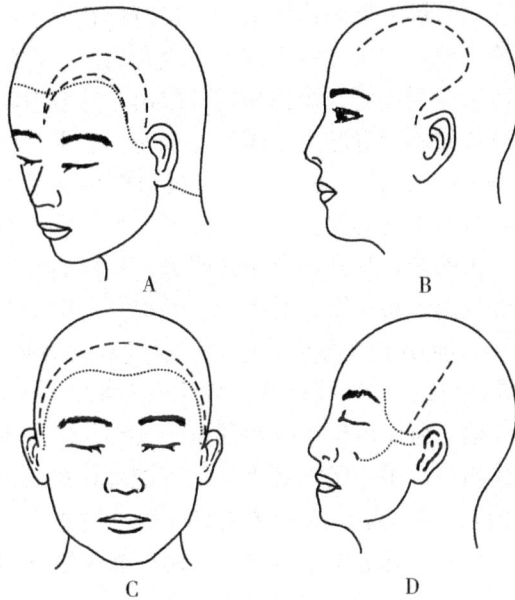

图 3-7 不同手术入路切口

A. 额颞瓣入路；B. 改良翼点入路；C. 双侧额颞瓣（冠瓣）入路；D. 骨窗开颅手术入路

二、标准开颅术

1. **头皮切开** 头部局部麻醉后，术者和助手每人用一只手，手指并拢用纱布压在切口两旁，一次切开皮肤长度不应超过手指范围，深度到达帽状腱膜下，头皮夹止血，手术刀钝性或钝性分开帽状腱膜下至皮瓣基底。皮瓣下填纱布卷翻向下方，盐水纱布覆盖。

2. **骨瓣成形** 如骨瓣游离，可切开和仔细推开骨膜或肌肉筋膜。如保留肌蒂和骨膜，可切开远侧骨膜，分别打孔。一般打孔4~5个，如应用铣刀，骨孔可适当减少。不易出血部位先钻孔，近静脉窦和脑膜中动脉处最后钻孔。如怀疑颅内压高，应在钻孔前静脉输注20%甘露醇250ml，降低颅压。在相邻两个骨孔穿入线锯导板，带入线锯锯开骨瓣。肌蒂处可在保护肌蒂下锯开，也可两侧咬骨钳咬开。骨瓣取下后，骨窗边缘涂骨蜡止血。

3. 硬脑膜切开　切开硬膜前，应将术野冲洗干净，骨缘四周悬吊硬膜，避免硬膜塌陷出现硬膜外血肿。骨缘四周铺湿棉条，手术者洗净或更换手套。硬膜可十字切开，颅后窝为Y形切开，U形切开硬膜时基底应在静脉或静脉窦方向。切开中如血管出血，可用银夹止血，尽量避免电凝。造成硬膜回缩，关颅时缝合困难。如硬膜张力高时，可穿刺脑室或肿瘤囊腔，降低颅压，避免切开过程中损伤脑组织。翻开的硬膜应悬吊，用湿棉条覆盖。

4. 脑切开　脑组织切开部位应选择在非重要功能区和距离病变最近的部位。尽量利用脑沟、裂切开脑组织，减少脑组织的损伤。囊性肿瘤或脑内血肿可尝试用脑室穿刺针穿刺病灶，吸除部分内容，达到减压效果，但不要抽空所有内容，抽空所有内容以后寻找病灶时比较困难。穿刺针可以留置以引导病灶的定位，如果穿刺的隧道可以找到，也可拔除。

5. 缝合伤口　手术结束后，应用生理盐水冲洗至清亮为止。并询问血压，不宜在血压低时缝合伤口，以免术后出血；减压性手术，可不缝合硬膜。尽可能严密缝合硬膜，避免皮下积液，如硬膜缺损，可应用骨膜，筋膜或人造硬膜进行修补。游离骨瓣可用粗缝线、钢丝或钛夹固定。带蒂骨瓣可缝合肌肉筋膜和骨膜固定。缝合肌肉、帽状腱膜和皮肤，每隔1cm缝合一针，分层缝合。如留置外引流管，须在切口外引出，外接引流袋。

术中气栓：当板障静脉或硬脑膜静脉窦暴露于空气时，手术都有潜在形成气栓的致命危险。血管内是负压时（头位高于心脏位置）空气可被血管内血液带走，积存于右心房内，静脉回流减少引起低血压，也可引起心律失常。特殊的气栓可发生在卵圆孔未闭或肺动静脉瘘，可产生缺血性脑梗死。头的位置越高，负压越明显，气栓的发生率越高。气栓可发生于任何头部高于心脏的手术。检测方法不同，发生率差距很大：用多普勒检测估计坐位手术的气栓发生率约为2.5%~7%。有明显气栓危险手术，如坐位手术时，要求心前区多普勒监测并在右心房放置中心静脉导管。①气栓诊断：发生气栓时，最早表现是末梢血PCO_2下降。心前多普勒也可提示气栓。血压可呈进行性低血压。②气栓的治疗：发现并闭塞空气进入位置，快速用湿海绵盖住伤口，用骨蜡抹骨缘；尽可能降低患者的头（30°或水平面下）；压迫颈静脉（最好压迫双侧）；使患者左侧卧位（空气积于右心房）；经中心静脉导管从右心房抽吸空气；给患者吸入纯氧；麻醉中不能继续使用一氧化氮（可以加重气栓）；使用升压和扩容药维持血压。

（孙　政）

第七节　颅底手术入路基本原则

颅底外科是跨神经外科、耳鼻咽喉-头颈外科和口腔颌面外科、整形外科的交叉学科。颅底病变位置深在，解剖关系复杂，毗邻重要的脑神经与颅底血管，又与眶、鼻和鼻窦等邻近器官关系密切，术中常涉及多器官的处理与保护，手术难度很大。因此，颅底手术入路的设计原则是：即能充分显露和切除病变，同时有效地保护好毗邻重要的结构，并且要注意量化和个体化设计。

一、颅底手术入路的设计原则

根据病灶的位置选择最佳的手术入路。颅底骨质凸凹不平，神经血管相互交错，构成了颅底解剖的复杂性。颅底外科手术可供操作的空间狭小，通常需要充分打开蛛网膜下腔（池），在神经、血管之间分离和切除肿瘤。脑神经和重要动脉、静脉的损伤都会给患者带来严重的术后并发症，术后生活质量下降，甚至造成患者术后死亡。应该强调的是，颅底外科医师制订手术计划时，应正确做出颅底肿瘤术前的评估，要针对每个病例的特点做出个体化的设计方案。除认真选择手术入路外，还要充分估计术中可能发生的意外，并制定出预防和处理的措施。设计颅底手术入路一般遵循以下三个基本原则：

（1）选择尽可能短的手术路径，以缩小操作距离，同时避开重要功能的解剖区域。

（2）充分利用已有的或潜在的自然空隙作为手术通道，如颅底池、硬膜下腔及可牵开的肌肉间隙。

（3）颅骨骨窗的大小、位置合理有效，尽量减少对脑组织的牵拉。采用磨除颅底骨质的方法，来达到减少脑组织牵拉的目的。术中能避免损伤神经、血管，同时入路要求简便、创伤小，易推广，并注重外观和便于颅底重建。在应用新的颅底手术入路前，应先进行解剖研究和设计，并反复验证。为满足上述原则的要求，不仅应熟悉和掌握手术区域各个解剖层次的重要结构，而且必须对这些结构间的相互关系有着非常清楚的认识。

二、颅底外科手术入路应用原则

实施颅底显微手术前，需先明确以下几个主要问题：

（1）术前正确估计肿瘤的大小、性质、侵袭方向。

（2）对神经影像提示肿瘤周围的改变有正确认识，如要辨认清楚肿瘤的边界、肿瘤与周围组织粘连程度。

（3）皮瓣和骨瓣的设计原则选择手术入路时，应选择距离病灶近、避开重要结构和功能区、能获得最佳视野的手术入路，同时还要考虑到皮瓣的血液供应和美容问题，幕上开颅多采用基底朝向供血动脉方向的弧形切口或问号形切口，皮瓣基底宽度不应小于5cm，皮瓣基底与高径的比例最好应超过1：1.25，切勿采用呈倒烧瓶状皮瓣，以防术后皮瓣边缘缺血坏死。幕下多采用弧形、直线或拐杖形切口。各部位的开颅方法略有不同，如颞部手术多采用瓣前翻、肌骨瓣翻向颞侧，而硬脑膜翻向中线。而额部切口常为皮瓣、肌瓣、骨瓣一同翻向额下方。

（4）术中对肿瘤边界的标志要有正确的辨认，术前要准确评估肿瘤的切除程度，术中避免过度切除，并制定预防损伤周围正常组织的措施。对这些问题的回答将明显增加肿瘤全切率，而减少术中的副损伤，提高手术疗效。颅底外科手术应遵循以下原则：

1）完善的术前计划：在处理颅底病变前，必须了解病变与其毗邻结构的解剖关系，包括相关的颅骨解剖、病变与脑神经、硬膜和血管的关系。神经外科医师应在实验室学习颅底三维解剖，这是每一位颅底显微外科医师必须具备的基本知识。

2）良好的手术显露：采用最短的手术路径和获得良好的手术显露是手术成功的关键步骤。依据颅底解剖特征，选择路径最短和显露最充分的入路进行肿瘤切除，术中避开重要的神经和血管结构。这要求术者必须具备扎实的显微神经外科技术和熟悉颅底显微解剖。选择合适的颅底手术入路和适当的颅底骨质切除，这要求开颅的骨窗缘必须达颅底，以减少视野死角，才能达到良好的手术显露，有效地显露病变，这样既可安全地切除病变，又可最大限度地保护神经血管结构。

3）正确有效的止血术：开颅时各种出血的止血方法（见表3-3）。颅骨出血，包括颅骨板障和颅骨导静脉出血可采用骨蜡封闭止血。在出血处均匀涂一薄层骨蜡，然后用纱布和棉片压实，再检查是否还有出血。不要认为厚厚贴上一块可确保"万无一失"，过厚的骨蜡不但相对容易脱落而且易产生异物排斥反应。鞍区肿瘤，尤其是脑干及其周围区域的肿瘤切除，尽量做到少用双极电凝，一般的小渗血用明胶海绵压迫均可达到有效的止血。由于脑组织娇嫩，且组织内血管往往很细，脑内血管出血后易发生退缩，需采用吸引器配合将血管吸出来，同时用双极电凝止血。止血时电凝功率要恰当，另外应选择管径恰当的吸引器，以能够吸出血管而不破坏脑组织为宜，电凝血管要与断裂的血管垂直。

表3-3 神经外科术中止血方法

出血部位	止血方法
动脉出血	双极电凝
颅骨出血	骨蜡
硬脑膜出血	银夹、缝扎法、双极电凝止血、小纹钳钳夹止血、悬吊止血、吸收性明胶海绵或止血纱布压迫止血
静脉窦出血	吸收性明胶海绵或止血纱布压迫止血静脉窦的裂伤可以缝合重建静脉窦
皮层静脉出血	电凝或者压迫止血

静脉窦损伤的处理原则：控制出血、避免气栓及恢复窦腔。处理这类损伤时，切勿急于探查静脉窦损伤区，应先做好术野的显露，将破裂的静脉窦两端暴露出来，并做好一切止血和输血的准备工作。适当抬高床头，然后揭除受损窦壁上的骨片、血块或临时止血材料，随即用吸引器吸住出血点，迅速查看破口状况，弄清情况后压迫控制出血，根据静脉窦破损情况选用适当修补方法。①小裂伤：可用肌片或吸收性明胶海绵贴附于裂口上，轻压片刻即可止血，然后行8字缝合，固定止血材料，以免松动。②线形撕裂伤：采用缝合法，即以细丝线将裂口对位间断缝合。方法是用脑压板平压在裂口上或于受损窦的远近两端加压控制出血，继而边退边缝，至最后2~3针时暂不打结，以便排放部分血液冲出腔内血块，然后再打结。③窦壁缺损：系指静脉窦破口不规则并有缺损时，无法直接缝合，以肌肉或吸收性明胶海绵覆盖有陷入窦腔造成栓塞之虑，故须采用翻转附近硬脑膜外层掩盖缝合，或以骨膜、筋膜片修补破孔的方法，整复窦壁，再用医用胶加固。④静脉窦横断伤：即静脉窦已断裂为两段，处理极为困难，若属非主要静脉窦则可予以结扎，但若为上矢状窦中后段，右侧横窦或乙状窦，则须予以吻合或修复，以重建窦腔血流。通常可采用大隐静脉、硬脑膜、大脑镰、小脑幕或人工血管材料施行静脉窦成形术。术中适当抬高床头，窦两端暂时断流，要注意防止气栓，必要时需在远近端窦腔放置暂时分流管，保持窦内血液流畅，以免因静脉血回流障碍而发生急性脑膨出。吻合完毕时最后几针不打结，待拔除分流管、排除凝血块之后再打结。

4）充分利用"自然通道"：如潜在的腔隙、颅底骨、脑底池、可牵开的肌肉及颅底肿瘤的潜在间隙，同时注意避免神经和血管损伤。采用磨除颅底骨质的方法，在扩大显露的同时可减少对脑组织的牵拉，这符合现代微创原则。

（5）肿瘤切除的方法和策略：对良性肿瘤原则上应争取全切，且最大限度地保留功能；对恶性肿瘤应在不损伤神经功能的前提下，主张尽可能整块和完全切除肿瘤，避免肿瘤的快速转移，至少要达到充分减压的目的。对有包膜的肿瘤，可先将肿瘤沿表面的包膜向四周分离，然后切开包膜，瘤内分块取瘤。当瘤内张力降低后，瘤壁将自然塌陷，易与周围组织分离，有利于保存神经血管结构。包膜与周围组织粘连紧密，常有下列情况：①粘连区内有血管或神经分支被肿瘤包绕，如果是供瘤血管牵扯，将血管电凝切断后，包膜自然与周围组织分离。②瘤结节嵌入脑组织内，将瘤结节内的肿瘤切除，瘤包膜即松解，易于分离。③肿瘤包膜与大血管或神经粘连紧密，说明肿瘤与神经或血管之间的蛛网膜界面已丧失，切忌盲目分离而损伤血管。④肿瘤有来源于正常的血管参与肿瘤的供血，在重要区域，应采取瘤内取瘤的切瘤方式，逐渐向周围扩大分离切除，注意须在直视下进行操作。

（6）保护神经功能，减少并发症：把保护脑神经和脑组织功能，提高患者术后生活质量作为决定手术的主要依据，不能盲目追求肿瘤的全切除率，而忽视术后并发症。由于颅底病变位置深在，手术操作时间长，因此手术应减少脑组织暴露时间和减少对脑组织的牵拉，可采用相应的保护措施：①用湿吸收性明胶海绵和脑棉片覆盖在暴露的脑组织表面，特别是要贴覆在牵拉部分的脑组织表面。②牵拉用的脑压板应表面平滑，且应与所牵脑组织的形状相适应，最好采用自动牵开器固定脑压板，并定期间隙放松脑压板，避免因牵拉而产生牵拉伤，这对于保护脑组织和神经十分重要。③降低颅内压，减轻脑组织张力，以提高脑组织和神经对牵拉的耐受性。如术前腰穿置管放液、术中充分打开脑池引流脑脊液或术中穿刺脑室、过度换气等。④术中应用脑保护剂，如甘露醇、类固醇激素、钙通道阻滞剂等。

（7）有效控制颅内压：充分释放脑脊液，有效地控制颅内压，可改善手术显露，减轻脑组织损伤。选择最佳的入路，充分利用解剖间隙，必要时采用神经导航技术和内镜辅助技术，以达到有效地降低颅内压，使脑组织松弛。术前可采取抬高手术床头和腰穿置管引流脑脊液，术中可采取脑室穿刺和应用甘露醇等脱水降压药等方法控制颅内压。同时，脑组织牵拉必须有保护措施，尽可能避免对有张力的脑组织牵拉。

（8）软组织保留和术后重建：术前必须制定颅底硬脑膜重建、颅底骨重建和软组织重建的合理方案；术中颅底脑膜缺损应修复完整，以防止术后脑脊液漏和感染等并发症。手术切口附近的筋膜、骨膜、肌肉和硬膜及与它们有关的血管（如颞浅动脉、枕动脉）应予保留，组织和血管的保留，不仅有利于术后伤口的闭合，也便于术后颅底重建。

三、常见颅底手术入路

颅底手术入路有几十种，各种手术入路均有其适应证，也有其各自不同的优缺点。多数学者认为现代颅底外科手术入路的设计原则是力求术野暴露充分，颅底重要结构得到保护，同时兼顾面容和功能的恢复。常用的颅底手术入路有：扩大经额入路、颅-眶-颧入路、额颞-经颧入路、颞下-经海绵窦入路、颞下-经岩嵴入路、颞枕-经天幕入路、颞下-耳前颞下窝入路、乙状窦前-幕上下联合入路、枕下乙状窦后-经内耳道入路、枕下乙状窦后-经内耳道上入路、枕下远外侧入路、后正中-经小脑裂入路等。我们根据颅底肿瘤的特点选择眶-额入路、眶颧额颞入路、颞下-经岩骨嵴入路、枕下乙状窦后入路及其改良入路、远外侧-经颈静脉结节，这几种入路能够最大限度地暴露肿瘤，最小范围牵拉脑组织，达到肿瘤的全切除或次全切，同时又不在颜面部留下切口瘢痕，达到兼顾面容的目的。而且从蛛网膜界面分离神经血管，得以最大限度地保护功能。眶－额入路或眶颧额颞入路由于将眉弓、颧弓取下，与以往的经额入路、翼点相比增了颅底的显露，从而减轻对脑组织的牵拉，特别是避免对下丘脑等重要结构的牵拉。

（一）前颅底手术入路

1. 经鼻蝶窦入路　包括口－鼻－蝶入路，鼻小柱－鼻中隔入路，经单鼻孔－经蝶入路。到达区域有蝶窦、垂体窝、上斜坡和中斜坡。优点是无需开颅，硬膜外操作，无外部切口；缺点是手术进路通道长，海绵窦区视觉差，有发生脑脊液漏的危险。

2. 经口－硬腭入路　可到达中、下斜坡，颅颈关节前面等区域。对口咽、鼻咽、蝶窦、斜坡、$C_1 \sim C_3$、垂体、岩骨内颈内动脉、脑干前面、椎基底动脉、展神经等结构有良好的暴露。优点是硬膜外入路，无需开颅，直接到达斜坡和脑干前面；缺点是有菌的手术通道、两侧暴露受限、有发生脑脊液漏和颅颈关节不稳定的危险。

3. 经上颌入路　可到达斜坡、颞下窝等区域。暴露的解剖结构有口咽、鼻咽、蝶窦、上颌窦、斜坡、垂体窝、颞下窝、腭窝、双侧海绵窦中段等。优点是同时暴露斜坡、翼腭窝和颞下窝；硬膜外入路无需开颅；缺点是手术通道有菌，术后面部瘢痕和畸形，牙齿脱落，术后并发感染的几率大。

4. 扩大经额入路　该入路可到达颅前窝、额窦和斜坡等区域。对颅前窝、筛窦、蝶窦、视神经管、视交叉、终板、硬膜内颈内动脉、嗅神经、垂体和斜坡等解剖结构有良好的暴露。优点是可显露从颅前窝至枕大孔广泛区域；可从硬膜外到达颅前窝、鼻窦和斜坡；缺点是嗅觉丧失，有时需牵拉额叶；前颅底重建。

（二）中颅底手术入路

1. 额下入路及其扩展入路　提供对嗅沟、鞍区肿瘤以及 Willis 环前部的动脉瘤、眼动脉瘤的手术途径。经此入路进入蝶窦，称之为经额－蝶窦入路。额下－经蝶入路是额部开颅后将鞍结节及蝶鞍前壁的骨质磨除，使鞍内及蝶窦内的肿瘤被充分显露，使得能够在直视下全切除肿瘤。额下入路有单侧和双侧之分。单侧额下入路又可分作内侧和外侧额下入路两种方式。内侧额下入路，即额底入路；外侧型额下入路，又称为额外侧入路。经额底入路是 Cushing 提出的切除鞍区肿瘤的开颅方法，适用于肿瘤向鞍上发展压迫视神经者。对于鞍内－鞍上型、质地较韧的肿瘤采用额下入路切除肿瘤，其优点是能较充分的显露肿瘤上极与视神经、视交叉及颈内动脉的关系。额下入路的缺点是术中需要牵拉额叶脑组织，易造成对下丘脑及垂体结构的机械性损伤及嗅神经的损伤。

2. 翼点及改良翼点入路　翼点入路也称额颞入路，是进入幕上外侧裂池等脑池的门户，常用来处理鞍区病变。1973 年，Yasargil 首先定义了翼点入路，此入路以最短的路径进入鞍区，比额下入路缩短约 2cm。此入路以翼点为中心，可采用硬膜外、硬膜内及联合入路，能很好地暴露眶上、外侧区、视神经管、眶上裂以及颞前窝。通过咬除蝶骨嵴和分开侧裂显露前、颅中窝交界内侧的视交叉区，可避免过多的牵拉脑组织。

3. 眶颧－额颞下入路　到达区域包括前床突、蝶鞍、鞍旁和鞍背、海绵窦、颅中窝底及上斜坡等。显露结构有视神经、视交叉、垂体柄及垂体、颈内动脉及其分支、终板、下丘脑、脚间窝、基底动脉上段、后床突和鞍背、岩尖及上斜坡等。其优点是入路平中颅底，对鞍旁及颅中窝底显露充分，脑组织牵拉轻，到达蝶鞍和鞍旁的手术距离短；缺点是蝶窦视觉效果差。

4. 额颞硬膜外经海绵窦入路 到达区域和显露结构同额颞硬膜内经海绵窦入路。优点是硬膜外入路对额颞叶损伤小，并发症少；缺点是手术进程可能会受棘手的海绵窦出血限制。

5. 额颞硬膜内经海绵窦入路 到达区域包括：海绵窦、蝶鞍和一侧鞍旁。显露结构有：视神经管、视神经和视交叉、颞骨岩部、海绵窦内结构。优点是手术距离短，易与颞下入路联合；缺点是增加对颞叶的牵拉，有时需牺牲颞极桥静脉。

（三）后颅底手术入路

1. 幕上下联合经岩骨入路 主要到达区域有岩斜区和桥小脑角区，显露的结构包括：脑桥和中脑侧方、单侧Ⅲ～Ⅻ脑神经、椎基底动脉、后海绵窦。该入路的优点是广泛显露岩斜区，减少脑牵拉；缺点是操作复杂，有损伤静脉窦的危险。

2. 经迷路入路 可显露的区域主要是桥小脑角。显露的结构包括桥小脑区的神经和血管，包括单侧脑桥、单侧Ⅴ～Ⅺ脑神经、小脑前下动脉。优点是无需牵拉脑组织；缺点是损失听力。

3. 经迷路后入路 也是为了显露桥小脑角，对迷路、面听神经有良好的显露。优点是减少脑组织牵拉；缺点是术野小，有听力丧失的危险。

4. 乙状窦后入路 主要是处理桥小脑角区病变。显露的结构也主要是桥小脑角区内的神经和血管及脑桥外侧等。优点是保留骨迷路；缺点是牵拉小脑，脑干前方受限。

（四）侧颅底手术入路

侧颅底是指与颅中窝相对的颅底下方，由眶下裂、岩枕裂、鼻咽顶所构成的三角形区域，包含了蝶骨体、蝶骨大翼、颞骨岩部及穿行其中的血管和神经。

1. 硬膜外经岩骨前入路 到达区域包括岩斜区、CPA中央、后海绵窦，可显露的解剖结构有颞骨岩部颈内动脉、内耳道、脑桥和基底动脉、三叉神经、展神经和面听神经。其优点是硬膜外岩尖切除，颞叶牵拉轻，保留听力和平衡功能；缺点是技术复杂，有丧失听力的危险。

2. 颞下窝入路 该入路可到达颞下窝，颅中窝等区域，显露的解剖结构包括：面神经、颞下颌关节、上颌动脉、颈内动脉、脑膜中动脉、三叉神经、颧弓、翼腭窝和斜坡。该入路的优点是硬膜外入路，颞叶牵拉轻，无需面神经前移；缺点是面神经麻痹和颞下颌关节障碍的危险，向后暴露受限。

（五）颅颈交界区手术入路

1. 经颈入路 可到达的区域包括颈动脉三角、下颌后区、岩骨底、斜坡下1/2，该入路可显露的解剖结构有颈动脉、颈内静脉、面神经、舌咽神经、迷走神经、副神经、舌下神经、椎动脉、上颈椎和岩骨底等。其优点是硬膜外入路，感染机会少；缺点是手术野深，主要用于硬膜外病变的处理。

2. 远侧入路 以切除部分或全部枕骨及寰椎的髁突为手段，增加枕骨大孔及脑桥延髓腹侧面的显露，主要是处理延髓腹侧面和颅颈交界处中线部位病变。该入路充分利用解剖自然间隙，在充分牵开软组织最大限度地磨除阻挡视野骨质的情况下，形成由背外侧指向腹内侧的圆锥形操作空间，减轻了对脑干和神经血管的牵拉。还可以先期控制病变侧的椎动脉，早期切断肿瘤的血供。

（孙　政）

第八节　神经外科术后并发症防治

神经外科术后并发症对患者的预后有一定影响，严重者可导致患者预后不良，故对术后并发症的判断和处理尤为重要。常见术后并发症有：颅内出血、颅内压增高、尿崩症、术后癫痫、术后感染、脑脊液漏、深静脉血栓等。

一、颅内出血

主要原因为止血不彻底，也可因颅内压降低过快或硬膜与颅骨剥离或头架金属钉穿透颅骨引起术区邻近部位或远隔部位颅内出血。临床经验发现，出血以术野及其邻近部位最多见，其次为同侧颅腔或对侧颅腔。有瘤床出血、脑内出血、脑室出血、硬膜外血肿、硬膜下血肿等。少见为术野远隔部位出血。如右侧听神经瘤手术，可并发右侧幕上硬膜外血肿，甚至左侧幕上硬膜外血肿。表现为术中原因不明的脑膨出或术后不能马上苏醒，或苏醒后意识状态再度恶化，出现神经功能缺失、颅高压症等生命体征改变。术中应细心止血，注意硬膜悬吊。缝合硬膜前，应将收缩压升高至 140mmHg。

术后预防：

（1）术后密切监护生命体征和临床表现，如出现病情变化，应及时作头颅 CT 检查。

（2）防止高碳酸血症和缺氧，以免二氧化碳在体内蓄积引起脑血管扩张增加再出血机会。

（3）术后早期避免过度脱水，以免造成低颅压，诱发或增加颅内出血量。

（4）保持血压在正常水平并保持稳定，避免突然升高或下降。

（5）对有轻度凝血障碍或出血倾向的患者给予针对性的病因治疗。术后处理：术后局部会有渗血，一般给予止血药物治疗 3 天，如注射用凝血酶 1～2U，肌内注射或静注/静滴，1～2 次/天；氨甲苯酸 0.2g，加入 250ml 生理盐水或 5% 葡萄糖注射液，静脉滴注 1 次/天。术后血肿是颅脑手术后主要死亡原因之一。若出现血肿表现时，要保持呼吸道通畅、维持生命体征平稳，降颅压处理，并及时复查头颅 CT，根据其出血量、中线偏移情况，以及意识恶化程度与速度等情况来判断是否需要手术治疗。符合手术适应证时，应及时再次开颅清除血肿。由于神经外科手术术后一般都会出现脑水肿，为控制脑水肿，术后需要抬高头部15°～30°。

此外，还要考虑到患者可能会出现继发性深静脉血栓形成，尤其是下肢。急性期血栓可能会脱落造成肺栓塞，此时需要抗凝治疗，如低分子肝素、华法林、阿司匹林等。抗凝治疗又可能导致手术区出血，因此需要遵循个体化原则权衡术后出血与抗凝治疗的利弊来决定治疗方案；术后可以通过中心静脉压监测来判定是否存在低血容量。需要注意的是适当的低血容量对患者并无大碍，保证灌注压即可。

二、颅内压增高

（一）病因

1. 术后继发性脑水肿　最多见，一般在术后 48 小时达到高峰，维持 5 ~ 7 天，逐渐消退，20 ~ 30 天可恢复正常。也可能进行性加重，危及生命。

2. 脑积水　脑室系统手术后较为多见，脑内外脑脊液通路因局部脑组织肿胀、脑室出血或残留病灶而阻塞或因脑脊液吸收障碍。

3. 颅内出血。

4. 颅内感染。

5. 静脉窦栓塞　引起静脉回流受阻。

（二）临床表现

1. 生命体征改变　术后出现头痛、呕吐等颅高压症状，严重者出现血压升高，心率、呼吸减慢或节律紊乱。

2. 意识改变　出现不同程度的意识改变，术后清醒、术后 1 ~ 2 天出现意识水平进行性下降，如烦躁、淡漠、迟钝、嗜睡甚至昏迷。

3. 术后癫痫　高颅压可影响脑供血，导致缺血、缺氧。

（三）辅助检查

1. 头颅 CT　平扫可见脑积水或脑水肿表现。

2. 头颅 MRI　冠状 MRI 有助于发现矢状窦阻塞。

3. 颅内压监测　如术后行脑室外引流，可作颅内压监测，了解颅内压动态变化。压力在 15 ~ 20mmHg 者，为轻度增高；压力在 21 ~ 40mmHg 为中度增高；压力 >40mmHg 为重度增高。

4. 脑脊液检查。

（四）处理

1. 一般处理　抬高头部 15° ~ 30°，保持颅内静脉通畅和良好的脑血供。保持呼吸道通畅，包括吸痰，必要时气管切开。

2. 脱水治疗　可用甘露醇、呋塞米或甘油果糖降颅压治疗。

3. 病因治疗　应根据不同病因，积极给予相应处理。

4. 手术治疗　可采取脑脊液外引流、脑室腹腔分流、颞肌下减压、去骨瓣减压及内减压手术等。

三、尿崩症

（一）病因

1. 中枢性尿崩　下视丘 - 垂体轴异常。

2. 肾性尿崩　肾脏对正常或高于正常的 ADH 耐受性增高，导致过多水及电解质自肾脏丢失。神经外科临床常见中枢性尿崩，通常当临床症状出现时，约 85% ADH 分泌功能已经丧失。

（二）临床表现

中枢性尿崩可见于以下情况：

（1）经蝶垂体瘤术后：常为暂时性，由于损伤神经垂体或垂体柄，可出现以下几种类型的尿崩症：①一过性尿崩：尿量高于正常并伴有烦渴，术后 12～36 小时趋于正常。②迁延性尿崩：尿量高于正常且持续一段时间，从数月至 1 年，甚至少数可为永久性。③"三相反应"尿崩：第一期，术后即出现尿崩，由垂体损害致 ADH 水平下降所致，历时 4～5 天。第二期，短暂性尿量恢复正常，甚至有类似 ADH 分泌失常所致水潴留，历时也达 4～5 天。此由细胞死亡、释放 ADH 所致。如临床上未能发现从多尿期转入此期，仍继续使用血管加压素，可导致严重后果。第三期，由于 ADH 分泌减少或缺乏，出现一过性尿崩或迁延性尿崩。

（2）脑死亡后。

（3）鞍区生殖细胞瘤、颅咽管瘤、前交通动脉瘤等。

（4）脑外伤尤其伴有颅底骨折。

（5）脑炎或脑膜炎。

（6）药物引起酒精和苯妥英钠能抑制 ADH 释放、肾上腺功能不足者补充激素后可引起尿崩。

（三）诊断

有上述病因，并出现以下相应临床表现时，应考虑尿崩症：

（1）尿渗透压 50～150mmol/L，或尿密度在 1.001～1.005 之间。

（2）尿量＞250ml/h。

（3）血清钠正常或偏高。

（4）肾上腺功能正常。肾上腺功能不足者不会引起尿崩，因肾脏分泌尿液时需少量盐皮质激素，肾上腺功能不足者补充激素后可引起尿崩。鉴别中枢性尿崩及肾性尿崩：患者皮下注射垂体后叶素 5U，若为中枢性尿崩，1～2 小时内尿渗透压加倍。

（5）必要时可做限水试验。

（四）治疗

1. 一般处理　适用于轻度尿崩者。由于患者生理口渴中枢功能正常，可指导患者仅在口渴时饮水，这样一般能弥补损失，不会过度摄入水分。

2. 药物治疗　适用于重度尿崩者，患者无法摄入足够水分。

（1）醋酸去氨加压素（弥凝）：鼻腔喷雾剂，初始 10μg，睡前喷鼻，并根据尿量调整用量。维持用药 10～40μg（成人）或 5～30μg（儿童），分 1～2 次喷鼻。片剂，每次100～200μg，每天 3 次，每天总剂量200μg～1.2mg。

（2）ADH 增强剂（对慢性部分性 ADH 缺乏有效，完全性 ADH 丧失无效）：①氯贝丁酯，500mg，口服，每天 4 次；②氯磺丙脲，100mg，每天 3 次；③氢氯噻嗪（双氢克尿塞），25mg，每天 3 次；④卡马西平，0.1g，每天 3 次。

3. 静脉补液　基本补液用 5% 葡萄糖盐水。按 75～100ml/h 静脉滴注，并补充 K^+，另外，在原有补液基础上，根据尿量增补相应液体，常采用 0.45% 盐水。

（五）注意事项

（1）术后患者，如术中已用足够液体，术后相应会出现多尿。此时应在原有补液基础上补充约 2/3 尿量的液体，并采用 0.45% 盐水。

（2）如静脉补液（或鼻胃管）仍无法弥补液体丧失（通常此时尿量 > 300ml/h），可选用下列药物治疗，并根据尿量调整用药剂量、速度。

1）精氨酸血管加压素 5U（水剂），静脉、肌内或皮下注射，每 4～6 小时 1 次。应避免使用鞣酸血管加压素（油剂），因其吸收和作用时间不稳定。

2）血管加压素：开始 0.2U/min，静脉滴注（最大用量为 0.9U/min）。

3）醋酸去氨加压素静脉注射，根据尿量调整。通常成人剂量为 1～4μg/次，> 1 岁 0.4～μg/次，≤1 岁 0.2～0.4μg/次，每日 1～2 次。

（3）口渴机制不完善者，有脱水或水潴留危险者，可采用：

1）每日记尿量及体重，采用 ADH 刺激剂，以保持出入水量平衡及正常尿量。

2）每周或隔日随访有关实验室检查，包括：血钠、血尿素氮。

（4）卧床、昏迷、木僵或脑死亡患者，可采用：

1）每小时测出入水量，每 4 小时测尿密度。如尿量 ≥250ml/h 应随时测尿密度。

2）实验室检查：每 6 小时测肾功能及尿渗透压。

四、术后癫痫

癫痫发作是神经外科颅脑手术后常见的并发症之一，可能对手术的成功率、术后神经功能的恢复产生不良影响。在临床上，如何有效地防治术后癫痫发作是一个值得关注的问题。

（一）颅脑手术后癫痫的临床特征

颅脑手术后癫痫的定义及分类有多种。按首次抽搐发生的时间分类：①速发抽搐：外科手术后 24 小时内发生的抽搐。②早发抽搐：手术后 1 周内发生的抽搐。③晚发抽搐：手术后 1 周或是更长时间发生的抽搐。速发抽搐和早期手术后出现抽搐多为神经系统对颅脑损伤的迅速反应，临床上所指的手术后癫痫发作，一般指手术后晚发抽搐，可以是术后一次发作，也可以多次发作，但是只有术后反复出现的晚期发作才能代表术后癫痫发作的全部特征。

颅脑手术，特别是幕上开颅手术，有 20%～50% 患者术后至少发生过一次抽搐，术后发生抽搐的风险相当高。根据病变的性质、部位、术前病情、手术入路等不同因素，颅脑手术后癫痫的发生率文献报道为 8%～17%。从神经外科颅脑手术后癫痫的发病情况来看，手术创伤与手术后癫痫发病无疑是相关联的。

1. 术后癫痫发作与基础疾病　颅脑手术后癫痫发作与患者的基础疾病有密切的联系。Foy 等随访了 1 103 例颅脑手术患者，提示神经外科幕上手术患者术后 5 年内癫痫发病率为 17%。大部分手术后癫痫（60%～83%）在术后 6～12 个月内出现，并达到术后癫痫的发病高峰。因颅内病变的病理类型及手术方式，术后癫痫的发病率各异。手术后癫痫发生率较高的的病种有脑脓肿（92%）、脑胶质瘤（36%）、脑膜瘤（29%）、幕上动脉瘤（14%）、脑外伤术后（14%），其他颅脑手术后较少发生术后癫痫。在颅内血管性疾病中常见术后癫痫的疾病是动静脉畸形（50%）、大脑中动脉动脉瘤（38%）、脑出血（20%）。

2. 术后癫痫发作类型与部位　术后癫痫约 1/4 患者表现为部分发作，约 1/2 患者为全身强直 - 阵挛发作，约 1/4 患者表现为部分发作进展至或合并全身性发作。施行颅脑手术，是对脑组织的损伤性操作，可导致脑组织的结构性改变，是术后癫痫发作的原因之一。颅脑术后癫痫的发作与手术损伤部位相关，通过观察术后癫痫的临床发作特征能有助定位并识别致痫病灶。脑部损伤所致癫痫，以大脑皮质运动区、邻近中央沟的顶叶损伤发生率较高。颞叶损伤，尤其是海马和杏仁核损伤也常发生癫痫，且潜伏期也短。开放性脑外伤后癫痫平均潜伏期为 6 个月，闭合性损伤后癫痫平均潜伏期为 10 个月。额叶损伤多表现为全身性发作，顶叶损伤多发生局灶性运动发作，颞叶多为精神运动性发作。左侧脑损伤为主者意识障碍出现较早，表现为强直 - 阵挛发作、右侧肢体抽搐、尿失禁、头眼偏转、失神、失语、强迫症状、思维感觉障碍，甚至连续发作。右侧脑损伤为主者多表现为意识丧失、左侧肢体及面部抽搐、头眼偏转、精神障碍、幻觉、猝倒或全身强直发作。

3. 术后癫痫的危险因素与发病机制　颅脑手术后癫痫属于症状性癫痫，其抽搐发作只是脑部疾病的全身症状之一。脑脓肿、颅脑肿瘤、颅内动脉瘤、脑外伤术后癫痫的发病率较高。其危险因素与患者年龄、性别、病变病理类型、病变体积、格拉斯哥昏迷评分、世界神经外科协会联盟评分、硬脑膜损伤程度、手术及病变部位有关。Suri 等对 511 例颅后窝开颅手术方式对术后发作研究发现，手术体位也是导致术后发作的重要因素之一。坐位手术引发术后癫痫要比俯卧位及平卧位要高，可能与术中容易形成静脉气体栓塞或颅内积气有关。脑室分流术的术后癫痫发生率为 2% ~ 47%，如果并发脑室系统感染术后癫痫发病率更高。颅内肿瘤术后癫痫发生率约 25%，术前有癫痫发作史的患者术后发生癫痫的几率远比术前无癫痫发作史者要高。结合患者的基础疾病、高危因素评估颅脑手术后癫痫发生可能性，有助于及时处理危险因素，预防术后癫痫的发生。

目前对于颅脑手术后癫痫的确切机制尚未明确，颅脑手术后癫痫发作的可能机制包括以下几个方面：术后颅内血管损伤渗出的血液成分或坏死组织所产生的自由基等各种病理因素导致的神经细胞电生理学改变；术后血液循环变化造成大脑局部缺血缺氧引起脑组织及细胞破坏或变性，慢性供血不足造成癫痫病灶；手术侵入性操作引起的脑部结构性改变，如神经纤维束断裂、血管破裂、小胶质细胞增生与瘢痕形成、血 - 脑脊液屏障变化等。

4. 术后癫痫的脑电图改变　手术前后脑电图可以出现异常改变，但缺乏特异性。正常脑电图者约占 30%，异常脑电图为 70%。其中局限异常占异常脑电图的 40%（包括局限性棘波、棘慢复合波、局限性慢波），广泛性异常占 60%（广泛性慢波占 40%，阵发性慢波占 20%）。颅脑术后异常脑电图对预后的预测意义目前各家仍有争议。Annegers 等认为脑外伤术后出现局限异常或是痫样放电，提示出现晚发癫痫的可能性比较大。如果长期存在发作间期的棘波、棘慢波、棘慢复合波，预示癫痫存在或将要发生。但半数以上的脑外伤性癫痫在 10 年内会停止发作，这时脑电图也逐渐恢复正常；DiGennaro 等研究指出，难治性癫痫外科治疗手术后脑电图出现发作间期痫样放电者与术后发生癫痫发作有很强的相关性。也有相反的观点，认为术后脑电图改变对预测术后晚发癫痫作用不大；Jennett 等跟踪研究 722 例颅脑创伤术后高危患者，虽然创伤后癫痫患者常见脑电图异常，但 20% 的晚发癫痫患者创伤后 3 个月的内脑电图是正常的。而部分脑电图异常的患者却从未见有术后癫痫发作，因此认为早期术后的脑电图对预测术后癫痫作用不大。

(二) 颅脑术后癫痫药物治疗策略

目前尚无颅脑术后癫痫发作的治疗指南，使用药物控制手术后癫痫仍是最常用的处理措施。对于抗癫痫药物各家存在争议，如施行颅脑手术前是否应该预防性使用抗癫痫药物、预防性用药的时间问题、术后发生一次抽搐后，是否该马上进行抗癫痫药物治疗等。

1. 预防性用药　在施行颅脑手术后患者会有相当高的癫痫发作的风险，颅脑手术前是否应该预防性使用抗癫痫药物，对预防使用抗癫痫药物各家有不同的争议。早期临床研究认为，颅脑手术前预防性使用1~2种抗癫痫药物（苯妥英或苯巴比妥）可以降低术后晚期癫痫的发生率，并鼓励对术后有高发作风险的患者术前长时间应用抗癫痫药物预防术后发作。但是这些早期的研究缺乏随机、合适的对照病例设计、对长期治疗效果的跟踪随访，并不能证实术前长期使用抗癫痫药物（单药或多药使用）对患者的保护效应。Temkin研究提示，预防性给予传统的抗癫痫药物组与安慰剂组或未予干预治疗组对比能减少40%~50%颅脑手术后术后1周内的早期抽搐发作，但是任何一种抗癫痫药物都不能够证实能够有效减少术后1周以后的晚期抽搐发作。苯妥英虽能有效预防颅脑手术后1周内的早期抽搐发生，但不应常规应用作为手术1周后晚期抽搐发作的预防用药。与上述观点相似，美国神经病协会质量标准分委会建议对于重度颅脑创伤的患者应尽早使用4倍于普通起始剂量的苯妥英来预防颅脑创伤后7天内的抽搐发作，而不建议常规应用苯妥英、卡马西平或丙戊酸预防术后晚发抽搐。

2. 颅脑术后单次抽搐发作治疗策略　目前传统的神经科观点认为，单次的抽搐发作不应马上进行抗癫痫药物治疗，而应该进行必要的检查评估。抗癫痫药物治疗方案应该在至少发生2次或以上抽搐后才启动，并长期维持抗癫痫药物治疗。这样做的目的是为了避免误诊和不必要的抗癫痫治疗带来的不良反应。如果由于急性病变导致的可疑的症状性癫痫不必立即使用抗癫痫药物治疗即能短期内自行缓解。但是临床上患者的情况远比想象中的复杂。在施行颅脑手术后患者会有相当高的癫痫发作的风险，在患者出现第1次抽搐发生后就应立即给予抗癫痫药物治疗，从而获得最优治疗效果。Marson等跟踪研究了1 443例新发抽搐患者，随机给予立即抗癫痫治疗方案或延迟使用抗癫痫治疗方案处理。新发抽搐患者立即予抗癫痫药物治疗组确实能够减少1~2年内抽搐复发的几率，但两种方案对更长时期3~5年抽搐缓解效果无明显差异。如卒中、感染、痴呆、肿瘤、脑外伤以及颅脑手术的患者出现抽搐症状后，有相当高的再发风险。目前观点认为如果临床医师能在上述患者第1次抽搐发生后，特别是颅脑手术后1周内出现抽搐的患者，立即使用抗癫痫药物治疗，患者将从中受益，并能提高手术的成功率、减少术后并发症发生、改善术后神经功能的恢复。

综上所述，颅脑手术后癫痫发作是常见的术后并发症之一。手术后癫痫发作与患者基础疾病相关。可以根据患者颅脑病变病理类型、格拉斯哥昏迷评分、世界神经外科协会联盟评分、硬脑膜损伤程度、手术及病变部位评估术后癫痫发生的危险，正确把握抗癫痫药物的使用策略。预防性给予抗癫痫药能有效预防颅脑手术后1周内的早期抽搐发生，但是不应该作为常规用于预防术后晚发抽搐。颅脑术后新发抽搐立即给予抗癫痫药物治疗能使患者从中受益。目前对于神经外科颅脑手术后癫痫治疗的认识尚未完全阐明，随着对癫痫的发病机制的研究深入，必会推动更合理的预防及治疗用药方案的确定。

五、手术部位感染

手术部位感染（surgical site infection，SSI）是神经外科术后严重并发症之一，尤其是颅内感染与围术期死亡率直接相关，严重影响患者的预后。

（一）定义与发病率

1. 定义　神经外科手术部位感染是指围术期（个别情况在围术期以后）发生在切口或手术深部器官或腔隙的感染（如切口感染、脑脓肿、脑膜炎）。手术后 30 天内发生的感染以及体内植入人工材料（或装置）的手术后 1 年内发生的感染，都属于 SSI。神经外科手术根据部位分为颅脑手术、脊柱手术、周围神经手术，其中颅脑手术 SSI 发生率相对最高。

2. 我国颅脑手术后颅内感染发生率为 2.6%，病死率高达 21%。与国外数据略有差异（北美发生率为 2.2%，在欧洲发生率则高达 5.7%）。

3. 神经外科手术按照切口污染程度可分为 4 类：①感染手术：包括脑脓肿、硬脑膜下脓肿、骨髓炎等手术，手术后感染发生率为 30%～80%；②污染手术：包括伴有开放性颅骨骨折、头皮裂伤的脑外伤或头皮裂伤超过 4h 的手术，感染发生率 10%～25%；③清洁－污染手术：包括进入鼻窦或乳突的手术，修补颅骨骨折或无菌技术有明显缺陷者，感染发生率为 6.8%～15%；④清洁手术：为选择性非急症手术，手术感染率为 2.6%～5%。

（二）神经外科手术部位感染的诊断

外科手术部位感染分为切口浅部组织感染、切口深部组织感染、器官/腔隙感染。

1. 切口浅部组织感染　指手术后 30 天以内发生的仅累及切口皮肤或者皮下组织的感染，并符合下列条件之一：①切口浅部组织有化脓性液体；②从切口浅部组织的液体或者组织中培养出病原体；③具有感染的症状或者体征，包括局部发红、肿胀、发热、疼痛和触痛。

2. 切口深部组织感染　指无植入物者手术后 30 天以内、有植入物者手术后 1 年以内发生的累及深部软组织（如筋膜和肌层）的感染，并符合下列条件之一：①从切口深部引流或穿刺出脓液，但脓液不是来自器官/腔隙部分；②切口深部组织自行裂开或者由外科医师开放的切口。同时，患者具有感染的症状或者体征，包括局部发热，肿胀及疼痛；③经直接检查、再次手术探查、病理学或者影像学检查，发现切口深部组织脓肿或者其他感染证据。

同时累及切口浅部组织和深部组织的感染归为切口深部组织感染；经切口引流所致器官/腔隙感染，无需再次手术归为深部组织感染。

3. 器官/腔隙感染　指无植入物者手术后 30 天以内、有植入物者手术后 1 年以内发生的累及术中解剖部位（如器官或者腔隙）的感染，并符合下列条件之一：①器官或者腔隙穿刺引流或穿刺出脓液；②从器官或者腔隙的分泌物或组织中培养分离出致病菌；③经直接检查、再次手术、病理学或者影像学检查，发现器官或者腔隙脓肿或者其他器官或者腔隙感染的证据。

在神经外科，切口浅部组织感染主要指皮肤或皮下组织感染，切口深部组织感染则包括帽状腱膜下、颅骨骨膜或脊膜等组织感染。早期症状多不明显，数日后头皮出现红肿。如头皮下积脓，患者会出现发热、白细胞计数增高。需行穿刺抽吸放出脓（积）液并行细菌培养，一般不需切开引流。致病革兰阳性菌来源于术者和患者皮肤，特别是术者手或面部及患者皮肤脱屑，在手术过程中污染致病。革兰阴性菌来源于各种冲洗液或引流系统。

神经外科器官/腔隙感染主要是颅内感染，包括脑膜炎、脑室炎、脑脓肿、硬膜下和硬膜外脓肿等，临床表现为发热、乏力等毒血症症状，脑膜刺激征阳性。细菌性脑膜炎患者的脑脊液细胞学和生化检查出现变化：如白细胞总数升高（多在 $10^9/L$，多形核中性粒细胞≥80%，甚至可达99%），氯化物、糖定量可降低、蛋白量增高。在腰椎穿刺前使用过抗菌药物的患者，脑脊液细胞数改变可类似病毒性脑膜炎。脑脊液的细菌涂片约 10% 假阳性，使用过抗菌药物者 40% 假阴性。脑脊液细菌培养 90% 可获明确诊断，但国内脑脊液培养确诊率还达不到类似比例。血培养则阳性率低，对诊断帮助不大。

（三）神经外科手术部位感染危险因素

神经外科手术部位感染危险因素包括：脑脊液鼻漏、耳漏及切口漏；术后切口外引流；手术放置异物（如分流管、颅骨修补材料、人工脑膜、电极板等）；手术切口污染；手术持续时间长（>4 小时）；再次手术者；伴有其他部位感染（呼吸道、泌尿道等感染）。

（四）神经外科手术部位感染常见病原菌分布及药敏状况

神经外科手术部位感染中，颅内感染的病原菌以革兰阳性菌为主，以葡萄球菌属最为常见，手术切口感染病原菌主要为金黄色葡萄球菌和凝固酶阴性葡萄球菌。2008 年 Mohnarln 监测数据显示，外科患者脑脊液常见分离菌依次为凝固酶阴性葡萄球菌（28%），金黄色葡萄球菌（21.5%），不动杆菌属（14%），肺炎克雷白杆菌（5.6%），大肠埃希菌（5.6%），铜绿假单胞菌（4.7%）。2005—2007 年中国 CHINET 耐药监测数据显示的脑脊液常见分离菌依次为：凝固酶阴性葡萄球菌（42.5%），不动杆菌属（11.9%），肠球菌属（8.7%），铜绿假单胞菌（6.1%），金黄色葡萄球菌（6.0%），大肠埃希菌（5.3%），肺炎克雷白杆菌（5.1%）等。两项监测结果显示脑脊液常见分离菌分布基本相似（表3-4）。

表3-4 近年来全国各监测网的脑脊液分离菌耐药性监测数据

细菌	耐药率
凝固酶阴性葡萄球菌	对万古霉素、利奈唑胺耐药率为0，对替考拉宁耐药率为0.5%
耐甲氧西林凝固酶阴性葡萄球菌（MRCNS）	对利奈唑胺耐药率为0，对万古霉素耐药率为0，对替考拉宁耐药率为0.4%~0.7%
金黄色葡萄球菌	对万古霉素、利奈唑胺耐药率为0，对替考拉宁耐药率为0.4%~1.5%
耐甲氧西林金黄色葡萄球菌（MRSA）	对万古霉素、利奈唑胺、替考拉宁耐药率为0
肺炎球菌	对利福平、左氧氟沙星、莫西沙星、万古霉素、利奈唑胺的耐药率为0
粪肠球菌	对利奈唑胺、替考拉宁耐药率为0，对万古霉素耐药率为0~1.9%
屎肠球菌	对利奈唑胺、替考拉宁耐药率为0，对万古霉素耐药率为2.9%~4.3%
不动杆菌	对头孢哌酮舒巴坦耐药率为12%~14.8%，对亚胺培南耐药率为24.1%~26.9%，对美罗培南耐药率29.3%，对头孢吡肟耐药率为59.5%~59.7%，对阿米卡星耐药率为55.7%~68.8%
	其中鲍曼不动杆菌对多黏菌素耐药率为0，对米诺环素耐药率为24.0%，对头孢哌酮/舒巴坦耐药率25.7%，对亚胺培南耐药率为56.4%，对阿米卡星耐药率为57.6%，对美罗培南耐药率为60%，对头孢吡肟耐药率74.3%

细菌	耐药率
大肠埃希菌	对亚胺培南耐药率为 0 ~ 2.9% ，对美罗培南耐药率为 0 ~ 4.9% ，对头孢哌酮/舒巴坦耐药率为 2.1% ~ 6% ，对阿米卡星耐药率为 6% ~ 20.6% ，对哌拉西林/他唑巴坦耐药率为 2% ~ 10.4%
铜绿假单胞菌	对头孢哌酮/舒巴坦耐药率为 20% ~ 31.5% ，对亚胺培南耐药率为 22.2% ~ 33.9% ，对美罗培南耐药率为 25.9% ~ 27.3% ，对环丙沙星耐药率为 26.3 ~ 29.1% ，对阿米卡星、头孢吡肟耐药率为 28.1% ~ 35% ，对头孢他啶耐药率为 25% ~ 36.8%

（五）神经外科手术部位感染抗菌治疗

1. 选择抗菌药物治疗神经外科手术部位感染的治疗原则。

（1）病原检测，明确诊断：细菌性脑膜炎是严重感染，一旦做出临床诊断，应在脑脊液及采血标本送培养后应立即开始抗菌药物经验治疗，再根据革兰染色涂片及病原学培养结果，结合药敏及临床疗效为病原菌目标治疗药物选择提供依据。

（2）药物应对所怀疑或已经证实的细菌有良好的抗菌活性。

（3）药物能通过血-脑脊液屏障进入脑脊液：临床选择抗菌药物时，应该考虑到药物通过血-脑脊液屏障的能力。常用抗菌药物根据脑膜通透性可分为 3 类：①能通过血-脑脊液屏障的抗菌药物：氯霉素，磺胺嘧啶，复方磺胺异噁唑，甲硝唑，利奈唑胺；②大剂量时能部分通过血-脑脊液屏障或能通过炎症脑膜的抗菌药物：青霉素类，头孢菌素类，氨曲南，美罗培南，万古霉素，磷霉素，喹诺酮类；但喹诺酮类可能引起中枢神经系统不良反应；③不能通过血-脑脊液屏障的抗菌药物：氨基糖苷类，多黏菌素，大环内酯类，四环素类和克林霉素。所用药物在脑脊液中的浓度，应比该药物的最小杀菌浓度至少高出数倍。抗菌药物在中枢神经系统的分布与浓度：由于血脑脊液屏障的存在，抗菌药物在脑脊液中的浓度常明显低于血清浓度。然而在脑膜炎症时，由于细菌酸性代谢产物积蓄，导致脑脊液 pH下降，引起血/脑脊液的 pH 梯度升高，而有利于抗菌药物向脑脊液中移动，故脑膜炎越严重，血/脑脊液 pH 梯度越大，越有利于抗菌药物通过血-脑脊液屏障。有文献报道中枢神经系统感染治疗过程中可应用局部给药方法。

（4）若联合用药，应选择互相有协同作用的配伍。

2. 经验性治疗　根据细菌流行病学分析，神经外科术后颅内感染主要致病菌中革兰阳性菌以葡萄球菌属为主，革兰阴性菌以不动杆菌、铜绿假单胞菌、肺炎克雷白杆菌等为主。耐药性革兰阳性菌对万古霉素、替考拉宁和利奈唑胺高度敏感；革兰阴性菌对三代、四代头孢菌素，头孢哌酮/舒巴坦、哌拉西林/他唑巴坦敏感率高，肠杆菌科对碳青霉烯类高度敏感。经验治疗应联合使用覆盖革兰阳性菌和革兰阴性菌的药物。

3. 病原菌目标治疗　一旦病原学检查明确，应该根据不同病原菌及药敏选择抗菌药物。

（1）葡萄球菌属：对于 MRSA 和 MRCNS 感染，推荐万古霉素或利奈唑胺单用或联合利福平。在非炎性状态下，利奈唑胺透过血-脑脊液屏障能力优于万古霉素。利奈唑胺的药物脑脊液浓度/血浆浓度在非炎症性脑膜炎时为 66% ~ 70% ，炎症性脑膜炎时可达 1.2 ~ 2.3，而万古霉素仅为同期血浓度的 20% ~ 30% 。利奈唑胺对 MRSA 和 MRCNS 有高度活性（100%）。对甲氧西林敏感金黄色葡萄球菌可选苯唑西林，如敏感，可考虑替莫西林

（TMPC）。

（2）肠球菌属：对氨苄西林敏感的肠球菌属，选用氨苄西林单用或联合庆大霉素；若对氨苄西林耐药，选用万古霉素联合利福平；对万古霉素耐药菌株（VRE），选用利奈唑胺。

（3）肠杆菌科细菌：对于产 ESBL 的大肠埃希菌和肺炎克雷白杆菌感染，参考药敏可选用碳青霉烯类或 β - 内酰胺类/β - 内酰胺酶抑制剂复合制剂如头孢哌酮/舒巴坦和哌拉西林/他唑巴坦，非产 ESBL 菌株，参考药敏可选用第三、四代头孢菌素单用或联合氨基糖苷类，也可选用氨曲南。

（4）铜绿假单胞菌：可用环丙沙星、头孢哌酮/舒巴坦、哌拉西林/他唑巴坦、头孢吡肟、头孢他啶或碳青霉烯类，联合一种氨基糖苷类。

（5）不动杆菌属：不动杆菌属对头孢哌酮/舒巴坦、米诺环素等耐药率低，治疗可以选用头孢哌酮/舒巴坦、米诺环素等。碳青霉烯依然可选，尤其对于 MDR 或者 PDR 菌株。

（六）神经外科手术部位感染感染预防及抗菌药物应用

为预防神经外科手术部位感染的发生，需遵循严格的无菌技术、轻柔的手术操作以及一整套相关的外科原则。患者体温术后每 6 小时测量 1 次，术后 1 天和 3 天检查手术切口，术后 7~8 天拆线后，再次检查伤口，量体温、血常规检查，必要时可取 CSF 样本做生化、镜检和培养。术后 1 个月最后一次检查手术切口。任何时候患者体温一旦超过 38℃，都要再次检查切口是否有感染迹象，如果表现为阴性，需做 CSF 样本的细胞学检查和细菌培养，每隔 1 天进行 1 次外周血常规检查。

在神经外科清洁手术中，围术期应用预防性抗菌药物有减少术后感染的作用。在神经外科，金黄色葡萄球菌和凝固酶阴性葡萄球菌是最易引起手术部位感染的病原菌，预防用抗菌药物应根据本院的细菌耐药状况选择药物。用药时机在切皮前 30 分钟，应静脉给药，并且在 20~30 分钟内滴完，以保证在发生污染前血清及组织中的药物已达到有效药物浓度。因某种限制而选用万古霉素、喹诺酮等，应在术前 2 小时应用。常用头孢菌素半衰期在 1~2 小时，若手术时间较长或失血量超过 1 500ml 可在 3~4 小时后重复给药 1 次，使有效药物浓度覆盖手术全程。半衰期较长的药物一般无需追加剂量。坚持短程用药原则，一般常规择期手术后不必继续使用预防性抗菌药物。若手术前已有污染发生（如开放性创伤）或患者有感染危险因素，可将用药时间延长到 24~48 小时。

六、术后脑脊液漏

术后脑脊液漏的发生率为 0.7%~27%，由于脑脊液是细菌的良好培养基，颅后窝及颅底易形成无效腔，一旦合并颅内感染难以控制，常常危及患者生命，需密切关注。脑脊液漏的诊断标准：术后 2 周内切口和（或）同侧鼻腔或外耳道有清亮脑脊液溢漏，临床可表现为切口溢液、鼻漏和耳漏，由于鼓膜的存在，脑脊液耳漏较少见；也有少部分患者表现为单纯枕部皮下积液。所有病例均常规行颅底 CT 检查，作为脑脊液漏的最终诊断。开颅术后脑脊液漏常见原因有：①硬脑膜未缝合或缝合不严密；②颅内压增高未解除；③切口缝合不严密或愈合不良；④术中侧脑室开放；⑤颅骨骨质破坏；⑥鼻窦封闭不严，涉及的范围有：颅后窝 - 乳突气房、颅前窝 - 额窦、前床突 - 蝶窦和各种经眶入路累及的蝶窦及筛窦。这些气窦区域的脑脊液漏识别和治疗常有难度。

脑脊液漏发生的时间差异较大，多数于术后立即出现或于数天内发生，系属急性期脑脊液漏；但也有少数患者迟至数周或数月之后始出现，称为延迟性脑脊液漏。延迟性脑脊液漏一旦出现则常迁延不愈，时停时漏，往往导致颅内继发感染、反复发作性脑膜炎。延迟性脑脊液漏发生的原因，可能与颅脑手术后创口局部出血、脑组织水肿，暂时将硬脑膜破孔封堵有关。待凝血块溶解、吸收，脑水肿消退之后，又可因某些突然升高颅压的因素，如用力咳嗽、喷嚏等而使薄弱的裂口发生漏液，所幸这类患者并发脑膜炎的病死率较一般脑膜炎患者明显为低，估计亦与脑脊液漏的引流作用有关。

（一）确定鼻漏或耳漏液是否为脑脊液漏

（1）下列特点支持脑脊液

1）漏液像水一样清亮（感染或混有血液除外）。

2）漏液没有导致鼻内或外表皮脱落。

3）患者描述鼻漏液有咸味。

4）收集漏液含糖量高（尽管其中含大量黏液，用尿糖检测条检测仍可阳性），收集后马上检测，以减少发酵。正常脑脊液含糖 >30mg/dl（脑膜炎时常降低），而泪水和黏液含糖常 <5mg/dl，阴性基本可排除脑脊液（脑脊液糖分过少的患者除外），但假阳性率为45% ~75%。

5）β_2 - 转铁蛋白：脑脊液中含有，而泪液、唾液、鼻腔分泌物和血清中没有（新生儿和肝病患者除外）。其他只是在眼的玻璃体液中含有 β_2 转铁蛋白。可用蛋白电泳检测，取0.5ml 漏液放入消毒容器，用干冰包裹，送有条件的实验室检查。

6）圆形征：怀疑脑脊液漏而漏液又被血染，让漏液滴在亚麻布（床单或枕套）上，可见一圆形血迹，其周围有更大范围的无色湿痕，则提示为脑脊液（所谓的双圆征或晕圈征），这是一种老的但不可靠的征象。

（2）放射学表现为 CT 或 X 线片显示颅内积气。

（3）脑池造影：鞘内注射放射性核素后拍闪烁图，或注射造影剂后行 CT 扫描。

（4）约 5% 脑脊液漏伴有嗅觉丧失。

（5）颅底手术后（尤其是侵及岩大浅神经者）可有假性脑脊液鼻漏，这可能是由于手术侧鼻黏膜自主性调节障碍引起分泌过多，常伴有鼻塞、同侧无泪、偶有面色潮红。

（二）确定漏口部位

1. 头颅 CT　颅底薄层三维扫描，可显示漏口部位；增强扫描可见漏口邻近的脑实质有异常增强（可能是由于炎症所致）。

2. 水溶性造影剂 CT 脑池造影（WS - CTC）　可以选用，条件如下：①颅底 CT 平扫没发现漏口；②发现多处骨缺损时，为了确定哪一处有活动性脑脊液漏；③头颅 CT 平扫发现骨缺损而其邻近脑组织没有相应的强化。操作技术：将碘海醇（iohexol）6 ~7ml 通过腰椎穿刺注入腰部蛛网膜下腔（或 C_1 ~ C_2 穿刺注入 5ml），患者以特伦德伦博格卧位（Trendelenburg）头低脚高70°、颈部轻度俯屈 3 分钟，做 CT 时保持俯卧位，头过伸，冠状位扫描 5mm/层，重叠 3mm 再扫（必要时 1.5mm 扫一层）。有时需刺激使脑脊液漏时扫描（冠状位扫描时俯卧位、额部仰起或以能使脑脊液漏出的体位，鞘内注入生理盐水）。观察气窦内有无造影剂。CT 显示明显的骨不连而没有造影剂外渗，说明其可能不是漏口（骨不连为

CT 部分容积效应所致的伪影)。

3. 颅骨 X 线片（阳性率仅 21%）。

4. 放射性核素脑池造影（RNC） 可显示漏液太慢或太小而 WS – CTC 不能显示的漏口。已有多种放射性物质用于此行检查，包括：放射性碘标记的人血清清蛋白（RIHSA）和 $500\mu Ci$ 的 $^{111}In – DPTA$。用棉拭子做上标记塞满鼻腔（鼻腔顶的前部、后部、蝶筛隐窝、中鼻道及鼻腔底部后方），确定其位置，腰穿鞘内注射放射性示踪剂，从侧位、前后及后位进行扫描。注射 $^{111}In – DTPA$ 后马上扫描一次，4 小时后再扫描一次，并抽 0.5ml 血（检测血清的放射活性），然后取出棉拭子，分别进行检测放射活性与血清相比，比率≤1.3 为正常，比率 >1.3 提示为脑脊液漏。如果没有发现漏口，则重新塞鼻，第二天早晨再次检查。

脑脊液漏入额窦会流入中鼻甲前方的鼻部，这与筛板漏不同。RNC 检查漏口部位阳性率为 50%。注药数小时后，由于放射性物质可吸收入血，聚集在鼻甲黏膜腺体内沾染至棉拭子上，故检测结果有可能产生误导。患者体位改变也有可能使棉拭子受沾染。

5. MRI MRI 对确定漏口部位几乎无帮助，但在除外空蝶鞍方面优于 CT。

（三）术后脑脊液漏的治疗

1. 非手术治疗

（1）一般处理：①绝对卧床休息，脑脊液鼻漏者应半坐卧位，脑脊液耳漏应患侧卧位，避免漏出的脑脊液回流入颅内引起逆行颅内感染，且有利于脑脊液漏口愈合。②按无菌伤口处理，头部垫无菌小巾或无菌棉垫，并随时更换。③禁止鼻饲、鼻内滴液和鼻腔吸痰等操作，以免引起颅内感染。鼻漏未停止，不能从鼻腔插各种管道。颅底骨折患者禁止做腰穿，已有颅内感染者除外。④保持耳、鼻的局部清洁，每日用过氧化氢或盐水棉球清洁局部。⑤注意观察有无颅内感染。

（2）减少脑脊液分泌：乙酰唑胺 50mg，口服，4 次/日。

（3）预防性应用抗生素：有争议。应用抗生素或不用，其脑膜炎发病率无差异，而且用抗生素后可能导致耐药菌群的产生，所以应避免使用。

（4）对术后持续性脑脊液漏，可采用：①腰椎穿刺：1～2 次/天（使颅内压降至接近大气压或出现头痛为止）。②持续腰穿引流（CLD）：经皮放导管。床头抬高 10°～15°，引流管高度平肩（若仍漏则调低位置）。应在 ICU 监护，若患者出现病情加重，立即停止引流，将患者放平（或轻度 Trendelenburg 位），吸 100% 氧气，做急诊头颅 CT 或拍床头 X 线片（以除外因空气进入而形成张力性气颅）。

2. 外科治疗 手术指征：①术后脑脊液漏持续超过 2 周，保守治疗无效；②术后延迟性脑脊液漏：因其复发率高而需手术治疗；③并发脑膜炎者。手术方式参阅手术学相关章节。

七、深静脉血栓

多见于下肢，上肢较少见。可发生于手术后或长期卧床患者。深静脉血栓形成的急性期血栓有蔓延倾向，也可能脱落，造成肺栓塞，延迟治疗可能致死致残，因此强调早期诊治。

（一）发生率

各家报道不同，在欧美有 29%～46% 的神经外科手术患者在术后短期内发生深静脉血栓。其中 3% ~6% 可出现临床症状。在我国深静脉血栓发生率似较国外低，但对此不可掉以轻心。在 40 岁以上的择期手术患者中，术前术后不给予预防性措施，可能约有 1/3 患者发生深静脉血栓；而约有 7% 的手术患者出现近端静脉血栓形成，易造成肺栓塞。神经外科手术患者肺栓塞的发生率不清，但有报道，幕上肿瘤手术后肺栓塞的发生率为 4% 左右。

（二）病因

与其他专科手术相比，神经外科手术后深静脉血栓的发生率无明显差别。但手术时间长，激素、卧床时间长、恶性肿瘤、脱水治疗和脑内致血栓形成物质释放等因素可增加静脉血栓发生的机会。

此外，脑内组织促凝血酶原激酶（tissue throm – boplastin）含量最高。颅脑手术可通过释放促凝血酶原激酶激活凝血机制，促发血栓形成。

（三）临床表现

多数深静脉血栓患者可无临床症状或体征，有 10% ~ 17% 的患者可有临床表现：①起病急骤，主要症状为患肢肿胀、疼痛。②患肢呈指陷性，张力高，周径明显大于对侧。③皮肤暗红，皮温较对侧略高。患肢浅静脉扩张，在下肢可波及下腹壁，上肢波及肩部及锁骨上下区。④上述症状并非特异性表现。无症状并不表示无血栓形成。

肺栓塞是术后患者猝死的常见原因。文献报道 37% 发生肺栓塞的患者最终死亡。临床上可出现：①术后呼吸骤停，见于 80% 肺栓塞患者。②胸膜炎性胸痛，见于 3/4 患者中。不常伴咯血，如出现，提示已有梗死。③其他症状，如干咳、出汗、晕厥等。④体检：呼吸急促、心动过速，但无系统感染症候；广泛栓塞时，心脏听诊可闻及奔马律。但发绀不常见，仅见于广泛栓塞引起严重缺氧时。

（四）辅助检查

1. 超声多普勒血流检查　对怀疑深静脉血栓形成的患者，可作为首选检查方法，患肢静脉回流量明显低于对侧。准确性在 95% 左右。

2. 体积描记法　也有诊断参考价值，敏感性高、特异性差，故出现阴性结果，对排除诊断价值更大。

3. 静脉造影　可明确显示血栓累及范围、侧支开放状态。近心端有无外来压迫而致主干静脉移位或狭窄等改变，是深静脉血栓的确诊手段。

（五）处理

1. 一般处理　抬高患肢促进静脉回流。可给予利尿剂减轻肢体水肿。

2. 药物治疗　抗凝治疗是主要治疗方法，术后深静脉血栓的抗凝治疗可能引起术区出血，导致严重后果。故应慎重权衡手术后出血与抗凝治疗的利弊。常用药物有：

（1）肝素及香豆素类药物：对已形成血栓者无消融作用，但可起防止血栓进一步蔓延作用，并且不增加颅内出血机会。

（2）溶纤治疗：效果优于肝素和华法林，适用于发病后 2 ~3 天内的早期患者。常用药物为尿激酶、链激酶等。对处于活动性颅内出血或近 2 个月内因脑血管病引起颅内出血的患者禁止使用溶纤药物。

（3）其他：右旋糖酐 40、阿司匹林等，对预防血栓形成有帮助。

3. 手术治疗　直接清除静脉腔内血栓。手术最佳时机为发病后 2 ~3 天。

（六）预防

1. 物理方法　以往防止深静脉血栓的物理方法有：早期活动、肢体抬高、穿弹力袜，但研究发现，上述方法对深静脉血栓无预防作用。近来在神经外科手术患者中，开始使用渐进性充气压力袜（sequential pneumatic compression stockings，SPCS）。主张早期使用，术后即刻开始，持续至完全自主活动。使用此袜能增加75%静脉回流量，并使深静脉血栓发生率自20%降至10%。

2. 药物方法

（1）包括使用能阻止血块形成的药物：阿司匹林、双嘧达莫（潘生丁）等，但预防效果不肯定。

（2）小剂量肝素：在预防血栓形成中的作用得到承认，可能通过抑制X因子打断内源性和外源性凝血途径发挥作用。血清中 $0.05 \sim 0.033IU/ml$ 的肝素浓度即能阻止促凝血酶原激酶的形成，而 $0.25 \sim 0.5IU/ml$ 的肝素浓度还能破坏已形成的促凝血酶原激酶，但可能增加出血机会。

（3）低相对分子质量肝素：半衰期更长，出血机会减少，生物利用度更高。

（4）右旋糖酐40：可减少红细胞聚集。可于术前使用静注100ml，术中使用400ml，术后当晚静注500ml，术后第2天再静注500ml。主要不良反应为过敏反应。但颅脑病变伴有血-脑脊液屏障破坏时使用右旋糖酐可加重高颅压和脑水肿。因此对脑外伤和颅内肿瘤的患者应慎用。

（王宏峰）

参考文献

[1] 段国升，朱诚. 神经外科手术学［M］. 北京：人民军医出版社，2011.

[2] 程华，李脊. 图解神经外科手术配合［M］. 北京：科学出版社，2015.

[3] 杨树源，张建宁. 神经外科学［M］. 北京：人民卫生出版社，2015.

[4] 赵德伟，陈德松. 周围神经外科手术图解［M］. 辽宁：辽宁科学技术出版社，2015.

第四章

一般开颅术及方法

第一节　幕上开颅术

1. 适应证

1) 幕上各部位的肿瘤，包括大脑半球内或脑外的肿瘤、脑室内肿瘤及鞍区肿瘤。

2) 创伤性或幕上血管性疾病致颅内血肿（包括硬脑膜外、硬脑膜下和脑内血肿）。

3) 颅脑感染，主要为大脑半球的脑脓肿，也包括某些颅内局限性的炎性病变，如局限性硬脑膜下或硬脑膜外脓肿；颅内炎症的后遗症（局限性蛛网膜粘连等）。各种寄生虫病。上述疾病产生严重颅内压增高及局灶症状者。

4) 某些先天性疾病，如先天性脑积水、先天性颅骨缺损（脑膜脑膨出）、脑脊液漏等。

5) 功能神经外科，如各种癫痫的外科治疗和锥体外系疾病的外科治疗、定向手术以及原发性三叉神经痛为主的各种脑神经止痛手术。

6) 血管性疾病手术，如动脉瘤的夹闭术、脑缺血性疾病的旁路手术以及脑动脉畸形、海绵窦动、静脉瘘等手术。

2. 麻醉方式　全身麻醉，气管内插管。

3. 手术体位　根据手术部位而定，有仰卧、侧卧、侧俯卧、俯卧和坐位。

4. 手术切口　根据手术部位常有冠状切口、额部和额颞部切口、颞部和颞顶部切口、额顶部切口、顶枕部切口、翼点入路切口等。

5. 手术用物

1) 器械：开颅手术器械包，或颅内血肿清除手术器械包，或颅骨钻孔手术器械包。

2) 布类：胸部手术布类包、敷料包、手术衣。

3) 其他：明胶海绵、骨蜡、5mL注射器及针头、橡皮膜及橡皮引流管、单双极电凝、一次性显微镜套（必要时）、止血纱布。

6. 手术步骤及配合

(1) 手术步骤：手术野皮肤常规消毒、铺单。

手术配合：递消毒钳钳夹皮肤消毒剂纱布消毒头部皮肤，递治疗巾、中单，贴神经外科手术粘巾、铺大孔被。

（2）手术步骤：切开皮肤、皮下及帽状腱膜。

手术配合：沿切口线两侧铺于盐水垫，递手术刀切开皮肤及帽状腱膜层，每切一段，递头皮夹钳钳夹头皮夹，头皮止血。出血部位递双极电凝止血，切开头皮后，递手术刀或纱布，钝性或锐性分离帽状腱膜下疏松组织层，向皮瓣基底部翻转。皮肤腱膜瓣内面用双极电凝止血，递盐水垫垫于基底部外面，递湿的盐水纱布覆盖其内面。

（3）手术步骤：骨瓣形成。

手术配合：递 20# 手术刀和骨膜分离器，沿切口内侧切开和剥离骨膜。递颅骨钻钻孔，递小刮匙刮除孔内内板碎片，也可用电动颅骨钻和铣刀。递线锯导引条和线锯锯开颅骨。递骨膜分离器插入骨瓣下，向上翻起骨瓣。递骨蜡或脑棉片或双极电凝止血。骨瓣用盐水纱布包裹。

（4）手术步骤：切开硬脑膜。

手术配合：递洗疮器吸生理盐水冲洗硬脑膜。递双极电凝或明胶海绵彻底止血后，递 11# 手术刀在硬脑膜上切一小口，递脑膜钩、脑膜有齿镊、脑膜剪剪开硬脑膜。

（5）手术步骤：颅内病灶处理。

手术配合：见各具体手术。

（6）手术步骤：缝合硬脑膜。

手术配合：清点器械和脑棉片。递 6×14 圆针、1# 丝线缝合硬脑膜，放置脑膜引流管于硬膜外或硬膜下。

（7）手术步骤：缝合颅骨骨膜。

手术配合：放回骨瓣，递 6×14 圆针、4# 丝线缝合骨膜。

（8）手术步骤：缝合帽状腱膜及皮肤。

手术配合：递皮肤消毒剂纱布消毒切口周围皮肤，递 7×17 三角针、4#丝线或递 2#-0# 慕丝线缝合帽状腱膜；递 9×24 三角针、1# 丝线缝合皮肤。切口再次用消毒剂消毒。

（9）手术步骤：包扎伤口。

手术配合：递敷料覆盖切口，绷带包扎。

（程 锦）

第二节 颅后窝开颅术

1. 适应证 ①颅后窝肿瘤，包括小脑、小脑桥脑角、第 4 脑室、脑干、枕大孔区、颈静脉孔区、松果体区等部位的肿瘤。②颅后窝其他病变，如动脉瘤、动静脉畸形、炎性病变、先天性畸形、外伤性血肿、寄生虫病等手术。③某些止痛手术，如三叉神经痛、舌咽神经痛等。某些脑积水的手术，如侧 + 脑室 - 枕大池分流术。

2. 麻醉方式 全身麻醉，气管内插管。

3. 手术体位 侧卧位、俯卧位或坐位。无论采用何种体位，均要求头部尽量前屈，以利显露。

4. 手术切口 有正中线直切口、旁中线直切口、钩状切口、倒钩形切口。此节以最典型和最常用的枕下正中切口颅后窝开颅术为例，枕后正中直线切口，上起自枕外粗隆上 3～4cm，下至第 3 或第 4 颈椎棘突水平。

5. 手术用物

（1）器械：开颅手术器械包，后颅窝手术器械包。

（2）布类：胸部手术布类包、敷料包、手术衣。

（3）其他：明胶海绵、骨蜡、5mL 注射器及针头、橡皮膜及橡皮引流管、单双极电凝、一次性显微镜套（必要时）、止血纱布。

6. 手术步骤及配合

（1）手术步骤：手术野皮肤常规消毒、铺单。

手术配合：递消毒钳钳夹皮肤消毒剂纱布消毒皮肤，递治疗巾、中单，贴神经外科手术粘巾、铺大孔被。

（2）手术步骤：切开皮肤与斜方肌之半棘头肌。

手术配合：递 20$^{\#}$ 手术刀、有齿镊，切开皮肤，递头皮夹钳及头皮夹，钳夹切缘止血。递单极电刀切开枕骨粗隆以上骨膜和其下正中白线，向深层至枕大孔边缘。递骨膜分离器向两侧分离附着于枕骨的肌肉及肌腱，显露寰椎后结节和枢椎棘突，递 7$^{\#}$ 手术刀、脑膜有齿镊及耳鼻喉分离器分离环椎后弓骨膜，递宽骨刀向外剥离枢椎棘突及两侧椎板上的肌肉。递双极电凝及骨蜡止血，用后颅窝牵开器撑开切口。

（3）手术步骤：颅骨开窗。

手术配合：递颅骨钻在一侧枕骨鳞部钻一孔。递咬骨钳将枕骨逐步咬除。咬除范围：上至横窦，侧至乙状窦，下至枕骨大孔后缘，必要时咬开环椎后弓。

（4）手术步骤：切开硬脑膜。

手术配合：递脑膜有齿镊、脑膜剪，剪开硬脑膜。递双极电凝止血。硬脑膜"Y"形切开后向上及两侧悬吊牵开。

（5）手术步骤：显露颅后窝。

手术配合：显露颅后窝结构。颅内操作见各具体手术。

（6）手术步骤：缝合切口。

手术配合：清点器械及脑棉片，递 6×14 圆针、1$^{\#}$ 丝线缝合硬脑膜（减压时不缝），放置引流管，递 7$^{\#}$ 丝线、7×17 圆针或 2$^{\#}$－0$^{\#}$ 慕丝线间断严密缝合枕下肌肉，6×14 圆针、4$^{\#}$ 丝线分层缝合项筋膜和皮下组织，7×17 三角针、1$^{\#}$ 丝线缝合皮肤。

（7）手术步骤：包扎切口。

手术配合：递敷料覆盖切口，绷带包扎。

（何　庆）

第三节　常用神经外科器械使用

一、幕上开颅器械

前开颅器械（适用于小脑幕上各部位、单侧、双侧开颅）见表（4－1）。

表 4-1 前开颅器械

名称	数量	名称	数量
消毒钳	2 把	粗吸引器头	2 个
卵圆钳	1 把	细吸引器头	2 个
小弯血管钳	8 把	刮匙	3 把（大、中、小各1）
有牙血管钳	4 把	脑压板	6 个（大、中、小各2）
爱利斯钳	4 把	鸭嘴双关节咬骨钳	1 把
银夹钳	2 把	鹰嘴双关节咬骨钳	1 把
头皮夹钳	3 把	持针器	4 把
小乳突拉钩	2 个	尖镊	2 把
颅钻把	1 个	枪状镊	2 把
线锯导板	2 个	脑膜镊	1 把
线锯把	2 个	有牙镊	2 把
线锯条	6 根	骨撬	1 把
骨膜剥离子	2 个	神经剥离子	2 个
硬脑膜剥离子	1 个	布巾钳	4 把
12 号导尿管	1 根		
信袋内装：			
尖钻头	2 个（不同规格）	圆钻头	2 个（不同规格）
脑膜剪子	1 把	直剪	2 把
4 号刀柄	2 把	7 号刀柄	1 把
		组织剪	1 把
银夹小瓶	1 瓶	银台	1 个
头皮夹子	1 包（40 个）		
颅脑缝针	1 套（9×28 三角针 3 根，12×20 圆针 3 根，5×12 小圆针 3 根）		
头皮拉钩	3 个		
11 号刀片	1 个		
22 号刀片	2 个		

二、幕下开颅器械

后开颅器械：适用于后颅凹开颅及各种椎板手术。器械基本同幕上开颅术，仅在幕上开颅器械中减去线锯、导板、线锯把、骨撬，并且另加大自动拉钩 2 个，颅钻延伸器 1 个，后颅凹双关节咬骨钳 1 把，狼嘴咬骨钳 1 把，环椎剥离器 1 个。

三、椎板切除、脊髓探查肿瘤切除术器械

器械的准备基本同幕下开颅术，需另加椎板器械，即深部自动拉钩 1 个，椎板骨膜起子 1 个，棘突咬骨钳 1 个，椎板咬骨钳（上、下）2 个，小弯血管钳 8 把。

四、急症开颅术器械

（1）钻孔器械：适用于颅脑外伤钻孔探查，凹陷骨折复位术见（表4-2）。

表4-2　钻孔器械

名称	数量	名称	数量
消毒钳	2 把	卵圆钳	1 把
小弯血管钳	16 把	有牙血管钳	4 把
爱利斯	4 把	持针器	4 把
银夹钳	2 把	布巾钳	4 把
脑压板	4 个（不同规格）	头皮夹钳	3 把
粗引器头	2 个	细吸引器头	2 个
鸭嘴双关节咬骨钳	1 把	鹰嘴双关节咬骨钳	1 把
乳突拉钩	2 个	尖镊	2 把
脑膜镊	1 把	枪状镊	1 把
有牙镊	2 把	颅钻把	1 个
骨膜剥离子	2 个	线锯拉钩	2 个
线锯	6 根	12 号导尿管	1 根
硬膜剥离子	1 个	神经剥离子	1 个
线锯导板	2 个		
信袋内装：			
尖钻头	2 个	圆钻头	2 个
颅钻延伸器脑膜剪	1 把	直剪	2 把
组织剪	1 把	头皮夹子	1 包（40 个）
银台	1 台	银夹小瓶	1 瓶
4 号刀柄	2 把	7 号刀柄	1 把
铝盒内装：			
颅脑缝针	1 份（9×28 三角针 3 个、12×20 圆针 3 个、5×12 小圆针 3 个）		
头皮拉钩 3 个			
11 号刀片	1 把	22 号刀片	2 把

五、侧脑室-腹腔分流术器械见（表4-3）。

表4-3　侧脑室-腹腔分流术器械

名称	数量	名称	数量
钻孔器械另加：			
大弯血管钳	1 把	中弯血管钳	2 把
金属通条（长 30cm）	1 根	甲状腺拉钩	1 对（小儿）
测压管	1 根	皮拉钩	1 对（成人）

六、动脉瘤和脑血管畸形包

适用于各部位动脉瘤及血管畸形手术（表4-4）。

表4-4 动脉瘤及血管畸形手术包

名称	数量	名称	数量	名称	数量
动脉瘤包：					
动脉瘤夹持夹器	3把	显微持针器	1把	显微吸引器头	1个
中号脑压板	1个	枪状镊	2把	小儿双关节钳	1把
中直血管钳	1把	各种规格动脉瘤夹	数个		
血管畸型包：					
进口银台	1个	进口临时阻断夹持器	1把	国产银夹钳	2把
进口银夹钳	1把	钢尺	1把	国产银夹	1瓶
进口银夹	1瓶（20）	显微吸引器	1个	动脉瘤夹子	数个
动脉瘤持夹器	1把	进口脑膜剪子	1把	进口临时阻断夹	1瓶
W夹持器	1把	国产银台	1台	临时阻断夹	1瓶

七、标本钳

根据手术的需要配备不同规格的标本钳单包。

（1）垂体瘤小头标：适用于脑干肿瘤、颅咽管瘤、垂体瘤。

（2）小头标本钳：适用于颅底各部位肿瘤、第三脑室后部肿瘤。

（3）普通标本钳：适用于胶质瘤、转移瘤。

（4）大头标本钳：适用于脑膜瘤。

八、选择神经外科手术专用器械的注意事项

（1）头皮夹钳、头皮夹、头皮钩：用于头皮止血，头皮夹分金属和塑料（一次性）两种，其弹性张力硬度要完全能达到头皮切口止血的要求；头皮夹钳要与头皮夹子配套；头皮钩用来固定皮瓣，末端用皮筋牵拉固定。

（2）骨膜起子（骨膜剥离器）：挑选宽、窄、直、弯不同类型，用于剥离不同部位的骨膜。

（3）颅钻及尖钻头：尖圆钻头搭配注意型号要一致，尖钻头要小些，圆钻头略大些，以免钻孔时圆钻头穿通到颅内。一般用尖钻头通颅骨内板，立即换钻头，扩大骨孔。用于后开颅时，颅钻把与钻头之间必须接颅延伸器，否则侧卧时，肩部阻挡使术者不能顺利转颅钻。

（4）线锯导板、线锯条、线锯把：适用于幕上开颅打开骨窗。

导板必须光滑，不能有电镀脱落、毛边，将导板伸直拉开从一侧骨孔穿过，用剥离子在穿出孔接应，引出后挂上线锯，线锯两端各挂一线锯把，呈钝角拉线锯。

（5）咬骨钳分单、双关节两种，双关节又可分鹰嘴咬骨钳（向上）、鸭嘴咬骨钳（侧向），骨钳尖端宜扁、尖，不宜厚。用于咬颅骨，双关节咬骨钳适于后颅凹咬骨。

（6）剥离子：①选用一端直，另一端弯的硬脑膜剥离子，用于剥离骨缘，引导线锯穿

出骨孔。②神经剥离子，宜细长，用于剥深部神经及细小血管。尖端带孔之剥离子，可穿线深部结扎用。

（7）银台、银夹及银夹钳：适用于大动脉血管止血，现已基本不用，因为它影响核磁、CT的影像，现都用双极电灼止血。

银夹可分为机制或手工夹制，均为纯银质，形状为等腰三角形，这样放置在银台上呈端正的位置，夹银钳上也不会改变其形态，可准确地夹在出血点上，达到止血目的。银夹钳的槽要光滑，钳臂不能过松过紧，否则不能正确夹带银夹。

（8）脑压板：不要过硬，要易于弯曲并有一定韧性，挑选时注意宽窄搭配。用于牵开脑组织。

（9）标本钳：为镊取不同部位的组织用，因此要有不同大小及方向的各类标本钳。

（10）有机玻璃：用于颅骨成型手术，可根据颅骨缺损的大小选择，在酒精灯下加热剪成所需形状，表面有许多小孔，直径1.5~2mm，孔距缘2cm。

（11）引流管、橡皮引流条：常用的引流管分为硅胶管和导尿管，选择各种型号，用于瘤腔、脑室的引流。

（12）硅橡胶：用于颅骨成型手术，分左右两种，可根据颅骨缺损的部位选择，可高温高压消毒。

（13）钛钢板：是一种进口的新型钛合金，可根据颅骨缺损的大小选择钛钢板大小，并剪成所需形状，用特制的钛合金螺钉固定于颅骨上，可高温高压消毒。

九、器械处理及保管

1. 一般金属器械　金属器械多为不锈钢制，外镀铬镀镍，如血管钳，咬骨钳等。使用及准备时，不得任意碰撞及投掷，手术时不可用细巧的器械夹持粗厚的物品。手术后，将器械刷洗冲净，并注意有齿器械及管腔器械的腔内是否完全通畅与清洁，煮沸消毒10min，或用消毒液刷洗冲净，烘干或擦干，然后用石蜡油布擦（特别要注意器械的轴关节部位），防止生锈，将器械按规定摆放整齐，双层包布包裹，高压蒸汽灭菌后备用。

2. 锐利、带刃器械　如手术剪刀、脑膜钩、颅钻头、骨凿等，注意保持其锐利部分。不得与其他器械一起任意堆放或投掷。平时不用时最好用蜡封或用棉花包好，放于带器械架或海绵的盒内，以免磕碰。锐利带刃器械使用后，用清水刷洗干净，或消毒刷洗冲净，然后擦干、上油保护，此类器械需要时高压消毒。

3. 精细器械　如显微手术器械，于当日手术前浸抱消毒液内，使用后用清水刷洗冲净，擦干上油备用；电动开颅器械的钻头及铣刀等，用后及时清洗干净，拆开擦干每个部件，上油后组装好（必要时上专用油保护），高压蒸汽灭菌后备用。常用的器械与精细器械需要准备成套，并配备一定量的小儿器械包以方便使用。特殊器械、精细器械于手术前一日高压灭菌，以减少损伤机会。

4. 显微手术器械

（1）分类

1）显微剪刀，分直弯两种，长度为18cm和21cm，术中用于剪血管和神经。

2）显微剥离子：分为不同规格，术中用于分离一些细小的血管和神经。

3）显微勾刀：用于不同角度切除小血管和神经。

4) 显微剥离棍：圆头和钝头两种，术中用于纯性分离。

（2）消毒方法于手术前一日用快速台式蒸气灭菌器消毒。

（3）注意事项

1) 消毒时不可与大器械包混合消毒。

2) 术中使用时避免用于较硬的组织，如硬肿瘤组织。

3) 用盐水纱布随时进行擦洗，保持器械无血迹。

4) 显微器械用完后尖部用管套封好以备下次再用。

（何　庆）

第四节　特殊神经外科器械的使用

一、手术显微镜

用于神经外科的各种手术，带有电视录像装置。手术起源于30年代，在60年代得以发展，显微镜的使用扩大了颅脑外科手术的范围，扩大了视野。在镜下可以更清楚地辨认肿瘤组织及正常组织。减少组织的损伤，使手术更加准确无误。

显微镜的结构：是由显微镜机身及双目3组镜头组成，并配有录像及照像接头、手闸及脚闸（用于调焦及调整倍数）。消毒方法：用一次塑料套套封。安装：术前要根据手术部位合理地摆放（显微镜一般放在患侧的对面），首先把显微镜的各个关节打开，用镜头纸擦净镜头，并把目镜曲光度放在"0"的位置上，暴露镜头，调好焦距，放置术野中协助术者调视清楚为止，把脚闸放置术者脚下方便随时调焦距及倍数。根据术者视力调试合适的位置。

注意事项：

（1）术中安装显微镜及使用显微镜时，一定要严格无菌技术操作。

（2）定时检查显微镜各关节是否松动，发现问题及时处理。

（3）显微镜用毕，一定要把镜头的血迹擦净，把显微镜缩到最小范围，并固定好各个关节，套好显微镜套。

（4）根据手术的需要可随时安装照像录像设备。

二、头架的使用

随着显微神经外科在颅脑手术中的广泛应用，颅脑手术患者良好的体位和固定姿式更加重要。

（一）头架的结构

头架分上下两部分，上部分为固定头颅的"C"型支架和固定螺钉组成，下部由方向可移动的支持臂半球形旋转关节组成。

（二）消毒方法

术前"C"型支架和固定螺钉，高压消毒灭菌后备用。

（三）安装

患者全麻后，把患者放置适当体位，头部用4%碘酒、乙醇溶液消毒，连接头架关节，将"C"型支架安置到头顶部合适的位置，固定。首先置入水平螺钉穿入颅骨，其次安置支撑螺钉，螺钉拧紧后，放松各部位支持部关节螺旋，再将头部调节到适合于手术的位置，固定。手术完毕拧下螺丝，固定点轻轻压迫止血后，盖敷料包扎。

（四）注意事项

术前要了解患者全身情况，对有骨质疏松性疾病、老年、小儿和颅板脆弱患者应用固定螺钉时，要松紧适当，用力过猛可穿破内板，损伤颅内组织。上头架前要仔细检查各关节连接固定螺钮，如有关节失灵和螺钮松动，要及时处理，否则术中头架各关节连接不稳或活动都会影响术者精细操作和造成手术损伤。避免头皮牵拉、撕伤，固定螺钉时慎用颞鳞、枕鳞、骨板较薄的部位。术后要仔细检查头皮情况，如有固定螺钉处出血，可轻轻压迫止血，出血严重时可用针线缝合。密切观察穿刺点及愈合情况，防止感染。

三、铣刀、磨钻

分气动和电动两种。随着科技的不断发展，手术器械的不断更新，现在神经外科电、气铣刀已取代以往的线锯导板，它的特点是使用灵活、轻便、快捷，患者损伤小。

（一）电动铣刀

（1）结构：由电动马达、脚踏电动控制器（应用于电转速的控制）、可折性铝合金支架、大型电软轴组成。

（2）消毒：铣刀头、手柄用高压消毒。大型电软轴用消毒套封。

（二）安装方法

巡回护士和刷手护士配合安装，套封好软轴，接好手柄接头并固定好，接通电源备用。

（三）注意事项

术中安装要严格无菌技术操作；安装时注意弹性，软轴不能打死折和盘绕过紧；使用铣刀时，铣刀内侧要紧贴于颅骨内板避免损伤硬脑膜，剥离好肌肉组织并用骨膜起子保护头皮，避免损伤；铣刀用过后要及时清洗，并注入特制润滑油加以保护。

（四）电动磨钻

用于显微神经外科，可用于磨内听道、蝶骨嵴、神经孔、前床突，使术野暴露更清楚，并可清楚地暴露一些细小的血管和神经骨孔，使肿瘤切除得更加彻底。其结构是在铣刀的基础上，另加各种规格和角度的成角内把手及不同规格的金刚石磨钻。消毒方法、安装同铣刀。注意事项同铣刀。

四、超声吸引

是利用超声波振荡将要去掉的组织粉碎和乳化，以达到吸除肿瘤的目的。

（一）结构

四种机型均由手机、主机构成，其中主机主要为超吸振动控制、吸引和冲洗三部分组成，四种机型的手机均呈笔状，吸引管通过吸引泵与机器的负压装置相连，将被粉碎组织乳化吸除，组织的碎屑吸入吸引瓶中。

（二）消毒方法

（1）环氧乙烷消毒。

（2）高压消毒。

（三）安装

有专人管理，所有插头均为专用对口，将手柄线及脚踏开关连接在主机上，吸引管末端口直接通入吸引器瓶，冲洗管通过可控注水泵安装，使冲洗水通过泵达到手柄的尖端。

（四）注意事项

（1）安装时一定要严格无菌操作。

（2）术中使用时要根据肿瘤的软硬度确定振幅的大小。

（3）术中使用时要不时吸水，以降低手柄温度及防止吸引管阻塞。

（4）注意观察吸引瓶，发现吸满时更换。

（5）手机工作时严禁金属器械与超吸头碰撞。

（6）使用前后严格按操作规程处理，不可随意乱动。

五、颅内牵开器（自动脑压板）

术中使用颅内牵开器可以减少脑（压）板所造成的脑挫伤和颅内血肿的发生，使术野暴露得更清楚，特别是较深部的手术。

（一）结构

弹簧软轴2根，弹簧软轴固定器1个，不同规格的脑（压）板6个。

（二）消毒方法

高压消毒。

（三）安装

安装前术者首先用3～4根棉条保护好脑组织。把弹簧的软轴一端固定于患者骨缘上，调好角度，另一端固定于脑（压）板上（脑板放于患者的脑组织上）。

（四）注意事项

（1）使用时一定要保护好脑组织，避免不必要的损伤。

（2）安装时避免脑板左右上下摆动，避免术者、助手随意拉颅内牵开器。

（3）用后要轻轻从组织中取出，并同时打开冲洗盐水，以减少脑组织的损伤。

六、激光

随着科学技术的发展及脑神经外科的需要，又诞生了一种新技术——接触性激光系统，接触性激光的引用使脑神经外科手术方法产生了日新月异的变化。目前我院应用 SLT 接触性激光具有切割、凝固、切除三种功能，切割和切除主要靠接触式激光探头的气化作用完成，凝固则是激光探头在温度不太高时将血管熔凝封闭，从而起到止血作用。

（一）结构

电源系统、计算机控制系统、冷却系统、探头探刀及光导纤维。

（二）消毒方法

光导纤维、冷却盒、探头探刀需用 40% 甲醛薰 12h 后方可使用。

（三）安装

（1）设有专人管理。

（2）建议建立专门的激光手术室，限制无关人员接近手术区。

（3）设特制电源 220～380V、20～30A。

（4）根据手术的不同，选用合适的光纤及冷却盒，安装到主机上，光纤插入主机激光孔时注意用力适中，连接好。否则损坏光纤及主机，冷却盒旁也放一块干纱布以防液体流入槽内。

（5）接上主机电源线，合上总开关，把钥匙插入主机前开关中，顺时针转到"ON"处，主机板面显示约 30s 后处于正常状态。

（6）根据手术需要，选择好合适的探刀或探头，并放入光导纤维上。

（7）根据手术需要及计算机的显示，进行机器的调试，调到所需要的功率，合适为准。

（8）检查冷却盒内小球是否浮动，保证冷却液的流动。

（9）将脚踏开关放在术者脚下，以备随时应用。

（四）注意事项

（1）进行激光操作时，务必戴好激光防护眼镜。

（2）机器要按正确顺序操作。

（3）术前要备好所需探头、光纤、冷却盒，并注意了解激光的功率。

（4）光纤不得用力折压，以免损坏。

（5）机器用过应盖好，特别是激光出口，一定盖好，防止尘土落入。

（6）工作环境要清洁、卫生，室温 10℃～40℃。

（7）手术完毕后，应先关闭机器，盖好激光发射孔盖，拆冷却盒时应防止水流入槽内。

七、双极电凝器

双极电凝器是神经外科手术不可缺少的止血工具，用于术中止血。分一般双极和给水双极两种。

（一）组成

由主机、给水泵、双极镊子、双极导线和脚闸组成。

（二）消毒方法

高压消毒。

（三）安装方法

由巡回护士和刷手护士共同完成安装，接通电源，放好脚闸。

（三）注意事项

（1）术中严格无菌技术操作。

（2）术中使用时，刷手护士用盐水纱布反复擦拭双极电镊尖端，保持电镊尖端的清洁，避免止血时粘连。

（3）双极尖端禁止用刀片或锐利器械铲除电镊尖端和血迹，术中避免随便乱戳放。

（4）术毕单独刷洗，不可与其他器械混放。

（张旭东）

第五节 神经外科手术室的设置

神经外科手术室是医务人员施行手术诊断、治疗以及抢救患者的地方。为更好地提高手术成功率，保证手术的顺利进行，手术室必须提供符合手术所需的环境、设施、设备以及有一定素质的工作人员。

一、手术室的建筑

手术室最好设置在医院光线充足的高层、封闭并设有层流设施（如有条件全封闭更好），设备要齐全，做到清洁消毒，以有利于手术抢救为原则。要与神外病房、X线检查室、血库、病理等科室相毗邻。手术间的面积大的为 $50m^2$ 左右，小的房间为 $30 \sim 40m^2$，走廊宽 $2.2 \sim 2.4m$ 比较适宜。地面墙壁、天花板采用坚实光滑易于刷洗的材料，墙壁有隔音、绝缘的装置，以防止外界的干扰，又不影响仪器的正常使用。手术间的电源插座距地面 $30cm$ 处，开关离地面 $1.5m$ 处为宜。

二、手术间的特殊要求

神经外科的手术间布置力求简洁，各种器具采用坚固耐用的材料制成，并带有轴承轮和方向轮，使之轻便，易于移动。

神经外科手术除外科手术所需的一般设备外，尚需一些适应神经外科手术的特殊设备。

（1）手术床：每个手术间应设置一台先进的适用于颅脑外科的万能手术床并配头架及可调节各种手术体位的手提控制器。

（2）照明灯：照明对神经外科手术有相当重要的意义，除大型冷光源，无影灯外，应另备立式聚光性能良好的中小型光源地灯 $1 \sim 2$ 座。

（3）双极电凝：高频电刀是神经外科手术必备的装置，可切割组织及止血，缩短手术时间，减少组织的损伤。

（4）动力控制墙壁管道吸引器两套，电功吸引器也是神经外科手术整个过程中不可缺少的装置，以备术中吸除切口内的液体（血液、脑脊液、冲洗液）及切除分离的肿瘤组织。

（5）开颅电钻、微钻：适用于神经外科幕上下开颅。

（6）手术显微镜：手术显微镜是神经外科不可缺少的工具，并配有照像、录像装置。

（7）麻醉机：心电监护仪、呼吸机、麻醉柜。

上述列举的各种电装置，应配备附带开关的插座板，其电源控制应为密闭式，高于地面 1 米以上。

（8）输液架（装小药盘 1 个），可移动托手架，器械升降托盘（1 个可装在手术台，1 个可移动式），大中小器械车各 1 个，高低脚蹬，应设备齐全。

（9）各种麻醉用药，急救用药，降颅压药，应放置在拿取方便的地方，妥善保存。

三、手术间布局

手术进行时,手术辅助人员及需用的仪器、设备较多,患者情况又十分危急。因此,合理的布置及合理组织人员是十分必要的。

原则如下:

(1) 各种仪器安放在合适的位置,以取用方便而又不影响手术为原则。

(2) 手术室工作人员均有一定位置及活动范围,不得擅自离开或逾越。直接参加手术者,其中洗手护士的位置应面向手术台,主动协助大夫来完成手术;麻醉师接近患者以利观察、处理术中出现的各种情况;巡回护士需全面掌握手术进度,予以密切配合;参观手术者,以不妨碍手术顺利进行为原则,站于手术者背后及旁侧。

(张旭东)

第六节　常规开颅手术步骤

一、术前用药和麻醉

(一) 术前用药

手术前根据患者的全身情况选择用药。如颅内压高、脑水肿患者给予脱水和激素治疗,以缓解头痛,改善症状。术前有下丘脑和垂体功能障碍者,或手术接近此部位的患者,也应给予激素治疗。感染性手术,应在术前给予抗生素,控制感染,对无菌性手术患者,也常在术前或术中给予抗生素预防感染。

对营养不良、贫血、低蛋白血症、糖尿病、高血压、水电解质紊乱和心、肝、肾、肺等重要脏器功能失调的患者,都要给予纠正,以增加手术的安全性和成功率。

(二) 麻醉

麻醉前为减轻患者精神负担和完善麻醉效果,在入手术室前可常规使用一些药物,如镇静、催眠药和抗胆碱药,通常在术前一天晚上给予镇静剂,使患者能安静入睡休息好。术前半小时肌肉注射苯巴比妥0.1~0.2g和阿托品0.5mg。

(三) 局部麻醉

适用于一些简单的手术,如头皮肿物、颅骨骨瘤、慢性硬膜下血肿等钻孔引流术和部分椎管手术。表浅的颅内肿瘤手术,如患者不能耐受全麻的患者,也可利用局麻开颅,但术中常需辅以基础麻醉。

常用的麻醉药是0.5%普鲁卡因溶液,为减少出血,每200ml内可加入0.1%肾上腺素0.5ml,在切口浸润的同时,也可行手术区神经干的阻滞麻醉以增加局麻的效果。

(四) 全身麻醉

在目前临床工作中,绝大多数开颅手术和脊髓手术均需全身麻醉。常用的方法有下述三种。

(1) 基础麻醉。

(2) 静脉复合麻醉:①1%普鲁卡因溶液静脉滴注,再给予冬眠合剂、硫喷妥钠等药物。②γ-羟基丁酸钠静脉滴入。③硫喷妥钠、异丙酚、依妥味脂等。

（3）静吸复合麻醉：静脉用以上药物，一种或几种，加上吸入药物，包括氨氟醚、异氟醚、氧＋笑气等。

另外，氟哌啶、芬太尼和硫喷妥钠等均可作为静脉麻醉用药。

二、皮肤准备

术前一天剃头发、洗净，手术前再补剃1次；也可在手术室完成麻醉、插管后再剃头。备皮范围可限于切口局部，四周黏以塑料薄膜。

如术区有皮肤感染、痤疮等，应提前用药包括全身使用抗生素和局部涂碘酒、酒精等药物，待感染消除后，再手术。

消毒前首先用龙胆紫在头部标画手术切口和邻近的重要功能区位置。

开颅手术多为无菌性手术，故皮肤消毒应格外认真，通常首先涂以3%碘酒，待其自然干后，再用乙醇溶液纱布消毒三遍。目前碘氟应用日渐广泛。消毒范围至少要超过切口5cm。

头部消毒后辅以无菌塑料薄膜，可减少感染机会。

三、患者体位

病变部位不同，采取体位也不同，主要应达到的目的是：手术野暴露好，有利于手术操作。手术中头部位置不宜过低，否则易出血，过高易引起空气进入静脉造成栓塞。

（1）仰卧位：主要适用于额、颞和鞍区病变的开颅手术，头部可偏向对侧，使手术部位向上（图4-1）。

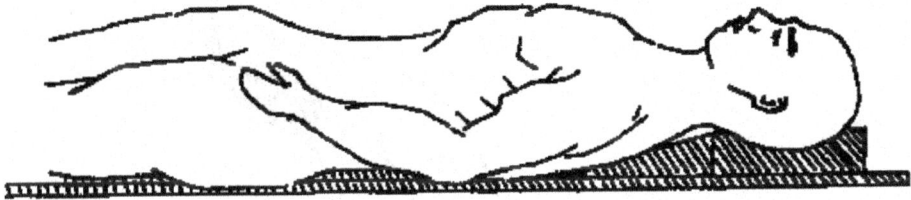

图4-1 仰卧位

（2）侧卧位：适用于颞、顶、枕、后颅窝和脊髓手术，对某些后颅窝和脊髓的手术，可增加侧卧的角度，呈侧俯卧位（图4-2）。

（3）俯卧位：适用于枕部、后颅窝、松果体区和脊髓的手术（图4-3）。

（4）坐位

1）半坐位：适用于经蝶窦鞍区手术（图4-4）。

2）坐位：用于后颅窝手术和高颈段脊髓手术（图4-5）。

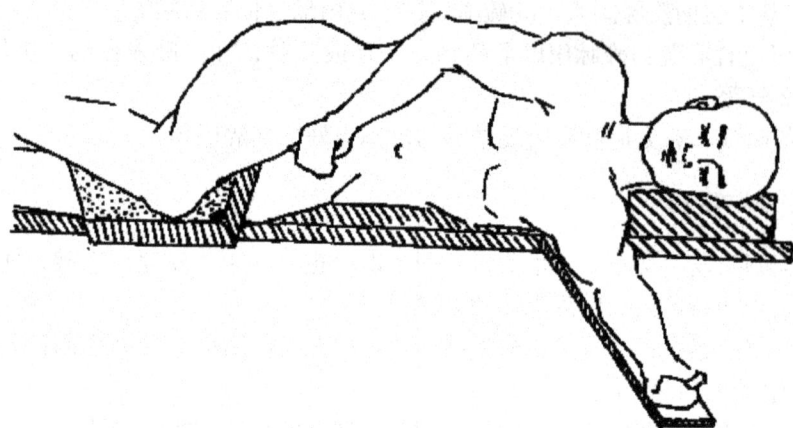

图 4-2 侧卧位

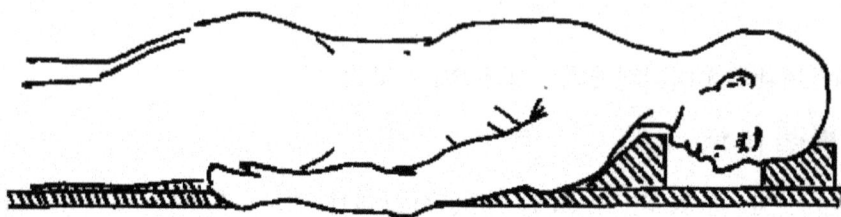

图 4-3 俯卧位

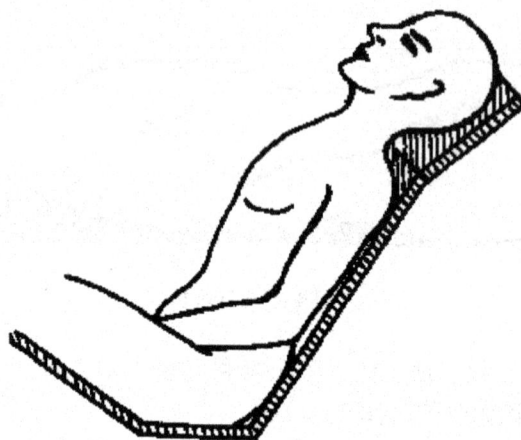

图 4-4 半坐位

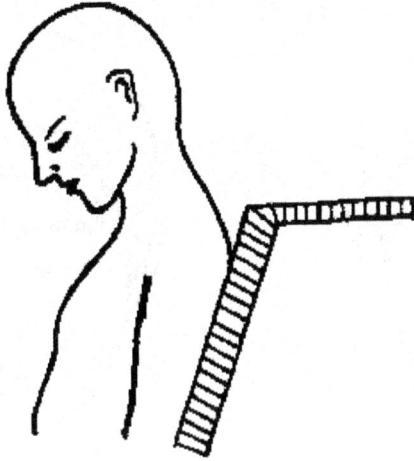

图 4-5 坐位

四、头皮浸润麻醉

用于局麻下开颅手术，即使是全麻患者，在开颅前为增加麻醉效果和减少头皮出血，也使用头皮浸润麻醉。

通常用 0.25% 普鲁卡因溶液，为减少出血也可在 200ml 麻醉剂中加 0.1% 肾上腺素 0.5ml（高血压患者慎用），总的 1 次剂量不宜超过 200ml。

在马蹄形切口的两角处，用长针沿切口在皮下、骨膜下和帽状腱膜下分层注射，皮下注射时最好能使皮肤呈橘皮样，这样在切开皮肤后可减少皮缘渗血。如皮瓣与肌骨瓣分开时，在整个皮瓣的帽状腱膜下也注射麻醉药，以利于分离，如皮瓣、肌瓣与骨瓣分开，则在整个瓣的骨膜下注入麻醉药。

后颅窝和脊柱手术的浸润麻醉除上述方法外，还应在整个枕骨鳞部和棘突、椎板两侧注入麻醉药物，以利分离、止血。

五、常用手术入路的皮瓣和骨瓣的设计

选择手术入路时应选择距离近、避开重要结构和功能区、能获得最佳视野的手术入路，同时还要考虑到皮瓣的血液供应和美容问题，幕上开颅多采用基底朝向供血动脉方向的马蹄形切口，其基底宽度不应小于 5cm，横与直径的比例不宜超过 1∶1.25，切勿呈倒烧瓶状皮瓣，以防止皮瓣边缘缺血坏死。

各部位的开颅方法略有不同，如额部手术多采用瓣前翻、肌骨瓣翻向颞侧，而硬脑膜翻向中线。而颞部切口常为皮瓣、肌瓣、骨瓣一同翻向颞下方。现在许多术者喜欢皮、肌瓣一起翻开，而将骨瓣游离，单独拿下，术后再打小孔用粗丝线或钢丝固定。

（1）额部开颅切口：用于额叶肿瘤、垂体瘤、嗅沟脑膜瘤、鞍结节脑膜瘤和三脑室前部肿瘤等，如考虑到美容，可开冠状皮瓣，单额骨瓣开颅（图 4-6），也可双额骨瓣开颅（图 4-7）。肌骨瓣翻向颞侧，剪开硬膜，翻向中线。根据具体病变位置不同，骨瓣位置可高可低，如嗅沟脑膜瘤和垂体瘤开颅时应注意额窦位置，在骨瓣尽可能低的同时，又避免将额窦打开。如额后部病变或三脑室前部病变需经侧脑室入路时骨瓣应靠后一些。

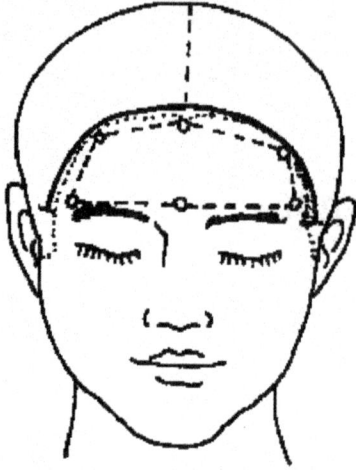

图 4-6 冠状皮瓣，双额骨瓣开颅

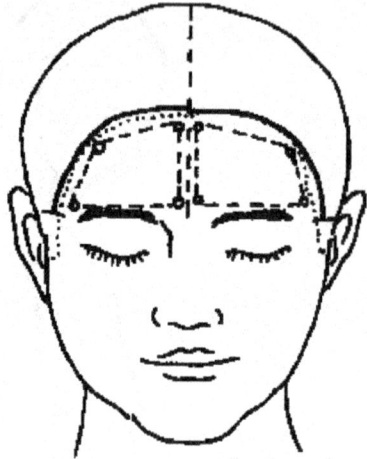

图 4-7 冠状皮瓣，双额骨瓣开颅（保留骨桥）

（2）额、颞部切口：大的额叶肿瘤或侵及颞叶，如蝶骨嵴脑膜瘤、海绵窦内肿瘤、向鞍旁侵袭的垂体瘤和前循环的动脉瘤等，均需经额颞入路手术，手术切口暴露额颞叶和侧裂区（图 4-8）。

（3）颞部切口：适用于颞叶肿瘤、高血压性基底节区血肿、部分鞍背和上斜坡区病变和桥、中脑腹侧病变（需切开天幕）（图 4-9）。

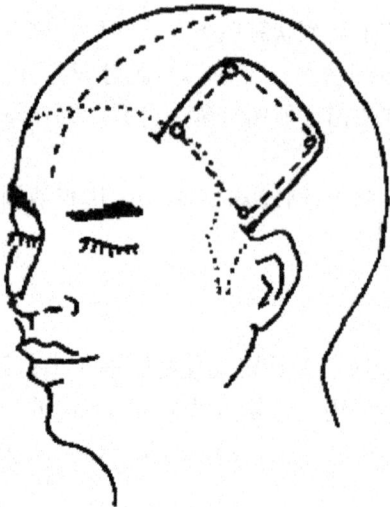

图 4-8 额颞部开颅

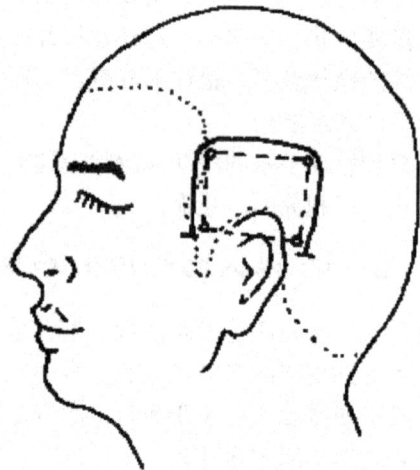

图 4-9 颞部切口

切口有马蹄形和弧形切口。颞部马蹄形切口，多皮、肌、骨瓣一同翻开，根据病变位置可前可后。

弧线形切口，一般在外耳孔前 2cm 颧弓上，根据病变位置确定弧线方向，也可为直线。多用于颞肌下减压，高血压性血肿清除和三叉神经节前纤维切断术（图 4-10）。

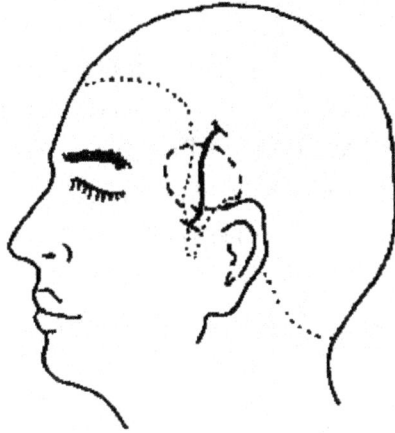

图 4 - 10 颞部弧形切口

（4）顶部切口：根据病变位置不同，可选择外侧、近中线和跨中线切口。因此处已无顶肌，故多翻开皮瓣后游离骨瓣，术后再复位、固定，顶部切口基底可朝颞方也可朝枕下（图 4 - 11、4 - 12）。

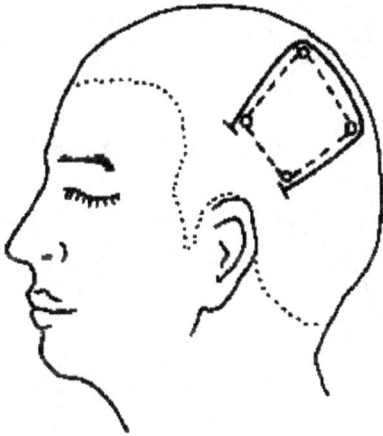

图 4 - 11 顶部开颅切口

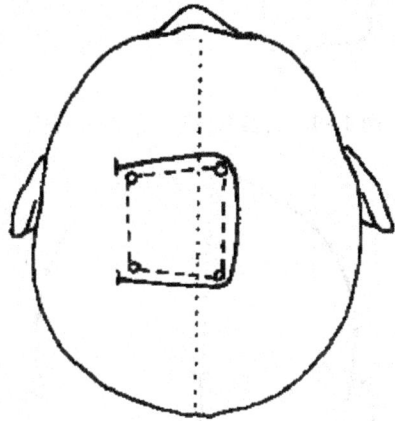

图 4 - 12 顶部跨中线切口

（5）枕部切口：用于枕叶病变，松果体区手术和部分小脑上部病变手术（需切开天幕）。皮瓣基底部多朝向枕下，开颅时应格外注意，勿损伤上矢状窦和横窦（图 4 - 13、4 - 14）。

（6）后颅窝切口：根据病变位置不同，选取以下切口。

1）正中切口：自枕外粗隆上 2cm 沿中线向下止于颈 4 棘突，截除双侧枕骨鳞部和环椎后弓，适用于小脑蚓部，小脑半球及第Ⅳ脑室病变（图 4 - 15）。

2）钩形切口：自乳突与枕外粗隆连线的中内 1/3 处起，向外侧达乳突后缘，然后折转向下方，达下颌角水平，多用于桥小脑角手术（图 4 - 16）。

3）反钩形切口：自颈 4 棘突延中线至枕外粗隆，然后折转达一侧乳突缘，同时咬开环椎，手术损伤较大，多用于较大的小脑外侧，桥小脑角病变（图4-17）。

4）旁正中切口：自上项线上2cm向下达颌角水平，其位置可在乳突与枕外粗隆连线中点，也可近乳突处（远外侧），可用于小脑半球手术和桥小脑角手术（图4-18）。

5）弓形切口：自一侧乳突后缘下方，向上约5cm，经上项线和枕外粗隆，达对侧相同位置，两侧对称。但因手术损伤大，目前很少用（图4-19）。

后颅窝开颅均为骨截除术，一般情况下不需缝合硬膜。

（7）幕上、下联合切口：随着神经外科的进展，手术技巧的提高，幕上、下切口使用得越来越多。常用于斜坡区占位性病变，天幕缘脑膜瘤和某些向天幕上侵犯的桥小脑角病变，某些跨横窦的血肿需作幕上、下联合开颅（图4-20）。

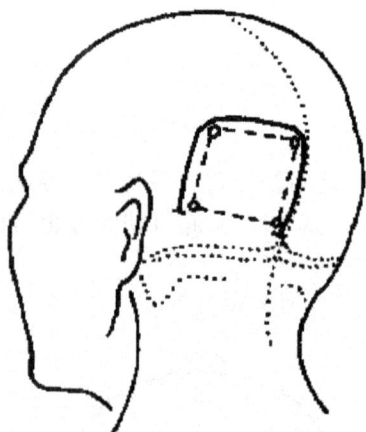

图4-13 枕部切口，基底朝向枕下　　　　图4-14 枕部切口，基底朝向颞侧

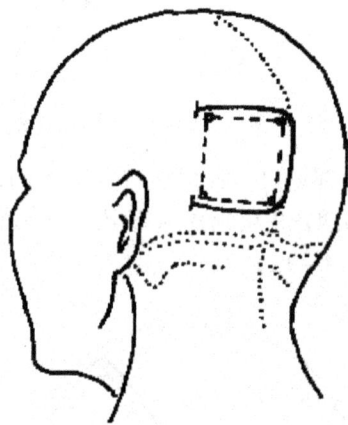

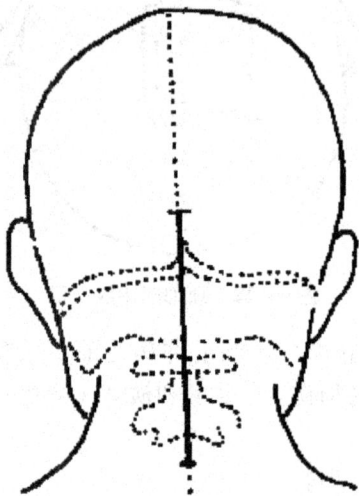

图4-15 后颅窝正中切口　　　　图4-16 钩形切口

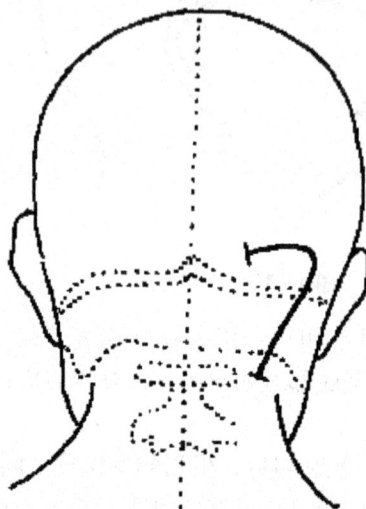

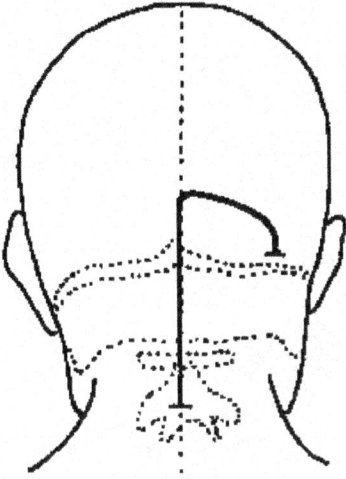

图 4 - 17　反钩形切口

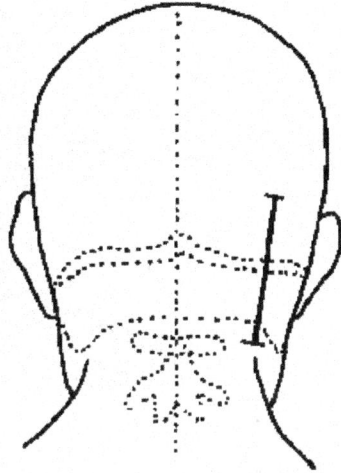

图 4 - 18　旁正中切口

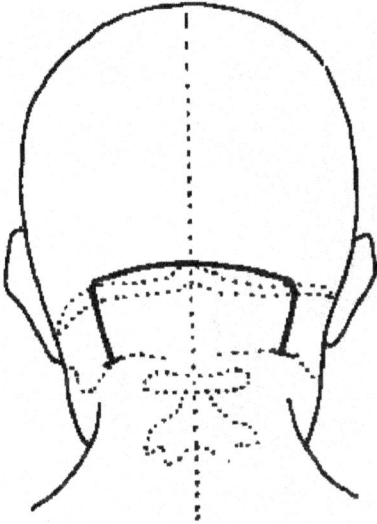

图 4 - 19　弓形切口

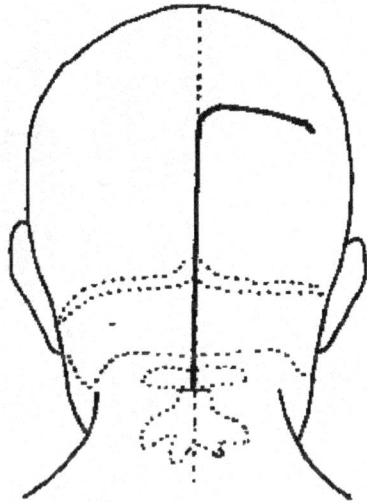

图 4 - 20　幕上、下联合切口

六、标准开颅术

（1）头皮切开：头皮局部侵润麻醉后，先用刀尖在切口上每隔 3 ~ 5cm 做一划痕，以便缝合时对位准确。术者和助手每人用一只手，手指并拢盖在切口两旁的纱布垫上，稍用力，一次切开皮肤的长度不应超过手指所控制范围，深度应经皮肤达帽状腱膜下层，如用钳夹应夹在帽状腱膜层，每隔 1 厘米用 1 把止血钳，内侧用直止血钳，外侧用弯止血钳。每 5 ~ 6 把止血钳用橡皮筋扎在一起（图 4 - 21）。如用头皮夹，应夹上头皮和帽状腱膜的游离缘，止血效果佳。如皮瓣与骨瓣分开，则可在皮肤 - 腱膜瓣下用手术刀锐性分离，也可钝性分离，直到皮瓣基底。电凝皮瓣的出血点后，皮瓣下填一纱布卷，防止急性转折而引起的血管闭塞，盐水纱布覆盖，翻向颅底侧（图 4 - 22）。

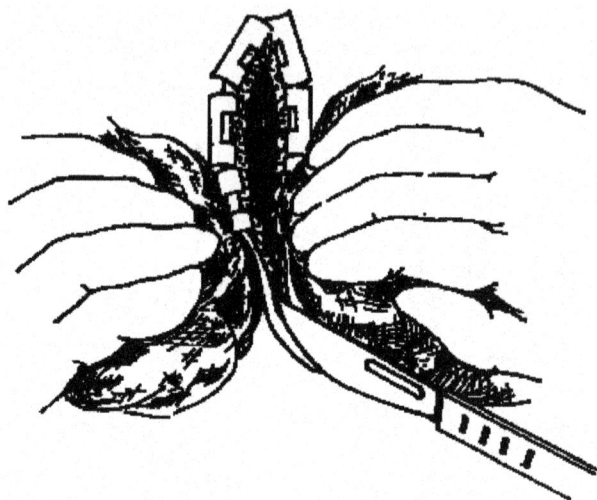

图 4 - 21　切开头皮，止血

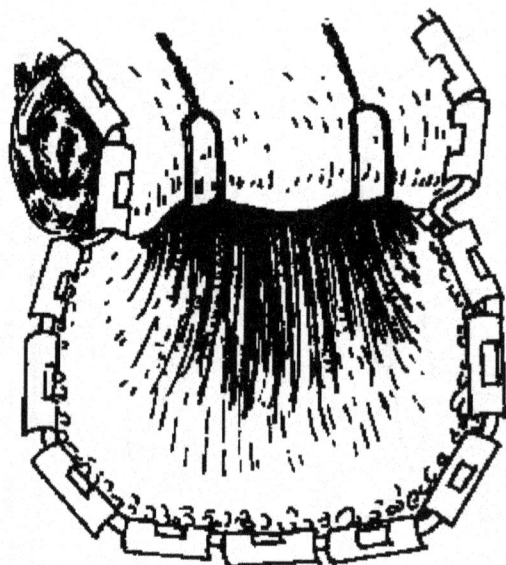

图 4 - 22　翻开皮瓣

（2）颅骨切开：切开远侧骨外膜，保留肌蒂侧肌肉和骨膜，分别打骨孔，一般打孔 4～
5 个，肌蒂两侧的骨孔应稍近些，不易出血的部位先钻孔，近静脉窦和脑膜中动脉处最后再
钻孔。目前常用手摇钻和电钻钻孔。钻孔时，钻头应与颅骨垂直，当电钻钻透颅骨后会自动
停钻，比较安全，而手摇钻常需更换钻头，包括尖钻、圆钻头，切勿用力过猛，刺入脑内。
在相邻的两个孔骨间穿入线锯导板，带入线锯。拉锯时应向外偏斜，使骨瓣的外板大于内
板，在骨瓣复位时，不致下陷。肌蒂侧骨一般不需锯开，常以骨剪或咬骨钳咬开一段距离
后，术者在锯缝中插入撬骨器，而助手用手指压住骨蒂根部，使其折断，修剪骨缘，骨蜡涂
止血。也有的术者，将骨膜连同皮、肌瓣一同翻开，打一骨孔后，用电铣刀将骨环形切开，
游离骨瓣。此方法在术后常需在骨缘打小孔，用丝线或钢丝固定骨瓣。骨瓣翻开止血后，用
一盐水纱布包好，翻向肌蒂侧。

（3）脑膜切开：在切开硬脑膜前，应将术野冲洗干净，清除骨沫，更换干净的无菌纱布，切口边缘铺湿棉片，术者也应洗净手套上的血迹。

切开硬膜的方法很多，如"U"形切开，去骨瓣减压术的放射状切口，后颅窝的"Y"形切开等，但其原则是勿损伤附近的大静脉窦，所以"U"形切开硬膜时，其基底应朝向静脉方向。

在切开硬膜前，首先电凝欲切开部位的小血管，如血管粗大，可用银夹夹闭，以免过多电凝止血而造成硬膜回缩致使术终时缝合硬膜困难。当硬膜张力很高时，应先降低颅内压力，如静脉滴入脱水剂，穿刺脑室和瘤囊等。选取非功能区、避开大血管，用脑膜钩挑起硬膜，尖刀切一小口，伸入槽针，沿槽针切开硬膜，或用脑膜剪伸入硬膜内剪开硬膜，在切开硬膜时勿损伤脑皮层和血管。当颅内压高时，应快速翻开硬膜，以免脑组织从小的硬膜开口处挤出。

硬膜的切口应距骨缘 0.5~0.8cm，切开后检查硬膜边缘，彻底止血。翻开的硬膜用湿棉片敷盖。

（4）脑切开：翻开硬膜后，仔细观察脑表面，包括蛛网膜及皮层颜色、搏动、沟回深浅、血管分布，以确定病变部位。如病变较深，可用湿润手指触摸皮层，以感觉脑组织的质地变化。在切开脑皮层前，也可用脑穿针穿刺病变，亦可确定病变位置，还可抽出病变囊液，降低颅压。确定病变位置后，以湿棉片保护好四周正常脑组织，双极电凝切开皮层表面的小血管，然后剪开脑皮层，用脑压板沿切开的脑皮层向深处分离，遇有小血管感到阻力后，电凝后剪断，也可用脑压板牵开皮层，以小吸引器划开脑组织，逐渐深入，切开的脑组织两侧应以棉片保护。

脑组织的切开部位，应选在非重要功能区和距离病变最近的部位，两者应兼顾。脑组织内的操作，一定要轻柔、准确，止血以双极电凝为好，因其较单极电凝损伤小。重要部位使用电凝后，马上用生理盐水冲洗，减少周围组织因烧灼而造成损伤。

手术结束时，应用生理盐水冲洗，至水变清亮为止。并向麻醉医师询问患者血压，与开颅时血压相比较，不宜在低血压时缝合伤口，以免术后出血形成血肿。

（5）缝合伤口：减压性手术和后颅窝手术，硬膜可不予缝合。缝合硬膜时，先将硬膜对位缝合 2~3 处，然后每 3~5mm 缝合一针，可连续或间断缝合（图 4-23）。硬膜应每隔 5cm 左右与骨缘或骨膜悬吊缝合一针，以免形成硬膜外血肿，如硬膜与颅骨间出血，可垫明胶海绵条止血。当硬膜有缺损应首先缝合功能区处硬膜，余下部位可修补。修补硬膜的材料可用骨膜、帽状腱膜、颞筋膜、阔筋膜和人造硬膜代用品。

骨瓣复位后，将骨膜对位缝合数针，防止骨瓣移位。如为减压的漂浮骨瓣手术，勿缝合骨膜。如游离骨瓣或手术中扩大骨窗而留有骨缺损时，应打几个小孔，以粗丝线固定骨瓣。

肌肉、帽状腱膜和皮肤，每隔 1cm 一针，分层缝合，在去骨瓣减压性手术时，务必缝合严密，防止脑脊液漏的发生。

骨瓣成形术在缝合伤口时，多在硬膜外放置一引流管，此管可从切口中引出，也可在切口外打孔引出，与一引流瓶相接，术后 24~48h 内拔除（图 4-24）。

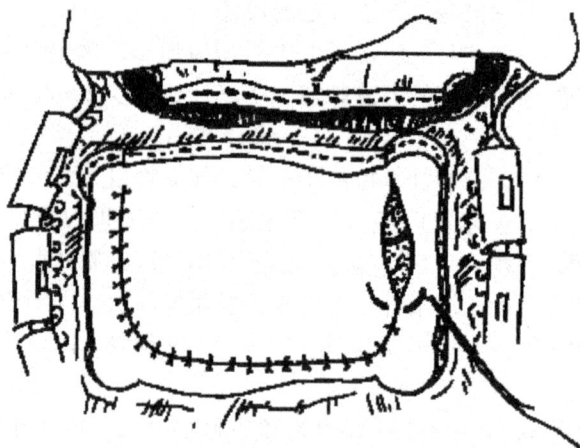

图 4-23　缝合硬脑膜

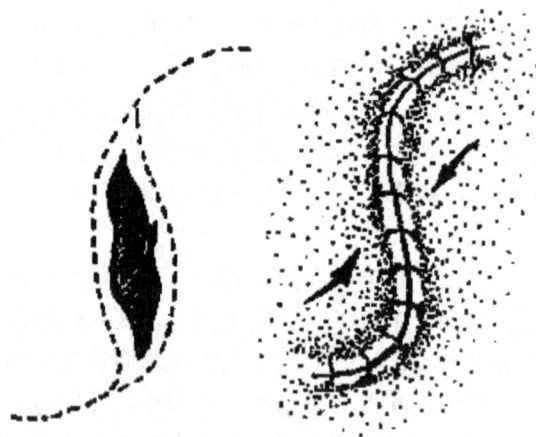

图 4-24　引流管可从切口引出，或另打孔引出

七、去骨瓣减压术

（1）单额、双额去骨瓣减压术：适用于脑干外伤，单、双额脑挫裂伤或脑水肿明显者。去除骨瓣范围，皮切口应从耳前，颧弓上连至中线，切口后界位于中央沟前4cm，前界于眉间上1cm，保留1cm眶上颧骨以利日后修补，中线侧勿损伤上矢状窦，外侧尽可能向颞底方向咬除颞骨，使减压充分。硬膜剪开后翻向中线，也可放射状剪开。减压性手术脑组织均较肿胀，故不用悬吊硬膜，间断缝合肌肉，帽状腱膜和皮肤。如为双额减压手术，切口可延至对侧，范围相同。

（2）颞肌下减压术：额部去骨瓣减压术，减压充分，损伤也较大。而颞肌下减压术，减压效果不如前者，但其去骨瓣范围小，且有颞肌保护，故对外观影响不大。多适用于一侧颞叶挫裂伤、高血压性基底节血肿手术以及脑囊虫病等，减压可单侧，也可双侧。手术切口可取直线切口，也可马蹄形切口。

　　直线切口：耳前2cm，自颧弓上，向上呈弧形，长约8～10cm，向上弧度越大，切除骨范围就大，减压越充分。切开皮肤、皮下，剪开颞肌筋膜，最好将颞筋膜充分游离后在其附着点下横行切断，呈"T"形，以使减压充分。沿肌纤维方向分离或剪断颞肌，将颞肌从颞骨分离，牵向两侧。在颞骨上钻孔，扩大骨窗，尽量咬除颞骨，至中颅窝底，使减压充分。硬膜呈放射状剪开。术后间断缝合肌肉，颞肌筋膜勿缝。

　　马蹄形切口减压效果好，方法同颞部开颅术。

　　（3）后颅窝减压术：适用于小脑病变，先天性畸形等。方法同后颅窝开颅术，多选用中线直切口。

（孙　政）

参考文献

［1］段国升，朱诚．神经外科手术学［M］．北京：人民军医出版社，2011.

［2］张赛，李建国．神经创伤学新进展［M］．天津：南开大学出版社，2012.

［3］李新钢，王任．外科学（神经外科分册）［M］．北京：人民卫生出版社，2016.

［4］皮特．神经重症监测技术［M］．北京：人民卫生出版社，2015.

第五章

神经外科常见症状

第一节 头痛

一、概述

头痛是神经系统中最常见的症状之一。头痛的形成多数由于颅内病变产生牵拉、压迫、动脉扩张或破裂，以及各种化学刺激作用于痛觉敏感结构所致。对痛觉敏感的结构主要包括颅内、外动脉，各个静脉窦及其附近的皮质静脉，颅底部的脑膜，三叉、舌咽、迷走神经及上部颈神经。

曾有报道，65 岁以上老年人中有经常性头痛者占 17%，而且新发生的继发于其他严重疾病的头痛以及以头痛为主诉者在所有头痛中所占的比例（15%）比 65 岁以下者（占 1.6%）高近 10 倍。老年人对疼痛刺激反应不敏感，一旦出现头痛症状，应格外引起重视。老年人头痛多有明确的器质性原因，功能性成分相对较少，应积极寻找病因，做出明确诊断。

头痛的发病机制非常复杂，临床表现各异。既有某种原因引起的一过性头痛，症状轻，可不治而愈；亦有头痛剧烈，绵绵难愈；或为某些后果严重，危及生命疾病的早期表现。

二、头痛的病因

从头痛的解剖生理学基础来分析：①颅外疼痛敏感组织包括头皮、皮下组织、肌肉、血管、帽状腱膜、骨膜、神经等。②颅内疼痛敏感组织包括颅神经：三叉神经、舌咽神经、迷走神经及面神经的颅内部分在受到牵拉刺激时而产生疼痛。血管：静脉窦和与之相连处的皮质静脉、脑膜中动脉、脑底动脉环以及和其相连接处的脑动脉在各种因素作用下引起血管扩张或受到牵拉移位均可产生头痛。硬脑膜：特别是颅底硬脑膜，其中以前颅窝的底部筛板处及中颅窝底部的硬脑膜中动脉附近最敏感。

1. 颅内疾病

（1）脑血管疾病：高血压、急性脑血管病（脑出血、栓塞、脑梗塞、蛛网膜下腔出血）、动脉炎、脑血管畸形、脑动脉硬化、静脉炎（上矢状窦、海绵窦、乙状窦）等。

（2）占位性病变：脑肿瘤、脑脓肿、脑寄生虫病、脑转移癌等。脑肿瘤是老年人头痛的常见原因。

（3）感染性疾病：脑炎、脑膜炎、脑脓肿、脑蛛网膜炎等。

（4）颅内压变化：颅高压症或颅内压降低。

（5）颅脑外伤：脑震荡、脑挫伤、颅内血肿等。

（6）头痛性癫痫。

（7）其他血管性头痛。

2. 脑外疾病

（1）肌收缩性疾病：紧张性头痛、颈肌纤维炎、颈椎病、齿咬合不良等。

（2）神经痛：三叉神经痛、舌咽神经痛、枕神经痛、蝶腭神经痛、翼管神经痛等。

（3）眼源性头痛：屈光不正、青光眼、睫状体炎。

（4）鼻源性头痛：副鼻窦炎、过敏性鼻炎等。

（5）齿源性头痛：龋齿、颞下颌关节病等。

（6）妇科性头痛：月经期、更年期综合征。

（7）全身和局部疾病：如颞动脉炎、低血糖、高碳酸血症、缺氧、发热、一氧化碳中毒、酒精中毒、弱视、中耳炎、鼻咽癌、颈及下颌淋巴结炎、颈椎病等。

（8）药物因素：扩血管药、免疫抑制剂如环孢菌素 A、溴隐停等。

3. 全身性和局限性疾病。

4. 心因性头痛 功能或精神疾病，如忧虑、焦急情绪、神经衰弱、癔症或抑郁症等。

三、诊断要点

1. 病史采集 头痛是一个主观诉述，其病复杂，涉及多种疾病，临床所见各种头痛的治疗和预后差别很大，最重要的是详细询问病史，了解头痛的各种特征，包括：起病的快慢，头痛的部位、性质、程度及伴随症状，头痛的诱发加重与缓解的因素，相关因素（家庭史、外伤史、手术史、用药史、烟酒嗜好、精神创伤和心理因素等）。

2. 体格检查 头痛患者除了对神经系统检查外，应进行全面、细致的体格检查。并根据临床症状的不同而有所侧重，特别是体温、血压等，必要时作五官检查和内科检查。

3. 辅助检查 辅助检查尤为重要，应认真做好实验室检查：包括血尿常规、肝功能、脑脊液和其他检查。影像学检查：X 光摄片，即鼻窦、颈椎、头颅 X 片，脑电图，脑超声波，脑血管造影、电子计算机体层摄影（CT）、磁共振成像（MRI）以及眼、鼻、耳、咽喉、口等专科检查。

四、临床特点

头痛的临床表现非常复杂，常见临床特点见（表 5 - 1）。

表 5 - 1　头痛的临床特点

分类	临床特点
典型偏头痛	①前驱症状：在先兆发生数小时至一天前，患者可能感到头痛不适、嗜睡、烦躁、抑郁、饥饿或尿量减少。②先兆症状，10%的偏头痛患者有典型的先兆症状，以视觉先兆最常见，表现为腑点、亮光、异彩或幻觉，畏光、偏侧麻木、轻偏瘫或失语。③头痛：首先表现一侧眶上、眶后、额颞部，亦可出现于顶部或枕部、逐渐加剧或呈搏动性，向半侧头部或整个头部扩展。伴厌食、恶心、呕吐、畏光、厌声、精神萎靡。头痛可持续一天，常在睡眠中终止
普通型偏头痛	发作前无先兆表现，只有短暂的畏光和视力模糊，疼痛为搏动性，单侧或双侧，持续1~2天或更长。少数患者可呈持续状态
丛集性头痛	主要见于男性患者，30~50岁发病，表现为单侧、突发性头痛。头痛发作迅猛，剧烈钻痛多局限于一侧眶部，痛侧结膜充血、流泪、鼻塞、有时畏光和恶心，20分钟达高峰，1~2小时缓解。常在夜间定时痛醒，在数周内接连成串发作，发病时间有规律，疼痛部位固定。发作期组胺含量增加，有人称组胺性头痛。
紧张性头痛	由于忧虑、抑郁情绪或不良姿态引起，表现头、颈、肩部肌肉持久的收缩，所产生的疼痛或扩散到头部
颅内肿瘤性头痛	大多数多为钝痛，随肿瘤的发展头痛持续并剧烈，脑脊液循环受阻或肿瘤出血时，头痛可突发，夜间明显并伴有呕吐。头痛部位多与肿瘤位置无关
高血压性头痛	青壮年发病率高，女性稍多于男性。表现强烈而连续的头痛可能因脑水肿及血管被牵拉引起。只有一部分高血压患者有头痛，活动后逐渐减轻或消失
脑血管病引起的头痛	疼痛在早期较轻微，后逐渐剧烈，患者烦躁不安。多数头痛为两侧性，以蛛网膜下腔出血最强烈。脑实质出血导致脑水肿、颅内压增高时则产生头痛，以一侧性多见，如在后枕部出现头痛考虑血液积在后颅窝
炎症性头痛	中枢神经系统感染和全身感染性疾患均可出现头痛
其他	偏头痛、眼肌瘫痪型偏头痛、腰穿后头痛、中毒发热性头痛、外伤性头痛等

五、治疗方法

1. 病因治疗　根据不同的病因进行治疗，如紧张性头痛可用肌松剂，颅内压增高的头痛可根据不同病因对症治疗。

2. 对症治疗　及早应用镇痛剂，如阿司匹林、散痛痛、路丁、加合百服宁等。老年人全身各脏器功能减退，尤其是肝脏解毒能力及肾脏排泄能力均下降，对药物耐受性差，易蓄积中毒或造成肝肾功能损害，严重者甚至引起肝、肾功能衰竭。因此，老年人用药应谨慎小心。

3. 急性期的治疗

（1）颅外动脉收缩剂或5-羟色胺受体激动剂，前者可选用酒石酸麦角胺、双氢麦角胺等；后者可选用英明格（surnatriptan），皮下注射6mg，或口服100mg，不良反应小，但临床也有发现诱发心绞痛发生。也可选用β受体阻滞剂钙离子通道阻滞剂、单胺氧化酶抑制剂。

（2）迅速做出诊断，寻找病因，如颅内肿瘤引起，可选择手术治疗。

4. 慢性头痛综合疗法

（1）心理疗法：认知、行为疗法。

（2）中草药：可按中医辨证施治疗法，可选用枸杞、七叶莲等。

（3）生物反馈疗法。

（4）应用5-羟色胺受体抑制剂（SSRI系列），也可适当应用精神药物。老年人可选用多虑平、阿米替林、氟西丁、帕洛西汀等药物。

（张旭东）

第二节　昏迷

昏迷是最严重的意识障碍，患者生命体征存在面对周围环境及自身的刺激缺乏反应。长期意识障碍对外界失去反应的状态称为迁延性昏迷，称去皮质状态、无动性缄默、醒状昏迷或植物状态。这类患者均属于严重的原发性脑干损伤过久的缺血缺氧之后，脑干网状结构中维持醒觉状态的上行激动系统受到损害，外界的兴奋不能顺利地传入激化大脑皮质，或因大脑皮质神经细胞发生广泛的不可逆的变性和坏死，失去其功能。

晕厥是指突然而短暂的意识丧失状态。是由于一过性、广泛的脑供血不足导致的大脑皮质高度抑制而引起，典型临床表现包括：面色苍白、意识丧失和突发性瘫倒，患者先有头晕、视物模糊、心慌、面色苍白、周身不适、出汗，随即跌倒在地，意识丧失，一般持续1~2分钟，平卧后很快清醒，感到疲乏无力，腹部不适、恶心等，休息后能够恢复。临床上应将晕厥与昏迷进行鉴别。

一、病因

1. 颅内病变

（1）颅脑外伤：原发性脑损伤、脑挫裂伤、开放性颅脑损伤、颅内血肿等。

（2）颅内占位性病变：脑肿瘤、脑脓肿、脑寄生虫病（脑血吸虫病、脑肺吸虫病、脑棘球虫病、囊肿、肉芽肿等）。

（3）脑血管意外：脑梗死、脑出血、蛛网膜下腔出血等。

（4）颅内感染：脑膜炎、脑炎、脑结核瘤等。

（5）癫痫：癫痫发作、癫痫持续状态。

2. 全身性疾病

（1）代谢性脑病：尿毒症，肝性脑病，肺性脑病，甲状腺危象，甲状腺功能减退，低血糖，糖尿病性昏迷，妊娠中毒症，水、电解质紊乱。

（2）心血管疾病：休克，阿斯综合征，高血压脑病。

（3）感染与中毒性疾病：重症急性感染，败血症，中毒性休克，氰化物中毒，安眠药中毒，有机磷农药中毒，海洛因中毒，吗啡类药物中毒，一氧化碳中毒，酒精中毒等。

（4）物理性损害：高温中暑，日射病，电击伤，高山病，减压病。

二、临床特点

(一) 临床诊断

1. 鉴别诊断

(1) 意识内容障碍: ①谵妄: 意识模糊, 有幻觉、错觉伴运动性兴奋, 恐惧表情, 言语多具不连贯。②精神错乱: 自我定向障碍, 持续兴奋躁动。

(2) 混合性失语: 运动性失语 (表达性) 伴感觉失语 (感受性)。

(3) 缄默症: 不肯讲话, 有思维, 有反应。

(4) 木僵: 不讲话, 有思维, 反应迟钝, 加上肌张力增高, 如铅管样屈曲, "空气枕头" 等。

(5) 癔病性昏睡: 僵卧, 双目紧闭, 查体时患者表现不合作, 心源性因素, 经适当处理如暗示可迅速恢复。

2. 昏迷程度的判断 根据患者对刺激 (声音、光、触觉、推摇、疼痛等) 的反应判断昏迷的深浅, 目前国际上通用的是 Glasgow 昏迷量表, 昏迷的深度常与病情程度有关系 (表 5-2)。

表 5-2 格拉斯哥昏迷评分表 (Glasgow coma scale, GCS)

分类	内容	评分
睁眼动作	自动睁眼	4
	呼唤后睁眼	3
	痛刺激后睁眼	2
	痛刺激无睁眼	1
言语反应	对定向力正常	5
	对话混乱错说	4
	语言含糊不清	3
	仅有发音	2
	无语言反应	1
运动反应	能按指令动作	6
	疼痛有定位动作	5
	疼痛有逃避反应	4
	疼痛有屈曲动作	3
	疼痛有伸直动作	2
	疼痛无反应	1

3. 实验室检查

(1) 血液检查: 血常规、血糖、电解质、血气分析、尿素氮、肌酐、血清酶等检查。

(2) 脑脊液检查: 常规、生化、免疫球蛋白、细菌、隐球菌涂片等。

(3) 电生理检查: 心电图、EEG、脑干听觉诱发电位检查。

(4) 影像学检查: X 线片 (胸片)、颅脑 CT、MRI、MRA、SPECT、PET 等。

（二）临床表现

1. 病史采集

（1）起病方式：昏迷发生的缓急。

（2）病程经过：昏迷发生前后的症状变化。

（3）诱因：外伤、电击、溺水等意外，感染、癫痫、糖尿病、高血压，主要脏器功能肺、心、肾等疾病既往史。

2. 临床检查

（1）生命体征：①体温：先发热后意识障碍，可见于各种重症感染。先意识障碍后发热，可见于脑出血、蛛网膜下腔出血，药物中毒。患者体温过低可能是休克、低血糖等。②呼吸变慢，有呼吸中枢受抑制的表现，常见于药物中毒、脑疝等。③心律：心动过缓可见于颅内高压、房室传导阻滞、吗啡类中毒、河豚鱼中毒、毒芹中毒等。④血压：血压增高可见于高血压脑病、急性脑血管意外、尿毒症、急性肾衰等。

（2）临床症状：①瞳孔：脑疝表现瞳孔不等大，进而散大固定，光反应消失。双侧瞳孔过大可见于癫痫、低血糖、酒精中毒、氰化物中毒、颠茄类中毒等。瞳孔缩小可见于吗啡类药物、有机磷、氯丙嗪、巴比妥类药物中毒。②皮肤：缺氧时表现为口唇、肢端紫绀，抗胆碱药中毒、尿毒症时皮肤干燥无汗，低血糖、休克时常潮润多汗，慢性肝病患者躯干有蜘蛛痣出现。③脑膜刺激征：急性脑膜炎、蛛网膜下腔出血患者常有此征。④眼球运动脑干严重损害时眼球运动消失，一侧大脑半球损害时，表现双眼球常偏向瘫痪肢体的对侧，一侧桥脑受损时则双眼球偏向肢体瘫痪的同侧。⑤瘫痪：偏瘫多由对侧大脑半球病变引起，当脑干受损时常为四肢瘫痪或交叉性瘫痪。⑥反射：患者一侧的深浅反射消失、减退或出现一侧病理反射，提示脑部有局限性病变。如果两侧对称的浅反射减弱、消失，深反射亢进、消失、病理反射的出现，均与昏迷程度的加深有关。

三、治疗

1. 急救 心肺复苏：立即做好呼吸及循环的管理，保持呼吸道通畅，严密观察心律、血压、调控血压，心跳骤停者，立即予以心肺复苏的抢救措施。心肺复苏是指为使停跳的心脏恢复跳动和使呼吸从停止到重新恢复正常而采取的一系列措施。如心脏按压、人工呼吸、电击复律、人工心脏起搏、药物复苏等。现场心肺复苏术主要为徒手操作，胸外心脏按压和人工呼吸。

2. 对症处理

（1）降低颅高压措施：有颅高压征、脑疝者，予以降颅压治疗。①患者抬高头位 15°～30°，以减少头部气血。②吸氧，以改善脑组织缺氧。③及时处理可诱发或加重颅内压增高致脑功能衰竭的呼吸道不通畅、血压不稳、躁动、高热、尿潴留、便秘、电解质紊乱及酸碱平衡失调等。

（2）降低颅高压药物治疗：①渗透性降颅压药：甘露醇为首选渗透性降颅压药。②甘油制剂：与甘露醇不同，它能部分代谢转化为二氧化碳和水，并产生能量。③速尿。④乙酰唑胺的应用可以减少脑脊液的分泌，对于慢性颅内压增高有效。⑤利尿酸钠。

（3）浓缩血浆白蛋白或浓缩血浆直接静脉滴注对于清除脑水肿、降低颅内压也有效。

（4）肾上腺皮质类固醇对消除脑水肿亦有良效，应注意早期应用效果更好。常用地塞米松、甲基强的松龙。

（5）冬眠疗法：冬眠疗法有利于减少脑代谢，使之更好地耐受缺氧，有利于防止及消退脑水肿。

（6）脑苏醒剂：氯酯醒、胞二磷胆碱、纳洛酮、醒脑静、牛黄清心丸、至宝丹、紫雪丹等。

3. 病因治疗　如昏迷的病因已明确，应迅速给予有效病因治疗，包括急需的手术疗法。

4. 医疗护理

（1）体位：昏迷者头高15°~30°卧位，伴心衰者取半卧位。

（2）帮助翻身：应定时或不定时地翻身，按摩局部，施以滑石粉，防止褥疮发生。

（3）喂食：鼻饲法，注意能量，电解质，氮平衡。

（4）肢体功能锻炼，预防关节僵硬。

（5）语言训练。

（6）认真做好心理护理。

（张旭东）

第三节　癫痫及癫痫持续状态

癫痫是以反复发生的大脑神经元过度放电所致的暂时性中枢神经系统功能失常为特征的症候群。系由于大脑某些区域神经细胞病态的、过度的重复放电而引起的一过性大脑功能紊乱。患者至少经历过两次以上无原因或诱因的发作，并随着过度发放部位、强度及范围不同而引起不同的损害。老年人的癫痫系指60岁以后的人患癫痫者。长期以来，老年期迟发性癫痫未被人们重视，但随着老龄人口不断增加，近年老年期癫痫发病率及患病率呈现动态性上升趋势。急性症状性癫痫病死率高。

一、病因

1. 特发性癫痫　特发性癫痫与遗传因素有密切关系。

2. 症状性癫痫　症状性癫痫约占癫痫患者的90%。

（1）脑部肿瘤。

（2）颅脑外伤和手术。

（3）先天性脑畸形。

（4）产前期和围产期。

（5）高热惊厥后遗症。

（6）脑血管疾病。

（7）脑变性疾病。

（8）中毒或代谢异常。

（9）脑部感染性疾病（脑寄生虫病、脑性疟疾等）。

（10）药物引起的癫痫。

二、临床特点

1. 临床诊断 大多数情况下，依靠病史采集、临床表现和全面检查，包括辅助检查，如脑电图等不难确诊，但还要查清是特发性癫痫还是症状性癫痫。

（1）详尽的病史采集和全面的临床检查。

（2）EEG 对癫痫的确诊具有重要价值。

（3）对于症状性癫痫，需探讨导致癫痫的各种病因如全身代谢疾病和脑部疾病。

（4）病因诊断。为明确病因除一般检查外，还应进行普通脑电图检查，必要时还要进行 CT 扫描、脑血管造影、数字减影血管造影（DSA）、磁共振脑扫描（MRI）、穿颅多普勒超声检查、单光子发射断层扫描（SPECT）、动态脑电图、视频脑电图等初步诊断。

2. 鉴别诊断 癫痫应特别与短暂脑缺血发作、颈动脉供血不足、椎－基底动脉供血不足相鉴别。此外还应与心搏性晕厥、低血压、一过性脑缺血、肝肾功能不全、器质性精神病、全面性遗忘症、意识朦胧状态等疾病相鉴别，与这些疾病的鉴别诊断常常并不困难，但易被忽视。另外，低血钙引起的手足抽搐症、癔病性抽搐、急性心源性脑缺血综合征等应予以鉴别。癫痫合并酗酒者虽然也有发作性抽搐，但其异常脑电频率比酒精性癫痫者高，并且一般缺乏戒酒期间的表现。

3. 临床表现

（1）全面性强直：阵挛性发作，又称大发作，以意识丧失和全身抽搐为其特征。临床上分为三期：①强直期——全身肌肉持续性收缩。②阵挛期——肢端出现细微的震颤，幅度增大并延及全身，即进入阵挛期。③惊厥后期——阵挛期后，呼吸首先恢复。

（2）癫痫持续状态：癫痫在持续状态发作活动持续超过 30 分钟，或者两次或更多次连续发作，而发作之间没有意识的完全恢复。

癫痫持续状态的分类（表 5－3）。

表 5－3 癫痫持续状态分类

分类	临床表现
全面性癫痫持续状态	全面性痉挛性癫痫持续状态、特发性全面性癫痫持续状态（强直－阵挛性癫痫持续状态、肌阵挛性癫痫持续状态、阵挛－强直－阵挛癫痫持续状态）；继发性全面性癫痫持续状态（部分发作继发全面性、强直性癫痫持续状态）
	全面性非痉挛性癫痫病持续状态
	失神癫痫持续状态
	不典型失神癫痫持续状态
	失张力癫痫持续状态
	非痉挛性癫痫持续状态
部分性癫痫持续状态	单纯部分性癫痫持续状态
	复杂部分性癫痫持续状态
新生儿癫痫持续状态	

三、治疗方法

1. 病因治疗 癫痫的治疗取决于病因、发作类型及参与因素。治疗的目的是使患者无发作或减少发作而不产生明显的抗癫痫药物的毒性反应。使患者能正常地生活。

理论上去除病因后癫痫可以治愈，所以应积极查明原因，并进行相应的规范化治疗。颅内肿瘤和颅脑外伤者宜手术治疗，有心脏病合并癫痫者应强调心脏病的治疗，脑内囊虫病患者应积极驱虫治疗。

2. 药物治疗　临床上药物的选择主要取决于癫痫发作的类型，在用药时也应考虑药物的毒性。要掌握药物剂量，要从小剂量开始，尽量避免副作用，既要达到控制癫痫发作的目的，又要避免不良反应。抗癫痫药使用的原则包括单药治疗，根据药效和毒性确定药物的剂量，用足够的时间来评价抗癫痫药物的药效，避免对癫痫药物水平的依赖。

抗癫痫药物治疗期间，有些药物可以加重癫痫发作，不要误认为患者原发病情加重或用药不足。卡马西平和氨己烯酸最容易增加癫痫发作次数，丙戊酸钠很少加重癫痫发作。一旦减量或停用上述药物后，癫痫发作次数随之减少。有关文献指出，与用药后出现二次药代动力学改变有关，同时与各药物的副作用有关，如卡马西平引起的低钠血症。有人认为与用药后兴奋性中间神经元脱抑制有关。

（1）治疗时机的选择：在目前的实际工作中，大部分神经病学家对单次的大发作不进行治疗，因为仅只有 1/3 的患者会有第二次发作。有关资料报道，对 133 例神经科门诊的患者，他们都只有单次强直 - 阵挛性发作，与暂停酒精或药物、急性代谢障碍或发热无关，1个月再发作的累计可能性是 20%，1 年内发作为 62%。在老年人中，比例可能会更高一些，因为在老年人中症状性癫痫的比例更高。老年人由于发生癫痫的危险性增加，所以对首次发生强直 - 阵挛性发作的患者也应该开始治疗。

药物治疗的战略步骤首选一个抗癫痫药物（单药治疗），根据需要增加剂量直到进入无发作或产生抗癫痫药物毒性反应。当一种药物达到最大剂量而效果不显，或因不良反应而不能继续应用时，则应撤下，改用次选药物。在特殊情况下考虑合并用药。

（2）药物数量的选择：对首次发作而神经系统检查、EEG 以及影像学检查均正常者暂不用抗癫痫药，直到第二次发作才给予治疗。对热性痉挛、诱发性发作（如停用酒精）或稀少的或孤立性发作，不用抗癫痫药物。最重要的是不能凭经验给仅根据症状在还未确定是癫痫性质的患者使用抗癫痫药物。癫痫发作，在完全控制 2～3 年后，可以考虑停药。停药必须通过缓慢减量，并行脑电监测，经过 3 个月后若有复发，则可以重复给药。

老年人几种抗癫痫药同时使用的主要缺点是慢性中毒的发病率增加，同时使用多种药物引起的中毒可能加重发作。此外，老年患者可能同时还在使用其他药物，因此使用一种抗癫痫药的优点是不言而喻的。目前，尚无明显证据说明，当单剂治疗无效时增加第二种药将会给患者带来好处，但却增加了发生副作用的危险。

小儿期失神性癫痫首选乙琥胺。青春期肌阵挛性癫痫首选丙戊酸。Lennox - Gastaut 综合征的首选丙戊酸钠。特发性全面性强直 - 阵挛性癫痫首选丙戊酸。对部分性癫痫首选卡马西平、苯妥英钠、丙戊酸、扑米酮等。近 10 多年来，一些新药如 felbamate、gabapentin、拉莫三嗪、托砒酯被用于治疗难治性部分性癫痫。临床观察较少有药物间相互作用，但价格昂贵。

3. 癫痫外科手术治疗

（1）手术适应证：①药物难治的顽固性癫痫是手术适应证。②癫痫灶不在脑的主要功能区。③脑部有器质性病变的症状性癫痫。

（2）手术禁忌证：病情危重或癫痫发作轻微不影响工作者。

（3）手术的种类：①颞叶切除术。②脑皮质癫痫灶切除术。③大脑半球切除术。④脑立体定向杏仁核毁损术。⑤大脑连合切除术。

目前，对癫痫的手术治疗指征、具体方法和临床疗效都有很多争论。在实际工作中，有相当多一部分患者，虽然经过各种方法进行检查，仍然不能发现明确的原因，对这种特发性癫痫患者，如果各方条件许可，可以考虑手术治疗。应该指出，老年人的癫痫大部分是症状性的，真正是特发性的，而且始发于老年期的很少见。这些是否适合手术治疗，大部分持否定态度。手术效果也缺乏可比性。

（4）电刺激术：迷走神经刺激和小脑皮层刺激被用于难治性部分性癫痫。

（5）癫痫持续状态的急症处理：癫痫持续状态应尽快治疗，以防进一步脑损害。①保持气道通畅，给氧，保证换气。②将头部旋向一侧，让分泌物流出，避免窒息。③监测血压，低血压患者应及时治疗。④监测 EEG 及呼吸，快速测体温。⑤迅速完成神经系统检查，急测电解质、血尿素氮、血糖、全血细胞计数，药物筛查及抗癫痫药物水平测定，查动脉血气分析。⑥开放静脉通路，并给予 5% 葡萄糖 50ml 及维生素 B_1。⑦尽快终止癫痫持续状态。采用 EEG 监护。静脉给予安定 0.3mg/kg（5mg/分钟），由于安定属短效制剂，应立即经静脉给予苯妥英钠。或经静脉给予长效制剂洛拉酮（lorazepam）0.1mg/kg，如果 5 分钟后还没有反应应认为无效。应采取其他措施。如果癫痫持续状态继续，应给予苯妥英钠 20mg/kg，如果患者能耐受，可再提高速度至最大 50mg/分钟。如果使用 fosphenytoin 替代苯妥英钠，灌注率可以提高到 150mg 等量苯妥英钠/分钟。如果癫痫持续状态继续，给予异丙酚 1~2mg/kg，然后 2~10mg/（kg·h），直到控制发作（应用 EEG 监护确定）。如还未控制，此阶段应给予气管插管，并应收治入重症监护室。

（6）治疗并发症：对横纹肌溶解症应给予大量生理盐水利尿以防急性肾功能衰竭。纠正持续性高热，治疗继发于癫痫持续状态的脑水肿。

（丁金铎）

第四节 水、电解质代谢和酸碱平衡失调

一、水、电解质、酸碱平衡的调节

（一）人体体液的组成

水和电解质是人体体液的组成部分，体液总量由细胞内液、细胞外液及透细胞液或分泌液三部分组成。其量随年龄、性别和肥瘦而异。一般认为成年男性体液量占体重的 60%，新生儿体液量最多，约占体重的 80%，婴幼儿次之，约占体重的 70%，并随年龄的增长而减少。脂肪组织的含水量较小，约占 10%~30%，肌肉组织的含水量较大，约占 75%~80%，因而体液量随机体脂肪组织含量增多而减少。成年妇女，其体液量约占体重的 50%。老年人占总体液量的 52%。

（二）体液及酸碱平衡的调节

1. 水平衡 机体在正常情况下，必须维持体液的一定容量、分布及离子浓度的生理平

衡，才能进行正常的新陈代谢，延续生命活动。水是机体最主要的组成部分，具有调节体温、参与代谢、构成组成成分、润滑脏腑器官运动功能，是维持人体生存的必要条件。包括：①机体与外界的体液交换：为了保持机体内体液容积和成分的正常平衡，身体和环境之间必须进行液体交换（externalfluid exchange），通过体液调节系统流程图解可知，对外液体交换可通过多渠道进行。②体内的液体交换与平衡：体内液体交换（internal fluid exchange）：指循环着的血液与细胞之间进行代谢活动过程中，水和溶质的不断流动和进出。体内液体交换通过两种形式进行，一种为血浆与细胞间液之间，大量的水和溶质透过毛细血管膜的双向流动，谓之毛细血管的液体交换，其滤液为细胞间液的来源；另一种为细胞间液与细胞内液之间水和溶质通过细胞膜的双向流动，谓之细胞的液体交换。两种交换过程同时进行，以供应各种组织和细胞的需要，以维持机体的生命过程。

2. 钠平衡　几乎所有可交换的钠离子都存在于细胞外液中。所谓可交换钠即指体内"钠池"中可与放射性同位素 $24Na^+$ 或 $22Na^+$ 进行交换并在 24 小时内与之取得平衡的钠。婴儿的这种可交换钠的贮池远较成人为高，这与在婴儿中观察到总体水量较高相一致。正常人体内，含钠总量约为 40 ~ 50mmol/kg 体重。其中可交换钠约占 70%。以防止正常钠离子分布机制的严重紊乱。人体内约有 40% 的钠为不可交换钠，其主要结合于骨基质。人体总钠量 50% 在细胞外液，10% 在细胞内液，40% 存在于骨骼。

（1）钠的摄入量和排出量的平衡：正常成人每日摄入量约为 100 ~ 200mmol（含氯化钠 5 ~ 10g）摄入的钠几乎全都经小肠吸收。钠的排泄途径一般经尿、粪及汗液。尿约占排出量的 90%。其排出的钠量几乎与摄入量相等。机体对钠的保留机制较为完善，主要通过肾脏的保钠机制实现，摄入多，排出也多，否则相反。

（2）细胞内外钠的动态平衡：在正常机体内，钠占细胞外液阴离子总量的 92% 左右，与细胞内液的阴离子钾维持细胞功能与结构的完整性。维持该结构的完整性有赖于钠泵运转，因各种因素都可导致细胞功能的异常。

3. 水钠的生理调节　细胞外液的容量及渗透压的相对稳定是通过神经内分泌系统调节来实现的。在肾功能良好的条件下，神经内分泌调节系统发挥最重要的作用。在神经内分泌系统调节下，改变肾脏对水的排出量以维持体液的等渗性；通过控制肾脏对钠的量吸收以维持渗透压的衡定。

（三）酸碱平衡的调节

人体体液维持适当的酸碱度是细胞代谢及生理活动的需要。在正常情况下，人体通过一系列的调节机制使机体代谢产生的酸性物质和碱性物质浓度保持在一个相当稳定的范围，即 pH 值在 7.35 ~ 7.45 之间。

1. 体内缓冲系统对酸碱平的调节　体液的缓冲系统，主要由一个弱酸与其相应的盐组成。

在血浆中有：

$\dfrac{NaHCO}{H_2CO_3}$，$\dfrac{Na-prot}{H-prot}$，$\dfrac{NaHPO_4}{NaH_2PO_4}$，在细胞中有：$\dfrac{KHb}{HHb}$ $\left(\dfrac{KHb}{HHb}\right)$，$\dfrac{KHbO_2}{HHbO_2}$，$\dfrac{KHCO_3}{HHbO_2}$，$\dfrac{KHCO_3}{H_2CO_3}$，$\dfrac{K_2HPO_4}{KH_2PO_4}$

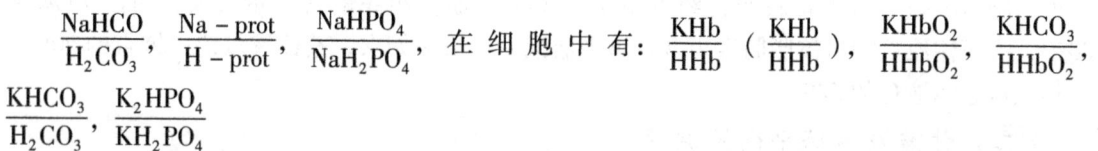

KHb/HHb 及 $HHbO_2$ 主要对挥发酸起缓冲作用，血浆中及红细胞中其他几组缓冲系统主

要对非挥发酸碱起缓冲作用。血浆中的 $NaHCO_3/H_2CO_3$ 缓冲系统作用最大，决定血浆中的 pH 值。

2. 肺对酸碱平衡的调节 肺对酸碱平衡的调节是通过呼吸排出或保留 CO_2 来实现的。当 $NaHCO_3$ 因中和酸而减少时，H_2CO_3 相对增多，pH 值下降。HCO_3 分解后 CO_2 增多，CO_2 刺激延髓呼吸中枢，而使呼吸加深加快。pH 保持稳定。当机体内 H_2CO_3 因中和碱减少时，分解后的 CO_2 减少，pH 值升高。CO_2 减少对呼吸中枢、主动脉弓及颈动脉窦的化学感受器作用减弱，呼吸变浅变慢。CO_2 自肺中排出减少，使 H_2CO_3 增加，pH 值正常。

3. 肾对酸碱平衡的调节 肾在酸碱平衡调节中的作用主要通过改变泌酸或碱的量来维持血浆中 HCO_3^- 浓度在适当范围内，以保持血浆 pH 值不变。

在正常情况下，尿中排 Na^+ 少，故尿中无 $NaHCO_3$ 排出，当血中碱性物质太多时，才有 $NaHCO_3$ 排出。正常人尿 pH 值为 6，肾小管排 H^+ 能力可以使尿的 pH 值降至 4.4，比血的浓度大 1000 倍。说明肾小管有强大的泌 H^+ 能力。此为控制体内酸碱平衡的重要机制之一。

在肾小管尿液 pH 值为 4.4 时，肾小管泌 H^+ 功能受限。Na^+、H^+ 交换只能排出弱酸，对强酸失去作用。由于强酸的解离度很高，H^+ 浓度急剧上升。H^+ 又回到肾小管细胞内，此时，肾小管细胞排泌铵，以帮助强酸排出体外。尿越是酸性，肾小管细胞排泌铵越快。肾小管排出铵盐。由于肾小管排出 H^+ 而重吸收钠，排出 Cl 及 H_2PO_2 而重吸收 HCO_3^-，使血中的 $NaHCO_3$ 不断得以补充。虽然体内酸性物质不断产生，血中的碱储备不断消耗，但很快达成新的平衡，维持血液的 pH 值在适当范围内。若体内的酸碱产生超过了代谢能力，或肾功能不良不能排出时，则发生酸碱平衡失调。

二、水、电解质代谢和酸碱平衡失调

(一) 低钠血症

1. 等渗性低钠血症（等渗性脱水）

（1）原因及机理：发生于正常血浆水/血浆固体物转变有利于血浆固体物集聚的情况下。①为血浆中非溶性物质增多时，如高脂血症、高球蛋白血症。②高渗性溶质在血浆中增加，如葡萄糖、甘露醇等。临床上常见于胃肠道短时间内大量失水、感染性体液丧失等。

（2）临床特点：①诊断：低钠血症的诊断主要通过病史和临床表现及化验室检查确诊，血清 Na^+ 和 Cl^- 无明显降低，尿比重增高。应注意伴发酸碱平衡失调的可能性。②临床表现缺水和缺钠症状，尿少、厌食、恶心、乏力但较少口渴，皮肤干燥、松弛、眼球下陷，如短时间内体液丧失达体重的 5%，患者可出现血容量不足的症状（表 5-4）。

表 5-4 低钠血症的主要临床表现

缺钠程度	缺钠量（g/kg）	临床表现
轻度	0.3~0.5	倦怠、嗜睡、眩晕、直立性晕倒、尿量无明显减少，尿中氯化钠减少，血清钠在 130mmol/L 以下
中度	0.5~0.25	主要表现为"三陷一低"即眼球下陷、静脉萎缩、皮肤干燥失去弹性、血压偏低 <12kPa，脉压差变小，血液浓缩，血清钠在 120mmol/L 以下
重度	0.75~12.5	主要为严重休克，尿中无氯化物、血清钠在 110mmol/L 以下

（3）治疗方法：①病因治疗，迅速终止继续脱水的因素。②补充等渗盐水或平衡盐液1 500～2 000ml。③补充血循环不足，在注意心肺功能的同时，应快速滴注上述溶液2 500～3 000ml。④应注意纠正酸碱平衡失调。

2. 高渗性低钠血症

（1）病因：①水分摄入不足，临床常见于颅高压伴有频繁呕吐，进食不足，使用高渗液体。②昏迷患者入液量不足。③水分丧失过多，高热、汗出，应用利尿药和脱水剂。

（2）临床特点：①诊断：典型的临床症状，患者体重减轻，血液浓缩，血钠升高超过150mmol/L。②临床表现轻度脱水：失水占体重的2%～3%，主要表现为口渴和尿比重增高。中度脱水：失水占体重的4%～6%，口渴严重，唇干舌燥，唾液减少，皮肤弹性差，眼窝下陷，尿少和尿比重增加。重度失水：失水占体重的7%以上。由于脑组织脱水，患者可出现谵妄、幻觉、精神症状甚至昏迷。

（3）治疗方法：①病因治疗：应尽快去除脱水的原因。②根据脱水程度和体重变化来决定补液量，每丧失体重的1%，应补液400～500ml。③补液量的计算

临床上应根据血清 Na^+ 浓度计算补液量：

$$Na_1 \times BW_1 = Na_2 \times BW_2$$

Na_1 为正常血清 Na 浓度（142mmol/L）；Na_2 为测得的血清 Na 浓度。BW_1 为原来的体液量（原来体重×60%）。BW_2 为现在体液量。当天只补估计体液丧失量的1/2或2/3，其余量则于次日酌情补足，应同时补充每日基本需要量（包括水2 000～2 500ml，其中氯化钠5g，氯化钾3g）。

（二）低钾血症

当血清钾浓度<3.5mmol/L时，称之为低钾血症。

1. 病因

（1）长期摄入不足，不能进食或补液中缺少钾盐：老年人由于消化系统功能减退或疾病导致厌食、吞咽困难或其他原因钾摄入减少。

（2）钾盐丧失过多：患者较长期或反复呕吐、应用利尿剂。应用排钾性利尿药或渗透性利尿药，导致碱中毒产生，肾脏疾病也导致钾排出增多。

（3）钾在体内分布异常：不适当地大剂量注射葡萄糖，增加胰岛素，或者低钠血症等导致钾排出增多。

2. 临床特点

（1）诊断：主要根据病史、体征、血清钾检查及心电图进行。

（2）临床表现：患者出现全身乏力、精神萎靡、厌食、恶心呕吐、便秘等症状时，应进行血清钾检查。血清钾浓度低于3.5mmol/L，心电图有低钾表现者即可确定。当血清钾在3.0～3.4mmol/L，为轻度低钾血症；2.5～2.9mmol/l。为中度低钾血症；低于2.5mmol/L时为重度低钾血症。

3. 治疗方法

（1）减少钾的继续缺失，去除病因是主要措施。

（2）补钾：尽快恢复饮食，增加钾的摄入，能口服补钾者以口服钾盐为宜，每日可口服3～6g。不能进食以静脉补钾为主，一般4～6天可以纠正，以后每天口服3g钾盐维持，连续3天。

（三）高钾血症

1. 病因

（1）肾功能不全，如急性肾衰竭、肾上腺皮质功能不全。

（2）钾盐摄入过多，如静脉输入过多、钾盐过多或过多输入库血。

（3）细胞内大量钾析出，如创伤、酸中毒等。

2. 临床特点

（1）诊断：存在高血钾的可能病因；心电监测可出现 T 波高尖，QRS 波群增宽，血清钾浓度高，大于 5.5mmol/L。

（2）临床表现：①口唇及四肢麻木和轻度意识障碍。②心率缓慢、心律失常或传导阻滞。③血压下降，皮肤紫绀发冷。

3. 治疗方法

（1）立即停止补钾。

（2）积极治疗原发病。

（3）降低血钾浓度，输入胰岛素和葡萄糖。如有肾功能不全者服用阳离子交换树脂。

（4）腹膜透析和血液透析。

（丁金铎）

参考文献

［1］李晓兵. 神经外科疾病诊疗新进展 ［M］. 西安：西安交通大学出版社，2014.

［2］郭剑峰. 临床神经外科诊断治疗学 ［M］. 上海：科学技术文献出版社，2014.

［3］赵继宗. 神经外科 ［M］. 北京：中国医科技出版社，2014.

［4］张赛，李建国. 神经创伤学新进展 ［M］. 北京：人民卫生出版社，2014.

第六章

神经外科急症

第一节　创伤性头颅损伤

外伤性颅脑损伤是 1~44 岁的儿童和成年人死亡、致残的最主要原因。据估计，在美国每年有 150 万例的头部损伤发生。目前至少有 530 万的美国人（占美国人口 2%），身处外伤性颅脑损伤所致的残疾生活。中至重度头部损伤可分别导致罹患阿尔茨海默病的风险增加 2.3 倍和 4.5 倍。由于发生外伤性脑损伤导致每年约 52 000 人死亡。脑外伤的主要原因是跌落、机动车车祸、被物体撞击或反弹被击中及被袭击，男性发生脑外伤的机会为女性的 2 倍。

紧急医疗服务人员通常首先到达事故现场并提供初步但重要的基本处理，使得院前急救成为外伤性脑损伤治疗中的重要组成部分。重视院前急救适当的分检和区域创伤中心的发展将改善患者预后和生存。

安全快捷的运送颅脑损伤病人快速到达一级创伤中心是至关重要的。在运输过程中必须特别注意气道管理和警惕脊椎损伤。

外伤性脑损伤治疗的重要部分是预防继发性损伤。继发颅脑损伤定义为在到大脑发生最初打击后发生的任何并发的损害。它可以由于全身性低血压、缺氧和 ICP 升高，或者是初始的创伤诱发的一系列生理变化的结果。继发损害可能在现场发生并在转运中及进入急诊室后持续存在。预防低氧血症、高碳酸血症和低血压在防止继发性损伤中非常重要。遵循 A、B、C 策略（气道、呼吸和循环）是治疗颅脑损伤患者的最初步骤。

气道管理：保护气道是脑外伤病人复苏的第一步；然而，这在面部创伤和可能的颈部脊柱不稳定的病人是困难的。即使在面部创伤时行气管内插管仍为首选；如果行不通，则行环甲膜切开术或针刺环甲膜可能是必要的。

呼吸：确保有足够的输氧是避免继发性脑损伤的关键。应避免预防性高通气（prophylactic hyperventilation，HPV）。目前建议的 $PaCO_2$ 是 35~40mmHg，已有证据表明 HPV（即 $PaCO_2 < 30$mmHg）可恶化脑损伤病人的脑灌注。

循环：在做好气道控制和通气后，下一步是判断和治疗低血压。建立大口径静脉径路并注入等渗溶液是标准的治疗方法，但有证据表明，高渗盐可有效治疗低血压和降低颅内压（在中、重度 TBI 中，颅内压往往是升高的）。应通过静脉输液维持平均动脉压（mean arterial bloocl pressure, MAP) 在 90mmHg 以上, 同时 CPP > 60mmHg。现场快速进行神经病学评估确定基础神经系统状况, 便于随访病情, 获得最佳复苏。

连续对患者的神经功能状态进行评估是至关重要的。患者入院时可能为轻度异常 GCS, 但由于颅内血肿扩大或逐步脑肿胀而迅速恶化。瞳孔最初可能正常, 随着颅内压上升和脑疝综合征 (即颞叶沟回疝、大脑镰下疝及小脑扁桃体疝形成) 而随后散大。

甘露醇有低血压和容量剥夺的效应, 因此急诊室内应避免预防性使用。

报道显示 2% ~5% 的闭合性颅脑损伤可发生外伤性癫痫, 但在头部穿透性伤的患者中发生率高达 50% 以上。这种外伤性癫痫可以分为早期 (头部外伤 < 7d) 和晚期 (头部外伤 > 7d 后)。脑外伤后常规使用抗惊厥药 (anticonvulsantsAED) 并不能防止晚期外伤性癫痫的发生。抗癫痫药物可考虑短期使用 (通常为 1 周), 尤其是突然发作可能是有害的。头部外伤后 2 周内应用苯妥英钠可有效降低早期外伤性癫痫发作 (头部外伤后的第一个 7d 内), 同时并未显著增加不良反应发生的风险。

外伤性癫痫发作的高风险因素参阅表 6 - 1。AEDs 通常于 1 周后逐渐减量, 除非为大脑穿透伤, 患者行开颅术, 或出现晚期癫痫发作 (颅脑损伤 > 7d)。

表 6 - 1　创伤后癫痫发作高风险的因素

急性颅内出血 (硬膜下、硬膜外或脑实质血肿)
开放性压缩性颅骨骨折伴脑实质损害
受伤 24h 内癫痫发作
Glascow 昏迷量表评分 < 10
穿透性脑外伤
酗酒史

脑外伤患者常规使用镇静药或瘫痪, 可能会导致肺炎发病率增高、ICU 时间延长及败血症。这些药物还可能影响对神经系统的连续评估, 因此它们的应用应该限制在有颅内压 (ICP) 升高征象以及需转运的神经外伤病人。

在颅脑损伤患者的诊疗中, 头部 CT 扫描非常关键, 而磁共振成像 (MRI) 在脊髓损伤的诊治中逐步发挥更大的作用。然而, 病人的其他部位损伤可能影响到患者及时获得这些检查, 尤其是多脏器创伤的患者。一般情况下, 血流动力学不稳定的患者, 不应运送至放射科行 CT 或磁共振成像检查。足够的复苏和给氧的益处大于延迟影像学检查的风险。此外, ICP 的开始监测通常可以在复苏期间完成, 并会提供有用的信息, 以帮助指导病情不稳定患者的治疗。

(孙泽林　戚晓渊)

第二节　颅内高压的处理

(一) 引言

在大脑损伤的病人中, 颅内压增高是导致发病率和病死率的首要因素。头颅骨是一个刚性容器, 有固定的体积容量, 包含物由大脑 (80% ~90%)、脑脊液和血液组成。颅内压的基本规则是一个组成部分的扩大, 必将有其他部分的损失 (Monro - Kellie 学说)。例如, 如果病人有颅内血肿，颅骨内的压力线性上升，直到一个临界点到达，这时候颅内容物不能在容量上补偿。在这一点上，颅内压增高指数陡升。随着颅内压的增加，机体通过反射增加全身血压，试图保持脑灌注压。如果这个过程不中止，会产生脑缺血，从而颅内压进一步增高、最终死亡。

（二）颅内压监测指征

不应轻易决定连续监测患者的 ICP，但是一般而言，任何一个颅内压可能升高的患者及接受内科或手术治疗的患者应给予 ICP 监测。脑外伤基金会指南推荐下列患者给予 ICP 监测：重度颅脑损伤患者（GCS 3 - 8），入院头颅 CT 异常，显示血肿、挫伤、基底池挤压或水肿；或者头颅 CT 正常，但同时有两个或多个以下情况存在：年龄 > 40 岁、收缩压 < 90mmHg，或查体发现运动体态。CT 扫描发现的血肿可能来源于硬膜下（subdural，SDH）、硬膜外（epidural，EDH）或脑实质内（intraparenchymal，IPH）。ICP 监测的最重要目的是维持合适的 CPP，以及监测药物或手术治疗的反应。

（三）颅内压监测的禁忌证和并发症

清醒的患者没有必要监测 ICP，可于临床追踪。放置 ICP 监测装置时，凝血功能障碍为相对禁忌证。凝血障碍是头部严重外伤中常见的但常被忽视的问题，高达30%的外伤患者可能会出现。在这种情况下，应推迟放置 ICP，直到凝血功能障碍通过应用新鲜冷冻血浆（FFP）、Novoseven［一种重组人凝血因子Ⅶa（rFⅦa），可通过激活凝血外部途径，促进凝血级联反应］，血小板或其他血液制品得以纠正。

在严重的脑水肿和侧脑室受压的患者中，经脑室造瘘术放置导管可能非常困难。这种情况下，可以选择在脑实质内或蛛网膜下腔放置监测器，来代替脑室造瘘术放置导管。

ICP 监测的两个主要并发症如下。

1. **脑内出血** 一项大型研究中显示脑出血概率为 1.4%，与凝血功能障碍和（或）放置困难相关。发生需要手术引流的颅内出血的风险是 0.5%。

2. **感染（脑室炎）** 感染是一种较常见的并发症，与监测的时间密切相关。Mayhall 等发现，85% 的脑室外引流（external ventrlcular drains，EVD）相关的感染发生于监测 > 5d 之后，监测 < 3d 的患者无感染发生。然而，近来关于皮下隧道导管放置的经验对这些发现提出疑问。最近的分析发现，在最初的 10 ~ 12d 风险呈非线性增加之后感染率快速下降，但患者在 5d 内预防性更换新导管时感染率并没有显著下降。

其他并发症包括由于放置不正确或凝块、碎片闭塞引 EVD 功能失常，或反复尝试插入导管到脑室引起的脑肿胀。颅内压监视器的类型见表6 - 2。

表6 - 2 颅内压监测的类型

类型	优点	缺点	注解
脑室造口（引流），AKA	能引流脑脊液	多为有创性，有出血、感染的风险	在多数情况下，首选 ICP 监测
脑室外引流（external ventricular drainage，EVD）	准确，可靠，能够重新校准以尽量减少测量偏移；低成本	在脑室受压时可能置入困难	
脑实质	创伤小，易放置	不能引流脑脊液，置入后不能重新校准	对脑室受压的病人可能是较好的选择

类型	优点	缺点	注解
蛛网膜下腔	创伤小	不能引流脑脊液，较长时间可能导致不准确	
硬膜下	创伤小	不能引流脑脊液，较长时间可能导致不准确	

（四）治疗颅内高压的一般措施

1. 头部和颈部的位置　头部和颈部的位置可以通过改变平均动脉压、颈内静脉引流和脑血容量来影响颅内压和脑灌注压。最近的数据表明，头抬高30°可减少颅内压而不会影响脑灌注压和脑血流量。颈静脉挤压可以改变大脑灌注压，应该使颈部保持在一个中立位，并确保妥善安置护颈项圈，以避免这种情况发生。

2. 镇静和麻痹　躁动可能缘于疼痛、中毒或脑损伤，它可能是颅内压增加的早期征象。躁动可导致脑代谢需求增加和颅内压升高。因此，镇静在治疗颅内压升高方面能起一个显著的正性作用。但是，它会影响神经学检查并可能会导致血压和大脑灌注压下降。

多种方法可治疗颅脑损伤患者的躁动。可根据患者能接受的最低镇静需求调整药物剂量，由于只有当患者出现躁动的迹象时才使用镇静药，因此这种方法有导致颅内压波动的风险。如果从神经系统的角度来看，患者不能耐受周期性使用镇静药的不良反应，最好给予基础剂量或持续静脉滴注。

没有一种镇静催眠药有特别优势，但丙泊酚在神经外科 ICU 中的使用有大幅增长。它的半衰期短，便于临床医生进行频繁的神经系统体检，此外，丙泊酚是一种强抗惊厥药。但是，应谨慎使用丙泊酚，它可以产生过多热量，导致三酰甘油水平升高。它还可引起低血压，尤其是低血容量患者，长时间使用可导致肝功能障碍和代谢性酸中毒。"丙泊酚综合征"最初报道于儿童，随后在成年人中也观察到，它为一种罕见并发症，特征是心力衰竭、代谢性酸中毒和横纹肌溶解症。

其他镇静药物包括咪达唑仑和劳拉西泮。由于咪达唑仑产生的具有长效的代谢产物也具有镇静属性，因此长期持续静脉滴注时，劳拉西泮的效应较咪达唑仑清除得更快。长时间使用劳拉西泮可能导致丙二醇中毒，尤其是当高剂量长时间使用时。虽然苯二氮䓬类药物是有效的镇静药，但是由于没有镇痛效应，因此，镇静催眠药往往与阿片类药物联合使用。

神经肌肉阻滞药可通过控制躁动和防止人机对抗来降低颅内压，但是这种情况下常规应用并未显示可改善患者预后，并且事实上还是有害的。麻痹可以防止咳嗽，但咳嗽有助于清除分泌物、防止肺炎。致麻痹药物的应用可掩盖癫痫发作，并与持续的肌无力和肌病的发生有关。虽然琥珀酰胆碱（一种非去极化药物）可能会增加 ICP，但不经常发生。患者应用神经肌肉阻滞药时，应该根据临床和四联（train‑of‑four，TOF）监测来评估，目的是调整神经肌肉阻滞的程度。在开始使用神经肌肉阻滞药前，应该给予患者镇静药和镇痛药，以保证足够的镇静和镇痛。

3. 过度换气　过度换气（hyperventilation，HPV）是一种已被证实有效的降低颅内压的方法，但有越来越多的证据表明，过度的 HPV 可通过大脑血管收缩，降低 CBF 和血容量，从而导致脑缺血突发或加剧。然而，过度换气在处理急性颅内高压和减轻脑疝综合征时可能是有用的。在准备其他长期介入治疗时，过度换气可作为一项临时措施应用。$PaCO_2$ 的有效低限值尚未确定，但 $PaCO_2$ 降低至 30 ~ 35mmHg 似乎是安全的。对 ICP 的影响快速产生，颅内高压的下降开始于 30s 内，并于 8min 时达高峰。

4. 脱水疗法　脱水药常规用于治疗颅内高压和脑水肿。甘露醇以及近来的高渗盐是常用药。

（1）甘露醇：甘露醇是一种强效高渗溶液（20% ~ 25%），入血（0.9%）后可导致细胞外渗透压的急剧升高。完整的血脑屏障（blood - braln barrier，BBB）可防止甘露醇离开血管，从而创建一个梯度，便于水离开细胞内和细胞外室进而进入血管内。通常需要 15 ~ 30min 起效，疗效持续 1.5 ~ 6h。

甘露醇作用的另一个机制是，它可增加红细胞膜的弹性并降低血黏度（改善血液流变学），从而导致 CBF 和 O_2 输送增加。甘露醇还可用作一种自由基清除剂。

每 3 ~ 6 小时间歇静脉注射甘露醇（0.25 ~ 1g/kg）较连续输液疗效更好；后者一旦输液停止可能引起颅内压反弹。长时间连续输注实际上还可能恶化脑水肿。外伤性脑损害患者的血脑屏障破坏，甘露醇可渗入脑实质，从而促使液体注入损伤的大脑。

甘露醇是一种强效利尿药，并可能在输注中导致血容量不足和低血压。应放置尿管并监测尿量，并换用等渗盐水；目标是保持高渗和正常容量状态。每 6 小时常规测量血清电解质和渗透压是很重要的。血清渗透压的上限值为 320mOsm/L。血清渗透压 > 320mOsm/L 时，同时应用肾毒性药物、败血症及原有肾病者应用甘露醇可能会导致急性肾衰竭。

髓襻利尿药可通过低渗性利尿增加血管内渗透压来降低颅内压，从而降低脑水肿和 CSF 的生成。它可与甘露醇产生协同作用。

（2）高渗盐水：近年来，应用高渗盐水替代或辅助甘露醇用于颅内高压的治疗引起人们的兴趣。类似于甘露醇，高渗盐水可通过增加大脑和血液之间的渗透压梯度，随后会导致液体从细胞内转移进入血管内室，从而减轻脑水肿。

实验数据表明，即使甘露醇已经不能产生疗效，高渗盐水仍可非常有效地降低颅内压，但是，使用高渗盐水仍然被认为是研究性的。目前正在研究如何确定最佳浓度，体积及输液时间。

高渗盐水可以改善和维持平均动脉压（mean arterial pressure，MAP）已经在动物研究和人体试验中得到广泛证实。这可能是缘于容量扩张，也可能是由于增加心输出量的作用。MAP 的增加和随后的 CPP 改善使得大脑受损区域得到更好的灌注。目前没有证据支持哪种浓度更能有效控制 ICP 和脑水肿。有学者使用的方案为连续输注 3% 生理盐水或每隔 4 ~ 6 小时静脉输注 7.5% 生理盐水（2ml/kg）。使用甘露醇治疗时，建议经常测量血清电解质和渗透压。

高渗盐水治疗同样有并发症和不良反应，渗透脱髓鞘综合征（osrnotic dem_ yelination syndrome，ODS），急性肾功能不全和血液学异常均可能发生。关于渗透脱髓鞘综合征的知识大多来自动物模型。ODS 的机制可能是由于血清中迅速升高的钠破坏了髓鞘结构。然而，动物实验中诱发 ODS 发生的血清钠增加的速度是人体的 5 倍，因此目前没有人体试验中发生 ODS 的报道。虽然急性肾功能不全主要与甘露醇有关，但目前已有发生于高渗盐水治疗的报道。黄等报道，与应用乳酸林格液的患者相比，使用高渗盐水治疗的患者发生肾衰竭的可能性增加了 4 倍。

众所周知，糖皮质激素可减少脑肿瘤周围的血管源性水肿，但是在治疗脑卒中，脑细胞毒性水肿、出血或头部受伤等没有任何作用。

（3）巴比妥类药物：巴比妥类（如苯巴比妥）药物可通过抑制大脑的新陈代谢活动，降低氧需求和 CBF、CBV，继而降低颅内压。巴比妥类药物的其他理论上的获益包括：清除自由基，降低细胞内钙离子，以及稳定溶酶体。毫无疑问，即使当其他治疗失败，巴比妥酸盐仍能有效降低颅内压。然而，使用巴比妥类药物在改善临床结果方面存在的数据仍有争议。巴比妥昏迷通常是在严重的顽固性颅内高压的情况下，当所有常规治疗方法均失败时，才最后使用。

开始巴比妥酸盐应用前所需的辅助措施包括：

1）漂浮肺动脉导管：巴比妥类药物需要能诱导等电位脑电图的剂量，可能有心脏毒性，因此需要密切关注心输出量。

2）EEG 监测：应用巴比妥的目的是诱发"化学昏迷"。EEG 可评估暴发抑制程度，目标是暴发 <3/min。

3）高剂量的巴比妥类药物可导致麻痹性肠梗阻：所以应放置一个鼻胃管。通常需要静脉高营养。

在本机构使用的巴比妥昏迷方案为：

（a）戊巴比妥 10mg/kg 静脉注射（输注时间 >30min）。

（b）随后在 3h 内，每 1 小时给予 5mg/kg 静脉推注 1 次以建立等电位 EEG。

（C）继之以巴比妥 1mg/（kg/h）维持静脉滴注，并逐渐调整剂量以逐步实现暴发抑制。

巴比妥昏迷疗法中低血压和心肌抑制很常见，通常需要应用血管活性药物（如多巴酚丁胺、多巴胺、肾上腺素、去氧肾上腺素）。巴比妥昏迷的并发症包括败血症、肺炎、急性肾衰竭和肺栓塞。

（五）低体温

类似于巴比妥昏迷，在大脑受伤的病人，低体温也可降低脑代谢率并降低脑血量、脑血流量和颅内压。已有报道显示，与常温相比，降低到目标温度 32℃～33℃持续 24h，并在 24h 内复温，可减少神经系统预后不良的风险。期间患者必须监测心输出量减少、血小板减少症、凝血功能障碍及胰腺炎。寒战可增高颅内压，必须避免。

颅内压增高的手术治疗，包括通过脑室造瘘术进行脑脊液分流，肿块清除（血肿、肿瘤、缺血性或在极端，情况下的脑组织挫伤），或减压性颅骨去除术。

图 6-1 概述了脑损伤病人选择上述操作的方法。

（六）结论

虽然脑外伤和颅内压增高诊疗的建议在很大程度上基于Ⅱ类和Ⅲ的证据，与既往的对照相比，指南和草案指导下的对这些患者的诊疗改善了患者的预后。颅内压监测已经成为颅内高压患者诊疗中的一个非常有用的工具。脑室 ICP 监测是最可靠的方法，包括其重新校准能力和排放脑脊液以及低成本的优势，仍然被认为是"金标准"。

```
┌─────────────────────────────────────────┐
│ 严重头部损伤或其他损伤引起ICP升高，GCS<8 │
└─────────────────────────────────────────┘
                    │
┌─────────────────────────────────────────┐
│ 气管插管、液体复苏、镇静、床头抬高30° ±甘露醇 │
└─────────────────────────────────────────┘
                    │
              ┌──────────┐
              │ CT扫描   │
              └──────────┘
                    │
              ┌──────────┐
     ┌────────│ 外科损伤 │
     │  是    └──────────┘
     │             │
     │       ┌──────────────┐
     │       │ 重症监护室    │
     │       └──────────────┘
     │             │
     │  ┌────────────────────────────────────┐
     │  │ 适当镇静和镇痛，床头抬高，颈部中立位   │
     │  │ 避免低血压、缺氧和体温升高，避免高血糖症 │
     │  └────────────────────────────────────┘
     │             │
 ┌────────┐  ┌──────────┐ 否
 │ 手术室 │  │ ICP监测  │
 └────────┘  └──────────┘
     │             │
     │       ┌──────────┐ 否  ┌──────────────┐
     │       │ 心室引流可能 │────│ 脑实质内监测 │
     │       └──────────┘     └──────────────┘
     │             │ 是
     │       ┌──────────┐
     │       │ CSF引流  │
     │       └──────────┘
     │             │
     │       ┌──────────┐    ┌──────────────┐    ┌──────────────┐
     │       │ ICP>20mmHg │──│ ICP<20mmHg，大 │──│ 逐步撤掉ICP治疗，停 │
     │       └──────────┘    │ 于48h          │    │ EVD，减少镇静药      │
     │             │          └──────────────┘    └──────────────┘
     │  ┌────────────────────────────┐
     │  │ 渗透治疗–甘露醇或高渗盐水    │
     │  └────────────────────────────┘
     │             │
     │       ┌──────────┐ 否
     │       │ ICP>20mmHg │
     │       └──────────┘
     │             │
     │       ┌──────────┐
     │       │ 复查头CT │
     │       └──────────┘
     │             │
     │       ┌──────────┐
     └───────│ 外科创伤 │
       是    └──────────┘
                    │
      ┌──────────────────────────────────────┐
      │ 渗透治疗：增加甘露醇的剂量至1g/kg，开始给予高 │
      │ 渗盐水7.52ml/kg                        │
      └──────────────────────────────────────┘
                    │
              ┌──────────┐ 否
              │ ICP>20mmHg │
              └──────────┘
                    │
      ┌──────────────────────────────────────┐
      │ 二线治疗，巴比妥昏迷，低温血症，减压性颅骨切开术 │
      └──────────────────────────────────────┘
```

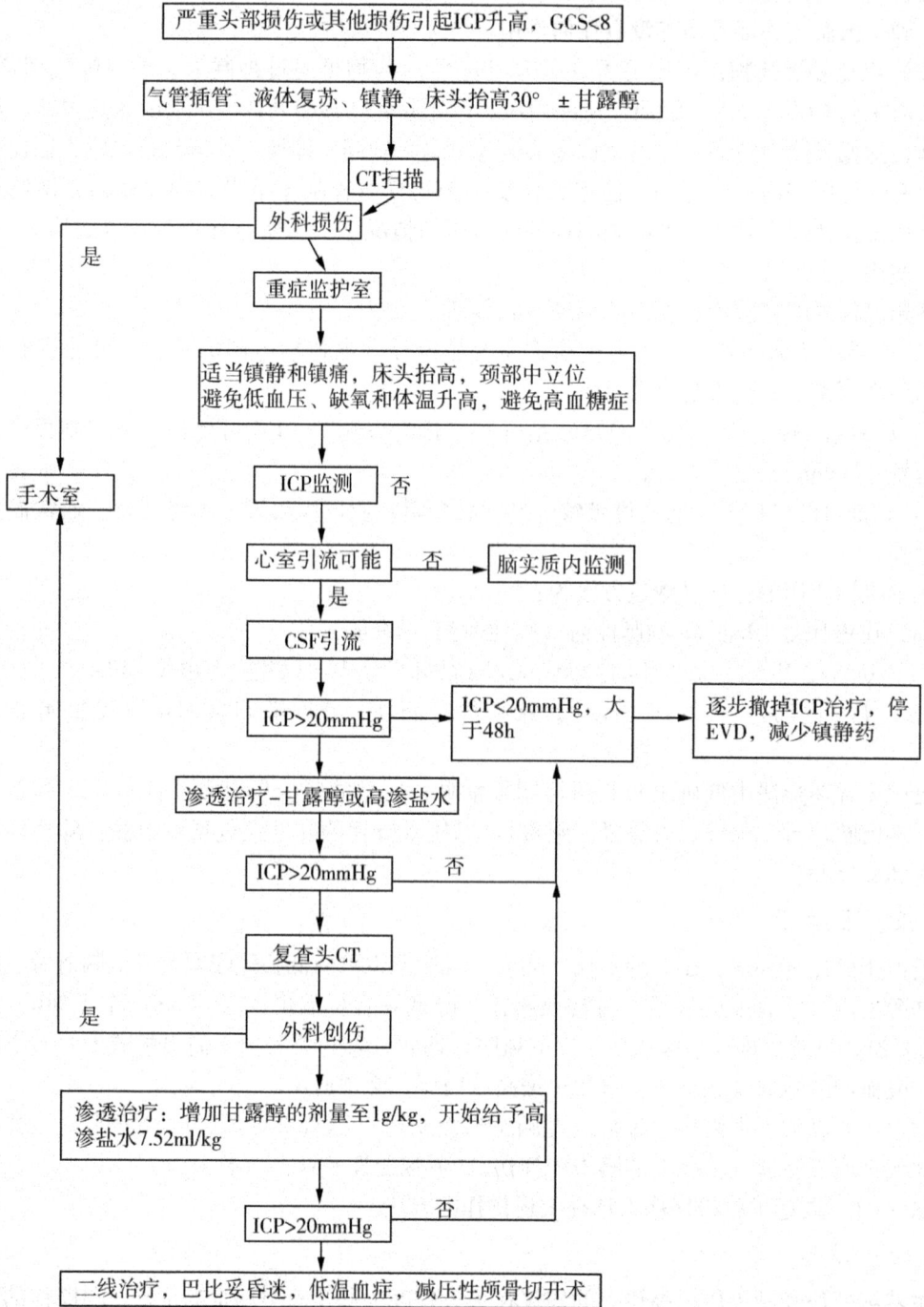

图 6－1　严重头部损伤的治疗和评估流程

（孙泽林　戚晓渊）

第三节　垂体卒中

　　垂体卒中是一种罕见但可能致命的疾病，临床特点为突然发作的剧烈头痛伴有神经系统或内分泌恶化。很容易漏诊，因为大多数患者的垂体腺瘤未能诊断，在临床上，其影像可被误认为蛛网膜下腔出血（subarachnoid hemorrhage，SAH）或脑膜炎。垂体卒中是神经外科在紧急情况下快速干预可能会中止甚至逆转神经缺失和危及生命的情况。

　　垂体卒中继发于蝶鞍内肿块的突然扩张，通常为出血和（或）梗死的结果。一个较好的理论描述是，随着肿块的快速增长，肿瘤超过了其血液供应，造成缺血和继发出血。Cardoso 和 Petersen 推测内在血管病变使得垂体腺瘤更容易发生梗死和出血。这也许可以解释为什么垂体腺瘤比其他任何肿瘤更容易发生血管损伤。

　　虽然多数情况下垂体卒中为自发性，但仍有许多促发因素。Biousse 等报道多种卒中突发的因素，分为 4 类：①腺体中的血流减少；②脑垂体血液急性增加；③过度刺激脑垂体；④抗凝状态。多巴胺受体激动药的应用及停药（如溴隐亭和卡麦角林）也已报道与卒中有关。

　　垂体卒中的临床特点多样，可由轻度症状到灾难性的表现：永久性的神经缺失症状或甚至死亡。95% 的病例表现为头痛。头痛为突发性，通常在眼窝部位，常伴有呕吐。头痛的机制归结为脑膜刺激和（或）颅内压增高。垂体卒中时，与脑垂体邻近的视器和动眼脑神经（即海绵窦）受累导致视觉缺失（占 64%）和眼肌麻痹（占 78%）。经典的视觉缺失发生于双侧颞部上象限。

　　动眼神经最常受累，从而导致单侧瞳孔散大、上睑下垂、眼球向下、侧方偏离。患者也可因继发脑积水或低钠血症（艾迪生危象）导致精神萎靡。其他临床表现包括霍纳综合征、颈部僵硬、畏光、低血压、癫痫发作和下丘脑功能障碍。

　　头颅 CT 可能显示蝶鞍区的出血性肿块；然而，磁共振是首选的成像技术，因为它可清晰地显示出血和梗死的特征，蝶鞍上扩展，压缩视交叉，并扩展到海绵状窦。有时需要脑血管造影区分垂体卒中和动脉瘤性蛛网膜下腔出血。

　　脑垂体残余少到 10% 时仍能分泌适量的激素，但激素不足可导致肾上腺危象。最重要的是立即给予垂体卒中患者开始类固醇替代治疗。每 8 小时静脉注射 1 次 100mg 的氢化可的松。垂体卒中的明确治疗方法是手术减压，尤其是在患者视力下降或视野缺失、意识水平下降、视觉或动眼神经功能进行性恶化时。大多数的病例适合经蝶窦手术路径。视觉的预后与损伤的持续时间、最初视觉缺陷的严重程度、视盘的形态和早期减压相关。

　　少数文献报道显示，孤立的和稳定的假性脑膜炎或眼肌麻痹可经内科治疗。内科治疗包括严密的内分泌、神经、眼肌功能监测，使用激素、液体和电解质的静脉支持。

（程　锦）

第四节　动脉瘤蛛网膜下腔出血的急性 ICU 管理

　　蛛网膜下腔出血（SAH）是血液出现在蛛网膜下腔时发生的病理状况。最常见的原因是头部受伤。头部受伤的患者中蛛网膜下腔出血的发病率随着伤害的严重性增加和穿通伤而增加。自发性蛛网膜下腔出血最常见的原因是动脉瘤破裂。但并非所有的蛛网膜下腔出血是由于动脉瘤破裂，而且并非所有的动脉瘤破裂主要进入蛛网膜下腔。动脉瘤破裂后，脑内、脑室出血超过硬膜下出血。

破裂的脑动脉瘤与病死率和死亡率高相关。约12%的患者在就医前死于动脉瘤蛛网膜下腔出血。流行病学研究估计，约40%到达医院时死亡。根据 McCormick 的尸检系列报告，显示10万~15万美国人有隐匿性动脉瘤。

由于动脉瘤破裂，血液进入蛛网膜下腔，直到局部或全身性的颅内压增加，使出血停止。这可以导致继发于脑脊液循环和吸收受阻的急性脑积水，局部血块形成，脑实质水肿及局部刺激。这些颅内事件可伴发全身表现，如心律失常，心肌梗死和肺水肿，所有这些都加剧了潜在的脑损伤。

蛛网膜下腔出血导致的脑损伤的发展有两个主要阶段：①原发性损害，发生在出血时；②继发性损伤是由复杂的过程导致，它开始于出血时，但直到晚些时候才会有临床表现。超过2/3的 SAH 死亡患者，病理证实为继发性脑损伤，即弥漫性水肿、脑疝或坏死。这些损伤是由于缺氧而引起脑氧供减少、全身性低血压和由于颅内压升高引起的相对低灌注。

（一）患者的评估

患者通常会突发剧烈头痛（80%）、恶心、呕吐（77%）、头晕、晕厥（53%）、颈强直（35%）、畏光或局灶性神经征象。25%~50%的患者在大的 SAH 前数天或数周有"警告性渗漏"（局灶出血）的病史。10%~25%的 SAH 患者通常在出血后的最初几分钟有癫痫发作。这是由于突然升高的颅内压和（或）直接由血液皮质脑刺激导致。癫痫发作更常见于前循环动脉瘤和大脑中动脉（MCA）的病变。30%~40%患者的 SAH 发作于休息时。剩余的60%~70%患者的发病与身体或情绪应激、排便、性交、头部外伤不同程度相关。

不同部位的动脉瘤破裂可能会产生不同的临床特点。瞬间的双侧下肢无力可能是由于大脑前动脉瘤破裂。来源于大脑中动脉动脉瘤的 SAH 更容易产生轻偏瘫，感觉倒错、偏盲、言语障碍。第三对脑神经麻痹或单方面的后眼窝痛表明破裂的动脉瘤可能来源于颈内动脉与后交通动脉交界处或小脑上动脉。颈动脉-眼动脉瘤可能导致单侧视力减退或视野缺陷。SAH 后的局灶性神经性缺失可能是由于动脉瘤的占位效应、血管痉挛、癫痫发作、或大脑或硬膜下/蛛网膜下腔血肿引起。

最常见的误诊频率递减的顺序是：全身感染或病毒疾病、偏头痛、高血压危象、颈椎疾病、如关节炎或椎间盘突出、脑肿瘤、无菌性脑膜炎、鼻窦炎和酒精中毒。表6-3是根据临床表现对 SAH 严重程度进行分类的 Hunt 和 Hess 量表。

表6-3 Hunt 和 Hess 评分量表

分级	描述
1	无临床症状，或轻度头痛和轻度颈强直
2	CN 麻痹，中重度头痛，颈背僵硬
3	轻度局灶性缺失、昏睡、意识错乱
4	木僵，中至重度偏瘫，早期去大脑
5	深昏迷，去大脑强直

注：有严重全身疾病（如高血压、糖尿病、慢性阻塞性肺部疾病）或血管造影有严重的血管痉挛时加1分。

1. 诊断 当怀疑是 SAH 的患者时应首先进行头颅平扫 CT。如果动脉瘤破裂的 48h 内完成平扫 CT 时，大约 95% 的患者将有 SAH 的证据。最高敏感度是在出血 24h 内，3d 时敏感度为 80%，1 周时敏感度为 50%。头颅 CT 对蛛网膜下腔出血的定量和定位能够为血管痉挛和 SAH 后的后果提供重要信息。Fisher 等在一项前瞻性研究中，认为 CT 显示的蛛网膜下腔出血的位置和厚度与发生血管痉挛的可能性及临床预后有相关性（表 6 - 4）。

表 6 - 4 FISHER CT 分级量表

CT FISHER 分级	CT SAH	血管造影 血管痉挛（%）	临床 血管痉挛（%）
1	无出血	4	0
2	弥散薄层 <1mm	3	0
3	局限凝块或层厚 >1mm	24	23
4	脑内或脑室内血液伴弥漫或无蛛网膜下腔出血	2	0

2. 腰椎穿刺 如 CT 正常则有指征行腰椎穿刺（lumbar puncture，LP）以诊断蛛网膜下腔出血。因为如果仅有一个非常小的 SAH 时，扫描可能为正常，或是由于 SAH 后至第 1 次扫描之间的时间过长。腰椎穿刺的禁忌证包括血凝异常，由于占位性病变引起的颅内压增高、怀疑脊髓动静脉畸形或穿刺部位的感染。风险包括动脉瘤再出血或脑疝导致的神经系统恶化。

3. 血管造影 导管为基础的四血管脑动脉造影仍然是诊断颅内动脉瘤的首选。血管造影的风险包括缺血性事件（1% ~2%），神经系统恶化（1.5%），对造影剂的过敏反应，肾功能不全/肾衰竭。血管造影时罕见动脉瘤破裂。

近来 CT 血管造影已经被用于诊断脑动脉瘤。

在发现直径 3mm 以上的颅内动脉瘤时，脑 CT 血管造影与数字减影血管造影（digital subtraction angiography，DSA）的灵敏度相当。它对前交通动脉瘤（anterior communlcatlng aneurysms，ACOA）和 MCA 分叉处动脉瘤具有 100% 的检出率，但在某些部位如后交通动脉瘤，仍有困难。

10% ~20% 的患者临床诊断为 SAH［CT 和（或）腰穿刺］但血管造影结果为阴性。如果动脉瘤在出血后完全形成血栓则可能会漏诊，通常需要在 10 ~21d 重复血管造影。

4. 处理 应该获得一个完整的病史，进行体格检查和神经系统检查。最初的急诊处置可能包括评估气道、呼吸和循环系统功能。对意识水平，脑神经、运动功能的简短的神经系统评估可明确是否需要紧急外科干预（如放置 EVD，清除颅内血肿）。其他抢救生命的措施如降低严重的 ICP，治疗动脉瘤的主要目标是减少再出血的危险。

5. 血压和容量控制 最佳血压取决于多种因素，包括自蛛网膜下腔出血发生后的时间、是否已治疗动脉瘤、颅内压和患者的既往状况。理论的治疗目标是在优化大脑灌注的同时最大限度地减少跨动脉瘤的压力梯度。显然，这些目标间有矛盾，可能无法得到必要的信息来确定最佳血压。除非进行心室导管或颅内压监测，否则不知道颅内压。最佳灌注压还取决于发病前的血压。如果患者出血前的高血压未良好控制，那么降低血压到"正常"水平以下，可能会危害脑血流灌注。一般情况下，未经治疗的动脉瘤患者，不应以降低血压来减少再出血风险。应避免高血压，尤其是在 SAH 后的前几小时，转运和血管造影期间有发生血压增高的风险。

一旦动脉瘤被去除，可不治疗高血压，除非血压升高显著或已经发生梗死，这种状况下由于自身调节功能丧失，CBF 可能为压力依赖性。在 SAH 后任何时间，血压升高可能为颅内压升高或血管痉挛的自我平衡反应。

6. 脑水肿 由于急性脑积水与术前较低的评分及预后较差相关，因此临床医生必须严密监测患者急性脑积水的早期迹象。最可靠的临床检查是病人的意识水平。任何意识水平的改变需要一个紧急的头颅 CT 扫描以评估脑室的大小。反应迟钝的患者出现脑室扩张时需要立即行脑室造瘘术。

脑室造瘘术后，颅内压不应快速显著降低以避免增加透壁压，而这可能会增加再出血的危险。

7. 再出血 再出血的高风险是在首次蛛网膜下腔出血的第 1 个 24h。SAH 的第 1 天，再出血风险为 4.1%；此后这种风险逐渐降低，至第 3 天，稳定于每天 1.5% 的风险。2 周时的累积风险是 19%，6 个月时 50% 患者发生第 2 次出血。预防再出血的最佳方法是早期行血管内弹簧圈栓塞或手术夹闭动脉瘤。

8. 血管痉挛 血管痉挛是 SAH 的延迟局灶性缺血性神经缺损。继发于血管痉挛的症状性脑缺血的发病高峰为出血后的 7~10d，几乎不发生于 SAH 后的前 3d。症状性血管痉挛的风险可由入院的 CT 预见，基底池周围层厚的血块比层薄的风险高。诊断脑血管痉挛（cerebral vasospasm，CVS）有一定的困难，需要排除其他可能会导致迟发性神经功能恶化的情况，如再出血、脑积水、水肿、癫痫发作和败血症。

下面的测试有助于诊断 CVS。

（1）TCDs：改变可能先于临床症状，基线检查结果（早期进行）较疑诊 CVS 后进行的第一次检查结果更有帮助。

（2）头部 CT 扫描有助于排除其他病因导致的精神状态下降，可能会显示提示脑梗死的低密度灶。

（3）CT 血管造影和 CT 灌注检查可显示受累区域血管痉挛和灌注减少。

（4）脑血管造影仍是诊断脑血管痉挛的"金标准"，并可通过血管成形术和（或）血管内注入维拉帕米和罂粟碱，同时获得诊断和治疗的价值。

钙通道阻滞药尼莫地平（60mg，口服，q4h）可降低血管痉挛的发病率。临床研究显示虽然没有证据显示病死率改变，但预后改善。

通过早期的稳定动脉瘤后，可以积极治疗而不用担心动脉瘤再破裂。血管痉挛高风险的患者给予预防性 3H 治疗者可减少发病率。这种疗法的目标收缩压 160~220mmHg，CVP 的目标为 8~12cmH$_2$O，PCWP 的目标压为 12~14mmHg。血液稀释治疗的目标血细胞比容为 25%~33%。

9. SAH 后的心脏问题 一项对因 SAH 入院的 70 位患者的前瞻性研究中显示，70 例检测到心律失常者 64 例（91%），其中 29 例（41%）显示严重心律失常，3 例出现恶性室性心律失常，如尖端扭转型室性心动过速，心室扑动和心室纤颤。严重室性心律失常与 Q-Tc 间期延长、低血钾相关。SAH 时的心电图偶有与急性心肌梗死的异常无法鉴别。SAH 时儿茶酚胺激增可诱发心内膜下的损害。SAH 后的神经源性肺水肿（neurogenic pulmonary edema，NPE）患者可出现一种可逆性心脏受损，并且与特征性临床表现相关。受损的左心室血流动力学功能受损可能会导致心血管波动、肺水肿形成和并发脑缺血。心肌顿抑为一种可逆的心肌功能不全，偶见于蛛网膜下腔出血后，与急性心肌梗死的超声心动图显示一致，然而连续测定心肌酶为阴性，其持续时间短暂，通常在 5d 之内可消失。

10. 肺部并发症　内科治疗持续的动脉瘤性蛛网膜下腔出血时，肺部并发症是一个挑战。有时，它可以进展为成人呼吸窘迫综合征。

11. 电解质紊乱　SAH 患者电解质紊乱现象相当普遍。SAH 后出现容量不足和低钠血症的原因尚不清楚，但可能部分是由于排钠增多或脑性盐耗综合征（cerebral salt wastlng syndrome，CSWS）。部分患者，在尿钠增多之前即出现心钠肽浓度显著增高，伴有其他水调节的异常（可能包括垂体后叶素浓度相对减少），从而导致血容量不足。尿钠增多的患者出现 SAH 后延迟脑梗死的风险增加。低渗透压可加重脑水肿并导致神经系统恶化，并可能诱发癫痫发作和降低意识水平。可用于区别 CSWS 与抗利尿激素分泌异常综合征（syndrome of inappropriate diuretic hormone，SIADH）的因素见表 6-5。

CSWS 的处置包括容量替换和维持充分水化，通常给予静脉注射等渗盐溶液（0.9% 氯化钠）和血液制品（尤其是患者贫血时）。还可给予胶体以扩容或吸收间质/第三间隙内液体，可能需要添加口服盐或高渗盐来确保钠的正平衡。氟氢可的松可直接作用于肾小管促进钠的重吸收，也可用于 CSWS 的治疗。

表 6-5　CSWS 和 SIADH 的鉴别

1. 两者具有相同的化验特点：血清渗透压降低，尿渗透压高（高于血清）
2. 主要区别在于容量状态
3. 皮肤肿胀，黏膜干燥，少汗，心动过速
4. 直立性低血压
5. 入院后连续测定体重下降（SIADH 时升高）
6. 出入量表中显示负的水平衡
7. 侵入性容量状态检测显示，肺毛细血管楔压降低（PCWP < 8mmHg）或中心静脉压降低（CVP < 6mmHg）
8. 尿钠量显著升高（SIADH 时可不同）以及 CSW 时尿量增加
9. 尿素氮和血细胞比容升高支持 CSWS（肾前性氮质血症和血液浓缩）
10. 血 K^+ 升高通常不会在 SIADH 中出现，常提示 CSWS
11. 在血容量不足时（CSWS）血清尿酸增高，而在（SIADH）中降低

12. 感染　由于需要放置多个导管（中央静脉、动脉导管、脑室造瘘术、弗利导管），在 SAH 患者中感染很常见。由于很大比例患者行气管插管，呼吸道感染和呼吸机相关性肺炎（ventilator-associated pneumonlas，VAP）并不少见。

13. 静脉血栓形成　在 SAH 患者中，静脉血栓形成是一种特殊状况，尤其是在动脉瘤得到控制前，谨慎应用标准预防措施（肝素、低分子肝素）时。报道显示深静脉血栓（deep venous thrombosis，DVT）事件约 2%，有诊断依据的肺动脉栓塞（pulmonary embolism，PE）为 1%。建议的预防措施是使用下肢弹力长袜和气压式弹力袜，术后尽可能早期活动。我们目前采用的措施还包括在高风险的患者放置可取出的下腔静脉滤器。

（二）结论

蛛网膜下腔出血与显著的发病率和病死率相关。

许多幸存者残留有持续的躯体、认知、行为或情绪的变化，这将会影响他们的日常生

活。死亡和残疾的最重要预测因素是患者当时的临床状况。年龄、并发症、动脉瘤类型、出血多少也与不良预后相关。多种措施应同时进行，以实现快速准确的诊断，稳定病情以及处置神经系统后遗症。采取这些措施时，应当尽早明确针对 SAH 病因的治疗方案，以及防止毁灭性再出血的风险。

（程　锦）

第五节　中枢神经系统感染

（一）脊柱感染

脊柱感染是潜在致命的神经外科急症，可分为以下几类。

1. 脊椎骨髓炎　椎间盘炎，可自发或手术后

2. 硬膜外脓肿

3. 硬膜下积脓

4. 脑膜炎

（1）化脓性骨髓炎：化脓性骨髓炎最常见的致病原是金黄色葡萄球菌（60%），其次是肠杆菌（30%）。非脊柱感染可能通过血行播散或直接延伸导致脊柱感染。血行播散是感染扩散到脊椎最常见的途径。Batson 证明，盆腔静脉丛中的血流可通过一系列的无瓣静脉（Batson 丛）逆行到椎前神经丛；这一静脉网络允许肿瘤和感染从骨盆蔓延到脊椎。由 Wiley 和 Trutea 提出的小动脉的理论，提出细菌可定植于椎体终板的终末小动脉网，导致骨髓炎和关节盘炎。

第二个最常见的路线是从邻近软组织的感染灶直接蔓延。

某些疾病及治疗可导致免疫功能低下，如艾滋病、恶性肿瘤、长期使用类固醇、静脉吸毒者、糖尿病、肾衰竭、近期脊柱外科手术或既往脊髓手术史，均导致患者容易发生脊柱脓肿或骨髓炎。

腰椎是紧随胸椎之后受累最多的部位。

早期可能无神经系统缺陷。由于压缩位于矢状面上椎体前侧，因此运动症状和长束征比感知症状更常见。

评估：评估椎体骨髓炎的流程应包括以下内容。

实验室化验：全血细胞计数（仅有 35% 患者 WBC 升高）、血培养（约 50% 阳性）、红细胞沉降率（e - rythrocyte sedimentatlon rate，ESR）和 C - 反应蛋白（C - reactive protein，CRP）为非特异改变，但几乎所有病例均升高，通过适当治疗，CRP 迅速趋于正常。

疼痛部位的影像改变延迟出现（至少感染发生 4 周后），最早发现为椎体终板透明变性后的椎间隙变窄。在显示骨破坏程度上，CT 扫描起着重要的作用（好于 MRI）。然而，MRI 仍然是诊断脊柱感染的首选技术，它对椎体，软组织和神经元的细节描述更为优越。感染后的 1~2d 骨扫描可能为阳性，但继发于退行性改变，手术或骨折者也可呈现假阳性。

没有阳性血培养时，怀疑骨髓炎部位的活检有助于明确诊断及确定病原体；针吸活检培养检出率为 60%~90%。

约 90% 的脊椎骨髓炎可经非手术治疗。可非手术治疗的标准包括明确病原体并对抗生素高度敏感，单个椎间盘受累同时少有椎体受累，无或轻度神经缺损，很少或无脊柱不稳。

非手术治疗包括静脉注射抗生素，基础疾病的治疗及矫形器固定。如果患者临床疗效和影像改变满意、ESR 下降，应持续静脉注射抗生素至少 6 周（表 6-6）。

表 6-6　手术干预的适应证

需切开活检
内科治疗失败
脓肿引流
与神经缺损相关的脊髓或神经根压迫减压
矫正脊柱畸形和不稳定

（2）非化脓性骨髓炎：非化脓性骨髓炎通常由结核（Pott 病）和真菌（曲霉菌、芽生菌、球孢子菌）导致。

（3）关节盘炎：关节盘炎是一种髓核感染，继发软骨终板感染并可能累及椎体。可自发产生（最常见）或在手术后，往往是自限性和良性的。

（4）脊椎硬膜外脓肿：脊椎硬膜外脓肿（spinal epidural abscess，SEA）是一种罕见但可能危及生命的疾病，需早期发现和及时处理。腰椎最常见，其次为胸椎和颈椎。发生的高峰年龄为 57 岁，男性居多。硬膜外脓肿通常与椎体骨髓炎及椎间盘炎相关。

硬膜外脓肿的危险因素与脊椎骨髓炎相似，包括糖尿病、静脉吸毒、肾衰竭、酗酒、长期应用类固醇和近期手术，或诊断性脊柱操作史。

硬膜外腔内的化脓可通过以下 3 种路径发生：①从邻近部位感染（压疮、腰大肌脓肿、穿透伤、咽脓肿）直接蔓延；②最常见为由远处的皮肤感染致血行播散（15% 的病例可发现疖肿）；③脊髓操作（腰椎穿刺、硬膜外麻醉、类固醇注射或脊髓手术）直接污染。部分病例系列报道显示约 50% 患者未发现感染源（表 6-7）。

表 6-7　脊椎硬膜外脓肿的鉴别诊断

转移性肿瘤，尤其是淋巴瘤
横贯性脊髓炎
脊髓肿瘤
瘘管
硬膜外血肿
脊髓梗死、缺血

（二）病理生理及临床特点

症状可能与神经压迫，继发于供应脊髓的动脉、静脉血供及微循环血栓形成的缺血以及感染性血管炎有关。

硬膜外脓肿的重要表现之一在于症状的多变性；因此，必须有高度疑诊的指征以便早期诊断，预防不可逆的神经系统缺损。Heusner 的描述中将典型的临床表现分为 4 个阶段：①脊髓疼痛与压痛；②神经根性疼痛；③运动和感觉缺失，括约肌功能障碍导致失禁；④完全瘫痪。

（三）引起脊椎硬膜外脓肿的病原体

50% 的脊椎硬膜外脓肿病例中的病原体证实为金黄色葡萄球菌，需氧和厌氧性链球菌是第二个最常见的有机体；近年来，革兰阴性需氧菌（大肠埃希菌、铜绿假单胞菌、肺炎克雷伯菌、枸橼酸杆菌）所占比例不断提高。10%的病例中可检测到多种病原体，30%～50%的病例未能检出病原体。

脊椎硬膜外脓肿的实验室结果通常为非特异性，多数情况下有轻度的白细胞增多，血沉增快和CRP升高，血培养可多达67%为阳性。腰椎穿刺可以在病灶部位邻近同一水平进行，但可能导致感染播散到蛛网膜下腔和脊髓的风险。脑脊液化验通常显示脑膜改变：轻度的细胞数增多、蛋白质升高及糖水平正常。

（四）影像学研究

平片通常正常，当发生椎间盘炎和脊椎脊髓炎时，可见椎间隙变窄及终板透明样变。合并脊椎脊髓炎时，CT扫描可正常或显示相应骨破坏的证据。静脉注射造影剂的增强造影可见硬膜外腔的积聚。核磁共振成像可用于诊断脊椎硬膜外脓肿。此外，磁共振成像可以排除其他疾病，包括对如椎间盘突出症、横脊髓炎、肿瘤、血肿等的鉴别诊断。当患者有MRI检查禁忌证时，可行脊髓CT造影以排除SEA，但该检查有种植感染的风险。

（五）治疗

当患者明显疼痛或有脊髓不稳定可能性时，应给予固定。胸椎和腰椎可通过胸腰骶部矫正术来固定，这足可以使患者重新行走。颈椎病变可通过应用Philadelphia颈圈（或其他硬颈圈）固定。固定应维持到疼痛缓解，并通过神经影像学检查证明脊柱稳定。应尽早开始抗生素，最好在取得血培养和（或）活检样本后开始应用，以便确定致病原。经验性治疗通常包括：①万古霉素，除非可排除耐甲氧西林金黄色葡萄球菌（MRSA）感染；②第三代头孢菌素；③口服利福平。获得培养结果后，抗生素应相应调整。治疗时间通常为静脉注射抗生素3～4周后再给予4周的口服抗生素。如果有证据显示合并骨髓炎，建议静脉抗生素持续至少6周。

传统上，脊椎硬膜外脓肿一直被认为是需要立即干预的外科手术事件。然而近年来，部分学者主张保守治疗，尤其是神经功能完好并且手术风险非常高的患者。

出现任何神经功能恶化的迹象均应及时进行手术减压。瘫痪超过3d的患者可考虑保守治疗。

（六）外科手术

有足够的证据显示患者预后与外科手术时的神经功能状态密切相关。背侧脓肿通常行椎板切除术和脓肿引流即足够，但是，当合并椎体脊髓炎及脓肿位于腹侧时，需经前路径或经椎弓根或外侧途径行椎体切除术、移植物放置（表6-8）。

表6-8 手术适应证和目标

解除神经压迫	缓解持续剧烈疼痛
分离微生物	依从性差的患者以及不能连续行MRI密切跟踪的患者
坏死组织的清创	6周静脉注射抗生素后脓肿仍未清除
脊柱的稳定和畸形校正	

Rath等对43例手术治疗胸部（19例）和腰部（24例）的脊椎骨髓炎患者进行回顾性分析，结果显示存在感染时使用脊髓器械和自体骨移植并未导致感染持续或复发的风险

增高。

（七）预后

由于严重的并发症及患者基础状况，脊柱感染的病死率仍然高达20%。超过几小时的瘫痪罕见逆转，然而，系列病例研究显示36h内治疗仍能有所改善。神经系统功能受损是脊柱感染的严重并发症，它的发病率与手术时神经受损的程度密切相关。神经系统预后不良的相关因素包括合并糖尿病、类风湿关节炎、颈椎受累、治疗延误至神经功能缺损72h以后（图6-2）。

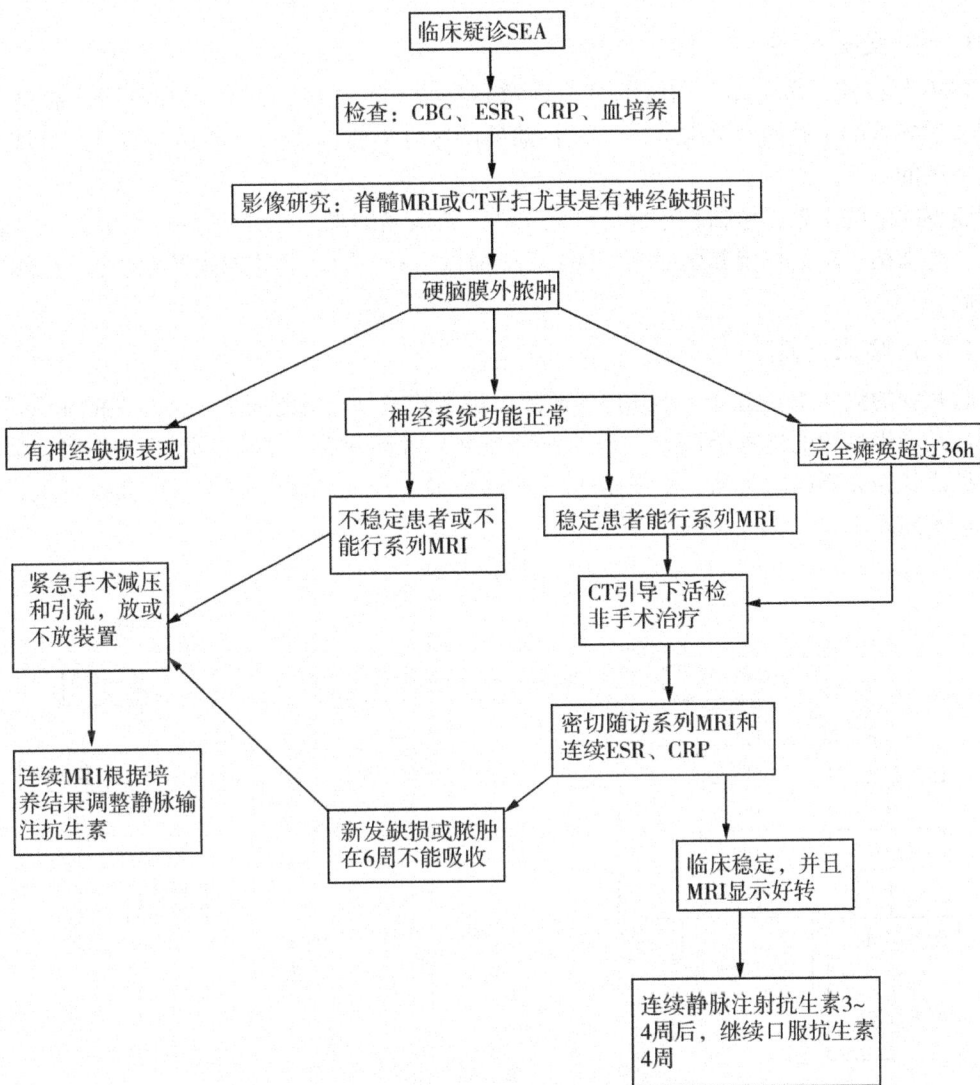

图6-2 SEA评估和治疗流程
SEA：脊柱硬膜外脂肪；CBC：全血细胞计数；ESR：红细胞沉降率；CRP：C-反应蛋白

（陈 彬）

第六节　脑脓肿

颅内脓肿为少见的严重的可危及生命的感染。据报道美国每年有 1 500 ~ 2 500 例发病。多数病例发生于 40 岁以前，中位年龄为 30 ~ 40 岁。患病率随着艾滋病和器官移植增多而增加。脑脓肿常见相关危险因素包括发绀型先天性心脏病，肺部异常如动静脉瘘，邻近结构感染（例如，中耳炎、牙科感染的感染、乳突炎、鼻窦炎），颅骨外伤或手术，很少继发于脑膜炎。

（一）发病机制

1980 年以前，来自邻近结构的直接播散是最常见的病原，但目前血源性传播更常见。直接播散导致的脓肿通常为孤立的，血行播散的脓肿通常为多发。高达 25% 的病例培养可以是无菌的。

免疫缺陷的患者，包括移植和艾滋病患者，有较高的真菌感染发生率，如弓形虫病、诺卡菌、念珠菌、李斯特菌和曲霉菌。IgM 不能通过胎盘，因此婴儿发生革兰阴性菌感染的概率较高。

（二）临床表现

脑脓肿的症状主要由其大小和位置所致。虽然脓腔可能更为明显，但相关的血管源性水肿通常是产生症状的更重要因素。症状还可与 ICP 升高相关（恶心、呕吐、头痛、嗜睡）。最常见症状为 2 周内的头痛，可发生于 75% 的患者。其他局灶性神经系统征象可根据脓肿的部位不同而不同（图 6 - 3）。

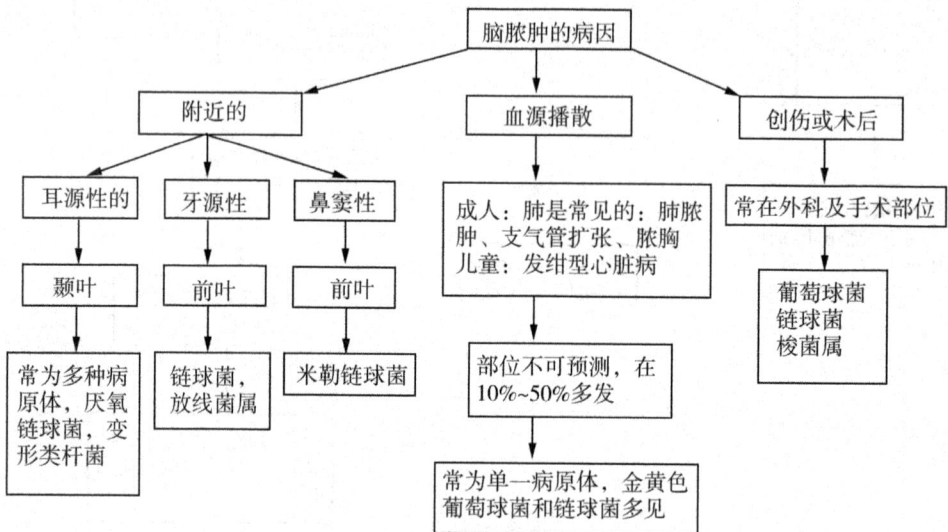

图 6 - 3　脑脓肿的病因学

（三）评价

血常规临床价值不大，60% ~ 70% 患者外周血白细胞计数正常或轻度升高，ESR 和 CRP

通常升高，但为非特异性变化。常规行血培养，但结果常常为阴性。

腰椎穿刺的意义是有争议的。虽然腰椎穿刺在 90% 以上的病例是异常的，但无特征性改变。蛛网膜下腔压力常增高，白细胞计数和蛋白质也可升高。除非脓肿破入脑室，CFS 中很少能分离出病原体。伴有显著占位效应和水肿的较大病灶患者行腰椎穿刺有诱发或恶化脑疝的风险。一般情况下，我们倾向于避免腰椎穿刺。

总的来说，分离的最常见微生物为链球菌和杆菌，其中 33%～50% 是厌氧菌或微需氧菌。

（四）成像

CT 和 MR 成像的进展代表了一个脑脓肿患者治疗改善的最重要因素。弥散加权 MR 可用于鉴别脓肿和肿瘤坏死。弥散加权的超声平面图形显示脓肿的高信号强度伴有表现弥散系数的对应性减少。弥散加权成像（diffusion weighted imaging，DWI）的亮度与脓腔内的细胞构成和黏滞度相关。中心坏死的肿瘤的 DWI 呈显著低密度伴有非常高的表现弥散系数值。重要的是上述脓肿的表现还可显著见于急性脑梗死（表 6-9）。

表 6-9　脑脓肿的病理分期与相应的 CT 和 MR 表现

分期	组织性特点	CT 表现	MRI 表现
脑炎早期第 1～3 天	与相邻脑组织界限不清，血管周围浸润	边界不清的低密度灶，静脉造影很少或无增强	可见明显水肿，T_1 加权像低密度，T_2 加权像高密度
脑炎晚期第 4～9 天	坏死中心和网状间质形成	边缘模糊的低密度影，早期无明显增强，晚期边界环形强化	早期增强的模式更易检测
早期包膜第 10～13 天	中心坏死，新生血管形成，及沿脑室边缘发育不良的网织结构	平扫 CT 可见淡的边缘（中心坏死伴有周围水肿导致胶原包膜可见），边界清楚的包膜增强，包膜内壁通常是薄而均匀，内膜光滑	由于一个薄壁等信号与稍高信号环相对比，因此增强之前即可见胶原脓肿包膜，该环在 T_2 加权像为低信号
晚期包膜 >14d	胶原包膜，中心坏死及包膜周围的胶质细胞增生	环形增强的包膜逐渐增厚，可见由包膜延伸出的子脓肿	在 MR 弥散像上坏死中心非常明亮

（五）脑脓肿的处理

尽管脑脓肿一度被认为是紧急外科手术急症，CT 和 MR 的出现允许早期发现脑脓肿，并提供一种准确的无创技术跟踪病变。如果在脑炎阶段开始治疗，仅仅内科治疗即可能成功（尽管许多病变在使用抗生素后将形成包膜）。小的脓肿（建议界限值为小于 3cm），在症状少于 2 周时，经过第 1 周的抗生素治疗后有证据显示分离到的致病原改善，则主张内科治疗。

外科手术干预（包括吸引术、立体定位吸引、颅骨切开术和切除）脑脓肿，可用于诊断和治疗。

如果脓肿破裂入脑室，发病率和病死率显著增加。定向抽吸具有多重优势，可仅在局部麻醉下通过一个钻孔安全地进行。因为抗真菌药物的穿透性差，开颅手术通常保留用于颅后窝脓肿、多发损伤、留有异物的创伤性脓肿，并且由于抗真菌药物渗透力差，还用于真菌脓肿。因早期和晚期癫痫的发病率较高，大多数病例预防性应用抗惊厥药物。类固醇可减少抗生素的效用，因此选择性用于由于占位效应和水肿导致神经系统缺失或将形成疝的患者。抗生素是治疗脑脓肿的重要组成部分；初始抗生素治疗方案应包括万古霉素（直到 MRSA 排除），加上第三代头孢菌素，加下列之一：甲硝唑或氯霉素，创伤后的脓肿可口服利福平。培养结果回报后，可根据具体病原体调整抗生素。即使 CT 扫描仍异常，静脉滴注抗生素也可在 6~8 周停止；新生血管形成和增殖需要较长时间才能消退（CT 扫描上需 6~9 个月，MRI 需更长的时间）。

如果脓肿和包膜被手术切除，静脉注射抗生素治疗的时间可能会缩短。

随访很关键，重要的是反复临床和影像学评估以确定对治疗的反应。治疗过程中，推荐每周 CT 扫描，完成抗生素疗程 1 周后，然后每 1~2 个月检查 1 次共 1 年，以确保脓肿完全消退。可以用 MRI 检查，但在随访中，与 CT 相比没有优势。为前后比较而言，在整个治疗过程中用相同的检查技术更为合理。

（六）脑脓肿破裂的处理

脑脓肿脑室内破裂是一种罕见但可致命的并发症。既往大脑内化脓性脓肿的病死率高达 85%。破裂往往表现为患者临床状况的灾难性恶化，随之出现昏迷。由于与脑室相比，蛛网膜下腔包膜外皮更为完整，脑脓肿往往破裂入侧脑室而不是入蛛网膜下腔。最近的系列病例研究显示其病死率有所改善至 38%，认为是由于适当的静脉和鞘内抗生素（庆大霉素）应用，并与脓肿引流术或脑脓肿切除术，以及放置脑室造瘘导管以引流脑脊液并防止脑水肿有关。

（七）结论

中枢神经系统感染为真正的神经外科紧急情况，需要及时诊断，随之给予适当的药物治疗，大多数情况下采取手术治疗。尽管目前有抗菌药物和成像技术不断进展，但是外科干预仍是对神经病变诊断和减压的基本手段。

（孙泽林　戚晓渊）

第七节　脊髓损伤的重症监护管理

在美国，每年约 10 000 名患者由于脊髓损伤导致截瘫或四肢瘫痪，约 20 万患者伴有严重的脊髓损伤生存。脊髓损伤最常发生在青少年和年轻的成年人。受伤的平均年龄为 30.7 岁，最常发生于 19 岁。受累男性是女性的 4 倍；4 种最常见的脊柱骨折的原因是机动车事故（50%）、跌落（25%）、枪击伤（12%~21%）和运动伤害（10%）。在现场早期给予脊柱固定后快速运送到三级医疗中心。

（一）初步评估

颈部损伤的预后包括简单的颈部疼痛到四肢瘫痪，甚至死亡。85% 的患者脊髓损伤发生在创伤时，15% 的患者脊髓损伤为晚期并发症。损伤后的最初时期对神经功能恢复或恶化是关键性的。延迟对颈椎受伤的识别或不当的固定可导致不可逆的脊髓损伤和永久性的神经损害（表 6-10）。

表 6 - 10 临床上除外颈部脊椎损伤的标准

无颈部疼痛	无精神状态改变/中毒史
触诊无颈部压痛	无神经系统功能缺失
全范围运动无疼痛	无放射性疼痛
无意识丧失史	

早期排除明显的脊髓损伤是重要的，因为可避免不必要的颈椎项圈或其他制动装置来妨碍护理。然而，在多创伤和有并发症的患者，有必要维持颈椎项圈和脊髓的预防措施，直到严重的损伤得到处理和脊柱受伤得到清理。

（二）影像学检查

普通平片是观察颈椎最快的方式。全面的脊柱平片包括 3 个层面：一个横位片（其中必须包括所有 7 个颈椎以及 $C_7 \sim T_1$ 交界处）、前后位片和开口齿状突位片。由于 CT 扫描的高质量和可获得性，使其成为多家医疗机构评估颈部脊柱的首选，特别是它可以在行头颅 CT 的同时完成。颈椎的韧带损伤较为常见。颈部明显受伤或者患者昏迷时，建议行标准的 X 线检查和 CT 扫描，并辅以 MRI 或透视检查以排除韧带不稳定。清醒的患者神经系统查体及 CT 扫描正常的情况下，仍诉有颈部疼痛或压痛，可行俯曲 - 伸展位 X 线以排除韧带损伤。

固定装置也可发生并发症。44% 的患者放置护颈圈 6d 后出现颈圈下压疮溃疡。因此需定期检查，并优先考虑早期移除。颈椎项圈不合适或放置不当将通过压迫颈静脉增加颅内压。

此外，Lind 等发现，安装 Halo 固定器可限制肺功能，神经损伤患者放置 Halo 固定器后肺活量立即下降 10% ~ 30%，神经损伤患者受限最为显著。

（三）急性内科处理

对于任何外伤病人，评估均开始于气道，呼吸和循环，还应包括对整个脊柱稳定性的评估，直到损伤被清除。推荐急性脊髓损伤均应入住 ICU 管理。

（四）类固醇

使用类固醇在专家之间有很大的争议。美国国家急性脊髓损伤研究中显示，在创伤后 8h 内以 30mg/kg 静脉注射甲泼尼龙（持续时间 > 15min），此后以 5.4mg（/kg·h）连续滴注 23h，神经系统的预后改善。然而，人们普遍认为，应用类固醇的意义不大，并且增加了高血糖、肺部并发症、败血症和肺炎的风险。

（五）血压的管理

脊髓缺血被认为是急性脊髓损伤后神经元损伤和神经功能缺损的最重要的因素之一。大多数较高位胸椎和颈椎受伤的患者表现为继发于交感神经受损的轻度低血压，血管扩张，心动过缓，即脊髓休克。这些患者通常静脉输液有效，但偶尔需要应用升压药。

保持良好的脊髓灌注可改善临床预后。应通过联合补液与升压药物使平均动脉压在第 1 周内维持在 85mmHg 以上。

可维持最佳心脏功能和全身灌注的最佳肺动脉楔压（pulmonary wedge pressure，PWP）为 12 ~ 18mmHg。偶尔患者在较长一段时间需要升压药来维持。应用氟氢可的松（FLORI-

NEF）和（或）口服肾上腺素受体激动药（如麻黄碱）可能有益。

慢性脊髓损伤引起的压疮的发生率很难统计，但根据对 SCI 20 年的随访，估计大约为 30%。

压疮是由于压力持续未减轻导致组织损伤所致，通常发生于骨突部位。摩擦伤，营养差和病变水平以下的皮肤生理变化，都能促发压疮。压疮的预防非常重要，尽早应用特殊病床以持续不断地改变患者体位和受压点，有助于预防压疮。

对于危重症团队来说，脊髓损伤患者的诊疗及护理是一个巨大的挑战。胃肠无力可导致明显的胃扩张，更严重者可使膈肌上抬，导致呼吸功能不全；这种情况可通过防止鼻胃管进行胃减压来缓解。胃肠功能紊乱可能会持续数周；此外，颈髓损伤患者通常为负氮平衡，所以可能需要肠外营养。

在早期常通过口服肠道药物（大便软化剂多库酯钠；肠道刺激药番泻叶和比沙可啶；膨胀剂蓄草）建立定时排便的模式，然后逐渐停用。

（六）自主反射障碍

在脊髓损伤患者，无论副交感神经（迷走神经）的传入和传出通路是否完整，由于交感神经支配障碍导致自主功能调节改变，从而产生多种临床表现。具体而言，严重的自主神经反射异常可以被定义为"收缩期血压至少增加 20% 伴有相应的心率改变，同时至少伴有下列一种体征（出汗、立毛、面部潮红）或症状（头痛、视物模糊、鼻塞）；它常常限定于 T_6 以上的脊髓病变患者"。

值得强调的是，急性脊髓损伤患者静息时收缩压和舒张压低于未受伤人群，因此虽然血压升高大于 20% 通常被认为是在正常范围，但是对这些患者来说可能是致命的。

自主神经反射异常的调节应包括以下步骤：第一，如果是仰卧，应立即改为坐位。第二，衣物或束紧的部位需要放松。第三，筛查潜在的诱因，包括膀胱膨胀，肠梗阻等。如患者收缩压在 150mmHg 及以上，进行感官刺激性检查（如直肠检查）之前，应考虑给予起效迅速、药效持续时间较短的抗高血压药物（如硝苯地平或硝酸盐）进行处理。抗胆碱能药物可减少这些症状的发生，但也可加重胃肠道和膀胱张力缺失；加巴喷丁作为一个神经调节药物，可能有益。自发体温波动常见，导致感染的早期诊断困难。

（七）肺部护理

需特别注意呼吸系统，频繁的翻动可刺激肺的呼吸活动从而减少肺不张和肺炎的发生。如果脊髓损伤在 C_4 水平以上，呼吸机辅助通气或膈肌的刺激可能是必需的。$C_3 \sim C_5$ 的损伤导致支配膈肌运动的神经损伤。急性住院期间，机械通气常常是必要的，但呼吸运动强度一般都能够恢复，所以通常不需要长期机械通气支持。肺功能的改善主要取决于随着脊髓炎症的消退，神经损伤水平功能的恢复，辅助呼吸肌力量的增强、肌无力功能的逐渐恢复，以及痉挛型瘫痪转为松弛型瘫痪。

$C_{5\sim8}$ 水平脊髓损伤的患者，通过使用功能健全的膈肌以及颈部的辅助肌肉完成吸气；主要通过胸壁和肺的被动回缩力呼气，但也可能利用锁骨头部分的胸大肌增强力量。

对于脊髓损伤患者的呼吸道管理，除了呼吸肌功能，还须考虑其他几方面，包括外伤、误吸、肺水肿（通常是神经性的）和急性呼吸窘迫综合征等时的直接肺损伤。在这类患者中，气道反应性升高及支气管分泌物增多是很常见的。

这些患者也存在混合或阻塞性睡眠呼吸暂停的风险。可能机制包括颈部肌肉肥大、呼吸肌痉挛、应用镇静解痉药物、肥胖等导致阻塞，引起睡眠呼吸暂停发生增加，或 SCI 累及控制睡眠的脊髓通路。

神经源性肺水肿可以发生于急性或慢性脊髓损伤阶段，但很少发生于 C_7 或其以上水平的完全性脊髓损伤。

神经源性肺水肿的病理生理学尚未完全了解，但认为富蛋白性水肿液是由于延髓功能障碍导致交感神经兴奋性升高所致，它可能会导致肺静脉收缩，肺血管顺应性降低，肺毛细血管通透性增强，淋巴管收缩和（或）全身血管阻力升高等复杂性改变。

由于脊髓损伤后患者咳嗽困难和肺部分泌物排出受限，患肺炎的风险增加。虽然肺炎的发病率在 SCI 后的第 1 年最高，但是这些患者此后的生命中均有患肺炎的高风险。

胸部理疗可以降低 SCI 患者发生肺不张、黏液潴留及肺炎的风险。这些策略包括刺激性肺功能锻炼、频繁变换体位、体位引流分泌物、经鼻气管吸痰和手动协助咳嗽。手动协助咳嗽是通过在上腹部向后向头侧用力猛推，这就是所谓的"象限咳嗽法"。

（八）静脉血栓栓塞症

深静脉血栓形成和肺动脉栓塞是急性脊髓损伤患者的常见并发症。制动是静脉血栓栓塞（venousthromboembolism，VTE）的一个主要危险因素，尤其是四肢瘫痪的患者。随着时间的推移，SCI 后静脉血栓栓塞发生率下降，但是其他潜在静脉血栓栓塞的高危因素仍然存在，如纤维蛋白溶解活性改变、血小板功能异常、止血和纤维蛋白溶解指标的生理周期变化受损。

已证实，每日 2 次或 3 次皮下注射普通肝素 5 000U，可减少深静脉血栓的发生。研究发现，与普通肝素相比，低分子量肝素在防止深静脉血栓形成和减少出血并发症上有良好的效果。由于大多数肺栓塞发生于损伤后 2~3 个月，抗凝预防疗程通常为 8~12 周，有效的下肢活动可降低 DVT 的风险。

SCI 患者放置下腔静脉滤器仍存在争议。在一项对近端 DVT 患者进行抗凝及放置下腔过滤器的随机试验研究发现：常规放置下腔静脉滤器，可降低最初 12d 内肺栓塞的发生率，但这也使得发生 DVT 的长期风险增加了 1 倍。这促进了可回收的临时下腔静脉滤器 IVC 的开发。

（孙泽林　戚晓渊）

第八节　外伤性颅内血肿

外伤性颅内血肿在闭合性颅脑损伤中发生率占闭合性颅脑损伤 10% 左右，占重型颅脑损伤 40%~50%。颅内血肿的发生可导致局部颅内压明显升高，进行性压迫和推移脑组织，若没能及时抢救，最终将形成脑疝，危及伤员生命。

一、临床分类

颅内血肿可以分别按解剖部位和时间进行分类，不同分类具有相应的临床意义。

（1）按血肿出现的时间分类：①特急性血肿症状在伤后 3h 内出现。②急性血肿在 3d 内出现症状者。③亚急性血肿症状在伤后 4d 到 3 周内出现症状者。④慢性血肿伤后 3 周以上出现症状者。⑤迟发性血肿是指伤后初次行 CT 检查无颅内血肿迹象，当病情复发后再次 CT 复查才发现的血肿。

（2）按血肿所在解剖部位分类：①硬膜外血肿：血肿位于硬脑膜和颅骨内板之间，出血源一般为硬脑膜膜血管。②硬膜下血肿血肿位于硬膜下间隙，出血多来自脑表面静脉。③脑内血肿血肿位于脑实质内。

二、临床特点

1. 头痛、头晕、恶心、呕吐等一般症状　如有颅内血肿或重度脑挫裂伤，则头痛剧烈、呕吐频繁。颅脑损伤后均可出现上述一般症状，但若有颅内出血，上述症状将明显加重，常表现为剧烈头痛和呕吐，并随之可能出现意识障碍。但在慢性血肿，一般上述症状不明显。

2. 意识障碍　是颅脑损伤后最应密切观察的临床表现，对早期发现颅内血肿具有重要价值。颅脑损伤之后，出现颅内血肿，伤员意识障碍，可有 3 种不同表现形式。

（1）中间清醒期型：在伤后立即出现意识障碍，称原发性昏迷。原发性昏迷的时间和程度，取决于原发性脑损伤的轻重。一般短者可数分钟或十几分钟，长者可达数小时或数天，甚至终生植物生存。原发性昏迷可以逐渐好转，甚至完全清醒。继而因有颅内血肿形成，使脑受压再次引起意识障碍，或原有意识状况恶化，呈进行性加重，称为继发性昏迷。这种意识变化过程可概括为"伤后原发性昏迷 - 中间意识好转或清醒 - 继发性昏迷" 3 个阶段。这一临床经过是颅内血肿的典型表现之一。继发性昏迷发生的早迟，取决于血肿形成的快慢。中间意识好转期的长短，取决于原发性脑损伤的轻重和血肿形成的速度。

（2）原发性脑损伤轻微，伤时可以没有昏迷，随后逐渐出现意识障碍，即只出现继发性昏迷，此种情况虽然缺少原发性昏迷阶段，亦与上述典型临床经过具有同等意义。

（3）原发性脑损伤严重，而血肿形成速度快者，在原发性昏迷尚未好转前，血肿压迫造成的继发性昏迷已经产生，两者可互相衔接，表现为持续性昏迷并进行性加重，而无中间清醒期出现。

3. 局灶症状　在功能区的原发性颅脑损伤可立即产生局灶性症状，如偏瘫、单瘫、各种类型的失语等。但伤后，若出现新的神经功能障碍或原有功能障碍加重，均提示有颅内血肿发生的可能。不同部位血肿可产生不同的局部症状，如额叶血肿可产生失语、偏瘫、癫痫，顶叶血肿可出现对侧半身感觉障碍，颅后窝血肿可出现小脑症状和延髓功能障碍等。

4. 生命体征的变化　与颅内出血导致颅内压升高，造成脑组织受压有关，可表现为血压升高，呼吸和脉搏减慢，若脑干受累，呼吸、循环紊乱进一步加重，表现为呼吸、脉搏浅弱，节律紊乱，血压下降，最后呼吸循环功能完全衰竭。

5. 脑疝症状　颅内血肿导致颅内压升高，到一定程度将发生脑疝，幕上血肿导致天幕裂孔散，幕下血肿将引起枕骨大孔疝。天幕裂孔疝的主要表现有昏迷，患侧瞳孔散大、光反应消失，对侧肢体偏瘫，还可伴有生命指标的改变。幕下血肿造成的枕骨大孔疝将引起脑脊液循环障碍导致急性颅内压升高，延髓受压，导致去大脑强直和急性呼吸、循环功能障碍而死亡。

三、影像学检查

CT 扫描是诊断颅内血肿特别是急性血肿的主要手段，它可以较清楚地显示血肿的形态、大小、部位。不同血肿在 CT 图像上均有其不同的形态特点,因此 3 种血肿在 CT 上可以较容易鉴别。

(1)急性血肿在 CT 上呈高密度影,硬膜外血肿形态为梭形,硬膜下血肿为月牙形,脑内血肿为位于脑实质内类圆形或不规则形高密度影。慢性血肿在 CT 上的形态与急性血肿可能类似,但往往表现为等密度或低密度影。

(2)MRI 可以更清楚地显示颅内慢性血肿,在 MRI 上,慢性为高密度影。

(3)X 线颅骨平片可显示颅骨骨折线的走行和其与脑膜血管的关系,从而提示血肿可能的发生部位、类型和出血来源。如骨折线经过脑膜中动脉主干或分支,或经过矢状窦、横窦时,一般以产生硬膜外血肿可能性大,较深凹陷骨折,即可造成硬膜外血肿,又可导致硬膜下和脑内血肿。

四、诊断要点

1. 颅内压增高症状

(1)头痛、恶心、呕吐,如有颅内血肿或重度脑挫伤,则头痛剧烈,呕吐频繁。

(2)血压升高,脉搏和呼吸减慢(Cushing 综合征)。

(3)意识障碍:意识障碍出现的时间对于判断损伤的轻重及颅内血肿的类型有重要意义。临床上可为清醒→浅昏迷→深昏迷,亦可为昏迷→清醒→昏迷,后者称为"中间清醒期"。中间清醒期的长短与颅内损伤的血管的大小、出血的速度有密切关系。

2. 脑疝症状 幕上血肿引起小脑幕裂孔疝,在意识变化的同时产生下列瞳孔变化,开始患者意识为烦躁,继嗜睡,此时患侧瞳孔缩小;随之脑疝加重,患者处于浅昏迷状态,患侧瞳孔开始散大,对光反应迟钝至消失;当脑疝进一步发展时,患侧瞳孔明显散大,对光反射迟钝甚至消失;同时对侧瞳孔开始散大,对光反应迟钝;当脑疝进入晚期时,患者深昏迷,双侧瞳孔散大,对光反应消失,还可出现病理性呼吸,并很快出现呼吸心跳停止。

3. 颅内血肿的定位诊断依据

(1)认真检查外伤时头部着力点,对判断血肿发生部位有意义,一般血肿即可发生于着力点又可发生于对冲部位。因颅骨的解剖特点,对冲部位血肿发生有一定规律,枕部或枕顶着力。血肿好发部位为额极部位;颞部着力,血肿好发部位为对侧颞部;额部着力一般不产生对冲部位血肿。

(2)某些局灶症状可提示血肿部位,如患者出现失语,提示血肿位于优势半球;如出现偏瘫,提示血肿可能位于其对侧大脑半球的额后或顶部。

(3)发生脑疝时,血肿位于瞳孔散大侧。

五、鉴别诊断

主要与原发性颅脑损伤,如脑挫裂伤、脑干损伤等进行鉴别。鉴别主要依据临床表现和辅助检查。临床表现中,以对意识状态的观察最为重要,一般原发性颅脑损伤,特别是原发性脑干损伤造成的原发昏迷深重,持续时间较长,而继发性颅脑损伤,原发性昏迷一般较浅,可出现昏迷→清醒→再昏迷的过程,或呈原发昏迷逐渐加重。其次二者间瞳孔和肢体活动障碍出现的时间和特点也有所不同。辅助检查应首选 CT,此手段方便、实用,并且很普及；若使用 CT 鉴别有困难时，可行 MRI 检查，因其分辨率高，可更清楚地显示脑干或其他部位较小的挫裂伤或出血灶及弥漫性轴索损伤。

有时须与急性脑血管意外、复合伤所致的脂肪栓塞及肿瘤卒中相鉴别，通过详细询问病史和影像学检查一般鉴别不难，此处不再赘述。

六、治疗方法

（1）外科手术是颅内血肿的主要治疗手段，但对血肿量较小，并且临床症状稳定的病例可通过密切的临床观察和 CT 复查监测进行保守治疗。一旦临床症状恶化或 CT 显示血肿增大应尽早行改用外科手术治疗。

（2）幕上急性血肿量 >30mL，幕下血肿量 >10mL，中线移位 >1cm，患者出现进行性颅内高压症状时，绝大多数均需手术治疗。骨瓣开颅血肿清除是外科治疗急性颅内血肿的主要方法，特别是当患者出现昏迷、一侧瞳孔散大的脑疝症状时，应在快速给予脱水药物的同时迅速进行开颅手术清除血肿，若 CT 显示为单纯硬膜外或硬膜下血肿，情况十分危急时，也可在急诊就地行颅骨钻孔放出血肿的液体部分，使脑受压得到快速缓解，然后进手术室进行骨瓣开颅清除血肿。

（3）血肿清除后，骨瓣是否保留主要取决于术前病情的严重程度，若患者术前已出现脑疝，术后脑组织可能出现明显水肿，应去除骨瓣，硬膜行减张缝合，防止术后水肿对脑组织造成压迫。另外，若术中见脑组织挫裂伤和水肿明显也应去掉骨瓣。

（4）慢性血肿液化较好，一般通过钻孔冲洗即可治愈。

【硬脑膜外血肿】

1. 概述　硬膜外血肿是出血聚集于颅骨内板与硬脑膜外腔内，好发于幕上大脑凸面。此类血肿发生率占闭合性颅脑损伤的 2%~3%，占颅内血肿的 30%~40%，因血肿聚集硬膜外腔，不伴有原发脑损伤，若能及时发现和治疗，一般预后较佳。婴幼儿的血管沟浅，骨折时一般不易损伤硬膜血管，因此硬膜外血肿发生率明显比成人低。硬脑膜外血肿以急性为最多，占 85%~86%，其次为亚急性，占 10%~12%，慢性最为少见，仅占 3% 左右。

2. 病因病理　硬膜外血肿出血来源多见于颅骨骨折引起脑膜血管断裂最为常见，其次为静脉窦和颅骨板障静脉。硬脑膜动脉出血以脑膜中动脉主干及分支常见，所以硬膜外血肿常发生在颞顶部，偶为脑膜前动脉损伤所致。硬脑膜中动脉特别是其主干出血所致的血肿，发病过程往往很急，血肿量大，更易于短时间内形成脑疝。出血的静脉窦包括上矢状窦、横窦和乙状窦，静脉窦缺少平滑肌层，破裂后不能收缩，容易造成猛烈出血，并可形成跨矢状窦或跨横窦巨大血肿。临床上颅骨骨折导致的板障静脉出血一般较缓，出血量有限，不易形成大血肿。硬膜外血肿一般发生于着力点或骨折处，病情轻重取决于出血量、出血速度和部位。一般血肿量越大，病情越重；血肿量相近，出血速度快，颅内压代偿能力得不到发挥，患者可迅速出现昏迷脑疝；与幕上相比，由于颅后窝容积小，对血肿量的耐受也更小，因此，一旦血肿累及颅后窝；手术更应积极。血肿一般于 1 周以后开始机化，可液化并逐渐吸收。

3. 临床特点　硬膜外血肿的临床表现与出血部位、血肿量大小和出血速度有关，即具有一般颅内血肿的临床表现，又有其本身的临床特点。

（1）意识障碍：硬膜外血肿常具有典型的中间清醒期或继发昏迷，但相对于硬膜下或脑内血肿，其原发昏迷通常较轻，甚至可缺如，伤后持续昏迷者少。但脑膜中动脉主干出血，中间清醒期可很短或不明显，患者伤后可迅速进入昏迷。

（2）血肿：血肿一般由外力直接作用引起，常合并骨折，出血一般位于打击点同侧，检查头皮可见局部头皮血肿或裂伤，血肿位置或损伤的血管常与颅骨骨折部位一致。

（3）颅内压增高：随血肿增大患者可出现典型颅内压增高症状，表现为头痛、呕吐和眼底视盘水肿，并出现意识障碍和Cushing's反应。

（4）局灶症状：硬膜外血肿所致的局灶症状为继发性，是血肿压迫功能区的结果，以血肿对侧偏瘫、中枢性面瘫和失语为多见，手术清除血肿后，功能障碍一般可以得到较好恢复。

（5）预后：除合并脑挫裂伤或脑干损伤，一般单纯硬膜外血肿如能早期诊断，正确治疗，绝大多数可取得较好预后，并多能恢复正常生活和工作。

4. 影像学检查

（1）X线光平片可见累及颅骨脑膜血管沟的线状骨折。

（2）CT扫描可以直观显示硬膜外血肿的形态、大小和位置，硬膜外血肿CT扫描，可见血肿呈梭形，是诊断硬膜外血肿的可靠方法，一般血肿在脑表面呈双凸透镜形的高密度影。

（3）MRI对显示亚急性和慢性硬膜外血肿，MRI比CT更清楚。

5. 诊断要点

（1）由于原发性脑损伤轻，原发昏迷时间短。

（2）局部软组织挫伤肿胀严重。

（3）在中间清醒期后阶段，常出现严重的颅高压的表现，且进展很快。急性硬膜外血肿的诊断应重点突出一个"早"字，因绝大多数硬膜外血肿患者若能做到早期诊断及时治疗均能获得满意疗效，如患者进入深度昏迷，特别是出现瞳孔散大等脑疝症状时，患者不仅术后恢复时间要明显延长，甚至可能导致植物生存和死亡。对于无原发昏迷或有明显中间清醒期的硬膜外血肿患者，应尽可能在继发昏迷或二次昏迷到来前或于昏迷早期作出诊断并及时处理。

6. 鉴别诊断　依据病史、临床表现和影像学检查，应与硬膜外血肿与其他类型颅脑损伤，如硬膜下血肿、脑内血肿及原发颅脑损伤鉴别诊断。

7. 治疗方法　急性硬膜外血肿治疗的关键在于尽早施治，一经确诊应尽早进行外科手术，以清除血肿缓解颅内压。对部分小血肿可在严密监测下保守治疗。大多数硬膜外血肿适合骨瓣开颅清除血肿；但对病情危重或出现脑疝的患者，为争取时间和预防术后水肿可行骨窗开颅；没有CT检查条件的地区，应根据病史和体检资料进行钻孔探查骨窗并颅术。保守治疗只适用于神志清楚，CT检查血肿量在30mL以下，中线无明显移位，病情稳定的病例。

【硬膜下血肿】

硬膜下血肿是指出血积聚于硬膜下腔，是继发性颅内损伤。占闭合性颅脑损伤的5%左右，占全部颅内血肿的40%～50%。根据临床症状出现的时间可分为急性、亚急性和慢性硬膜下血肿，其中急性和慢性均为临床常见类型。根据是否合并脑挫裂伤又可分为单纯性和复合性硬膜下血肿，前者出血一般来自于脑表面的桥静脉，后者可来自于挫伤的脑皮质的动、静脉，出血一般较急，病情发展较快。

1. 急性硬膜下血肿

（1）概述：硬膜下血肿（Subdural hematomas）是指发生在硬脑膜与蛛网膜或脑皮质之间的血肿，一般占颅内血肿的35%~40%。急性硬膜下血肿是指伤后3d内出现的血肿，多伴有严重的脑挫伤，故其症状与脑挫伤基本相似。在硬膜下血肿中占70%左右。此类血肿常伴有脑挫裂伤和脑水肿，脑皮质小的动脉出血并不少见，因此发病过程往往较急。

（2）损伤机制与病理：加速或减速损伤均可引起急性硬膜下血肿，在加速损伤，血肿一般发生于着力点侧。在减速损伤血肿即可发生于着力点处，又可发生于其对冲部位，与对冲侧相比，着力点侧复合硬膜下血肿的发生率更高。一般以枕部或一侧颞部着力造成对侧额底、额极、颞底和颞极部脑挫裂伤和硬膜下血肿为多见。而额、颞极部着力血肿一般仅发生于着力点处。

硬膜下血肿的出血来源：

1）复合硬膜下血肿，出血一般来自脑挫裂伤灶破裂的动静脉，多为脑皮质表面小的动静脉或毛细血管，血肿发生部位往往与脑挫裂伤部位一致，以额、颞部多见。有时硬膜下血肿可与脑内血肿融合一起。临床上此类血肿出血量可能不大，但因同时伴有脑挫裂伤和脑水肿，颅压增高症状常较明显。

2）单纯硬膜下出血来源多为静脉窦或静脉窦旁桥静脉撕裂破坏引起，血肿广泛覆盖于大脑半球凸面，出血量常较大。

（3）临床特点：急性硬膜下血肿多因脑表面挫伤出血、脑皮质动静脉出血，使血液积聚在硬脑膜皮质之间，多发生于着力点的对称部位，伤情重，发展快，常伴有脑挫裂伤，故临床表现既有与脑挫裂伤相似之处，又有因随后出血所致急剧颅内压增高等颅内血肿的表现特点。

1）意识障碍：急性硬膜下血肿因多伴有脑挫裂伤，所以与硬膜外血肿相比，原发昏迷持续时间往往较长，呈进行性加深，中间清醒期短或不明显。

2）颅内压增高以呕吐、躁动多见，原发昏迷加深，生命体征改变明显。

3）局灶症状伤后早期因脑挫裂伤累及脑功能区，即可出现某些功能障碍，其中以偏瘫、失语多见，随血肿形成已出现的局灶症状不仅将逐渐加重，还可出现新的症状。

4）好发部位：血肿虽可发生于着力点处或附近，更好发于着力点的对冲部位，以额底、额极和颞尖为好发部位。

5）脑疝症状：幕上血肿导致小脑幕切迹疝，主要表现为意识丧失，血肿侧瞳孔散大，对光反射消失和对侧偏瘫等，晚期将出现双瞳孔散大和去大脑强直及生命体征改变，直至呼吸停止。

（4）影像学检查

1）CT扫描：可清楚显示血肿形态、大小和位置，同时还可显示脑挫裂伤范围和严重程度。硬膜下血肿在CT上为位于硬膜下腔月牙形高密度影。

2）颅骨X线片可显示颅骨骨折情况，但骨折对硬膜下血肿的定位不如硬膜外血肿更有意义。

3）MRI对显示亚急性、慢性期血肿方面要优于CT，此期红细胞溶解后导致高铁血红蛋白释放，血肿和局灶出血均表现为高信号，而此时在CT上往往为等信号。

4）脑血管造影检查可显示血肿区为月牙形无血管区。脑超声可显示中线波移位。但后两项检查在 CT 出现后已较少应用。

（5）诊断要点

1）急性硬膜下血肿，伤后 3d 之内出现症状。原发损伤较重，持续性昏迷，且逐渐加深，有或无中间清醒期。神经系统检查出现新的定位体征或脑癌症状。CT 显示在脑表面有新月形混杂密度或等密度区。

2）硬膜下血肿与硬膜外血肿鉴别要点：①着力点与血肿：硬膜下血肿多发生于着力点对侧，硬膜外血肿好发于同侧。②昏迷特点：与硬膜外血肿相反，硬膜下血肿常伴有脑挫裂伤，所以原发昏迷深，且时间长，中间清醒期短或不明显。③颅骨骨折：硬膜外血肿多伴有骨折，硬膜下血肿相对少。④蛛网膜下腔出血：在硬膜外血肿少见或轻，硬膜下多见。

（6）治疗方法

1）手术治疗：急性硬膜下血肿病情发展多很迅速，CT 显示血肿量超过 40ml，并伴有中线移位者，可很快进入脑疝期，因此手术必须抓紧时间。手术方法主要包括骨窗或骨瓣开颅术和去骨瓣减压术，前者主要适用于血肿定位明确，水肿和脑挫裂伤不重，反之如脑挫裂伤、脑水肿明显应同时去骨瓣减压。

2）非手术疗法：非手术仅适用于原发损伤轻微，血肿量少未造成严重颅内压增高，临床上见患者神志清楚、病情稳定、生命指标平稳，临床症状逐渐减轻，CT 检查血肿量在 40mL 以下，同时中线无明显移位，反复检查血肿量无增加的病例。

2. 亚急性硬膜下血肿　亚急性硬膜下血肿为伤后 3 天至 3 周出现症状者，约占硬膜下血肿的 5%，多属静脉性出血引起。原发性脑损伤较轻，病程中可有较为明显的中间意识好转期。与急性血肿相比，出血血管往往较小或为静脉出血。一般脑挫裂伤也较轻，因此可有较明显的中间清醒期。患者可主述头痛，有时有恶心、呕吐，3~4d 后上述症状加重，眼底可出现水肿，可出现新的局灶性症状或原局灶症状加重。CT 检查血肿影像可与急性硬膜下血肿类似，但有时血肿影变低或为等密度，后者行 MRI 检查往往可显示更清楚。亚急性硬膜下血肿治疗原则与急性硬膜下血肿类似，但一般以骨瓣开颅者为多，也可行钻孔冲洗引流术，一般恢复也较急性血肿好。

3. 慢性硬膜下血肿

（1）概述：伤后 3 周以上出现症状者，在硬膜下血肿中约占 25%。原发伤较轻，有些患者甚至不能回忆受伤史。血肿往往已形成完整包膜，此类型血肿并不少见，约占颅内血肿的 10%，占硬膜下血肿的 25% 左右，好发于男性老年人。此血肿一般外伤史轻微，起病隐袭，从受伤到发病的时间一般为 1~3 个月。

（2）发病机制：慢性硬膜下血肿一般由轻微外伤引起，有的甚至不能回忆起明显的外伤史，偶有与血管或血液系统疾病有关。出血来源可为桥静脉、静脉窦和蛛网膜颗粒或硬膜下水瘤破裂。血肿大多覆盖于大脑半球表面，常涉及额、顶和颞叶。血肿包膜在伤后 5~7d 开始出现，2~3 周基本形成，为黄褐色或灰色的结缔组织包膜，靠蛛网膜侧较薄，硬膜侧厚，显微镜下观察血肿包膜内有较丰富的毛细血管、浆细胞、淋巴细胞和吞噬细胞。血肿形成后会不断扩大，其机制目前尚不十分清楚，曾有几个学说或假设对其进行解释。以前，多认为是血块溶解，血肿腔内的高渗透压导致脑脊液不断由蛛网膜下腔进入血肿腔内的结果，但这种假设已被否认。近年来，有人认为与血肿壁的毛细血管破裂，血浆由毛细血管渗出有关；另外，也与老年人脑萎缩、颅内压降低、静脉张力高和凝血机制障碍等因素有关。

（3）临床表现

1）颅高压症状：头痛、恶心、复视、视盘水肿等，继而可出现一口气障碍，乃至昏迷脑疝。

2）精神症状。部分患者可出现进行性痴呆、淡漠、嗜睡等精神症状。有的有性格和人格改变。

3）患者多为 50~70 岁以上的老年人，有轻微外伤史，或外伤史不能回忆。

4）局灶性症状，可出现偏瘫、各种失语和癫痫。

5）脑脊液蛋白含量高，常呈淡黄色。

（4）影像学检查

1）CT 检查慢性硬膜下血肿位于硬膜下，沿脑表面分布，形态为月牙形，血肿本身可为等密度或稍高密度或略低密度影，中线结构可有明显移位，但双侧硬膜下血肿因无中线移位，可仅见脑室缩小，有时甚至单纯根据 CT 确诊较为困难。

2）MRI 在显示慢性硬膜下血肿方面明显优于 CT，因血肿内红细胞大量破坏导致含铁血黄素释放，血肿在 MRI 的 T_1 和 T_2 加权上均为清晰高密度影，其形态、范围和边界的显示也更为清楚，包括 CT 诊断困难的双侧血肿，在 MRI 上也可清楚显示。

（5）诊断要点

1）慢性硬膜下血肿诊断主要依据其临床表现和影像资料。

2）对老年患者出现颅内压增高症状，应警惕此病存在的可能，应询问 1~3 个月间是否受过外伤，然后及时行 CT 或 MRI 检查，其确诊一般不难。本病有时须与硬膜下积液和颅内肿瘤进行鉴别，前者也多与外伤有关，临床表现往往与慢性硬膜下血肿类似，也有人认为硬膜下积液是慢性硬膜下血肿的形成原因之一，有时鉴别并不容易，但硬膜下积液一般占位效应不如血肿明显，双侧发生病例也较血肿多见，在 CT 和 MRI 上虽然病变形态与血肿类似，但其内容往往具有典型液体特征，即在 CT 上为低密度，在 MRI 的 T_2 像上为低密度，在 T_2 像上为高密度影。

（6）治疗方法

1）非手术疗法：对慢性硬膜下血肿的治疗意见基本趋于一致，除少数无占位效应的小血肿可在密切观察下试用保守治疗外，其余大多数患者均需手术治疗。

2）手术疗法：①钻孔冲洗术：手术于局麻下施行，可于血肿前、后各钻一个孔，于前孔慢慢置入较软硅胶或尿管，以生理盐水反复冲洗，冲洗液由下孔流出，向不同方向反复进行至冲洗液变清亮为止；也可于顶结节或血肿最厚处钻一孔并稍加扩大，置管反复冲洗，钻孔冲洗效果均较佳，一般一次即可治愈，复发者少。②锥孔冲洗术：与前者相比方法更为简单，但疗效仍有待于观察。

3）骨瓣开颅适用于血肿液化不佳，血块较多钻孔引流困难者。

【脑内血肿】

脑内血肿（intracerebral hematoma）：是指血肿位于脑实质内，可发生在任何脑叶及脑干部位。出血来源是由于脑受力变形或剪力使脑内部血管撕裂所致。其直径在 3cm 以上，可发生于脑内任何部位，在闭合性颅脑损伤中占 0.5%~1%，约占颅内血肿的 5%，常与脑挫裂伤和硬膜下血肿伴发。一般额、颞叶为好发部位，血肿多数为急性，少数为亚急性。

脑室内出血（inrtaverticular hemorrhage）：其来源有两方面，其一是外伤损伤脉络丛和室管膜导致出血；其二是脑实质内出血破入脑室内，临床表现与出血来源及出血量多少有直接关系，临床上基本亦是脑挫裂伤、颅内高压甚或脑疝形成等表现。

1. 病因和病理　额、颞叶脑内血肿常为对冲性脑挫裂伤所致，枕、顶叶血肿多为直接打击或凹陷骨折所引起。对冲性损伤引起脑内血肿的机制是受伤时脑额叶底、颞叶前部在颅底滑动，与眶顶或蝶骨脊摩擦造成脑挫裂伤引起脑内出血形成。直接打击的冲击伤和造成凹陷骨折引起局部脑挫裂伤均可引起相应区域的脑内血肿。另外，脑深部血管的损伤也可引起脑深部血肿，如脑干和小脑血肿。血肿形成在初期为凝血块，血肿可与挫碎的脑组织混杂一起，血肿周围组织可因受压出现水肿和坏死。一般 4～5d 后血肿开始液化，变为黑红色陈旧血液。2～3 周血肿周围可有包膜形成，随血肿吸收，形成囊性病变，囊内一般存有黄色液体，局部组织可变软，类似脑软化改变。

2. 临床特点　脑内血肿的临床症状和体征依血肿部位和量的多少而定。

（1）意识障碍：多数脑内血肿与脑挫裂伤或硬膜下血肿并存，伤后即可有意识障碍，但随血肿出现，意识障碍要进一步加重。

（2）局部症状：位于额、颞叶的血肿可引起精神、情感和智能等方面的障碍，由于此部位脑内血肿常与脑挫裂伤同时存在，因此，上述症状不应单纯归于血肿压迫所致，血肿会加重上述症状。同样血肿累及重要功能区，可出现偏瘫、失语、偏盲和偏身感觉障碍等，部分患者还可出现癫痫。

（3）颅内压增高、脑局灶性症状、脑疝表现。

3. 影像学检查　CT 可显示脑实质内高密度或混杂密度的血肿灶，周围可出现低密度的水肿带，2～4 周可变为等密度。

4. 诊断要点　以往对脑内血肿确诊可能较为困难，CT 出现后其诊断和鉴别诊断一般不难。

5. 治疗方法

（1）手术治疗：对造成中线结构移位的较大血肿，特别是伴有意识障碍或局灶症状持续加重者应考虑手术清除血肿，根据患者状态决定是否保留骨瓣，如血肿周围存在因挫裂伤所致水肿、坏死、失活的脑组织或硬膜下血肿应一并清除。

（2）非手术疗法：相反对未导致意识障碍的较小的血肿可密切观察病情，暂不考虑手术。基底节或深部血肿破入脑室，特别是伴有脑积水者可采取脑室外引流。

【多发性血肿】

多发性血肿（muttiple intracranial hematoma）是指颅脑损伤后于颅内不同部位或同一部位发生两个以上同一类型或不同类型的血肿，没有独特的临床表现，与其他颅内血肿相似，只是病情更严重，变化更快。常见多发血在肿有：①脑室内出血。②颅后窝血肿。③脑干血肿。这些积压肿可以表现在 3 个方面：①同一部位不同类型的多发血肿，如发生于暴力直接损伤部位，同时有硬膜外血肿、硬膜下血肿和脑内血肿，而在对冲伤部位同时有硬膜下血肿。②不同部位的同一类型的多发血肿，如多发骨折致不同部位硬脑膜血肿，重度对冲伤致双侧硬脑膜下血肿或脑内血肿。③不同部位的不同类型的多发血肿，如着力点为硬膜外血肿，对冲伤部为硬膜下血肿或脑内血肿。

1. 诊断要点

（1）外伤史。

（2）CT 扫描检查能明确诊断。

2. 治疗方法

（1）手术治疗原则：多发性颅内血肿的手术一般原则是，不同部位不同类型的血肿，应先清除一侧硬膜外血肿，然后再清除另一侧硬脑膜下血肿或脑内血肿。

（2）对不同部位同类的血肿，应先清除较大一侧的血肿，然后再清除较小部位的血肿。否则，易发生术中对侧血肿增大，脑膨出，难以完成手术。

（王宏峰）

第九节　急性脑疝

一、概述

颅内某分腔占位性病变或弥漫性脑肿胀，使颅内局部或整体压力增高，形成压强差，造成脑组织移位、嵌顿，导致脑组织、血管及脑神经受压，产生一系列危急的临床综合征，称为脑疝（Brainhernia）。简而言之，脑组织被挤压突入异常部位谓之脑疝。

二、脑疝的分类及命名

颅内硬脑膜间隙及孔道较多，因而脑疝可以发生的部位也较多，目前尚无统一命名。按照颅脑的解剖部位，临床工作中较多见的脑疝有 4 类。

1. 小脑幕孔疝

（1）小脑幕孔下降疝：最常见，小脑幕上压力高于幕下压力时所引起。多见于幕上占位性病变。但幕下病变引起梗阻性脑积水，导致脑室系统幕上部位（侧脑室及三脑室）明显扩张时，亦可出现小脑幕上压力高于幕下。靠近幕孔区的幕上结构（海马回、钩回等）随大脑、脑干下移而被挤入小脑幕孔。

由于幕孔区发生疝的部位不同，受累的脑池和突入的脑组织也不同，故此类脑疝又分为三种：①脚间池疝（颞叶钩回疝）。②环池疝（海马回疝）。③四叠体池（大脑大静脉池）疝；以上几种脑疝以脚间池疝较多见。

（2）小脑幕孔上升疝：此病为颅后凹占位性病变引起，并多与枕骨大孔疝同时存在。其症状和预后较钩回疝更为严重。

2. 枕骨大孔疝　是由于小脑扁桃体被挤入枕骨大孔及椎管内，故又称为小脑扁桃体疝。

3. 大脑镰下疝　疝出脑组织为扣带回，它被挤入大脑镰下的间隙，故又称为扣带回疝。

4. 蝶骨嵴疝　额叶后下部被推挤进入颅中窝，甚至挤入眶上裂、突入眶内。

三、脑疝的分期

根据脑疝病程发展规律，在临床上可分为 3 期。

1. 脑疝前驱期（初期）　指脑疝即将形成前的阶段。主要症状是：患者突然发生或逐渐发生意识障碍。剧烈头痛，烦躁不安，频繁呕吐以及轻度呼吸深而快脉搏增快，血压增高，体温上升等。以上症状是由于颅压增高使脑缺氧程度突然加重所致。

2. 脑疝代偿期（中期）　指脑疝已经形成，脑干受压迫，但机体尚能通过一系列调节作用代偿，勉强维持生命的阶段。此期全脑损害引起症状为昏迷加深，呼吸深而慢，缓脉，血压、体温升高等。另外由于脑干受压，局灶性体征可有一侧瞳孔散大，偏瘫或锥体束征出现等。

3. 脑疝衰竭期（晚期）　由于脑疝压迫，脑干功能衰竭，代偿功能耗尽。主要表现深度昏迷，呼吸不规律，血压急速波动并逐渐下降，瞳孔两侧散大而固定，体温下降，四肢肌张力消失。如不积极抢救，终因脑干功能衰竭死亡。

脑疝各期持续时间长短和临床表现的特点，取决于导致脑疝的原发病灶性质、部位和脑疝发生类型等因素。例如急性颅脑损伤后所致脑疝，病程短促，多数一天之内即结束全部病程。而某些诱因（如腰穿）造成的急性枕骨大孔疝，往往呼吸突然停止而死亡，就无法对病程进行分期。

四、脑疝的临床表现

（一）小脑幕孔疝的临床表现

1. 意识障碍　患者在颅压增高的基础上，突然出现脑疝前驱期症状（即烦躁不安，呕吐，剧烈头痛，呼吸深快，血压升高等），以后意识模糊，逐渐昏迷。但也可昏迷突然出现。昏迷往往逐渐加深，至脑疝衰竭期进入深昏迷。因此颅压增高病变患者突然发生昏迷或昏迷逐渐加重，应当认为是脑疝的危险信号。脑疝出现昏迷的原因，一般认为是由于颅压增高时脑缺氧，加以位于中脑部位的网状结构受脑疝的压迫，尤其中脑背盖部缺氧、出血，使中脑—间脑上升性网状结构受到损害所致。

从解剖关系来看，小脑幕孔疝较早出现意识障碍，是因为易影响网状结构上行激活系统所致。相反，枕骨大孔疝尤其是慢性枕骨大孔疝发生意识障碍往往不明显或出现较晚。

2. 生命体征的改变
（1）脑疝前驱期：呼吸深快，脉搏频数，血压升高。
（2）脑疝代偿期：呼吸深慢，脉搏缓慢，血压高。
（3）脑疝衰竭期：呼吸抑制，不规则，脉搏细弱，血压急速波动至衰竭。

以上表现是由于脑疝初期因颅压增高，脑血循环障碍，脑缺氧，血中二氧化碳蓄积，兴奋呼吸中枢，呼吸变深变快。血压升高，从而代偿脑组织对血液和氧气需要量。至脑疝代偿期，颅压增高及脑缺氧严重，使呼吸和心血管中枢再加强其调节作用来克服脑缺氧，血压更加增高，甚至收缩压可超过200mmHg以上，同时脉搏缓慢有力。这种缓脉的出现是由于血压骤然升高，通过心跳抑制中枢反射作用使心搏变慢的结果。也有人认为这是由于迷走神经受到刺激所致。脑疝衰竭，因呼吸和心血管中枢受到严重损害，失去调节作用，从而使呼吸变慢，血压下降，脉搏细弱和不规则；甚至呼吸停止，循环衰竭。一般为呼吸首先停止，而心跳和血压仍可维持一段时间。呼吸首先停止的原因，是因为呼吸中枢较心血管中枢敏感，易于衰竭，或因为延髓内呼吸中枢位置低于心血管中枢，枕骨大孔疝时呼吸中枢易先受压，所以呼吸最先停止。呼吸停止而心跳继续维持的原因可能与心脏的自动节律有关，因为此时有试验证明心血管中枢调节作用已经完全丧失。

脑疝时体温升高主要是由于位于视丘下部的体温调节中枢受损害，交感神经麻痹，汗腺停止排汗，小血管麻痹；使体内热量不能发散，加上脑疝时肌肉痉挛和去脑强直产热过多，使体温升高。

3. 眼部症状　脑疝时首先是脑疝侧瞳孔缩小，但时间不长，易被忽略；以后病变侧瞳孔逐渐散大，光反射减弱，而出现两侧瞳孔不等大现象；最后脑疝衰竭期双侧瞳孔全部散大，直接和间接光反应消失。在病变瞳孔出现变化的前后，可出现眼肌麻痹，最后眼球固定。

小脑幕孔下降疝时眼部症状主要是由于同侧动眼神经的损害所致。动眼神经是一种混合神经，其中包含有两种不同作用的神经纤维，一种是副交感神经纤维支配缩瞳肌和睫状肌；另一种是运动神经纤维，支配除上斜肌及外直肌以外的其余眼外肌。钩回疝时，瞳孔首先发生改变的原因有人认为副交感神经纤维分布在动眼神经的上部，当脑干向内向下移位时，使大脑后动脉压迫动眼神经，最初仅仅是副交感神经受到刺激，所以瞳孔缩小（刺激现象），以后因神经麻痹而致瞳孔散大，支配眼外肌的运动神经纤维直径细并且对损伤敏感，所以脑疝发生首先出现瞳孔改变。但以上仍然难以解释临床上各种复杂现象，其原理有待于进一步研究。

4. 对侧肢体瘫痪或锥体束损伤　由于颞叶钩回疝压迫同侧大脑脚，损伤平面在延髓锥体束交叉以上，使支配对侧肢体的锥体束受到损伤。依据压迫程度不同可以出现不同程度对侧肢体偏瘫或轻偏瘫或锥体束征阳性。

少数病例也有出现同侧肢体偏瘫及锥体束征者，这可能是由于海马回及钩回疝入小脑幕孔内将脑干挤向对侧，使对侧大脑脚在小脑幕切迹游离缘上挤压较重所致。极个别情况，属于解剖变异，锥体束纤维可能未行交叉而下降。小脑幕疝时出现的病变同侧动眼神经麻痹及对侧肢体偏瘫，即形成交叉性瘫痪。这是中脑受损的典型定位体征（Weber 综合征）。

5. 去大脑强直　脑疝衰竭期，患者表现为双侧肢体瘫痪或间歇性或持续性四肢伸直性强直。往往同时伴有深昏迷，瞳孔两侧极度散大，呼吸不规则，高热等生命体征危重变化。去大脑强直这是由于脑疝挤压，在脑干红核及前庭核之间形成横贯性损伤，破坏了脑干网状结构下行抑制系统的结果。其四肢伸直性强直与去大脑皮层后上肢屈曲，下肢伸直性强直不同，后者的损伤部位是两侧大脑皮层或两侧内囊损害。

去大脑强直是病情危重，预后不良的表现之一。持续时间越长，预后越差。至脑疝晚期肌张力完全丧失，常为临近死亡征兆。

（二）枕骨大孔疝的临床症状

1. 枕颈部疼痛及颈肌强直　慢性枕骨大孔疝时，除有颅压增高症状外，常因小脑扁桃体下疝至颈椎管内，上颈脊神经根受到压迫和刺激，引起枕颈部疼痛及颈肌强直以至强迫头位。慢性枕骨大孔疝，有时因某一诱因（如用力咳嗽，腰穿放出大量脑脊液或过度搬运头部等）而引起脑疝急剧恶化，出现延髓危象甚至死亡。

2. 呼吸受抑制现象　由于小脑扁桃体对延髓呼吸中枢的压迫，表现为呼吸抑制，呼吸缓慢或不规则，患者此时往往神志清楚但烦躁不安。脑疝晚期，呼吸首先停止。

3. 瞳孔　由于枕大孔疝不直接影响动眼神经，所以不出现动眼神经受压症状。但这种脑疝发生时，初期常为对称性瞳孔缩小，继而散大，光反射由迟钝变成消失。这是由于急性脑缺氧损害动眼神经核的结果。

4. 锥体束征　枕骨大孔疝时，由于延髓受压，可以出现双侧锥体束征。一般由于小脑同时受累，故肌张力和深反射一并消失，锥体束征也可以不出现。而常表现为四肢肌张力减低。

5. 其他　生命体征改变及急性颅压增高表现同小脑幕孔疝。

五、诊断

1. **病史及临床体征** 注意询问是否有颅压增高症的病史或由慢性脑疝转为急性脑疝的诱因。颅压增高症患者神志突然昏迷或出现瞳孔不等大，应考虑为脑疝。颅压增高患者呼吸突然停止或腰穿后出现危象，应考虑可能为枕骨大孔疝。

诊断小脑幕孔疝的瞳孔改变应注意下列各种情况：

（1）患者是否应用过散瞳或缩瞳剂，是否有白内障等疾病。

（2）脑疝患者如两侧瞳孔均已散大，不仅检查瞳孔，尚可以检查两眼睑提肌肌张力是否有差异，肌张力降低的一侧，往往提示为动眼神经首先受累的一侧，常为病变侧。当然也可对照检查肢体肌张力，锥体束征及偏瘫情况以确定定位体征。

（3）脑疝患者两侧瞳孔散大，如经脱水剂治疗和改善脑缺氧后，瞳孔改变为一侧缩小，一侧仍散大，则散大侧常为动眼神经受损侧，可提示为病变侧。

（4）脑疝患者，如瞳孔不等大，假使瞳孔较大侧光反应灵敏，眼外肌无麻痹现象，而瞳孔较小侧睑提肌张力低，这种情况往往提示瞳孔较小侧为病侧。这是由于病侧动眼神经的副交感神经纤维受刺激而引起的改变。

体检时如仅凭瞳孔散大一侧定为病变侧，而忽略眼外肌改变及其他有关体征即进行手术检查，则有时会发生定侧错误，因此应当提高警惕。

脑外伤后即刻发生一侧瞳孔散大，应考虑到是原发性动眼神经损伤。应鉴别为眶尖或眼球损伤所致。

2. **腰椎穿刺** 脑疝患者应禁止腰穿。即使有时腰穿所测椎管内压力不高，也并不能代表颅内压力，由于小脑扁桃体疝可以梗阻颅内及椎管内的脑脊液循环。

3. **X线检查** 颅、胃平片（正侧位）。注意观察松果体钙化斑有无侧移位，及压低或抬高征象。

4. **头颅超声检查** 了解是否有脑中线波移位或侧脑室扩大。以确定幕上占位性病变侧别。个别病例可见肿瘤或血肿之病理波。

5. **脑血管造影术** 颞叶钩回疝时除表现有幕上大脑半球占位性病变的特点之外，还可见大脑后动脉及脉络膜前动脉向内移位。小脑幕孔上升疝时相反。慢性小脑扁桃体疝时，气脑造影往往气体不能进入第四脑室内而积存在椎管中，有时可显示出扁桃体的阴影。

6. **CT扫描检查** 小脑幕孔疝时可见基底池（鞍上池）、环池、四叠体池变形或消失。下疝时可见中线明显不对称和移位。

7. **MRI检查** 可观察脑疝时脑池变形、消失情况，清晰度高的MRI可直接观察到脑内结构如钩回、海马回、间脑、脑干及小脑扁桃体。

六、治疗

（一）急救措施

脑疝发生后患者病情突然恶化，医务人员必须正确、迅速、果断地奋力抢救。其急救措施，首先应当降低颅内压力。

1. **脱水降颅压疗法** 由于脑水肿是构成脑疝恶性病理循环的一个重要环节，因此控制脑水肿发生和发展是降低颅压的关键之一。颅内占位性病变所导致的脑疝，也需要首先应用脱水药物降低颅压，为手术治疗争得一定时间，为开颅手术创造有利条件。因此在脑疝紧急情况下，应首先选用强力脱水剂由静脉快速推入或滴入。

高渗透性脱水药物是由于静脉快速大量注射高渗药物溶液，使血液内渗透压增高，由于血脑屏障作用，该种大分子药物不易进入脑及脑脊液内，在一定时间内，血液与脑组织之间形成渗透压差，从而使脑组织及脑脊液的水分被吸收入血液内，这部分水分再经肾脏排出体外，因而使脑组织脱水。同时因血液渗透压增高及血管反射功能，抑制脉络丛的滤过和分泌功能，脑脊液量减少，使颅内压力降低。此类药物如：高渗盐水溶液、甘露醇、高渗葡萄糖溶液等。

利尿性药物的作用是通过增加肾小球的过滤和抑制肾小管的再吸收，尿量排出增加，使全身组织脱水，从而降低颅压。此类药物如依他尼酸钠、呋塞米、乙酰唑胺（Diamox），氢氯噻嗪等。

脱水降颅压疗法的并发症：长时间应用强力脱水药物，可引起机体水和电解质的紊乱，如低钾和酸中毒等现象。颅脑损伤和颅内血肿患者，脱水降颅压疗法可以使这类患者病情延误或使颅内出血加剧。因此在颅脑损伤患者无紧急病情时，一般伤后12h内不用脱水药物而严密观察。脱水疗法可能导致肾功能损害。心血管功能不全者，可能引起心力衰竭。

应用脱水降颅压疗法的注意事项：①高渗溶液的剂量和注入的速度直接影响脱水降颅压的效果：一般用量越大，颅压下降越明显，持续时间越长；注入速度越快，降颅压效果越好。②高渗溶液内加入氨茶碱250mg或激素（氢化可的松100~200mg）可增强降颅压效果。③在严重脑水肿和颅压增高发生脑疝的紧急情况下，应当把20%甘露醇作为首选药物，足量快速静脉推入或滴入，为进一步检查和治疗做好准备，但应注意纠正水电解质的紊乱。

2. 快速细孔钻颅脑室体外持续引流术　颅内占位性病变尤其是颅后窝或中线部位肿瘤，室间孔或导水管梗阻时，即出现脑室扩大。在引起脑疝危象时，可以迅速行快速细孔钻颅，穿刺脑室放液以达到减压抢救目的。应用脱水药未达到治疗效果者行脑室穿刺放液，脑室体外引流常常可以奏效。婴幼儿患者，也可以行前囟穿刺脑室放液。对于幕上大脑半球占位性病变所致小脑幕孔疝时不适宜行脑室引流，这类引流可加重脑移位。

（二）去除病因的治疗

对已形成脑疝的病例，及时清除原发病灶是最根本的治疗方法。一般在脑疝代偿期或前驱期，清除原发病灶后，脑疝大多可以自行复位。但在脑疝衰竭期，清除原发病灶外，对某些病例还需要处理脑疝局部病变。处理脑疝局部的方法为：

1. 小脑幕孔疝　切开小脑幕游离缘，使幕孔扩大，以解除"绞窄"，或直接将疝出脑组织还纳复位。有时在清除原发病灶颅压降低情况下，刺激患者的气管，引起咳嗽，以帮助脑疝还纳。

2. 枕骨大孔疝　清除原发病灶外，还应将枕骨大孔后缘，寰椎后弓椎板切除，并剪开寰枕筋膜，以充分减压，解除绞窄并使疝下的脑组织易于复位或者直接将疝出的小脑扁桃体予以切除以解除压迫。

由巨大脑脓肿、慢性硬脑膜下血肿引起的脑疝，可以先行体外引流以降低颅压，待患者情况稳定后再考虑开颅手术。

（三）减压手术

原发病灶清除后，为了进一步减低颅压，防止术后脑水肿，或者原发病灶无法清除，则常常需要进行减压手术。减压术的目的，是为了减低颅压和减轻脑疝对脑干的压迫。常做的减压术为：

（1）颞肌下减压术。

（2）枕肌下减压术。

（3）内减压术。

前二者减压时，切除之骨窗应够大，硬脑膜切开要充分，以达到减压之目的，后者应切除"哑区"之脑组织。对于颅内压很高的颅脑损伤合并血肿者，还可以考虑大骨片减压或双额叶切除减压等。

（四）椎管内加压注射脑疝还纳术

当颅后窝或中线部位占位性病变，突然发生脑疝以致呼吸停止的紧急情况下，一方面行人工呼吸及快速细孔钻颅，脑室体外引流并应用脱水降颅压疗法。一方面注射呼吸兴奋药物，若此时患者呼吸仍不恢复，为使疝出之小脑扁桃体复位还纳至颅内，减少对延髓的压迫和牵拉，在颅压降低的前提下，作腰椎穿刺椎管内快速注射生理盐水 50～100ml，使椎管压力升高，将疝出之小脑扁桃体推回颅内。推入液体同时，可见到脑室体外引流管的液体快速流出，有时可收到一定效果。

（五）其他治疗

脑疝形成的患者，无论其原发疾病性质如何，均处于十分紧急危险状态。因此在以上治疗或手术前后均应注意其他各方面的治疗。其中包括支持疗法；氧气吸入及保持呼吸道通畅，如气管切开术；促进中枢神经系统代谢药物治疗，如应用三磷腺苷、辅酶 A、细胞色素 C、核苷酸等以促进细胞代谢消除脑肿胀。其他药物如激素治疗及促进中枢神经系统兴奋和清醒的药物，如甲氯芬酯、乙胺硫脲等亦可应用。

在抢救脑疝过程中，无论是否手术，或手术前后，应注意纠正水电解质紊乱，合理应用降颅压、抗感染、解除脑缺氧（如吸氧及高压氧舱等）等各项措施，从而对脑疝患者进行积极正确有效的抢救。

（孙 政）

第十节 头伤并发症

颅脑损伤无论开放性或闭合性均可引起一系列并发症，这些并发症既可能是颅内的、也可能是颅外的，或颅内外同时并存。事实证明，颅脑损伤患者，一旦出现颅内外并发症，其病程预后均会受到明显影响。因此，了解这些并发症的发生原因、临床表现以及对整个病程及预后影响，无疑对预防及诊治颅内外并发症，提高颅脑损伤患者的生存率降低死亡率，将会有极大裨益。现将颅脑损伤患者常见的颅内外并发症分述如下：

（一）颅内并发症 （intracranial complications）

本节所讨论的颅内并发症不包括颅脑损伤本身所产生的直接后果，如血管损伤、脑神经损伤、颅底骨折所致之脑脊液漏等，而仅涉及由于处理不当所引起的手术区再出血、脑脊液漏、颅内感染等并发症。这些颅内并发症包括：

1. 颅内出血 （intracranial hemorrhage） 系指术后发生于原手术区脑实质内的血液再积

聚，所形成的脑内血肿。而发生在远离手术区脑内新的出血不应视为并发症。

术后手术区脑实质内发生再出血，临床上并不鲜见。其特点是颅脑损伤患者的手术治疗后病情曾一度好转，但由于手术区脑内复发血肿，患者可在术后再次出现颅压增高表现术后已清醒的患者又有意识障碍，或原已处于昏迷的患者，意识障碍加深，同时伴有神经系统受损征象，如瞳孔散大，肢体活动障碍，直至出现典型脑疝表现。意识障碍出现的快慢以及深浅程度、神经系统受损的轻重，取决于再出血的速度及出血量的多少。术后手术区脑内复发血肿的原因是多方面的：①手术操作粗暴：由于颅脑结构的特殊性以及丰富的血循环，尤其是脑组织对干燥、机械、物理、化学刺激的反应常极为强烈，操作不当不仅招致术中过多的失血、加剧脑组织水肿肿胀反应也为术后再出血留下了隐患；②创腔止血不彻底，未完全清除已废损脑组织。特别在手术进行过程中血压偏低，术中看来似乎已控制了的出血，术后由于血压回升，或因麻醉苏醒、躁动、呛咳、呕吐及体位不当，或术后由于脑水肿反应等因素引起颅压增高时，均易诱发再出血；③伤员原有凝血功能障碍：颅脑损伤手术多系急症，由于情况紧急，在多数医院难以迅速对患者凝血功能进行比较全面的检查即行手术，特别是输血较多的患者，更易发生凝血机制障碍，招致术后发生再出血。CT脑扫描有确诊的意义。

2. 脑室内出血（intraventricular hemorrhage） 是指颅内施行诊断性或治疗性手术操作后，发生的脑室内出血。此类并发症在临床上虽不多见，但因其特殊部位及对脑脊液循环的影响，故后果颇为严重。其发生原因多为在对脑内血肿行诊断性穿刺及清除血肿的过程中穿通脑室，术后又未行外引流；术中遗漏的深部脑内脑室旁血肿术后扩大破入脑室。发生脑室内出血时，临床上除颅内压增高表现外，常有两点特征：①早期出现中枢性高热。体温常持续在39℃以上；②迅速进入深昏迷。CT脑扫描有确诊意义。

3. 硬膜下血肿（subdural hematoma） 为颅脑损伤术后的较常见的并发症。血肿发生于手术区硬膜下腔。不同类型的复发硬膜下血肿其发生原因不尽相同；急性和亚急性复发性血肿的发生原因多为：①手术区皮层血管，特别是动脉或较大的静脉，在术后脑水肿脑肿胀过程中被撕破；②邻近运动区的手术，术后未采取必要的抗癫痫措施，一旦癫痫发作，极易招致出血；③重型颅脑损伤患者多有不同程度凝血功能障碍。文献报道的40%的重型颅脑损伤患者可发生DIC；④手术操作不当，止血不彻底，未清除已碎裂的脑组织，或缝合硬脑膜时误伤其深面的皮层血管又未及时发现，而皮质硬膜下血肿的发生多系细小的血管特别是桥静脉，因手术操作不慎所损伤，或因术后颅压下降脑组织塌陷时被拉断，由于出血量小，须经较长时间才能形成血肿。另外，在对慢性硬膜下血肿行钻孔治疗时冲洗不够，又未置外引流，以致血肿残留；或对尚未完全液化的慢性硬膜下血肿行开瓣手术时，未切除血肿脑面内膜，或试图剥离、切除血肿硬膜面外膜，招致血循环比较丰富的外膜血管再出血。

硬膜下复发血肿，无论病程缓急，其临床表现不外两大类：颅压增高症状及体征；神经系统废损征象。确诊有赖于CT脑扫描及MRI成像。

4. 硬膜外血肿（epidural hematoma） 颅脑损伤术后，发生于术区硬膜外间隙的血肿。此一并发症的发生常与以下两种因素有关：①术区硬脑膜与颅骨内板剥离。当颅脑损伤行手术治疗颅压下降后，硬脑膜因塌陷而自颅骨内板上剥离。特别在额部，硬脑膜较其他部位更为菲薄，与颅骨内板贴附欠紧密更易剥离，若术中未行硬脑膜悬吊或悬吊过稀，即容易在颅骨内板与硬脑膜间形成腔隙，从而为血液聚集创造了条件；②术中止血不可靠，如板障出血未以骨蜡妥为封闭；或粗大的脑膜血管（如脑膜中动脉及其主要分支）电凝烧灼不彻底；

或硬脑上多发小出血点（bleeder）止血不够；或因开颅时操作粗暴致皮瓣内侧或肌瓣内不断渗血，血液经骨瓣钻孔处流入硬脑外间隙形成血肿。术后硬膜外血肿的临床表现与脑内、硬膜下复发血肿相似。CT 脑扫描有确诊意义。

5. 脑脊液漏（cerebrospinal fluid leak）　此并发症系指脑脊液漏发生于手术切口，一般颅底骨折所致的脑脊液鼻漏及耳漏不作为并发症，但若在颅底手术操作后发生的脑脊液耳、鼻漏，则应视为并发症。手术切口脑脊液漏临床上并不多见，一旦发生又未及时处理，极易招致颅内感染。此类并发症多由于手术处理不当所致。如重型颅脑损伤的内外减压术后，硬膜未予缝合骨瓣又已去除，特别是术区与脑室相通又未另行戳孔外引流时，局部压力常影响唯一一层头皮愈合，即易引起脑脊液切口漏。另外，即使行脑脊液外引流，但引流时间过长，作为异物的引流管也影响局部伤口愈合，招致脑脊液漏。靠近颅底的开放伤清创时撕破硬脑膜及蛛网膜，即可能引起脑脊液鼻漏或耳漏。脑脊液切口漏诊断不难，关键在于必须尽早处理，以避免由此而导致的颅内感染。

6. 术后脑室炎、脑膜炎（postoperative ventriculitis7meningitis）　此并发症系发生在颅脑损伤尤其是开放伤颅脑清创术后，且后果严重，特别是脑室炎，其处理不及时，死亡率颇高。闭合性颅脑损伤手术治疗过程中操作粗暴，可加重局部组织创伤，术后易发生血管痉挛、局部组织水肿、缺血软化，特别是手术时间过长，暴露太久，或不该打开脑室术后行脑室外引流时间过久，均易招致此一并发症。近几年，颅压监护仪已在临床上逐步推广应用，监护器置于脑室内增加了脑室炎的发生机会。开放颅脑伤术后发生脑膜炎，多因直接污染而又未行及时、彻底清创所致，也可继发于伤口感染。致病菌常为葡萄球菌、链球菌和革兰阴性杆菌。多于伤后 3~4 天出现症状。临床表现主要为头痛、呕吐、发热、嗜睡、血象中的细胞增高；脑膜刺激征阳性；脑脊液浑浊、白细胞增多、糖含量下降；脑脊液培养可有细菌生长，但培养阴性不能排除诊断，只要脑脊液多核白细胞计数 >50% 或脑脊液葡萄糖（15mg/100ml）即应疑有脑膜炎的可能。脑室炎的发生系与脑室相通的开放伤所致，临床表现虽与脑膜炎相似，但程度更为严重，常出现高热、谵妄"昏迷、抽搐及血压、呼吸、脉搏的明显变化，脑室脑脊液炎性改变明显。

7. 脑脓肿（Brain abscess）　多见于开放性颅脑损伤。清创不彻底、脑内残留异物是发生脑脓肿的重要因素；个别情况下，亦可发生于闭合性颅脑损伤术后。一般来说患者具有三类症状：急性感染症状、颅压增高和脑局灶性病状。在急性脑膜炎阶段，患者出现高热、头痛、呕吐谵妄或昏迷，体检可发现明显脑膜刺激征，脑脊液检查的白细胞明显增高或出现脓细胞。起病 2~3 周后，炎症逐渐局限。形成具有包膜的占位性病变，此即脓肿形成阶段。在此阶段中，患者有颅压增高症状。还可出现因脓肿压迫相邻脑组织而产生的局灶性病征，如偏瘫、失语、偏盲等，若未治疗可进而发生脑疝致死。

8. 伤口感染（wound infection）　系指开颅术后发生于骨瓣的颅骨脊髓炎、帽状腱膜下感染、硬膜外或硬膜下脓肿。以上并发症最常发生于开放性颅脑损伤清创术后，或因清创不彻底，或因清创过晚、手术区域已有感染存在；个别闭合性颅脑损伤也可因多种原因导致手术区域头皮、骨瓣及硬脑膜外或硬膜下的感染。

（1）颅骨骨髓炎（osteomyelitis of skull）：急性颅骨骨髓炎、除局部头皮有炎症反应，出现脓肿、压痛、溢脓或渗出、颈部淋巴结肿大，也可表现为轻度的全身反应，如发热、倦怠、白细胞升高等。急性骨髓炎，无全身症状，局部头皮下或骨膜下可有积脓，并可反复在多处头皮溃破溢脓，形成经久不愈的窦道和瘢痕，X线颅骨平片或CT检查有助于确诊。

（2）帽状腱膜下感染（galea aponeurotica infection）：帽状腱膜下为疏松蜂窝组织，一旦发生感染，特别又有血肿存在的情况下容易形成帽状腱膜下积脓，出现明显波动和压痛，穿刺抽出脓液即可确诊。

（3）硬膜外积脓（epidural empyema）：此类并发症少见，多发生于术后切口感染或邻近感染灶如由颅骨骨髓炎蔓延而来，由于颅骨与硬脑间贴附紧密，故一旦发生硬膜外积脓，多局限于切口处骨瓣与硬脑膜之间。由于解剖结构和感染后的组织反应不同。实际上很少在硬膜外形成真正具有完整包膜的脓肿。而是在大片肉芽组织中、充塞着许多大小不等的积脓堆，肉芽组织与硬脑膜外层紧密粘着，常使该处硬脑膜明显增厚，硬膜外积脓一旦发生，可出现全身化脓性感染症状，血象升高，常出现局部疼痛、呕吐、甚至脑膜刺激征，若积脓仅限于硬膜外间隙，则神经系统定位和颅内压增高症状多不明显。

（4）硬膜下积脓：（subdural empyema）：常与硬膜外积脓并存，亦可单独存在，其发生原因也多来自切口头皮、颅骨或硬脑膜感染。在硬膜下腔发生炎症时，可产生大量渗出液，因此脓液常较稀薄，量也较多，容易在硬膜下腔扩散流动，故硬膜下积脓范围较广，甚至占据整个大脑半球凸面及脑底部。此类并发症一旦出现，特别是急性硬膜下积脓，病情多极严重，出现高热、头痛、呕吐、抽搐、意识障碍、明显的脑膜刺激征及神经系统受损表现，若未及时处理病情可迅速恶化甚至死亡。在CT问世之前，急性硬膜下积脓患者的死亡率可达40%。

9. 去皮质综合征（植物状态）　由广泛性脑皮质缺血、缺氧严重，损害了皮质功能，进而皮质萎缩造成。颅脑损伤中常见于广泛而严重的脑挫裂伤，曾有呼吸、循环暂停的患者易发生。

临床表现：有意识障碍，但呈特殊表现，可睁眼，眼球无目的游动或若有所视，系无意识、无目的运动，对外界刺激无任何反应，无情感、无语言、无任何主动要求，肢体无任何主动运动。脑干功能如角膜反射、吞咽反射、咳嗽反射等仍存在。

去皮质综合征或称去皮质状态、睁眼昏迷、醒觉昏迷、无动性缄默症、植物状态"植物人"。颅脑外伤后3个月若患者处于上述状态，则可以诊断为去皮质综合征。

患者饮食、大小便不能自理，多因并发症而死，无特殊治疗，主要是预防并发症，可试用恢复脑功能药物，少数小儿及青年可以有所恢复（3个月后），年龄较大者几不能恢复，终生需他人照顾。

10. 颅内低压综合征（decreased intracranial pressure）　外伤性颅内低压综合征多见于轻、中型头伤，原因尚不够清楚。伤后合并耳漏或鼻漏，脑脊液大量丢失；闭合性头伤亦可出现颅内低压综合征，可能系脉络丛分泌抑制或脑脊液吸收增加。

临床最显著特征是头高位性头痛，即头痛可因头低、平卧、大量饮水而减轻；并因抬头、坐、立和使用脱水剂而加重。除与体位有关的头痛外，可有眩晕、恶心、呕吐、食欲减退、乏力、脉搏细弱、血压偏低等。神经系统检查包括眼底检查无阳性发现。水平侧卧位腰穿脑脊液压力偏低，低于0.6kPa（60mmH$_2$O）以下，放5ml液体后压力下降超过0.2kPa（20MMH$_2$O）以上更有价值。

11. 外伤后脑萎缩（Brain atrophy）　脑萎缩系颅脑损伤常见并发症，广泛脑挫裂伤引起弥散性脑萎缩，局部脑挫裂伤或脑内血肿吸收后形成局限性萎缩。

外伤后脑萎缩主要表现原病损遗留之脑功能障碍症状，病程中不再出现新症状，亦无颅内高压，根据原发性脑伤的严重程度而有不同表现，严重者表现为表情淡漠，思维迟钝，记忆、判断、计算能力明显减退，可能有性格、情感改变。外伤后脑萎缩可合并外伤性癫痫。脑萎缩主要靠 CT、MRI 检查确认，弥散性脑萎缩，皮质萎缩仅有脑沟、脑池扩大，白质受累有脑室扩大；局限性脑萎缩使局部脑沟增宽，脑室扩大。

12. 蛛网膜囊肿、脑积水

（1）颅内蛛网膜囊肿（arachnoid cysts）：除先天性蛛网膜囊肿外，后天性蛛网膜囊肿的病因主要是颅脑损伤、颅内炎症。由于外伤、出血或炎症，造成蛛网膜粘连，或原有先天性囊肿存在，外伤和炎症诱发囊肿增大。常发生囊内或硬膜下出血。

患者可终身无症状，但当囊肿扩大，由于颅内占位效应，可引起颅内高压和局灶性神经废损。常见部位依次是中颅窝（外侧裂），大脑半球凸面，后颅窝中线，四叠体池，其余鞍区、桥小脑角区等少见。依其位置，各有其特点。确诊需依靠影像学检查。

无症状可非手术治疗，严密观察。手术治疗适应证为颅内出血（硬膜下或囊内）；颅压增高；局部神经体征。行囊壁大部切除 + 囊腔 - 脑池分流或囊腔 - 腹腔分流术。

（2）脑外伤后脑积水（post - trauma hydrocephalus）：严重颅脑外伤后脑积水的发病率为 7% ~ 8%，特别易发生于伤后较长时间的昏迷患者。

按时间可分为急性，2 周内，较常见；慢性，1 年内。发生原因：外伤后出血，脑脊液循环通路受阻，蛛网膜颗粒被红细胞堵塞或粘连及脑脊液吸收障碍。

严重脑挫裂伤、脑出血，伤后昏迷时间较长；伤情一度好转，又复突然恶化；急性颅内压增高；神经系统有进行性损害者，均应考虑有脑积水可能。确诊需依靠影像学检查。术前临床上有颅内压增高，腰穿放出脑脊液后症状改善，CT 见脑室扩大伴前角周围透壳区（低密度区）者术后效果较好。

13. 颈内动脉海绵窦瘘　由于颈内动脉海绵窦段或该段分支破裂，形成与海绵窦直接沟通的动静脉瘘，立即或伤后一段时间后发生，由于高压动脉血直接注入窦内，导致海绵窦内压剧增，造成静脉回流障碍，也可使动静脉瘘以远的动脉血流量减少。DSA、CTA 均可明确诊断。

病侧有搏动性突眼，眼球突出，球结膜及眼睑静脉怒张与水肿，可致外翻，可见眼球搏动。自觉患侧搏动性头痛和颅内血管性杂音，由于杂音干扰而焦虑不安，甚至影响睡眠。眼球扪诊有震颤，额、颞及眼部听诊可闻得与脉搏一致的收缩期增强的连续性杂音，压迫同侧颈总动脉，搏动、震颤、杂音均立即消失，除去压迫又立即呈现。因动眼、滑车、展神经受累，而致眼球活动受限或固定，出现复视。因眼静脉压升高，视网膜水肿，视乳头水肿、出血，以致萎缩，引起视力减退及失明。

若瘘孔不大，可能自愈。多数需手术治疗，堵塞瘘口，消除颅内杂音，保存视力，改善血供。

14. 外伤性假性动脉瘤

15. 脑外伤后综合征　脑外伤后综合征一般是指患者在颅脑损伤后，经过治疗仍然在神经功能方面遗留有许多症状，如头昏头疼，失眠，记忆力下降，注意力不集中，多汗，烦躁，易激动，或抑郁等躯体、认知或精神情感等方面的障碍。神经系统检查无确切的神经系统体征，甚至 CT 或 MRI 检查都没有任何异常发现。

16. 脑死亡　脑死亡定义：脑死亡是包括脑干在内的全脑功能丧失不可逆转的状态，即死亡。

诊断脑死亡的意义：某些临床患者由于某种病损已导致中枢神经功能严重损害而且不可逆转，但患者的呼吸、心搏功能可用药物、机器来长期维持，这种生存其实已毫无生理学意义。此时患者虽然没有临床死亡，但已脑死亡。诊断脑死亡的意义在于：可以节约有限的医疗资料，减轻患者家属负担，可提供器官移植供作，造福社会。但脑死亡诊断是一项十分严肃科学的工作，必须科学慎重地进行诊断。

国际国内脑死亡诊断校准：目前，国内外均无统一诊断标准。20 世纪 60 年代的有哈佛标准（1968），70 年代有美国明尼苏达标准，英国法典（1977）。现全世界有 80 余个国家或地区颁布了成人脑死亡标准。基本上都是以上述标准为基础制订。

我国 1986 年和 1999 年分别在相关专家会议上制订了中国标准，并以草稿形式刊登于 2003 年 4 月《中华医学杂志》，广泛征求医疗界、法学界及全社会对脑死亡判定标准的意见。

（1）哈佛标准（1968 年）：①无感应性及无反应性。②无运动或呼吸。③无反射。④脑电图平直。⑤以上四项检查应在 24 小时后重复，且无变化。

（2）美国明尼苏达标准：①查明为不可逆性颅内病变。②排除代谢性因素。③无自主运动。④呼吸暂停（4 分钟）。⑤脑干反射消失：瞳孔、角膜、睫状脊髓、前庭眼、眼头反射消失、作呕等。⑥全部所见 12 小时无变化。

（3）英国法典：①深昏迷：无抑制药、无低温、无可治性代谢或内分泌疾病。②自主呼吸不足或缺乏：排除肌肉松弛剂或抑制剂。③原因明确：病变由不可治的器质性脑损伤所致。④诊断性检查：瞳孔对光反射消失；角膜反射消失；前庭眼反射消失；刺激任何部位均不引起脑神经的运动反应；无作呕或器官吸引反射；关闭呼吸机后及 $PaCO_2$ 增高超过阈值（50mmHg）仍无呼吸运动。

（4）我国标准

1）先决条件：①昏迷原因明确。②排除各种原因的可逆性昏迷。

2）临床判定：①深昏迷。②脑干反射全部消失。③无自主呼吸（靠呼吸机维持，自主呼吸诱发试验证实无自主呼吸）。④以上 3 项必须全部具备。

3）确认试验：①脑电图呈电静息。②经颅多普勒超声无脑血流灌注现象。③体感诱发电位 P14 以上波形消失。④以上 3 项中至少有一项阳性。

4）脑死亡观察时间：首次判定后观察 12 小时复查无变化，方可最后判定为脑死亡。

（二）颅外并发症

在严重颅脑损伤患者中，颅外并发症相当普遍。晚近国内外不少神经外科医师已愈来愈注意到颅外并发症的重要性，虽然患者的预后可因几种并发症同时存在而受到程度不同的影响，但通过大量病案的分析，发现有几类颅外并发症发生率特别高，对病程及预后的影响特别明显，且其发生在时间上有一定的规律性，如低血压、凝血机制障碍等发生在伤后早期。肺炎、败血症则稍后发生。现将常见的几种颅外并发症分述如下：

1. 肺部并发症（pulmonary complications）　为常见的颅外并发症，其中又以肺部感染为多见，其次为神经源性肺水肿，肺栓塞罕见。颅脑损伤患者发生肺部并发症后带来系列严重后果，直接威胁患者生命：因缺氧促进或加重脑水肿、脑肿胀使颅内压进一步增高，后者又进一步加重呼吸功能紊乱形成恶性循环；因呼吸障碍又可导致缺氧、酸中毒、血钾增高和血氯下降，患者可因水电解质及酸碱平衡紊乱而死亡。

（1）肺部感染（pulmonaryInfection）：70%以上重型颅脑损伤患者常在病程3～5天出现肺部感染并发症，严重影响脑的微循环，导致病情不断恶化。发生肺部感染的常见原因为：①重型颅脑损伤后肺实质多有淤血，水肿等变化，加之因脑损伤特别是脑干损伤所致的中枢性呼吸功能不全、换气不足、缺氧成为早期发生肺部感染的主要因素；②昏迷患者吞咽咳嗽反射减弱或消失、气管内分泌物排除不畅、细支气管被分泌物堵塞造成小叶膨胀不全，另一方面因呕吐所致的误吸对气道的堵塞，均利于微生物的滋生；③急性期负氮平衡状态，机体因消耗脱水、高热导致抵抗力下降，加之激素在颅脑损伤患者中的广泛应用，进一步降低了机体抵抗力；④部分患者年龄大，原有肺气肿、慢性支气管炎，颅脑损伤后更易发生肺部感染。颅脑损伤并发肺部感染的病原菌主要是格兰杆菌、金黄色葡萄球菌、卡他球菌等，其中的铜绿假单胞菌感染后果尤为严重，一旦发生，治疗困难，病死率高。肺部感染又多为混合性，随着大剂量广谱抗生素的使用，在治疗过程中又常出现新的真菌感染，更增加了治疗的难度从而影响了患者的预后，肺部感染一旦发生，诊断不难，发热、血象增高、肺部出现干湿啰音，胸部X线有助于诊断。

（2）神经源性肺水肿：是重型颅脑损伤的一种暴发性肺水肿，发病急骤，治疗困难，预后恶劣，死亡率高达90%以上。NPE是颅脑损伤后呼吸功能障碍的一种特殊类型。由于下丘脑受累或颅内压增高致中线结构移位。可导致交感神经系统的强烈兴奋，大量交感介质释放引起周围血管收缩，全身动脉压升高，使部分血液进入低压系统肺循环；同时，周围血管阻力增加使左心负荷加重，左房压力增加致肺血管床淤血。另外，颅压增高可直接影响肺血管床，形成肺动脉高压。临床上NPE常被误诊为心衰、输液过量或吸入性肺炎，因此，凡颅脑损伤患者出现颅压增高后或伤后立即发生并迅速发展的急性肺水肿表现和体征，伤前心肺功能正常；呼吸窘迫、频率超过30次/分；PO_2在8kPa以下者，均应考虑到发生NPE的可能。

2. 心血管并发症（cardiovascular complications） 颅脑损伤患者出现心血管心电图异常情况，临床上并不鲜见且多发生于伤后早期。可以表现为心律失常、充血性心力衰竭、心肌缺血、血压变化，称之为脑心综合征。由于下丘脑、脑干网状结构、边缘系统等高级自主神经中枢的损伤以及颈内动脉经颅底血管环周围植物性神经兴奋而出现心功能及神经内分泌改变，使冠状动脉痉挛缺血，ECG显示脑源性心肌损害、缺血或心肌梗死。由于其临床表现可完全被严重的颅脑损伤所掩盖，所以缺乏心绞痛症状，极易误诊。因此，对重型颅脑损伤患者应常规行ECG检查或心电监护，对既往血压正常的颅脑损伤患者，若伤后收缩压<11.90kPa（90mmHg）或>21.20kPa（180mmHg）持续半小时以上者；或原有高血压的患者，颅脑损伤后血压波动超过5.3kPa（40mmHg）时均应视为已存在心血管合并症并及早给以相应处置。

3. 周围血管并发症 主要指肢体（特别是下肢）或盆腔脏器深静脉血栓形成，显然在临床上发病率不高，但可导致致命性的肺栓塞，后果极为严重。颅脑损伤的患者，因昏迷或肢体瘫痪长时间卧床，下肢或盆腔器官静脉回流缓慢，血液淤滞的静脉内可有大量的细胞积聚，在移向内质细胞和基底膜之间的过程中，能造成内膜损害，激活凝血过程，加之颅脑损伤本身可引起血小板反应性改变，具有强烈抗凝作用的蛋白质C减少，酿成高凝状态，以上两种因素并存，更易促使血液在深静脉系统不正常地凝结，最终形成血栓。根据血栓形成的部位可分为周围型（即发生于小腿肌肉静脉丛者）及中央型（发生于髂静脉者）。无论哪种类型的血栓形成，在颅脑损伤的患者特别是昏迷的患者中诊断存在一定困难，对清醒的患者，若出现下肢胀痛、肿胀、有浅静脉曲张者，即应考虑深静脉血栓形成的可能。多普勒超声检查和电阻抗体积描记法检查能相当可靠判断主干静脉是否有阻塞；静脉造影可以明确诊断。

4. 胃肠道并发症　胃肠道出血，为颅脑损伤后最常见的并发症，在重型颅脑损伤患者中发生率为40%～60%。胃肠道出血主要是创伤后发生的应激溃疡所致，往往与颅压增高和脑疝伴发，且多在病程的一周后出现。由于下丘脑及脑干损伤，导致植物性神经中枢功能紊乱、胃酸分泌增加。同时交感神经兴奋，促使血中儿茶酚胺浓度升高，胃黏膜血管强烈收缩、黏膜缺血缺氧，最后发生溃疡及出血。加之颅脑损伤时皮肤激素的广泛应用，使胃肠道出血机会大为增加。消化道一旦出血，常严重影响有效循环压力的维持和血液的携氧能力，使颅压进一步增高导致缺氧的脑组织缺血缺氧的状况更为加剧。早期消化道出血，特别在昏迷的患者中易被忽视，迄今出现柏油样大便或自胃管内抽出咖啡色液体，出血量已相当可观，故早期预防胃肠道出血至关重要，胃肠减压既可观察有无出血又可经胃管注入胃肠黏膜保护剂，以降低胃酸含量，提高胃液 pH。国外神经外科医师（如 Bakkofski）经实验研究及大宗病案分析，认为皮质激素对颅脑损伤所致之脑水肿并无明显疗效，且有诱发消化道出血可能，主张慎用或完全不用皮质类固醇类药物。

5. 肾脏并发症（rend complications）　主要为急性肾衰竭。颅脑损伤患者出现轻微肾攻能改变。如蛋白尿、血尿较为常见。发生急性肾衰竭者少见，但后果颇为严重。此类并发症的出现，绝大多数是由于治疗过程中应用大剂量甘露醇后促发的。甘露醇导致肾血管及肾小管细胞通透性增加，致肾组织水肿，肾小管受压闭塞。国内外的大量研究资料证实大量应用甘露醇后远端肾小管的总容量增加、刺激致密斑、激发强烈的肾小管——小球反馈，使肾单位滤过率明显下降，导致急性肾衰竭。为了防止甘露醇所致的急性肾衰竭，甘露醇的使用一般不宜超过 100g/次，每日不超过300g，速度以每分钟10ml 为宜，同时常规查尿常规、血肌酐及尿素氮，若血肌酐 > 2mg/100ml，即提示已出现急性肾衰竭。近年来国内外愈来愈多的学者都主张使用大剂量速尿、促肾上腺皮质激素（ACTH）辅以小剂量甘露醇用于颅脑损伤的脱水治疗，效果明显，且避免了因大剂量使用甘露醇所致之急性肾衰竭。

6. 肝脏并发症　包括肝衰竭、肝炎、胆管炎及肝肾综合征。临床上因颅脑损伤发生肝脏并发症者少见。通过测定谷丙转氨基酶（GPT）及血浆总胆红素可估计肝功状态。头伤后患者常规检测肝功则肝脏并发症的诊断可以确立。颅脑损伤患者何以引起肝功损害，目前尚无统一意见，估计多系视丘下部损害引起内分泌紊乱所致，肝功损害在颅脑损伤患者中虽不多见，但对其预后却存在明显影响。由于症状缺如，临床上易被忽视，故常规监测肝功提高早期诊断率至为重要。

7. 水电解质失衡　水电解质失衡在颅脑损伤患者中极为常见，国外文献报道约有60%的颅脑损伤患者存在不同程度的水电介质失衡。颅脑损伤所引起的水电介质失衡，除了带普遍性的机体通过中枢神经系统而实现的对外来损伤的应激性反应外，还有其特殊性，例如头伤伤员因高热出汗、强直抽搐、频繁呕吐、过度换气或呼吸抑制等一些容易造成代谢紊乱的异常情况，同时某些特殊治疗措施，包括脱水利尿、激素治疗、气管切开以及伤员常须被动补充液体的维持生理平衡，因此更易招致水电解质紊乱或酸碱失衡。更为突出的是颅脑损伤若直接累及某些影响水盐调节、容量、渗压、渴饮等中枢或有关神经内分泌调节功能的重要结构，如额叶、丘脑、视丘下部与垂体系统、脑干等部，则又有导致特殊形式紊乱的可能。本节主要讨论伤后应激反应及伤后继发因素所致之水电介质失衡，对特殊性水电介质失衡如尿崩症、抗利尿激素分泌失调综合征（sIADH）等特殊类型水电介质紊乱将在以下各节内讨论。

（1）伤后应激反应所致水电介质变化：①水、钠潴留：伤后初期常有水钠潴留，多系伤后 ADH 及醛固酮分泌增加所致，与额叶、视丘下部或中脑等部位的损伤有关，水钠潴留加重了脑水肿反应。临床表现为初期少尿，因水与钠同时潴留，血钠不一定升高，但尿钠下降；②钾与氮的负平衡：由于肾上腺皮质醛固酮的分泌增加，促使潴钠排钾。伤后组织的分解又增加钾及氮的排出，因此伤后钾与氮的负平衡同时存在，不过这种变化对机体的影响不大。

（2）伤后继发因素所致水电介质紊乱：颅脑损伤后，除因伤后应激反应所致水电解质变化外，并常与其他继发因素所致紊乱相互影响，加之伤员常有意识障碍，缺乏自我纠正的要求，治疗中又往往需要使用激素、脱水利尿、限制水盐摄入量等措施，此情况比较复杂，特别是患者出现反应淡漠、恶心呕吐、肌肉痉挛、意识不清等征象又极易与脑伤症状相混淆。因而在诊断上常难及时正确掌握。因此，原则上对受伤 3~4 天后仍不能主动进食的头伤伤员。不论水电介质紊乱的临床征象出现与否都应逐日记录出入量，定期测定血、尿中电解质浓度，综合伤员情况进行分析。这类伤员虽有其特殊性，他所引起的各种水电解质紊乱的类型与其他损伤所致者并无特异。诊断时，除根据常见原因、病征和实验室检查外，尚应考虑到脱水、激素、气管切开、强直、抽搐、高热、呕吐、中枢神经系统和内分泌失调等因素的存在。

8. 凝血障碍（coagulopathy） 凝血机制障碍是重型颅脑损伤的严重并发症，其发生率约 10%~20% 患者的存活，预后因凝血系统失调的程度和 DIC 的代偿功能密切相关。通过监测凝血酶原时间（PT）、部分活化凝血活酶时间（APTT）、血小板计数、血清纤维蛋白原、血清纤维蛋白降解产物（FDP）及鱼精蛋白等 6 项指标，常可反映颅脑损伤患者伤后的血液凝固和纤溶功能。伤情愈重，血液凝固和纤溶功能障碍愈明显：表现为血小板减少、血凝因时间延长和血液纤维蛋白降解产物增加。重型颅脑损伤患者由于伤后脑组织之凝血活酶渗出到局部循环，可通过继发性纤溶引起局灶性的 DIC，根据脑组织损伤程度，亦可导致全身性的 DIC。但通过积极地使用抗凝治疗对降低失代偿性 DIC 患者的死亡率具有积极的意义。

9. 抗利尿激素分泌失调综合征（syndrome of inappropriate secretion of antidiuretichormone, sIADH） 系颅脑损伤患者常见的并发症之一。在正常生理条件下，垂体前后叶之间在下丘脑调整下维持平衡。垂体前叶分泌的促肾上腺皮质激素（ACTH）通过增加醛固酮的分泌潴钠排钾，使血 Na 和血浆渗透压升高，从而导致细胞内液外流、细胞内失水；ADH 的作用正好相反。通过促进肾对游离水重吸收导致水潴留，引起稀释性低血 Na、低血浆渗透压＜高血容量，促进水进入细胞内，造成细胞内液增多。由于颅脑损伤影响了下丘脑神经元的功能，引起 ADH 分泌逾常，使 ADH/ACTH 比例失调，导致抗利尿激素分泌失调综合征（sIADH），尿量减少，水潴留，细胞外液扩张，产生稀释性低血钠和低血浆渗透压，引起细胞内渗透压高于血浆渗透压。细胞外水向细胞内移动最后造成细胞内液扩张，这也是颅脑损伤后脑水肿形成的主要机制之一。在 sIADH 发生同时，ACTH 分泌多相对不足。潴钠作用减弱、尿钠排出反而增多，使血 Na^+ 更进一步下降。以下几项指标可作为 sIADH 的诊断依据：①低血钠、血浆 Na^+ <130mmol/L；②高尿钠（≥130mmol/24h）；③低血浆渗透压：血渗透压<270mmoL/（kg·H_2O）；④高尿渗（尿渗/血渗>1）；⑤血 AVP（加压素）升高；⑥严格限水后病情迅速好转。sIADH 的临床表现取决于低血：Na^+、低血浆渗透压的严重程度及进展速度。在慢性低血 Na^+、低血渗时，由于自身调节机制暂时缓解了低渗性脑水肿，在血 Na^+ >120mmol/L、血渗透压≥240mmol/（kg·H_2O）时，可无任可症状，甚至个别患者，血 Na^+ 低于 10mmol/L，也仅有轻度嗜睡；但若低血 Na^+、低血渗发展很快。即使血 Na^+ 高于 120mmol/L，已出现明显症状。首先是恶心、呕吐等消化道症状，随即出现意识模糊、木僵直至昏迷。故对重型颅脑损伤患者应常规监测血 Na^+、血渗及 24 小时尿钠，对早期发现 SIADH 十分重要。

10. 尿崩症（diabetes insipidus） 是一种少见的颅脑损伤并发症。常见于颅底骨折伴有视丘下部损伤的伤员。尿崩症发生的原因是，抗利尿激素作用于肾小管远端，促使水分的再吸收，因而能调节体液。抗利尿激素由下丘脑的视上核及室房核的细胞产生，经垂体束输送于垂体后叶贮存，然后随渗透压感受器的支配而释放入血。当下丘脑垂体系统受损后，垂体后叶抗利尿激素的分泌或释放即出现障碍，引起体液调节机能紊乱而大量排尿。视丘下部损伤者，除表现昏睡、高热、异常出汗、阵发性皮肤潮红、呼吸急促、消化道出血等自主神经功能紊乱征象外，亦可出现尿量骤然大增和严重失水现象。尿崩症要视为视丘下部损害综合征之一。

这类伤员突出表现，为每日尿量增至数千毫升，甚至一万毫升以上。尿比重甚低，在 1.000～1.008 之间，浓缩试验亦难高于 1.010。若为清醒伤员，则大量饮水和烦渴感。自觉头痛、乏力精神萎靡、黏膜及皮肤干燥等征象。症状可因大量饮水而减轻。外伤性尿崩症不难诊断通过测定尿量及尿比重就能确诊。

11. 败血症（septicemia） 此并发症在颅脑损伤患者中并不多见，但后果极为严重、病死率高。发生败血症最常见的原因是：①肺部感染：颅脑损伤患者并发肺部感染比例较高，特别在昏迷或长期卧床患者中更易发生，若未得到控制、易发展成败血症；②颅内感染开放颅脑损伤或伴有鼻窦炎的患者而并发颅内感染，若未能及时治疗，可能发生败血症；③在ICU病房内由于患者的特殊性和因治疗或监护，需要在体内安置某些装置或通道增加了败血症的发病率。颅脑损伤病员并发败血症，其临床表现与其他原因所致者无异。然而由于此类患者常用巴比妥类药物降低颅压，患者可能体温不高和全身反应性下降，使败血症常见表现较为隐匿，以致早期诊断颇为困难，一旦病情恶化即迅速出现感染性休克。

（王宏峰）

第十一节　头伤合并症

（一）口腔颌面部损伤

颅脑与口腔颌面部紧密相连，多数患者在颅脑损伤时伴有不同程度的口腔颌面部软硬组织损伤；而在口腔颌面部损伤时，由于致伤力的传导，有相当部分病员可伴有颅脑损伤，因此神经外科医师应了解口腔颌面部损伤的特点及处理原则。

口腔颌面部的解剖生理特点：①口腔颌面部血管密布，侧支循环丰富，加之骨的支架联结、存在诸多腔隙。外伤后出血明显、止血困难。颈部大血管损伤可发生致死性后果。②口腔颌面部为呼吸道和消化道上口，外伤的骨及软组织移位，血肿、水肿及异物可致上呼吸道梗阻，或血性分泌物的误吸发生窒息。还致咀嚼和吞咽困难。③颌骨结构特点：上颌骨位于颅底和颈椎前，外力常来自前、外方，故上颌骨折骨折块移位方向主要是后下。下颌骨由于升颌肌群附着在下颌升支、降颌肌群附于下颌骨体，因此下颌骨骨折块受不同方向的升降颌肌组牵引而移位。④牙损伤移位可嵌入深层组织、枪伤造成牙体碎裂致继发损伤，增加了打击范围。⑤颞下颌关节是左右联动的关节。下颌骨损伤常伴有颞下颌关节突关节窝损伤，进而造成颅脑损伤。⑥面部神经丰富，损伤时可致面瘫。若腮腺和腮腺导管损伤，可造成涎瘘。⑦颌面裸露，口腔及鼻腔存在病原菌，外伤后易引起创口感染。由于口腔颌面部有其特殊的解剖和生理特点，其临床表现和治疗方法均有其特殊性，故颅脑损伤患者合并口腔颌面部损伤时，应由其专科医师诊治和处理。

（二）五官损伤

闭合性颅脑损伤中头面部作为暴力着力点，而在开放性颅脑损伤中常作为入口，故颅脑损伤常合并五官损伤。

1. 眼损伤

（1）软组织损伤：提上睑肌直接损伤引起上睑下垂，原发性视神经损伤、动眼神经损伤、外伤性散瞳以及 Honer 征均可造成一侧瞳孔散大。

（2）骨损伤：构成眶壁的任何骨均可受累，而眶顶或眶底为眼眶最薄弱部分，最常受累。眶底骨折可能伴随颧骨凹陷骨折或由于眼球被打击，眶内压突然增高达到一定程度，引起爆裂骨折，眶底内侧壁破裂，眼外肌疝入上颌窦及筛窦，引起复视，最后可致眼球内陷，需早期行眶壁修复术。暴力打击颅骨穹隆可产生单侧或双侧眶顶骨折。

（3）眼球贯通伤直接损伤：由于眼球破裂，常见角膜贯通伤，眼内容物部分或全部脱出，在爆炸伤，异物贯通眼球，通过眼眶进入颅内，造成脑伤。眼内异物：清醒伤员异物进入眼内会引起严重不适，而昏迷者可能被忽备，而导致进一步损害。角膜、结膜异物应彻底冲洗、机械去除。无论什么时候，一眼表现有裂伤或穿透伤（无论大小）必须排除球内存在异物可能。异物引起炎症、感染或金属异物化学反应，可致失明。球内感染：重者可产生化脓性眼球内炎或全眼球炎，视力完全丧失。交感性眼炎：被认为是一种自体免疫葡萄膜炎，当一眼因钝挫伤或贯通伤致角膜、巩膜破裂，或眼内异物、感染发生葡萄膜炎，而正常眼亦发生葡萄膜炎，常致两眼失明，后果严重。任何怀疑眼应长期观察，至少一年，一旦诊断确立，应系统治疗。

头伤合并眼损伤，应避免使用散瞳药，至少在初期。

2. 耳损伤 耳郭挫伤，钝器撞击，常致耳郭血肿，血肿不易吸收，常机化，血肿易继发感染，因软骨坏死导致耳郭瘢痕挛缩，形成"菜花耳"畸形（cabbage ear）。

中耳、内耳及部分外耳道均包含在颞骨岩部之中，解剖关系密切，当中窝颅底骨折，特别是颞骨岩部骨折，可出现内耳、中耳损伤。纵行骨折常见，因头部受侧方撞击所致，骨折线与岩部纵轴平行，起自颞骨鳞部，经外耳道后上壁、鼓室顶，沿颈动脉管至颅中窝底棘孔附近，主要造成中耳损伤，鼓膜常有撕伤。临床表现有耳流血，可有传导性耳聋，面瘫较少。横形骨折因头部受前、后方撞击所致。骨折由颅后窝跨过岩部至中窝，主要损伤内耳，临床表现有眩晕、眼震、感音性耳聋外，常见面瘫，有时可见血鼓室，但无鼓膜破裂。

3. 鼻损伤　鼻软骨血肿如未适当处理和引流，可致鞍鼻（saddle nose）畸形。

鼻骨折（nase fracture）：鼻骨突出于面部中央，最易遭受暴力打击，为所有面部骨折中最常见者。临床最易查得：鼻锥偏斜、鼻出血、骨擦感、伴有筛板骨折可造成鼻漏。鼻窦骨折，常见于上颌窦、额窦、筛窦次之，蝶窦最少。鼻窦骨折常合并颅底骨折。

鼻部贯通伤：需注意与颅内是否相通，如有意识障碍、局部神经废损、鼻漏或有脑碎屑局部溢出，均提示有脑损伤。

当颅脑损伤合并鼻损伤，伤员处于昏迷，应防止血液流经咽喉部造成呼吸道梗阻。

4. 喉损伤　喉外伤常同时累及颈部软组织、气管、食管，为颈部外伤的一部分。喉闭合性损伤即喉挫伤，多见于暴力撞击或挤压喉部，常合并喉软骨骨折或脱位，临床表现局部疼痛，说话、吞咽加重，声嘶或失音，呼吸困难甚至窒息，应及时气管切开。

（三）胸腹部损伤

1. 胸部损伤（chestinjuries）　暴力打击胸部或挤压胸部除引起单纯肋骨折外，相邻多条多处肋骨折可引起连枷胸。由于局部胸壁失去肋骨支持而软化，产生反常呼吸运动，即局部胸壁吸气时内陷，而呼气时向外凸出，如软化区广泛尚引起纵隔摆动，这些导致呼吸功能不全、缺氧及二氧化碳滞留，由于影响静脉血液回流，加重循环障碍导致休克。软化胸壁需局部加压包扎固定或牵引固定。

气胸产生常由于肋骨折致肺撕伤，常常导致肺萎缩，降低肺活量，临床表现不同程度呼吸困难，气管向健侧移位，叩诊呈鼓音，呼吸音减弱或消失。由于活瓣机制导致张力性气胸，引起纵隔向对侧移位，产生呼吸循环严重障碍，表现极度呼吸困难和发绀，烦躁不安、休克和昏迷，除非及时处理，否则为致死性的。单纯血胸血气胸，大的血胸可有胸腔积液征象，由于血液丢失，通常伴随有休克。颅脑损伤合并胸部损伤，由于意识障碍，患者平卧，立位胸部 X 线摄片受限，血气胸不易及时发现，对怀疑胸部合并伤者及时进行诊断性胸腔穿刺。对气（血）胸行胸腔穿刺抽气（血）或闭式引流。张力性气胸需紧急处理，用粗针头插入排气，尽快作闭式引流。对胸腔内大血管出血，应剖胸探查止血。

创伤性窒息系因胸部或胸腹部受强力挤压所致，由于胸内压骤升，迫使静脉血在高压下逆流至头、颈及上胸部远心端，引起广泛小静脉及毛细血管破裂，发生弥散性点状出血。由于脑广泛性点状出血，伴发脑水肿，可表现意识障碍，而临床上少有神经局灶体征，呼吸困难不一定突出。多数自行恢复，不需特殊处理。

2. 腹部损伤（abdominal injuries）　常由钝性暴力引起闭合性腹部损伤。实质器官破裂，常见脾破裂，主要表现内出血：面色苍白、脉搏细速、休克。由于血腹，有时可明显腹胀和有移动性浊音，而腹膜炎轻，腹痛不重，腹膜刺激征不剧烈。空腔器官破裂，常见肠穿孔，主要表现腹膜炎，除胃肠道症状外，有明显腹膜刺激征，有时可有气腹征，严重时有感染性休克。由于患者有意识障碍，当腹腔合并伤时可无典型腹肌紧张及反跳痛，应予注意鉴别。伴随腹部损伤的休克，除非证明是别的原因，是由于腹腔脏器损伤引起。由于患者平卧，不能直立位照片，腹部 X 线检查受限，气腹不易及时发现，及早进行诊断性腹腔穿刺，对可疑者应重复穿刺。当有腹膜炎、内出血和诊断性腹腔穿刺或灌洗阳性，应迅速剖腹探查。

（四）脊柱骨盆损伤

1. 脊柱损伤（injuries of the spine）　颅骨通过环枕关节与脊柱相连，因此颅脑损伤与脊柱损伤关系密切。脊柱损伤多数由间接暴力引起，常见致伤原因：高处坠落；重物打击；目前车祸已成为脊柱损伤的重要原因。分为屈曲型损伤；伸直型损伤和挥鞭样损伤。屈曲型损伤最常见，屈典型和伸直型损伤造成骨折、脱位和关节突交锁，挥鞭样损伤常见于交通事故，由于高速汽车突然停车或汽车猛然加速造成。多发伤患者中，颈椎最容易损伤。

胸腰椎损伤，局部疼痛，不能起立，翻身困难，常有棘突后突或驼背畸形。棘突间距加大或排列不在一直线上，颈椎损伤，有项痛，头颈活动受限，肿胀和后突畸形不明显，但有明显压痛，行 X 线摄片，正侧位，必要时张口位和斜位，以明确诊断，挥鞭样损伤有时可未见是明显骨折和脱位。

颅脑损伤合并脊柱损伤最重要的是及时判定脊柱稳定性，凡椎体压缩 1/3 以上、爆裂骨折、骨折脱位（特别是寰枢脱位均为不稳定骨折）。如有怀疑，均应制动，直到确立诊断。

脊柱损伤可合并脊髓损伤，而且脊柱损伤的严重性很大程度上在于脊髓损伤程度。高位颈髓损伤造成四肢瘫及受损平面以下感觉障碍，由于肋间肌瘫痪，胸式呼吸消失仅存腹式呼吸。除摄片以明确诊断外：应注意制动。如有脊髓压迫症可行椎管探查。

2. 骨盆骨折（pelvic fractures）　最常见是骨盆受到前后方向或左右方向挤压，造成骨盆环破裂，引起骨盆环多处骨折或骨折脱位。临床表现疼痛剧烈，不能坐起或翻身，下肢移动时疼痛加重。局部肿胀、皮下瘀斑、压痛均极显著，骨盆挤压或分离均能引起疼痛。骨盆骨折常有较骨折本身更为严重的并发症。腹膜后血肿（retroperitoneum hematoma）首要原因为骨盆骨折，由于腹膜后间隙为疏松组织，出血后广泛扩散，可容纳大量血液，通常超过2000ml。临床表现缺乏特征性，常因合并伤被掩盖，不易察觉难以诊断，突出表现为不能解释的休克，应考虑后腹膜血肿。动脉性出血可迅速致死。需及时剖腹探查。骨盆骨折常致尿道损伤。

（五）四肢损伤

从高处坠落，由于保护性反射，常由肢体着地，颅脑损伤常合并四肢损伤。骨折典型体征易于诊断：畸形（成角、短缩、外旋等）；骨传导音减弱；反常活动、骨擦音或骨擦感。不典型者需用 X 线检查才能确诊。应检查骨折远端有无血管损伤及周围神经功能，在昏迷患者确定周围神经功能是困难的。骨折有些并发症影响患者预后，需及时处理。骨筋膜室综合征：上肢较下肢多，应立即筋膜切开减压。脂肪栓塞是骨折患者比较常见的并发症，典型临床表现常于伤后 2 ~ 3 天发病，头痛、躁动不安、最后昏迷；通常有呼吸急促、发绀和肺水肿；在身体上部、结膜、眼底有点状出血瘀斑。死亡率高。骨折的初期处理应及时夹板固定，以免损伤进一步加重。

（六）多发性损伤

颅脑损伤合并身体其他部分损伤甚为多见，严重头伤一半以上有合并伤。车祸引起的颅脑损伤多是重型颅脑损伤，且多合并伤。

单纯性闭合性颅脑损伤很少出现休克，闭合性颅脑损伤合并身体其他部位损伤则易于休克。当有不能以颅脑损伤解释的休克，首先要考虑合并伤存在。当颅脑损伤合并休克，易将休克引起的意识障碍与脑伤所致神志变化相混淆，而且休克时颅内高压症状的不典型，反之休克也可能被颅内高压掩盖。

颅脑损伤同时有合并伤，处理顺序至关重要，原则是首先处理危及生命的损伤。分三种类型：

颅脑伤重、合并伤轻：本型颅脑损伤为中、重型或合并颅内血肿，表现急性脑受压，而合并伤主要是四肢骨折、稳定型脊柱骨折、单纯肋骨折、颌面部外伤等，休克少。主要是解除脑受压，合并伤的处理留待颅脑伤稳定后，但也不能忽视长骨折、脊柱、骨盆骨折的早期制动和固定。合并伤重于颅脑损伤：多为轻、中型颅脑损伤，合并伤包括多发性肋骨折，合并血、气胸、肝、脾破裂，后腹膜血肿，脊柱骨折伴截瘫等，容易出现休克，治疗原则首先处理合并伤，抗休克及胸、脊柱的急症手术，颅脑伤需要密切观察，注意病情转化可能性。

双重型：损伤严重，合并休克，在纠正休克同时，手术解除脑受压，如有活动性内出血，可先针对危及生命者手术治疗，也可同时进行。

（刘少录）

参考文献

［1］ SUN Ze－lin，C Aden Ka－Yin，C Ling－Chao，T Chao，Z Zhen－Yu，et al. TERT promoter mutated WHO grades Ⅱ and Ⅲ gliomas are located preferentially in the frontal lobe and avoid the midline ［J］. International Journal of Clinical and Experimental Pathology，2015，8（9）：11485－11494.

［2］ SUN Ze－lin，JIA Gui－jun，ZHANG Ya－zhuo. Intracerebellar meningioma with peritumoral cyst in an adult：case report ［J］. Chinese Medical Journal，2009，122（15）：1831－1833.

［3］ Qu Rong－Bo，Jin Hua，Wang Kai，Sun Ze－Lin. Stent－Jail Technique in Endovascular Treatment of Wide－Necked Aneurysm ［J］. Turkish Neurosurgery，2013，23（2）：179－182.

［4］ 戚晓渊，周程艳. 杜仲多糖的均匀设计法提取工艺分析 ［J］. 中国实验方剂学杂志，2011，17（13）：56－59.

［5］ 戚晓渊，丁秀荣，吕虹，康熙雄，刘志忠. 循环内皮干细胞与症状性颅内动脉狭窄关系研究 ［J］. 中国实验诊断学，2011，15（6）：P965－967.

［6］ 戚晓渊，孙泽林，戚素银，王颖，张彦，孙泽辉. 糖尿病视网膜病变患者血清瘦素和脂联素的变化 ［J］. 中国综合临床，2014，30（12）：1287－1290.

［7］ 张赛，李建国. 神经创伤学新进展 ［M］. 北京：人民卫生出版社，2014.

［8］ 景慎东. 实用临床神经外科诊疗学 ［M］. 西安：西安交通大学出版社，2014.

［9］ 李新钢，王任. 外科学（神经外科分册）［M］. 北京：人民卫生出版社，2016.

［10］ 雷霆. 神经外科疾病诊疗指南 ［M］. 北京：科学出版社，2015.

第七章

颅脑创伤的救治

第一节　颅脑损伤患者手术指征

一、概述

1. 头皮开放性损伤的手术指征　头皮开放性损伤应在客观条件许可的情况下，争取24h内清创缝合。由于头皮血运丰富，组织再生和抗感染能力均较强，如未能及时处理，在72h内也可进行清创缝合。伤后72h以上者，视感染情况而定。无明显感染，仍可按早期彻底清创处理；如伤口已化脓，处理仅限于适当扩大伤口，摘除浅表阻塞性异物，使引流通畅，待感染消退后行二期手术。但具体情况应具体分析。根据临床实践，也有在伤后1周以上，伤口已有感染，经清创后全部或部分缝合头皮，并放置引流而获得一期痊愈。合理选择和早期应用抗生素是十分重要的。

2. 颅骨骨折的手术指征　单纯线性骨折或粉碎性骨折不伴有凹陷时，不需手术治疗。凹陷性骨折或粉碎性骨折深度达0.5cm以上，尤其是位于运动、语言等重要功能区时宜尽早手术整复，以防局部脑皮质受压过久退变萎缩，引起癫痫、失语等并发症。如陷入深度不超过0.5cm、重要脑功能区未累及、无症状和体征者，无须手术。位于上矢状窦、横窦表面之凹陷骨折，如未引起静脉窦受压表现，可保守治疗。如骨折片刺破静脉窦，按静脉窦损伤做手术处理。术中注意防止大出血，术前应做好大量输血的准备。

3. 脑挫裂伤的手术指征　脑挫裂伤一般采用保守治疗，但广泛性脑挫裂伤（体积>50mm³），并发严重蛛网膜下隙积血和脑水肿造成颅内压升高，进行性意识下降、经保守治疗无效时，应早期清除失活的挫碎脑组织和血凝块，并行去骨瓣减压术，叫早期控制颅内高压并减少迟发性颅内压增高和晚期脑积水的发生。尽量采用标准外伤大骨瓣术，必要时行颞肌切除，保留颞肌筋膜与硬脑膜减张缝合。双侧脑挫裂伤患者应该行双侧标准外伤大骨瓣减压术。

4. 颅内血肿的手术指征　颅内血肿有幕上、幕下之分，按部位深浅又分为硬膜外、硬膜下、脑内及脑室内。决定颅内血肿患者是否施行手术的关键因素包括是否有明显颅内压增高、患者的神经功能状态（意识水平和神经体征）、影像学征象（如血肿大小与部位）以及颅外合并损伤的程度。

当颅内血肿进行性扩大造成明显占位效应使病情快速恶化时，无疑具有明确的手术指征。一般认为，幕上血肿量 >30ml（颞部血肿 >20ml），血肿厚度10mm，CT扫描提示中线向对侧移位 >5mm，基底池受压，临床有明显颅内压增高征象者，应行急诊手术。幕上出血量 <20ml，中线移位 <3mm，脑室无明显受压且意识、生命体征稳定、无局灶神经征象者，可在严密监护下行保守治疗。幕下血肿因颅后窝体积有限、代偿容积有限，血肿量 >10ml时，即应早期手术。

对处于临界值的颅内血肿，是否手术存在争议。针对硬膜外或硬膜下血肿，厚度介于5~10mm、GCS评分9~13分的病例，如累及语言区皮质（如优势侧颞叶）或邻近中央区者，可先考虑非手术治疗。同样，病变限于深部白质或基底节区也可先予保守治疗。但患者出现意识恶化、瞳孔异常、偏瘫加重或CT证实基底池消失、血肿扩大造成明显占位效应时应行急诊手术。病情稳定或意识改善行保守治疗的病例，应随时复查CT。对于伤后首次CT检查发现脑挫伤或颅骨骨折者，3d内应每4~8小时行CT复查，及时发现迟发性血肿的可能并加强监护。当病情出现迅速恶化表现时应急行CT复查或直接送手术室手术。另一类适于首选保守治疗的是半球间的硬膜下血肿、无神经功能损害的患者，因手术有损伤矢状窦的危险。

5. 脑神经损伤的手术指征　脑神经损伤多采用保守治疗，仅少数需手术治疗。

（1）视神经损伤：凡颅脑创伤后立即发现因视神经管或其附近骨折合并视神经损伤者，应争取在伤后7~10d内作视神经管开放减压术，最迟不超过2周。一般认为时间过迟，可发生视神经纤维变性，甚至坏死，手术效果较差。也有报道认为即使视神经部分萎缩，只要未完全失明；或视力、视野进步后又趋向退步的病例，即使受伤100d以上，仍可试行手术。但伤后立即无光感，已达30d以上，而且视盘苍白者，则不宜手术。

（2）面神经损伤：对伤后立即出现的完全性面瘫、CT扫描发现岩骨骨折造成面神经管明显不连续时，应尽早将面神经管磨开，行面神经减压术。对于迟发性面瘫，若面神经肌电图检测证实面神经有严重变性迹象（通常标准为面神经肌电刺激反应完全丧失或神经肌电图电位降低达90%以上），亦应尽早手术探查。完全性面瘫持续时间较长者，可行神经吻合术：包括面-副神经吻合术及面-舌下神经吻合术。

6. 外伤性脑脊液漏的手术指征　外伤性脑脊液漏多数可经非手术治疗而自行愈合。伤后立即发生的急性脑脊液鼻漏80%~85%可望在1周内自行停止漏液；外伤性耳漏则几乎都可在5~10d内愈合。脑脊液漏延续4周以上仍不愈合者，应考虑行漏口修补术。术前漏口定位十分重要。CT颅底薄层扫描和腰穿造影是漏口定位的主要方法。漏口位于颅前窝、颅后窝以及术前漏口尚不能定位者，均需开颅行颅内修补。术前已明确脑脊液鼻漏来自蝶窦者，可经蝶窦修补。如脑脊液漏合并感染者，应待炎症完全消退后再行手术。

7. 合并伤的手术指征　颅脑创伤合并其他脏器严重创伤时，原则上应优先处理危及生命的损伤。当颅脑创伤和合并均有危象时，应同时一并处理。在这类严重多发伤手术中，可分两个手术组同时做开颅和合并伤紧急手术。例如，合并颈部动、静脉损伤或气管破裂时，出血可能注入气管发生窒息，应立即止血和修复。合并胸部损伤时，可出现张力性气胸或血气胸，应尽快作胸腔闭式引流，必要时，还可开胸探查。合并腹腔脏器内脏伤时，如患者出现休克，务必在补充血容量、纠正休克的同时，迅速剖腹探查，查明脏器伤情并制止出血。长骨骨折累及大血管损伤者亦应及时手术。

二、论点形成过程

通过 MEDLINE 检索，输入关键词为颅脑损伤和手术指征，共发现相关文献 1 220 多篇。另外，还参照了 Youmans：Neurological Surgery（1994）及 Kaye：OperativefVeurosurgery（2000）等多部专著、中国颅脑创伤手术指南（2009）和颅脑创伤去骨瓣减压中国专家共识（2013）。

（杨建权）

第二节　颅脑创伤患者颅内压监护指征及方法

一、概述

颅内压（intracranial pressure，ICP）是指颅腔内容物对颅腔壁所产生的压力，也是颅腔内的压力与大气压之间的压力差。颅腔的容积是固定的，颅腔内容物（包括脑组织、脑血流和脑脊液）无论是在生理或病理情况下均可发生变化，从而导致 ICP 的变化。颅脑创伤患者常因多种原因导致 ICP 改变，因此，ICP 是颅脑创伤患者的一项重要观察指标。

（一）量化监测颅内压

颅内高压分为轻、中、重 3 型。

ICP 分级：①正常，压力为 0.67～2.0kPa；②轻度增高，压力为 2.1～2.67kPa；③中度增高，压力为 2.8～5.3kPa；④重度增高，压力 >5.3kPa。

（二）了解颅内压容积代偿能力

在病理条件下，颅内容积增加的早期，由于机体有较强的容积代偿功能，ICP 可不增高或增高不明显。随着颅内容积的进一步增加，代偿功能逐渐耗竭，当发展到一临界点，即使少量容积增加都将引起 ICP 明显上升。压力 - 容积关系可以从颅内的顺应性及回缩性来预测，顺应性代表颅腔代偿空间，回缩性是顺应性的倒数。压力容积指数也能反映 ICP 的代偿情况。

（三）早期发现颅内病变，及时予以处理

在 ICP 轻度增高及中度增高的早期，生命体征（心率、呼吸、血压等）、神志、瞳孔尚无明显变化，但 ICP 监测能明确显示 ICP 增高以及增高的程度。因此，ICP 监测可以在颅内高压出现相关症状、体征之前，早期发现 ICP 增高的程度，以便进一步检查，如 CT 扫描，有利于早期发现颅内病变，有助于早期诊断，并及时予以处理。

（四）监测脑灌注压与脑血流量

脑血流量（cerebral blood flow，CBF）大小取决于脑灌注压（cerebral perfusionpressure，CPP），而 CPP 与平均动脉压（1VIAP）、ICP、脑血管阻力（CVR）等因素密切相关。CPP = MAP − ICP。CBF =（MAPICP）/CVR = CPP/CVR。CPP 正常值为 9.3～12.0kPa。这时脑血管自动调节功能良好，如因 ICP 增高导致 CPP 下降时，能通过血管扩张使 CVR 降低来维持 CBF 在正常范围内。但当 ICP >5.3kPa、CPP <6.7kPa 时，脑血管自动调节功能失调，脑血管不能相应扩张，则 CBF 急剧下降。当 ICP 上升接近 MAP 水平时，脑血流几乎完

全停止，患者处于严重脑缺血状态，患者可在20s内进入昏迷状态，4～8min可能进入植物生存状态，甚至死亡。因此，在监测ICP的同时监测MAP，获得CPP信息，有可能及时治疗及预防上述情况的发生。

（五）指导治疗

ICP监测对指导治疗颅内高压有重要意义，医师可根据ICP随时调整治疗方案。大量资料表明，所有控制ICP的方法均有不良作用。但在没有ICP监护的指导下，盲目的、长时间的过度换气，$PCO_2 < 3.3kPa$可能会因脑血管收缩造成脑缺血，导致不良预后。在没有ICP监护的指导下，短期内大剂量使用甘露醇，不仅可能导致肾衰竭，而且可因其蓄积、漏入脑组织间隙反而加重脑水肿。在严重的颅内高压病例中，可以应用巴比妥类药物进行昏迷治疗，此时应根据ICP监测的数值，决定用药剂量、是否继续或终止这一疗法。在应用脑室内置管法监测ICP的同时，可以进行脑脊液引流，引流出血性脑脊液，减轻脑水肿，降低ICP，并可减少脑积水发生的机会。通过ICP监测，有利于及时发现迟发性的手术后再出血或其他引起ICP增高的病变，及时采取手术治疗。另外，通过ICP监测，还可以借此监测CPP，对于调整治疗方案有重要意义。综上所述，ICP监测在指导治疗中起着非常重要的作用。

（六）提高疗效，降低病死率

ICP监测能够早期发现ICP增高，及时指导应用降ICP措施，在合理应用降ICP药物，脑室内置管法监测ICP的同时，还可以引流出血性脑脊液，减轻脑水肿，降低ICP，提高CPP。如果ICP监测提示ICP已明显增高，早期行头颅CT检查，早期发现颅内病变，早期手术处理，可明显提高治疗效果，降低颅脑创伤病死率及致残率。

（七）判断预后

可以通过ICP监测来观察治疗效果，判断预后。临床上应争取控制ICP < 4.0kPa；若通过相关治疗后，ICP仍 > 5.3kPa，患者将难以救治。

二、论点形成过程

通过MEDLINE、《中文科技期刊数据库》检索1990年1月1日至2013年12月31日文献，输入关键词：脑外伤、颅内压及颅内压监测，发现相关文献3141篇，其中英文3068篇，中文73篇。对上述文献浏览后，对其中61篇文章进行重点阅读，取其精华，并进行综述。

三、科学基础

（一）支持和反对ICP监测的证据

大多数学者认为重型颅脑创伤患者行ICP监测有助于提高治疗效果，故提倡使用ICP监测技术。1982年，Saul和Ducker报道127例ICP > 2.7～3.3kPa、GCS ≤ 7分患者行甘露醇及脑脊液引流治疗的前瞻性研究，另外106例重型颅脑创伤患者接受相似的治疗，但控制ICP在较低水平（2.0kPa）。他们发现高颅内压组患者病死率为46%，而低颅内压组患者病死率为28%（P < 0.000 5）。1989年，Colohan等报道弗吉尼亚大学医学院和印度新德里医学中心颅脑创伤预后的比较研究（美国822例，新德里511例）。两个中心中（GCS运动评

分为1分）患者预后均差，而按吩咐动作（GCS运动评分为6分）预后均良好；具有肢体伸直、异常屈曲或屈曲回缩（GCS运动评分分别为2、3、4分）的患者在美国弗吉尼亚大学医学院的患者病死率（40.9%）低于新德里患者的病死率（56.2%）；对疼痛刺激定位（GCS运动评分为5分）患者的病死率存在显著差异，新德里患者的病死率（12.5%）比弗吉尼亚大学医学院的患者病死率（4.8%）高2.5倍（P<0.01）。他们认为弗吉尼亚大学医学院运用ICP监测以及较好的重症监护条件可能是导致差异的主要原因。Ghajar等报道一组34例ICP>2.0kPa行ICP监测和脑室引流患者与一组未行ICP监测及未用ICP治疗患者的非随机化比较性研究，结果提示，监测组病死率为12%，而非监测组病死率为53%。美国14组脑外伤病例分析也提示行脑室引流可降低ICP和病死率，如常规脑脊液引流患者病死率为21%，偶尔行脑室脑脊液引流患者的病死率为35%，而不行脑室脑脊液引流患者病死率为43%。2010年，Stein等报道，通过积极的ICP监护和治疗，病死率降低了12%（P<0.001），结果改善6%（P=0.015），结果证明，通过积极的ICP监护和治疗，可明显改善患者预后。2013年，Tai-Hsin Tsai等对66例重型颅脑创伤患者进行回顾性分析，结果发现，ICP和CPP监护组患者预后明显优于对照组（P<0.001），病死率明显低于对照组（P=0.016）。2013年，Peep等报道了总共216例sTBI患者，他们均符合脑创伤基金会制定的ICP监护标准，101例行ICP监护，115例未行ICP监护，比较两组患者总的病死率、脑疝导致的病死率，结果发现，未行ICP监护组总的病死率明显高于ICP监护组（为53.9% Vs32.7%，校准P=0.019），脑疝导致的病死率也高于颅内压监护组（为21.7%Vs12.9%，校准P=0.046）。国内学者，1996年，张文德等报道100例重型颅脑创伤（GCS 3~8分）患者，50例为ICP监护组，50例为对照组，结果发现，ICP监护组中8例ICP<2.0kPa、CPP>9.3kPa外，余42例均有不同程度的ICP增高与CPP降低，这些患者分别为创伤性颅内血肿、广泛性脑挫裂伤、继发性脑水肿或脑肿胀等，均采取积极的手术及综合治疗，预后良好，病死率为14%，对照组预后较差且并发症较多，病死率为28%。江基尧教授在2002年美国神经损伤杂志上发表论文，分析846例重型颅脑创伤患者的临床资料，评价低氧血症、年龄、GCS评分、瞳孔和ICP变化等指标与患者预后的关系。结果表明，ICP<2.7kPa的患者病死率为13.76%，恢复良好率为29.36%；ICP>5.3kPa的患者病死率为40.43%，恢复良好率为9.57%，两者相差具有统计学意义。临床研究资料充分表明，颅内高压增加重型颅脑创伤患者的死残率。2008年，胡群亮等报道了2 058例重型颅脑创伤行颅内压动态监护治疗，观察ICP与患者生命体征、临床表现和预后的关系，分析ICP对脑室外引流及其降ICP治疗措施的指导作用，结果发现，持续ICP监护未并发严重的颅内感染及出血，脑室外引流对持续ICP增高者有显著的治疗作用，ICP值与患者预后呈显著负相关。

ICP监护在急性重型颅脑创伤中已广泛应用，但是在急性轻型或中型颅脑创伤中应用一直存在争议。但是，国内一些学者在急性轻型或中型颅脑创伤治疗中果断尝试应用ICP监护，取得比较好的治疗效果。2002年，李增惠等报道71例急性中型颅脑创伤患者，35例行ICP监护，36例行常规治疗，观察两组治疗效果。结果表明，ICP监测能及早发现病情变化，可降低致残率和病死率，有效提高疗效，改善预后。2004年，张银清等报道125例无手术指针的急性中型颅脑创伤（GCS 9~12分）患者，随机分成ICP监护组和对照组，观察两组患者临床治疗效果，结果显示，ICP监护组，脱水剂的使用量、使用时间及临床疗效均优于对照组（均P<0.05）。2004年，武宇鼎等报道100例急性轻型颅脑创伤（GCS 13~15

分）患者，随机分成 ICP 监护组 50 例，对照组 50 例，观察两组患者的治愈率和常见并发症（肾功能不全、上消化道出血、应激性高血糖和颅内感染）的发生率。结果显示，ICP 监护组治愈率明显优于对照组，并发症的发生率明显低于对照组。2008 年，胡群亮等报道了 4050 例颅脑创伤患者进行 ICP 动态监护，其中轻型、中型、重型颅脑创伤分别为 784、2 208 和 1 058 例。分析 ICP 监护与患者预后的关系，结果发现，ICP 值与患者的预后呈明显负相关，ICP 监护可较好地指导疾病的早期治疗，也能为预后评估提供重要的参考依据。

但有人认为 ICP 监测不能提高重型颅脑创伤患者疗效，故反对使用 ICP 监测在临床应用。1983 年，Stuart 等报道澳大利亚昆士兰的 100 例重型颅脑创伤患者未使用 ICP 检测技术的前瞻性研究。该组患者病死率为 34% ，49% 患者恢复良好或中度残疾。他们认为不用 ICP 监测技术和不采用强化降低 ICP 治疗方案也可取得满意的结果，质疑 ICP 监测技术的价值何在？当然，这组临床资料无同期对照，缺乏说服力。1986 年，Smith 等报道 80 例重型颅脑创伤（GCS≤8 分）随机化前瞻性研究。Ⅰ组 ICP > 3.33kPa 接受甘露醇治疗，ICP > 4.67kPa 接受苯巴比妥治疗。Ⅱ组不采用 ICP 监测，只经验性地给予甘露醇 0.25g/（kg·2h）治疗。结果发现Ⅰ组患者病死率为 35% ，Ⅱ组为 42%。虽然Ⅰ组预后较好，但并无统计学显著性差异。2012 年，Chesnut 等在《新英格兰医学杂志》上发表了一篇文章，报道了 324 例重型颅脑创伤患者随机分成基于 ICP 监护治疗组和基于影像学 - 临床检查治疗组，结果发现 6 内病死率、ICU 治疗时间无差异，两组严重不良事件也无差异，但脑特异性治疗比如高渗液体和过度换气的使用影像学 - 临床治疗组明显高于 ICP 监护组。对这篇文章的结果有学者持反对意见，指出这篇文章缺乏普遍性，因为这些临床病例都来于南美国家的 ICU，存在院前急救水平相对落后，病例选择也欠妥等问题。另外，他们的 ICU 治疗与美国和欧洲都不一样，脑室外引流作为降低 ICP 的一项有效治疗措施，在这两组患者中使用得都非常少，分别为 1% 和 2%。

（二）有关 ICP 监护技术方法

19 世纪后期创用的腰椎穿刺测量 ICP 的方法一直沿用至今，已成为传统的、标准的检测方法。但是对于颅内高压患者，腰椎穿刺有导致发生脑疝的危险；一旦脑疝形成，由于脊髓的蛛网膜下隙与颅内蛛网膜下隙的连接部位被脑疝阻挡，此时腰穿压力不能反映 ICP 真实情况，因而临床上应慎用。

根据压力传感器是否直接置于颅内，ICP 监测可以分为下列两类：①植入法，经颅骨钻孔或开颅，将压力传感器直接植入颅内；②导管法，将导管置入脑室、脑池或蛛网膜下隙，传感器在颅外，它与导管中充填的液体或脑脊液接触进行测压。不同的压力传感器均将颅内的压力转换为电信号、数字，再经放大，即能显示并记录 ICP。

从科研和临床两方面看，ICP 监测可以分为无创及有创两大部分。无创的方法有多种，如采用前囟测压、测眼压、经颅多普勒超声测脑血流、生物电阻抗法、鼓膜移位测试法、闪光视觉诱发电位监测颅内压等，但无创 ICP 监测尚处于研究阶段或作为临床上一种 ICP 辅助测量措施。目前，临床上应用最多的 ICP 监测主要以有创 ICP 监测为主，主要包括脑室内置管法、脑实质内光纤传导检测法、蛛网膜下隙法、硬膜下法和硬膜外法 5 种方法。

ICP 监测的正常波形为一平直曲线，振幅稳定，主要来自脉络丛的波动，其波形与脉搏浪类似。随着 ICP 的增高，常可见到 3 种波型：①A 波，又称高原波，压力陡然上升至 6.7～13.3kPa，持续 5～20min 甚至更长时间后，又迅速降至原来甚至更低水平。它提示颅腔代偿容积接近衰竭，颅内情况恶化。②B 波，每分钟出现 0.5 ~ 2 次，振幅 ≥ 0.67kPa，是 A 波的前奏，提示颅腔代偿容积功能下降。③C 波，每分钟出现 4 ~ 8 次，振幅 < B 波。其临床意义待定，有人认为与全身动脉压不稳定有关；也有人认为 C 波可见于正常人而无明显病理学意义。

1. ICP 监护仪的精确性和稳定性 医学仪器进展联合会（AAMI）与神经外科协会确定了 ICP 监护仪的美国国内标准。这一标准的目的是提供确定 ICP 监护仪的安全性和有效性的方法。

按照 AAIVII 的标准，ICP 监护仪应该具有以下特性：①压力范围：0 ~ 13.3kPa；②精确度：在 0 ~ 2.67kPa 范围内误差为 0.27kPa；在 2.7 ~ 13.3kPa 范围内最大误差为 10%。现代 ICP 监护仪采用外接测压装置、导管顶端压力感受器，或导管顶端光纤 ICP 测定技术来进行压力传导。外接测压装置是经充满液体的导管与患者的颅内脑室系统相连接，而导管顶端传感器技术的探头则可放置在颅内任何部位。外接测压装置是精确的，并可以再校准，但液体的阻塞可以引起精确度下降。另外，外接测压装置必须被持续地维持在一个相对于患者头部的固定参照点上，以避免测量上的错误。导管顶端传感器或光纤颅压测定系统须在插入颅内前进行校准，一旦插入后就不能再作校准。如果探头测定漂移，且不能再校准，则将造成测量不精确，尤其是 ICP 探头已经使用几天后这种情况更容易发生。在脑实质内应用光纤压力传感器和其他压力传感器的压力传导有可能造成明显的 ICP 测定的漂移。然而，近来在患者中尝试应用一种新的导管顶端压力传感器的 ICP 监护仪，证实在平均 4d 以上没有明显的测定漂移。可以通过将压力传感器探头放入脑室导管的腔内，并与被测试监护仪上液体压力的读数相比较来评价压力传感器装置的精确性。以这种形式测试的导管顶端光纤 ICP 感受器和其他 ICP 监护装置，与脑室 ICP 读数相比较，存在着一定的差异（> ±0.27kPa）。

2. ICP 监护仪探头在颅内的最佳部位 根据 ICP 监测仪传感器或导管放置在颅内的不同部位，又可分为脑内室法、脑组织内法、蛛网膜下隙法、硬膜下法和硬膜外法。其中以脑室内法最常用、最准确；其次为硬膜外及硬膜下法。下面介绍其中常用的 3 种方法：①脑室内导管法。一般认为它是"金标准"，它能准确地记录 ICP、压力曲线及波形，并可进行脑脊液引流、促进脑水肿液的廓清及脑室内注药，具有诊断和治疗双重价值。其方法简单，可使用快速颅锥床旁钻孔，将导管插入侧脑室前角进行 ICP 监测，利用三通接头，可同时进行控制性、持续性、密闭式引流将 ICP 控制在合理范围内。②硬膜外法。此法将压力传感器植入至颅骨与硬膜之间来监测 ICP。由于硬膜能防止脑内感染，因此较为安全，但如果传感器与脑膜贴合不严密，可导致测压不准甚至监测失灵；传感器可因硬膜受刺激而增厚，使其敏感性逐日下降。此外，如传感器楔入颅内过多可产生楔入压而使记录的 ICP 偏高。③硬膜下法。此法将压力传感器植入硬膜与蛛网膜之间来监测 ICP。此法测得的 ICP 较硬膜外法准确，但发生颅内感染的机会多，临床上较少使用。

3. 并发症 ICP 监护仪并发症包括感染、出血、功能障碍、阻塞和移位。大部分临床研究将感染定义为在脑室和蛛网膜下隙放置 ICP 监护系统的导管中脑脊液细菌培养阳性或颅内装置细菌培养阳性。更确切的定义应该是装置的细菌移生（colonization），因为在有关 ICP 监护仪装置发生临床明显的颅内感染的前瞻性研究中没有类似的报道。在 ICP 探头植入 5d 后，ICP 装置的细菌显著增加，临床可以通过拔除装置进行治疗。液体传导 ICP 装置的冲洗会显著地增加细菌污染和感染的机会。一项研究报道发现细菌污染和感染的机会从 6% 增加到19%。脑室系统细菌移生的平均发生率为5%（0~9.5%），蛛网膜下隙为5%（0~10%），硬膜下为4%（1%~10%），以及在脑实质内放置导管顶端压力传感器或光纤探头分别为11.7%和6.6%。尽管这些研究证实所有ICP装置放置时间过长将增加细菌移生，但临床上发生严重的颅内感染并不常见。

ICP装置导致颅内出血并不多见。为了评价颅内血肿的发生率，5篇报道颅内出血平均发生率为1.1%另外，有3篇有关脑实质内光纤导管顶端装置报道颅内血肿发生率平均为2.8%。有人认为各种ICP装置引起颅内血肿发生率为1.4%，其中0.5%颅内血肿需要手术清除。

在液体传导的脑室导管、蛛网膜下隙导管或硬膜下导管中的功能障碍和阻塞分别报道为6.3%、16%和10.5%。ICP测定值>6.65kPa，可观察到较高的阻塞发生率和使ICP信号无法传出，监测失败率介于2.26%~10%之间。

四、小结

（一）ICP监测指征

所有重型颅脑创伤（GCS 3~8分）头颅CT扫描显示有异常的患者，这些异常包括：颅内血肿、脑挫裂伤、脑肿胀、脑疝或基底池受压，无论是术前还是术后都应行ICP监测。GCS评分3~8分，即使头颅CT扫描未见异常，但有下列情况者：年龄>40岁、一侧或双侧运动异常（异常屈曲或伸直）、收缩压<12.0kPa。接受巴比妥治疗或低温治疗者，可行ICP监测。当患者使用大剂量镇静剂出现意识状态改变时，应行ICP监测。轻型或中型颅脑创伤（GCS 9~15分）不是常规ICP监测的指征，但伤后复查头CT发现损伤灶扩大，病情加重但尚不需要手术的患者，可行ICP监测。另外，伤后曾有休克、低氧血症或高碳酸血症者，往往会出现脑水肿加重及ICP增高的趋势，ICP监测也有价值。

（二）ICP监测的意义

（1）诊断方面的意义：主要是有助于早期诊断。ICP的高低与GCS和（或）生命体征之间无始终一致的相关性，当ICP<4.0kPa时，由于颅内容积代偿尚能发挥一定的作用，可能其临床表现较轻；当ICP达4.0~5.3kPa时，由于颅内容积代偿功能濒于衰竭，此时ICP与临床表现呈密切相关，故单纯从临床表现来推断颅内高压有时是不可靠的。ICP监测可以动态地反映颅内压力改变，通过监测，可以明确ICP是否异常及ICP增高的具体程度（轻、中或重度）。ICP增高常先于临床表现，故ICP监测可更早地发现颅内高压，及时行头颅CT检查，能够早期发现颅内病情变化（颅内血肿增大、脑水肿加重、中线移位、基底池受压、脑积水等），有助于早期诊断。

（2）治疗方面的意义：①通过ICP监测，能够准确了解颅内压力变化，指导合理降颅压措施，减少治疗的盲目性，如果颅内压为正常线，可能不用或少用脱水治疗，避免不必要的用药，并减少药物的不良反应；②在应用脑室内置管法监测ICP的同时，可以进行脑脊液引流，引流出血性脑脊液，减轻脑水肿，降低ICP，并可减少脑积水发生的概率；③通过ICP监测，有利于及时发现迟发性的、手术后再出血或其他引起ICP增高的病变，以便及时采取手术治疗；④通过ICP监测，还可以借此监测CPP。

（3）判断预后方面的意义：ICP监测可以用来观察治疗结果、判定预后。在治疗颅内高压的过程中，可根据 ICP 监测了解治疗效果。临床上应争取将颅内压控制在 < 4.0kPa；若通过相关治疗后，ICP 仍 > 5.3kPa，患者将难以救治。

（三）ICP 监测方法的性能比较

ICP 监测的方法包括脑室内置管法、脑实质内光纤传导检测法、蛛网膜下隙法、硬膜下法和硬膜外法 5 种方法。脑室内置管、外接引流管及传感器装置是最可靠、经济、最精确的 ICP 监测方法，并可行脑脊液外引流，降低 ICP，减轻脑水肿。脑实质内光纤传导监测法虽可以提供类似脑室内置管法所提供的 ICP 信息，但其价格昂贵，数值容易浮动，监测期间无法校对，但在脑室内法无法实施时可作为替补方法。蛛网膜下隙、硬膜下、硬膜外监测 ICP 法不准确，现已废弃不用。脑室内 ICP 监测法引流颅内感染或出血极为罕见，不应成为阻止该方法使用的原因。

（四）ICP 监测提供的信息及其作用

（1）直接提供压力数据，根据此数据，可了解患者 ICP 是属于正常还是增高，是轻度、中度还是重度增高。

（2）ICP 波形：①A 形，即高原波形，说明患者颅内容积代偿功能已接近衰竭。②B 形是 A 形的前奏。③C 形为低辐慢波，每分钟 4 ~ 8 次，被认为是独立于呼吸运动的血管搏动，可见于正常人无病理学方面的重要性，其确切的发生机制尚不清楚。

（3）反映颅内压力 - 容积关系。顺应性代表颅腔的代偿空间，即承受颅内容物增加的潜力；回缩性是顺应性的倒数。根据容积压力指数，可以计算颅内的顺应性。

五、主要依据

不同 ICP 监护仪方法的精确性和稳定性比较见表 7 - 1。

表 7 - 1 不同 ICP 监护仪方法的精确性和稳定性比较

作者及年份	研究概要	结论
Anru 1992	100 例患者应用脑实质内光纤导管顶端 ICP 监护仪的前瞻性研究	每天基线漂移 40Pa
Chambers 1992	患者同时记录 20 例脑室内液体传导与在脑室导管顶端脑室光纤导管顶端压力传感器 ICP 的比较	60% 光纤装置的 ICP 读数与脑室液体传导 ICP 相差在 0.27kPa 内
Czech 1993	15 例患者应用脑室内液体传导 ICP 监护系统和硬膜外气体 ICP 监护仪的 ICP 同时记录比较	硬膜外 ICP 与脑室 ICP 差异在 1.6kPa 内
Gambardella 1992	18 例患者进行脑实质内光纤导管传感器与脑室液体传导 ICP 读数之间的比较	55% 的实质内光纤 ICP 读数与脑室 ICP 值差值为 ±0.67kPa
Gopinath 1995	评价一种新的导管顶端压力传感器测定的精确性和漂移，在 25 例患者的脑室导管腔内置入该装置	平均 4d 以上未记录到明显测量漂移，与脑室内 ICP 读数比较，该装置的精确性为 63%（< 0.27kPa）
Piek 1990	13 例同时从脑实质内导管顶端压力传感器和脑室液体传导导管中进行 ICP 记录比较	脑实质内 ICP 测定值一般较脑室 ICP 低 0.53 ~ 1.06kPa

作者及年份	研究概要	结论
Schickner 1992	10 例患者脑实质内光纤导管压力传感器装置与脑室液体传导导管之间行 ICP 监测比较	66% 的脑实质内光纤测定值超过脑室内 ICP，21% 低于脑室内压。最大绝对压力差异达到 5.3kPa
Brain Trauma Foundation 2000	ICP 监测的临床价值	①帮助早期发现颅内占位病变；②制止滥用降脑脊液药物；③经脑脊液引流降低 ICP，改善 CPP；④帮助预测预后；⑤提高治疗效果
Birch 2006	ICP 监护措施之间的误差比较	脑室内引流管行 ICP 监测会出现较明显的误差，主要原因在于引流管存在压力差，关闭引流进行测量可以获得较为接近实际的 ICP 值
钱惠农 2006	经颅多普勒超声（TCD）检测重型颅脑创伤患者颅内压	TCD 可以无创监测颅脑创伤患者 ICP 的升高，对临床治疗和预后评价有重要指导意义
江基尧 2002	对 846 例重型颅脑创伤患者预后因素分析	ICP < 2.66kPa 患者病死为 13.76% 恢复良好率为 29.36%；ICP > 5.3kPa 的患者病死率为 40.43%，恢复良好率为 9.57%
黄国栋 2005	经颅多普勒超声无创检测中、重型颅脑创伤患者的脑血流动力学变化与 ICP 和脑灌注压的关系	无创脑血流动力学检测可实时反映 ICP 和 CPP 的变化，可作为 ICP 和 CPP 监测的一种有效办法
周青 2007	无创颅内压监护仪在颅脑创伤中的应用	无创 ICP 监测仪测得的 ICP 与腰穿测得的 ICP 结果比较差异无意义
胡群亮 2008	2 058 例重型颅脑创伤 ICP 动态监护分析	ICP 监护有助于 sTBI 患者病情变化的及时、正确判断，能为临床医师制定治疗方案及患者的预后评估提供重要的参考依据
王延民 2009	颅脑创伤皮质诱发电位 FVEP 无创 ICP 监测的应用及其意义	FVEP 无创 ICP 监测可以较准确反映颅内压

（程 锦）

第三节 颅脑创伤患者颅内高压治疗阈值与方法

一、概述

ICP 治疗需要用定量指标进行评估。重型颅脑创伤后 ICP 对预后的影响有以下两方面：①影响脑灌注压（CPP）；②引起颅内占位效应。由于人们可通过控制性提高动脉压力提高 CPP，因此，ICP 的阈值是造成脑疝形成的主要决定性因素。提出控制颅内高压阈值的目的是使在防治脑疝形成的同时，也应防止医源性过度降 ICP 而引起不良后果。

ICP 是指颅腔内容物（脑组织、脑脊液和血液）对颅腔壁产生的压力，它由液体静力压和血管动脉压两个因素所构成。正常成年人在侧卧时的腰椎穿刺或平卧时侧脑室内的压力为 0.7 ~ 2.0kPa，儿童为 0.5 ~ 1.1kPa。如 ICP 持续升高在 2.0kPa 以上则称之为 ICP 增高。急性 ICP 增高是指 ICP 急剧升高超过机体的代偿功能，发生失代偿的一种病理学情况。它是神经外科患者较常见的危重急症，如得不到及时、正确的处理，将会造成严重继发性脑损害，甚至危及生命。

根据 Monroe – Kellic 原理，颅腔是一个容积相对固定的骨腔。在颅腔内，脑组织、脑脊液和血液三者所占容积保持着相对恒定的比例关系，以维持正常 ICP。当脑组织肿胀、颅内占位性病变，或脑脊液分泌过多、吸收障碍、循环受阻，或脑血流灌注过度等均可引起 ICP 增高。

ICP 增高的治疗有以下两方面。

（一）病因治疗

颅内高压的病因治疗是最理想和有效的治疗方法，如及时处理广泛的颅骨凹陷骨折和清除颅内血肿或脑脊液积聚，通过去除病因，ICP 增高症状即可消失，ICP 恢复正常。

（二）对症治疗

在进行病因治疗过程中或不能完全去除病因时，应及时针对不同情况采取对症处理措施，以暂时缓解 ICP 增高症状，防止病情急剧恶化。常用的对症治疗方法包括以下。

1. 扩大颅腔容积　常用的扩大颅腔容积的方法有颞肌下减压术、手术骨窗减压术等。但因本手术是对症处理的手段，虽然可以达到暂时缓解 ICP 增高和改善病情的目的，但毕竟不是病因治疗的根本方法，因此应慎重选择。

2. 缩小颅内容物容积　缩小颅内容物容积的措施主要有：控制脑水肿，对创伤性脑水肿早期可适当选用高渗性脱水剂，如甘露醇、山梨醇、血浆清蛋白、浓缩血浆等，非汞利尿剂，如尿素、呋塞米等。其中甘露醇、血浆清蛋白、呋塞米联合用药是目前治疗脑水肿、降低 ICP 最有效的方法。甘露醇的有效剂量为 $0.25 \sim 1g/kg$，$4 \sim 12h$ 一次；呋塞米 $20 \sim 40mg$，$6 \sim 12h$ 一次；血浆清蛋白 $5 \sim 10g$，$4 \sim 12h$ 一次。用量和间隔时间根据患者颅内高压程度决定。同时应及时纠正酸中毒和代谢功能紊乱，改善脑缺血、缺氧状况和补充高能量药物如三磷酸腺苷和细胞代谢药物如辅酶 A、细胞色素 C 等。必要时可选用地塞米松或氢化可的松、钙离子拮抗剂，并与右旋糖酐 40 合用，有利于改善脑微循环，降低脑微血管通透性，控制脑水肿的发展。其他如维持液体出入量平衡，适当地应用冬眠低温，有利于减少脑组织耗氧量，降低脑代谢率，增加脑细胞对缺氧的耐受性，对防治脑水肿亦有一定的作用。缩小颅内容物容积有利于减少脑血容量，改善缺氧状态，控制 CO_2 蓄积，促使颅内静脉回流，降低颅内静脉窦压力。当 $PaCO_2$ 升高时，应注意保持呼吸道通畅，改善呼吸功能；要充分给氧，并要保持脑血管自动调节反应和全身血管加压反应的正常代偿功能；使脑血管灌注压和脑血流量维持在相对恒定水平；保证脑血流供应。应用冬眠低温还能缩小脑毛细血管床的总容积，有利于减轻脑微循环扩张现象，还可减少脑脊液量和纠正脑脊液的潴留。

二、论点形成过程

在 MEDLINE 检索自 1966—2014 年，输入主题词包括颅内高压、ICP、颅脑创伤、治疗与复苏、ICP 阈值。共查到 277 篇参考文献，其中 70 篇是临床方面的文章，并且是有关 ICP 治疗阈值与预后的文章。对这些文献分别按照目的、内容和关联性进行了综述。

三、科学基础

（一）ICP 增高的原因

在颅缝闭合后，颅腔内的容积即相对固定不变。颅腔内容物主要为脑组织、血液和脑脊液。因此，颅腔容积即相当于三者的总和，可用公式表示为：

颅腔容积 = 脑组织体积 + 脑血容量 + 脑脊液量

正常情况下，成人的颅腔容积为 1 400~1 500ml，其中脑组织的体积为 1 150~1 350ml。颅内血容量变动较大，占颅腔容积的 2%~11%。脑脊液量约占颅腔容积的 10%，约为 150ml，其中 2/3 在颅内，1/3 在脊髓蛛网膜下隙中。

由于颅腔容积相对不变，当某一颅腔内容物的体积或容量发生改变时，为了保持颅腔容积与颅腔内容物体积之间的平衡，其他颅腔内容物的体积或容量就可能发生减缩或置换，以维持正常的 ICP。通常脑组织的压缩性很小，体积在短期内不可能缩小。因此，ICP 主要依靠脑脊液或脑血容量的减少来缓冲。而在这两者中，脑血流量的减少极为有限，它必须保持在相对稳定的范围以保证正常脑功能。颅腔容积仅有 8%~10% 的缓冲体积，若颅腔内容物的体积或容量超过颅腔容积的 8%~10%，则会产生 ICP 增高。

在颅内有占位性病变时，颅腔内容物中又增加了占位病变的体积，上述公式即变为：

颅腔容积 = 脑组织体积 + 颅内血容量 + 颅内脑脊液量 + 占位病变体积

颅脑创伤后引起 ICP 增高的原因如下。

1. 脑体积增加　颅脑创伤脑体积增加最常见的原因是脑水肿。急症神经外科的多种脑疾病，如脑挫裂伤、颅内血肿、脑脓肿和脑手术后等都可引起脑水肿。

2. 颅内血容量增加　呼吸道梗阻或呼吸中枢衰竭引起的 CO_2 蓄积或高碳酸血症，可导致脑血管扩张、脑血容量急剧增加；丘脑下部、鞍区或脑干部位手术使自主神经中枢或血管运动中枢受刺激，引起急性脑血管扩张，也可使脑血容量急剧增加，从而引起急性 ICP 增高。

3. 脑脊液量增加　脑脊液量增加是 ICP 增高的主要原因之一。常见情况包括脑脊液吸收障碍及脑脊液分泌过多。

（二）ICP 增高的病理生理学

颅内病变的早期，当某一颅腔内容物体积增加而引起颅腔容积与颅腔内容物之间出现失衡时机体可通过减少颅内血容量和脑脊液量来代偿。颅腔容积 – 压力关系曲线用来反映 ICP 增高的过程和生理学调节功能。曲线的水平部分表示 ICP 增高的代偿期，垂直部分代表失代偿期。容积与压力之间关系表明了颅腔内容积存在顺应性和抗塑性两个特点。所谓顺应性是指颅腔内的空间可容纳占位物体的潜在能力，即每升高 1 个单位压力时所需要压缩颅腔内容物容积的量的变化。

至今没有进行前瞻性随机性试验对 ICP 治疗阈值进行过比较研究。最大宗的研究是采用前瞻性收集到的临床观察资料，用回归方法将 ICP 以每 0.67kPa 为单位分组分析了平均 ICP 对预后的影响，发现 2.66kPa 是判断颅脑创伤患者预后的理想阈值。这些数值与其他非对照性报道的 2.0~3.3kPa 阈值范围结果相一致。Saul 和 Ducker 报道，在连续两阶段治疗组患者中，将 ICP 阈值由 3.3 kPa 降到 2.0kPa，病死率也相应地从 46% 降到 28%。然而，第 1

和第 2 阶段治疗期间记录的差别对于判断 ICP 治疗阈值对预后的影响有一定误差。

Eisenberg 等的研究是唯一进行前瞻双盲安慰剂的对照研究，证实降低 ICP 可改善预后。他们最低的 ICP 阈值在未行开颅术的患者为 3.3kPa，而在开颅术后患者为 2.0kPa。然而，他们还另外规定了短程颅内高压与预后无明显相关。

患者 ICP 在 2.66~3.33kPa 以下也能形成脑疝。是否会形成脑疝取决于颅内占位病变的部位。据 Marshall 等报道，ICP 值≤2.4kPa 时可出现瞳孔异常。因此，对于任何 ICP 阈值的确定，必须结合每个患者仔细临床检查结果和 CT 表现等因素进行综合分析。

ICP >2.66kPa 时，一般可维持足够的 CPP 值。患者开始出现脑疝体征时的 ICP 偶尔超过 2.66kPa。在选定的条件下，只要能维持足够的 CPP，就可选择较高可接受治疗的 ICP 阈值。

四、小结

应该接受治疗的绝对 ICP 阈值是不存在的。然而，大量临床资料支持 2.66~3.33kPa 作为应开始降 ICP 治疗的阈值。大多数研究均支持早期进行 ICP 的监测，在 ICP 增高的代偿期时（也就是 ICP 增高的阈值前）即进行有效的病因和对症治疗。

五、前景与展望

尚未解决的主要问题是 ICP 的临界值与它对 CPP 的作用。正如我们已认识到 CPP 的重要性有时不依赖 ICP，亦可安全地维持足够的 CPP 一样。与脑疝形成最相关的因素是 ICP 的绝对值，并且该值在每位患者及在整个治疗过程中是不同的。假若可找到评估这种脑疝形成压力的方法，并可测定不依赖平均动脉压和 ICP 的 CPP 值的范围，即可确定更为精确的 ICP 和 CPP 治疗阈值。

近年来，随着人们对 ICP 监测重要性的认识不断加深，ICP 动态监测在神经外科临床工作中得到越来越广泛的应用，而且 ICP 监测不仅被用于颅脑创伤患者术后监护，还逐渐被应用于其他神经外科疾病，如脑血管病、颅底肿瘤等术后患者的监护。但在对于非颅脑创伤患者的 ICP 治疗阈值，目前尚无共识。另一方面，ICP 动态监测对改善颅脑创伤患者预后的价值，目前也存在不同看法。部分研究者认为，单纯的 ICP 动态监测可能无助于改善颅脑创伤患者预后，但也承认此观点有待进一步研究和证实。而更多研究者则提出，ICP 动态监测有助于改善颅脑创伤患者预后；然而，单纯的 ICP 监测存在局限性，而包括 ICP 和 CPP 在内的多种监测方式联合运用，可能更有利于改善颅脑创伤患者预后。

六、主要依据

形成本章观点主要作者的研究概要及结论见表 7-2。

表 7-2　形成颅内高压治疗阈值观点主要作者的研究概要及结论

作者及年份	研究概要	结论
Andrews 1988	回顾性综述了 45 例幕上脑内血肿患者的临床过程和 CT 扫描结果。测定了血肿部位对临床过程和预后的影响	在指导治疗时，应想到与 ICP 不同的因素（如占位病变的部位）

作者及年份	研究概要	结论
Eisenberg 1988	多中心前瞻性研究 73 例重型头部外伤患者，用"传统疗法"未能控制 ICP，随机分为大剂量苯巴比妥与安慰剂对照组。疗效标准是能否控制 ICP 在 2.7kPa 以下	采用一种疗法能使 ICP 降至 2.66kPa 以下的患者，其预后显著优于 ICP 难以控制的患者当采用 2.66kPa 能控制 ICP 时，可改善预后
Marmarou 1991	由 1 030 例重型头部外伤患者前瞻性研究中，选择接受 ICU 监护的 428 例患者，对影响预后和阈值的监护参数进行了分析	以 0.7kPa 为增量单位经回归分析评价 ICP 从 0 至 10.6kPa 对 6 个月时预后最有预测价值的 ICP 阈值。结果发现阈值定为 2.66kPa 与预后相关性最强。每小时 ICP 读数 > 2.66kPa 对预后具有决定性影响重型头部外伤的病残率和病死率与颅内高压能否控制有显著相关性，2.66kPa 是最有预测价值的 ICP 阈值
Marshall 1979	回顾性分析了 100 例连续入院的重型头部外伤患者	按常规以 2.0kPa 作为阈值监护并控制 ICP，作为一种积极治疗方法的一部分，与文献已有报道的无 ICP 监护疗法的患者相比提高了预后用 2.0kPa 作为阈值控制 ICP，作为对重型头部外伤整个积极治疗方法的一部分，可能与改善预后有关
Marshall 1983	报道了由 ICP 升高引起的椭圆形瞳孔患者 14 例	相关的 ICP 值为 2.4 ~ 5.1kPa。当使 ICP 降低时，9 例患者的瞳孔恢复正常由于颅内高压引起的脑疝体征可见于 ICP 值较宽的范围内。应在每个患者中用其他临床值对 ICP 治疗阈值进行验证
Narayan 1982	回顾性分析了 207 例连续入院的重型头部外伤患者的临床过程	处理包括以 2.66kPa 为阈值，积极控制 ICP。预后与能否控制颅内高压显著相关以 2.66kPa 为阈值控制 ICP，作为对重型头部外伤整个积极治疗方法的一部分，与改善预后有关
Saul 1982	一组重型头部外伤患者，ICP 达到 2.7 ~ 3.3kPa 时开始针对 ICP 进行治疗，但无严格的治疗方案；随后一组 106 例患者，与前一组患者有相似的受伤特点，在严格的方案下以 2.0kPa 为 ICP 阈值接受治疗，两组加以比较。其他方面治疗不变	第 1 组的病死率（46%）显著高于第 2 组（28%）结果提示若 ICP 保持在 2.0 ~ 3.3kPa 以上的阈值，则病死率增加
Steiner 2006	总结 ICP 监测和脑血流监测的技术特点	对 ICP 的评估应同时结合脑血流的评估，但是目前没有明确证据表明脑血流检测可以改善患者预后
Chesnut 2012	对 324 例重型颅脑创伤患者进行随机对照研究	与影像学和临床观察相比，以 2.66kPa 为阈值的持续 ICP 监测，并不能更有效地改善重型颅脑创伤患者的预后
Le Roux 2014	总结分析了单独使用 ICP 监测对改善颅脑创伤患者预后的局限性	在对颅脑创伤患者的治疗过程中，应强调包括 ICP 和 CPP 监测在内的多种监测方式联合运用的重要性

（何 庆）

第四节　颅脑创伤患者血气指标监测及其意义

一、概述

过去 20 多年的深入研究显示，颅脑创伤导致的脑损害分为原发性和继发性两类。继发性脑损害是影响存活率、神经功能恢复的最主要因素。其中与继发性脑损害的发生发展密切相关的最重要因素之一是脑组织的缺血、缺氧。组织学检查已经证实，绝大多数脑伤死亡者有脑缺血（氧）的病理学改变。大量的研究证据显示颅脑创伤后头 24h 脑血流量下降超过 50%，在头 4h 甚至可降至 20ml/（100g·min）以下。另一方面，颅脑创伤可引起呼吸抑制、呼吸节律紊乱、误吸、神经源性肺水肿、肺淤血、肺通气/灌流比例失调（肺分流）等，导致呼吸功能不全，出现缺氧。研究表明，颅脑创伤后低氧血症常立即发生，然而，临床上判断缺氧的程度却十分困难，通常要在 $PaO_2 < 6.67kPa$ 时才有缺氧症状，发绀的出现往往标志着组织缺氧已非常明严重。因此，及时了解脑组织氧合程度及酸碱状况，尽早采取相应的治疗措施，对降低颅脑创伤的病死率具有重要意义。

理论上，脑脊液生化测定、气体分析更能反映脑组织代谢（包括脑氧代谢）状态。但脑脊液气体分析的准确性受技术操作的限制，误差比较大；颅脑创伤后脑脊液血染对气体分析有影响；不同部位（脑室、延髓池、腰池）的脑脊液气体指标也有差别。另外，因腰穿存在诱发脑疝的风险，或血肿形成、脑肿胀致脑室受压变小，使脑脊液的采集存在困难，尤其是重伤患者难以常规进行脑脊液气体分析。近年来，$PtiO_2$ 的直接测定日渐普及，可以直接动态地测定 $PtiO_2$、$PaCO_2$、pH 值，能及时发现脑组织缺血缺氧的程度。

PaO_2、$PaCO_2$ 直接影响脑血管的舒缩状态，同时血液的酸碱度影响氧在组织的释放。因此，脑组织的血供和氧供与动脉血的氧合程度及酸碱状态密切相关。血气分析具有指标多、敏感性高、标本采集方便、微创无风险等优点，可在临床广泛应用。在过去的 30 多年，国内外学者对颅脑创伤后血气指标变化的规律、血气指标与脑损伤程度和预后的关系以及血气分析的价值进行了较深入的研究。

目前存在多种监测局部脑组织氧合水平的方法，包括检测局部脑代谢率的微透析法，检测局部脑血流的热弥散法和监测局部脑组织氧饱和度的近红外波谱仪等。这些检测方法在最近 20 年里引起了人们越来越多的兴趣。因为这些检测的结果有助于临床探索改善颅脑创伤患者脑血流、氧合与代谢的针对性治疗策略。最近 10 年里，直接测定脑组织中的 $PtiO_2$ 已经成为脑氧监测最常用的技术，这种技术可在床边简单连续使用，提供每立方毫米单位脑组织中实时的氧合信息，但其确切机制仍有待明确。

二、论点形成过程

对 1970 年到 2013 年文献进行了检索，输入关键词为颅脑创伤、气体分析、酸碱平衡、呼吸障碍、$ETCO_2$、SjO_2 和 $PtiO_2$。其中中文文献以生物医学文献中文期刊数据库和 VIP 数据库检索获得，国外文献利用 MEDLINE 检索获得，对所有涉及颅脑创伤血气分析、氧代谢监测、$PaCO_2$ 监测的中、英文临床研究文献进行了复习。

三、科学基础

绝大多数研究采用动脉血标本监测血气指标，少部分研究同时对静脉血（主要是颈静脉血）和（或）脑脊液的气体指标进行观察。仅有极少的研究专门对颈静脉血、脑脊液气体指标或脑组织氧分压进行检测。总体上看，少有临床大样本（>100例）研究。Zupping 最早报道对45例颅脑创伤同时进行动脉血、颈静脉血和脑脊液气体指标检测的结果，发现脑伤组 PaO_2、脑脊液氧分压（$P_{CSF}O_2$）明显低于对照组，深昏迷患者更明显；而颈静脉血氧分压（PvO_2）虽有下降，但与意识障碍无关，且死亡者 PvO_2 高于存活者；PaO_2 与 PvO_2 和 $P_{CSF}O_2$ 之间无相关关系。脑伤组动脉血、颈静脉血、脑脊液的二氧化碳分压均明显低于对照组，昏迷和死亡者低碳酸血症最为明显。脑伤组动脉血和颈静脉血 pH 值升高，脑脊液 pH 值则下降；动脉血呈碱血症的原因主要是过度通气，脑脊液酸中毒则为乳酸含量增高所致。随后的国内、外对动脉血气指标监测结果基本相同。典型的表现是 PaO_2、$PaCO_2$ 明显低于正常，pH 值升高，AB 下降并低于 SB，即呼吸性碱中毒。这些研究证实，颅脑创伤急性期低氧血症、低碳酸血症是最常见的血气指标异常。陶寅检测142例颅脑创伤患者动脉血气指标，并按脑伤严重程度分成4组比较，发现随着脑伤加重，低氧血症比例从30%升至77.8%，其他研究也显示，中型颅脑创伤低氧血症发生率约为20%，重型颅脑创伤中，低氧血症平均发生率一般均超过50%（48%~72.5%），可持续数天，在手术后24~48h PaO_2 降至最低；脑伤越重 PaO_2 越低，昏迷、植物生存和死亡者的 PaO_2 明显低于清醒和存活者；说明 PaO_2 与伤情和预后有密切关系。Chesnut 等认为 $PaO_2 < 8.0kPa$ 是估计预后的5个最具价值预测指标之一，但无其他研究支持确定 PaO_2 的危险阈值。低碳酸血症发生率为50%~81%。朱诚报道60例颅内血肿术后均有过度通气，并可持续数天，提示大多数脑伤患者存在自发性过度通气。脑伤越重低碳酸血症越明显，昏迷和死亡者低碳酸血症最明显，持续降低者预后不良。与低碳酸血症相对应，动脉血酸碱失衡主要表现为碱血症，为呼吸性碱中毒，可伴有代谢性酸中毒或代谢性碱中毒，但代谢因素较少参与颅脑创伤后的酸碱改变。有关血气指标与 ICP 关系的研究较少，Paul 等发现 $PaCO_2$ 对 ICP 的影响有3种类型，PaO_2 过度下降并不能进一步降低 ICP；朱诚对 ICP 与血气指标变化的关系进行了比较，ICP > 2.0kPa 时，PaO_2 明显降低，但观察病例样本量有限。血气指标与 ICP 变化的关系尚不明确。

对脑脊液气体指标的检测结果仅 pH 值和 HCO_3^- 的下降是比较一致的发现，而 PaO_2、$PaCO_2$ 的变化各家报道差异较大，甚至相互矛盾。因此，对 $P_{CSF}O_2$ 是否能反映脑组织氧合情况存在争议，这也提示脑脊液气体分析的临床价值尚不肯定。颈静脉血气分析研究较少，各家研究结果也不尽一致，尚需更多的研究才能对其临床意义做出评价。

近年来，对于脑组织基质供氧和线粒体代谢产物二氧化碳的直接监测逐渐增多，并日益受到重视。对于脑组织监测结果比较一致的发现是 $PtiO_2$、pH 值下降以及脑组织的酸中毒。目前，由于研究结果尚少，其临床价值尚不能确定，比较一致的看法是，$PtiO_2 < 3.3kPa$ 时，患者病死率明显升高。

$PtiO_2$ 受吸氧浓度、PaO_2、$PaCO_2$ 以及平均动脉压的影响。Rosenthal 等证明 $PtiO_2$ 主要代表的是脑血流和动静脉的氧分压差，反映的是跨血脑屏障的氧弥散和满足脑氧代谢后的氧投放水平。多项研究试图确定 $PtiO_2$ 的正常值以及缺氧时的 $PtiO_2$ 值，一般认为 $PtiO_2$ 的正常范围为 3.1~6.83kPa，但 Pennings 等也曾发现正常脑组织 $PtiO_2$ 可低至 1.2kPa。在多项研究中

人们发现脑缺血时 $PtiO_2$ 为 $1.33 \sim 3.3kPa$，$PtiO_2$ 正常值和缺血值范围宽且有部分重叠，使得难以确定脑缺血确诊阈值，而且其与脑氧化、能量代谢间的关系也未能确立。还有一些作者对 $PtiO_2$ 水平与重型颅脑创伤的病死率之间的关系，以及 $PtiO_2$ 导向的治疗对患者预后的影响进行了研究，虽然有三类证据支持缺氧持续的时间与颅脑创伤的病死率呈正相关，但尚无证据表明 $PtiO_2$ 导向的治疗能改善颅脑创伤患者的预后。

多数学者认为，在呼吸道保持通畅的情况下，颅脑创伤后的低氧血症的形成与肺通气/灌流比例失调，肺分流增加，静脉血掺杂及微肺不张等因素有关，而自发性过度通气则是脑组织酸中毒的代偿性反应，由此产生的低碳酸血症使脑血管痉挛，自动调节功能丧失，加重脑组织缺血、缺氧，形成恶性循环。因此，纠正低氧血症和低碳酸血症非常重要。许多研究者提出一些处理意见或经验，但极少有严格设计的处理颅脑创伤后低氧血症和低碳酸血症的研究报道，仅有一项研究提供了气管切开加机械通气降低病死率的证据。一般主张对已有 $PaCO_2$ 下降、pH 值升高病例，应控制过度通气，如用纸罩罩住患者口鼻或气管切开处，增加 CO_2 回吸，对采用人工呼吸者则应减少通气量。对大流量吸氧仍不能纠正低氧血症者，则应行气管切开及机械辅助通气，采用呼气末正压给氧法。

维持正常的血 $PaCO_2$（$4.5 \sim 5.0kPa$）对颅脑创伤患者也是非常重要的，应连续监测 $ETCO_2$，至少是在气管插管之后即应开始，并通过系列动脉血气分析进行比照。$PaCO_2$ 每毫米汞柱的变化将导致脑组织 CBF 2.5ml/（$100g \cdot min$）的波动，过度通气的作用概述于表 7-3，不推荐预防性的过度通气（$PaCO_2 < 3.3kPa$）。但过度通气可以作为临时性的措施用于降颅压治疗。在颅脑创伤的第一个 24 小时内应该避免使用过度通气，因为此时脑血流通常严重减少。在应用过度通气时，应监测颈静脉氧饱和度或 $PtiO_2$ 以了解氧输送情况。

表 7-3 过度通气的益处与害处比较

过度通气的益处	过度通气的害处
降低颅内压	减少局部或分水岭区的脑血流量
中和代谢性酸中毒	减少舒张期的充盈和心输出量
使脑血管自动调节功能正常化	降低平均动脉压和脑灌注压
逆转盗血	水盐潴留
减少脑脊液生成	抑制脑组织的氧输送
	气压伤

四、小结

对颅脑创伤患者动脉血气指标的监测显示，低氧血症、低碳酸血症（自发性过度通气）、呼吸性碱中毒是颅脑创伤后血气指标改变的主要形式，且与脑伤轻重、预后密切相关。适当控制过度通气，气管切开、机械辅助呼吸以及呼气末正压给氧对纠正低碳酸血症和低氧血症有益。维持适当的血二氧化碳浓度和压力对颅脑创伤患者具有同样重要的意义，$ETCO_2$ 是一种无创的监测手段，适用于所有气管插管或气管切开者，$ETCO_2$ 监测下指导呼吸机应用有助于为重型颅脑创伤患者提供稳定的血气环境。

五、前景与展望

应对颅脑创伤后血气指标的改变与 ICP 变化的关系，与脑氧代谢的关系进行更多大样本的研究。越来越多的研究者已经将目光投向能更直接反映脑氧代谢水平的检测手段，一些研究的结果已经显示，颈静脉血的氧分压、氧饱和度能够代表脑氧代谢水平，而最近十年里，直接测定脑组织中的 $PtiO_2$ 已经引起了人们的重视。尽管其确切机制仍有待进一步深入的研究，但它正成为脑氧监测最常用的技术手段之一，对此进行更多的研究将有助于为临床医师提供更加精确和实时定位的脑氧代谢信息，指导临床及时保护脑代谢的内环境，减轻颅脑创伤后的继发性脑损伤。

六、主要依据

形成本章观点主要作者的研究概要和结论见表 7 – 4。

表 7 – 4　形成血气指标监测观点主要作者的研究概要和结论

作者及年份	研究概要	结论
Zupping 1970	前瞻对照研究，对 45 例颅脑创伤患者伤后头 12d 的动脉血、颈静脉血、脑脊液进行气体分析。根据意识水平将患者分成 3 组	最具特征性的发现是脑脊液代谢性酸中毒、动静脉血呼吸性碱中毒和低氧血症，脑损害程度与脑脊液酸中毒及动脉血低碳酸血症有密切关系。脑组织缺氧和酸中毒对脑水肿的发生及永久性脑损害有重要作用
Sinha 1973	对 94 例颅脑创伤和 58 例脊髓损伤患者 PaO_2 进行前瞻性对照研究	有近一半脑伤和脊髓损伤者的 $PaO_2 < 10.64kPa$，10% ~ 20% 患者 $PaO_2 < 8.0kPa$。所有脑脊髓损伤患者伤后应立即检测 PaO_2
King 1974	对 16 例单纯脑损伤患者伤后 4d 动脉血、脑脊液进行气体分析和乳酸测定，但对照组无脑脊液气体分析	伤后 4d 内存在呼吸性碱中毒和低氧血症。脑脊液因乳酸升高呈代谢性酸中毒，导致过度通气，降低脑血流，加重脑损害
Frost 1979	根据吸入氧分压和 PaO_2 计算 86 例颅脑创伤患者肺动静脉分流量，未设对照组	肺动静脉分流增加是引起脑伤后低氧血症和影响预后的重要因素。未明确前，所有颅脑创伤患者都应当以低氧血症对待
Gulati 1980	对 15 例颅脑创伤者进行前瞻性对照研究，观察动脉血、脑脊液气体指标的变化与脑伤轻重及预后的关系	脑脊液为代谢性酸中毒，动脉血为呼吸性碱中毒及低氧血症，这些指标的变化与脑损伤轻重及预后相关
Stiefel 2004	对 28 例重度颅脑创伤患者进行前瞻性对照研究，观察颅内压、脑灌注压、$PtiO_2$ 的变化与预后的关系	$PtiO_2$ 的检测对于指导治疗有重要作用，$PtiO_2 < 3.3kPa$ 时，病死率明显增加
谭启富 1981	对 50 例中、重型颅脑创伤进行动脉血气检测，无对照组	中伤组低氧血症占 20%，重伤组为 65%，重伤组 PaO_2 平均值明显低于中伤组；低碳酸血症占 58%；酸碱失衡占 82%，其中有呼吸性碱中毒者占 68%
朱诚 1983	检测 60 例颅内血肿患者手术前后动脉血气指标的变化，无对照组	低氧血症高达 72.5%，但与血肿量关系不大；术后 10d 内均有过度通气，病情越重越明显；呼吸因素引起碱血症
朱诚 1985	对 65 例颅脑创伤者进行术后血气分析，对其中 18 例作了动态观察，5 例进行 ICP 监测。设立对照组	低氧血症发生率为 72.3%，死亡者 PaO_2 低于存活者，硬膜外血肿者低于硬膜下血肿者，昏迷长者低于昏迷短者，术后 24 ~ 48h 降至最低，ICP 增高，PaO_2 显著下降；低碳酸血症发生率是 80%；碱血症达 50%。对颅脑创伤患者宜应用动脉血气分析，及时了解动脉血氧合程度，为救治提供依据

作者及年份	研究概要	结论
陶寅 1986	检测 142 例颅脑创伤患者动脉血气指标，并按伤情分组比较，无对照组	随伤情加重低氧血症发生率明显增加，脑干伤组低氧血症比例达 77.8%，PaO_2 越低，病死率越高；过度通气者达 81%；呼吸性酸碱失衡比例为 59%，其中呼吸性碱中毒者为 81%。连续监护动脉血气，可观察治疗效果，估计预后
郭强 1994	检测 40 例重型颅脑创伤患者动脉血气指标变化。未设对照组	低氧血症达 57.5%，低碳酸血症达 50%，碱血症 52.5%。气管切开能提高 PaO_2
朱玲 2000	对 60 例中型、重型颅脑创伤患者进行前瞻对照研究，检测动脉血和脑脊液气体指标	脑伤组 PaO_2 低于对照组，重伤组低于中伤组，中伤组低氧血症发生率为 26.7%，重伤组为 70%；脑伤组 $PaCO_2$ 低于对照组，重伤组低于中伤组；重伤组 pH 值高于对照组和中伤组；$P_{CSF}O_2$ 降低，$PaCO_2$ 升高，pH 值下降。血和 CSF 气体分析反映机体内环境状况
何升学 2004	对 28 例重型颅脑创伤患者术中、术后进行持续脑组织氧代谢监测，观察 $PtiO_2$、$PaCO_2$ 和 pH 值指标	颅脑创伤后发生脑组织缺氧，二氧化碳潴留及酸中毒，$PtiO_2 < 3.3kPa$ 时，病死率明显升高
Rosenthal 2008	前瞻性观察性研究，对 14 例颅脑创伤患者行氧挑战试验以评估脑组织的氧反应能力，以压力挑战试验评估脑血管自动调节功能，以二氧化碳挑战试验评估脑组织的血管反应能力	$PtiO_2$，检测的是脑血流的产物和脑动静脉的氧分压差而非直接测量总的氧输送或脑氧代谢

（何 庆）

第五节 颅脑创伤患者激素的应用

一、概述

早在 20 世纪 60 年代初，糖皮质激素就应用于脑水肿的治疗。在实验性脑水肿中，类固醇能阻断血管壁渗透性增加，减少脑脊液的生成，减少自由基产生及其他治疗作用。应用糖皮质激素治疗脑肿瘤患者，常使临床症状得到明显缓解，在脑肿瘤围手术期治疗中也有益处。French 和 Galicich 的报道认为，糖皮质激素对脑水肿有很重要的临床治疗作用，特别是对脑肿瘤患者。1973 年，Renauldin 的研究表明，对常规激素剂量无效的脑肿瘤患者，应用大剂量糖皮质激素具有良好疗效。

糖皮质激素曾普遍应用于经受各种神经外科手术的患者中，并成为重型颅脑创伤救治中的常规。1976 年，Gobiet 等比较了应用大剂量和小剂量（常规剂量）地塞米松治疗重型颅脑创伤，认为大剂量组有效。1976 年，Faupel 等进行了双盲试验，在重型颅脑创伤救治中应用糖皮质激素能提高存活率，并存在量 - 效关系。随后，有 6 组大宗病例的研究评价了糖皮质激素对预后及颅内压的影响，均一致认为糖皮质激素疗法无明确疗效。2004 年，世界著名医学杂志《柳叶刀》（Lancet）发表了全世界 49 个国家 239 家医院 10 008 例急性颅脑创伤患者前瞻性随机双盲对照研究结果，发现超大剂量甲泼尼龙不但无效，反而会显著增加患者病死率。研究呼吁急性颅脑创伤患者不能使用超大剂量甲泼尼龙。

脑创伤后激素的使用主要有以下两个目的：①减轻神经损伤、减轻脑水肿，促进神经功能恢复。实现这一目的激素主要是指糖皮质激素，包括：地塞米松、泼尼松龙、甲泼尼龙、氢化可的松、倍他米松等。②另一个使用目的是脑创伤后一些并发症的治疗。脑创伤后一些并发症，如下丘脑损伤致使血管升压素分泌不足导致尿崩症和内分泌功能减弱等的治疗。

二、科学基础

自20世纪60年代以来，糖皮质激素治疗肿瘤引起的脑水肿的效果已经被肯定；但糖皮质激素对创伤性脑水肿的治疗效果一直有较大争议。支持使用糖皮质激素的学者认为脑创伤后应用糖皮质激素，尤其是早期大剂量应用具有显著的脑保护作用。他们的依据是：①大剂量的糖皮质激素，特别是甲泼尼龙和地塞米松能有效地减轻脑创伤后血脑屏障的破坏，继而减轻脑水肿的程度。脑损伤后血脑屏障的损害主要与下述机制有关：a. 内皮细胞钙超载；b. 血管活性物质的释放；c. 氧自由基的生成；d. 脑微循环障碍。大剂量糖皮质激素治疗是指地塞米松 $3 \sim 5mg/kg$ 体质量或甲泼尼龙 $30mg/kg$ 体质量，可减轻内皮细胞损伤和血脑屏障通透性升高。②能抑制神经创伤后细胞膜的脂质过氧化反应。③稳定脑细胞膜离子通道，维持膜对 Na^+、Ca^{2+} 的主动转运，重建细胞内外 Na^+、Ca^{2+} 的正常分布。④清除自由基。近些年来，大量的实验证实糖皮质激素能清除氧自由基，抑制神经细胞膜脂质过氧化反应，减轻脑水肿。⑤抑制 $IL-1\beta$、$TNF-\alpha$ 等促炎细胞因子的表达，减轻脑创伤后的炎症反应，从而发挥脑保护作用。⑥减少内皮素、单氨类物质及前列腺腺素类物质的生成，增加脑损伤区的血流量，改善局部微循环。⑦抑制脑脊液分泌。⑧利尿作用，使尿中 Na^+、K^+、Cl^- 排出增多。⑨糖皮质激素在血中的半衰期较短（氢化可的松 $100min$、甲泼尼龙 $180min$、地塞米松 $200min$）。如果治疗剂量应用 $3 \sim 5d$，递减至停用再历时 $3 \sim 5d$，大剂量糖皮质与小剂量同样安全，激素的不良反应和用药的持续时间有关而与每日剂量大小关系不大。

1976 年，Gobiet 比较了小剂量和大剂量地塞米松治疗 93 例重型颅脑创伤患者，结果发现大剂量地塞米松治疗有效，而小剂量则无效。1992 年，朱诚等将 83 例重型颅脑创伤患者分为大剂量地塞米松治疗组（$n=51$）和小剂量地塞米松治疗组（$n=32$），观察大剂量激素的治疗作用。临床结果显示大剂量地塞米松治疗的患者病死率为 14.61%，小剂量组患者病死率为 56.25%，两组相差显著。1999 年，富壮等对 30 例重型颅脑创伤患者使用大剂量甲泼尼龙治疗，30 例不给激素作对照组，观察大剂量激素的治疗作用。临床结果显示大剂量地塞米松治疗的患者病死率为 10%，对照组 26%，两组相差显著。

近些年来，促皮质素（ACTH）治疗创伤性脑水肿的作用开始受到重视，它的作用是多方面的，可分为直接和间接作用。ACTH 的直接作用在于对脑细胞起着多方面的功效：ACTH 作为第一信使，与细胞内特异性受体结合后，通过兴奋细胞内环磷酸腺苷（cAMP）作为第二信使，催化蛋白激酶 C（PKC）作为第三信使，促进细胞内蛋白质合成和能量生成、神经递质的合成和释放、细胞膜磷脂代谢，恢复细胞膜钠泵、钙泵功能，维持细胞间联系起调整作用，从而在精神状态、记忆、学习、注意力、定向力、动机、觉醒等方面起着促进作用，尤其是在发生血管升压素分泌异常综合征时，血管升压素与 ACTH 失去平衡，ACTH 相对不足，给予 ACTH 治疗更能起恢复平衡之效。ACTH 的间接作用是兴奋其周围靶腺，促使肾上腺皮质醇分泌增多，与地塞米松的作用相似；不同之处在于 ACTH 同时兴奋肾上腺雌、雄激素的分泌，促进合成代谢，足以抵消糖皮质激素增强分解代谢的不良反应。长时间使用地塞米松会引起肾上腺皮质萎缩，停药时有肾上腺皮质功能衰竭的可能，而 ACTH 兴奋肾上腺皮质使之增生，停药时无这方面的后顾之忧。

反对使用糖皮质激素学者提出的疑问是：①糖皮质激素能否减轻脑创伤所引起的脑水肿？a. 脑水肿分为血管源性、细胞毒性和间质性脑水肿，而实验资料表明糖皮质激素减轻血管源性脑水肿的效果并不理想；b. 临床研究表明，大剂量糖皮质激素没有降低颅内压（ICP）的作用。对几百名脑创伤患者采用双盲法研究大剂量甲泼尼龙和地塞米松的作用，观察用药 24～48h 内 ICP 的变化，结果一致认为糖皮质激素不能降低 ICP，相反使用甲泼尼龙还有升高 ICP 的可能。②早期应用大剂量糖皮质激素是否有效？实验研究发现，中枢神经损伤后的病理生理学变化进展迅速，伤后 6h 神经元及轴突发生破裂，伴有水肿、缺血和广泛神经结构的进行性变性，大多数临床研究未能证实糖皮质激素能治疗神经系统创伤后的脑水肿，有人认为是糖皮质激素的应用剂量过小或应用时间较晚的缘故。因而主张大剂量和早期（伤后 6h 内）给药。但周良辅总结了 1965—1988 年的文献报道，认为 1979 年以后的文献报道具有较周密的设计，采用双盲法，以 GCS 来衡量伤情（入选病例 GCS ＜8 分），在受伤现场或伤后早期（大多在伤后 3～6h）给药，分大剂量、安慰剂和小剂量组进行观察，以 ICP、病残率、病死率及 6 个月后生存质量等指标进行综合疗效评价，除少数学者报道糖皮质激素可能有效外，大多数报道在病死率、病残率和半年后生存质量等方面，治疗组与对照组并无显著差异。因此得出糖皮质激素不论小剂量或大剂量，在伤后早期或晚期给药，均无治疗重型颅脑创伤作用的结论。③糖皮质激素具有不良反应，尤其是长期应用更明显，常见不良反应如下：a. 胃肠道出血发生率较高，原有胃肠道出血或溃疡者发生率更高。b. 糖和氮代谢障碍：高血糖可见于 20%～85% 的患者，尤其发生于大剂量应用之后。由于脑创伤后 ICP 增高可引起神经元缺氧，高血糖引起高乳酸血症可加重神经元缺氧。氮代谢异常也将加重代谢性酸中毒，不利于神经系统和全身组织的功能恢复。c. 免疫系统抑制，尤其是重型颅脑创伤患者感染机会增加。d. 皮肤伤口延迟愈合，全身感染发生率增加。结论：大量的临床和实验研究证明，糖皮质激素对于颅脑创伤及创伤性脑水肿没有治疗作用，加之糖皮质激素本身具有较多的不良反应，特别是长期、大剂量应用更易发生。因此对重型颅脑创伤，特别是伴有明显高颅内压者，不应该使用大剂量糖皮质激素。美国神经外科医师联合会（the American College of Neurological Surgeons，ACNS）也于 1996 年宣布糖皮质激素不应当应用于闭合性颅脑创伤的治疗。

Gudeman 研究了 20 例重型颅脑创伤应用大剂量甲泼尼龙对 ICP 和容量 - 压力反应的影响。伤后 24h 内，每 6 小时注射甲泼尼龙 40mg。在伤后 24～48h，给予冲击剂量甲泼尼龙 2g，然后每 6 小时给予 500mg。结果表明，ICP 和容量 - 压力反应无明显改变。而胃肠道出血及高血糖的发生率分别增加了 50% 和 85%。1979 年，Cooper 等报道了应用地塞米松治疗重型颅脑创伤的前瞻性随机双盲法研究。97 例重型颅脑创伤按伤情分类，并分别用安慰剂、小剂量地塞米松（60mg/d）、大剂量地塞米松（96mg/d）。其中 76 例有完整的随访资料，51 例进行了 ICP 监测。结果表明，患者预后、ICP、系列神经学检查均无明显差别。1981年，Saul 等报道 100 例前瞻性、随机性临床试验。治疗组接受甲泼尼龙 5mg/（kg·d），对照组不用药。伤后 6 个月时患者预后无统计学差异。该研究还发现，治疗组中只有伤后 3 个月内病情有改善的患者，预后优于对照组。到目前为止，最大的一宗前瞻性、双盲法试验由 Braakman 等在 1983 年报道。161 例重型颅脑伤随机接受安慰剂和大剂量地塞米松（100mg/d），随后逐渐减量。伤后 1 个月存活率及 6 个月预后在两组间无差别。1984 年报道了 88 例前瞻性、双盲临床试验，分别接受安慰剂、小剂量甲泼尼龙（1.5mg/kg 冲击剂量，随后逐渐减量）、大剂量甲泼尼龙（30mg/kg 冲击剂量，随后逐渐减量）。结果表明，小剂量组或大剂量组与对照组无明显差别。他们还发现，在年龄 <40 岁年龄组，大剂量组的存活率、语言能力优于对照组。Dearden 等于 1986 年报道了 100 例应用大剂量地塞米松治疗重型颅脑创伤的预后及 ICP 的前瞻性、双盲研究结果。患者随机接受了安慰剂及药物。ICP 动态监测及伤后 6 个月预后两组间无明显差异。有资料表明，糖皮质激素治疗重型颅脑创伤会对患者营养状态造成不良影响，并对代谢产生有害作用。在部分研究中观察到高血糖发生率增加，而高血糖的出现与颅脑创伤的不良预后显著相关。

2004 年，世界著名医学杂志《柳叶刀》发表了全世界 49 个国家 239 家医院 10 008 例急性颅脑创伤患者前瞻性随机双盲对照研究结果，发现超大剂量甲泼尼龙不但无效，反而会显著增加患者病死率。10 008 例急性颅脑创伤患者中，5 007 例为甲泼尼龙组，5 001 例为安慰剂组，两组间患者年龄、性别、伤因、伤情、入院治疗时间、CT 扫描表现等都无显著差异（P>0.05）。治疗 2 周的患者病死率：甲泼尼龙组为 21.1%，安慰剂组为 17.9%（P<0.001）。按格拉斯哥预后评分方法，两组患者随访 6 个月的病死率：甲泼尼龙组为 25.7%，安慰剂组为 22.3%（P=0.000 1）；重度致残率：甲泼尼龙组为 11.9%，安慰剂组为 13.6%；中度致残率：甲泼尼龙组为 17.6%，安慰剂组为 16.9%；恢复良好率：甲泼尼龙组为 43.7%，安慰剂组为 45.9%。进一步分析临床资料发现，超大剂量甲泼尼龙导致的病死率增加与伤情、用药时间、CT 征象等无关。甲泼尼龙病死率增加的主要原因是感染和应激性溃疡出血等。研究者呼吁急性颅脑创伤患者不应该使用超大剂量甲泼尼龙。

颅脑创伤后各种并发症时使用激素的情况。

（一）血管升压素分泌异常综合征

下丘脑 - 垂体区损伤或手术等的刺激使渗透压调节中枢功能紊乱，血管升压素的分泌失去控制，持续不断地分泌，导致肾小管加强了对水分的重吸收，细胞外液容量增加，引起稀释性低钠血症。由于细胞外容量增加，使醛固酮的分泌受到抑制，肾小管对钠的重吸收减少，尿中排钠增多，更加重细胞外液的低钠。由于水分不能排出体外，进入细胞内引起脑水肿，进一步加重下丘脑的损害，形成恶性循环。

单纯的 ICP 增高也可能引起血管升压素分泌失调。近期的研究表明 ICP 增高值与血管升压素释放量之间有直接关系，而且当 ICP 升高时，血管升压素的释放并不会因低张性液体的输入而抑制。

1. 诊断依据　排除肾炎、肾上腺皮质功能减退，肝硬化或心力衰竭等情况下，发现：①血浆钠浓度 <130mmol/L；②血浆渗透浓度 <270mmol/L；③尿钠浓度 >80mmol/L；④尿渗透压高于血浆渗透压；⑤血浆精氨酸加压素（AVP）>1.5ng/L。

2. 治疗

（1）一旦确诊血管升压素分泌异常综合征后，迅速减少输液，限制入水量在 1 000ml/d 以内。

（2）血管升压素分泌异常综合征时，存在腺垂体 ACTH 功能的绝对或相对不足，因此给予 ACTH 治疗是矫正血管升压素与 ACTH 失衡的治本之法，有助于恢复血管升压素与 ACTH 的动态平衡。

（3）利尿和脱水：可应用呋塞米和 20% 甘露醇，但首选呋塞米，以 1mg（kg·d）的剂量用药。

（4）补钠：一般认为，血管升压素分泌异常综合征引起的低钠血症，并不代表体内真正缺钠，补钠过多可能有害，因此血管升压素分泌异常综合征的患者补钠应慎重，每日应监测血钠和尿钠。严重的患者血钠浓度 <120mmol/L，有明显的精神症状者，可静脉输入 5% 氯化钠溶液，使血钠升至 130mmol/L。

（二）尿崩症

尿崩症在颅脑创伤中的发生率不高，其机制完全不同于血管升压素分泌异常综合征，可能是由于直接创伤或继发性脑水肿影响到垂体－下丘脑轴，血管升压素的分泌不能适应机体体液渗透压的升高。

1. 诊断依据

（1）清醒患者表现为烦渴。

（2）尿量 >200mL/ 或 4 000ml/d。

（3）尿相对密度 <1.005。

2. 治疗

（1）维持水和电解质平衡，补充丢失的液体量。

（2）诊断明确后，无论何时只要尿量 >200ml/h，即可肌内注射 5U 的神经垂体素。

（三）颅脑创伤后高糖血症

早在 1849 年，Berade 就描述了颅脑创伤后血糖升高的现象，此后这一现象为大量的临床研究和动物实验所证实。颅脑损伤后高糖血症能明显加重脑组织病理损害程度，增加脑缺血梗死灶的范围。高血糖加重脑损害的机制，目前认为主要与脑组织能量代谢障碍、乳酸堆积和酸中毒有关。

治疗原则和措施主要有：①颅脑创伤后早期禁用高渗含糖液体；②早期适量应用胰岛素。

三、小结

使用糖皮质激素治疗源于 20 世纪 60 年代，主要基于糖皮质激素的抗炎作用，能减轻脑水肿，减少自由基的生成，抑制神经细胞膜的脂质过氧化反应，保护神经细胞。但 20 世纪 70 年代中期以来，人们对糖皮质激素治疗颅脑创伤的作用产生怀疑。此后，糖皮质激素治疗颅脑创伤的应用逐渐减少，甚至有些临床医师在治疗颅脑创伤患者时放弃了糖皮质激素疗法，尤其是美国神经外科医师联合会于 1996 年宣布糖皮质激素不应当应用于闭合性颅脑创伤的治疗后，糖皮质激素在颅脑创伤患者中的应用更是大为减少。这并不单纯由于疗效不佳，同时还考虑到激素的不良反应，尤其是大剂量长期应用时更易发生。因此，对颅脑创伤后激素的应用应严格掌握适应证，不宜常规使用。特别应该重视的是，2004 年《柳叶刀》报道的全世界 49 个国家 239 家医院 10 008 例急性颅脑创伤患者前瞻性随机双盲对照研究结果，发现超大剂量甲泼尼龙会显著增加患者病死率。

四、前景与展望

Alderson 等 1997 年系统回顾了皮质糖皮质激素在急性颅脑创伤中应用的随机对照实验，糖皮质激素在急性颅脑创伤中的作用仍有相当大的不确定性，既不能排除有益作用，也不能排除有害作用。在回顾了以往糖皮质激素治疗闭合性颅脑创伤的临床研究资料的基础上，Borsody 等于 2001 年 1 月发表文章认为，现有资料支持对没有伴发颅内出血的闭合性颅脑创伤患者使用糖皮质激素，而对于伴发颅内出血的患者使用糖皮质激素是有害的。2004 年《柳叶刀》报道的全世界 49 个国家 239 家医院 10 008 例急性颅脑创伤患者前瞻性随机双盲对照研究结果，发现超大剂量甲泼尼龙会显著增加患者病死率。所以，目前对于急性颅脑创伤患者使用糖皮质激素持反对的意见占主流。当然，大量实验证明糖皮质激素具有抗炎、抗水肿、阻断继发性脑损伤的病理生理学过程等作用是公认的事实，将来研究的重点方向是发现具有抗脑水肿和继发性脑损害等病理过程，同时无糖皮质激素所致的不良反应。

五、主要依据

形成支持使用糖皮质激素的论点的依据见表 7 - 5，不支持使用糖皮质激素的论点的依据见表 7 - 6。

表 7 - 5   支持使用糖皮质激素的主要作者的研究概要和结论

作者及年份	研究概要	结论
Gobiet 1976	93 例重型颅脑创伤患者使用常规剂量或大剂量地塞米松治疗，比较其疗效	大剂量地塞米松治疗有效，小剂量无效
Hall ED 1993	伤后 8h 内进行大剂量冲击疗法，甲泼尼龙能促进脊髓损伤者的恢复	甲泼尼龙的脑保护作用与抑制脂质过氧化反应有关，而与糖皮质激素作用无关
Hall EDC 1985	CF - 1 小鼠脑创伤后 5min 内使用不同剂量的甲泼尼龙、泼尼松龙、泼尼松和氢化可的松尾静脉内注射，观察神经病学评分情况	30mg/kg 体质量的甲泼尼龙效果最好，剂量过小和过高的泼尼松龙效果较好，剂量过小过大均无效，氢化可的松无效
朱诚 1992	83 例重型颅脑创伤患者使用常规剂量或大剂量地塞米松治疗，比较其疗效	大剂量地塞米松组病死率为 14.61%，小剂量地塞米松组病死率为 56.25%
富壮 1999	30 例重型颅脑创伤患者使用大剂量甲泼尼龙 30 例不给激素作对照组，比较其疗效	大剂量地塞米松治疗的患者病死率低于对照组
信照亮 1997	观察局部应用地塞米松对 SD 大鼠创伤性脑水肿和血脑屏障通透性的影响	脑创伤灶局部应用地塞米松可减轻脑创伤性水肿，其机制与降低血脑屏障的通透性有关
周幽心 1995	对经 CT 扫描证实重型颅脑创伤伴发急性弥漫性脑肿胀的 21 例患者应用大剂量地塞米松联合甘露醇加以综合治疗成功地抢救了 5 例患者	脑创伤后急性弥漫性脑肿胀的治疗中，地塞米松联合甘露醇有效地缓解和控制性弥漫性脑肿胀的发展
吴厚慧 1999	经头颅 CT 扫描确诊为脑挫裂伤伴颅内血肿形成手术者 18 例，血肿清除后由硅胶管局部注入地塞米松 20mg 并夹闭，以后每天注药一次，7d 后拔除	经观察局部应用地塞米松疗效明显
王锐 2000	制作豚鼠创伤模型，使用 4mg/kg 地塞米松或 0.1mg/kg 的促甲状腺素释放激素治疗，测定脑水含量，伊文蓝染色，血中肌酸磷酸激酶、钙和乳酸脱氢酶含量	大剂量地塞米松的疗效较促甲状腺素释放激素疗效好

表7-6 不支持使用糖皮质激素主要作者的研究概要和结论

作者及年份	研究概要	结论
Nagashima 2000	回顾了250例无血管性股骨头坏死,其中11例是在神经外科使用糖皮质激素治疗造成的。如果神经外科治疗过程中总的糖皮质激素剂量达到5 000 mg(如氢化可的松),就有较高的风险发生。无血管性股骨头坏死,即使在治疗垂体功能低下的补充治疗过程中也可能发生	此病通常发生于神经外科治疗后2~3年,常常被神经外科医师所忽略
White - Gbadeb 1993	使用皮质酮治疗脑液压冲击伤后的大鼠,发现皮质酮治疗组较对照组有短暂的运动缺陷加重,并且认知功能也较对照组减弱	长期使用皮质酮治疗能加重大鼠创伤性脑损伤的运动缺陷
Fanconi 1988	对25名严重脑创伤的儿童进行了随机研究,地塞米松治疗组(13名)使用1mg/kg的剂量,对照组不接受地塞米松治疗。有患者接受标准治疗方案,并测定了尿中的游离氢化可的松含量。6个月后使用GCS评分评价治疗效果	大剂量地塞米松能抑制内源性氢化可的松的生成,并能增加细菌感染的风险性,但对临床和实验室检查及最终的治疗结果没有影响
DeMaria 1985	研究了197个连续多发性创伤患者,用来确定使用皮质糖皮质激素治疗脑和脊髓损伤后引起的感染性并发症	使用糖皮质激素治疗中枢神经系统创伤使患者感染性并发症的发生率和严重程度均明显增加
Dearden 1986	使用双盲法研究了130个重型颅脑创伤患者,使用地塞米松剂量150mg/d,观察病死率和ICP的变化情况	地塞米松无效
Braaman 1983	使用双盲法研究了1 61个重型颅脑创伤患者,使用地塞米松剂量200mg/d,观察病死率和病残率的变化情况	地塞米松无效
Saul 1981	使用双盲法研究了100例重型颅脑创伤的患者,使用甲泼尼龙750mg/d	甲泼尼龙对患者的死亡率和病残率无显著影响
Giannotta 1984	研究了88例重型颅脑创伤患者,使用甲泼尼龙30mg/kg或地塞米松1.5mg/kg	对40岁以上患者的病死率和病残率无显著影响
Cooper 1979	前瞻性双盲研究;97例重型颅脑创伤按伤情分类,分别接受安慰剂、60mg/d、96mg/d 地塞米松;76例有完整的随访资料	伤后6个月时的预后、系列神经学检查、颅压均无明显差异
Saul 1981	前瞻性双盲法研究;100例重型颅脑创伤分别随机接受安慰剂或甲泼尼龙5mg/d	伤后6个月预后无明显差异
Crash 试验 2004	10 008例重型颅脑创伤分别随机接受安慰剂或超大剂量甲泼尼龙21.2g/48h	显著增加病死率
Entezari2007	随机双盲法研究;31例视神经损伤接受安慰剂或超大剂量甲泼尼龙250mg/6h,使用3d	视力恢复无明显差异

(吴玉鹏)

第六节　颅脑创伤患者过度通气的应用

一、概述

强制性过度通气（$PaCO_2 \leqslant 3.3kPa$）在过去 20 多年时间里是处理严重颅脑创伤患者颅内高压的基本方法之一，因为它会使 ICP 迅速下降。然而，至今没有研究表明，过度通气能改善严重颅脑创伤患者预后。40% 的严重颅脑创伤患者出现脑肿胀和 ICP 升高；颅脑创伤后 ICP 增高是引起死亡和脑功能障碍的最常见原因之一。因此，大多数临床医师设想通过过度通气降 ICP 来改善重型颅脑创伤患者的预后。

然而，过度通气是通过脑血管收缩和 CBF 减少来降低 ICP。过去 20 年中研究确实证明了 CBF 在伤后第 1 天低于正常值的一半，且强制性过度通气有加重脑缺血的风险。在大多数严重颅脑创伤死亡病例中都发现了存在脑缺血的组织学证据。一组前瞻性随机研究发现不使用预防性过度通气和使用过度通气相比，伤后 3 个月和 6 个月随访发现不使用过度通气的患者预后较使用者更好。因此，限制重型颅脑创伤后过度通气的应用则可能有助于改善脑神经功能恢复以及避免医源性脑缺氧。

二、论点形成过程

首先对过去 25 年中所有发表的相关文章进行广泛回顾。通过计算机检索国家医学图书馆，得到大约 400 篇文章。检索用下列医学主题词：脑创伤、脑缺血、颈静脉、局部脑血流、脑灌注、脑过度灌注。综述了相关文章写成初稿。作者尤其重视颅脑伤后 CBF、A－VDO_2、SjO_2 和过度通气。所有这些文章都是 8 个病例以上的大宗临床随机化研究，仅 1 篇是双盲随机对照前瞻性临床研究。

三、科学基础

（一）CBF 与重型颅脑创伤

CBF 在伤后最初 24h 内最低，并在随后 3d 中逐渐增加，除难以控制性颅内高压的死亡患者外。典型重型颅脑创伤患者的 CBF 在伤后最初 8h 内 <30mL/（100g·nin），且在伤后最初 4h 内可能 <20ml/（100g·min）。

颅脑创伤后引起不可逆性缺血或梗死的 CBF 阈值尚不清楚。Obrist 等提出颅脑创伤会引起脑代谢抑制。因此，颅脑创伤后 CBF 减少在多数情况下可能与脑代谢相适应。然而在一组正电子发射断层扫描（PET）研究中，Heiss 等观察到 16 例临床和 CT 扫描证明的半球卒中患者在症状出现后平均 23h，梗死中心的平均 CBF 为（16.7±7.95）ml（100g·min），梗死灶附近区域为（31.0±10.65）ml/（100g·min）。

严重颅脑创伤时，CBF 在硬膜下血肿、弥散性损伤和低血压患者中最低，在硬膜外血肿或 CT 扫描正常的患者中最高。在伤后最初 24h 内 CBF 和格拉斯哥评分（GCS）或预后有直接的相关。CBF 与 ICP 变化并不始终呈平行关系，在某些病例中，CBF 升高会引起 ICP 降低。

（二）脑血管的 CO_2 调节机制

脑细小动脉的管径受到动脉血 $PaCO_2$ 的调节，这种调节机制对于脑血管阻力（cerebral vascular risistanc，CVR）、CBF 以及脑血容量（cerebral blood volume，CBV）具有重要意义。$PaCO_2$ 的降低引起细小动脉收缩，CVR 增加，CBF 相应减少；$PaCO_2$ 的升高则作用相反。实际上，CO_2 的调节作用是通过脑脊液 pH 值的变化实现的：pH 值降低，血管扩张；pH 值升高，血管收缩。

血和脑脊液中的 pH 值主要取决于缓冲对 HCO_3^-/H_2CO_3 的比值。CO_2 和 H_2CO_3 以及 HCO_3^- 之间存在以下关系：

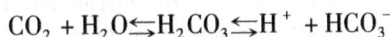

$$CO_2 + H_2O \leftrightarrows H_2CO_3 \leftrightarrows H^+ + HCO_3^-$$

过度通气时全身的 $PaCO_2$ 降低，pH 值增高，数小时至数天后，受到肾脏调节作用血 HCO_3^- 浓度亦降低，血 pH 值逐渐代偿接近正常水平。因为，CO_2 能够自由通过血脑屏障，过度通气同样引起脑脊液 PCO_2 的迅速降低和 pH 值的相应增高，但由于脉络丛碳酸酐酶的作用，HCO_3^- 浓度在数小时内很快降低，而 H^+ 和 HCO_3^- 不能自由通过血脑屏障，故脑脊液 pH 值较快得以代偿。这种变化特点的临床意义在于，过度通气通过降低血和脑脊液中的 PCO_2，脑脊液的 pH 值相应增高，引起脑血管收缩、CBF 降低，CBV 相应减少，达到降低 ICP 的效果。但在数小时内，脑脊液的 pH 值便因为脉络丛碳酸酐酶的作用得到代偿，达到或接近过度通气前的水平，脑细小动脉的管径、CBF、CBV 以及 ICP 亦随之恢复到初始水平。因此，过度通气难以较长时间地维持降 ICP 的作用；而且，过度通气一旦终止，脑脊液中 PCO_2 相对于 HCO_3^- 迅速回复正常，pH 值相应降低，引起脑血管扩张，CBF、CBV 以及 ICP 出现反弹甚至超过过度通气前的水平。在动物实验中发现，过度通气 24h 后，回升 $PaCO_2$ 引起脑血管的明显扩张，血管口径超出过度通气前的大小；在人体研究中观察到，维持 $PaCO_2$ 在 2.0～2.66kPa 水平 4h 后，CBF 恢复至接近原水平，5h 后终止过度通气，CBF 出现明显增高并超出原先的 31%。

（三）颅脑创伤后脑血流和脑代谢水平的改变

过度通气在减少 CBF、降低 ICP 的同时，有引起脑缺血损害的危险，尤其是在伤后 24h 内或过分运用过度通气的情况下。这个问题涉及颅脑创伤后 CBF 和脑代谢水平的改变。脑缺血损害取决于 CBF 和脑代谢水平之间的平衡，当 CBF 降低不能满足脑组织的代谢需求时，即发生脑缺血性损害。如果在重型颅脑创伤后业已存在脑组织的缺血，过度通气无疑会加重这一病理过程。

对重型颅脑创伤患者的尸解组织切片中发现，缺血性脑损伤普遍存在。但这种缺血性脑损伤是发生在受伤当时，或是继发于伤后 CBF 的减少，尚不能肯定。研究发现重型颅脑创伤后的早期，CBF 明显减少。Marion 等报道重型颅脑创伤后 1～4h，CBF 平均为（27±14）ml/（100g·min），伤后 5～24h 升至（44±10）ml/（100g·min）；Bouma 等报道的伤后 6h 内 CBF 为（22.5±5）ml/（100g·min），6h 后 CBF 开始增加，36～42h 达到高峰。尽管上述发现证实重型颅脑创伤后 24h 内存在 CBF 的降低，但并不能说明脑组织有缺血损害，因为脑组织缺血与否除与 CBF 有关外，还与脑组织的代谢水平密不可分。

当 CBF 减少时，脑组织为满足代谢需要会增加对血流中氧的摄取，氧摄取分数可由正常状态下的 30%～40% 升高到 90%，$A-VDO_2$ 增大。当仍不足以代偿时，脑组织的能量代谢便出现障碍。正常脑代谢状况下，$CBF < 20ml/$（$100g \cdot min$）便会出现神经电活动的异常，$< 18ml/$（$100g \cdot min$）即出现脑缺血性损害。但是当脑组织的代谢水平降低，如使用巴比妥药物后，脑需氧量相应减少，脑组织对缺血的耐受增加，CBF 还会出现继发性的下调，称之为 CBF 的代谢自动调节作用。Obrist 等发现重型颅脑创伤后患者在 CBF 降低的同时，有脑组织的氧代谢率（$CMRO_2$）的降低，而氧摄取分数正常，$A - VDO_2$ 在正常范围以内，提示 CBF 的降低是继发于脑组织代谢水平的下降，而并不支持脑缺血损害变化。其他的研究亦证实，在重型颅脑创伤患者，无论 CBF 降低抑或是升高，$CMRO_2$ 均降低，且 $CMRO_2$ 水平与患者的意识和预后相关。

综上所述，在重型颅脑创伤后的早期 24h 以内，存在 CBF 的降低，但目前尚不能证实此时的 CBF 降低伴有脑缺血性损害，CBF 降低可能是继发于伤后脑组织代谢水平下降的一种改变。尽管如此，对于过度通气的运用来说，伤后早期可能使已降低的 CBF 更行降低，有加重或引起脑缺血损害之虞。

（四）过度通气对 CBF 的影响

动物实验发现，当过度通气 $PaCO_2$ 达到 $1.3 \sim 2.0kPa$ 时，CBF 下降至 $18ml/$（$100g \cdot min$）；当 $PaCO_2$ 降至 $3.2 \sim 3.5kPa$ 时，CBF 下降的同时，$A - VDO_2$ 增高，脑组织的 $CMRO_2$ 不变，提示脑组织通过增加对血流中氧的摄取以代偿 CBF 的下降，维持脑组织的能量代谢；但不适度的过度通气还是会引起神经元电活动的异常和 $CMRO_2$ 的下降，尤其是当 ICP 增高接近引起脑缺血的阈值时，过度通气使 $PaCO_2$ 达到 $2.0kPa$，即出现脑缺氧变化。

在正常人体研究中发现，当过度通气使颈内静脉氧分压降至 $2.8kPa$ 时，出现脑电图改变。Cold 等在临床观察到，过度通气前就存在 CBF 降低的重型颅脑创伤患者，在过度通气后脑内 CBF 降低区域的范围扩大，但因为没有同时检测 $CMRO_2$，不能判断 CBF 的下降是否导致脑缺血；Obrist 在一部分具有较高 $CMRO_2$ 而 CBF 较低的重型颅脑创伤患者发现，当过度通气 $PaCO_2$ 降至 $3.1kPa$ 时，CBF 下降到 $19ml/$（$100g \cdot min$），脑 $A - VDO_2$ 增大，$CMRO_2$ 下降近 1/2，提示脑能量代谢受到影响，此时颈内静脉氧分压从 $5.0kPa$ 降至 $3.0kPa$；Reinstrup 等对 27 例颅脑创伤患者急性期行 CBF 和 TCD 流速监测，也发现过度通气的低碳酸血症可导致 TCD 平均流速和 CBF 降低，二者虽然不能直接影响颅脑创伤患者的 CO_2 反应性，但是可以对颅脑创伤后脑血管情况评估提供有用信息。

上述研究表明，过度通气在部分患者，尤其是在已有 CBF 降低的患者，可能会导致脑组织缺血和能量代谢障碍。只是在人体引起脑组织缺血的阈值尚不确切。

20 世纪 90 年代以来，人们采用脑组织氧直接监测技术能够直接监测局部脑组织氧含量。荷兰鹿特丹大学医学院 Carrnona 对 90 例重型颅脑创伤患者采用脑组织氧直接监测技术，观察过度通气对患者脑组织氧含量的影响。结果发现过度通气使患者脑组织氧含量从 (3.4 ± 1.6) kPa 降至 (3.0 ± 1.3) kPa，证明过度通气有害无益。

Coles 等对 30 例闭合性颅脑创伤患者的前瞻性研究中，观察过度通气对 CBF、$CMRO_2$、SjO_2 等的影响，发现过度通气后 CBF 明显下降，导致 SjO_2 监测不能探查到的氧摄取指数和脑缺血范围增加；平均 $CMRO_2$ 虽然轻度增加，但是变化范围很大。过度通气继发的急性 CBF 下降和 $CMRO_2$ 增加将会消耗脑组织的生理储备，以此保障氧代谢。

（五）$A - VDO_2$ 和 SjO_2

除硬膜下血肿患者外，$A - VDO_2$ 和 CBF 在伤后 24h 内呈负相关。$A - VDO_2$ 增加 9% 容积可能提示脑缺血。

SjO_2 通常 >50% ， <50% 被认为氧饱和度下降。长时程和 SjO_2 降低与患者预后不良有关。SjO_2 下降常出现 CBF 下降。低碳酸血症与 SjO_2 下降相关。在 6 例患者中，Cruz 等发现当 $PaCO_2$ <2.9kPa 时，SjO_2 平均为 （45±8）% ，当 $PaCO_2$ 增加 1.33kPa 后，SjO_2 为 （59±3.2）% 。Sheinberg 等证明 $PaCO_2$ <3.7kPa 是 33 例患者中 10 例 SjO_2 下将的原因。

（六）过度通气

过度通气能有效降低 ICP 的前提是脑血管具有对 CO_2 的反应性。尽管在部分重型颅脑创伤终末期的患者，脑血管丧失了对 CO_2 的反应，但在多数情况下，这一反应性仍然存在。

1. 预防性持续过度通气　对于预防性持续过度通气的运用尚存在争议。一组研究将重型颅脑创伤患者（GSC≤8 分）随机分为 3 组，正常通气组、过度通气组、过度通气 + 氨丁三醇（THAM）组，后两组持续应用过度通气 5d，结果在 GCS 运动评分 4~5 分的患者中发现过度通气组患者的预后不如另外两组；同时发现，过度通气后的 24h 和 72h，联合应用 THAM 的过度通气组中，CBF 较基线下降 25% ，而单用或未用过度通气组的 CBF 与基线比较没有变化。通过此研究作者得出结论，预防性持续过度通气在部分重型颅脑创伤患者具有不利影响，而联合静脉应用 THAM 能够克服这一不利影响。THAM 是一种可通过血脑屏障的弱碱性药物，过度通气后的几个小时，脉络丛通过降低 CSF 中 HCO_3^- 浓度，使脑脊液 pH 值很快恢复。当静脉应用 THAM 后，因其缓冲作用使 CSF 的 pH 值维持在较高水平，同时也有利于过度通气对伤后脑组织乳酸酸中毒的缓解作用。此外，Obrist 等观察到，在部分重型颅脑创伤患者的伤后 4d 内，CBF 不是降低而是升高，这种高血流状态平均持续 3d，在伤后 24d 即可出现，并且与 ICP 增高密切相关；而 CBF 对过度通气的反应在这些患者中更为明显。

上述发现提示在重型颅脑创伤的治疗中，可能存在一个适用预防性持续过度通气的窗口期，同时联合应用一些弱碱性药物如 THAM，可维持过度通气的降压作用，消除其对预后的不利影响。

2. 过度通气在顽固性颅内高压中的应用　目前过度通气的临床运用得到认可的是作为一种临时的救治手段，在 ICP 急剧增高或难以利用其他降 ICP 措施控制时，可予以合理使用。

由于 ICP 的波动性，在颅脑创伤的患者，ICP 会出现短暂的自发性增高，或者由于各种刺激因素如吸痰、体位变动等骤然增高。虽然这种一过性的变化历时不过数分钟，但可导致脑灌注压的急剧下降。在这种情况下，可短时程应用过度通气，有利于缓解 ICP 增高。在一过性因素消除后，即可停止过度通气。这种短时程过度通气的应用尚不致引起脑脊液中 HCO_3^- 的变化，故不存在 ICP 的反跳现象。

对于一些颅脑创伤的患者出现难以控制的颅内高压，当其他降 ICP 措施如脑室外引流、手术清除血肿或内外减压仍不能有效控制，或者还来不及采取这些处理时，可使用过度通气作为救治手段。然而，这种情况下一旦用上了过度通气，因为停用后的反弹现象，可能难以撤除。

Raichle 等研究了一组健康志愿者对过度通气的正常反应：$PaCO_2$ 降至 2.0~2.66kPa 30min 后，CBF 减少了 40% ；4h 后 CBF 增加到基础值的 90% 。当 $PaCO_2$ 恢复正常后，CBF

超过正常值31%。

JagersbergM 在26例颅内高压的颅脑创伤和蛛网膜下隙出血（SAH）患者的研究中．测量了不同颅内高压治疗方法对全脑 CBF 和有效 CPP 的影响。与渗透疗法相比，过度通气可降低 ICP（$P < 0.001$）和 CBF（$P < 0.001$），并且有效 CPP 也降低（$P = 0.002$）。

在重型颅脑创伤中 CO_2 相关的血管反应性为：$PaCO_2$ 每变化0.133 kPa，CBF 变化3%。但在 CBF 较低时变化值较小。血管对 CO_2 反应性降低与预后不良相关。在很多患者中，局部 CO_2 血管反应性与全脑血管反应性相差 >50%。在部分患者中，脑自主调节在正常碳酸血时保存，而在低碳酸血症时丧失。在某些病例，过度通气确实可造成 ICP 的下降。Crockard 等发现14例患者中4例 $PaCO_2$ 下降至 25～30mmHg、ICP 也相应降低。Obrist 等发现31例患者中仅15例出现过度通气后 ICP 下降，但有29例出现 CBF 下降。强制性过度通气能造成 A－VDO_2 和 CBF 降到或接近脑缺血阈值。在10例 $PaCO_2$ 为（23.2 ± 2.8）mmHg 的患者中，Obrist 等发现 A－VDO_2 为（10.5 ± 0.7）容量%，CBF 为（18.6 ± 4.4）ml/（100g·min）。

1991年，Muizelaar 等发表了一组随机化前瞻性临床研究结果。此研究将77例严重颅脑创伤患者随机分为2组。一组伤后5d 内以长时程过度通气［$PaCO_2$（3.3 ± 0.4）kPa］治疗；另一组在同一时期内保持相对正常血碳酸值［$PaCO_2$（4.7 ± 0.27）kPa］。在伤后3个月和6个月随访，过度通气组患者预后明显差于正常血碳酸组。伤后1年随访未发现两组患者预后有明显统计学差异。然而，差异的不明显可能是由于统计学错误造成的，因为伤后1年实际上只有较少患者得到随访。

3. 过度通气使用方法和过度通气的终止　利用过度通气控制 ICP 的患者多处于昏迷状态，需要气管插管维持呼吸道的通畅，同时也有利于机械辅助过度通气的应用。气管插管可引起血压和 ICP 的急剧增高，诱发脑疝形成，故插管前需静脉用药，如硫喷妥钠、利多卡因或依托咪酯能缓解 ICP 的增高。

要达到降低 $PaCO_2$ 的目的，需要提高每分钟通气量（潮气量×呼吸频率）。通常利用增加呼吸频率来提高每分钟通气量，而维持正常潮气量不变（10～12ml/kg），这样能避免增加潮气量引起胸腔压的增高，进而导致 ICP 升高。常用的观察指标为呼气末 CO_2 分压。由于肺内通气/血流灌注比的不均衡和气道无效腔对呼出 CO_2 的稀释，呼气末 CO_2 分压稍低于 $PaCO_2$，如果能行血气分析明确呼气末 CO_2 分压和 $PaCO_2$ 的相关关系，可更好地实现对 $PaCO_2$ 的监测。一般 $PaCO_2$ 控制在2.66～4.0kPa 的范围，同时需要对 $CMRO_2$、CBF、A－VDO_2 等指标进行观察，以防出现脑缺血损害。

过度通气的终止应循序渐进。过度通气的终止对 ICP 的影响取决于两个因素，即过度通气时间的长短和当时颅内容物的顺应性。短暂使用过度通气的患者，在 ICP 得到控制后即时便可终止，不必担心 ICP 的反弹。而对于较长时间应用过度通气的患者，过度通气的终止应在 ICP 变化的监测下，遵循个体化原则。开始时可试行将呼吸频率减少1～2次，在有些患者即可见到 ICP 立即升高；如果升高不显著，维持该频率直到 CSF 经重新调节适应后 ICP 回降，再依据这样的变化规律进行以后的调整；如果 ICP 在呼吸频率降低1～2次后显著升高，说明此时颅内容物的顺应性很差，需综合采用其他降低 ICP 的措施后，才可能安全地终止过度通气。

目前，我国尚没有统一的过度通气临床使用准则。美国《重型颅脑创伤救治指南》提出的过度通气使用原则为：当重型颅脑创伤后存在 CBF 的降低时，过度通气会进一步影响脑组织的血流灌注。因此，重型颅脑创伤后的24h 内应避免预防性地使用过度通气（$PaCO_2$ ≤4.7kPa）；当神经症状急剧恶化时，可考虑短时程使用过度通气；对于顽固性的颅内高压，在镇静、脱水、脑脊液引流等治疗措施控制无效时，可较长时程使用过度通气。SjO_2、$A-VDO_2$、CBF、脑组织氧分压（$PtiO_2$）等指标的监测有助于对脑缺血的判断和预防。但是在欧洲的一项多中心研究中，发现过度通气仍被广泛应用于重型颅脑创伤患者，而且未严格按照《重型颅脑创伤救治指南》中的过度通气使用原则，并没有进行相关的脑氧监测等。

四、小结

长时程过度通气疗法应被禁止用于重型颅脑创伤后早期5d，特别是最初24h。重型颅脑创伤患者的 CBF 监测证明伤后早期脑血流降低。过度通气能进一步降低 CBF，但并不确定能降低 ICP，且可能造成脑血管自主调节功能丧失。在严重颅脑创伤患者，脑血管对低碳酸血的反应降低，且灌注压下降。虽然发生不可逆脑缺血的 CBF 水平尚未明确确立，但在颅脑创伤后死亡患者中90%被证明有缺血性细胞损害改变。PET 检查也证明不可逆性脑损害可能发生于 CBF 降至 <20ml/（100g·min）时。随机化前瞻性临床试验表明，长时程过度通气疗法治疗不但不能改善重型颅脑创伤患者预后，反而会增加患者病死率。

五、前景与展望

仍然需要更多的大宗随机化前瞻性临床试验，以最终确定伤后早期24 内的短程过度通气是否有害。

六、主要依据

形成本章观点主要依据见表7-7、7-8和7-9。

表7-7　重型颅脑创伤后 CBF 的临床测量

作者及年份	研究概要	结论
Bouma 1991	186 例重型颅脑创伤患者的大宗研究，设计用于测量伤后早期 CBF 及其与预后的关系	伤后最初 6h 的平均 CBF：为（22.5±5.2）ml/（100g·min），CBF 在伤后36~42h 最高
Bouma 1992	35 例重型颅脑创伤患者极早期 CBF 的大宗研究，于伤后平均（3.1±2.1）h 进行	全脑或局部 CBF <18ml/（100g·min）被定义为缺血阈值。31.4%患者出现脑缺血
Fieschi 1974	12 例重型颅脑创伤患者的 CBF 大宗研究设计用于描述伤后最初数日的 CBF 暂时变化	CBF 通常在伤后最初12h 最低，在死亡和生存患者中平均值分别为17 和28ml/（100g·min）
Marion 1991	32 例重型颅脑创伤患者的大宗研究，目的在于定义伤后最初5d 内发生的 CBF 暂时性变化	伤后最初1~4h 的平均 CBF 为27mL/（100g·min），CBF 通常在伤后12~24h 内最低。局部 CBF 有实质性差异
Muizelaar 1989	32 例重型颅脑创伤儿童的大宗研究以测量伤后最初数日的 CBF	CBF 在伤后最初24h 内最低
Salvant 1993	54 例重型颅脑创伤和硬膜下血肿患者的大宗研究，设计用于定义 CBF 的暂时性变化和血肿对局部 CBF 的影响	最低 CBF 通常出现于伤后最初24h 内；硬膜下血肿同侧半球，9%患者的 CBF <18ml/（100g·min）

表7-8 颅脑创伤后缺血的组织学证据和伤后 A-VDO$_2$ 增宽的证据

作者及年份	研究概要	结论
Bouma 1991	186例重型颅脑创伤患者的大宗研究以测量伤后早期 CBF 和 A-VDO$_2$ 的变化过程	A-VDO$_2$ 在伤后最初4~6h最宽[7.1±1.5)% 容积],在36~42h时降至 (4.2±1.7)% 容积
Graham 1988	71例致死性重型颅脑创伤病例的组织学研究,患者死前无 ICP 增高证据(临床、放射学,或病理学)	在70%的脑组织发现缺血性细胞改变
Robertson 1974	102例重型颅脑创伤患者的大宗研究以检测 A-VDO$_2$、CBF 和 ICP 的变化过程和相互关系	A-VDO$_2$ 通常在伤后最初24h内增宽
Ross 1993	37例致死性重型颅脑创伤病例的组织学研究以确定基底节区缺血性细胞改变的发生	89%病例中发现丘脑网状神经元的减少

表7-9 过度通气对 CBF,A-VDO$_2$,SjO$_2$ 和临床预后的影响

作者及年份	研究概要	结论
Cruz 1991	6例重型颅脑创伤患者的研究,患者伤后48h内接受持续 SjO$_2$ 监测	在所有6例患者接受强制性过度通气期间观察到 SjO$_2$ 降低 (45.5±8)%,所有患者停止过度通气后 SjO$_2$ 增加至50%以上
Muizelaar 1991	77例重型颅脑创伤患者的前瞻性随机化临床试验,比较一组伤后5d内用过度通气使 PaCO$_2$ 为 (3.3±0.27kPa) 的患者和一组在同一时期 PaCO$_2$ 维持 (4.7±0.27kPa) 的患者的临床预后	在伤后3个月和6个月,最初 GCS 运动评分为4~5分的患者未接受过度通气者预后好于过度通气者
Obrist 1984	31例重型颅脑创伤患者的大宗研究,测量了进取性过度通气对 ICP、CBF 和 A-VDO$_2$ 的影响	过度通气使 CBF 下降 (29 731 病例) 的影响明显大于其对 ICP 下降 (15 731 病例) 的影响。10例患者的强制性过度通气 [PaCO$_2$ (3.1±0.4) kPa] 导致 A-VDO$_2$ 值为 (10.5±0.7)% 容积和 CBF 降低至 (18.6±4.4) ml/ (100g·min)
Sheinberg 1992	45例重型颅脑创伤患者的大宗研究,SjO$_2$ 监测 1~8d	过度通气是引起 SjO$_2$ 降低 (<50%) 的第2种最常见原因,是造成10/33病例 SjO$_2$ 下降的原因
Marion 1992	20例重型颅脑创伤患者的前瞻性临床研究,检测细胞外谷氨酸、乳酸和周部 CBF 变化	过度通气能显著升高细胞外谷氨酸、乳酸水平,并降低局部 CBF。且这一作用在伤后24~36h较伤后3~4d更为常见
Coles 2002	33例重型颅脑创伤患者和14例健康志愿者的前瞻性研究以测量对 CBF 的影响	过度通气显著降低全脑血流灌注,增加脑损伤后的严重低灌注脑组织体积
Carmona 1999	90例重型颅脑创伤患者的大宗研究,采用脑组织氧直接监测技术,观察过度通气对患者 PtiO$_2$ 的影响	过度通气使患者 PtiO$_2$ 从 (3.4±1.6) kPa 降至 (3.0±1.3) kPa,证明过度通气有害无益
Imberti 2002	36例重型颅脑创伤患者 (GCS≤8分),观察过度通气对 ICP、SjO$_2$、PtiO$_2$,的影响	过度通气可使 ICP 显著下降,但也会降低脑灌注,引起脑缺血改变
Soustiel 2006	36例重型颅脑创伤患者的回顾性研究,观察过度通气对 CBF、CMRO$_2$、CMRGLc、CMRLct 等的影响	过度通气后 CBF 明显下降,同时伴有 CMRO$_2$ 下降,引起无氧糖酵解和乳酸堆积

作者及年份	研究概要	结论
Coles JP 2007	30 例闭合性颅脑创伤患者的前瞻性研究，观察过度通气对 CBF、$CMRO_2$、SjO_2 等的影响	过度通气后 CBF 明显下降，导致 SjO_2 监测不能探查到的氧摄取指数和脑缺血范围增加。平均 $CMRO_2$ 虽然轻度增加，但是变化范围很大。过度通气继发的急性 CBF 下降和 $CMRO_2$ 增加将会消耗脑组织的生理储备，从而保障氧代谢
Jagersberg M 2010	26 例颅内高压的颅脑创伤和 SAH 患者的研究，测量了在不同颅内高压治疗方法对全脑 CBF 和有效 CPP 的影响	与渗透疗法相比，过度通气可降低 ICP 和 CBF，并且有效 CPP 也降低
Reinstrup P 2014	27 例颅脑创伤患者急性期行 CBF 和 TCD 流速监测	过度通气的低碳酸血症可导致 TCD 平均流速和 CBF 降低。二者虽然不能直接影响颅脑创伤患者的 CO_2 反应性，但是可以对颅脑创伤后脑血管情况评估提供有用信息

（张云超）

第七节 亚低温治疗重型颅脑创伤患者的疗效

一、概述

20 世纪 50 年代以来，国内外神经外科曾经采用轻度（33～35℃）至中度低温（28℃～32℃）治疗重型颅脑创伤。据文献检索发现，全世界几十家医院对 100 多例重型颅脑创伤采用低温治疗，多数学者都认为低温对重型颅脑创伤有一定疗效，且无任何心脏和凝血系统的严重并发症。但由于上述报道均为临床个案少量病例报道，未作临床前瞻性对照研究，所以无法对低温治疗重型颅脑创伤的疗效做出确切结论。加上无系统动物实验研究和临床降温方法的落后，低温治疗重型颅脑创伤已被国内外医师所遗忘。直至 20 世纪 80 年代末期人们才证明亚低温对实验性颅脑创伤具有显著的治疗保护作用。90 年代以来的前瞻性临床应用研究结果也发现，30～33℃亚低温能显著降低重型颅脑创伤患者的死残率，说明亚低温对颅脑创伤患者具有肯定的疗效。目前，国内外有条件的医院已将亚低温治疗方法列为重型颅脑创伤患者的治疗常规。但近年来国外学者对有关亚低温治疗的时间窗、指征、时程和疗效提出不同意见，特别是美国学者 Clifton 医师领导的美国多中心临床研究未证明亚低温的治疗作用。直至 2010 年，他在《低温杂志》（Therapeutic Hypotherrn, ia an, cl Temperature Management）上发表文章承认美国多中心无效的根本原因是复温太早导致颅内压反跳所致。2013 年，美国《低温杂志》刊登中国低温专辑，高度认可中国长时程低温治疗重型颅脑创伤患者的成果。2007 年，美国《重型颅脑创伤救治指南》将长时程亚低温作为Ⅲ级推荐用于治疗重型颅脑创伤患者。目前，美国和中国已经分别在美国 www.clinicaltrial.org 注册，正在开展长时程亚低温治疗重型颅脑创伤患者临床多中心随机对照研究。

亚低温概念的提出和分类：从临床医学角度，目前国际上将低温划分为轻度低温（mild hypothermia）：33℃～35℃，中度低温（moderate hypothermia）：28℃～32℃，深度低温

（profound hypothermia）：17℃～27℃，超深低温（ultraprofound hypothermia）：16℃以下。由于轻中度低温（28℃～35℃）都有良好的脑保护作用，而且无明显不良反应。所以，江基尧于1993年首先将28℃～35℃轻中度低温定义为亚低温。随后亚低温这一概念被国内同行所广泛引用。尽管笔者的动物实验研究结果表明，30℃亚低温疗效优于33℃，但由于32℃以下低温易引起低血压和心律失常等并发症，所以，目前国内外临床多采用33℃～35℃亚低温治疗重型颅脑创伤患者。最近有人提出35℃～36℃轻度低温更安全。

二、论点形成过程

通过MEDLINE查阅1980年以来，以mild to moderate hypothermia（亚低温）和traumatic brain injur（颅脑创伤）为关键词的217篇文章，以这些文献来评估亚低温在治疗重型颅脑创伤患者中的作用。

三、科学基础

20世纪90年代，美国、欧洲、日本和中国神经外科相继开展了30～35℃亚低温治疗重型颅脑创伤的前瞻性临床研究，大多数临床研究结果令人满意。

1993年，日本大阪大学医学院医师等将33例重型颅脑创伤（GCS≤8）伴颅内高压患者随机分成两组，进行临床前瞻性研究。第1组16例患者采用34℃低温治疗；第2组17例患者维持正常体温作为对照组。临床结果表明，34℃低温能显著降低伤后颅内高压（平均1.4kPa）、升高脑灌注压（平均1.7kPa）。低温还能显著提高重型颅脑创伤患者的生存率，正常脑温颅脑创伤患者生存率仅为18%，34℃低温治疗颅脑创伤患者生存率为50%。2001年，他们将91例重型颅脑创伤（GCS≤8分）不伴有颅内高压患者（<3.3kPa）随机分成两组，进行临床前瞻性研究。第1组45例患者采用33.5℃～34.5℃（48h）亚低温治疗；第2组46例患者维持正常体温作为对照组。临床结果表明，33.5～34.5℃亚低温不能显著提高重型颅脑创伤患者的生存率，他们认为亚低温仅能用于重型颅脑创伤（GCS≤8分）伴颅内高压患者。

1993年，美国德克萨斯大学休斯敦医学中心Clifton医师对46例重型闭合型颅脑创伤患者进行前瞻性临床研究。46例患者随机分为两组，24例患者为低温治疗组（体温：32℃～33℃），另22例患者为正常体温对照组（体温：36℃～37℃）。46例重型颅脑创伤患者均在伤后6h之内入院并开始降温治疗。采用冰毯全身降温使体温降至32℃～33℃、维持48h左右。低温治疗和复温过程中使用适当剂量肌肉松弛剂和镇静剂以防患者发生寒战。3个月的临床随访结果表明，经32℃～33℃低温治疗的重型颅脑创伤患者恢复良好率为52.2%，而正常体温颅脑创伤患者恢复良好率仅为36.4%，表明亚低温对重型颅脑创伤有显著的治疗效果。他们还发现经亚低温治疗的颅脑创伤患者伤后癫痫发生率（0/24）明显低于正常体温颅脑创伤患者（5/22）（P<0.01）。32℃～33℃亚低温治疗未发生任何严重并发症。最近由他牵头组织的9个医学中心亚低温治疗（32℃～33℃，24～48h）392例重型颅脑创伤患者前瞻性随机临床研究结果已发表，结果表明亚低温治疗能显著提高GCS 6～8分、年龄<45岁、伤后6h内达到亚低温水平的患者的治疗效果，而其他经亚低温治疗的重型颅脑创伤患者则无效。另外，在参加该项研究的9个医学中心中，3个最早开始研究的医学中心都发现亚低温治疗有效，而其他6个后参加的医学中心则无效。总体研究结果发现，亚低温不能

明显改善重型颅脑创伤患者的疗效，主要原因可能与亚低温治疗时程太短、开始亚低温治疗的时间晚（伤后 6h 以上）等因素有关。2002 年，他又将多中心临床研究资料作进一步分析研究发现：①伤后早期入院时患者的体温状态与亚低温治疗效果有密切相关：56 例入院时（<6h）体温已降至 33℃～34℃ 的患者随机分为亚低温治疗组和常温组，亚低温组患者预后良好率较常温组提高 12.6%；102 例入院时（<6h）体温 34℃～35℃ 的患者随机分为亚低温治疗组和常温组，亚低温组患者预后良好率较常温组提高 17.2%；196 例入院时（<6h）体温 35℃～36℃ 的患者随机分为亚低温治疗组和常温组，亚低温组患者预后良好率较常温组提高 0.7%（P<0.05）。说明伤后尽早（<6h）使患者处于 35℃ 以下的亚低温状态，能有效提高亚低温治疗效果。②伤后早期入院时体温已达到 35℃ 以下的亚低温状态，但随机分组为常温组，只好将这类患者体温加温升至 37℃ 正常温度，他们的死残率较其他常温组患者增加 26%（P<0.01）。说明伤后早期处于亚低温状态的患者不能复温，早期复温会加重脑损害，增加死残率。③患者年龄与亚低温治疗效果密切相关：年龄 <45 岁的 81 例亚低温治疗的重型颅脑创伤患者的死残率较其他年龄组重型颅脑创伤患者降低 24%（P<0.05）。④年龄 >45 岁重型颅脑创伤患者实施亚低温治疗会增加患者并发症发生率。直到 2010 年，他在《低温杂志》上撰文承认：美国多中心研究疗效差的根本原因是复温太早导致颅内压反跳所致。

1996 年，西德瑞格斯堡医院报道 10 例特重型颅脑创伤患者采用 32℃～33℃ 亚低温治疗结果。10 例特重型颅脑创伤患者中，GCS 3 分 7 例，GCS 4 分 2 例，GCS 6 分 1 例。所有特重型颅脑创伤患者均在伤后 6～23h 开始亚低温治疗，3h 内使脑温降至 32℃～33℃，持续 23～26h。结果表明，32℃～33℃ 亚低温治疗能有效地减低颅内高压，降低脑氧耗量，明显提高特重型颅脑创伤患者治疗效果，10 例患者中，7 例恢复良好，1 例重残，2 例死亡。

1997 年，美国匹斯堡大学医学院将 82 例重型颅脑创伤患者（CGS 3～7 分）随机分为两组作前瞻性临床研究。一组 40 例重型颅脑创伤患者采用 32℃～33℃ 低温治疗，另一组 42 例重型颅脑创伤患者维持正常体温作为对照组。所有低温治疗的重型颅脑创伤患者均在伤后 10h 内入院，且立即开始低温治疗，使脑温降至 32℃～33℃，持续 24h 左右。结果表明，32℃～33℃ 低温治疗能有效地减轻重型颅脑创伤患者伤后颅内高压，提高重型颅脑创伤患者治疗效果。伤后 1 年随访结果表明，亚低温治疗组颅脑创伤患者恢复良好率为 61.0%，正常体温颅脑创伤患者恢复良好率为 38.0%（P<0.05），而且经亚低温治疗的患者未发生严重并发症。2000 年，日本大学医学院报道采用 7～14d 长时程 32℃～33℃ 亚低温治疗 99 例特重型颅脑创伤脑疝（GCS<6 分）患者。另外，64 例特重型颅脑创伤患者作常温对照组。临床研究证明 99 例患者亚低温对照组恢复良好率为 42.0%，而 65 例患者常温组恢复良好率仅为 17.0%；亚低温组病死率为 45.0%，常温组病死率为 63.0%（P<0.05），充分证明亚低温对特重型颅脑创伤有显著的治疗效果。

2002 年，美国弗吉利亚大学医学院报道 58 例重型颅脑创伤合并恶性颅内高压、经常规方法治疗无效的患者，分别采用亚低温和常温治疗。研究结果发现，亚低温治疗不但能显著降低颅内压、改善脑血流，而且能提高治疗效果。亚低温治疗患者恢复良好率和中残率为 51.7%，常温组为 37.5%；亚低温治疗患者病死率为 17.2%，常温组为 54.6%（P<0.05）。

2002 年，荷兰阿姆斯特丹医学中心报道 136 例重型颅脑创伤合并恶性颅内高压、经常规方法治疗无效的患者，64 例采用长时程亚低温治疗（平均 115.2h），另 72 例接受常温治疗。研究结果发现，亚低温能显著提高重型颅脑创伤合并恶性颅内高压患者的治疗效果，亚低温治疗组患者恢复良好率为 29%，常温组仅为 8%；亚低温治疗患者病死率为 52%，常温组为 76%（P < 0.05）。

2006 年，日本神经损伤昏迷资料库（Japan Neurotraurna Coma Data Bank）收集到 1998 年到 2003 年中救治的 708 例重型颅脑创伤昏迷患者，其中 579 例患者为采用低温治疗，129 例患者采用亚低温治疗。亚低温治疗时程 > 3d。伤后 6 ~ 12 个月随访结果发现，亚低温治疗组患者恢复良好率为 28.7%，常温治疗组恢复良好率为 15.7%；亚低温治疗组病死率为 45.0%，常温治疗组病死率 69.0%（P < 0.05）。

2000 年，笔者报道了长时程亚低温临床治疗初步结果。通过 87 例重型颅脑创伤患者前瞻性对照研究发现，亚低温治疗患者病死率为 25.58%（11/43），对照组为 45.45%（20/44），亚低温治疗患者恢复良好率为 46.5%（20/43），对照组为 27.4%（12/44）（P < 0.05），说明 33 ~ 35℃亚低温能显著改善重型颅脑创伤患者的预后。笔者还发现亚低温能显著降低颅内高压。最近笔者报道了长时程与短时程亚低温对重型颅脑创伤颅内高压患者治疗效果的差异，结果发现 5d 长时程治疗效果明显优于短时程。108 例亚低温治疗组预后良好和中残率为 43.5%，重残和病死率为 56.5%；107 例常温对照组预后良好和中残率为 29.0%，重残和病死率为 71.0%（P < 0.05）。

2003 年，天津环湖医院报道 396 例重型颅脑创伤患者长时程亚低温治疗的疗效，亚低温治疗患者恢复良好率为 38.8%，中残率 22.7%，病死率 25.7%；常温对照组恢复良好率为 19.7%，中残率为 18.2%，病死率为 36.4%（P < 0.05），也证明 33℃ ~ 35℃亚低温能显著改善重型颅脑创伤患者的预后。

2002 年，欧洲 5 个国家 9 个医学中心对 273 例心搏骤停 5 ~ 15min、60min 内自主循环恢复的患者进行前瞻性临床亚低温（n = 136）和常温（n = 137）对照研究。结果证明亚低温治疗组患者病死率（39.0%）低于常温对照组（55.0%）（P < 0.01）。脑功能恢复良好率（55.5%）明显优于常温对照组（41.0%）（P < 0.05），而且未增加任何并发症发生率，充分证明亚低温对脑缺血损伤有显著的治疗作用。

2014 年，日本山口大学神经外科分析日本颅脑创伤昏迷资料库发现，年龄 < 50 岁、颅内出血减压术后经亚低温治疗的 88 例重型颅脑伤患者预后良好率为 77.8%，而常温组仅为 33.3%。

亚低温脑保护的确切机制尚不十分清楚，可能包括以下几方面：①降低脑组织氧耗量，减少脑组织乳酸堆积；②保护血脑屏障，减轻脑水肿；③抑制乙酰胆碱、儿茶酚胺以及兴奋性氨基酸等内源性毒性物质对脑细胞的损害作用；④减少钙离子内流，阻断钙对神经元的毒性作用；⑤减少脑细胞结构蛋白破坏，促进脑细胞结构和功能修复；⑥减轻弥漫性轴索损伤；⑦减少神经细胞凋亡。

（一）降低脑组织氧耗量，减少脑组织乳酸堆积

长期以来人们一直认为，低温脑保护的机制可能主要是降低脑损伤后脑细胞氧耗量，减少乳酸堆积。29℃低温能显著减少脑缺血缺氧动物脑组织中乳酸含量，能使脑组织 ATP 能量维持在正常范围。脑缺血后局部脑组织对葡萄糖利用率出现明显障碍，30℃低温则能促进 lCMRglu 恢复。近年来，还有人通过 31P 磁共振光谱分析技术动态测定脑损伤后脑组织 pH

值，结果发现 31℃ ~35℃ 低温能明显促进脑损伤后脑组织 pH 值恢复到正常范围，提示亚低温能减轻脑损伤后脑组织酸中毒程度。日本大阪大学医学院对 16 例重型颅脑创伤患者采用 34℃ 低温治疗，发现 34℃ 低温能明显降低颅脑创伤后脑组织氧耗量。笔者采用脑微透析技术研究发现，30℃ 低温能显著降低液压脑挫裂伤区细胞外液乳酸含量。天津市神经外科研究所观察了 30℃ ~32℃ 亚低温治疗的重型颅脑创伤患者脑能量代谢和脑组织氧含量变化，他们发现 30℃ ~32℃ 亚低温时脑能量代谢降至常温的 40%，而脑组织氧含量则处于正常水平。说明亚低温能减少脑组织耗能和氧耗量。最近有人采用脑组织内直接置入氧含量测定光纤探头，研究发现亚低温治疗能使颅脑创伤后脑组织氧含量显著增加。而笔者最近进行的动物实验研究发现，亚低温治疗对颅脑创伤后脑组织氧含量无明显作用，但能显著降低颅脑创伤后脑组织酸中毒程度。

（二）保护血脑屏障，减轻脑水肿

最近国外学者对亚低温对颅脑创伤后血脑屏障保护作用进行了较深入的研究。美国迈阿密大学医学院研究人员分别观察了 30℃、33℃、36℃ 和 39℃ 脑温对 4 条脑血管（两侧颈总动脉和两侧椎动脉）结扎 20min 脑缺血动物血脑屏障的影响，发现 36℃ 脑温脑缺血动物大脑半球血脑屏障明显破坏；30℃ ~33℃ 低温治疗的血脑屏障则完全正常；39℃ 高温脑缺血动物大脑半球、丘脑、海马和纹状体广泛性血脑屏障破坏，较正常脑温脑缺血动物血脑屏障破坏更严重。用电镜观察血脑屏障超微结构变化，发现血脑屏障破坏的超微结构特点主要有毛细血管内皮细胞吞噬增加和内皮细胞紧密连接开放及受损内皮细胞渗透性增加等。笔者研究了 30℃ 低温对实验性颅脑创伤动物血脑屏障的影响，也发现正常脑温动物伤后大脑半球、丘脑、海马等部位血脑屏障明显破坏，30℃ 低温治疗动物伤后血脑屏障几乎完全正常。30℃ 低温能有效地抑制颅脑创伤动物伤后急性高血压反应，并认为这可能是低温对血脑屏障起保护作用的原因之一。1996 年，有人研究发现伤前和伤后 30min 开始亚低温治疗（33℃ ~35℃）能显著减轻脑挫裂伤区血脑屏障通透性。另外，30℃ ~31℃ 低温能明显减轻双侧颈总动脉结扎 40min 脑缺血动物脑水肿程度，30℃ ~31℃ 低温能明显降低脑缺血后脑组织花生四烯酸代谢产物白三烯 B_4 含量，说明低温能有效地抑制脑损伤后花生四烯酸代谢反应，减少白三烯 B_4 生成，继而抑制或阻断氧自由基产生，有效地减轻脑水肿程度。还有人发现 29℃ 低温也能完全防止脑缺血缺氧动物脑水肿形成。

（三）抑制内源性毒性产物对脑细胞的损害作用

众所周知，脑损伤会导致兴奋性氨基酸、乙酰胆碱、多巴胺、去甲肾上腺素和 5 - 羟色胺等内源性毒性物质异常释放，这些内源性毒性产物会加重继发性脑细胞损害。近年来，大量实验研究发现，亚低温能有效地抑制脑缺血后内源性毒性产物生成和释放，从而有效地减轻继发性脑损伤发病过程。谷氨酸过多释放可能对脑组织神经元有很强的毒性作用，甘氨酸是调节谷氨酸作用于 N - 甲基 - D - 天冬氨酸（NMDA）受体的必需辅助因子。目前研究已经证明，30℃ ~34℃ 低温能显著抑制脑损伤后谷氨酸和甘氨酸的生成释放。最近笔者研究发现，30℃ 低温能有效降低实验性颅脑创伤后脑脊液中乙酰胆碱含量，减轻乙酰胆碱对脑神经元的毒性作用。此外，亚低温还能明显抑制脑损伤后脑组织多巴胺、去甲肾上腺素和 5 - 羟色胺等单胺类物质生成和释放，从而有效地阻断这些毒性产物对神经细胞的损害作用。一氧化氮通过介导谷氨酸 NMDA 受体毒性作用，抑制线粒体酶系统，抑制糖分解和 DNA 复制，催化氧自由基脂质过氧化反应等途径，加重继发性脑损害。亚低温能显著减少脑损伤后脑组织一氧化氮含量，从而发挥对脑神经元的保护作用。

（四）减少钙离子内流，阻断钙对神经元的毒性作用

细胞内游离钙离子浓度过高会导致神经元坏死。日本学者采用微荧光测定法测定神经细胞内钙离子浓度，并观察不同温度（31℃～37℃）对缺氧后脑切片神经元内钙离子浓度的影响，结果发现31℃～33℃低温能显著抑制缺氧所造成的神经元钙离子内流，降低神经细胞内钙离子浓度。另外，有人研究发现亚低温能使缺血性脑组织蛋白激酶C活力恢复至正常水平。蛋白激酶C是一种钙/磷脂依赖酶，对细胞内钙浓度、神经递质释放和基因表达都有重要的调节作用。

（五）减少脑细胞结构蛋白破坏，促进脑细胞结构和功能修复

脑损伤后脑细胞蛋白的合成明显降低，特别是重要的细胞结构蛋白微管相关蛋白2（MAP2）含量也显著降低。进一步研究发现，30℃低温能有效地使脑损伤动物脑组织蛋白质合成以及MAP2含量恢复至正常水平。研究结果充分说明，亚低温对脑损伤动物伤后脑神经细胞结构具有显著的保护作用。

（六）减轻弥漫性轴索损伤

弥漫性轴索损伤是导致颅脑创伤死残的主要病理学基础，尤其是脑干网状上行激活系统轴索损伤是导致长期昏迷的确切因素。最近研究发现，亚低温治疗能显著减少颅脑创伤后弥漫性轴索损伤程度，为亚低温治疗颅脑创伤提供了有力的病理形态学证据。

（七）减少神经细胞凋亡

采用TUNEL、DAPI染色和RT－PCR、Western Blot技术，发现脑损伤后海马CA1区凋亡细胞和凋亡标志蛋白胱冬裂酶（caspase）－3明显增加，亚低温能抑制凋亡关键蛋白胱冬裂酶（caspase）－3的表达，显著减少神经细胞凋亡。本研究首次从细胞和分子水平阐述了低温脑细胞保护重要机制。

四、小结

20世纪90年代以来的绝大多数前瞻性临床应用研究结果表明，33℃～35℃长亚低温能显著降低重型颅脑创伤患者的死残率，疗效比较肯定。但必须重视亚低温治疗窗、治疗时程、治疗方法和亚低温治疗期间的医疗护理等问题，以真正发挥亚低温的治疗作用，减少其并发症。所以，国内有条件的医院应该开展亚低温治疗严重脑挫裂伤脑水肿、脑干伤的重型或特重型颅脑创伤患者。

五、前景与展望

由于亚低温具有显著的脑保护作用，而且无明显副作用，在欧美、日本、中国等许多医院已应用于治疗重型颅脑创伤患者，特别是严重脑水肿和重度颅内高压、脑干伤患者，具有良好的推广应用前景。但目前仍存在几方面问题：①临床大多数患者在使用半导体降温毯＋肌松冬眠合剂＋呼吸和辅助呼吸的情况下才能达到亚低温治疗水平，但由于仪器比较贵重，医疗护理技术要求高，仅适合有条件大医院推广使用。难以向中小医院推广。②由于患者使用肌松冬眠合剂和呼吸机辅助呼吸，加强呼吸道管理、保持呼吸道通畅、防治肺部并发症十

分重要。③有关亚低温治疗时程仍有争议，国外有人主张24~48h短时程、有人则主张1~2周长时程亚低温治疗。笔者认为亚低温治疗时间通常维持在3~14d，但应根据每个患者病情决定，对于严重脑水肿和重度颅内高压的患者，亚低温时间要长；而对于脑水肿和颅内高压不十分严重的患者，亚低温时间要相对要短。④重型颅脑创伤患者的救治是涉及多学科多环节，且十分复杂的综合性治疗技术，亚低温治疗只是伤后早期抢救的一部分。要充分认识亚低温治疗的客观性。在重型颅脑创伤患者的救治过程中，仍不要忽视基础医疗护理。⑤尽管亚低温能显著降低重型颅脑创伤者死残率，但仍有25%~50%的病死率，如何进一步降低重型颅脑创伤患者的病死率，提高治愈率仍是神经外科医师所面临的新课题。

有学者牵头的长时程亚低温治疗重型颅脑创伤患者的前瞻性多中心研究已经成功在美国www. clinicaltrials. gOV 注册，全国14家医院通过伦理学论证，正在开展随机前瞻性临床对照研究，期待得出更加明确结论。2013年，美国Therapeutic Hypothermia andTemperature Management 刊登中国低温专辑。

六、主要依据

国内外有关亚低温治疗重型颅脑创伤患者疗效的研究概要和结论见表7-10。

表7-10 国内外有关亚低温治疗重型颅脑创伤患者疗效的研究概要和结论

作者及年份	研究概要	结论
Clifton 1993	46例重型颅脑创伤前瞻性研究。22例患者常温对照组，24例患者亚低温对照组（亚低温持续24~48h）	低温组恢复良好率52.2%，常温组恢复良好率36.4%；降低癫痫发生率
Clifton 2001	392例重型颅脑创伤多中心研究。193例患者常温对照组，199例患者亚低温对照组（亚低温持续24~48h）	伤后6h内亚低温有效，年龄<45岁亚低温有效，GCS 6~8分亚低温有效，总体无效
Clifton 2002	193例患者常温对照组，199例患者亚低温对照组（亚低温持续24~48h）	年龄<45岁患者亚低温有效；伤后6h内35℃以下有效；伤后早期复温有害
Hayashi 2000	164例特重型颅脑创伤临床研究。65例患者常温对照组，99例患者亚低温对照组（亚低温持续7~14d）	低温组恢复良好率42.0%，低温组病死率45.0%，常温组恢复良好率17.0%，常温组病死率63.0%
Marion 1997	82例重型颅脑创伤前瞻性研究。42例患者常温对照组，40例患者亚低温对照组（亚低温持续24h）	低温组恢复良好率61.0%，常温组。恢复良好率38.0%
Metz 1998	10例特重型颅脑创伤亚低温治疗。GCS 3分7例、GCS 4分2例、GCS 6分1例（亚低温持续24h）	7例恢复良好，1例重残，2例死亡
Shiozaki 1993	33例重型颅脑创伤前瞻性研究。17例患者常温对照组，16例患者亚低温治疗（亚低温持续7~14d）	34℃低温治疗组生存率50%，常温对照组生存率18%，降低颅内压
Shiozaki 2001	91例重型颅脑创伤（ICP<3.3kPa）。46例患者常温对照组，45例患者亚低温治疗（亚低温持续48h）	亚低温对正常颅内压患者无效，建议用于颅内高压患者

作者及年份	研究概要	结论
江基尧 2000	87 例重型颅脑创伤前瞻性研究。44 例患者常温对照组，43 例患者亚低温治疗（亚低温持续 2~14d）	亚低温组恢复良好率为 46.5%，常温组恢复良好率为 27.4%；降低颅内压
江基尧 2006	215 例重型颅脑创伤前瞻性研究。108 例长时程亚低温组，107 例短时程亚低温组	长时程亚低温组恢复良好率为 43.5%，短时程亚低温组恢复良好率为 29.0%；短时程患者有颅内压反跳现象
只达石 2000	87 例重型颅脑伤前瞻性研究。44 例患者常温对照组，43 例患者亚低温治疗（亚低温持续 1~7d）	亚低温组恢复良好率为 58.1%，常温组恢复良好率为 40.9%；降低颅内压
只达石 2003	396 例重型颅脑创伤前瞻性研究。198 例患者常温对照组，198 例患者亚低温治疗（亚低温平均 2.6d）	亚低温组恢复良好率为 38.8%，常温组恢复良好率为 19.7%；降低颅内压
Holzer 2002	273 例心搏骤停 5~15min 的全脑缺血患者前瞻性研究。137 例患者常温对照组，136 例患者亚低温治疗（亚低温持续 1~2d）	亚低温组恢复良好率为 55.0%，常温组恢复良好率为 41.0%；亚低温组病死率为 39.0%，常温组病死率 55.0%
Soukup 2002	58 例重型颅脑创伤前瞻性研究。33 例患者常温对照组，25 例患者亚低温治疗	亚低温组恢复良好率为 51.7%，常温组恢复良好率为 37.5%；亚低温组病死率为 17.2%，常温组病死率为 54.6%
Polderman 2002	136 例重型颅脑创伤前瞻性研究。72 例患者常温对照组，64 例患者亚低温治疗	亚低温组恢复良好率为 29.0%，常温组恢复良好率为 8.0%；亚低温组病死率为 52.0%，常温组病死率 76.0%
Takasato 2006	708 例重型颅脑创伤临床研究。579 例患者常温对照组，129 例患者亚低温治疗	亚低温组恢复良好率为 28.7%，常温组恢复良好率为 15.7%；亚低温组病死率为 45.0%，常温组病死率为 69.0%

（张云超）

第八节　颅脑创伤患者巴比妥疗法

一、论点形成过程

在前一版内容的基础上，通过 PubMed 检索 2007 年以来国外文献，分别输入主题词"barbiturate"和"brain injury"、"pentobarb"和"brain injur"、"thiopental"和"braininjury"、"pentobarbital"和"brain injury"及"phenobarb"和"brain injur"，共检索出相关文献 11 篇。

二、科学基础

颅脑创伤后常出现 ICP 升高。针对 ICP 升高的治疗，主要包括一线治疗及二线治疗。一线治疗包括 CSF 引流、甘露醇、镇静、麻醉、温和的过度通气等，二线治疗包括高通气使

$PaCO_2$ 值 <4.0kPa，巴比妥治疗及手术去骨瓣减压等。ICP 升高特别是出现难治性 ICP 增高（定义为外伤后 6h 内 ICP > 2.66kPa）时，常需要进行二线治疗。其中，巴比妥治疗作为常用的二线治疗方法，在不同的文献中使用频率达到 13% ~56%。

在难治性 ICP 增高的治疗中，巴比妥治疗降低 ICP 的机制仍未明，可能与使脑血流量减少及脑代谢率减低的双重影响相关。而关于巴比妥治疗难治性 ICP 增高治疗的疗效，结合近年相关文献提示，仍存在很大争议。一些研究认为巴比妥治疗能较显著改善难治性 ICP 增高患者预后。如 Thorat 等前瞻性研究 12 例重型颅脑创伤出现难治性 ICP 增高的患者，得出巴比妥治疗能改善 ICP、脑组织氧分压及脑的自主调节过程。Marshall 等回顾性分析 55 例重症颅脑创伤难治性颅高压患者接受苯巴比妥治疗，发现使用戊巴比妥治疗维持较高的脑灌注压与患者存活率相关，当其他方法治疗难治性 ICP 增高无效时，利用戊巴比妥治疗可能是更加重要的治疗手段。Chen 等分析 10 例重型颅脑创伤使用巴比妥治疗并且进行 $PtiO_2$ 监测，得出在大多数患者中，使用巴比妥治疗能增加 $PtiO_2$。在使用高剂量巴比妥治疗的研究中，Mellion 等回顾性分析 36 例重型颅脑创伤后难治性 ICP 增高儿童患者使用高剂量巴比妥治疗，得出近 30% 的患者得到 ICP 的控制。

然而，在巴比妥治疗中，特别是高剂量巴比妥治疗中，可能发生较严重的并发症，如低血压、呼吸障碍、免疫缺陷、感染、肝肾功能影响等。这些严重的并发症限制了其在重型颅脑创伤后难治性 ICP 增高中的治疗。Majdan 等在高剂量巴比妥治疗的研究中得出，高剂量巴比妥治疗虽能造成 69% 的患者 ICP 下降，但是却增加了血流动力学的不稳定。Roberts 等在其关于巴比妥治疗的 Meta 分析中提出，在急性重型颅脑创伤中使用巴比妥治疗不能改善患者临床预后，巴比妥治疗在每 4 个接受巴比妥治疗的患者中就有 1 个发生血压下降，低血压效应将抵消任何 ICP 下降的效应。同样，Llompart - Pou 的研究也提示巴比妥治疗可能出现肾上腺功能不全，进而导致严重的系统性低血压。Kontogiorgi 等报道一例年轻男性颅脑创伤后使用巴比妥治疗，发现使用巴比妥治疗使 ICP 稳定后，终止巴比妥治疗时出现脑性盐耗综合征。Jung 等报道 1 例中年颅脑创伤后使用巴比妥治疗中，甚至出现补钾无反应的致命性低钾血症，出现心动过缓及心搏骤停。

同时，依据 Meyer 等的综述评论，提示巴比妥治疗是否比其他传统的颅高压治疗策略更加有效存在较多争议。如 I 级证据提示硫喷妥钠和苯巴比妥治疗颅高压之间没有显著差异。II 级证据提示甘露醇使用比苯巴比妥更加有效。III 级证据提示巴比妥治疗可能造成可逆性的白细胞减少，粒细胞计数减少及系统性低血压。

三、小结

综上所述，巴比妥治疗在难治性 ICP 增高中存在一定的积极作用，关于它的使用应限于难治性 ICP 增高的二线治疗，在使用过程中应密切监测可能出现的并发症并积极处理。

四、前景与展望

重型颅脑创伤后难治性 ICP 增高是神经外科的急危重症之一，如何处理好颅高压对于患者的预后密切相关。单纯巴比妥治疗因其可能出现的严重的并发症而限制了使用。今后的研究将致力于对巴比妥治疗存在颅内高压有降低反应的患者中，联合使用一线治疗如甘露醇使用，或者其他二线治疗如去骨瓣减压治疗，来获得更加理想的疗效，进一步改善重型颅脑创伤后难治性 ICP 增高患者的预后。

五、主要依据

巴比妥治疗的随机性研究结果见表 7 - 11。

表 7 - 11　巴比妥治疗的随机性研究

作者及年份	研究概要	结论
Thorat 2008	用巴比妥治疗对 12 例重型颅脑创伤患者进行随机临床试验	巴比妥治疗能改善 ICP、PtiO$_2$ 及脑的自主调节过程
Chen 2008	用巴比妥治疗对 10 例重型颅脑创伤进行随机临床试验	进行 PtiO$_2$ 监测，得出在大多数患者中，使用巴比妥治疗能增加 PtiO$_2$
Perez 2008	用两种巴比妥类药物对 44 例难治性 ICP 增高患者进行随机临床试验	硫喷妥钠比戊巴比妥能更好地控制一线药物难以控制的难治性 ICP 增高，而两者之间的不良反应却无显著差异

（丁金铎）

第九节　颅脑创伤患者甘露醇的应用

一、概述

甘露醇治疗已经成为处理颅脑创伤患者的基本方法，尤其是在急性期疑有或已经有 ICP 升高存在时。但从未有过严格控制的与安慰剂对照的随机双盲多中心临床研究。虽然有许多关于作用机制的研究资料，但关于甘露醇不同给药方法及有效剂量的研究较少。值得重视的是，最近有人提出低血压同时合并有颅脑创伤的患者，在其急性期复苏时，甘露醇可作为小容量复苏液体（small volume resuscitation fluid）。

二、论点形成过程

在过去 30 年里，MEDLINE 收录的关于甘露醇应用于颅脑创伤的临床研究文献约 690 篇，大部分为甘露醇在颅脑创伤的处理或急诊创伤的救治中的治疗方法。仅有 4 篇文献为对比研究或阐述甘露醇对预后的影响作用。对其中 46 篇进行复习，因为其重点探讨了甘露醇的作用机制或对预后的影响或在颅脑创伤的处理中的作用。

三、科学基础

过去的 30 年，甘露醇已经取代了其他渗透性利尿剂。甘露醇对 ICP、脑灌注压（CPP）、脑血流量、脑代谢和其对神经功能预后的作用，在人和动物的许多机制性研究中得到证实，并已经被广泛地接受。关于甘露醇的确切作用机制或其发挥有效作用的机制尚有争议，甘露醇有可能对脑组织有两种截然不同的作用。

（一）立即扩容作用

甘露醇可降低血细胞比容，降低血液黏滞度，增加脑血流量，增加脑氧携带。这些血液流变学的作用，可以解释为什么给予甘露醇后的几分钟内可以降低 ICP，且为什么对 ICP 的作用在低 CPP 者最明显（<9.3kPa）。这种扩容作用，在大剂量时最明显。

（二）渗透作用

甘露醇的渗透作用在给药后 15～30min 出现，即血浆和神经细胞间建立了浓度梯度。其作用持续 1.5～6h。甘露醇完全从尿中排出，在应用大剂量尤其是血浆渗透浓度超过 320mmol/L 时，会发生急性肾衰竭（急性肾小管坏死）的危险。如果应用其他肾毒性药物或有败血症存在，或以前有肾脏疾患病史者，更容易发生肾衰竭。甘露醇能明显升高尿渗透压和尿相对密度，因此在大量应用甘露醇患者不能根据此结果而诊断为糖尿病。甘露醇与其他渗透性利尿剂一样，可以开放血脑屏障，这意味着甘露醇和其他循环于血液中的小分子物质可以进入脑组织。因为甘露醇可以积聚于脑组织，因此在多次给予甘露醇后积聚作用可能有害，引起反向的渗透梯度移位，增加脑的渗透压。理论上因此会加重脑细胞水肿而升高 ICP。当甘露醇在血液内循环较长时间时，如持续灌注甘露醇时，甘露醇在脑组织中的积聚作用最明显。因此，甘露醇的应用应该为间歇给药，而不是持续静注。

甘露醇现已较多成为小容量复苏液，并常与高渗盐水（7.5%）相比较。在有全身性损伤和颅脑创伤同时存在并发休克者，甘露醇尤被推荐应用而发挥容量复苏作用。理论上认为，休克时甘露醇可有害于心功能，降低心输出量，这在动物实验上尚未得到证实，对颅脑创伤有低血容量的患者，有人将甘露醇推荐为与胶体液同步的第 1 阶段复苏液。有人建议在应用大剂量的甘露醇时，同时应用利尿剂如呋塞米，但临床的试验尚缺少足够资料支持这一观点。在缺血或外伤的动物实验研究中，未发现甘露醇有减轻脑缺血灶大小的作用。

在处理疑有或已经有 ICP 升高的颅脑创伤患者时，给予甘露醇已经成为常规方法，但从未有严格控制的与对比剂对照的临床对比实验研究。Vialet 比较了甘露醇与 7.5% 高渗盐水治疗重型颅脑创伤所致的顽固性颅内高压患者的预后，在维持水、电解质平衡和降低病死率方面，高渗盐水显示了微弱的优势，但是该研究样本各组仅有 10 例，其意义无法定论。而 Danielle 的研究证实，在酮症酸中毒引起的脑水肿治疗中，高渗盐水治疗组比甘露醇治疗组病死率更高。Schwartz 比较了甘露醇和巴比妥在控制颅脑创伤后高 ICP 的效果。在改善 CPP、ICP 和预后上，虽然统计结果表明甘露醇优于巴比妥。但仅有 59 例患者进行了研究总结。Smith 比较了当 ICP 超过 3.3kPa 时给予大剂量的甘露醇与按经验每 2 小时给予小剂量的甘露醇的疗效。这实际上是有 ICP 监护和无 ICP 监护时治疗的比较。遗憾的是，由于两组均给予甘露醇治疗，因而未能得出其疗效的比较结果。甘露醇每天的用量是治疗强度水平的重要内容，也是其他控制 ICP 疗法有效性的验证指标。

对于 ICP<2.66kPa 的局部脑挫裂伤、颅内血肿的急性颅脑创伤患者，不应该使用甘露醇，更不应该长期使用甘露醇。因为长期使用甘露醇会造成血液浓缩、电解质紊乱、黏滞度增加、脑微循环障碍，从而加重脑损害。另外，还会增加肾功能损害的发生率。

（三）使用甘露醇应注意的问题

（1）甘露醇有增加红细胞膜的柔韧性、减少血液黏滞度的作用。当大剂量快速应用时可引起反射性血管收缩和减少脑血流量，因而可引起头痛、视物模糊和眩晕等。

（2）重复应用甘露醇数天（3～4d）后其效果逐渐下降，尤其是在颅脑创伤后更是如此。有研究证实，受伤脑组织血脑屏障处于破坏、开放状态，血液中的甘露醇进入该组织间隙空间并积聚，导致局部高渗，细胞外液量反而增多，ICP 降低后又出现反弹。因而建议在颅脑创伤患者使用甘露醇 3d 后改用甘油果糖，当其进入细胞间液后可被脑细胞摄取利用，既可脱水、利尿，又可避免甘露醇在局部积聚的缺点。

（3）使用甘露醇时应监测血浆渗透压、电解质及血容量。这是因为甘露醇的可引起明显利尿，对于血容量低的患者要小心。另外，其升高血浆渗透浓度的作用有时可导致稀释性低钠血症，而且当又合并大量利尿丢失钠时，低钠血症更为严重。由于颅脑创伤时为了加强脱水利尿治疗，往往合并使用呋塞米，可导致低钾。可用中心静脉插管来解决上述问题，一方面根据中心静脉压监控补充血容量，还可监测电解质和血浆渗透浓度，宜于大量补充电解质。血浆渗透浓度宜控制在 315mmol/L 以下，不能超过 320mmol/L。

（4）由于甘露醇主要是针对颅脑创伤后血脑屏障完整的正常和相对正常脑组织起脱水作用达到降低 ICP，因而在有目的使用的时候，还要注意应用稳定受伤区域细胞膜、改善局部微循环的药物。值得注意的是，对脑充血或脑血流量增加引起的颅内高压，应用甘露醇主要是降低脑实质顺应性为主，而不是降低 ICP。

（5）在使用甘露醇时应注意其有过敏、肾功能损害、漏出血管致肿胀坏死等不良反应。

四、小结

甘露醇能有效地降低 ICP，在处理创伤性颅内高压时可以应用。当血浆渗透浓度超过 320mmol/L 和有低血容量时应避免应用。有资料显示间歇给予甘露醇的效果优于持续静注的给药方法。对于 ICP<2.66kPa 的急性颅脑创伤患者不应该常规使用甘露醇，更不应该长期使用。

五、主要依据

形成本章观点主要作者的研究概要及结论见表 7-12。

表 7-12　形成甘露醇应用观点主要作者的研究概要及结论

作者及年份	研究概要	结论
Becker 1972	缓慢给予渗透性药物降低 ICP 作用。对 ICU 治疗开始应用时的资料进行回顾性分析	持续灌注甘露醇较大剂量给药无优点，当血浆渗透浓度超过 320mmol/L 时，持续灌注甘露醇常引起肾衰竭
Cold 1990	急性颅脑创伤时脑血流的变化。对探讨甘露醇治疗机制性的动物实验研究和人脑创伤后 CBF、CMRO$_2$、自身调节作用的报道进行复习	甘露醇可增加血流量、中心静脉压、心输出量和 CMRO$_2$，降低血细胞比容、血液黏滞度、CBF 和 ICP，尤其是 ICP 高时，单次用药最好
Cruz 1990	10 例急性颅脑创伤患者持续监测脑氧代谢；在过度通气的同时给予快速静滴甘露醇	当极度过度通气致脑缺血时，甘露醇可使 SjO$_2$ 恢复至正常水平
Eisenberg 1988	大剂量巴比妥对 925 例重型颅脑创伤患者颅内高压影响，在常规方法控制 ICP 无效时巴比妥的疗效	推论结果：甘露醇、过度通气和 CSF 引流对 78% 的重型颅脑创伤患者的 ICP 控制是有效的
Freshman 1993	高渗盐水（7.5%）和甘露醇对急性颅脑创伤的治疗比较	给予甘露醇和高渗盐水，两组 ICP 的降低和脑组织的含水量的结果一致

作者及年份	研究概要	结论
Gabb 1990	21 例非随机资料 THAM 对创伤性脑水肿的作用比较	大剂量甘露醇可降低 ICP 的 32%，作用持续 69min。THAM 至少与甘露醇的疗效相同
Israel 1988	犬颅内高压和休克模型观察甘露醇对血流动力学的作用	甘露醇对颅内高压合并有休克犬的 CPP、平均动脉压和心输出量无有害作用。有降 ICP 作用
James 1980	高渗甘露醇控制 ICP 的方法学研究。对 ICU 治疗中心的用药方法进行回顾性分析总结	①多次给药后作用不明显（24h 内超过 3～4 次）；②开始时给予过度通气可以避免 ICP 在最初的几分钟内突然升高的危险
Kuroda 1994	NMDA 拮抗剂对 ICP 增高的作用。鼠急性硬膜下血肿模型鼠神经保护研究	甘露醇对硬膜下血肿后的缺血性脑损害无保护作用
Marshall 1978	颅脑创伤患者甘露醇需要量的非对照回顾性机制性研究	①渗透梯度 ≥10mmol/L 对降低 ICP 是有效的；②0.5～1g/kg 快速静脉内灌注疗效最好；③2min 开始起效，持续 6～8h 或更长时间
Mendelow 1985	甘露醇对颅脑创伤患者 CBF 和 CPP 影响的回顾性机制性研究	甘露醇可持续改善 MABP、CPP 和 CBF，给药后 10～20min 降低 ICP，其作用在弥漫性脑损伤和正常的大脑半球明显。CPP<6.7kPa 时 CBF 增加最大。甘露醇对血液流变学和血流动力学的作用是显著的
Miller 1975	甘露醇和类固醇对患者颅内容积－压力关系的影响。观察 ICU 中颅脑创伤患者的压力/容积指数等	灌注甘露醇后脑组织的可塑性迅速改善；可能为甘露醇对血液流变学作用的效果
Miller 1993	颅脑创伤患者的颅内高压的处理	甘露醇是重型颅脑创伤后控制 ICP 首选单一药物。在 25% 的高 ICP 中单独应用有效（208 例）。安眠药在小部分患者中有效，±5% 为轻度伤伴血管充血
Muizelaar 1984	在重型颅脑创伤后患者中，甘露醇对 ICP 和 CBF 的作用及其与压力自身调节的关系 甘露醇对 8 例患者脑白质含水量的作用	当自身调节未受到破坏时，甘露醇对 ICP 的作用最强；提示其对血液流变学作用较渗透性作用更重要给予低剂量甘露醇（0.28g/kg）15min 后伤侧脑白质的含水量降低 6%
Rosner 1987	CPP：甘露醇对血流动力学及机制的前瞻性机制研究	当 CPP<9.3kPa 时最有效，提示当脑微血管扩张至最大限度时，甘露醇的血流动力学作用较渗透性作用更重要
Schwartz 1984	多伦多大学颅脑创伤治疗研究，比较苯巴比妥和甘露醇的疗效	前瞻性随机比较甘露醇和巴比妥对控制 ICP 的疗效。59 例结果分析：苯巴比妥比甘露醇的疗效差，甘露醇组的预后好；两组的病死率为 41%（甘露醇组）比 77%（苯巴比妥组）
Smith 1986	在 ICP 监测的条件下，比较重型颅脑创伤后患者用两种甘露醇给药方法的疗效。ICP>3.3kPa 时单一大剂量甘露醇的疗效与常规使用甘露醇（当血浆渗透浓度>310mmol/L 或神经系统表现恶化）	两组患者 ICP 的变化无区别，在常规给药组，ICP 较平稳且较低
Vialet 2003	20 例随机单盲实验，比较 20% 甘露醇与 7.5% 高渗盐水的预后	甘露醇组与高渗盐水组比较死亡相对危险度为 1.25 [RR=1.25（95% CI 0.47～3.33）]

（刘少录）

第十节　颅脑创伤患者的营养支持

一、概述

（一）颅脑创伤患者的营养代谢特点

急性颅脑创伤后患者机体处于高分解、高代谢状态，常同时伴有应激性胃肠道黏膜屏障受损导致胃肠道消化吸收功能障碍。如果不及时补充足够能量，会导致患者严重营养不足、免疫功能降低、伤口愈合不良等，可直接导致病死率增加，并影响中枢神经系统的修复和功能代偿。故此，急性颅脑创伤后早期建立营养通道并进行规范合理的营养支持是保证患者顺利康复、降低死残率的重要环节。

（二）颅脑创伤后早期肠内营养治疗理念

重型颅脑创伤早期患者因颅内高压及下丘脑自主神经功能紊乱，常有呕吐和胃排空延迟等胃肠功能抑制现象。传统观点认为颅脑创伤后患者消化道功能恢复慢，肠内营养（EN）应于肠鸣音恢复后开始，早期行肠外营养（PN）较安全。然而，随着临床营养治疗的理论和实践的发展，人们发现 PN 带来了很多问题，其中最值得关注的是肠源性饥饿综合征及肠源性感染的风险升高。目前已明确 EN 与 PN 比较，至少有三方面的优点：①EN 营养全面均衡、符合生理，不易引起血糖升高。②EN 具有刺激肠道蠕动、刺激胃肠激素分泌、改善肠道血液灌注、保护胃肠黏膜屏障、减少致病菌定植和细菌移位等优势，能减少肠源性感染的发生。③EN 在降低住院费用方面较 PN 更具优势。临床研究还证实，早期肠内营养对应激性溃疡也具有预防作用。

近半个世纪临床应用与研究说明，不能经口正常摄食的颅脑创伤危重昏迷患者，一旦胃肠道功能允许，应该优先考虑给予 EN 治疗。当任何原因导致胃肠道不能使用或应用不足时，可以考虑 PN，或联合应用 EN 和 PN。首选 EN 不是单纯从营养支持的目的出发，更重要的是有利于维护及改善肠屏障功能，减少肠源性感染的发生，含有治疗目的。

《美国营养指南》（ASPEN，2009）及《欧洲营养指南》（ESPEN，2006）明确提出 EN 能早即早，不应等待肠鸣音恢复。多个随机对照试验及系统评价也证实，伤后 24～72h 开始进行早期 EN 有助于减少感染、降低死残率，从而最终改善颅脑创伤危重患者的预后。

（三）颅脑创伤后肠内营养输注管道选择及热能需要量评估

短期 EN 患者首选鼻胃管喂养，简便易行，符合生理状态。不耐受鼻胃管喂养或有反流和误吸高风险患者建议采用鼻肠管，鼻肠管头端越过幽门甚至屈氏（Trietz）韧带置入十二指肠或空肠进行营养输注，有利于提高胃排空延迟患者 EN 耐受性，避免营养液的反流或误吸。长期（＞4 周）EN 患者在有条件的情况下，可选择经皮内镜下胃造口术（PEG），避免鼻腔刺激，可置管数月至数年，能满足长期喂养的需求。

重型颅脑创伤患者的日均热能需要量可根据其静息状态代谢消耗量（RME）测算。非瘫痪患者必须接受大约为每天每千克体质量 125.4 kJ（30kcal）（大约为 RME 的 14%）的总热量，瘫痪患者必须接受大约为每天每千克体质量 104.5kJ（25kcal）（大约为 RME 的 100%）的总热量；所提供的配方中能量比例至少 15% 应以蛋白质的形式补充。

近期的循证医学证据表明，营养基线正常的危重患者可耐受 1 周左右的低热能喂养。早期 EN 应遵循循序渐进的原则，无须急于达到目标量以提高耐受性。对于无营养不良的重症患者，在 EN 营养 1 周后仍无法达到目标量时才建议联用 PN 补足营养。

（四）肠内营养配方的规范化选择

EN 配方选择取决于对营养配方成分的了解以及对营养支持目标的确认。颅脑创伤后胃肠道功能正常的患者首选整蛋白标准配方，有条件者选用含有多种膳食纤维的整蛋白标准配方。有胃肠功能障碍患者可选用预消化短肽型、低脂肪配方，可明显减轻患者的胃肠道负担、改善胃排空及消化吸收功能障碍、保证完整而足量的营养支持。需限制液体入量的患者宜选用高能量配方。糖尿病或应激性高血糖患者可选用具有低糖比例、高单不饱和脂肪酸、富含膳食纤维等特点的糖尿病适用型配方。低蛋白血症患者可选用高蛋白配方。在营养配方中加入可溶性膳食纤维能增加肠道短链脂肪酸产生，刺激益生菌生长，减少腹泻；加入不溶性膳食纤维能增加粪便体积和水分，促进肠道运动，减少便秘。

（五）肠内营养操作注意事项及常见并发症防治

《美国营养指南》（ASPEN，2009）推荐：EN 患者床头抬高至少 30°最好达到 45°；每 4 小时用 30ml 水冲洗管道，每次中断喂养前后也应用 30ml 水冲洗管道，以避免管道堵塞；在有条件情况下，尽量用营养输注泵持续缓慢泵注。以上操作注意事项有助于减少腹泻、呕吐、反流和吸入性肺炎的发生。

EN 过程中胃肠道并发症可能由疾病本身引起，也可能因营养支持不耐受、感染及药物等原因造成。常规处理包括减慢输注速度、减少输注总量、更换营养配方、积极寻找原因以及对症处理。腹泻是 EN 过程中最常见的并发症。胃肠动力不全患者胃潴留量增加时极易发生呕吐、误吸导致病情恶化，需重点加以防范。必要时应暂停 EN，并对患者胃肠耐受性进行再评价。

二、论点形成过程

输入英文主题词"traumatic brain injur"和"nutrition"，检索 PubMed 1985—2014 年的文献，共发现相关外文文献 345 篇，国内文献检索《中华神经外科杂志》《中华创伤杂志》《中国外科年鉴》等核心杂志，对相关颅脑创伤和营养支持的基础与临床研究进行全面的系统复习和分析总结。

三、科学基础

营养支持治疗是中型和重型颅脑创伤患者综合治疗的重要一环。国外于 20 世纪 60—70 年代开始关于颅脑创伤后营养代谢特点的研究，相应的营养支持临床应用开始于 20 世纪 70 年代晚期及 80 年代；我国对颅脑创伤后代谢及营养支持特点的基础及临床研究则起步较晚，开始于 20 世纪 80—90 年代。经过不断的探索，国内外已达成共识，颅脑创伤后早期建立营养通道，并进行合理的营养支持治疗对颅脑创伤患者的预后起重要作用。

（一）颅脑创伤患者的营养代谢及胃肠道功能变化

颅脑创伤特别是重型颅脑创伤患者，早期应激反应导致整个机体进入"急性分解代谢期（acute catabolicphase）"，其突出特点是"自噬代谢"，表现为机体能量消耗增加伴分解代谢亢进，出现体温升高、呼吸和心率增快，创伤组织的修复和新生组织细胞对能量的需求增加。但在此期间机体摄取的外源性能量（食物）明显减少，因而机体的消耗远大于补充。与此同时，由于糖皮质激素、儿茶酚胺、胰岛素和胰高糖素的分泌增加，机体动员内源性营养物质以支持机体对能量的需求，表现为血糖大量消耗，肝糖原、肌糖原加速分解。由于机体的糖原储备十分有限，且脑组织、红细胞和肾髓质所需的能量几乎都由葡萄糖供应，伤后体内的葡萄糖来源主要转由体内蛋白质和脂肪分解后的糖异生过程供给。此时不及时补充大量消耗，体质量将迅速下降，出现营养不良。不同类型的颅脑创伤以及创伤的不同时期，患者的能量消耗差异巨大：未进行镇静治疗的颅脑创伤患者平均静息代谢消耗可达预测值的14% ~200%；颅脑创伤患者给予巴比妥盐镇静后肌肉松弛，能使患者静息代谢消耗从正常值的160%下降至100% ~120%。氮是蛋白质代谢的主要产物，创伤后数日内，尿素、肌酸、磷、钾等排出增加，呈负氮平衡状态，中等创伤时每日尿素氮排出量为10 ~15g，相当于50 ~100g蛋白质，严重创伤时每日尿素氮排出量可增至20 ~30g，相当于150 ~200g蛋白质，颅脑创伤后负氮平衡维持2 ~3周，尿素氮排出峰值在伤后10 ~14d。负氮平衡产生低蛋白血症，其潜在危险包括：①加重脑水肿；②延迟伤口愈合，阻碍脑组织结构和功能的恢复；③抗体产生受到影响，免疫功能降低，对感染的抵抗力下降，感染发生率增加；④长期蛋白质缺乏将严重影响肺功能及通气量；⑤营养不足时，除肌肉蛋白分解外，体内其他蛋白质如血浆蛋白、各种酶类也被消耗，以致影响全身各脏器的功能及机体内环境的稳定。另外，颅脑创伤后胰岛素受体数目减少，亲和力下降，即发生胰岛素抵抗，这些因素均可导致血糖升高。颅脑创伤后的应激性高糖血症更进一步加重了脑组织的病理损害程度。当患者度过分解代谢期，能量和蛋白质消耗减少，胃肠功能逐渐恢复，摄取营养物质所补充的能量大于消耗量，氮平衡由急性期的负平衡转为正平衡，组织修复开始，进入"合成代谢期（anabolic ploase）"。经过数周或数月，机体将完全恢复，在此期间合成代谢增强成为机体代谢的主要特征。对机体代谢过程的研究表明，对于颅脑创伤患者，特别是重型颅脑创伤患者，首先要保证能量补充充足，在此基础上摄入足够量的蛋白质才能确保机体合成代谢和组织修复的需要。而氮的正负平衡是反映机体能量代谢的重要指标。

在生理情况下，机体的胃肠屏障由黏膜屏障、化学屏障、生物屏障和免疫屏障组成。其中黏膜屏障主要由肠黏膜上皮及紧密连接构成，化学屏障主要由胃肠道分泌的消化液、消化酶组成，免疫屏障包括肠黏膜间质中的T淋巴细胞、B淋巴细胞和浆细胞分泌的分泌型IgA，生物屏障是指肠道内正常菌群。颅脑创伤后机体在应激状态下，存在由神经－内分泌介导的适应性反应，儿茶酚胺释放增加可导致全身血流重新分配，表现为选择性内脏血管低灌注，以保证心、肺及脑等重要脏器的血液供应，结果导致胃肠黏膜缺血、缺氧。由此可引起黏膜上皮水肿、上皮细胞坏死或凋亡，上皮从绒毛顶端脱落，甚至黏膜全层脱落而形成溃疡，胃肠通透性增加、细菌和内毒素移位。应激还使得内毒素等细胞因子大量生成，胃肠道缺血再灌注，又使氧自由基增加，破坏细胞膜结构，胃肠道黏膜屏障受损。此外，肠上皮DNA含量减少，胃肠道分泌的消化液、消化酶分泌不足，消化吸收功能下降，化学屏障受损。机体在早期处于高分解代谢，加之胃肠道缺血，缺氧，胃肠道黏膜组织的蛋白质合成减弱，淋巴细胞减少，免疫球蛋白水平下降，免疫屏障损害。大量应用抗生素导致肠道菌群紊乱，造成生物学屏障损伤。另外，由于不恰当使用胃酸抑制剂，如H_2受体拮抗剂或质子泵抑制剂，使胃酸减少，均可加重机体消化功能障碍。因此，颅脑创伤后的胃肠功能的改变主要有四个方面：第一，胃肠黏膜吸收功能的变化，导致营养吸收不良；第二，胃肠黏膜的缺血、缺氧性损害，由此而导致应激性溃疡和消化道出血等；第三，胃肠蠕动障碍，表现为腹胀、反流、腹泻和胃潴留等，严重者可出现中毒性肠麻痹；第四，胃肠黏膜屏障功能受到破坏，细菌和内毒素移位，导致全身炎症反应综合征或全身感染。

（二）颅脑创伤后营养支持治疗的途径选择及应用时机

国内外有关颅脑创伤后营养支持途径的争论集中在 PN 与 EN 的选择以及应用时机上。提倡早期 PN 的研究认为，伤后 1~2d 由于儿茶酚胺诱导糖原异生和肝糖原释放以及下丘脑受创伤影响，此时机体不能吸收外界营养物质，因此把营养支持安排在伤后 48h 给予符合临床病理机制。由于颅脑创伤早期有颅内高压存在及下丘脑自主神经功能紊乱，常有呕吐和胃排空延迟等胃肠功能抑制现象，此时如给予胃肠营养不但营养不能吸收，反易因呕吐、反流造成误吸，诱发肺部感染，增加机体负担，因而此期给予 PN 是合适而安全的。提倡早期 EN 的研究则认为，长期使用完全肠外营养支持（totalparenteral nutrition，TPN）的危重患者可出现肠源性饥饿综合征，表现为肠蠕动减慢、肠黏膜细胞减少、黏膜萎缩、肠腔内分泌型 IgA 明显减少，易导致多种并发症，包括水、电解质紊乱及酸碱平衡异常，营养素摄入过多或不足，静脉炎等。由于代谢的改变而引起营养素的需求改变，加之不合理的营养治疗方式与途径而引起机体内环境的紊乱，TPN 支持下，机体则难以充分发挥自身代谢调节。提倡早期 EN 的研究还进一步发现，EN 可获得与 PN 相似的营养支持效果，特别是 EN 有利于维持肠黏膜细胞结构和功能的完整性，减少肠源性感染的发生。因此在减少全身性感染等并发症发生及费用方面 EN 较 PN 更具有优势。此外，对于确实具有反流和误吸高风险的患者，早期经空肠营养支持而不是传统的经鼻胃管营养支持可以有效避免呕吐、反流等情况，从而消除伤后因胃排空延迟引起的患者对 EN 的耐受性降低。多个随机对照试验及系统评价也证实，伤后 24~72h 开始进行早期 EN 有助于减少感染、降低死残率，从而最终改善颅脑创伤危重患者的预后。故此，目前营养支持治疗的方式已转变为 EN 治疗为主。首选 EN 不是单纯从营养支持的目的出发，更重要的是有利于维护及改善肠屏障功能，减少肠源性感染的发生，含有治疗目的。

（三）颅脑创伤患者热能与氮需要量的计算

急性重型颅脑创伤患者急性应激期代谢变化剧烈，能量供给或基本底物比例不适当可能加重代谢紊乱和脏器功能障碍，并导致预后不良。临床可采用间接热能仪来测定患者的 RME，其原理是通过测量患者静息状态下消耗的氧气量，根据已知的每升氧耗对应的热能消耗量推算出患者静息状态下的能量消耗总量。由于能耗存在年龄、性别、体表面积的差异，颅脑创伤等状态下患者的实际代谢消耗常用患者正常静息状态下 RME 的百分比（%RME）来表示。故此，颅脑创伤患者热能需要量计算：每天热能需要总量（kj）= RME ×%RME。但由于 RME 热能仪测定法操作较繁杂，较少作为常规应用。临床上可以根据 Harris - Benedict 公式简便地推算出 RME：男性 RME（kj）= 4.18 ×［66 + 13.7 × 体质量（kg）+5 × 身高（cm）-6.8 × 年龄（岁）］；女性 RME（kj）= 4.18 ×［65 + 9.6 × 体质量（kg）+1.8 × 身高（cm）-4.7 × 年龄（岁）］。%RME 可按下述原则计算：非瘫痪患者必须接受大约为每天每千克体质量 125.4kj（30kcal）（大约为 RME 的 140%）的总热量，瘫痪患者必须接受大约为每天每千克体质量 104.5kJ（25kcal）（大约为 RME 的 100%）的总热量。故此，非瘫痪患者系数为140%；瘫痪患者系数为100%。

为颅脑创伤患者所提供的能量配方中至少应有15%以蛋白质的形式补充。其氮需要量可根据氮平衡公式计算：氮平衡（g/d）＝24h蛋白质摄入量（g）÷6.25－24h尿内尿素氮量（g）－4g（代表肺、皮肤、尿、粪便中损失的非尿素氮）。一般每天应补充氮0.2～0.3g/kg，相当于每天每千克体质量补充1.25～2.0g蛋白质。实际上，即使补充大量蛋白质和能量，颅脑创伤后近2周内也很难达到正氮平衡，但最好使氮平衡≥－10g/d。

四、小结

不能经口正常摄食的颅脑创伤危重昏迷患者，一旦胃肠道功能允许，应该优先考虑给予EN治疗。当任何原因导致胃肠道不能使用或应用不足时，可以考虑PN，或联合应用EN和PN。首选EN不是单纯从营养支持的目的出发，更重要的是有利于维护及改善肠屏障功能，减少肠源性感染的发生。EN应在伤后24～72h尽早开始进行。早期EN应遵循循序渐进的原则，无须急于达到目标量。规范化选择合理的营养输注管道及EN配方、有效防治EN常见并发症是早期肠内营养顺利实施的重要保证。通过重型颅脑创伤患者肠内营养专家共识的制定和完善，有利于进一步规范重型颅脑创伤患者的肠内营养支持治疗并提高疗效。

五、前景与展望

随着对颅脑创伤后代谢反应及其机制的深入研究，颅脑创伤患者的营养支持治疗将不断完善并开拓出新的研究方向。近年来，针对患者营养代谢的不同特点以及颅脑创伤后的不同阶段专门设计的多种EN新配方的推出，为临床医师制定合理、规范、高效的营养支持方案提供了便利和依据。有人新近提出，颅脑创伤后早期可先给予经过预消化的短肽配方，待胃肠道功能恢复后逐渐过渡到含多种膳食纤维的整蛋白配方。这种"序贯肠内营养治疗"理念似乎更符合重型颅脑创伤患者的胃肠道病理生理特点。此外，国外学者目前正在进行的研究表明，在补充EN及PN的同时添加某些含有特异性营养成分的免疫营养素，如精氨酸、谷氨酰胺、ω－3多不饱和脂肪酸（鱼油）、抗氧化剂等，具有增强免疫、促进蛋白质合成、强化肠黏膜屏障、调控炎症反应及组织氧化等作用，有利于提高颅脑创伤患者的救治效果。

六、主要依据

形成颅脑创伤后营养支持治疗观点的主要作者的研究概要及结论见表7－13。

表7－13　形成颅脑创伤后营养支持治疗观点的主要作者的研究概要及结论

作者及年份	研究概要	结论
Rapp 1983	38例颅脑创伤患者随机分为全胃肠道外营养组和胃肠营养组，两组颅脑创伤严重程度（GCS评分）无差异。全胃肠道外营养组伤后18d内摄入为7 315 kJ及10.2g/d氮，获得充足的营养支持，胃肠营养组每日获得6 688J直至伤后第14天，胃肠营养组在同一时期内平均摄入为2 863.3J及4.0g/d氮。胃肠营养组有8例患者死亡，而全胃肠道外营养组于伤后18d无死亡	早期给予饮食可减低颅脑创伤病死率

续 表

作者及年份	研究概要	结论
Hadley 1986	45 例 GCS 5~8 分的患者分为 EN 组（21 例）和 PN 组（24 例），研究氮和热量平衡、感染发生率及预后	急性颅脑创伤后首选 EN 作为营养支持，优点在于费用低，并发症发生率较小
Grahm 1989	32 例颅脑创伤患者随机分成鼻肠管喂养和鼻胃管喂养两组，前者氮平衡为 -4.3g/d，而后者为 -11.8g/d	鼻肠管喂养可增加热能摄入，并能改善氮平衡
Klode Ⅱ 2000	118 例中型、重型颅脑创伤患者前瞻性研究，比较经皮内镜下胃造口术（PEG）与鼻胃管喂养	114 例中 111 例应用鼻胃管喂养，耐受良好，仅 5 例有误吸风险需 PEG
Rhoney 2002	152 例重型颅脑创伤患者回顾性队列研究，比较鼻胃管团注和持续滴注喂养差异	间断推注喂养组更不易耐受，持续滴注组感染率低，但二者整体预后无显著差异
Gramlich 2004	纳入 13 个随机对照试验（RCT），856 例危重症患者比较 PN 与 EN 哪种营养支持途径更优	EN 减少危重症患者感染率，同时降低医疗费用
Elia 2005	有关糖尿病专用配方的荟萃分析，纳入 23 个 RCT，784 例糖尿病患者	糖尿病专用配方与标准配方相比，更有助于改善血糖控制；长期使用还可能降低糖尿病慢性并发症发生率（如心血管事件）
Perel 2006	Cochrane 系统综述：纳入 7 个 RCT，284 例颅脑创伤患者，评价早期 EN 优越性	伤后 24~72h 开始进行早期 EN，有助于减少感染率，降低死残率，改善预后
Martindale 2009	美国肠外与肠内营养学会（ASPEN）营养指南	EN 治疗能早即早，24~48h 启动 EN 治疗，不要等待肠鸣音，但血流动力学需稳定
江基尧 2010	神经外科危重昏迷患者肠内营养专家共识	通过专家共识的制订和完善，有利于进一步规范重型颅脑创伤患者的肠内营养支持治疗并提高疗效
Casaer 2011	针对 ASPEN 和 ESPEN 两大指南有关 EN 第一周是否需联用 PN 的争议，纳入 7 个 ICU，早期联用 PN 组 2 312 例，早期单用 EN 组 2 328 例	早期单用 EN 可以降低感染率，加速康复和降低治疗成本。对于无营养不良的重症患者，在 EN 营养 1 周后仍无法达到目标量时才建议联用 PN 来补足营养
黎介寿 2013	EN 在患者尚有肠功能时应是首选，首选 EN 的主要目的是改善肠黏膜屏障功能，含有治疗目的	表明临床营养支持已进入营养支持治疗的阶段

（刘少录）

第十一节 颅脑创伤后颅内感染的治疗

一、概况

随着基础科学的研究及更有效抗生素的研制，增进了对潜藏在各种感染过程中的病理生理学过程的认识，同时也推动了对许多难治性感染的治疗。尽管如此，中枢神经系统感染仍在神经系统疾病的发病率和病死率中占据重要的地位。本章主要介绍颅脑创伤后各种颅内感染的治疗。

二、一般原则

（一）应用抗生素

颅脑创伤后各种颅内感染，无论处于什么阶段，抗生素的治疗都是必须的治疗措施。在患者已经有颅内感染征象且致病菌不明确的情况下，可以全身应用广谱并且可通过血脑屏障的抗生素，以后再根据细菌学检查结果选用敏感的抗生素。由于血脑屏障的存在，抗生素的剂量应足够，防止剂量不足造成致病菌耐药性的形成。易通过血脑屏障的抗菌药物有：磺胺嘧啶、青霉素类、氯霉素，庆大霉素、甲硝唑、万古霉素和第三代头孢类药物（如头孢曲松钠）。其中甲硝唑在脑膜炎发作时的血脑屏障通透率可达到100%，磺胺嘧啶的血脑屏障通透率可达到50%以上。

鞘内抗生素的应用是颅内感染的有效治疗途径之一，前提是患者没有腰椎穿刺禁忌。常用的鞘内注射药物有：庆大霉素，2万U/次；阿米卡星，10毫克/次；头孢曲松钠，25～50毫克/次；多黏菌素，1万～5万U/次；万古霉素，20毫克/次。上述药物均为生理盐水稀释后缓慢鞘内注射。

（二）颅内高压的处理

在颅内感染尚未局限的情况下，除抗生素治疗外，可根据患者的情况采用不同强度的脱水治疗。常用的药物有20%甘露醇、甘油、尿素及胶体性脱水剂（如冻干血浆、血清清蛋白等）。对弥漫性颅内压增高患者，可反复行腰椎穿刺放出部分脑脊液。如果感染已经局限，患者全身情况允许，脓肿不在重要功能区和脑深部，应争取手术去除病灶以降低颅内压。采用冬眠疗法，可以降低脑代谢率（当温度降至30℃时脑代谢可降低50%），减少脑耗氧量（每降低1℃，脑耗氧量可较正常降低5%），因而可以提高脑组织对缺氧的耐受程度，改善脑血管及神经细胞的通透性，减轻脑水肿以降低颅内压。

三、论点形成过程

通过检索1970年以后的文献，发现与颅脑创伤后颅内感染相关的文献共30余篇。并查阅相关专著。对其中的主要内容进行了整理分析。

四、各种类型颅内感染的治疗

（一）细菌性脑膜炎

细菌性脑膜炎是一种急症，延误病情可导致严重的永久性的神经系统后遗症，甚至死亡。

1. 治疗选择

（1）给予一般支持治疗，包括保证气道的通畅，尤其是对于有意识障碍的患者。

（2）对于有系统性败血症的症状的患者，应确保其血流动力学的稳定性。

（3）如若出现癫痫发作，应当积极地予以控制。

（4）由于脑膜炎可出现继发性血管升压素分泌不当综合征，从而加重脑水肿，应密切监测血清电解质水平以避免低钠血症的发生。

（5）若没有颅内压增高的证据，应立即行腰椎穿刺；若怀疑存在颅内压增高，应立即行 CT 扫描，以除外颅内占位性病变。

（6）抗生素的选择应当基于患者的年龄、临床表现和存在的任何合并感染。培养及药敏试验结果出来后，抗生素疗法应当相应进行调整，并持续 10 ~ 14d。抗生素应用要遵循如下原则：①静脉给药；②对于该病原菌是杀菌性的；③可使脑脊液中的药物浓度达到该病原菌最小杀菌浓度的数倍以上。

（7）如果单用静脉给药无法达到脑脊液中的杀菌药物浓度，则须行辅助性的鞘内给药治疗，尤其被推荐用于革兰阴性菌感染的患者，因为此类患者单用静脉抗生素的病死率较高。

2. 预后　患者常常留有神经系统的后遗症。脑神经功能障碍发生在 10% ~ 20% 的患者，尤其是奈瑟脑膜炎球菌感染的病例。动眼、滑车、外展、面和前庭蜗神经最常受累。第八脑神经功能障碍引起感音神经性听觉障碍特别多见于流感嗜血杆菌和奈瑟脑膜炎球菌的感染。这类神经病变虽然有些是永久性的，尤其是累及前庭蜗神经的，但多数在原发感染康复后数周内可以减轻。癫痫发作发生在 20% ~ 30% 的细菌性脑膜炎患者，并且可能与局灶性的脑损伤、发热、低血糖、脑肿胀或药物神经毒性（如庆大霉素）有关，尤其是大剂量用药导致肾衰竭出现时。急性脑水肿偶尔并发于细菌性脑膜炎并可导致脑疝、长期后遗症、以及明显的行为和认知功能的障碍。

（二）颅骨骨髓炎

颅脑创伤后颅骨骨髓炎常与颅脑创伤，尤其是开放性凹陷性颅骨骨折和开颅术后出现的术后感染相关。颅骨骨髓炎可被局限于颅骨，也可合并有颅骨下颅腔内感染。在临床上可表现为一个连续性的过程，从隐匿、无痛和几乎无症状一直到具有威胁生命的相关疾病。颅骨骨髓炎在临床上分为急性和慢性两种类型。其最主要的病原体是金黄色葡萄球菌。

1. 抗生素的应用　抗生素的应用已大大降低了骨髓炎（尤其是急性骨髓炎）和颅内并发症（如硬膜外脓肿和硬膜下脓肿）的发病率。开始时通常经验性地使用对葡萄球菌有效的几种抗生素，直至获得细菌培养结果后，停用不敏感的抗生素。从临床表现上也可提示应当使用具有何种抗菌范围的抗生素；如果患者具有其他已知的感染部位，骨髓炎很可能是由这一已知感染的病原体感染所致。

某些病原体的感染具有特征性的临床表现。沙门菌是血红蛋白病患者常见的病原体；药物依赖者常为假单胞菌感染；免疫功能受损的患者较免疫功能正常的患者更易受许多相对少见的病原体的感染。一旦获得病原体培养及药敏结果，抗生素则应当选用特异性地针对培养出的病原体；只要有可能，就应当尽量选择可在骨组织中达到较高治疗浓度的抗生素。对骨髓炎的抗生素治疗，并没有统一、理想的常规应用的药物和疗程。Bullitt 等发现无论口服或静脉给药，接受至少 8 周治疗的患者均获得了最好的效果。

2. 手术治疗　手术治疗仍在颅骨骨髓炎的治疗中起重要的作用。手术疗法的范围应包括所有受感染骨的完全清除，而且应当从各个方向进行，小心地除去全部含有脓性物质的游离腔，直到正常出血的骨质与周围相互邻接为止。如果未能有效地将坏死组织除去，则会有较高的复发率。

（三）硬膜外脓肿

硬膜外脓肿是指脓液聚集在硬膜和颅骨之间的潜在间隙的脓肿，大多数是由于继发于外伤后异物进入、开颅术后或完全由鼻旁窦的感染引起。其病原菌与引起感染的病因有关；继发于外伤或术后感染的病例，病原菌多为金黄色葡萄球菌或表皮葡萄球菌，而继发于鼻旁窦炎、耳炎、乳突炎的病例，其潜在感染的微生物为溶血性链球菌或微需氧链球菌或需氧链球菌。

应用抗生素及外科引流脓肿是必不可少的治疗措施。一般情况下，可从帽状腱膜下穿刺抽吸出血性波动性液体行革兰染色及细菌培养，以便选择敏感抗生素治疗。然而，仅靠穿过头皮吸出脓性物质合并抗生素治疗是远远不够的。

外科处理包括开颅术或部分颅骨切除术，清除所有脓性物质和致命性的坏死组织、碎屑并进行充分冲洗等。如果脓肿继发于潜在的额窦炎，可选择颅骨切开及额窦黏膜清除术。对黏附于硬膜上的肉芽组织，如果未紧密黏附于硬膜上且容易去除，则应予以去除；如果已经紧密黏附于硬膜上且血供丰富，一旦去除，很可能撕裂硬膜并造成硬膜下间隙的污染，可不予清除。由于硬膜外脓肿很可能并发硬膜下积脓，因此在缺乏足够的证据的情况下，不主张常规探查硬膜下间隙。对于如何处理引流术后的骨瓣问题，争议很多，一些人认为如果影像学证明无骨髓炎且颅骨的表现"正常"，则骨瓣可经杀菌溶液浸泡后安放回手术创口，但必须将吸引一冲洗的操作时间控制在 48～72h；笔者一般建议行部分颅骨切除术，最早 6 个月后（最佳 1 年后）行颅骨成形术。静脉内应用抗生素需持续 6 周。如果早期即进行积极有效的干预，那么可把单纯硬膜外脓肿的发病率和病死率都控制在很低的水平。

（四）硬膜下脓肿

硬膜下脓肿是指化脓性感染发生在硬膜下间隙而引起的脓肿。颅脑创伤的硬膜下脓肿可继发于开颅术后、外伤后或脑脓肿破裂后脓液渗入硬膜下间隙。

1. 一般治疗　硬膜下脓肿患者常表现为意识水平下降，其首要治疗应保证患者呼吸道通畅，气管插管过程中要注意防止出现脑疝，下鼻胃管能有效预防胃内容物反流所致误吸。由于癫痫发生率很高，所有被疑诊为硬膜下脓肿的患者需使用抗惊厥药物，并且应快速积极治疗各种类型的癫痫发作。

2. 外科治疗　对硬膜下脓肿患者的恰当治疗措施包括外科手术清除脓性物质，随后静脉内应用抗生素。对病情很重的患者或伴随有其他临床疾病不适宜开颅术的患者来说，钻孔引流为最佳选择，而对那些病程较长、脓液积聚相对局限、外面有包裹的膜较厚的病例，钻孔引流亦很有效。但钻孔引流常常并不彻底，近 20% 的病例随后还需要行择期的开颅手术。

开颅术已被建议用于弥漫性积脓病例。在手术中尽可能去除脓性物质并探查影像学难以发现的镰旁和额叶下区域内是否存在小的硬膜下积脓。清除脓性物质须采用大量的温性冲洗液体进行反复缓慢的冲洗，脓性物质清除干净后，脑实质表面留下一层半固体性物质，应轻轻去除，由于这层物质血供丰富，如果与皮质表面粘连紧密，不宜强行去除。

对如何处理骨瓣问题仍存有争议。如果硬膜外无明显受累且骨质正常，可将其放回骨瓣；如果颅骨欠正常，则弃之，术后 6 个月到一年再行颅骨成形术。手术后，静脉内持续应用抗生素 6 周以上。硬膜下积脓的预后与最初诊断硬膜下积脓时的神经系统功能障碍程度密切相关，尤其是与意识障碍的程度相关性更大。

（五）脑脓肿

1. 脑脓肿的感染源及病原菌　通常感染源比较明显，鼻旁窦感染通过板障静脉逆行性血栓性静脉炎向颅内扩散至额叶和颞叶；骨髓炎和额窦后壁裂开常使感染直接播散到额叶前部及基底后部；中耳感染通过颞骨的鼓室盖或岩部直接播散至颅内，最易导致颞叶脓肿形成；迷路感染是通过圆窗、卵圆窗扩散至耳蜗和前庭导水管。乳突感染可直接播散至颅内，在颞叶和小脑形成脓肿；转移性脓肿常是远处感染微生物经血行播散形成。常见的原发灶包括皮肤脓疱、肺部感染等等。转移性脓肿常呈多发状态，大多位于血流较为缓慢的灰白质交界处，当然亦可发生在脑实质深处。脓肿分布区多与该区域的脑血流有关，所以，大多数位于大脑中动脉供血区，包括额叶和顶叶。

脑脓肿的病原微生物有细菌、真菌、寄生虫。致病菌主要有需氧链球菌（β溶血性链球菌）、肺炎球菌、金黄色葡萄球菌。近来发现革兰阴性菌的感染率已达22%左右。随着厌氧菌分离技术的发展，大大提高了细菌培养阳性率，厌氧菌也是目前脑脓肿常见的致病菌。从脓肿病灶中分离出来的厌氧菌最多见的有拟杆菌（脆弱类拟杆菌、黑色素拟杆菌）和厌氧链球菌（消化道链球菌）。其他常见菌还有消化球菌、梭形杆菌、韦永球菌、短小棒状杆菌菌苗、放线菌。

研究发现，脑脓肿的细菌谱与感染的病因学联系密切。对与各种感染相关常见菌的认识有助于选择敏感抗生素的治疗。厌氧菌感染在耳源性、牙源性脑脓肿中多见；也可见于转移性、隐源性脓肿。源于鼻旁窦扩散的脑脓肿的致病菌，与鼻旁窦中正常菌群相一致，金黄色葡萄球菌、需氧链球菌、人类流感病毒通常都可从脓肿中分离出来，在50%以上的病例中还可分离出厌氧菌。

2. 脑脓肿的治疗

（1）抗生素治疗脑脓肿的原则：抗生素的效力和很多因素有关，包括抗生素具有杀菌作用还是抑菌作用、治疗方式和时间、宿主以及感染的反应以及药物在脓肿内的浓度等。原则上，应用抗生素治疗都应根据培养和药敏结果而定。比较理想的是能够知道从脓肿内培养出来的致病菌，根据其药敏来选择用药。治疗效力不仅和药物在感染区的浓度有关，而且与药物对致病菌的最小杀菌浓度有关。抗生素在脑脊液中的浓度很重要，但这并不完全反映出药物在脓腔内的浓度。能够在脑组织内起治疗作用的抗生素包括氯霉素、甲硝唑、青霉素、甲氧西林、苯唑西林钠、万古霉素、甲氧苄胺-磺胺甲基异噁唑和一些三代头孢菌素。Black及其同事发现，即使脓肿内的抗生素浓度达到了最小抑菌浓度，仍能在脓汁里培养出存活细菌。他们把这归因于抗生素在脓腔的酸性环境下受抑制和失活的结果。因此他们认为在抗生素治疗的同时，所有的脓肿都还应进行脓液的抽吸。

在得到培养结果之前的抗生素的经验性选择应该基于对脑脓肿的最常见致病菌的了解。鼻旁窦源性的脓肿大多由嗜二氧化碳链球菌所引起，它对青霉素非常敏感，对甲硝唑耐药。由于产β-内酰胺酶类病菌可能存在，故建议加用作用于专性厌氧菌的抗生素，如甲硝唑和氯霉素。耳源性脓肿常由需氧菌和厌氧菌的混合感染所引起，因此开始就应使用覆盖阴性需氧菌、链球菌和厌氧菌的多种抗生素联合治疗。青霉素、甲硝唑和一种第三代头孢菌素如头孢噻肟联合使用可以满足需要。转移性脓肿有很多致病菌，由转移源决定。这种情况下，使用覆盖革兰阴性需氧菌和厌氧菌的广谱抗生素。而创伤后脑脓肿多由金黄色葡萄球菌引起，最好使用半合成的耐青霉素酶青霉素或万古霉素。在得到培养结果后应该立即更改治疗方案，停用不敏感的抗生素以防止耐药菌株的出现。

经非手术治疗的脑脓肿患者必须进行随访。治疗期间至少每周进行一次CT扫描，治疗结束后需要每月一次的 CT 扫描。CT 上表现出脓肿消退的时间并不稳定，但是通常在影像学上脓肿消退的时间要落后于临床症状的改善。大多数病例，在治疗 2~3 周后脓肿明显缩小；3~4 个月也不一定能完全消除脓腔、占位和对比增强；偶尔残留的增强区会持续 6~9 个月。尽管如此，大多数残留影像增强的患者不会复发。

（2）皮质类固醇的使用：在脑脓肿的治疗中，使用皮质类固醇仍只是一种辅助手段。皮质类固醇能减轻脑脓肿并发的脑组织水肿和脑内占位，但也有不良反应。在脑炎早期，类固醇能限制白细胞的趋化作用，降低宿主的防御能力。经皮质类固醇治疗后，脑脓肿，尤其是在脑炎期，在 CT 上显示的增强效果显著降低。因此，在接受类固醇治疗的患者中，增强 CT 上显示的病变的减轻并不能作为脓肿得到治疗效果的确定证据。皮质类固醇的应用目前仅仅限于那些被认为由脑部巨大占位效应导致出现神经功能缺陷的患者，而且当神经症状稳定后，类固醇就应渐渐减量直至停用。

（3）外科手术治疗：手术治疗最常用的方法是持续引流、抽吸和完全切除。治疗方法的选择要考虑诸多因素：患者的年龄，神经系统的状况，脓肿的位置、分期和种类，以及是否存在多发病变等。只有正确选择手术方法，才能达到最佳治疗效果。

1）脓肿穿刺抽脓：方法简便，对脑组织损伤轻、反应小，部分患者可以一次或多次抽脓治愈。部分患者抽脓后脓腔缩小，症状缓解，有利于择期行脓肿根治切除术。它适用于任何类型的脑脓肿，只要定位明确，病情允许，均可使用。特别是对于病情危急、需迅速解除脑受压者，脑重要功能区或脑深部脓肿及婴儿、老年患者，一般情况差不能耐受开颅手术的脑脓肿患者更为适宜。在穿刺抽脓时应选择距脓肿最近部位并避开功能区，选择无血管区，穿刺周围用棉片保护防止脓液污染。定位要准确，防止穿破脑室引起感染扩散。一次放脓不宜过快，以免皮质迅速塌陷，桥静脉破裂导致硬膜下血肿。最后用抗生素溶液反复冲洗。位于小脑深部脓肿穿刺时一定要掌握穿刺方向及深度，以免伤及脑干。脑脓肿一次穿刺抽脓后，腔内注入抗生素溶液，部分脓肿可以治愈，尤其是脓腔较小、脓壁较薄者治愈可能性大。如每一次抽脓术后脓腔未能闭合，可行重复手术。但反复抽脓，有感染扩散之虞，治疗时间亦长，对多房性脓肿效果不佳。为此有人主张在第一次穿刺时，可将一硅胶管留置于脓腔内，固定于头皮上，于每次经管抽脓，注入抗生素溶液后，将引流管远端封闭。此管可留置 7~10d，经复查脓腔闭合后再行拔除。

2）脓肿穿刺导管持续引流术：脓肿壁较厚、脓液较浓稠、甚至有脓块时，一次穿刺抽脓效果可能不理想，为避免重复穿刺，可用穿刺针向脓腔内置入硅胶导管，进行导管持续引流，引流管固定于头皮，行低位闭式引流。如引流不畅，有人应用尿激酶脓腔内注入，将脓块溶解，以利引流。有报道应用自行设计的脑脓肿双腔导管，术后其中一管接输液瓶，滴入抗生素生理盐水溶液；另一管低位持续引流，使用这种装置可取得良好效果。对脑深部结构和重要功能区如丘脑、脑干部位脓肿，可应用立体定向仪行立体定向穿刺术。它有定位准确、安全可靠、损伤性小等特点。

3）脑脓肿切除术：脓肿切除术可彻底清除病灶，必要时可行去骨瓣行外减压术。它主要适用于：①脓肿包膜形成完好、位置表浅位于非功能区者；②有脓腔异物、碎骨片者；③脓肿包膜厚，估计单纯穿刺抽脓或导管引流脓腔不易愈合者；④脑脓肿溃破于脑室或蛛网膜下隙者。在急性脑膜炎期或化脓期，一旦颅内压升高引起脑疝时，即使脓肿包膜尚未形成，亦应急诊开颅，清除炎症坏死脑组织，直至达正常脑组织。脓肿切除时，要定位准确，可先行穿刺脓腔减压，注意棉片保护周围脑组织，沿脓肿包膜由浅入深逐步分离。如部分脓肿壁和重要组织结构粘连紧密，不要勉强分离切除，可予以保留，电凝包膜内壁。如术前已形成脑疝，可去骨瓣减压。小脑脓肿切除时如颅内压甚高，可先行脓腔穿刺或脑室穿刺放脑脊液。切除脓肿后宜敞开硬膜减压。

在上述脓肿切除术中，要注意脓肿尽量完整切除，正常脑组织应敷以棉片保护，整个手术过程中避免脓液污染手术野。如不慎污染则用过氧化氢溶液、生理盐水加抗生素冲洗创口，必要时鞘内注射抗生素。

（4）术后处理

1）应继续应用抗生素至少 1~2 周，以防止脓肿复发和感染的扩散；必要时可定期行腰椎穿刺和脑脊液检查。

2）防治并发症：如有癫痫发作应抗癫痫治疗。因癫痫的发生率较高，可达 50%，且术后 4~5 年为发生高峰，所以有人主张术后应预防用药 5 年以上。

3）全身疗法及对症处理。

五、小结

手术前应用抗生素治疗很可能使培养呈阴性，而对于状态稳定的患者几乎没有作用。因此，应该在手术后才开始使用抗生素，而且在培养和药敏结果的指导下使用足量的适当的抗生素，使脓肿内药物达到一定的浓度。静脉内用药的时间由治疗的方式决定，至少应持续 6 周。患者每周应进行一次 CT 扫描观察病灶的消退情况，并且根据患者每天的临床情况评价治疗效果。治疗结束后，应每月进行 CT 检查，持续 4~6 个月，或者直到残留增强影像完全消失。考虑到脓肿复发的可能性，所以 CT 检查应该灵活运用，特别是当患者出现新的神经症状和体征时。患者所有的基础感染和易患条件都应加以处理，从而使复发的危险性降至最低。

六、主要依据

国内外有关颅脑创伤后中枢神经系统感染的研究概要和结论见表 7-14。

表 7-14　国内外有关颅脑创伤后中枢神经系统感染的研究概要和结论

作者及年份	研究概要	结论
Sellner 2013	颅内感染性癫痫综述	颅内感染性癫痫通常为难治性癫痫，易发生在脑炎、脑膜炎、脑脓肿早期阶段
Beckham 2012	颅内感染评述	强调早期、及时、准确诊治及外科干预
Kourbeti 2012	258 例颅脑创伤后感染危险因素分析	中枢神经系统感染仍以革兰阳性菌（主要为葡萄球菌属），但革兰阴性菌呈现上升趋势，涉及脑脊液的操作（如腰穿、脑室外引流等）是感染危险因素
Camacho 2011	119 例脑室外引流患者术后感染分析	致病菌以革兰阴性杆菌多见，置管时间是唯一独立的感染危险因素
Chow 2011	中枢神经系统感染血管并发症	血管并发症患者预后差，强调早期、早期治疗的重要性

作者及年份	研究概要	结论
Arlotti 2010	脑脓肿治疗系统性评述	强调对于脓肿直径 < 2.5cm、GCS > 12 分，致病菌明确患者可在密切观察下行单纯药物治疗，经验性抗生素应用策略无最佳方案，需联合药代动力学及易感因素等综合考虑，疗程一般 4～6 周，药物保守治疗需 6～8 周；不建议口服给药；患者预后不依赖手术方式，但通常深部、小的、多发、功能区脓肿建议立体定向抽吸术，表浅、颅后窝脓肿建议开颅引流术，手术预留于上述失败或外伤后存在异物、颅骨碎片的脓肿
Beer 2010	颅内感染神经重症监护治疗	重症监护病房中侵入性脑室操作易于出现多重耐药致病菌的颅内感染，及时诊断、早期抗生素治疗是关键

（王华民）

第十二节　颅脑创伤后脑积水的诊断与处理

一、概述

PTH 是颅脑创伤后常见的并发症，其重要的病理生理学基础是脑脊液循环动力学异常，表现为脑室内或蛛网膜下隙脑脊液异常积聚使其部分或全部异常扩大，临床上所指脑积水通常是指脑室内积水。

急性 PTH 多发生在颅脑创伤后 2 周内，最早可发生在伤后 3d 内，慢性 PTH 多见于伤后 3～6 周，或迟于 6～12 个月。伴有颅内压增高的 PTH 轻症患者表现为头痛及进展性神经功能减退（智力障碍、步态不稳、尿失禁三联征），昏迷患者则表现为持续性意识障碍无好转或神经功能恢复停滞甚至逆转。

PTH 常按流体动力学分为梗阻性脑积水和交通性脑积水。梗阻性脑积水是指脑室系统内脑脊液流动受限；交通性脑积水是指脑室系统无梗阻，大脑凸面或颅底蛛网膜粘连，以及颅内静脉回流受阻导致脑脊液吸收障碍。

PTH 发生与患者颅脑创伤程度、外伤性蛛网膜下隙出血、去骨瓣减压处理、颅内感染等多因素有关，其诊断必须结合影像学和临床症状综合判断。因此各家医疗机构报道 PTH 发病率差异较大，为 0.7%～34% 文献报道 PTH 通常发病率为 0.7%～8%。PTH 的治疗方式在各医疗机构报道亦有不同，包括脑脊液体腔分流术（脑室－腹腔分流术、脑室－心房分流术和腰大池－腹腔分流术）以及脑脊液颅内转流术（第三脑室底造瘘术、终板造瘘术和透明隔造瘘术），故 PTH 治疗有效率及并发症发生率也差别较大。但总的治疗思路是解决因颅内压增高及脑组织结构病理改变引起的神经功能损伤，同时结合术后定期随访可减少术后并发症发生。

二、论点形成过程

通过 PUBMED 主要检索 2007 年以后，查找与"颅脑创伤后脑积水"颅脑创伤后正常颅压脑积水""脑积水手术治疗"的相关文献 50 余篇，对相关文献进行复习，整理分析近期有关颅脑创伤后脑积水诊治的新观点。

三、科学基础

1. 病因　有关 PTH 发生的确切病因尚未明确，主要有以下假说：①脑室内压力增高，脑脊液静水压使脑室系统扩大，主要表现为脑室系统机械性梗阻。如颅脑创伤后脑室系统内积血，血块梗阻堵塞脑脊液循环通路，以室间孔、中脑导水管开口和第四脑室多见。此外，创伤后颅内占位效应，如硬膜下血肿、脑挫伤灶、大面积脑梗死和脑水肿也可以影响脑脊液的循环。②脑脊液吸收障碍：颅脑创伤后蛛网膜下隙出血和颅内感染导致颅底蛛网膜粘连，后期红细胞溶解，脑脊液内蛋白含量增高导致蛛网膜颗粒吸收功能障碍。③脑脊液动力学改变：颅脑创伤后脑表面的蛛网膜破裂，脑脊液从蛛网膜裂口流入硬膜下隙，或去骨瓣减压术后移位脑组织复位后硬膜下隙扩大积液，在硬膜下积液基础上发展成为 PTH。

2. 高危因素　各医疗机构 PTH 的发生率差异较大，与颅脑创伤患者伤情和年龄构成比、治疗方案等因素有关。PTH 发生的相关因素总结如下：①颅脑创伤严重程度：患者术前低 GCS、去骨瓣减压前高颅内压是 PTH 发生的高危因素；②蛛网膜下隙出血和脑室内出血：二者是 PTH 发生的主要相关因素；③去骨瓣减压术和减压窗上界距离中线 <25mm 是 PTH 发生的独立相关因素；④去骨瓣减压术后对侧硬膜下积液患者常见脑积水，大脑镰旁硬膜下积液是脑积水发生的独立预后因素；⑤老年颅脑创伤患者 PTH 发生率较高。

3. 诊断

（1）病史：有明确的颅脑创伤病史。

（2）临床表现：颅脑创伤患者脑积水最常发生在伤后 1 年以内，因此临床症状和体征观察需延续到康复期。急性 PTH 患者临床表现缺乏特征性，主要为头痛、呕吐颅内压增高特征和精神意识障碍。慢性 PTH 患者在恢复过程中出现持续性意识障碍无好转或神经功能恢复停滞甚至逆转，如存在头部减压窗则出现逐步膨隆。典型脑积水三联征：智力障碍、步态不稳和尿失禁可同时或单个出现。

（3）辅助检查：头颅 CT 和 MRI 是诊断 PTH 最常用的影像学检查方法。影像上见脑室扩大，双额角径或颅内径（Evans 指数）>0.33 是诊断的标志性指标。各脑室增大，脑沟正常或消失，同时见脑室旁水肿改变。心电门控相位对比 MRI 电影：梗阻性脑积水患者见中脑导水管中无明显脑脊液流动，正常压力脑积水患者则表现为脑脊液流速增加。

放射性脑池造影是经腰穿注入放射性核素，交通性脑积水患者因出现脑脊液吸收障碍表现为核素进入脑室系统并存留时间延长超过 48h。

脑脊液检查中 cleaved - tau 蛋白可能是脑积水标志物，但有文献报道 cleaved - tau 蛋白在颅脑创伤后出现增高，所以这并不能作为 PTH 诊断的生物标记物。

（4）鉴别诊断：PTH 须与颅脑创伤后脑萎缩相鉴别，尤其是老年颅脑创伤患者。脑萎缩患者脑脊液压力正常，脑沟明显增宽，脑室和脑池均扩大，影像学检查脑室旁无水肿。部分正常压力脑积水与老年性痴呆、血管性痴呆存在鉴别困难。

4. 预防　PTH 的发生除注意以上高危因素以外，需着重注意以下几点：①颅脑创伤后出现蛛网膜下隙出血的患者在病情允许的情况下应尽早行腰穿放出血性脑脊液，保障脑脊液循环通路通畅；②颅脑创伤后出现脑室内出血患者根据情况选择脑室外引流或腰穿将血性脑脊液放出；③手术中尽可能将术野出血清除干净；④注意无菌操作和避免脑脊液漏，减少颅内感染机会。

5. 治疗　PTH的治疗目的是减少脑脊液循环通路梗阻或恢复脑脊液分泌和吸收平衡，须结合患者PTH原因和个体状况，采取个体化治疗方法。

（1）脑脊液体腔分流手术是PTH最常用的治疗方法，通常进行脑室-腹腔分流术。脑室-心房分流术一般应用于具有脑室-腹腔分流术禁忌证的患者，如腹腔内感染、腹腔脏器损伤和胸腹部皮肤感染等。但McGovern近期研究认为脑积水手术方式选择中脑室-心房分流术与脑室-腹腔分流安全性是等同的。对于分流管置入的手术方式，Nigim研究发现使用腹腔镜放置腹腔端分流管可以减少分流管远端失败率。此外，腰池-腹腔分流术较为少用，适用于交通性脑积水和正常压力脑积水。

（2）第三脑室底造瘘术适用于梗阻性脑积水和部分交通性脑积水。透明隔造瘘术适用于单侧脑室积水。

（3）在脑室内出血急性期和颅内感染尚未控制的情况下，脑室外引流、腰椎穿刺术和腰池引流术可以达到暂时缓解脑室压力的作用，待血性脑脊液吸收和感染控制后可行分流术。

（4）硬膜下积液处理：绝大部分硬膜下积液可自行吸收，但须密切观察其是否发展成PTH。对于有占位效应的硬膜下积液可行钻孔引流术，硬膜下积液-腹腔分流术和脑室-腹腔分流术。Nalbach认为颅骨缺损患者早期行颅骨成形术能有效防止积液形成和加重，并能使脑脊液动力学恢复。

（5）PTH合并颅骨缺损患者行脑室分流术和颅骨成形术有利于病情恢复。

6. 分流手术并发症及处理

（1）分流异常：表现为过度分流或分流不足。前者表现为裂隙脑室综合征、硬膜下积液或硬膜下血肿，后者则表现为临床症状无改善。建议术前行腰穿检查了解脑脊液压力选择不同压力分流管可以减少此并发症发生。目前可调压分流管已广泛应用，根据随访脑室大小调整分流泵压力阀门可明显减少因分流泵压力不适配的二次手术。

（2）感染：包括术后颅内感染、切口感染、腹腔内感染、分流管皮下通道感染等。患者出现感染迹象，应将分流管取出并加强抗感染治疗。可行脑室外引流术或腰池引流暂时改善脑积水压迫症状，待感染控制后再行脑室-腹腔分流术。随着带有抗菌涂层分流管面世和应用，术后感染的发生率因此明显下降。

（3）出血：包括术后脑内出血、穿刺道出血、硬膜下出血等。根据出血部位、出血量和出血原因采取保守或手术治疗，调整分流泵压力阀门有时可使保守治疗更有效。

（4）分流管堵塞：可发生于分流管脑室端、分流泵和腹腔端，原因主要为脑室端接近脉络丛或贴近脑室壁，分流泵内血性液淤积，腹腔内大网膜包裹。通过按压分流泵或行腹腔B超检查判断分流管堵塞原因，必要时行分流管调整或更换术。手术中应用脑室镜和腹腔镜可将分流管放置于满意位置。

（5）分流管易位：分流管腹腔端可易位进入肠腔、膀胱、胸腔、阴道和心包等。术中使用腹腔镜操作可减少此类并发症发生。一旦发生分流管易位，通常需要取出分流管，确定无感染后再进行相应处理。

7. 疗效评估及随访　PTH患者行脑积水治疗后必须加强随访。脑积水分流术后早期疗效评估在手术后 2 周内，远期随访在术后 1 个月至 1 年，甚至到终身随访。疗效观察包括临床症状和影像学检查（术前和术后两者对比）。临床症状是主要评估指标，包括意识状态、神经系统反应、减压窗张力、排尿功能和日常生活能力等。影像学检查主要观察脑室大小的变化，术前高压 PTH 患者可出现较明显变化。部分等压性脑积水患者由于脑室扩张变形时间较长、顺应性较差，术后脑室变化不明显甚至无改变。有学者指出分流术后脑室系统周围水肿渗出减少是可靠的评估指标之一。

由于分流手术的并发症较多，PTH 患者行分流术后需定期门诊随访并行影像学检查观察手术效果。目前可调压分流管使用较广泛，可根据患者临床症状调整分流泵压力阀以达到最佳分流状态。近期有学者研究磁场对可调压分流泵的影响，发现便携式游戏机、平板电脑可对部分分流泵设置有影响。目前有新型的可调压分流泵面世，具有预防意外调整的功能，甚至可进行 3.0T 磁共振检查。

四、小结

PTH 是颅脑创伤后常见的并发症，对于发生颅脑创伤的患者应加强观察和随访，特别是有 PTH 发生高危因素的患者需密切随访，及时发现 PTH 并作出相应处理。颅脑创伤患者治疗过程中要尽量减少 PTH 发生的危险因素。PTH 的诊断除影像学检查结果外，更注重于临床症状。PTH 治疗目的是减少脑脊液循环通路梗阻或恢复脑脊液分泌和吸收平衡，须结合患者 PTH 原因和个体状况，采取个体化治疗方法。PTH 诊断后在病情允许情况下尽早手术处理，根据不同类型 PTH 常用的手术方式是脑室 – 腹腔分流术、脑室 – 心房分流术和第三脑室底造瘘术。自分流手术方式诞生以来，分流管及分流泵已不断更新换代以更适合患者使用。目前可调压分流泵和带有抗菌涂层分流管使用较为广泛，术后并发症高发情况得到有效改善。值得注意的是，可调压分流泵置入术后仍存有意外调整的风险。

五、前景和展望

PTH 的诊断仍然缺乏客观的指标，现在热门的颅脑创伤后分子标记物测定可能可以借鉴到 PTH 的诊断，为今后 PTH 诊断和治疗有效性评估提供客观依据。进一步推广内镜技术置入脑室 – 腹腔分流管可以减少并发症的发生。期望新型的分流泵具有自行根据临床症状和脑室大小调整分流量的作用。

六、主要依据

形成近期颅脑创伤性脑积水诊断和治疗观点主要作者的研究概要及结论见表 7 – 15。

表 7 – 15　近年颅脑创伤性脑积水诊断和治疗观点主要作者的研究概要及结论

作者及年份	研究概要	结论
Chiari 2014	根据 ISO 7197 标准对 26 种分流泵长期效果进行长程测试	磁场会对早期设计的可调压分流泵设置产生不良影响，新型的分流泵具有预防分流泵意外调整功能，甚至可进行 3.0T 磁共振检查

作者及年份	研究概要	结论
Su 2011	149 例颅脑创伤后行单侧去骨瓣减压患者，35 例发生脑积水需性脑室腹腔分流术（23.5%）。98 例未发生硬膜下积液患者中 18 例发生脑积水（18.4%），51 例发生硬膜下积液患者 17 例发生脑积水（33.3%）。而发生去骨瓣减压对侧硬膜下 13 例患者中 6 例发生脑积水（46.2%）	重型颅脑创伤患者行去骨瓣减压后容易发生脑积水并发症，特别是出现去骨瓣减压对侧硬膜下积液的患者常见
Kaen 2010	73 例接受去骨瓣减压的重型颅脑创伤患者回顾性研究，20 例患者发生脑积水（27.4%）。17 例发生大脑镰旁硬膜下积液患者中 15 例发展成为脑积水（88%）	大脑镰旁硬膜下积液是颅脑创伤后脑积水发生的独立预后因素
Bauer 2009	71 例接受脑室外引流术的颅脑创伤者中 16 例患者在出院前需要接受脑室 - 腹腔或脑室 - 心房分流术（22%）	颅脑创伤患者在出院前必须评估是否需要接受永久脑脊液分流手术
Cengiz 2008	12 例脑积水需要接受脑室腹腔分流术或分流管调整术儿童患者与 9 例对照儿童脑脊液分析比较，cleaved - tau 蛋白水平明显升高	脑脊液中 cleaved - tau 可能是脑积水标志物
Kammersgaard 2013	444 例重型颅脑创伤患者回顾性研究，脑积水发生率为 14.2%，而 75% 脑积水患者发生在康复期。老年及脑损伤程度较重的患者脑积水发生率较高	对于老年及严重意识障碍颅脑创伤患者康复期需注意随访是否脑积水
Nalbach 2012	34 例颅脑创伤后去骨瓣减压术后患者中 21 例出现脑外积液，其中 18 例为经脑室外引流处理后出现	早期行颅骨成形能有效防止该积液形成和加重，并能使脑脊液动力学恢复
Honeybul 2012	159 例经去骨瓣减压术存活的重型颅脑创伤患者中 72 例患者影像学检查出现脑室扩张，而 26 例出现临床症状需行脑室 - 腹腔分流术	去骨瓣减压前颅内压、硬膜下积液和低 GCS 是去骨瓣减压术后脑积水发生的危险因素
Tsuang 2012	14 例颅脑创伤后硬膜下积液的患者，1 例接受硬膜下积液引流术，另 13 例接受硬膜下积液分流术。这 14 例患者均出现脑积水，其中 13 例行硬膜下积液引流术患者最终接受可调压脑室 - 腹腔分流术	颅脑创伤后硬膜与蛛网膜间层面撕裂导致硬膜下积液和脑脊液循环受阻，引起脑积水
De Bonis 2010	41 例闭合性颅脑创伤行去骨瓣减压术患者中，9 例出现脑积水。其中 8 例去骨瓣范围距离中线 < 25mm。统计学分析结果显示减压窗上界与中线的距离是脑积水发生的独立因素	减压窗上界距离中线应 > 25mm
Wen 2009	31 例颅脑创伤后出现正常压力脑积水患者，行分流手术后随访 12 个月。20 例患者出现明显改善，其中 10 例去骨瓣减压的脑积水患者在分流术后进行颅骨成形术，9 例出现临床症状改善	颅脑创伤后脑积水患者伴有大骨瓣缺损时行分流术及颅骨成形术有利于病情恢复
Nigim 2014	232 例正常压力脑积水和非正常压力脑积水患者第一次脑室腹腔分流术后远端分流管失败原因分析，发现 77 例腹腔开放手术中有 7 例失败，155 例腹腔镜手术中有 6 例失败。失败原因与脑室压力无关	使用腹腔镜放置腹腔端分流管可以减少分流管远端失败率

作者及年份	研究概要	结论
Nakashima 2011	体外观察4个生产商的4种可调压分流泵设置是否受游戏机磁场干扰，结果显示2种可调压分流泵设置受磁场影响而出现改变	患者接受分流手术后须认识到使用便携式游戏机和家庭电器的风险
He 2013	体外观察4个生产商的6种型号可调压分流泵设置是否受 iPAD 3 磁场干扰，结果显示1种可调压分流泵设置受 iPAD 3 磁场影响而出现改变	平板电脑的普及可能对部分脑积水患者分流泵设置有影响

（丁金铎）

参考文献

［1］易声禹，只达石．颅脑损伤诊治［M］．北京：人民卫生出版社，2014.
［2］江基尧．现代颅脑损伤学［M］．3版．上海：第二军医大学出版社，2010.
［3］张赛，李建国．神经创伤学新进展［M］．天津：南开大学出版社，2012.
［4］江基尧，高国一．中国颅脑创伤十年［J］．中华神经外科杂志，2013.
［5］江基尧，朱诚．现代颅脑损伤学［M］．上海：第二军医大学出版社，2010.

第八章

脑血管疾病

第一节　自发性蛛网膜下腔出血

自发性蛛网膜下腔出血（spontanous subarachnoid hemorrhage，SSAH）是指各种非外伤性原因引起的脑血管破裂，血液流入蛛网膜下腔的统称。它不是一种独立的疾病，而是某些疾病的临床表现，占急性脑血管疾病的10%～20%。

一、发病率

自发性蛛网膜下腔出血的发病率为5～20/10万人/年。

二、病因

最常见的病因为颅内动脉瘤，约占自发性蛛网膜下腔出血的75%～80%，其次为脑血管畸形（10%～15%），高血压性动脉硬化、动脉炎、烟雾病、脊髓血管畸形、结缔组织病、血液病、颅内肿瘤卒中、抗凝治疗并发症等为少见原因。

三、临床表现

（一）性别、年龄

男女比例为1∶1.3～1∶1.6。可发生在任何年龄，发病率随年龄增长而增加，并在60岁左右达到高峰，以后随年龄增大反而下降。各种常见病因的自发性蛛网膜下腔出血的好发年龄见本节鉴别诊断部分。

（二）起病形式

绝大部分在情绪激动或用力等情况下急性发病。

（三）症状、体征

1. 出血症状　表现为突然发病，剧烈头痛、恶心呕吐、面色苍白、全身冷汗。半数患者可出现精神症状，如烦躁不安、意识模糊、定向力障碍等。意识障碍多为一过性的，严重者呈昏迷状态，甚至出现脑疝而死亡。20%可出现抽搐发作。有的还可出现眩晕、项背痛或下肢疼痛。脑膜刺激征明显。

2. 颅神经损害　6%～20%患者出现一侧动眼神经麻痹，提示存在同侧颈内动脉后交通动脉动脉瘤或大脑后动脉动脉瘤。

3. 偏瘫　20%患者出现轻偏瘫。

4. 视力、视野障碍　发病后1h内即可出现玻璃体膜下片状出血，引起视力障碍。10%～20%有视乳头水肿。当视交叉、视束或视放射受累时产生双颞偏盲或同向偏盲。

5. 其他　约1%的颅内动静脉畸形和颅内动脉瘤出现颅内杂音。部分蛛网膜下腔出血发病后可有发热。

（四）并发症

1. 再出血　以出血后5～11d为再出血高峰期，80%发生在1个月内。颅内动脉瘤初次出血后的24h内再出血率最高，为4.1%，第2次再出血的发生率为每天1.5%，到第14天时累计为19%。表现为在经治疗病情稳定好转的情况下，突然再次发生剧烈头痛、恶心呕吐、意识障碍加重、原有局灶症状和体征重新出现等。

2. 血管痉挛　通常发生在出血后第1～2周，表现为病情稳定后再出现神经系统定位体征和意识障碍。腰穿或头颅CT检查无再出血表现。

3. 急性非交通性脑积水　常发生在出血后1周内，主要为脑室内积血所致，临床表现为头痛、呕吐、脑膜刺激征、意识障碍等，复查头颅CT可以诊断。

4. 正常颅压脑积水　多出现在蛛网膜下腔出血的晚期，表现为精神障碍、步态异常和尿失禁。

四、辅助诊断

（一）CT

颅脑CT是诊断蛛网膜下腔出血的首选方法，诊断急性蛛网膜下腔出血准确率几乎100%，主要表现为蛛网膜下腔内高密度影，即脑沟与脑池内高密度影（图8-1）。动态CT检查有助于了解出血的吸收情况、有无再出血、继发脑梗死、脑积水及其程度等。强化CT还可显示脑血管畸形和直径大于0.8cm的动脉瘤。蛛网膜下腔出血的CT分级（Fisher法）见（表8-1）。

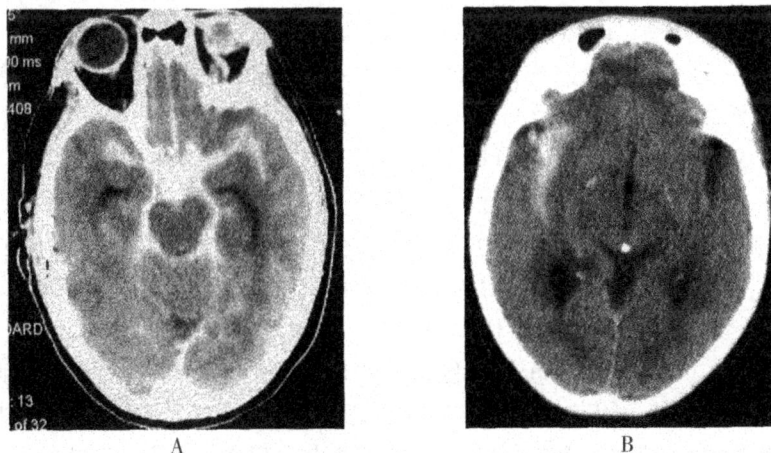

图8-1　A：自发性蛛网膜下腔出血（鞍上池与环池）的CT表现；
B：自发性蛛网膜下腔出血（外侧裂池）的CT表现

表 8 - 1　蛛网膜下腔出血的 CT 分级（Fisher 法）

级别	CT 发现
Ⅰ级	无出血所见
Ⅱ级	蛛网膜下腔一部分存在弥漫性薄层出血（1mm）
Ⅲ级	蛛网膜下腔有较厚（1mm 以上）出血或局限性血肿
Ⅳ级	伴脑实质或脑室内积血

由于自发性蛛网膜下腔出血的原因脑动脉瘤占一半以上，因此，可根据 CT 显示的蛛网膜下腔出血的部位初步判断或提示颅内动脉瘤的位置。如颈内动脉动脉瘤破裂出血常是鞍上池不对称积血，大脑中动脉动脉瘤破裂出血多见外侧裂积血，前交通动脉动脉瘤破裂出血则是纵裂池、基底部积血，而出血在脚间池和环池者，一般不是动脉瘤破裂引起。

（二）脑脊液检查

通常 CT 检查已确诊者，腰穿不作为临床常规检查。如果出血量较少或者距起病时间较长，CT 检查无阳性发现时，需要行腰穿检查脑脊液。蛛网膜下腔的新鲜出血，脑脊液检查的特征性表现为均匀血性脑脊液；脑脊液变黄或发现了含有红细胞、含铁血黄素或胆红质结晶的吞噬细胞等，则提示为陈旧性出血。

（三）脑血管影像学检查

1. DSA　即血管造影的影像通过数字化处理，把不需要的组织影像删除掉，只保留血管影像，这种技术叫做数字减影技术。其特点是图像清晰，分辨率高，对观察血管病变，血管狭窄的定位测量，诊断及介入治疗提供了真实的立体图像，为脑血管内介入治疗提供了必备条件。主要适用于全身血管性疾病、肿瘤的检查及治疗。是确定自发性蛛网膜下腔出血病因的首选方法，也是诊断动脉瘤、血管畸形、烟雾病等颅内血管性病变的最有价值的方法。DSA 不仅能及时明确动脉瘤大小、部位、单发或多发、有无血管痉挛，而且还能显示脑动静脉畸形的供应动脉和引流静脉，以及侧支循环情况。对怀疑脊髓动静脉畸形者还应行脊髓动脉造影。脑血管造影可加重脑缺血、引起动脉瘤再次破裂等，因此，造影时机宜避开脑血管痉挛和再出血的高峰期，即出血 3d 内或 3 周后进行为宜。

旋转 DSA 及三维重建技术的应用，使其能在三维空间内做任意角度的观察，清晰地显露出动脉瘤体、瘤颈、载瘤动脉及与周围血管解剖关系，有效地避免了邻近血管重叠或掩盖。此项技术突破了常规 DSA 一次造影只能显示一个角度和图像后处理手段少等局限性，极大地方便了介入诊疗操作，对脑血管病变的诊断和治疗具有很大的应用价值。

由于 DSA 显示的是造影剂充盈的血管管腔的空间结构，因此，目前仍被公认为是血管性疾病的诊断"金标准"，诊断颅内动脉瘤的准确率达 95% 以上。但是，随着 CTA、MRA 技术的迅速发展，在某些方面大有取代 DSA 之势。

2. CT 血管成像（CTA）　CTA 检查经济、快速、无创，可同时显示颈内动脉系、椎动脉系和 Willis 环血管全貌，因此，是筛查颅内血管性疾病的首选影像学诊断方法之一。由于 CTA 受患者病情因素限制少，急性脑出血或蛛网膜出血患者，当临床怀疑动脉瘤或脑动静脉畸形可能为出血原因时，DSA 检查受限，CTA 可作为早期检查的可靠方法。

由于脑血流循环时间短，脑动脉 CTA 容易产生静脉污染以及颅底骨质难以彻底清除，

Willis 动脉环近段动脉重建效果欠佳，血管性病变漏诊率高。但是，近年来，64 层螺旋 CT 的扫描速度已超越动脉血流速度，因此，无论是小剂量造影剂团注测试技术还是增强扫描智能触发技术，配合 64 层螺旋 CT 扫描，纯粹的脑动脉期图像的获取已不成问题，尤其是数字减影 CTA（Subtraction CT Angiography，DSCTA）技术基本上去除了颅底骨骼对 CTA 的影响。超薄的扫描层厚使其能最大限度地消除了常规头部 CT 扫描时颅底骨质伪影，显著地提高了 Willis 动脉环近段动脉 CTA 图像质量，真正地使其三维及二维处理图像绝对无变形、失真，能最真实地显示脑血管病变及其与邻近结构的解剖关系，图像质量媲美 DSA，提供诊断信息量超越 DSA。表面遮盖法（SSD）及最大密度投影法（MIP）是最常用的三维重建方法，容积显示法（VR）是最高级的三维成像方法。DSCTA 对脑动脉瘤诊断的特异性和敏感性与 DSA 一致，常规 CTA 组诊断 Willis 动脉环及其远段脑动脉瘤的特异性和敏感性亦与 DSA 一致，但对 Willis 动脉环近段动脉瘤有漏诊的情况，敏感性仅 71.4%。但是，DSCTA 也存在一定局限性，基础病变，如血肿、钙化、动脉支架及动脉银夹等被减影导致漏诊或轻微运动可致减影失败，患者照射剂量增加及图像噪声增加等也是问题。近期临床上应用的 320 层螺旋 CT 更显示出了其优越性。

　　目前，CTA 主要用于诊断脑动脉瘤、脑动静脉畸形、闭塞性脑血管病、静脉窦闭塞和脑出血等。CTA 能清晰观察到脑动脉瘤的瘤体大小、瘤颈宽度及与载瘤动脉的关系；能清晰观察到脑动静脉畸形血管团大小、形态及供血动脉和引流静脉；能清晰观察到脑血管狭窄或闭塞部位、形态及血管壁硬、软斑块。64 层螺旋 CTA 对脑动脉瘤检查有较高的敏感性和特异性，诊断符合率达 100%，能查出约 1.7mm 大小的动脉瘤。采用多层面重建（MPR）、曲面重建（CPR）、容积显示（VR）和最大密度投影（MIP）等技术可清楚地显示动脉瘤的瘤体大小、瘤颈宽度及与载瘤动脉的关系；并可任意旋转图像，多角度观察，能获得完整的形态及与邻近血管、颅骨的空间解剖关系，为制定治疗方案和选择手术入路提供可靠依据。CTA 可显示脑动静脉畸形的供血动脉、病变血管团和引流静脉的立体结构，有助于临床医生选择手术入路，以避开较大脑血管和分支处进行定位和穿刺治疗。脑动静脉畸形出血急性期的 DSA 检查，其显示受血肿影响，而 CTA 三维图像能任意角度观察，显示病灶与周围结构关系较 DSA 更清晰。CTA 诊断颈内动脉狭窄的符合率为 95%，最大密度投影法可更好地显示血管狭窄程度。在脑梗塞早期显示动脉闭塞，指导溶栓治疗。CTA 可清晰显示静脉窦是否通畅。CTA 显示造影剂外溢的患者，往往血肿增大。

　　总之，CT 血管造影（CTA）与数字减影血管造影（DSA）相比，最大优势是快速和无创伤，并可多方位、多角度观察脑血管及病变形态，提供近似实体的解剖概念，对筛查自发性蛛网膜下腔出血的病因和诊断某些脑血管疾病不失为一种重要而有效的检查方法。但是，CTA 的不足之处在于造影剂用量大，需掌握注药与扫描的最佳时间间隔，不能显示扫描范围以外的病变，可能漏诊。并且对侧支循环的血管、直径小于 1.2mm 的穿动脉、动脉的硬化改变及血管痉挛的显示不如 DSA。

　　3. 磁共振血管成像（MRA）　　包括时间飞越法 MRA 及相位对比法 MRA，其具有无创伤、无辐射、不用对比剂的特点，被广泛应用于血管性病变的诊断中，可显示颈内动脉狭窄、颅内动静脉畸形、动脉瘤等疾病。主要用于有动脉瘤家族史或破裂先兆者的筛查，动脉瘤患者的随访以及急性期不能耐受脑血管造影检查的患者。不足之处是由于扫描时间长及饱和效应，使得血流信号下降，血管分支显示不佳，大大降低了图像的效果及诊断的准确性。

MRA 探测脑动脉瘤有很高的敏感性，特别是探测没有伴发急性蛛网膜下腔出血的动脉瘤。MRA 能完全无创伤性地显示血管解剖和病变及血流动力学信息，能清楚的显示瘤巢的供血动脉和引流静脉的走行、数量、形态等。另外，MRI 可通过其直接征象"流空信号簇"对脑动静脉畸形做出明确的诊断。因此，MRI 与 MRA 的联合应用，作为一种完全无损伤性的血管检查方法，在临床症状不典型或临床症状与神经系统定位不相符时，可以大大提高脑血管畸形的发现率和确诊率。

五、诊断

根据急性发病方式、剧烈头痛、恶心呕吐等临床症状、体征，结合 CT 检查，确诊蛛网膜下腔出血并不困难。进一步寻找蛛网膜下腔出血的原因，即病因诊断更为重要，尤其是确定外科疾病引起蛛网膜下腔出血的原因。因此，对于自发性蛛网膜下腔出血患者，若无明显的血液病史、抗凝治疗等病史，均要常规行脑血管造影或/和 CTA、MRA 检查，以寻找出血原因，明确病因。

六、病因鉴别诊断

临床上常见的自发性蛛网膜下腔出血的病因鉴别诊断见（表 8 - 2）。

表 8 - 2　自发性蛛网膜下腔出血的病因鉴别诊断

病因\发病年龄	动脉瘤	动静脉畸形	高血压	烟雾病	脑瘤出血
	40 ~ 60 岁	35 岁以下	50 岁以上	青少年多见	30 ~ 60 岁
出血前症状	无症状，少数动眼神经麻痹	常见癫痫发作	高血压史	可见偏瘫	颅压高和病灶症状
血压	正常或增高	正常	增高	正常	正常
复发出血	常见且有规律	年出血率2%	可见	可见	少见
意识障碍	多较严重	较重	较重	有轻有重	较重
颅神经麻痹	2 ~ 6 颅神经	无	少见	少见	颅底肿瘤常见
偏瘫	少见	较常见	多见	常见	常见
眼部症状	可见玻璃体出血	可有同向偏盲	眼底动脉硬化	少见	视乳头水肿
CT 表现	蛛网膜下腔高密度	增强可见 AVM 影	脑萎缩或梗塞灶	脑室出血铸型或梗塞灶	增强后可见肿瘤影
脑血管造影	动脉瘤和血管痉挛	动静脉畸形	脑动脉粗细不均	脑底动脉异常血管团	有时可见肿瘤染色

七、治疗

（一）急性期治疗

1. 一般处理

（1）密切观察：生命体征监测；密切观察神经系统体征的变化；保持呼吸道通畅，维持稳定的呼吸、循环系统功能。

（2）降低颅内压：常用的有甘露醇、速尿、甘油果糖或甘油氯化钠，也可以酌情选用白蛋白。

（3）纠正水、电解质平衡紊乱：记出入液体量；注意维持液体出入量平衡。适当补液、补钠、补钾，调整饮食和静脉补液中晶体胶体的比例可以有效预防低钠血症。

（4）对症治疗：烦躁者给予镇静药，头痛给予镇痛药。禁用吗啡、哌替啶等镇痛药。癫痫发作，可采用抗癫痫药物，如安定、卡马西平或者丙戊酸钠。

（5）加强护理：卧床休息，给予高纤维、高能量饮食，保持尿便通畅。意识障碍者可放置鼻胃管，预防窒息和吸入性肺炎。尿潴留者，给予导尿并膀胱冲洗，预防尿路感染。定时翻身、局部按摩、被动活动肢体、应用气垫床等措施预防褥疮、肺不张和深静脉血栓形成等并发症。

2. 防治再出血

（1）安静休息：绝对卧床 4~6 周，镇静、镇痛，避免用力和情绪激动。

（2）控制血压：如果平均动脉压 >125mmHg 或收缩压 >180mmHg，可在血压监测下使用降压药物，保持血压稳定在正常或者起病前水平。可选用钙离子通道阻滞剂、β-受体阻滞剂等。

（3）抗纤溶药物：常用 6-氨基己酸（EACA）、止血芳酸（PAMBA）或止血环酸（氨甲环酸）。抗纤溶治疗可以降低再出血的发生率，但同时也增加脑动脉痉挛和脑梗死的发生率，建议与钙离子通道阻滞剂同时使用。

（4）外科手术：已经确诊为动脉瘤性蛛网膜下腔出血者，应根据病情，及早行动脉瘤夹闭术或介入栓塞治疗。

3. 防治并发症

（1）脑动脉痉挛及脑缺血：①维持正常血压和血容量：保持有效的血液循环量，给予胶体溶液（白蛋白、血浆等）扩容升压。②早期使用尼莫地平：常用剂量 10~20mg/d，静脉滴注 1mg/h，共 10~14d，注意其低血压的副作用。③腰穿放液：发病后 1~3d 行腰穿释放适量的脑脊液，有利于预防脑血管痉挛，减轻脑膜刺激征等。但是，有诱发颅内感染、再出血及脑疝的危险。

（2）脑积水：①药物治疗：轻度脑积水可先行醋氮酰胺等药物治疗，酌情选用甘露醇、速尿等。②脑室穿刺脑脊液外引流术：蛛网膜下腔出血后脑室内积血性扩张或出现急性脑积水，经内科治疗后症状仍进行性加重者，可行脑室穿刺外引流术。但是，可增加再出血的几率。③脑脊液分流术：对于出血病因处理后，出现慢性交通性脑积水，经内科治疗仍进行性加重者，可行脑室-腹腔分流术。

（二）病因治疗

1. 手术治疗　对于出血病因明确者，应及时进行病因手术治疗，例如开颅动脉瘤夹闭术、脑动静脉畸形或脑肿瘤切除术等。

2. 血管内介入治疗　适合血管内介入治疗的动脉瘤、颅内动静脉畸形患者，也可采用动脉瘤或动静脉畸形栓塞术。

3. 立体定向放射治疗　主要用于小型动静脉畸形以及栓塞或手术后残余病灶的治疗。

八、预后

自发性蛛网膜下腔出血的预后与病因、治疗等诸多因素相关，脑动静脉畸形引起的蛛网膜下腔出血预后最佳，血液病引起的蛛网膜下腔出血效果最差。动脉瘤第 1 次破裂后，死亡率高达 30% ~40%，其中半数在发病后 48h 内死亡，5 年内死亡率为 51%；存活的病例中，1/3 生活不能自理，1/3 可再次发生出血，发生再次出血者的死亡率高达 60% ~80%。脑动静脉畸形初次出血死亡率 10% 左右。80% 血管造影阴性的蛛网膜下腔出血患者能恢复正常工作，而动脉瘤破裂引起的蛛网膜下腔出血患者只有 50% 能恢复健康。

（张云超）

第二节 自发性脑室内出血

一、概述

自发性脑室内出血（Spontaneous intraventricular hemorrhage）是指非外伤性因素所致的颅内血管破裂，血液进入脑室系统。Sanders 于 1881 年首先根据病例资料将自发性脑室内出血分为原发性与继发性两大类。原发性脑室内出血（primary intraventricular hemorrhage，PIVH）系指出血来源于脑室脉络丛、脑室内及脑室壁和脑室旁区的血管。原发性是指病理表现，即出血部位，而不是指病因不明。根据邻近脑室和脑室旁区的离心走行的血管解剖，脑室周围距室管膜下 1.5cm 以内血肿亦属于原发性脑室内出血。继发性脑室内出血（secondary intrayentricular hemorrhage，SIVH）是指脑室内或蛛网膜下腔出血，血肿破入或逆流入脑室内。自愈性脑室内出血（spontanous resolution ofintraventricular hemorrhage，SRIVH）指脑室内出血后未经外科处理而出血自行吸收消失，并且神经功能障碍完全恢复者。

（一）病因

1. 原发性脑室内出血　一般认为原发性脑室内出血最常见的病因是脉络丛动脉瘤及脑动静脉畸形。高血压及颈动脉闭塞、烟雾病也是常见的病因。其他少见或罕见的病因有脑室内脉络丛乳头状瘤或错构瘤、囊肿、出血素质、胶样囊肿或其他脑室旁肿瘤、先天性脑积水、过度紧张、静脉曲张破裂（特别是丘纹静脉或大脑大静脉）、室管膜下腔隙梗死性出血、脉络丛猪囊尾蚴病、白血病、垂体卒中以及术后（脑室穿刺、引流术、分流术）等，许多病因不明者可能与"隐性血管瘤"有关，采用显微镜或尸体解剖详细检查脉络丛可能会发现更多的"隐性血管瘤"。综合以往文献报道，病因分类明确的原发性脑室内出血，动脉瘤占第一位，为 35.5%；高血压占第二位，为 23.8%；以下依次是颈动脉闭塞（包括烟雾病）占 19.8%，脑动静脉畸形占 10.5%，原因不明者占 6.4%，其他病因占 4.1%。

2. 继发性脑室内出血　高血压、动脉瘤、脑动静脉畸形、烟雾病、颅内肿瘤卒中，其他少见或罕见的病因有凝血功能异常，约占自发性脑室内出血的 0.9%。这类脑室内出血一部分是由于疾病引起的凝血功能障碍。另一部分为抗凝药物治疗的并发症。引起出血的疾病有白血病、再生障碍性贫血、血友病、血小板减少性紫癜、肝病、维生素原减少症等。脑梗死后出血是继发性脑室内出血的另一少见原因，约占自发性脑室内出血的 1.4%。其他引起继发性脑室内出血的病因有出血体质、蛛网膜下腔出血后血管痉挛的血流动力学治疗、系统性红斑狼疮、脑曲霉病、遗传蛋白 C 缺乏症、颈动脉内膜切除术后和代谢性疾病。

（二）病理基础及发病机制

以往许多人认为脉络丛是脑室内出血的基本来源。血管瘤破裂或粟粒样动脉瘤破裂可引起原发性脑室内出血。在血管分化成大约直径为 3mm 时，在丰富的脉络丛的附近，有些较大的动脉与静脉内皮吻合。在这些区域，当原始血管吻合时，可出现瘘管，因此，可以发生血管动静脉畸形。动静脉畸形也可因原始通道没有消失而发生。血管瘤被定义为局限性结构数目异常的血管团，包括正常或畸形的动静脉及毛细血管或它们的混合体。脑室旁区的血管瘤可部分突入脑室内，破裂出血可引起原发性脑室内出血；脑室内血管异常也可以深部血管囊性动脉瘤的形式出现而发生原发性脑室内出血。原因不明的脑室内出血，隐性血管瘤被认为是其主要根源。Gerlash（1969 年）更欣赏"微血管瘤"这一概念。他定义为最大直径为2cm 的血管团，既包括肉眼可见的血管瘤，又包括只有显微镜下才能发现的血管瘤。蛛网膜下腔出血（SAH）或脑实质内任何部位出血，都有可能造成继发性脑室内出血。因为血肿的扩展总是沿阻力最小的方向进行，所以，脑实质内的血肿可以穿破脑室壁形成脑室内出血。

继发性脑室内出的血液进入脑室系统的途径可分为逆流型和穿通型两种。

1. 逆流型　为蛛网膜下腔出血，血液通过第四脑室的侧孔与正中孔逆流入脑室系统。

2. 穿通型　是脑实质内血肿或蛛网膜下腔出血直接穿破脑室或破坏脑实质形成血肿，再穿破脑室壁进入脑室系统。此型又分为五个亚型。

（1）侧脑室体部或三角区穿通型：最为常见。

（2）侧脑室前角穿通型：次之。

（3）第三脑室穿通型：占第三位。

（4）侧脑室后角穿通型：少见。

（5）胼胝体穿通型：最少见。

Willis 动脉环处动脉瘤破裂出血，血肿可破坏胼胝体嘴部而进入第三脑室。

二、临床表现与诊断

（一）临床表现

自发性脑室内出血临床表现轻重不一，许多病例临床表现呈良性过程。其预后主要与病因、出血部位、大小等因素有关。轻者可仅表现为脑膜刺激征而无脑定位征或意识障碍，甚至仅表现为定向力等认识功能障碍而无其他症状和体征。这部分患者往往容易被误诊为蛛网膜下腔出血或漏诊，或只有在 CT 扫描时才发现有脑室内出血，并且部分患者（15.6%）可以自愈（指脑室内出血未经外科手术，出血完全自然吸收消失，并且神经功能完全恢复者）。严重者表现为意识障碍、抽风、偏瘫、失语、高热、肌张力高、膝反射亢进、眼肌活动障碍、瞳孔缩小及双侧病理征阳性等。晚期可出现脑疝、去脑强直和呼吸循环障碍以及自主神经功能紊乱。部分患者可并发上消化道出血、急性肾衰竭、坠积性肺炎等。

绝大多数自发性脑室内出血患者为急性起病，少部分患者可呈亚急性或慢性起病。自发性脑室内出血患者最常见的首发症状为头痛、头晕、恶心、呕吐，其次为意识障碍、偏瘫、失语、肢体麻木和其他症状（发热、瘫痪、视物不清等）。

自发性脑室内出血有关的危险因素主要有高血压、心脏病、脑梗死、脑出血、糖尿病等。

1. 原发性脑室内出血　占自发性脑室内出血的 4%～18%，Sanders（1881 年）报道 20% 的原发性脑室内出血发生在 20 岁或 20 岁以下。男女之比文献报道为 1：0.86。原发性脑室内出血的临床表现，除具有头痛、头晕、恶心、呕吐、血压升高、脑膜刺激征等一般表现外，与继发性脑室内出血相比尚具有以下特点：①年龄分布两极化，即30岁以下，50岁以上为高发年龄。②意识障碍相对较轻或无（76.2%）。③可亚急性或慢性起病（19%）。④定位体征不明显，如运动障碍轻或无，较少发生脑神经受累及瞳孔异常。⑤多以认识功能（如记忆力、注意力、定向力及集中力）障碍和精神症状为常见表现。

此外，三脑室内出血可出现上视不能、血管舒张障碍、尿崩症或去脑强直。但是，原发性脑室内出血有时也可以昏沉为唯一发病症状，而无其他症状和体征。总之，原发性脑室内出血由于没有脑实质的破坏，若没有急性梗阻性脑积水，整个临床过程要比继发性脑室内出血来的缓慢。

2. 继发性脑室内出血　继发性脑室内出血约占自发性脑室内出血的82%～96%。继发性脑室内出血的原发出血部位不同，临床表现亦不尽相同。

（1）大脑半球出血破入脑室：大脑半球出血破入脑室，约占继发性脑室内出血的84.6%。出血部位有基底核、丘脑和脑叶等，这些部位脑室内出血除具有一般脑室内出血的特点外，还有其自己的特点。

1）基底核出血破入脑室：基底核出血破入脑室约占继发性脑室内出血的4.7%～33.3%。位于内囊前肢前2/3，尤其是尾状核区的血肿，极易破入脑室，此区血肿约88%～89.3%穿破侧脑室前角破入侧脑室内。此类患者临床表现往往相对较轻，意识障碍轻、无感觉障碍、轻度偏瘫，部分患者甚至无明显脑定位征。内囊后肢前2/3区的血肿，可穿破侧脑室三角区或体部破入脑室内，往往是血肿较大，多在60ml以上，病情一般较重。由于血肿距脑室相对距离较远，血肿穿破脑室时，脑实质破坏严重，面积较大，故患者多表现为突然昏迷、偏瘫，病理征阳性、眼球向病灶侧凝视、克氏征阳性，若血肿在主侧半球可有失语。严重时，可发生呼吸衰竭和脑疝。位于内囊后肢后1/3的血肿，血肿往往是通过三角区破入脑室，患者多有感觉障碍和视野变化，而运动障碍相对较轻。

2）丘脑出血破入脑室：丘脑出血破入脑室占继发性脑室内出血的3.1%～20.8%，往往是通过侧脑室三角区或体部穿破脑室或穿破三脑室进入脑室系统。患者可出现意识障碍、偏瘫或肢体麻木，两眼上视困难、高热、尿崩症、病理征阳性等症状。但是，穿破脑室的丘脑出血要比穿破脑室的基底核出血死亡率为低。这是因为丘脑出血破入脑室不一定会破坏生命中枢，它还能减轻血肿对中线结构的压迫，并且丘脑出血距脑室较近，即使穿破脑室，也不会造成大片脑实质破坏。丘脑出血破入脑室时，其脑实质内的血肿量不一定很大，平均约15.8ml。

3）脑叶出血破入脑室：脑叶出血破入脑室约占继发性脑室内出血的1.2%～8.9%。其临床表现要比单纯脑叶出血严重得多，预后也差。这是因为脑叶出血破入脑室，血肿需要破坏大面积的脑实质才能穿破脑室，这就是说血肿量往往很大，平均60ml，最大可达400ml以上。此类患者多表现为突然深昏迷、完全性偏瘫、明显的颅内压增高或去脑强直、脑疝等。

（2）小脑出血破入脑室：小脑出血破入第四脑室约占继发性脑室内出血的6.4%，多急性起病。若患者神志清楚，多诉说剧烈头痛、头晕、恶心、呕吐、颈后疼痛、颈强直，查体可见脑膜刺激征阳性、共济失调、面神经损伤、肢体瘫痪不明显。由于小脑出血容易造成梗阻性脑积水，临床表现往往迅速恶化而出现意识障碍；有些患者可于发病后1～2h内发展至深昏迷，四肢抽搐或强直，双侧病理征阳性，呼吸衰竭或突然呼吸停止。这部分患者往往是由于小脑大量出血，直接压迫脑干或造成小脑扁桃体下疝而发生死亡。

（3）脑桥出血破入脑室：临床上遇到的脑干出血，绝大多数是脑桥出血，而脑桥出血容易破入第四脑室。脑干出血约占继发性脑室内出血的 2%。若出血量较少，患者可以神志清楚，有剧烈头痛、眼花、呕吐、复视、吞咽困难、后组脑神经损伤、颈强直等表现。若大量出血，患者常于发病后几十分钟甚至几分钟内发展至深昏迷、高热、大小便失禁、急性上消化道出血等表现，并有双侧瞳孔缩小、交叉性瘫痪、呼吸障碍等生命体征紊乱症状。由于这部分患者发病时即十分危重，往往未到达医院或未来得及诊治便死亡，故预后极差，死亡率几乎为 100%。

（4）蛛网膜下腔出血逆流入脑室和多发性脑出血破入脑室

1）蛛网膜下腔出血逆流入脑室：蛛网膜下腔出血可通过第四脑室逆流入脑室系统内，约占继发性脑室内出血的 5.9%。轻者临床表现与无脑室内出血的蛛网膜下腔出血相似，即头痛、发热、不同程度的意识障碍、精神异常、癫痫和脑神经麻痹等。重者多数（92.2%）出现昏迷、发作性去脑强直性抽搐、视盘水肿、玻璃体下出血、病理征阳性、脑定位征、脑疝等表现。上述症状与体征的出现机会要比单纯蛛网膜下腔出血高得多，其预后也较单纯蛛网膜下腔出血差。

2）多发性脑出血破入脑室：多发性脑出血破入脑室约占继发性脑室内出血的 2%。原发出血部位可分为大脑半球和幕下。大脑半球出血部位可以是同侧，亦可以是双侧对称性部位。幕下多发出血和幕上、幕下多发性脑出血临床上少见。多发性脑出血破入脑室，临床上多数患者（80%）仅出现一个出血灶的体征或无脑定位征。这主要与出血部位是否影响脑的主要功能区有关，而与血肿的大小关系不大。但是患者也可出现多病灶表现，除具有一般脑室内出血的表现外，往往临床过程较重，约 80% 的患者出现意识障碍，死亡率高。单靠临床表现是难以诊断多发性脑出血破入脑室的，必须依靠 CT 等先进仪器帮助诊断。

（二）自发性脑室内出血的诊断

由于自发性脑室内出血的临床表现可轻可重，变化不一，CT 问世以前明确诊断多根据手术或尸解。因此，对活体术前病例或症状轻者临床上常诊断困难或漏诊、误诊。凡突然发病、有急性颅内压增高、意识障碍、脑定位征、脑膜刺激征等表现者，均应考虑到有脑室内出血的可能。自发性脑室内出血单靠临床查体确诊困难，应及时行特殊检查，尤其是 CT 扫描检查和数字减影脑血管造影检查，这对于明确病因是十分必要的。即使如此，亦会发生漏诊，因为某些轻型脑室内出血患者可仅表现为头痛、头晕、恶心呕吐等，而无意识障碍或脑定位体征。所以，有条件者，应放宽 CT 扫描检查的指征，并及时行其他辅助检查。

1. 一般检查

（1）血常规、出凝血时间及凝血酶原时间：约 85% 的病例白细胞高于 $1 \times 10^4/mm^3$，主要是多核白细胞升高。白细胞计数多在（$1 \sim 2.5$）$\times 10^4/mm$。之间，小儿可出现血红蛋白下降。其他常规项目可无明显变化。出凝血时间及凝血酶原时间绝大多数患者正常，只有在病因是白血病、肝病、妊高征子痫及抗凝治疗等引起凝血功能障碍而发生脑室内出血的患者身上才出现异常，表现为出凝血时间及凝血酶原时间延长，但有时亦在正常范围之内。

（2）尿常规部分患者可出现尿糖和蛋白尿：凝血功能异常或妊高征子痫引起的脑室内出血，发病前后可以出现进行性血尿，提示将有可能发生脑室内出血。

（3）腰穿检查：几乎所有的患者都出现血性脑脊液，腰穿压力多超过 2.6kPa（约为

200mmH$_2$O），多数患者为3.3～6.7kPa（250～500mmH$_2$O）。脑室压力为1～10kPa（约80～800mmH$_2$O）。急性期脑脊液中以红细胞和嗜中性粒细胞为主，病后3～5d可见含铁血黄素吞噬细胞，7～10d可见胆红质巨噬细胞。但是，此项检查在急性期要慎重施行，以免诱发脑疝。腰穿放液时要缓慢，放液量以不超过8滴/min和7ml为宜。

（4）颅骨平片：大脑半球出血引起的继发性脑室内出血可见松果体或脉络丛钙化斑向对侧移位。病因为动脉瘤者有时可见一侧眶上裂扩大，颈内动脉管增粗，视神经孔扩大及边缘模糊。脑动静脉畸形可见颅骨血管沟异常，颅内异常钙化斑点。颅内肿瘤患者可见有慢性颅内压增高征象，有时亦可见局部颅骨增生或破坏，这些对自发性脑室内出血的病因诊断均有一定参考价值。

2. 特殊检查

（1）脑室造影术：CT应用之前，脑室造影对确诊脑室内出血很有价值。脑室穿刺时即可发现脑脊液为血性，压力增高。造影时可出现以下表现：①脑室扩大。②脑室变形移位。③脑室内充盈缺损，为自发性脑室内出血的特征性表现。④脑池及脑沟扩大或不显影。⑤脑池充盈缺损。

（2）脑血管造影术：脑血管造影术除能显示出自发性脑室内出血的病因（如动脉瘤、脑血管畸形、烟雾病和颅内肿瘤等）表现及脑实质内血肿的表现外，血肿破入脑室时尚表现为：正位片可见外侧豆纹动脉向内侧移位，其远端下压或变直；大脑前动脉仍居中或移位不明显，大脑内静脉明显向对侧移位（超过6mm）与大脑前动脉之间有"移位分离"现象，这是血肿破入脑室的特征表现。侧位片可见侧脑室扩大征象即大脑前动脉膝部呈球形和胼周动脉弧度增大，静脉角变大，室管膜下静脉拉直等。

（3）CT扫描：CT扫描检查是目前诊断脑室内出血最安全、可靠、迅速和无创伤的手段。必要时应反复检查，以便动态观察其变化。脑室内出血表现为脑室内高密度影，偶尔亦可表现为等密度影。CT扫描尚能清楚地显示出其原发出血部位、血肿大小、形态、脑水肿程度、中线结构移位程度、脑积水的阻塞部位及其程度、穿破脑室的部位和脑室内出血的程度等，为临床指导治疗判断预后提供重要的资料依据。反复CT扫描不仅能动态观察血肿的自然过程，而且能发现是否有再出血。

（4）MRI：脑室内出血的MRI表现与脑出血的表现一致，其MRI上信号的变化规律详见表8－3。

表8－3 自发性脑室内出血不同时期的MRI表现

分期	出血后时间	T$_1$加权像	T$_2$加权像
超急性期	<24h	等信号	等信号
急性期	1～3d	等信号	低信号
亚急性早期	3～7d	高信号	低信号
亚急性晚期	7～14d	高信号	高信号
慢性早期	2～3周	高信号	高信号
慢性期	大于3周	低信号	高信号

3. 病因鉴别诊断

（1）高血压性脑室内出血：高血压性脑室内出血患者，绝大多数有明显的高血压的病史，中年以上突然发病，意识障碍相对较重，偏瘫、失语较明显，脑血管造影无颅内动脉瘤及畸形血管。

（2）动脉瘤性脑室内出血：多见于40~50岁，女性多于男性，发病前无特殊症状或有一侧眼肌麻痹、偏头痛等。发病后症状严重，反复出血较多见，间隔时间80%为1个月之内。患者有一侧动眼神经损伤，视力进行性下降，视网膜出血，在此基础上突然出现脑室内出血的表现，很有可能为动脉瘤破裂出血导致脑室内出血，应及时行CT扫描和脑血管造影明确诊断。

（3）脑动静脉畸形性脑室内出血：易发年龄为15~40岁，平均年龄比动脉瘤性脑室内出血约小20岁。性别发生率与动脉瘤相反，即男性多于女性。发病前可有出血或癫痫病史，进行性轻偏瘫而无明显颅内压增高表现，或有颅后窝症状，呈缓慢波动性进展。如突然发生轻度意识障碍和一系列脑室内出血表现，应首先考虑脑动静脉畸形。确诊需要CT扫描及脑血管造影术。

（4）烟雾病性脑室内出血：多见于儿童及青年，在发生脑室内出血之前，儿童主要表现为发作性偏瘫，成人则多表现为蛛网膜下腔出血，在此基础上出现脑室内出血的症状和体征。脑血管造影示颈内动脉末端严重狭窄或闭塞，在脑底部有密集的毛细血管网，如同烟雾状为其特征表现。

（5）颅内肿瘤性脑室内出血：多见于成人，凡是脑室内出血恢复过程不典型或脑室内出血急性期脑水肿消退，神志或定位体征不见好转，查体发现双侧视神经盘水肿等慢性颅内压增高的表现，或发病前有颅内占位性病变表现或脑肿瘤术后放疗患者，应考虑到有脑肿瘤出血导致脑室内出血的可能。必要时可行CT强化扫描确诊。另外，其他少见或罕见病因的脑室内出血，多有明显的病因可查，根据病史不难做出其病因诊断。

三、自发性脑室内出血的治疗

目前，自发性脑室内出血急性期的治疗措施大致可分为内科治疗和外科治疗两大类。常用的外科手术治疗方式为脑室引流术和开颅血肿清除术，而脑内血肿穿刺吸除术临床上较少用。

（一）内科治疗

内科治疗自发性脑室内出血，以往死亡率较高。CT出现以后，内科治疗自发性脑室内出血的死亡率已降至34.1%~57.1%，平均38.4%。这并非因内科治疗措施有很大提高，而是因轻型的自发性脑室内出血患者发现增多，并且能够及时明确诊断，及时治疗。

1. 适应证 凡属于Ⅰ级的患者均应首选内科治疗。自发性脑室内出血内科保守治疗的具体指征包括：①入院时意识清醒或意识模糊。②临床轻、中度脑定位体征，保守治疗过程中无恶化倾向。③入院时血压不超过26.7kPa（200/120mmHg）。④无急性梗阻性脑积水或仅有轻度脑积水（脑室颅比率在0.15~0.23）的原发性脑室内出血。⑤中线结构移位＜10mm。⑥非闭塞性血肿。⑦对于继发性脑室内出血幕上脑实质内血肿＜30ml，或小脑、脑干、多发性出血破入脑室，蛛网膜下腔出血逆流入脑室；原发血肿量少，患者意识障碍轻者，亦可考虑保守治疗。⑧高龄伴多个器官衰竭，脑疝晚期不宜手术者。

2. 治疗措施 内科治疗自发性脑室内出血的治疗原则基本上同单纯脑出血和蛛网膜下腔出血一样。传统的内科治疗措施为镇静、止血、减轻脑水肿、降低颅内压、控制血压及防治并发症、改善脑功能等。

腰穿对于严重颅内高压者禁止施行，以免诱发脑疝。但是，对于颅内压已正常，尤其是原发性脑室内出血患者，可慎重地反复腰穿缓慢放液，每次1~7ml为宜，以减少脑脊液中的血液成分，缓解症状，避免因血液吸收引起的高热反应和蛛网膜颗粒阻塞而发生迟发性交通性脑积水。

（二）外科治疗

由于自发性脑室内出血约93%的患者属于继发性脑室内出血。而且脑出血血块期作为占位性病变，以及急性梗阻性脑积水的形成，存在着颅内高压和脑受压、脑疝的威胁，内科治疗措施不尽满意。因此，自发性脑室内出血作为自发性脑出血的一种严重类型，外科治疗更值得探讨。

1. 手术方法与适应证 手术方法大致可分为直接手术（穿刺血肿吸除及引流术、开颅血肿清除术）及脑室穿刺脑脊液引流术。

（1）直接手术：对于脑实质内血肿较大而脑室内血肿较小的继发性脑室内出血，或有脑疝症状以及脑室穿刺脑脊液引流术未能奏效者，反复CT扫描血肿逐渐增大以及脑血管造影时发现造影剂外溢者，均应考虑直接手术清除血肿。直接手术的死亡率一般为33.75%，这主要是由于做手术的患者多为危重患者所致，并非手术效果不好。

1）立体定向脑内血肿穿刺吸除术和引流术：以往因本手术方式带有一定的盲目性，血块抽不出或吸除不全及不能止血等原因，使这项手术的应用受到限制，大有被废弃之势。近年来，随着CT及立体定向术的发展与应用，此手术又开始复兴。据报道，首次准确穿刺血肿可吸出急性期血肿量的35%，然后用尿激酶反复冲洗引流，于1~2d内可完全清除血肿。另外，用阿基米德钻可以一次全部清除血肿。

2）骨窗开颅与骨瓣开颅血肿清除术：此手术是目前最常用的方法。现在多采用局麻下小切口骨窗开颅血肿清除术，这是在传统的骨窗和骨瓣开颅术基础上的改进。此法的优点是损伤较小，并发症少，手术简单迅速。一旦进入血肿腔，由于周围脑组织压力较高，可不断将血肿推向切口部位，使血肿"自然娩出"。但是，由于手术视野小，需要良好的照明；也有人认为还是骨瓣开颅为好，其优点是手术暴露好，血块清除彻底，便于清除脑室内的血肿，止血充分。但是，这样颅脑损伤较大，手术时间长。无论使用哪种方法，术后均应放置引流管，以利脑水肿的消退及残留血块的引流。

无论何种手术方式，要降低死亡率，关键在于恰当地掌握好手术适应证。

3）直接手术适应证：意识障碍进行性加重或早期深昏迷者；大脑半球出血，血肿量超过30ml，中线结构移位超过10mm的继发性脑室内出血；脑实质内血肿大而脑室内血肿小者，或复查CT血肿逐渐增大者；小脑血肿直径>3cm，脑干血肿直径>2cm，或脑室引流后好转又恶化的继发性脑室内出血；早期脑疝经脑室穿刺脑脊液引流好转后，亦应考虑直接手术。

（2）脑室穿刺脑脊液引流术：脑室穿刺脑脊液引流术是治疗自发性脑室内出血的另一重要而有效的手术方式，分单侧和双侧脑室穿刺脑脊液引流术。一般多采用经额穿刺脑室脑脊液引流。

1）治疗效果：脑室穿刺脑脊液引流治疗脑室内出血，临床上往往能收到意料不到的效果。尤其是对于原发性脑室内出血，单靠脑室穿刺脑脊液引流就能基本上解决问题。但也有人否定此方法的治疗作用，其根据是引流管几乎全被血块堵塞。脑室穿刺脑脊液引流术治疗自发性脑室内出血的死亡率一般为 25% 左右。

2）适应证：由于脑室穿刺脑脊液引流术简单易行，安全有效，可在床边进行，故可作为自发性脑室内出血患者的首选治疗方法，亦可作为直接手术之前的应急治疗措施以缓解症状，赢得时间，进一步手术治疗。凡内科保守治疗无效或高龄、有心、肺、肝、肾等脏器严重疾病者，以及脑干血肿不能直接手术或脑疝晚期患者，均可试行脑室穿刺脑脊液引流术。尤其对于有急性梗阻性脑积水的原发性脑室内出血患者和有闭塞型血肿的脑室内出血患者，更为适用。但是，对于动脉瘤，动静脉畸形等破裂出血引起的脑室内出血，在未处理原发病之前，行脑室穿刺脑脊液引流要小心谨慎，避免过度降低颅内压，诱发再出血。

3）注意事项：钻颅与置管的部位：一般可于含血量少的一侧侧脑室前角或健侧侧脑室置管引流。这样对侧侧脑室内血液需要经过室间孔和第三脑室才能达到引流管，避免了较大的血块对引流管的阻塞。另外，出血侧侧脑室可能有病理性血管，于同侧穿刺时，可能会造成再出血。若室间孔阻塞可同时行双侧侧脑室穿刺脑脊液引流术。

引流管的选择：有关脑室引流管的选择问题很重要。因为脑室穿刺脑脊液引流不仅是为了引流脑脊液，更重要的是引流血肿，这样要求引流管的内径要适当的粗些，故宜选择质软、无毒、壁薄、腔大、易消毒的导管。若采用大钻头钻孔可用内径为 4mm 的橡胶管。

拔管时机：何时拔除脑室引流管，临床上没有统一的时间规定。一般来说，引流的血性脑脊液色泽变淡或颅内压已正常，特别是经 CT 复查后，脑室内血肿明显减少或消失，临床症状好转，即可拔除脑室引流管。若无 CT 检查，亦可在临床表现明显好转后，夹闭引流管观察 24h，若临床表现无变化即可拔管。若引流的脑脊液已变清，但是颅内压仍较高或引流量仍多，可考虑行脑室－腹腔或脑室左心耳分流术。然而，如果引流后病情明显好转，即使引流出的脑脊液含血量较多，但颅内压已正常，也可以及早拔管，必要时可以间断腰穿放液，以免长期引流并发颅内感染。遇此情况，应酌情尽早地拔除引流管，终止脑脊液引流。

预防感染：继发性化脓性脑室炎和脑膜炎是脑室穿刺脑脊液引流术最严重的并发症，也是造成患者额外死亡的主要原因之一。细菌侵入的最重要的途径是引流管内波动的脑脊液。严格要求无菌操作，避免引流管漏液和逆流，防止引流管外口与脑脊液收集瓶内液体接触，CT 复查时夹闭引流管等，都是预防颅内感染的重要环节。另外，预防性应用抗生素对预防颅内感染也是十分必要的。

2. 手术时机　手术时机可分为超早期（发病后 7h 之内）、早期（发病后 7h 至 3d）和延期（发病后 3d 以上）手术 3 种。

（1）超早期手术：超早期手术治疗自发性脑室内出血的死亡率为 7%～14%。超早期手术的优点可概括为以下四点。

1）手术时脑水肿轻微或无脑水肿，此期将血肿清除，利于防止和打断脑水肿的发生和发展的恶性循环。

2）脑室内血肿清除并给予脑室引流，可尽早地解除脑脊液循环障碍。

3）尽早地解除因血肿压迫导致的脑疝，降低死亡率和致残率。

4）超早期手术得到早期止血，防止血肿的增大或再出血，利于术后意识和神经功能的恢复。

超早期手术治疗自发性脑室内出血的临床效果均比早期和延期手术更为理想。

（2）早期与延期手术：出血 1d 内自主神经功能紊乱，生命体征多不稳定，而数天后，血肿和脑水肿造成的颅内压增高逐渐明显，此时手术效果较好。延期手术时，自主神经功能紊乱，脑水肿多已消退，血肿与脑组织分界清楚，此时手术比较容易，再出血的机会也减少。目前，在实际工作中，由于各种因素的限制，神经外科医师在很多情况下是被动地接受手术患者。因为自发性脑室内出血的患者首诊往往不是神经外科医师，在会诊时，不少患者往往已处于脑疝晚期阶段，不要说是超早期手术，就连早期手术的时机也失去了。因此，多数手术患者属于延期或早期手术。

（三）治疗方法的选择

国内外学者曾对自发性脑室内出血的治疗进行过许多探讨，其疗效差别很大，而且这些报告中手术治疗的病例都是经过筛选的，所以不能说明手术治疗是否较内科治疗优越，也看不出手术治疗所能提高疗效的程度，并且，由于其轻重患者的构成比不一样，故内、外科治疗的方法的死亡率不具可比性。

自发性脑室内出血的最佳治疗方案为：Ⅰ级患者行内科治疗；Ⅱ级患者行超早期脑室穿刺脑脊液引流术；Ⅲ级患者行超早期开颅血肿清除术；Ⅳ级患者应积极探索新的治疗方法，以挽救患者的生命，治疗上亦可考虑行超早期手术。但是，Ⅳ级患者即使偶尔有个别病例存活，也多遗有严重的神经功能障碍。

（张云超）

第三节　脑动静脉畸形

脑动静脉畸形（cerebral arteriovenous malformations）是一种先天性脑血管疾病。在胚胎早期，原始的动静脉是相互交通的，以后由于局部血管发育异常，动静脉血管仍然以直接沟通的形势遗留下来。由于缺少正常毛细血管的阻力，血液由动脉直接进入静脉，使静脉因压力增加而扩张，动脉因供血增加而增粗。同时，由于侧支循环形成及扩大，形成了迂曲、粗细不等的畸形血管团。脑动静脉畸形又称脑血管瘤、血管性错构瘤、脑动静脉瘘等。在畸形的血管团两端有明显的供血输入动脉和回流血的输出静脉。虽然该病为先天性疾病，但大多数患者在若干年后才表现出临床症状，通常 50% ~68% 可发生颅内出血，其自然出血率每年为 2% ~4%，首次出血的病死率近 10%，致残率更高。

一、病因

因畸形血管管壁无正常动静脉的完整性而十分薄弱，在病变部位可有反复的小出血，也由于邻近的脑组织可有小的出血性梗死软化，使病变缺乏支持，也容易发生出血，血块发生机化和液化，再出血时使血液又流入此腔内，形成更大的囊腔，病变体积逐渐增大；由于病变内的动静脉畸形管壁的缺欠和薄弱，长期经受增大的血流压力而扩大曲张，甚至形成动脉瘤样改变。这些均构成了动静脉畸形破裂出血的因素。

二、病理

病变血管破裂可发生蛛网膜下腔出血、脑内或脑室内出血，常形成脑内血肿，偶可形成硬膜下血肿。因多次反复的小出血，病变周围有含铁血黄素沉积使局部脑组织发黄，邻近的甚至较远的脑组织因缺血营养不良可有萎缩，局部脑室可扩大；颅后窝病变可致导水管或第四脑室阻塞而产生梗阻性脑积水。

三、临床特点

小的动静脉畸形也可无症状。除非出血或引起癫痫才能被发现。绝大多数脑动静脉畸形患者可表现出头痛、癫痫和出血的症状，也有根据血管畸形所在的部位表现出相应的神经功能障碍者；少数患者因血管畸形较小或是隐性而不表现出任何症状，往往是在颅内出血后被诊断，也有是在查找癫痫原因时被发现。

1. 颅内出血　是脑动静脉畸形最常见的症状，约50%的患者为首发症状，一般多发生在30岁以下年龄较轻的患者，高峰年龄较动脉瘤早，为15~18岁。为突然发病，多在体力活动或情绪激动时发生，也有在日常活动及睡眠中发生者。表现为剧烈头痛、呕吐，甚至意识不清，有脑膜刺激症状，大脑半球病变常有偏瘫或偏身感觉障碍、偏盲或失语；颅后窝病变可表现有共济失调、眼球震颤、眼球运动障碍及长传导束受累现象。颅内出血除表现为蛛网膜下腔出血外，可有脑内出血、脑室内出血，少数可形成硬膜下血肿。较大的脑动静脉畸形出血量多时可引起颅压升高导致脑疝而死亡。

与颅内动脉瘤比较，脑动静脉畸形出血的特点是出血年龄早、出血程度轻、早期再出血发生率低，出血后发生脑血管痉挛较一般动脉瘤轻，出血危险程度与年龄、畸形血管团大小及部位有关。

2. 头痛　约80%的患者有长期头痛的病史，多数是颅内出血的结果，除此以外，约43%的患者在出血前即有持续性或反复发作性头痛。16%~40%为首发症状，可表现为偏头痛、局灶性头痛和全头痛。头痛的部位与病灶无明显关系，头痛的原因与畸形血管扩张有关。当动静脉畸形破裂时头痛变得剧烈且伴有呕吐。

3. 癫痫　也是脑动静脉畸形的常见症状，可单独出现，也可在颅内出血时发生。发生率为28%~64%，其发生率与脑动静脉畸形的大小、位置及类型有关。位于皮质的大型脑动静脉畸形及呈广泛毛细血管扩张型脑动静脉畸形的发生率高。癫痫常见于30岁以上年龄较大的患者，约有半数患者为首发症状，在一部分患者为唯一症状。

4. 神经功能障碍　约40%的患者可出现进行性神经功能障碍，其中10%为首发症状。表现的症状由血管畸形部位、血肿压迫、脑血循环障碍及脑萎缩区域而定。主要表现为运动或感觉性障碍。位于额叶者可有偏侧肢体及颜面肌力减弱，优势半球可发生语言障碍；位于颞叶者可有幻视、幻嗅、听觉性失语等；顶枕叶者可有皮质性感觉障碍、失读、失用、偏盲和空间定向障碍等；位于基底节者常见有震颤、不自主运动、肢体笨拙，出血后可发生偏瘫等；位于脑桥及延髓的动静脉畸形可有锥体束征、共济失调、听力减退、吞咽障碍等脑神经麻痹症状，出血严重者可造成四肢瘫、角弓反张、呼吸障碍等。

5. 颅内杂音　颅内血管吹风样杂音占脑动静脉畸形患者的2.4%~38%，压迫同侧颈动脉可使杂音减弱，压迫对侧颈动脉则增强。主要发生在颈外动脉系统供血的硬脑膜动静脉畸形。患者感觉自己脑内及头皮上有颤动及杂音，但别人听不着，只有动静脉畸形体积较大且部位较浅时，才能在颅骨上听到收缩期增强的连续性杂音。横窦及乙状窦的动静脉畸形可有颅内血管杂音。

6. 智力减退　可呈现进行性智力减退，尤其在巨大型动静脉畸形患者，因严重的脑盗血导致脑的弥漫性缺血和脑的发育障碍。

7. 眼球突出　位于额叶或颞叶、眶内及海绵窦者可有眼球突出。

8. 其他症状　动静脉畸形引流静脉的扩张或其破裂造成的血肿、蛛网膜下腔或脑室内出血，均可阻塞脑脊液循环通路而引起脑积水，出现颅内压增高的表现。脑干动静脉畸形可引起复视。在婴儿及儿童中，因颅内血循环短路，可有心力衰竭，尤其是病变累及大脑大静脉者，心衰甚至可能是唯一的临床症状。

四、实验室检查

1. 脑脊液　出血前多无明显改变，出血后颅内压大多在 1.92～3.84kPa，脑脊液呈血性。

2. 脑电图　多数患者有脑电图异常，脑电图异常主要表现为局限性的不正常活动，包括 α 节律的减少或消失，波率减慢，波幅降低，有时出现弥漫性 θ 波，与脑萎缩或脑退行性改变的脑电图相似；脑内血肿者可出现局灶性 δ 波；幕下动静脉畸形可表现为不规则的慢波；约一半有癫痫病史的患者表现有癫痫波形。

3. 核素扫描　一般用 ^{99}Tc 或 ^{197}Hg 作闪烁扫描连续摄像，90%～95% 的幕上动静脉畸形出现阳性结果，可做定位诊断。直径在 2mm 以下的动静脉畸形不易发现。

五、影像学检查

1. 头颅 X 线平片　有异常发现者占 22%～40%，表现为病灶部位钙化斑、颅骨血管沟变深加宽等，颅底平片有时可见破裂孔或棘孔扩大。颅后窝动静脉畸形致梗阻性脑积水者可显示有颅内压增高的现象。出血后可见松果体钙化移位。

2. CT 扫描　虽然不像血管造影能显示病变的全貌，对出血范围、血肿大小及血栓形成梗死灶脑室内出血、脑积水也有很高的价值。有利于发现较小的病灶和定位诊断。

3. 磁共振影像（MRI）及磁共振血管造影（MRA）　MRI 对动静脉畸形的诊断具有绝对的准确性，对畸形的供血动脉、血管团、引流静脉、出血、占位效应、病灶与功能区的关系均能明确显示，即使是隐性脑动静脉畸形往往也能显示出来。主要表现是圆形曲线状、蜂窝状或葡萄状血管流空低信号影，即动静脉畸形中的快速血流在 MRI 影像中显示为无信号影，而病变的血管团、供血动脉和引流静脉清楚地显示为黑色（图 8-2）。

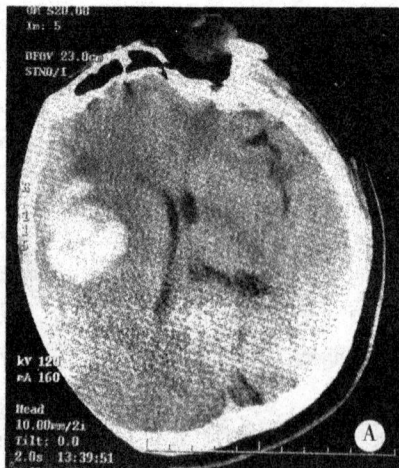

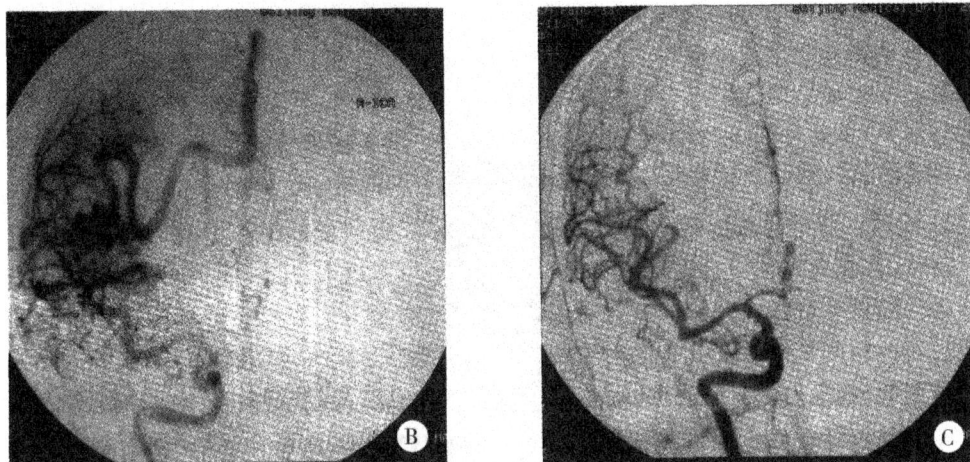

图 8 - 2 外侧裂区脑动静脉畸形

4. 脑血管造影 蛛网膜下腔出血或自发性脑内血肿应进行脑血管造影或磁共振血管造影（MRA），顽固性癫痫及头痛提示有颅内动静脉畸形的可能，也应行脑血管造影或 MRA。

Lasjaumias 等（1986 年）报道，在超选择性血管造影见到畸形血管的结构是：①动脉直接输入血管团。②动脉发出分支输入病灶。③与血流有关的动脉扩张形成动脉瘤。④不在动静脉畸形供血动脉上的动脉瘤。⑤动静脉瘘。⑥病灶内的动脉扩张形成动脉瘤。⑦病灶内的静脉扩张形成静脉瘤。⑧引流静脉扩张。

5. 经颅多普勒超声（TCD） 经颅多普勒超声是运用定向微调脉冲式多普勒探头直接记录颅内一定深度血管内血流的脉波，经微机分析处理后计算出相应血管血流波形及收缩期血流速度、舒张期血流速度、平均血流速度及脉搏指数。术中利用多普勒超声帮助确定血流方向和动静脉畸形血管结构类型，区分动静脉畸形的流入和流出血管，深部动静脉畸形的定位，动态监测动静脉畸形输入动脉的阻断效果和其血流动力学变化，有助于避免术中因血流动力学变化所引起的正常灌注压突破综合征等并发症。经颅多普勒超声与 CT 扫描或磁共振影像结合有助于脑动静脉畸形的诊断（图 8 - 3 ~ 图 8 - 5）。

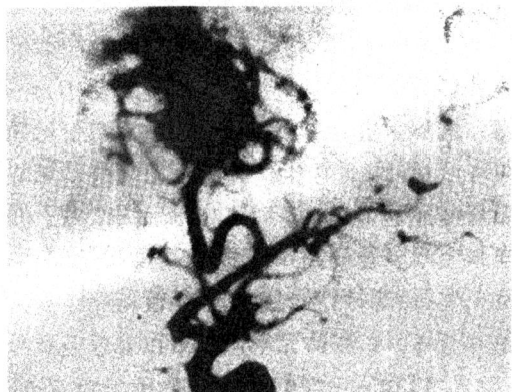

图 8 - 3 颈动脉造影侧位像

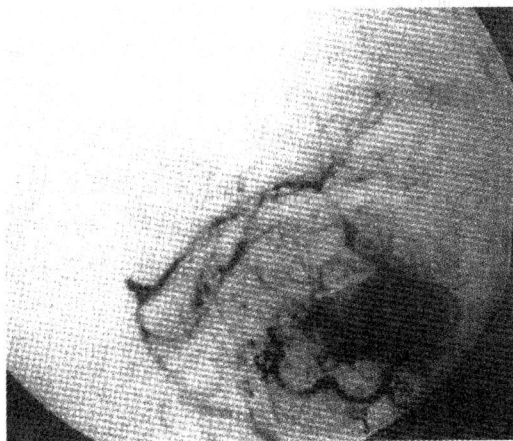

图 8 - 4 椎动脉供血小脑血管畸形侧位像

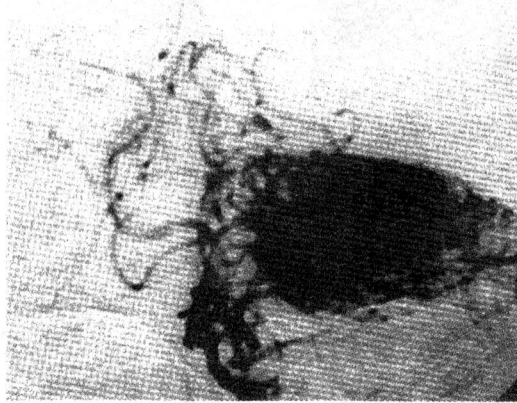

图 8－5　椎动脉供血小脑血管畸形正位像

六、诊断与鉴别诊断

（1）诊断：年轻人有突然自发性颅内出血者多应考虑此病，尤其具有反复发作性头痛和癫痫病史者更应高度怀疑脑动静脉畸形的可能；听到颅内血管杂音而无颈内动脉海绵窦瘘症状者，大多可确定为此病。CT 扫描和经颅多普勒超声可提示此病，协助确诊和分类，而选择性全脑血管造影和磁共振成像是明确诊断和研究本病的最可靠依据。

（2）应注意与下列疾病相鉴别：①海绵状血管瘤。②胶质瘤。③转移瘤。④脑膜瘤。⑤血管母细胞瘤。⑥颅内动脉瘤。⑦静脉性脑血管畸形。⑧moyamoya 病等。

七、治疗方法

脑动静脉畸形的治疗目标是使动静脉畸形完全消失并保留神经功能。脑动静脉畸形治疗目的是阻断供血动脉及去除畸形血管团，解决及预防出血、治疗癫痫、消除头痛、解决盗血，恢复神经功能。

1. 手术治疗

（1）脑动静脉畸形全切除术：仍是最合理的根治方法，既杜绝了出血的后患，又除去了脑盗血的根源，应作为首选的治疗方案。适用于 1～3 级的脑动静脉畸形，对于 4 级者因切除的危险性太大，不宜采用，3 级与 4 级间的病例应根据具体情况决定。

（2）供血动脉结扎术：适用于 3～4 级和 4 级脑动静脉畸形及其他不能手术切除但经常反复出血者。可使供血减少，脑动静脉畸形内的血流减慢，增加自行血栓形成的机会，并减少盗血量。

2. 血管内栓塞　由于栓塞材料的完善及介入神经放射学的不断发展，血管内栓塞已成为治疗动静脉畸形的重要手段。对于大型高血流量的脑动静脉畸形、部分深在的重要功能区的脑动静脉畸形、供血动脉伴有动脉瘤、畸形团引流静脉细小屈曲使引流不畅者适用。

3. 立体定向放射治疗　是在立体定向手术基础上发展起来的一种新的治疗方法。该方法利用先进的立体定向技术和计算机系统，对颅内靶点使用一次大剂量窄束电离射线，从多方向、多角度精确地聚集于靶点上，引起放射生物学反应而达到治疗疾病的目的。

4. 综合治疗　近年来，对脑动静脉畸形采用一些先进的治疗方案，包括：①血管内栓塞治疗后的显微手术治疗。②放射治疗后的显微手术治疗。③血管内治疗后的放射治疗。

④显微手术后的放射治疗等，这些疗法已取得一定的临床效果。

（孙泽林 戚晓渊）

第四节 脑缺血性疾病

一、概述

脑卒中包括出血性卒中和缺血性卒中两大类，前者包括脑出血和蛛网膜下腔出血，后者为各种原因引起的脑缺血性疾病（cerebral ischemic diseases），缺血性卒中占所有卒中的75%~90%。

造成脑缺血的病因是复杂的，归纳起来有以下几类：①颅内、外动脉狭窄或闭塞。②脑动脉栓塞。③血流动力学因素。④血液学因素等。

1. 脑动脉狭窄或闭塞　脑由两侧颈内动脉和椎动脉供血，两侧颈内动脉供血约占脑的总供血量的80%~90%，椎动脉占10%~20%。当其中一条动脉发生足以影响血流量的狭窄或闭塞时，若是侧支循环良好，可以不发生临床缺血症状，如果侧支循环不良，或有多条动脉发生足以影响血流量的狭窄时，则会使局部或全脑的 CBF 减少，当 CBF 减少到发生脑缺血的临界水平［18~20ml/（100g·min）］以下时，就会产生脑缺血症状。

轻度的动脉狭窄不至于影响其血流量，一般认为必须缩窄原有管腔横断面积的80%以上才足以使血流量减少。从脑血管造影片上无法测出其横断面积，只能测量其内径。动脉内径狭窄超过其原有管径的50%时，相当于管腔面积缩窄75%，即可认为是足以影响血流量的狭窄程度，也就是具有外科意义的狭窄。

多条脑动脉狭窄或闭塞对脑血流的影响更大，因可使全脑血流处于缺血的边缘状态［CBF 为31ml/（100g·min）］，此时如有全身性血压波动，即可引发脑缺血。造成脑动脉狭窄或闭塞的主要原因是动脉粥样硬化，而且绝大多数（93%）累及颅外段大动脉和颅内的中等动脉，其中以颈动脉和椎动脉起始部受累的机会最多，而动脉硬化则多累及脑内小动脉。

2. 脑动脉栓塞　动脉粥样硬化斑块除可造成动脉管腔狭窄以外，在斑块上的溃疡面上常附有血小板凝块，附壁血栓和胆固醇碎片。这些附着物被血流冲刷脱落后形成栓子，被血流带入颅内动脉，堵塞远侧动脉造成脑栓塞，使供血区缺血。

最常见的栓子来源是颈内动脉起始部的动脉粥样硬化斑块，被认为是引起短暂性脑缺血发作（TIA）最常见的原因。

动脉栓塞另一个主要原因是心源性栓子。患有风湿性心瓣膜病、亚急性细菌性心内膜炎、先天性心脏病、人工瓣膜和心脏手术等形成的栓子随血流进入脑内造成栓塞。少见的栓子如脓毒性栓子、脂肪栓子、空气栓子等也可造成脑栓塞。

3. 血流动力学因素　短暂的低血压可引发脑缺血，如果有脑血管的严重狭窄或多条脑动脉狭窄，使脑血流处于少血状态时，轻度的血压降低即可引发脑缺血。例如心肌梗死、严重心律失常、休克、颈动脉窦过敏、直立性低血压、锁骨下动脉盗血综合征等。

4. 血液学因素　口服避孕药物、妊娠、产妇、手术后和血小板增多症引起的血液高凝状态；红细胞增多症、镰状细胞贫血、巨球蛋白血症引起的黏稠度增高均可发生脑缺血。

二、临床表现与诊断

(一) 脑缺血的类型和临床表现

根据脑缺血后脑损害的程度,其临床表现可分为两类,一类由于轻度或短暂的供血不足引起暂时性神经功能缺失,但无明显脑梗死存在,临床上表现为短暂性脑缺血发作 (TIA),另一类缺血程度较重,持续时间较长,造成脑梗死,临床上表现为可逆性缺血性神经功能缺失 (RIND)、进展性卒中 (PS) 和完全性卒中 (CS)。

1. 短暂性脑缺血发作 (TIA)   TIA 为缺血引起的短暂性神经功能缺失,在 24h 内完全恢复。TIA 一般是突然发作,持续不到 10 ~ 15min,有的可持续数小时,90% 的 TIA 持续时间不超过 6h。引起 TIA 的主要原因是动脉狭窄和微栓塞。

重视 TIA 是近 30 年来脑缺血疾病防治工作的一大进展,因为 TIA 的发生率很高,而且是发生完全性卒中的一个警兆,正确处理 TIA 患者,可能使很多患者免于发展成死亡率和致残率都很高的完全性卒中。

据 Whisnant 调查美国罗契斯特城的资料,每年每千人中有 0.31 例新发生的 TIA 患者,65 岁以上的人口中,发生率为 0.93/ (1 000 人·年)。完全性卒中的患者中,在发病之前大部分患者有 TIA 史,最危险的时期是首次 TIA 发作之后数日之内,约有半数发生在一个月之内,首次 TIA 后的 5 年之内有 35% 的患者发生完全性卒中。曾发生过 TIA 者有半数患者将再次发生 TIA。有的 TIA 患者,在数小时至数天之内连续发生越来越频繁和持续时间越来越长的 TIA,称为“渐重性 TIA”,这种发作显示神经状态特别不稳定,而且发生脑梗死的危险性很大。

TIA 的临床表现根据病变累及的动脉不同而各异。

(1) 颈动脉系统 TIA:表现为颈动脉供血区神经功能缺失。患者突然发作一侧肢体无力或瘫痪、感觉障碍,有的有失语和偏盲,有的发生一过性黑矇,表现为突然单眼失明,持续 2 ~ 3min,很少超过 5min,然后视力恢复。黑矇有时单独发生,有时伴有对侧肢体运动和感觉障碍。

(2) 椎 – 基底动脉系统 TIA:椎 – 基底动脉系统 TIA 的症状比颈动脉系统复杂,眩晕是最常见的症状,当眩晕单独发生时,必须与其他原因引起的眩晕相鉴别。此外,可出现复视、同向偏盲、皮质性失明、构音困难、吞咽困难、共济失调、两侧交替出现的偏瘫和感觉障碍、面部麻木等。有的患者还可发生“跌倒发作”,表现为没有任何先兆的突然跌倒,但无意识丧失,患者可很快自行站起来,是脑干短暂性缺血所致。跌倒发作也见于颈椎病的患者,由于颈椎的骨赘压迫椎动脉,当颈部转动到某一方位时,骨赘将主要供血一侧的椎动脉压闭,使脑干突然缺血,当颈部转离该特殊方位后,又恢复供血。

2. 可逆性缺血性神经功能缺失 (RIND)   RIND 是一种局限性神经功能缺失,持续时间超过 24h,但在 3 周内完全恢复,神经系统检查可发现阳性局灶性神经缺失体征。RIND 患者可能有小范围的脑梗死存在。

3. 进展性卒中 (PS)   脑缺血症状逐渐发展和加重,超过 6h 才达到高峰,有的在 1 ~ 2d 才完成其发展过程,脑内有梗死灶存在。进展性卒中较多地发生于椎基底动脉系统。

4. 完全性卒中 (CS)   脑缺血症状发展迅速,在发病后数分钟至 1h 内达到高峰,至迟不超过 6h。

区分 TIA 和 RIND 的时间界限为 24h，在此时限之前恢复者为 TIA，在此时限以后恢复者为 RIND，在文献中大体趋于一致。但对 PS 和 CS 发展到高峰的时间界限则不一致，有人定为 2h，但更常用的时限为 6h。

（二）检查和诊断

造成脑缺血性卒中最常见的原因是颈内动脉和动脉粥样硬化。动脉粥样硬化的病变不仅可使动脉管腔狭窄或闭塞，而且可形成栓子堵塞远侧脑动脉。在诊断脑血管病变方面，脑血管造影自然是最佳方法，但可能造成栓子脱落形成栓塞，这种危险虽然并不多见，但后果严重。因此近年来很多非侵袭性检查，如经颅多普勒超声探测、磁共振血管造影应用较多，只有在 TCD 和 MRA 不能确诊时才行常规脑血管造影。

1. 脑血管造影　脑动脉粥样硬化病变可发生于脑血管系统的多个部位，但最多见于头-臂动脉和脑动脉的起始部，在脑动脉中则多见于颈内动脉和椎动脉的起始部。有时在一条动脉上可发生多处病变，例如在颈内动脉起始部和虹吸部都有病变，称为串列病变。故应进行尽可能充分的脑血管造影。

直接穿刺颈总动脉造影对颈总动脉分叉部显影清晰，简单易行，但直接穿刺有病变的动脉有危险性。穿刺处应距分叉部稍远，操作力求轻柔，以免造成栓子脱落。经股动脉插管选择性脑血管造影可进行 4 条脑动脉造影，是最常用的造影方法，但当股动脉和主动脉弓有狭窄时插管困难，颈总动脉或椎动脉开口处有病变时，插管也较困难并有一定危险性。经腋动脉插管选择性脑血管造影较少采用，腋动脉较少发生粥样硬化，且管径较粗并有较丰富的侧支循环，不像肱动脉那样容易造成上臂缺血，但穿刺时易伤及臂丛神经。经右侧腋动脉插管有时不能显示左颈总动脉、左锁骨下动脉和左椎动脉，遇此情况不得不辅以其他途径的造影。经股动脉或腋动脉插管到主动脉弓，用高压注射大剂量造影剂，可显示从主动脉弓分出的所有脑动脉的全程，但清晰度不及选择性插管或直接穿刺造影。

脑血管造影可显示动脉的狭窄程度、粥样斑块和溃疡。在造影片上测量狭窄程度的方法如（图 8-6）。计算公式如下：

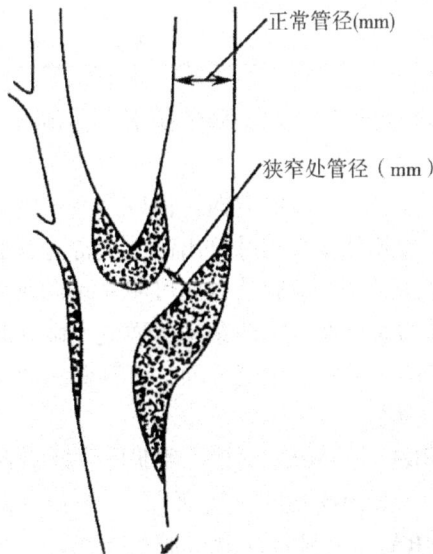

图 8-6　动脉狭窄度测量法

$$狭窄程度 = \frac{1 - 狭窄处管径（mm）}{正常管径（mm）} \times 100\%$$

如狭窄程度达到50%，表示管腔横断面积减少75%，狭窄度达到75%，管腔面积已减少90%。如狭窄处呈现"细线征"，则管腔面积已减少90%~99%。

动脉粥样硬化上的溃疡可被血管造影所显示，在造影片上溃疡的形态可表现为：①动脉壁上有边缘锐利的下陷。②突出的斑块中有基底不规则的凹陷。③当造影剂流空后在不规则基底中有造影剂残留。有时相邻两个斑块中的凹陷可误认为是溃疡，也有时溃疡被血栓填满而被忽略。因此，脑血管造影对溃疡的确诊率只有47%左右。

2. 超声探测　超声探测是一种非侵袭性检查方法。B型超声二维成像可观察管腔是否有狭窄、斑块和溃疡；波段脉冲多普勒超声探测可测定颈部动脉内的峰值频率和血流速度，可借以判断颈内动脉狭窄的程度。残余管腔越小其峰值频率越高，血流速度也越快。根据颈动脉峰值流速判断狭窄程度的标准（表8-4）。

颈动脉指数等于颈总动脉的峰值收缩期频率除颈内动脉的峰值收缩期频率。根据颈动脉指数也可判断颈内动脉狭窄的程度（表8-5）。

表8-4　多普勒超声探测颈内动脉狭窄程度

狭窄的百分比（%）	颈内动脉/颈总动脉 峰值收缩期流速比率	峰值收缩期流速（cm/s）
41~50	<1.8	>125
60~79	>1.8	>130
80~99	>3.7	>250或<25（极度狭窄）

表8-5　颈动脉指数与颈内动脉狭窄

狭窄程度	狭窄的百分比（%）	残余管径（mm）	颈动脉指数
轻度	<40	>4	2.5~4.0
中度	40~60	2~4	4~6.9
重度	>60	<2	7~15

经颅多普勒超声（TCD）可探测颅内动脉的狭窄，如颈内动脉颅内段、大脑中动脉、大脑前动脉和大脑后动脉主干的狭窄。

多普勒超声还可探测眶上动脉血流的方向，借以判断颈内动脉的狭窄程度或闭塞。眶上动脉和滑车上动脉是从颈内动脉分支眼动脉分出的，正常时其血流方向是向上的，当颈内动脉狭窄或闭塞时，眶上动脉和滑车上动脉的血流可明显减低或消失。如眼动脉发出点近侧的颈内动脉闭塞时，颈外动脉的血可通过这两条动脉逆流入眼动脉，供应闭塞处远侧的颈内动脉，用方向性多普勒探测此两条动脉的血流方向，可判断颈内动脉的狭窄或闭塞。但这种方法假阴性很多，因此只能作为参考。

3. 磁共振血管造影（MRA）　MRA也是一种非侵袭性检查方法。可显示颅内外脑血管影像，根据"北美症状性颈动脉内膜切除试验研究"的分级标准，管腔狭窄10%~69%者为轻度和中度狭窄，此时MRA片上显示动脉管腔虽然缩小，但血流柱的连续性依然存在。管腔狭窄70%~95%者为重度狭窄，血流柱的信号有局限性中断，称为"跳跃征"。管腔狭窄 95% ~99% 者为极度狭窄，在信号局限性中断以上，血流柱很纤细甚至不能显示，称为"纤细征"。目前在 MRA 像中尚难可靠地区分极度狭窄和闭塞，MRA 的另一缺点是难以显示粥样硬化的溃疡。

4. CT 脑血管造影（CTA）　　用螺旋 CT 进行三维重建是近年来发展的另一种非侵袭性检查脑血管的方法。需静脉注入 100 ~150ml 含碘造影剂，然后进行扫描和重建，可用以检查颈动脉的病变，与常规脑血管造影的诊断符合率可达 89%。其缺点是难以区分血管腔内的造影剂与血管壁的钙化，因而对狭窄程度的估计不够准确。

三、脑缺血性疾病的外科治疗

治疗脑动脉闭塞性疾病的外科方法很多，包括球囊血管成形术，狭窄处补片管腔扩大术，动脉内膜切除术，头 - 臂动脉架桥术，颅外 - 颅内动脉吻合术，大网膜移植术以及几种方法的联合等。

（一）头 - 臂动脉架桥术

从主动脉弓发出的各条头臂动脉都可发生狭窄或闭塞引起脑缺血。其中无名动脉、颈总动脉、锁骨下动脉、颈内动脉和椎动脉的起始部都是好发部位。最常见的病因是动脉粥样硬化，约有半数患者累及一条以上的动脉。颈动脉系统和椎 - 基底动脉系统闭塞性病变除可引起各该系统的缺血性神经症状以外，还可引起全脑性症状，如头晕、昏厥、错乱、痴呆和嗜睡等。一侧锁骨下动脉发出椎动脉的近侧段闭塞还可引起一种特殊的综合征，多发生于左侧锁骨下动脉，表现为上肢无力、疼痛、脉搏无力或消失，运动患肢时引发椎 - 基底动脉缺血症状。因患侧椎动脉通过椎 - 基底动脉会合处将对侧椎动脉的血"偷漏"到患侧椎动脉，以供应上肢而致脑缺血，称为"锁骨下动脉分流综合征"。

治疗这些大动脉闭塞性疾病最常用的外科方法是动脉架桥术。主动脉上大动脉起始部的闭塞，必须开胸在升主动脉与阻塞部远侧的动脉之间架桥。由于开胸的并发症较多且较困难，故应尽量避免开胸，而只在颈部各条动脉之间架桥。架桥的方式有多种，应根据动脉闭塞的不同部位来设计。架桥所用的材料为涤纶（Dacron）或聚四氟乙烯（Teflon）制成的人造血管，较小的动脉之间也可用大隐静脉架桥。

（二）动脉内膜切除术

动脉内膜切除术可切除粥样硬化斑块而扩大管腔，同时消除了产生栓子的来源，因此是防止和治疗脑缺血的有效方法。颈部动脉内膜切除术适用于治疗颅外手术"可以达到"的病变，包括乳突 - 下颌线（从乳突尖端到下颌角的连线）以下的各条脑动脉，其中主要为颈总动脉分叉部和椎动脉起始部的病变。

最常发生阻塞性病变的部位是颈总动脉分叉部，特别是颈内动脉的起始部，两侧的发生率相等，其次是椎动脉的起始部，左侧的发生率高于右侧。颅外手术可达到部分的阻塞性病变中，狭窄多于闭塞，二者之比为 3 : 1。

（三）颈动脉内膜切除术

1951 年 Carrea 等首次对脑缺血患者进行了颈内动脉血管重建术。1953 年 DeBakey 首次对颈内动脉完全闭塞的患者成功地进行了内膜切除术，1954 年 Eastcott 对颈动脉内膜切除术作了详细的描述。50 多年来，颈内动脉内膜切除术经受了时间的考验，证明是治疗脑缺血疾病有效的外科方法。近年来，有两种趋势在并行地发展着，一方面是对缺血性卒中危险因素处理的进步和抗血小板凝集药物的应用，使缺血性卒中的发生率下降，另一方面由于外科技术、麻醉和监护技术的进步，使颈动脉内膜切除术的安全性增加，这两种趋势的相互发展将影响颈动脉内膜切除术的适应证和手术对象的选择。

1. 适应证和禁忌证　决定颈动脉内膜切除术的适应证时应根据两个条件，即血管病变情况和临床表现。

（1）血管病变：要根据颈动脉狭窄的程度和范围，有无对侧颈动脉狭窄或椎动脉狭窄，有无溃疡和溃疡的大小等。管腔狭窄超过原有直径的50%即认为具有外科意义。溃疡深而面积大者易发生脑栓塞。而且有溃疡者手术中发生并发症的危险要大得多。

（2）临床表现：以下情况可作为手术的适应证。

1）有TIA发作者，为防止以后发展为完全性卒中。

2）完全性卒中患者，有轻度神经功能缺失，为改善症状和防止再次卒中。

3）慢性脑缺血患者，为改善脑缺血和防止发生卒中。

4）无症状性血管杂音患者，虽无症状但在数年内发生卒中的可能性在15%～17%。正常颈动脉管径约为5～6mm，狭窄超过50%时即可出现血管杂音，超过85%或直径<1～1.5mm时杂音即消失，因此时血流显著减弱以致不能产生杂音，但发生卒中的危险性很大。

有下列情况者内膜切除术的效果不良。

1）脑梗死的急性期，因重建血流后可加重脑水肿，甚至发生脑内出血。

2）慢性颈内动脉完全闭塞超过2周者，手术使血管再通的成功率和长期通畅率很低。

3）有严重全身性疾病不能耐受手术者，例如心脏病、严重肺部疾病、糖尿病、肾脏病、感染、恶性肿瘤和估计手术后寿命不长者。

虽然有上述手术适应证和禁忌证的大体界定，但由于病情的复杂性，必须考虑手术的危险和效益的关系，对具体患者要个别地进行选择，在这方面仍存在争议。

颈动脉闭塞性疾病的患者，经4条脑血管造影，发现多数（67.3%～73%）有2处以上的病变，或2条以上的动脉上都有病变，称为多发性病变。对多发性病变的处理提出以下原则。

1）同一条动脉中有多发性病变时，应先处理近侧的病变，后处理远侧的病变。例如，应先处理无名动脉的病变，后处理右颈动脉和椎动脉的病变。

2）颈动脉和椎动脉都有病变者，应先处理颈动脉的病变，因为颈动脉显露容易且管腔较大，手术的危险性较小。颈动脉的血流量比椎动脉大2.5～10倍，疏通之后可更有效地改善脑的供血。表现为颈动脉系统缺血的患者中，有1/3的患者还有椎-基底动脉系统症状，颈动脉内膜切除术后，往往椎-基底动脉系统的症状也得到改善，如果颈动脉手术后无效，再考虑做椎动脉内膜切除术，或其他改善椎动脉供血的手术。

3）有狭窄程度不同的多发性病变时，应先处理狭窄程度较重的动脉，以期更有效地改善供血。例如一侧颈动脉狭窄90%，手术中阻断血流对脑的CBF影响较小，而另一侧狭窄50%，仍有相当多的血液供应脑内，阻断后对脑供血影响较大，可能耐受不良，如对侧颈动脉已经疏通，则增加耐受阻断的能力。若是两侧颈动脉狭窄程度相等，则看脑血管造影时交叉充盈程度而定。当一侧颈动脉造影时，可以通过前交通动脉供应对侧颈动脉系统，表示该侧的血流量大，是为"主侧"，暂时阻断后对脑的灌注影响较大，应先做"非主侧"的颈动脉内膜切除术。

4）两侧颈动脉狭窄程度相等时，应先做非优势半球侧的颈动脉内膜切除术，这样可增加优势半球的侧支供血，以便下次做优势半球侧颈动脉内膜切除时，会增加阻断血流的安全性。两侧手术应分期进行，相隔时间至少1周。

5）一个可以达到的颈部动脉病变和一个不可达到的颅内动脉病变同时存在，而两个病变之间有侧支循环渠道时，近侧病变疏通之后可以改善远侧病变动脉供血区的血流量。例如，一个病变在颈内动脉起始部，另一个在大脑中动脉，当颈内动脉的阻塞疏通后，血液可通过大脑前、中动脉间的吻合血管床和大脑后、中动脉间的吻合血管床，供应大脑中动脉的供血区。若是两个病变之间无侧支循环通路，则近侧病变疏通后不能改善远侧病变的供血。例如一个病变在颈内动脉起始部，另一个在虹吸部，二者之间无侧支循环渠道，当虹吸部狭窄程度超过颈内动脉，则疏通颈内动脉不会改善供血状态。反之，若近侧病变狭窄超过远侧病变，则近侧病变疏通后可以改善供血。

6）颈内动脉闭塞同时有颈外动脉狭窄，疏通颈外动脉后可通过眼动脉增加颈内动脉颅内段的供血。当颈外动脉狭窄超过50%时，即有手术指征。

上述选择手术对象的标准是一个完整的思路，代表某些专家的实践经验，其中有些方面仍存在争论，例如对无症状性狭窄杂音的手术态度、双侧颈动脉狭窄时对无症状侧手术的问题、卒中急性期和完全性闭塞的手术问题等，将随内科治疗的进步和外科方法的改善逐步得出结论。

2. 麻醉　颈动脉内膜切除术可采用区域性阻滞麻醉或全身麻醉，区域性麻醉时患者清醒，便于术中观察缺血症状，有助于决定是否需用分流管。但手术野显露受限，患者精神紧张易导致手术的仓促。全身麻醉便于呼吸道管理，以保持正常的血气状态，充分显露手术野，便于进行防止脑缺氧的措施。故一般多采用全身麻醉，只有在患者患有严重的心、肺疾病而患者又能合作的情况下才采用区域麻醉。

3. 手术中的脑保护和监测　用氟烷或异氟烷全身麻醉可降低脑耗氧量，增加脑对缺氧的耐受性。巴比妥类虽也有同样作用，但对脑电活动的抑制作用不利于术中进行脑电图的监测，且可延缓术后的苏醒，妨碍术后对神经功能的检查。如果没有心脏方面的禁忌，阻断颈动脉后可适当提高血压以促进侧支循环，但收缩压不宜超过22.7kPa（170mmHg）。较术前血压提高1.3~2.6kPa（10~20mmHg）为宜。

手术中最常用于监测脑缺血的方法是连续监测脑电图。麻醉前先测定双侧大脑半球的基础脑电图，然后在手术中连续监测。脑电图与局部脑血流量的改变有高度相关性。在全身麻醉和$PaCO_2$在正常范围的条件下，维持正常脑电图的最低rCBF为18ml/（100g·min）。直接测定rCBF的方法较烦琐，故较少应用。如果术中阻断颈内动脉有缺血危险者，应放置分流管。

关于术中是否需要放置分流管有不同意见，有的外科医师常规放置分流管，有的则不用分流管，有的则选择性地放置分流管。分流管为9~15cm的硅胶管，有不同的管径（8~14F）。两端必须非常光滑，以免损伤动脉内膜。在正常血压下，内径为2.5mm的分流管可流过血液125ml/min，虽然不能完全替代颈内动脉的正常血流量，但已够维持脑的最低需血量，何况狭窄的颈内动脉在手术前已有血流量减少。安放分流管的缺点是：①可损伤动脉内膜。②造成栓子脱落堵塞远侧脑动脉。

安放分流管的指征如下：

（1）区域性麻醉者，暂时阻断颈内动脉血流，观察半小时，如出现脑缺血症状即应安放分流管。

（2）阻断颈内动脉后测量远侧的残余血压，如降到 6~7kPa（50~55mmHg）以下即应安放分流管。

（3）阻断颈动脉后描记脑电图，如发生显著改变即应安放分流管。

（4）阻断颈内动脉后测量 rCBF，如降到 30ml/（100g·min）以下即应安放分流管。

一般约有 10% 的患者需要放置分流管。

4. 颈动脉内膜切除术的技术

（1）切口：沿胸锁乳突肌前缘切开皮肤和颈阔肌，严密止血。在胸锁乳突肌前方显露颈总动脉，仔细保护舌下神经和迷走神经。

（2）分离颈动脉：先显露颈总动脉，然后向远侧分离颈内和颈外动脉。用利多卡因封闭颈动脉窦，以防发生反射性心动过缓和低血压。操作务必轻柔以免导致栓子脱落。保护喉上神经。颈内动脉至少应显露近侧段2cm，颈外动脉需显露到甲状腺上动脉分支处以远。用条带绕过动脉以便控制其血流。

（3）切开动脉壁：静脉注入肝素 5 000~7 000U。抽紧控制带，沿动脉长轴切开颈总动脉和颈内动脉壁至能看到斑块，沿斑块与动脉的界面向远侧分离。动脉壁切口从颈总动脉分叉部近侧 1~2cm 开始，并超过颈内动脉中斑块的远端。

（4）切除斑块：先切断颈总动脉中的斑块的近端，然后切断颈外动脉内的斑块。最后在斑块和正常内膜交界处切断颈内动脉远端的斑块。此时注意不要将内膜与肌层分离，如有分离可稍加修剪或缝合固定在动脉壁上，否则重建的血流会将内膜冲开形成隔膜堵塞管腔。

（5）缝合动脉壁：切除斑块后用肝素盐水冲洗管腔，用 6-0 血管缝合线连续缝合切口，也可从切口两端向中央相对缝合，缝至最后 3~4 针时先放开颈内动脉的控制带，使回流的血将管腔内的空气和碎片或血块冲出，再控制颈内动脉。然后松开颈总动脉的控制带，冲出其中的空气和碎片或血块，再控制颈总动脉，迅速将切口完全缝合。缝合完毕后先放开颈外动脉的动脉夹，再放开颈总动脉，使血流将可能残存的空气和碎片冲到颈外动脉中去，最后放开颈内动脉恢复血流。此时如有条件可进行血管造影，有助于发现远侧动脉狭窄和内膜瓣，这些在外观上很难发现。

（6）动脉壁补片成形术：当显露颈动脉后，如果发现管腔很细，估计缝合后管腔仍然狭窄，先从下肢取一段大隐静脉，纵行剖开备用，也可用浸以胶原的绦纶织片补在动脉切口上以扩大管腔。

（7）安置分流管：如有符合安放分流管的指征时，在切开动脉壁时连同斑块一起切开至管腔，在分流管中充满肝素盐水后夹住，先松开颈内动脉，迅速放入分流管远端后收紧控制带，放开分流管使回流的血冲出，再用同样方法将近端放入颈总动脉，即可建立从颈总动脉到颈内动脉的血流，然后进行内膜切除术。缝合动脉壁至最后几针时抽出分流管，最后完成缝合。

手术完毕后用鱼精蛋白中和肝素。有人为了防止手术后血栓形成而不中和肝素，并在手术后继续应用 5~7d，但必须妥善止血。

5. 手术后并发症

（1）心血管并发症：心肌梗死在手术中和围手术期发生的危险性很大。以往认为手术后应提高血压以促进脑供血的观点应慎重考虑并酌情而定。

（2）神经系统并发症：常见并发症有以下几种。①脑内出血。②手术中阻断颈内动脉引起的脑缺血。③手术中脑栓塞。④颈动脉闭塞。应立即进行 CT 扫描或脑血管造影，如果是脑内出血或颈动脉闭塞需立即进行手术处理。绝大多数（>80%）神经系统并发症发生于手术后的1～7d，多因脑栓塞或脑缺血所致。如脑血管造影显示手术部位有大的充盈缺损，需再次手术加以清除。如动脉基本正常，则多因脑栓塞所致，应给予抗凝治疗。

（3）切口部血肿：出血来源有。①软组织渗血。②动脉切口缝合不严密漏血。由于术中和术后应用肝素，如果止血不彻底，容易形成血肿。大的血肿可压迫气管，需立即进行止血，紧急情况下可在床边打开切口以减压。

（4）脑神经损伤：手术入路中可能损伤喉上神经、舌下神经、迷走神经、喉返神经或面神经的下颌支，特别是当颈动脉分叉部较高位时。并可损伤交感神经链发生 Horner 综合征。

（5）补片破裂：通常的静脉补片取自下肢踝前的大隐静脉，此处的静脉管径小而壁薄，不能承受颈内动脉的血压，手术后有破裂的可能。多发生于术后 2～7d，突然颈部肿胀、呼吸困难。文献中报告静脉补片破裂者均取自踝前的大隐静脉，破裂率为 1%～4%。而取自大腿或腹股沟的静脉补片很少发生破裂。

（6）高灌注综合征：动脉内膜切除术后有 12% 的患者发生高灌注综合征，表现为各种神经症状，少数发生脑内血肿。多发生于颈动脉严重狭窄的患者。原因是长期缺血使脑血管发生极度扩大，内膜切除后血流量突然增加而脑血管的自动调节功能尚未恢复，以致 rCBF 和血流速度急骤增高。故对高度狭窄的患者应进行 TCD 或 rCBF 监测，如发现高灌注状态，应适当降低血压。

6. 颈动脉内膜切除术的评价和效果　从 20 世纪 50 年代初开始，用内膜切除术预防和治疗颈动脉闭塞性疾病引起的脑缺血性卒中以来，有逐年增加的趋势。美国每年有 85 000 例颈动脉内膜切除术在施行，仅次于冠状动脉血管重建手术。这种手术的理论根据是合理的，因为：①除去动脉粥样硬化斑块、溃疡和附壁血栓，可消除脑栓塞的来源。②疏通和扩大颈动脉管腔，增加脑供血量，可改善缺血引起的神经功能障碍。有关颈动脉内膜切除术的文献浩繁，对这种手术的评价基本上是肯定的，但由于其中很多资料缺乏长期的随机对照研究，有人对这种手术与内科治疗何者更为优越提出质疑。因此必须对这种手术的危险－效益比率作全面的估计，才能评价这种手术与最佳的内科治疗何者对防治脑缺血卒中更为恰当，以及如何选择手术适应证。

内膜切除术的危险包括手术死亡率和围手术期发生的各种并发症，其中主要有心脏并发症，切口并发症（血肿、感染等）和神经系统并发症。据多中心研究的统计，内膜切除术的手术死亡率为 0～5%，围手术期卒中的发生率为 15%～16%。手术死亡率和致残率的高低与手术患者的病情程度和各种危险因素有关，也与手术医生的经验和技术有关。引起不良后果的危险因素有：①年龄 >75 岁。②有无同侧或对侧的症状。③术前舒张压 >110mmHg。④有心绞痛史。⑤为冠状动脉搭桥术预行颈动脉内膜切除术。⑥动脉内有血栓形成。⑦狭窄接近颈动脉虹吸部。如果有两个以上的危险因素同时存在，则手术的危险性增加 1 倍。

颈动脉内膜切除术的预防意义大于治疗意义。具有发生脑缺血性卒中高危险因素的颈动脉狭窄患者，经内膜切除术后确可减少卒中的发生率。

随着颈动脉内膜切除术在麻醉、监测、脑保护和手术技术进步的同时，内科治疗也在进步，内膜切除术在防治颈动脉源性脑缺血卒中的作用，也将会有新的评价。

（四）颈外动脉内膜切除术

颈动脉内膜切除术通常是指颈内动脉的内膜切除术。当颈内动脉完全闭塞时，颈外动脉作为一个重要的侧支循环即显得很重要。脑血管造影时可见颈内动脉闭塞，有的可留下一个残株，颈外动脉明显扩大，与眶上动脉的吻合明显，通过眼动脉注入颈内动脉的虹吸部。由于颈内动脉完全闭塞的手术再通率低，故当颈内动脉完全闭塞，而颈外动脉有斑块性狭窄并引起视网膜栓塞或 TIA 时，是颈外动脉内膜切除术的适应证。当双侧颈内动脉闭塞时，颈外动脉狭窄可导致全脑弥散性低灌注的症状，在此情况下颈外动脉内膜切除术可改善脑供血。此外，颈外动脉疏通后，可为颞浅动脉提供更充分的供血，有利于进行颅外颅内动脉吻合术。

颈外动脉内膜切除术的手术技术与颈内动脉内膜切除术相同，只是其管径比颈内动脉小，故较常应用静脉补片以扩大管腔。

（五）椎－基底动脉供血不足（VBI）和椎动脉内膜切除术

椎动脉的解剖分段可分为 4 段：第一段从椎动脉起始处到第 6 颈椎的横突孔；第二段从第 6 颈椎横突孔至第 1 颈椎的上缘；第三段从第 1 颈椎上缘至进入寰枕膜处；第四段从寰枕膜进入颅内，至与对侧椎动脉会合成为基底动脉处。这是人体中仅有的解剖现象，即由两条动脉合成为一条单一的第三条动脉。在第四段上发出一个最大的分支，即小脑后下动脉。

椎动脉粥样硬化性病变可发生于椎动脉的任何节段，但最多见于椎动脉的起始部和颅内段。由于动脉内的斑块性狭窄引起脑供血减少，或由于栓子脱落引起脑栓塞。椎－基底动脉供血不足的症状还可因心脏原因引起或诱发，如心律失常和心源性栓塞。椎基底动脉缺血可表现为 TIA 或脑梗死，TIA 的发生率约为前循环的半数，其中 25%～35% 将会在 5 年内发生脑梗死。

VBI 可表现为 3 方面的症状：①脑干症状，例如复视、构音障碍和吞咽困难。②小脑症状，例如眩晕、共济失调。③枕叶症状，例如双侧黑矇或同向性偏盲。此外还可有猝倒和运动、感觉障碍。

并非所有椎动脉的病变都能引起 VBI 症状，因为对侧椎动脉可以代偿。在下述情况下可引起 VBI：①锁骨下动脉盗血综合征。②一侧椎动脉狭窄，对侧椎动脉也有狭窄或闭塞，或对侧椎动脉发育不良。③一侧椎动脉狭窄达到足以减少椎－基底动脉血流的血流并有溃疡易形成脑栓塞。

VBI 的外科治疗应根据具体情况选择，如为锁骨下动脉盗血综合征，可将椎动脉近侧切断，近侧断端结扎，远侧断端与同侧颈总动脉作端侧吻合。此外可根据椎动脉狭窄或闭塞的部位进行颅外颅内动脉吻合术，如枕动脉－小脑后下动脉吻合术、枕动脉小脑前下动脉吻合术、颞浅动脉小脑上动脉吻合术或颞浅动脉－大脑后动脉吻合术等。

1. 椎动脉近侧段内膜切除术　1957 年 Cate 和 Scott 首次成功地进行了枕动脉起始部的内膜切除术，经锁骨上入路显露锁骨下动脉，控制锁骨下动脉远侧段时需切断前斜角肌，颈内乳动脉和甲状颈干，但应保全膈神经，显露左侧锁骨下动脉时要注意不要伤及胸导管、迷走神经和喉返神经。暂时阻断椎动脉起始部近、远侧的锁骨下动脉和病变远侧的椎动脉，沿椎动脉长轴切开椎动脉并延长切口到锁骨下动脉，或是在椎动脉起点处沿锁骨下动脉长轴切开锁骨下动脉，行内膜切除术后缝合动脉壁，因椎动脉管径小，故常用静脉补片法以扩大管腔，一般不需放置分流管。缝合完毕后依以下次序放开动脉夹：锁骨下动脉远侧段－椎动脉－锁骨下动脉近侧段。切开动脉前静脉输入肝素 5 000U，手术完毕后用鱼精蛋白 50mg 中和肝素。

2. 椎动脉远侧段内膜切除术 过去对远侧段椎动脉狭窄引起的 VBI 只能用抗凝疗法治疗，自从颅外－颅内动脉吻合术开展以后，采用各种方式的吻合术来改善后循环的供血。1981 年 Allen 首先对颅内段椎动脉狭窄行内膜切除术。1982 年 Ausman 等为 1 例从颈$_2$至小脑后下动脉之间的椎动脉狭窄患者行内膜切除术，1990 年又报告 6 例，采用枕下正中直切口入路。1993 年 Anson 等认为后循环缺血一旦发生梗死，在急性期的死亡率达 20%～30%，而且椎动脉颅内段比颅外段病变更易发生脑梗死，抗凝疗法的效果不佳，建议用远外侧枕下入路进行椎动脉颅内段的内膜切除术。根据"北美症状性颈动脉内膜切除术试验研究"（NASCET）报告，后循环的内膜切除术对防止缺血性卒中效果良好，但技术上较为困难。

3. 椎动脉减压术 椎动脉的第二段即横突孔内段也可发生狭窄或闭塞，引起 VBI。其病因与近、远侧段椎动脉狭窄不同，多由于颈椎骨赘压迫所致，除 VBI 的症状外，一个特殊的临床表现就是当颈部转到某一方位时引发 VBI 症状甚至猝倒，离开此方位后立即恢复。椎动脉造影可见椎动脉在横突孔处狭窄或在椎间隙处弯曲。处理的方法是行椎动脉减压术。采用颈前部横切口或胸锁乳突肌前斜切口，经胸锁乳突肌前缘进入，在颈动脉与气管之间的界面达到椎体前部，向外侧牵开颈长肌，用高速磨钻将钩椎关节处压迫椎动脉的骨赘磨去，并将横突孔敞开，彻底松解椎动脉。

（六）大脑中动脉血栓－栓子摘除术

大脑中动脉闭塞的原因很多，其中 90% 是由栓塞造成，其他原因有血栓形成、烟雾病、肿瘤压迫和动脉炎等，栓塞与血栓发生率之比约为 10∶1，与颈内动脉闭塞的原因恰好相反，故有人称大脑中动脉为"栓塞的动脉"，颈内动脉为"血栓的动脉"。

大脑中动脉栓塞的来源大部分来自心脏，其他有颈内动脉或主动脉，有的来源不明。栓子多停留在大脑中动脉主干及其分为主支处。栓塞的后果因侧支循环的差异而不同。

大脑中动脉栓塞后经过一段时间，有些栓子可以溶解而使动脉重新管道化，脑血管造影见动脉又复通畅。虽然如此，但脑梗死业已形成，神经功能障碍将长期存在。

大脑中动脉闭塞后短时内尚不至发生脑梗死，发生脑梗死后再重建血流容易发生出血。很多学者在灵长类动物实验中，探讨大脑中动脉闭塞后至发生不可逆脑梗死的临界时间，其结果不一致，大致为 2～7h。Meyer 等从临床过程估计，人类大脑中动脉闭塞后的可逆性临界时间为 6h。但同时指出，6h 内重建血流并不完全预示后果良好，而超过 6h 重建血流也不都发生出血性梗死。

大脑中动脉血栓栓子摘除术是 1956 年 Welch 首先进行的。至 1985 年，英文文献中只有 64 例报告。对于这一手术的评价仍存在争论，原因是：①由于病例较少，对手术疗效和保守疗法何者更为恰当尚无定论。②大脑中动脉急性闭塞后的自然史尚无统一认识。③动物实验证明，动脉闭塞后有一可逆性的临界时限，超过此时限，脑梗死区将不可逆转。由于侧支循环的个体差异，这一时限并不适用于每一例患者。Chou 报告一例栓塞后 9h 行手术获得良好效果。为了延长这一时限，很多脑保护方法正在研究中。主要是降低脑代谢率（低温、巴比妥类药物等）和增加缺血区的脑灌注（扩容、降低血液黏稠度），以推迟脑梗死的发生。大脑中动脉血栓栓子摘除术采用翼部入路，充分敞开外侧裂，显露大脑中动脉主干及其分支，有栓塞的部位动脉呈蓝色而无搏动，暂时夹闭栓塞部的近、远侧，切开动脉壁，取出或用镊子挤出栓子，用肝素盐水冲洗管腔，放开远侧的动脉夹，见有血反流，表示远侧已通畅，再放开近侧动脉夹，冲出可能存在的血块，重新夹住，然后用 11 - 0 单股尼龙线连续缝合动脉切口。缝至最后一针时，再先后放开远、近侧的动脉夹，冲出气泡和碎块，最后完全缝合切口。术后可用抗血小板药物防止血栓形成。

大脑中动脉血栓 - 栓子摘除术可直接疏通管径较大的主干和各分支的血流，比颅外颅内吻合术更能有效地改善供血，如果在分支处有阻塞，各分支都将发生缺血，而吻合术只能与其中一个分支吻合，不能使大脑中动脉全部供血区都能得到灌注。因此，如果手术及时和成功，应比吻合术的效果更为优越。

（七）颅外 - 颅内动脉吻合术

早在 1951 年，Fisher 就曾提出将颅外动脉与颅内动脉吻合以增加脑供血的设想。1960 年 Jacobson 等用显微技术吻合管径为 2mm 的动脉，获得很高的通畅率，为颅内小血管吻合术奠定了技术基础。1967 年 Yasargil 和 Donaghy 分别在苏黎世和美国的伯林顿同时成功地进行了颞浅动脉大脑中动脉吻合术（STA - MCA），揭开了颅外颅内动脉吻合术（extracranialintracranial arterial bypass，EIAB）的历史篇章。从此这种手术便作为预防和治疗脑缺血的一种新手术在全世界广泛开展起来，在头 10 年中世界上已有 4 000 多例报告。在 EIAB 发明后 20 年中，有关这种手术的理论和临床研究成为脑血管外科的一个热点，各种吻合方式也不断涌现。

EIAB 的理论根据是，当颈内动脉或椎基底动脉发生狭窄或闭塞而致脑的血流量减少时，运用颅外 - 颅内动脉吻合技术，使较少发生狭窄或闭塞的颅外动脉（颈外动脉系统）直接向脑内供血，使处于脑梗死灶周围的缺血半暗区（Penumbra）和处于所谓艰难灌注（Misery perfusion）区的脑组织得到额外的供血，从而可以改善神经功能，增强脑血管的储备能力（cerebrovascular reserve capacity，CRC），可以增强对再次发生脑栓塞的耐受力。很多文献报告，在 EIAB 术后局部脑血流量和脑代谢率（$CMRO_2$）有增加，并有神经症状的改善和脑缺血发作减少，有的甚至发生戏剧性效果。Roski 等报告 1 例有右侧同向偏盲 7 年之久的患者，经 STA - MC 之后视野缺损立即消失。认为是视放射区的 rCBF 原处于边缘灌注状态，增加侧支供血后功能能得以恢复。

1985 年，"EIAB 国际性随机研究"发表了一篇题为"颅外颅内动脉吻合术在减少缺血性卒中危险的失败"的研究报告。进入该项研究的中心共 71 个，病例为 1377 例，时间从 1977—1985 年。将患者随机分为两组：一组 714 例进行"最好的"内科治疗（主要是控制血压和抗血小板治疗）；另一组 663 例行 EIAB。手术组中吻合口通畅率为 96%，术后 30d 内死亡率为 0.6%，致残率为 2.5%。两组随访时间平均为 55.8 个月。其结论是"颅外 - 颅内动脉吻合术在减少缺血性卒中危险方面不比最好的内科治疗更优越"。这个结论无异对 EIAB 在防治脑缺血卒中作用的全面否定。由于这项研究的权威性，使全世界神经外科医生对 EIAB 的热情骤降，手术例数大为减少，而且对手术适应证也重新规定。但事情并未就此终结，不少著名的脑血管外科专家对这项研究的合理性、严密性和统计方法提出质疑。A - wad 和 Spetzler 指出，至少有两类患者可能在 EIAB 中受益，但未包括在这项国际协作研究中：①虽经最好的内科治疗但无效的脑缺血患者。②经检查明确是因血液动力障碍引起脑缺血的患者。认为有的"协作研究"经过时间检验后才发现有错误，例如 1960 年关于蛛网膜下腔出血的国际协作研究中，对动脉瘤再度出血的时间和发生率的结论就是不正确的。

Sundt 也提出：①经调查参加这次研究的 71 个中心中的 57 个中心共有 2 572 例手术病例未进入这项研究，只有 601 例进入随机的 EIAB 组。②协作研究的样本中，无症状的病例所占的比例过高，与实际情况不符，因而不能全面地反映 EIAB 防治脑缺血的效果。

争论的尘埃尚未完全落定，但是不可否认，在 EIAB 发明以后的十几年中，手术的适应证确实过宽。自协作研究报告发表以后，很多人又转而持完全否定的态度，说是"一个美丽的理论被一件丑陋的小事所扼杀"。Awad 和 Spetzler 则认为，EIAB 对于因血液动力因素引起的脑缺血患者仍是一个有效的治疗方法，"不要把孩子连同洗澡水一起泼掉"。虽然如此，但 EIAB 的手术适应证必须重新审定。

1. EIAB 的手术适应证　在协作研究报告以后，一些著名的脑血管外科专家提出以下的 EIAB 手术适应证。

（1）血液动力因素引起的脑缺血：脑缺血主要由两个因素引起，即血栓栓塞和低灌注，其中前者占绝大多数。血栓栓塞如为颈内动脉粥样硬化所引起，可行颈动脉内膜切除术，但有 15% 的患者其病变位于颅外手术不可到达的部位，即位于乳突尖端与下颌角的连线以上的部位，这样的病变不能行颈动脉内膜切除术，但可以造成脑的低灌注状态。此外，多发性动脉狭窄或闭塞也是低灌注状态的原因。低灌注状态经内科治疗无效者是 EIAB 的手术指征。

血液动力因素引起的脑供血不足的症状较为含糊，包括头昏眼花、眩晕或头痛。客观的检查包括脑血管造影、CT、MRI、rCBF 测定、PET 等，并经详细的心脏功能检查和排除了心源性栓塞。

（2）颅底肿瘤累及颈内动脉，切除肿瘤时不得不牺牲动脉以求完全切除肿瘤者，可在术前或术中行动脉架桥术以免发生脑缺血。

（3）梭形或巨大型动脉不能夹闭，需行载瘤动脉结扎或动脉瘤孤立术者。

2. EIAB 的手术方式　自 STA - MCA 开展以来，EIAB 的手术方式不胜枚举，现择其重要者分述如下。

（1）颞浅动脉 - 大脑中动脉吻合（STA - MCA）：是最先开展也是应用最多的一种手术方式。将颞浅动脉的前支（额支）或后支（顶支）分离出来，根据脑缺血的部位，与大脑中动脉的皮层支作端 - 侧吻合。STA 分支的内径为 1. 2 ~ 1. 5mm，吻合后血流量为 20 ~ 40ml/min，而正常 MCA 的平均血流量为 120ml/min，颈内动脉为 330ml/min，故只能补充而不能取代这些大动脉的供血。但吻合术后 STA 的管径可逐渐增大，血流量也随之增加。为增加供血量，有人建议将 STA 直接或用静脉移植架桥法吻合在 MCA 的主干上。

（2）脑膜中动脉 - 大脑中动脉吻合术（MMA - MCA）：当 STA 不宜于作为供血动脉时，可将 MMA 与 MCA 吻合。MMA 的平均内径为 1. 1mm（0. 8 ~ 1. 4mm），约为 STA 的 2/3，但也属肌肉型动脉，吻合后可以扩张。MMA 虽是颈外动脉的分支，但位于颅内，与皮层动脉靠近，不必通过颅骨。

（3）颞浅动脉 - 小脑上动脉吻合术（STA - SCA）：1979 年 Ausman 首先报告，适用于基底动脉远侧段病变引起的后循环供血不足的病变。

（4）颞浅动脉 - 大脑后动脉吻合术（STA - PCA）：为 Sundt 首先报告，适用于后循环供血不足的病变。手术方法与 STA - SCA 相似。

（5）枕动脉 - 小脑后下动脉吻合术（OA - PICA）：1975 年 Ausman 首先开展，适用于 PICA 发出点近侧的椎动脉狭窄或闭塞性病变引起的脑缺血。

（6）枕动脉 - 小脑前下动脉吻合术（OA - AICA）：1980 年 Ausman 首先开展，适用于 AICA 发出点近侧的椎 - 基底动脉病变引起的脑缺血。

（7）颞浅动脉 - 静脉 - 大脑中动脉吻合术（STA - V - MCA）：当 STA 的分支管径太细，不宜于作为供血动脉时，可在 STA 主干与 MCA 分支或主干之间移植一段自体静脉以增加供血量。

（8）颈总（外）动脉静脉 - 颈内动脉吻合术（CCA - V - ICA）：1971 年 Lougheed 首先开展。用一长段大隐静脉在颈总（外）动脉与床突上段颈内动脉之间架桥，血流量可达 150ml/min，适合于立即需要大量供血者。

（9）颈外动脉 - 静脉 - 大脑后动脉吻合术（ECA - V - PCA）：1982 年，Sundt 在颈外动脉与大脑后动脉之间移植一条大隐静脉以治疗椎基底动脉缺血。颈外动脉与静脉行端端吻合，静脉与大脑后动脉行端 - 侧吻合。术中测静脉的血流量为 35～170ml/min。

（10）颞浅动脉 - 动脉 - 大脑前动脉吻合术（STA - A - ACA）：1981 年刘承基为 1 例大脑前动脉闭塞而有对侧下肢轻瘫的患者行颞浅动脉 - 胃网膜动脉 - 大脑前动脉吻合术。移植的胃网膜动脉长 10cm，外径 2mm。动脉近端与 STA 作端 - 端吻合，远端与胼周动脉作端 - 侧吻合。术后对侧下肢肌力明显改善：1982 年 3 月 15 日，Ishii 报告在 STA 与 ACA 之间移植一段头静脉获得成功。

（11）锁骨下动脉 - 静脉 - 颈外动脉吻合 + 颞浅动脉 - 大脑中动脉吻合术（SCLA - V - ECA + STA - MCA）：1978 年 Ausman 在锁骨下动脉与颈外动脉之间移植一条大隐静脉，然后行 STA - MCA。用以治疗颈总动脉和颈内动脉闭塞的患者。手术后患者原有的一过性黑矇不再发作。

3. 颅内外血管连通术　1950 年 Henschen 在一次手术中将颞肌覆盖在脑的表面，后来发现颞肌上的血管与脑表面血管建立了吻合。以后用这种方法治疗脑缺血，称为脑 - 肌 - 血管连通术（Encephalo - myo - synangiosis，EMS）。1976 年 Ausman 为 1 例脑缺血患者行 STA - MCA，5 个月后脑血管造影时，发现头皮血管通过开颅术的切口与脑皮层血管建立了丰富的连通，8 个月后血管连通更为增多。1981 年 Matsushima 根据这一原理，将颞浅动脉从头皮内面剥离一段而不切断，将此段颞浅动脉缝合固定在切开的硬脑膜上，使动脉与脑表面接触。手术后脑血管造影发现，颞浅动脉游离段与脑表面血管建立了血管连通，用以治疗烟雾病，称这种手术为脑硬脑膜 - 动脉 - 血管连通术（Encephalo - duroarterio - synangiosis，EDAS）。

1993 年 Kinugasa 等认为烟雾患者行 STA - MCA 时常常找不到合适的受血动脉，而单纯的 EMS 或 EDAS 仍不足以提供丰富的供血，于是将 EMS 和 EDAS 联合起来，先行 EDAS，然后将硬脑膜敞开，将颞肌贴敷在裸露的脑表面上，使其发生血管连通，称这种手术为脑硬脑膜 - 动脉 - 肌 - 血管连通术（Encephalo - duro - arterio - myo - synangiosis，EDAMS）。已行

17 例，效果良好。

4. 大网膜颅内移植术 1936 年 Oshauguessy 首先用带血管的大网膜包裹在缺血的心脏表面以建立大网膜与心脏之间的侧支循环。1973 年 Gold－smith 等用带蒂的大网膜覆盖在缺血的脑表面以建立侧支循环。从大网膜的动脉中注入颜料，发现脑表面血管有染色。1974 年 Yasargil 等首先在动物实验中将游离大网膜片上的动、静脉与颞浅动、静脉分别吻合，然后将大网膜覆盖在脑表面上，使之与脑血管发生连通，改善脑的供血。目前大网膜颅内移植的方法有带蒂移植和游离移植两种方法。

（1）带蒂大网膜移植术：1972 年 Alday 和 Gold－smith 研究了 136 例尸体大网膜动脉的分布，将其分为 5 型。

Ⅰ型：大网膜中动脉（MOA）的分叉处接近大网膜裙的下端，占 85.2%。

Ⅱ型：MOA 分叉处在胃网膜动脉弓与大网膜裙下端的中点，占 10.2%。

Ⅲ型：MOA 分叉处在胃网膜动脉弓下 2～3cm 处，占 2.9%。

Ⅳ型：MOA 缺如，左、右大网膜动脉在大网膜裙下方合成大网膜血管弓，占 0.7%。

Ⅴ型：脾动脉不参与胃网膜动脉弓的构成，而是直接构成左大网膜动脉。MOA 和右大网膜动脉由胃网膜动脉弓发出，占 0.7%。

1977 年我国宁夏医学院解剖教研组报告 80 例尸体的大网膜动脉分布，按 Alday 的标准分型，其所占百分比有所不同：其中Ⅰ型占 77.5%，Ⅱ型占 11.2%，Ⅲ型占 6.2%，Ⅳ型占 1.3%，Ⅴ型占 3.8%。

根据大网膜动脉的分布，可以将大网膜制成带血管的长条，通过胸部和颈部的皮下隧道，覆盖在脑的表面，使大网膜血管与脑表面血管建立连通。

（2）游离大网膜颅内移植术：1877 年 Yonekawa 等在 Yasargil 动物实验的基础上，用游离大网膜颅内移植术治疗脑缺血患者。1993 年 Karasawa 等用游离大网膜颅内移植术治疗 30 例儿童烟雾患者，大网膜片可裁成（8cm×8cm）～（13cm×13cm）大小，其动、静脉分别与颞浅或枕动、静脉吻合。术后除 2 例外均有不同程度的改善。

大网膜颅内移植可以覆盖大面积的脑表面，而且不受脑表面受血动脉条件的影响，此点非其他手术方法所能达到。目前这种手术很少应用，但直到 1993 年仍有人用于治疗难治的儿童烟雾病，而且获得一定的疗效。外科手术史上不断涌现各种新的术式，有的经过时间的检验而被扬弃，有的则由于其优越性而传诸后世，有的则经过一个时期的湮没而在新的条件下又新被起用，例如经蝶窦垂体瘤切除术早在 20 世纪 20 年代即有人进行，后来只有少数人采用，但是现在在显微技术条件下已成为治疗垂体瘤的主要手术方法。在浏览文献时常被一些神经外科医生的创新性尝试所打动，其中凝集着他们的智慧和劳动。虽然后来有的方法已很少应用，但却给他人以启示，为科技的发展提供了正反两方面的借鉴。

（孙泽林 戚晓渊）

第五节 脑血管痉挛

一、概念

目前认为脑血管痉挛这一概念的含义包括：①脑血管造影见一条或多条脑底部大血管的

管腔明显变窄。②蛛网膜下腔出血后出现迟发性神经功能缺失症状。③上述两种情况并存，即所谓的症状性脑血管痉挛。

二、发生率

由于脑血管痉挛的发现与发生受脑血管造影的时间、血管测量方法、出血部位、患者的年龄等因素的影响，故其真正的发生率目前难以估计。自发性蛛网膜下腔出血后，脑血管痉挛的发生率为16%～80%，动脉瘤术后的发生率为9%～71.2%，脑血管造影上脑血管痉挛的发生率为30%～50%。各部位动脉瘤脑血管痉挛的发生率分别为：前交通动脉动脉瘤21.4%，颈内动脉动脉瘤16.8%，大脑中动脉动脉瘤25.7%，大脑前动脉动脉瘤25%，椎-基动脉动脉瘤31.3%，多发性动脉瘤24.5%。

三、病理

（一）范围与部位

脑血管痉挛的轻重不一，一般是先局限性发生，然后广泛累及大脑，亦可是节段性血管痉挛。脑动脉痉挛常发生在大脑前、中动脉及颈内动脉硬脑膜内段，椎-基动脉系统较少见。脑血管痉挛多发生在患侧，亦可见于对侧。破裂的动脉瘤的近侧端与远侧端均可发生。广泛性脑血管痉挛者仅见于有颅内压增高者。血管痉挛可局限在载瘤动脉或该动脉主干，有时亦可扩展到对侧动脉或累及全脑。

（二）组织结构变化

在蛛网膜下腔出血的3周内（早期），显微镜下可观察到血管内膜水肿，肌层变性、坏死，内弹力层肿胀、排列混乱，出现肥胖细胞，外膜水肿并有淋巴细胞、浆细胞和巨噬细胞浸润。在出血3周后（晚期）可见痉挛的血管内膜增厚和纤维变性，内弹力层和肌层萎缩及纤维变性，外膜结缔组织增生等。总之，脑血管痉挛早期仅为动脉肌层收缩或组织学上可逆性改变，而后期则为动脉内膜、弹力层、肌层的变性、坏死与增生一系列的器质性变化。

（三）继发变化

脑血管痉挛发生后常继发出现迟发性脑缺血与脑梗死。由脑血管痉挛引起的脑缺血和脑梗死，肉眼观可见脑组织苍白、肿胀，与其他阻塞性脑血管病引起脑组织充血性肿胀不一样。因为脑血管痉挛仅导致血管腔狭窄，并非闭塞，故脑缺血与脑梗死多为不完全性，而其他阻塞性血管病引起的脑梗死多是完全性的。

四、发生机制

（一）机械因素

血管壁的破裂刺激，出血后的血凝块，手术操作，电刺激以及围绕血管壁的纤维带的牵引均可引起血管痉挛。机械因素所引起的脑血管痉挛多为局限性的，且短暂，多历时20～30min。动脉瘤破裂出血发生蛛网膜下腔出血时，使蛛网膜下腔胀满，牵拉蛛网膜下腔血管壁上的束带，刺激其中的神经引起脑血管痉挛。

（二）神经因素

脑血管上有丰富的自主神经分布，血管中层及最外层的平滑肌细胞间形成的神经肌肉接头可产生若干收缩因子使血管痉挛，此神经肌肉接头处由颈交感神经发出神经纤维支配。在脑血管痉挛急性期是通过神经介质改变交感神经张力，后期则通过体液介质改变交感神经张力，通过神经反射引起血管舒缩。

(三) 体液因素

亦称化学因素。能引起脑血管痉挛的体液因素很多，以下简介几种引起脑血管痉挛的主要体液因素。

1. 血管痉挛因子 蛛网膜下腔中的血块可释放出许多种血管痉挛因子，而脑血管壁上存在各种受体，如肾上腺素能、胆碱能、5-羟色胺、组织胺、前列腺素等受体。积血与脑脊液相混合分解释放出各种血管活性物质，包括肾上腺素 (AD)、去甲肾上腺素 (NA)、多巴胺、血管紧张素、组织胺、5-羟色胺、前列腺素 (PG)、氧合血红蛋白 (OXYHb)、凝血酶、血浆素、血栓素 A_2、过氧脂质、纤维蛋白降解产物、K^+ 等。其中以 5-羟色胺、收缩性前列腺素及氧合血红蛋白的作用最强，它们之间可相互作用，增强导致血管痉挛的效应。5-羟色胺几乎全部存在血小板中，它具有强大的血管收缩作用，也是蛛网膜下腔出血后在脑脊液中唯一能达到血管收缩浓度的物质。一般认为 5-羟色胺在蛛网膜下腔出血后 15min 即可从血小板中释放出来，在数分钟内引起脑血管痉挛，持续时间不到 1h，故它是引起急性期血管痉挛的原因。蛛网膜下腔出血后脑脊液中的前列腺素增高，具有血管收缩作用。5-羟色胺可加速前列腺素的释放。氧合血红蛋白可能是引起慢性期血管痉挛的原因。蛛网膜下腔积血导致脑血管痉挛可能从以下三方面发挥作用，即脑血管周围的血管活性物质浓度增高致使动脉痉挛；血液成分阻塞血管外膜与蛛网膜下腔相通的微孔道，影响了血管壁自身营养代谢；蛛网膜下腔出血造成血管壁的炎性改变。

2. 内皮细胞功能障碍 蛛网膜下腔出血后脑主干动脉内皮细胞发生广泛性损伤，表现为内皮细胞对辣根过氧化酶 (HRP) 通透性增强，使血管活性物质作用于平滑肌，引起血管痉挛。当屏障进一步损坏时，血中的大分子活性物质、血浆蛋白等透入内皮下，引起内皮细胞水肿，刺激平滑肌细胞增殖，使动脉管腔狭窄，构成脑血管痉挛的后期病理表现。内皮细胞具有产生血管活性物质、调节血管张力的功能。产生的舒血管物质有前列环素 (PGI_2)、内皮源性血管舒缓因子 (EDRF)、血小板活化因子 (PAF) 等；缩血管物质有血栓恶烷 A_2 (TXA_2)、内皮源性血管收缩因子 (EDCF) 如内皮素等。正常情况下，上述物质相互协调，处于生理平衡状态。当内皮细胞受损时，导致其功能障碍，生理平衡失调，脑血管的紧张度发生变化，促进脑血管痉挛的发生和发展。

3. 其他 血管壁的炎性反应及器质性改变是引起晚期脑血管痉挛病理改变的主要原因。

五、临床表现

蛛网膜下腔出血后脑血管造影显示有脑血管痉挛的患者，临床上并不一定都有延迟性脑缺血所致的临床症状恶化，只有 20%~30% 的患者发生症状性脑血管痉挛。

(一) 发生时间

脑血管痉挛可发生在各个年龄组患者，以 50 岁以下者常见。其发生时间为蛛网膜下腔出血后的 4~16d，亦可发生在出血后 24h 内，高峰时间为 6~9d。在再出血的患者中，脑血管痉挛的发生高峰为出血后 4~9d，慢性痉挛持续的时间一般在 6~17d 之间。脑血管痉挛在血管造影上可持续 3~4 周。

（二）发生部位

动脉瘤的部位与脑血管痉挛的发生无明显关系。

（三）前驱征象

蛛网膜下腔出血的患者经适当的治疗多逐步好转。若在出血的 3~4d，患者头痛、意识障碍、偏瘫、脑膜刺激征进行性加重，以及周围血白细胞持续增高、持续高热（39℃~40.5℃），均提示可能发生脑血管痉挛。昏迷不足 1d 者易发生脑血管痉挛，而无昏迷或昏迷超过 1d 者，发生率相对较少。

（四）辅助检查

1. CT 扫描　在蛛网膜下腔出血 4d 内，行颅脑 CT 扫描基底池内出血量及积血部位，均可提示脑血管痉挛的发生及其程度。CT 显示蛛网膜下腔有 1mm 以上厚度的高密度影像者，几乎都可能发展成为脑血管痉挛，并且出血量越多，其发生率越高，程度也越严重。另外，CT 增强扫描有血管通透性增加及脑池、池周增高效应者可能发生脑血管痉挛。CT 上无脑池积血者，脑血管造影上血管痉挛的发生率为 32%，发生缺血性神经功能缺失者仅 5%；而有脑池积血者，造影上脑血管痉挛及缺血性神经功能缺失的发生率分别为 55% 和 90%。

2. 经颅 Doppler 超声　经颅 Doppler 超声显示颈内动脉颅内段及大脑前、中动脉近端血流速率异常增加或脑血流下降，均提示可能发生脑血管痉挛。大脑中动脉直径降至 1.5mm 以下，则血流速度增至 1.4m/s 以上，这是诊断大脑中动脉显著痉挛的标准。大脑中动脉血流速率与颅外颈内动脉血流速度之比超过 10 时（正常人为 1.1~2.3），提示脑血管痉挛发生。

3. 脑血流量及颅内压测定　当脑血流量低于 6.7μl/（g·s）时以及颅内压持续高于 3.5kPa 时，均提示脑血管痉挛的发生。

（五）延迟性缺血综合征

1. 意识变化　患者的意识变化是本综合征的特点，可为首发或主要体征。表现为由清醒转为嗜睡或昏迷，或由昏迷到清醒又转为昏迷。

2. 颅内压增高征　表现为头痛、恶心呕吐、眼底视乳头水肿等，这是由于脑血管痉挛发生后脑梗死或脑缺血的范围增大，继发脑水肿所致。

3. 局灶性体征　可有不同程度的偏瘫、失语、偏身感觉障碍等。其他表现尚有高热、项强加重等脑膜刺激征。

多数患者病情发展缓慢，蛛网膜下腔出血后经数小时或数天逐渐出现较重的神经障碍或意识恶化，持续 1~2 周，然后逐渐缓解；约半数患者可自行缓解，少数患者恶化死亡。

六、诊断与鉴别诊断

脑血管痉挛是指形态学上的改变，主要依靠脑血管造影确诊。在阅片时应考虑到动脉硬化、先天性动脉发育不良、占位病变的压迫或牵拉、造影中的伪迹如血液层流现象等因素并加以排除，才能诊断为脑血管痉挛。

临床上根据脑血管痉挛发生的时间、临床表现及辅助检查多不难诊断。但尚需要与颅内血肿、交通性脑积水、再出血、手术损伤、先天性颈动脉及椎-基动脉发育异常等相鉴别，借助 CT 等辅助检查多容易鉴别。

七、治疗

迄今尚无特效方法。因此，脑血管痉挛关键在于预防，一旦发生，很难逆转其进程，只能减少神经并发症。

（一）预防

维持有效循环量、应用尼莫地平以及早期手术清除脑池内积血是预防脑血管痉挛的有效措施。

1. 维持有效循环量　扩充血容量和提高血压被公认为是预防和治疗脑血管痉挛的方法。扩容有助于提高患者血压、增加心搏出量、稀释血液、降低全血黏稠度、增加脑灌注压，进而改善全身和脑微循环的血流。早期或超早期手术处理动脉瘤、密切监测中心静脉压及肺动脉楔压等措施，以保证扩容和提高血压疗法的顺利进行。

目前常用的扩容和提高血压的药物有血浆、白蛋白、低分子右旋糖酐、706 代血浆及晶体液体等。

2. 应用尼莫地平　尼莫地平可选择性扩张脑血管，其给药途径及剂量对于治疗和预防脑血管痉挛有一定影响。

（二）治疗

除采用扩容、提高血压及应用尼莫地平外，脑血管痉挛的治疗尚包括：

1. 抗炎治疗　可采用激素、布洛芬、消炎痛、甲氯灭酸、自由基清除剂等，对治疗脑血管痉挛均有一定效果。

2. 与前列腺素代谢有关的药物　有前列环素、Carbacyclin、OKY－1581、OKY－046、ITF－182、T－IHA 和咪唑啉等。

3. 其他钙离子拮抗剂　除尼莫地平外尚有尼卡地平、verapamil、diltiazon、nifedipine 等。

4. 血管内球囊技术　后期的脑血管痉挛多为血管壁的器质性病变，药物治疗常常无效，仅能用物理方法扩张。球囊腔内血管成形术的应用指征是：①患者对常规治疗和药物治疗反应差。②CT 和/或 MRI 证实没有血管痉挛区坏死。③在血管内球囊栓塞治疗动脉瘤时，颅内血管痉挛造成神经体征恶化。但动脉粥样硬化造成的脑内动脉狭窄属于禁忌证。

5. 其他治疗　包括脑保护药物（如巴比妥类药）、改善脑血管血液流变学药物以及肾上腺能 α 受体阻滞剂（如酚妥拉明）、磷酸二酯酶抑制剂（异丙肾上腺素、氨茶碱等）等药物均可应用。血管内支架、高压氧治疗及脑室引流术必要时也可试用。

八、预后

弥漫性脑血管痉挛预后不良，节段性血管痉挛预后较好，局限性者预后最好。术前发生脑血管痉挛的死亡率为 18.5%，术后发生脑血管痉挛的死亡率为 13.3%～50%，未手术者的死亡率为 76.8%。动脉瘤半年时死亡和致残的主要原因是脑血管痉挛，占死残总数的 33.5%。弥漫性血管痉挛者死亡率为 22%，无血管痉挛者仅为 9.2%。

（何　庆）

第六节 海绵状血管瘤

海绵状血管瘤（cavernous angioma 或 cavernoma）也称海绵状血管畸形。海绵状血管瘤是由众多结构异常的薄壁血管窦聚集构成的团状病灶，可发生在中枢神经系统任何部位，但以大脑半球为最多见，72%～78%位于幕上，其中75%以上在大脑半球表面；20%左右位于幕下，7%～23%位于基底节、中脑及丘脑等深部结构；位于脑室系统者占3.5%～14%；也有位于脊髓的报道。

一、临床特点

因病变侵犯的部位不同而异，多以癫痫、头痛、局灶神经损害症状及出血为临床特征。

1. 癫痫　是病灶位于幕上病人最常见的症状，发生率约为62%。病灶位于颞叶，伴钙化或严重含铁血黄素沉积者癫痫发生率较高。

2. 出血　几乎所有的海绵状血管瘤病灶均伴亚临床微出血，有明显临床症状的出血相对较少，为8%～37%。幕下病灶、女性尤其孕妇、儿童和既往有出血史者有相对高的出血率。

3. 局灶性神经症状　常表现为急性或进行性神经缺失症状，占16%～45.6%。

4. 头痛　不多见，主要因出血引起。

5. 无临床症状　无任何临床症状或仅有轻度头痛，据近年的磁共振扫描统计，无症状的海绵状血管瘤占总数的10%～14%，部分无症状者可发展为有症状的病变，Rob－Lnson等报道40%的无症状病人在半年至2年后发展为有症状的海绵状血管瘤。

二、影像学检查

1. 颅骨X线平片　表现为病灶附近骨质破坏，无骨质增生现象。

2. 脑血管造影　由于海绵状血管瘤的组织病理特点，血管造影很难发现该病，可能与病灶内供血动脉细小、血流速度慢、血管腔内血栓形成及病灶内血管床太大、血流缓慢使造影剂被稀释有关。

3. CT扫描　病灶平扫时表现为边界清楚的圆形或椭圆形等密度或高密度影，也可呈混杂密度影。

4. 磁共振成像　具有较高的敏感性和特异性，是目前确诊和评估海绵状血管瘤的最佳检查方法。典型的表现是在 T_1 加权像上有不均一高强度信号病灶，周围伴有低密度信号环，应用顺磁性造影剂后，病灶中央部分有强化效应，病灶周围无明显水肿，也无大的供血或引流血管。当伴有急性或亚急性出血时，显示出均匀高信号影。如有反复多次出血，则病灶周围的低信号环随时间而逐渐增宽。

三、治疗方法

（1）本病临床上多采用手术治疗，对有神经功能缺失和出血的表浅病灶应尽早切除病灶；对于位于脑重要结构部位的病灶，如反复出血和进行性神经功能缺失，也应考虑手术治疗。立体定向治疗无效。

（2）放射治疗：应用 γ 刀或 χ 刀治疗，可使病灶缩小和减少血供，但易出现放射性脑损伤的并发症。目前仅限于手术难于切除的或位于重要功能区有明显症状者，并应适当减少周边剂量以防止放射性脑损伤。

（张旭东）

第七节　脑底异常血管网症

脑底异常血管网症（moyamoya disease）是指原发性颈内动脉进行性狭窄和（或）闭塞，伴有脑底部异常血管网开成，是一种少见病。脑血管造影时可见新生血管很像喷出的烟雾，故用日语"moyamoya"（烟雾）命名此病。该病在世界各地均有报道，而以亚洲，尤其是日本居多。

一、病因

本病病因不明，目前认为本病可能先有 Willis 环某种程度的发育不全，以后由于多种病因（尤其是结核性脑膜炎、钩端螺旋体动脉炎等）引起血管（特别是双侧颈内动脉及基底动脉）炎症、狭窄、闭塞，周围动脉代偿性扩张，形成新生侧支循环，而在脑底部出现异常毛细血管扩张样的血管网。

发病年龄为 10 岁以内的青少年，通常在 3 岁左右发病。成人为 20~30 岁。有关资料表明，本病有家族倾向，但遗传学尚不能证实。

二、病理

本病的病理学特点是：①受累血管多为双侧性，以颈内动脉末端，大脑中、前动脉起始部，基底动脉末端狭窄或闭塞最为突出；受累血管主要改变为内膜增厚，内弹力度屈曲、增厚或变薄、分层、断裂、崩解；异常血管网的血管壁薄而脆弱，明显扩张、弯曲，直径为 200~300μm；②少数病人可并发颅内动脉瘤，动脉瘤多位于异常血管网或其他侧支循环上，其发生显然与侧支循环血管内血流量显著增加有关。

三、临床特点

（1）青少年以局部缺血为主要表现，约占 81%，其中短暂性局限性脑缺血发作占 41%，脑梗死占 40%，常由过度通气所诱发（如吹风装置、哭喊等），也表现为癫痫发作、（TIA）型、梗死型和出血型。

（2）一般病人多呈进行性发展过程，在发病数周至数月由单侧发展为双侧，持续 1 年至数年，表现为智能低下、头痛、失语、抽搐、肢体麻木、感觉障碍、视力障碍、偏瘫、脑神经麻痹、眼球震颤、局限性癫痫、四肢痉挛等。这些症状反复发作，随着脑底异常血管网形成，侧支循环建立，病情渐趋稳定。

（3）随着年龄的增长，新生血管网及侧支循环动脉增粗、纡曲、扩张，血管壁张力增高，管壁脆弱，甚至形成动脉瘤。如某种因素使血管内压力骤增可导致破裂出血，临床上则表现为出血性卒中。多伴有较明确的偏瘫、失语、精神智力障碍等局灶性定位体征。如无危及生命的颅内血肿，一般预后良好。

四、诊断要点

1. 脑血管造影　本病的确诊主要依靠脑血管造影，随着病变的发展，脑血管造影像有不同的阶段性表现。

2. CT 扫描　烟雾病病人的脑 CT 扫描所见并无特异性，主要是缺血或出血引起的 CT 图像改变，前者表现为双侧多发性低密度改变，皮质萎缩，脑室扩大；后者为高密度块影。但增强的 CT 像则可见典型的脑底异常血管网症特征，脑底部有广泛弯曲的丛状血管影，脑表面有多条扩大的皮质血管，是扩大的软脑膜侧支循环通道。

3. 磁共振成像　磁共振成像（MRI）在显示增多的侧支血管方面比 CT 更为清晰。而磁共振血管造影（MRA）则诊断价值更高，能看到狭窄和闭塞的颅内动脉和增多的侧支循环。

4. 正电子发射断层扫描（PET）　PET 是一种无侵袭性测定 rCBF 和氧耗量的方法。

5. 脑电图　烟雾病的脑电图改变有两种特征性形式，一是在安静状态下病侧大脑半球有弥漫性高电位慢波，于额叶和枕叶尤为明显；二是过度换气后慢波增多，称为慢波建立现象（build up phenomena），过度换气停止后慢波增多仍延续一段时间。脑电波恢复到静止状态 20～50 秒后，再度出现慢波增多，称为再建立现象（rebuild up phenomena），持续约 10 分钟。

6. 单光子发射断层扫描（SPECT）　在缺血区有 rCBF 下降，同时可进行 DiaMox 试验测知脑血管储备能力（CRC），有助于决定治疗方法。

五、治疗方法

1. 内科治疗　发生脑缺血症状后可进行内科治疗，类固醇药物对于偶发和短暂性、局限性脑缺血发作复发时有效。包括皮质激素、阿司匹林、噻氯匹定（ticlopidine）（血小板抑制剂）、血管扩张剂和抗凝疗法。右旋糖酐 40、烟酸、尼莫地平、氟桂利嗪（西比灵）及神经细胞营养剂均可应用。如有明确的病因如钩端螺旋体病、非特异性感染等，应积极进行病因治疗。药物治疗对防止成年病人发生出血无任何效果。

2. 外科治疗　有许多办法对缺血的脑组织供血重建有益，主要包括：①颅内外血管吻合搭桥：主要是颞浅动脉－大脑中动脉吻合（STAMCA），及脑膜中－大脑中动脉吻合术；②非吻合搭桥术，手术方法简单，效果不亚于血管搭桥，目前常用的方法为脑－肌－血管连通术，即将颞肌贴敷缝合于脑皮质之上，可与 STAMCA 吻合并用；③大网膜颅内移植术；④星状神经节切除和颈动脉周围交感神经切除术；⑤颞肌贴敷术（但在谈话和咀嚼时可导致感染问题和大脑神经冲动的传递）。

3. 血管吻合术并发症　①慢性硬膜下血肿；②吻合部位脑内血肿；③脑缺血症状；④术后癫痫及再出血。

（张旭东）

第八节　短暂性缺血发作

短暂性脑缺血发作（transient ischemic attack，TIA）经典的定义是 1964 年第四届普林斯顿会议上确定的，是指由于大脑局灶性缺血产生相应区域的神经功能缺失症状，并在 24h 内症状完全缓解。这个定义近年来随着影像学的发展越来越受到质疑。以弥散加权磁共振（DWI）为基础的多中心 TIA 研究报告（包括 10 个中心共 808 例 TIA 患者）的综合分析显示，60% 的 TIA 发作时间持续不足 1h，发作超过 6h 的患者仅占 14%；33% 的患者 DWI 存在新发梗死灶，如果发作持续超过 6h，近一半的患者在 DWI 上存在高信号。因此，2009年，美国心脏/卒中协会提出新的 TIA 定义：TIA 是由于局部脑、脊髓、视网膜缺血导致一过性神经功能障碍，且无急性梗死证据。还有提出以急性神经血管综合征（acute neurovascular syndrome）或脑发作（brain attack）代替 TIA 来表述这种急性的尚未定性的脑血管事件。

一、病因

任何导致缺血性脑梗死的疾病都可诱发 TIA，两者的病因基本一致。血液供应障碍的原因有以下三个方面。

1. 血管病变　最常见的是动脉粥样硬化和在此基础上发生的血栓形成。其次是高血压伴发的脑小动脉硬化。其他还有各种血管炎、血管发育异常、动脉夹层、手术、穿刺等导致的血管壁损伤等。血管壁病变处内膜受损，血小板等黏附聚集形成血栓。或者动脉粥样硬化的斑块破裂形成栓子阻塞血管。

2. 血液成分的异常　血液中的成分如红细胞、血小板、胆固醇、纤维蛋白原等含量的增加，导致血液黏稠度增加，血流速度减慢，容易在血管狭窄处形成血栓。血液中出现的异常的栓子如来自心脏的栓子、气体栓子、脂肪栓子等可造成脑栓塞。

3. 血流改变　脑血流量的调节受许多因素的影响，最重要的就是血压的变化，当平均动脉压低于 70mmHg 和高于 180mmHg 时，由于血管本身存在的病变如管腔狭窄，脑血管自动调节功能丧失，局部血流供应发生障碍。

二、发病机制

TIA 发病机制主要分为血流动力学型和微栓塞型。

血流动力学型 TIA 是在动脉严重狭窄基础上因血压波动而导致远端一过性脑缺血，血压低于脑灌注代偿的阈值时发生 TIA，血压升高脑灌注恢复时症状缓解。颈内动脉管径≤1.5mm 时（正常 5～10mm，平均 7mm，女性偏小），可出现视网膜或脑循环的血液动力学改变，95% 的分水岭区缺血是这一原因。一小部分人群由于颈动脉或基底动脉狭窄导致其由卧位或坐位改为立位时出现由于血流下降导致的 TIA 发作。睡醒后发作的 TIA 提示潜在卒中的可能。有时运动或姿位性 TIA 提示主动脉弓的狭窄（如 Takayasu 动脉炎）以及主动脉弓夹层，有时也可能是颈动脉的狭窄。过度换气导致的 TIA 提示 moyamoya 病。

微栓塞型 TIA 又分为动脉-动脉源性和心源性。其发病基础主要是动脉或心脏来源的栓子进入脑动脉系统引起血管阻塞，如栓子自溶则形成微栓塞型 TIA。如果栓子移动，阻塞远端血管，由于侧支循环的代偿或者处于亚功能区，则表现为 DWI 高信号但无临床神经功能缺损现象的 TIA。纤维蛋白-血小板栓子可能是部分 TIA 的原因，但很难解释为什么每次都进入同一血管。而且栓塞一般会遗留组织损伤导致的症状或体征，很难完全恢复。单独一次发作且持续时间较长的 TIA 应考虑栓塞的可能。有些报道称栓塞导致的 TIA 症状从异常到正常的波动可持续 36h。

眼底显微镜观察到在一过性黑蒙发作（amaurosis fugax）时，存在视网膜动脉血流的减少和静脉血流前中断从而形成火车厢式的血流改变，或者有视网膜动脉的白色血栓，但难以区分是原位血栓形成还是血小板或纤维蛋白栓子栓塞。

单次发作且持续时间超过 1h 和多次不同形式发作均提示栓塞，而短暂（2～10min）、重复、刻板的 TIA 发作提示为大动脉的动脉粥样硬化和血栓形成。

贫血、红细胞增多症、血小板增多症、高脂血症、高球蛋白血症导致的血黏度增加、镰状细胞贫血、高或低血糖血症也可导致 TIA，临床可表现为血管狭窄的症状，但其实血管壁本身是正常的。抗磷脂抗体综合征患者也可发生 TIA。极少数情况下，TIA 与运动、激怒、兴奋及剧烈咳嗽相关。

三、临床表现

TIA 总的临床特点是，起病突然，持续时间短，可反复发作，能完全缓解。TIA 一般持续几分钟至 1h，多数持续 2～15min，如果时间更长多提示栓塞。根据不同的发病机制，TIA 的临床表现有不同的特点。血流动力学型 TIA 的表现较为刻板，因为系同一个血管供血区发生缺血，所以每次 TIA 的发病形式基本一致。微栓塞型 TIA 的表现较为多样，与每次发作时栓子的大小、栓塞的部位、侧支循环代偿的状态等因素有关。

1. 颈内动脉系统 TIA　颈内动脉系统 TIA 的症状包括视觉受损或半球病变。视觉受损是同侧性的，感觉运动障碍是对侧的。仅少数发作是视觉和半球病变同时或相继发生，多数都是单独出现的。半球病变主要是大脑中动脉远端或临近区域的缺血，导致对侧上肢和手的麻木无力。但是临床上会呈现不同的症状组合，如面部和嘴唇、嘴唇和手指、手指、手和足。除了无力以外，有时上肢还会不规律地抖动，类似痫性发作，有时还呈现短暂的运动失调。其他少见的症状还包括意识障碍、失语和失算（优势半球受损）。非优势半球受损可出现体像障碍和其他颞顶叶症状。头痛不是 TIA 的特征。

视觉症状中，短暂单眼失明（transient monocular blindness，TIVIR）或一过性黑蒙是最常见的。多数的黑蒙很短暂，持续 5～30s，表现为视野内的明暗度逐渐下降（或增加）逐渐演变为单眼完全的无痛性失明。症状的消退也缓慢。有时表现为楔形的视野缺失、突发的全面视物模糊或者灰色或明亮的视物模糊。TMR 的发作更倾向于刻板的重复发作。同向偏盲 TIA 提示后动脉狭窄，有时与 TMR 不易区分。

一过性黑蒙的卒中风险没有半球 TIA 高，特别是年轻一些的患者。Poole 和 Ross Russell 观察 110 例一过性黑蒙的患者（排除胆固醇栓塞），随访 6～19 年，6 年后病死率是 21%，主要死亡原因是心脏病，而卒中发生率是 13%（年龄匹配的人群预计的卒中发生率为 3%～15%）。观察期结束存活患者 43% 没有一过性黑蒙的复发。颈动脉正常的患者只有 1/35 有卒中发作，而颈内动脉闭塞或狭窄的患者卒中发生率为 8/21。Benavente 等认为随访 3 年内没有类似糖尿病风险的患者，卒中发生率不足 2%，但有动脉粥样硬化危险因素的老年患者卒中发生率可达 24%。

2. 椎 - 基底动脉系统 TIA　与前循环 TIA 相比，椎 - 基底动脉 TIA 是非刻板发作，且持续时间较长，最终多导致梗死。后循环 TIA 的表现变化多端，原因是这一循环体系具有多个感觉运动传导束。眩晕、复视、构音障碍、双侧面部麻木、共济失调、单侧或双侧的无力和麻木是后循环受累的特征。孤立的、短暂的眩晕、复视或头痛与 TIA 的关系应严格区分。

孤立的眩晕与 TIA 的关系需要仔细考虑，反复短暂发作的眩晕，持续 1min 或更短时间，而且眩晕的强度也有波动的眩晕可能是脑干缺血的表现。详细询问病史有助于分析判断。有些主诉眩晕的患者最后证实为前循环 TIA，因此这个症状对于分析是否为后循环受累是不可靠的。椎－基底动脉 TIA 的其他表现包括步态不稳、向一侧偏斜、视物交错或暗视、视物模糊、管状视野、部分或全盲、瞳孔改变、上睑下垂、凝视障碍、构音障碍、失音。不常见的症状包括偏瘫、头鸣或耳鸣、头面部疼痛或其他特殊的头部感觉、呕吐、呃逆、倾斜感、记忆丧失、行为紊乱、困倦、短暂意识丧失（罕见）、听力受损、聋、单侧抽搐、幻觉、双眼球不共轭。跌倒发作（drop attacks）多是由于晕厥、痫性发作导致。

椎－基底动脉 TIA 的特点是每次发作形式不同或在同样背景下有所变化，如这次是手指和面部麻木无力，下次可能仅是手指的异常；或者此次有眩晕和共济失调，而其他发作中又出现了复视。在动脉硬化血栓形成性基底动脉病变中，可以出现任何一侧的肢体受累。在 10s 至 1min 或几分钟内，后循环区可同时出现双侧受累，或渐进的从一侧区域到另一个区域的病变，比癫痫的蔓延速度要慢，一次发作可突然中止或者逐渐消失。由于症状的复杂多变导致鉴别诊断也很宽泛，但是一次发作中汇集如此多的症状强烈提示后循环 TIA 的诊断。

3. 腔隙性 TIA　由于小的穿支血管阻塞导致的 TIA 的特点是发作呈间歇性（磕磕绊绊的或结结巴巴的，stuttering），发作间隙可以完全正常。对医生来说，困难的是难以区分是小血管还是大血管的短暂阻塞。Donnan 等在 1993 年提出"内囊警示综合征"（capsular warning syndrome）的概念，是指逐渐加重的面部、上肢和腿的无力，最终以内囊腔梗死为终点的发作。腔隙性 TIA 的症状可以是在数小时或数天内波动或恢复，而且发展成卒中的可能性大。部分发作类似皮层 TIA，但很罕见。

四、鉴别诊断

痫性发作、偏头痛、短暂性全面遗忘、多发性硬化都可出现类似 TIA 发作。脑膜瘤、胶质瘤、位于皮层或接近皮层的转移瘤、硬膜下出血都可出现短暂、可逆的局灶性脑部症状发作。尽管不常出现，但由于某些情况下是不适合抗凝治疗的，所以必须加以区分，如脑膜炎和硬膜下血肿。一些脑膜瘤也会出现 TIA 表现。而类似后循环 TIA 的其他疾病却很少。

五、TIA 的评估

急诊和专科医生应重视 TIA，2010 年 Stroke 发表的关于 TIA 近期和远期缺血性卒中事件发生风险的一个综合性分析结果表明，TIA 患者短期内再发缺血性卒中事件的风险很高，TIA 发生 1 个月内再发风险是无 TIA 病史者的 30.4 倍；1~3 个月内再发风险是 18.9 倍，由此可见，TIA 应该作为一个紧急的缺血性事件及早处置。对 TIA 进行评估预判就显得极为重要。

TIA 评估方法主要有 ABCD3、ABCD 和 Califorma 评分等，2007 年 Lancet 发表的文章认为 ABCD3 预测 90 日内再发卒中风险的效能最好，表 8-6 是具体评分方法。

表 8-6 ABCD2 评分（最高分 7 分）

	TIA 的临床特征		得分
A（age）	年龄	>60 岁	1
B（blood pressure）	血压	SBP >140mmHg 或 DBP >90mmHg	1
C（clinical syndrome）	临床症状	侧无力伴言语障碍	2
		仅有言语障碍不伴无力	1
D（duration）	持续时间	>60min	2
		10~59min	1
D（diabetes）	糖尿病	存在	1

六、影像学检查和实验室检查

原则是：对待 TIA 应该同脑梗死一样进行充分的影像学和实验室方面的评估，TIA 患者如果及时解决潜在的导致卒中的危险因素，可以避免或减轻未来发生严重卒中的可能，必须予以充分的重视和及时的诊治。

影像学评估不仅能够帮助医生明确诊断，而且对预后的判断和治疗方法的选择也有很重要的意义，因此 AHA 和英国皇家医师协会都推荐对 TIA 尤其是 ABCD$_2$ 评分 4 分以上的患者进行充分的影像学评估。

检查内容包括：病灶性质的确定包括头颅 CT 扫描、MRI 尤其是 DWI 的检查，血管及血流状态的检查包括颈动脉超声、TCD、CTA、MRA 和 DSA，心脏超声以及经食管心脏超声等。

2009 年美国 AHA 推荐意见：①TIA 患者应尽早进行影像学评估。②发病 24h 内需进行 MRI 包括 DWI 的检查，如果无条件，必须做 CT 检查。③疑似 TIA 患者必须进行颅内外血管的无创检查，以确定有无血管狭窄，如果发现血管狭窄，应该进行 DSA 检查。

实验室检查包括血常规、尿常规、生化指标尤其血糖和血脂的检查、凝血功能等，如果是特殊原因的卒中还应该检查免疫、炎性指标，如 ANA、ANCA、HIV、梅毒血清学指标等，以及特殊的凝血因子。心脏超声以及必要时的经食管心脏超声、24h 心电图、颈动脉超声、常规的胸片、腹部 B 超等。这些都有助于查找发病的原因和危险因素。

七、病后的管理和治疗

1. 评估和入院治疗　对 TIA 的早期管理和治疗与其预后密切相关，英国现行卒中预防策略（existing preventive strategies for stroke，EXPRESS）研究表明，延迟诊治会明显增加缺血事件再发的风险以及增加预后不良事件的发生。2009 年美国 AHA 建议，发病 72h 内的 TIA 患者如果 ABCD$_2$ 评分 ≥3 或者 ABCD$_2$ 评分在 0~2 分，但预计 2 日内无法确立诊断的患者均应该入院诊治。

2. 单元的作用　TIA 患者的病情虽然较轻，但是仍需要神经科医生、影像学医生和血管介入医生的专业评估和治疗。

3. 一般治疗　包括 TIA 危险因素的控制和合并症的治疗。主要是血压、血糖、血脂的管理，心律失常的治疗等，原则与缺血性卒中相同。这里仅介绍一些特殊之处。

（1）血压的管理：TIA 由于持续时间短暂，患者很快恢复正常，那么是否在恢复正常后，就马上恢复原有的降压治疗或者给予充分的降压治疗，让血压很快达到二级预防的目标值呢？目前并没有针对这一问题的准确答案，根据缺血性卒中的诊治经验，首先应该分析 TIA 的原因，如果是血液动力学性 TIA，即存在血管狭窄的可能，就不应该马上降压治疗，而是在充分的血管评估和解决血管狭窄或者使用了针对性的抗栓治疗之后，逐步将血压降到目标值。除非患者的血压在 220/120mmHg 以上，并存在紧急降压的适应证，而这种情况在 TIA 患者中是十分罕见的。

（2）血糖和血脂等其他危险因素的处理：均应该尽快达到二级预防的目标值。

（3）抗栓治疗：原则是有明确栓子来源的栓塞性 TIA 应该首选抗凝治疗，血液动力学性 TIA 首选抗血小板治疗，频繁发作的 TIA 可选择静脉抗凝治疗，待病情稳定，明确原因后选择口服抗凝或抗血小板治疗。药物的选择和治疗方案与缺血性卒中相同。

（4）介入和手术治疗：原则和方法与缺血性卒中相同。

（杨建权）

第九节　脑梗死

脑梗死是指局部脑组织由于血液供应缺乏而发生的坏死。由于其高发病率、高残障率，目前已经是引起痴呆的第二大原因，是引起老年癫痫的最常见原因，也是引起抑郁的常见原因。

一、病因和病理

脑梗死的病因主要是血液供应障碍。血管壁、血液成分和血压的改变均可造成脑供血动脉缺血（具体见 TIA 病因），其中最常见的是脑动脉粥样硬化，其次是各种原因造成的脑栓塞。动脉粥样硬化性脑梗死是脑部供应动脉病变引起脑局部血流量减少与侧支循环及血流量的代偿性增加这两种对立的病理生理过程之间矛盾发展的结果。动脉粥样硬化和血栓形成并不一定使脑血流量减少，脑血流量减少并不一定就发生脑梗死，即使发生了脑梗死也并不一定就引起临床症状。因为脑的病变和功能障碍的程度还要取决于：血供不足的发生快慢与时间长短，受损区域的大小与功能，以及个体血管结构形式和侧支循环的有效性等因素。

脑动脉粥样硬化主要发生在供应脑部的大动脉和中等动脉，管径约 $500\mu m$ 以上，是全身动脉粥样硬化的组成部分。脑动脉粥样硬化好发于颈动脉起始段、颈内动脉近分叉处和虹吸段、大脑中动脉起始段、椎动脉、基底动脉和主动脉弓。一组 432 例老年人体解剖研究发现，有至少一根以上颅外颈动脉的完全或几乎完全闭塞的个体占 9.5%。多组研究报道约 10% 的个体因动脉硬化或血栓形成而致使一根以上主要颅外动脉闭塞，20% 的个体动脉有超过 50% 的狭窄程度；近 24% 的脑缺血患者中，超过 2/3 的病例在一根以上主要颅外动脉有 50% 以上的狭窄。脑动脉粥样硬化最严重的部位在颈内动脉近分叉处和基底动脉的上段，基底动脉的中、下段和椎动脉、大脑中和后动脉则较轻。Fisher 曾研究脑、冠状动脉和周围血管的动脉粥样硬化，动脉粥样硬化的程度随年龄增长而加重，男性在 40~50 岁年龄段显著，女性则在 60 岁年龄段，而 70 岁年龄段男性超过女性。虽然颈部动脉易发生动脉粥样硬化，但通常无症状性颅内动脉的动脉粥样硬化程度低于颅外动脉、冠状动脉和周围血管动脉，颅内动脉的动脉粥样斑块与高血压相关。多普勒超声研究发现 75~84 岁白种男性，近 50% 存在动脉粥样硬化斑块并伴有轻度狭窄，仅仅有6.1%的个体存在50%以上狭窄。在伴有严重周围血管病、冠状动脉或多种危险因素的2009例无症获患者前多普勒超声研究中，周围血管动脉粥样硬化患者中32.8%有颈动脉异常，而冠状动脉异常者和多种危险因素者中仅有6.8%和5.9%，其中仅仅4%的有50%以上的颈动脉狭窄，而80%以上的狭窄是极罕见（1%）。虽然在年轻人梗死者中，动脉粥样硬化不是常见的病因，但在一组45岁以下卒中患者病因研究中，发现31%的患者有明显的动脉粥样硬化。国外研究认为在白种人中颅内动脉粥样硬化不如颅外动脉粥样硬化常见，众多研究表明黑人、亚洲人和糖尿病患者颅内动脉粥样硬化累及大脑中动脉十分常见。国内华山医院连续住院的312例脑梗死患者中，颈动脉超声检查也发现48%的患者伴有颈动脉内膜增生等异常，而颅外段颈内动脉内膜增生等异常者仅有17.4%。

脑动脉的粥样硬化和全身各处的动脉粥样硬化相同，主要改变是动脉内膜深层的脂肪变性和胆固醇沉积，形成粥样硬化斑块及各种继发病变，使管腔狭窄甚至闭塞。管腔狭窄需达80%~90%方才影响脑血流量。硬化斑块本身并不引起症状。如病变逐步发展，则内膜分裂、内膜下出血（动脉本身的营养血管破裂所致）和形成内膜溃疡。内膜溃疡处易于发生血栓形成，使管腔进一步变狭或闭塞，硬化斑块内容物或血栓的碎屑可脱入血流形成栓子。硬化动脉可因管壁弱化，形成梭形动脉瘤。动脉瘤内可形成血栓而闭塞血管，或因梭形扩大压迫周围神经组织而引起各种临床症状。如动脉瘤破裂，则引起脑内或蛛网膜下腔出血。

大体病理检查时，可见硬化血管呈乳白色或黄色，粗细不匀，管壁变硬，血管伸长或弯曲，有的部分呈梭形扩张，血管内膜下可看到黄色的粥样硬化斑块。有的血管改变明显，但脑部却无甚异常。有的脑部表现为脑回变窄，脑沟深宽，脑膜增厚而不透明。脑回表面可有颗粒状或虫咬样萎缩区。脑重量减轻。切面上可见脑室扩大，灰质变薄，白质内可见血管周围间隙扩大，并有灶性硬化小区。

发生脑梗死处的脑组织软化、坏死，并可发生脑水肿和毛细血管周围点状渗血。后期病变组织萎缩，坏死组织由格子细胞所清除，留下有空腔的瘢痕组织，空腔内可充满浆液。动脉硬化性脑梗死一般为血供不足引起的白色梗死（图8-7）。但有时亦可成为出血性梗死，如：①梗死的病因为栓塞时；②由于低血压而形成的梗死，当血压回升后，梗死区重新获得血液的灌流时；③偶尔见于经过抗凝治疗者，称为红色梗死。

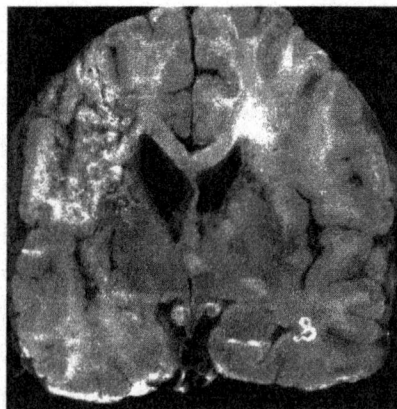

图8-7　脑梗死（左额叶大脑中动脉区）

二、病理生理

动脉粥样硬化性脑血栓形成引起急性局灶性脑缺血，基础研究揭示缺血性损害机制的主要病理生理变化集中在以下方面。

1. 缺血半暗区和治疗时间窗脑血流量测定的研究　研究发现缺血中心区和缺血周边区血流量不同，一定时间内在周边区血流下降而氧和葡萄糖代谢仍保留，因此称这部分受影响而仍存活的区域为缺血半暗区（ischemic penumbra），半暗区细胞存在的时间为治疗时间窗（therapeutic time wir–iciow）。而且，缺血后大部分周边区的血流可自发恢复（有时可高于正常水平，为高灌注状态），但如不在治疗时间窗内恢复灌注，则周边区内细胞仍无法存活。不同的血流灌注，半影区细胞存活的时间也不同，如局部脑血流下降到极低水平［0～6ml/100（g·min）］约10min，半影区组织则不可逆损害；而局部脑血流下降在15ml/100（g·min）水平，则脑组织的缺血耐受时间明显延长。

实验动物模型揭示，脑缺血时不同的脑血流水平可发生不同的病理生理变化，说明了缺血性脑损害的不同阈值。在沙土鼠和大鼠模型，蛋白质合成是梗死周边向中心发展的敏感指标，血流在0.55ml/（g·rnin）时蛋白质合成抑制50％，在0.35ml/（g·min）时完全抑制；此血流也是mRNA合成的阈值0.25～0.35ml/（g·min）范围；相同的水平糖利用发生改变，在0.35ml/（g·min）糖利用增加，0.25ml/（g·min）时明显下降，在其上限糖利用的激活提示初期的乳酸集聚和酸中毒；低于0.26ml/（g·min）水平，组织酸中毒则极为显著，并伴有磷酸肌醇PCr和ATP的下降；PCr耗尽的阈值［0.18～0.23ml/（g·min）］高于ATP的血流水平［0.13～0.14ml/（g·min）］。细胞外和组织中的离子改变，决定了细胞膜的去极化，其血流的阈值均较低，在0.10～0.15ml/（g·min）。局灶性脑缺血周围的代谢和离子失调的次序是：最初蛋白质合成抑制［0.55ml/（g·min）］，继而RNA合成抑制并刺激无氧糖酵解［低于0.35ml/（g·min）］，能量状态崩溃［0.20ml/（g·min）］，细胞膜去极化［低于0.15rnl/（g·min）］。从功能失调的角度看，首先是EEG变慢，继而EEG和诱发电位的波幅降低，完全的EEG活动抑制发生在0.15～0.23ml/（g·min）时，诱发电位的消失和出现自发单位电活动发生在0.15～0.25ml/（g·min）时。神经病学研究提示猴子可逆性偏瘫的血流值为0.23ml/（g·min），而0.17～0.18ml/（g·min）时则为不可逆损害。综观上述血流阈值，功能失调的血流低于蛋白质合成抑制的，甚至低于无氧糖酵解的血流，均在能量代谢危机的阈值内，表明功能的抑制源于能量崩溃。

局灶性脑缺血代谢失调的后果是细胞的渗透压升高，水从细胞外进入细胞内，这种细胞外间隙水体积的改变可利用电阻抗或弥散MRI检测，两项检查对细胞体积变化极为敏感。猫脑血管阻塞2h，血流在0.30ml/（g·min）时电阻抗信号上升，而弥散MRI检测信号增高则在0.41ml/（g·min），此两项检查的血流阈值改变远高于伴随于缺氧细胞膜去极化的脑水肿的阈值［0.10ml/（g·min）］。而弥散MRI检测已在临床开始作为超早期脑梗死的诊断手段。

缺血半暗区确切定义是围绕梗死中心的缺血组织，其电活动中止，但仍保持正常的离子平衡和结构完整的区域。缺血半暗区存在时间的长短和范围取决于局部脑血流下降的程度和速度（表8–7），实际上对半暗区研究认识的加深，缺血半暗区的定义和涵义有所进展。

表 8 - 7　局部脑血流量（rCBF）与细胞功能改变及缺血耐受时间

局部脑血流量水平［ml/（g·min）］	神经元轼能改变	缺血耐受时间
35	生物膜电活动改变	保持正常
18 ~ 23	组织损害可逆性改变	约 6h ATP 耗竭
11	不可逆损害	0.5h ATP 耗竭

多年来的研究已经基本明确缺血再灌注损伤的各个环节，关于缺血半暗区的界定也更为全面。

2. 缺血半暗区和治疗时间窗　缺血半暗区的概念最早由 Astrup 于 1977 年提出，其将缺血半暗区定义为：围绕在不可逆性损伤周边的区域，表现为电生理活动消失，但尚能维持自身离子平衡的脑组织。关于半暗区还有其他多种定义方法：①血流半暗区：当脑血流下降但维持在正常水平 40% 以上时，出现脑电功能障碍。当脑血流下降到 30% 时达到细胞的电衰竭阈值，此时神经传导功能消失。当脑血流下降至正常水平的 15% ~ 20% 时，则达到神经细胞的膜衰竭阈值。电衰竭和膜衰竭之间的脑组织称为缺血半暗区，为位于最严重缺血区和正常灌注区之间的中间区；②代谢半暗区：PET 检查发现表观扩散系数正常而脑氧代谢率异常的区域；③分子半暗区：认为梗死中心与正常脑组织之间，不同时间内多种基因表达的不同导致了选择性神经元死亡，出现变性蛋白质、低氧带和扩散性抑制等情况，出现多分子半暗区；④远隔区域损伤：近年来，有学者将远隔部位的缺血和功能联系不全也归入半暗区范畴。虽然有上述不同的界定方法，但最常用的仍是以血流状况定义的半暗区。

半暗区细胞存活的时间为治疗时间窗（therapeutic tlmewindow）。缺血后大部分周边区的血流可自发恢复（有时可高于正常水平，为高灌注状态），但如不在治疗时间窗内恢复灌注，则周边区内细胞仍无法存活。

半暗区定义的最重要的意义就是指导临床治疗，特别是溶栓治疗以及治疗时间窗的观察。近年来 CT、MRI 等各种影像学技术对半暗区的研究为临床治疗提供了非常有益的信息。尤其是超时间窗溶栓，基本都是根据影像学的结果进行选择。各种影像学技术由于具有不同的工作原理，所以对半暗区的界定不同，大体可以分为定量研究和半定量研究两种，其中正电子发射体层摄影术（positron emlssion tomography，PET）、氙气增强 CT（xenon enhance CT，XeCT）是可以对脑血流量进行完全定量研究的方法，而功能磁共振技术、单光子发射计算机成像（single photon emission computed tomography，SPECT）和 CT 灌注成像（CT perfusion imaging，CTP）均为半定量分析方法。下面主要介绍一下各种影像学方法对半暗区的界定。

（1）PET 对半暗区的界定：PET 可以发现卒中早期的病理生理改变，提供重要生理指标的定量图，如：局部脑血流量（regional cerebral blood flow，rCBF）、局部脑摄氧分数（oxygenextraction fraction，OEF）、局部脑氧代谢率（cerebral metabolicrate of oxygen，$CMRO_2$）和局部脑葡萄糖代谢率等多种指标，可以同时显示关于解剖、血流和代谢的信息。在缺血早期，PET 显示为 rCBF 下降，$GMRO_2$ 保持正常而 OEF 升高，提示组织仍有存活可能，这种代谢与血流的不平行就是缺血半暗区的特征。随着缺血时间的延长，OEF 降低，反映组织发生了不可逆损伤。

（2）XeCT 对半暗区的界定：XeCT 原理是在一定时间内脑组织所摄取的气体量为动脉

血带入脑的量与随静脉血从组织中流出量之间的差值。患者在行普通 CT 检查时通过面罩吸入氙和氧气的混合气体，通过计算机进行参数图像的计算得到脑血流图像，选择感兴趣的层面和区域，可得到该区域的绝对血流量值。XeCT 仅能提供解剖和血流方面的信息，Kaufmann 等将半暗区界定为：围绕缺血中心的脑组织 rCBF 为 7~20ml/（g·min）。

（3）功能磁共振对半暗区的界定：功能磁共振包括弥散加权磁共振（diffusion - weighted magnetic resonance imaging，DWI）和灌注加权磁共振（perfusion - weighted magneticresonance imaging，PWI）以及磁共振波谱分析（magnetlcresonance spectroscopy，IRS）等。DWI 观察的指标是表观弥散系数（apparent diffusion coefficient，ADC），DWI 显示的异常病变多代表不可逆损伤区；PWI 观察的指标是平均通过时间（mean translt tlme，MTT）、相对 CBF 以及脑血容量。动物实验证实，PWI 可于脑血管闭塞后立即发现相应的脑灌注下降，是最早显示脑梗死的方法之一。PWI 还可以显示脑灌注不足但尚未发生梗死的区域。缺血早期，ADC 下降，MTT 延长，相对 CBF 以及脑血容量均下降。缺血早期 PWI 多大于 DWI，PWI 和 DWI 结合可以判断缺血半暗区的范围，MRI 技术对半暗区的界定是：围绕异常弥散中心的弥散正常而灌注减少的组织，即 PWI 与 DWI 的不匹配区，也有学者将之定义为 MTT 延长 73%、相对脑血容量降低 29% 的区域。

还有通过磁共振血管造影（MRA）与 DWI 的不匹配定义半暗带，方法为：MRA 显示大脑中动脉 M1 段闭塞而 DWI 所示梗死体积 <25ml 者，或 MRA 显示大脑中动脉 M1 段狭窄而 DWI 所示梗死体积 <15ml 者，发现存在 MRA - DWI 不匹配的患者更能够从溶栓治疗中受益。

MRS 能够发现组织内是否存在着某些化学物质，可用于判断病变的性质和代谢状况。脑组织在长回波时间下主要有四个峰：①N - 乙酰天冬氨酸（NAA）峰：是神经元及轴索的标志。②肌酸（Cr）峰：因其含量在各种病理状态下较稳定，故常用作参考值比较其他代谢产物的变化。③胆碱峰（Cho）：与细胞膜磷脂的分解和合成有关。④乳酸峰（Lac）：来源于葡萄糖无氧代谢产物乳酸，当机体有短暂缺氧时，常可测到此峰。Lac 升高且 NAA 正常或轻度下降（<14%）的区域提示为缺血半暗区；Lact 升高以及 NAA 明显下降的区域（16%~34%）可能为不可逆损伤区。

（4）SPECT 对半暗区的界定：SPECT 运用放射性示踪剂显示血流的变化，是一种可靠的测量 CBF 的方法，能在症状出现最初几个小时内发现 CBF 的改变，此时 CT 甚至 MRI 可能还是阴性的，但是为半定量研究方法。HataZawa 等将症状出现后的 3~6h 内摄取比为对侧相应区域的 40%~70% 的区域界定为半暗区。

（5）CTP 对半暗区的界定：CTP 通过静脉内团注对比剂，使用快速扫描技术观察对比剂在第一次通过脑组织时的脑组织密度变化的情况，脑组织的密度变化即血液内造影剂浓度的变化，可反映出脑组织的血液动力学改变。Koenig 等计算患侧与健侧 rCBF、rCBV 的比值，发现相对 rCBF 为 0.48、相对 rCBV 为 0.6 是梗死组织与半暗区组织的鉴别指标，其预测有效率分别是 74.7% 和 83.1%。

也有研究认为 CBF 比值 <0.20 提示不可逆性损伤，CBF 比值为 0.20~0.35，则提示可逆性损伤，可进行溶栓治疗。此外还有其他的方式，如非增强 CT 上的低密度影提示为缺血核心区，而密度正常或肿胀区域内伴 CBV 增高的区域为半暗带。CBV 的下降是最终梗死区的预测指标，血管闭塞区内 MTT 的延长预示其将发展成梗死区等等。不同的参数组合可以

从不同的角度界定半暗带和最终梗死区。

3. 脑缺血性损害的瀑布效应　急性脑缺血后神经组织的细胞能量代谢衰竭、细胞膜去极化而膜内、外离子平衡紊乱，继而兴奋性氨基酸和神经递质释放，通过各种渠道导致细胞内钙离子的超载，激活细胞的蛋白酶、磷脂酶和过氧化系统，产生蛋白质水解和各种自由基，损伤神经组织。这些改变几乎是同时或在极短的时间内次序发生，故称之为瀑布效应。钙离子在触发脑缺血后继发性神经元损害中起了十分重要的作用，Martin 等研究表明，脑缺血或缺氧的早期（3～10min），由于钾离子传导的改变引起进行性、显著的神经细胞膜电位的下降（去极化），导致突触间谷氨酸盐释放，激活谷氨酸能受体，从而打开钙通道，致使神经细胞内钙离子超载。胞内钙离子超载可使细胞内线粒体功能丧失，ATP 产生明显减少，而 ATP 依赖的离子泵功能丧失。由于膜磷脂过氧化而细胞内活性氧含量显著增加，激活钙离子依赖的蛋白水解酶。这些变化共同引起神经细胞肿胀、细胞器溶解、细胞外膜的破裂及局部针对溢出的细胞组分的炎性反应。

脑血流的下降和随后的低氧引起 ATP 水平的急剧下降，导致钠钾泵衰竭，从而细胞膜去极化和离子平衡失调。细胞膜去极化引起电压门控钙通道开放，钙离子进入细胞内。神经元内钙离子达到高摩尔浓度时将激活一系列钙依赖性系统，包括钙依赖性激酶、磷脂酶和蛋白酶，这些系统持续的激活能导致即刻或迟发性神经元死亡。同样，突触前钙离子浓度增高引起谷氨酸盐释放，作用于兴奋性氨基酸（EAA）受体，导致进一步的突触后钠离子和钙离子内流；兴奋性氨基酸受体的激活也可通过磷酸肌醇刺激引起钙离子从细胞内贮存逸出，加重钙超载。在猫局灶缺血时，细胞内钙浓度改变与最终的组织学和脑电功能改变相关；脑血流与细胞内钙浓度也有一定关系，局部脑血流量低于正常的 20% 时，细胞内钙浓度开始增高并在再灌注期仍居高不下，最后脑电恢复差并有严重的组织学损害。

许多研究提示，兴奋性氨基酸受体与钙离子通道偶联并与神经细胞变性坏死关系密切，表明具有兴奋性毒性作用，阻断其兴奋性作用可能减轻缺血性脑损害的程度。20 世纪 70 年代初期，有学者发现外源性谷氨酸盐对胎鼠有神经毒性作用，并发现其结构类似于 N－甲基－D－天冬氨酸（NMDA）。80 年代发现在脑缺血时脑细胞外谷氨酸盐水平增高，阻断谷氨酸盐受体的 NMDA 部位可抑制 NMDA 导致的神经毒性作用；而且兴奋性毒性使突触后 EAA 受体的谷氨酸盐激活，切断进入易损神经元的谷氨酸盐能传入纤维有神经保护作用。兴奋性毒性的分子机制尚未完全清楚，但是兴奋性氨基酸受体的激活，是由最初的钠离子及其更重要的钙离子内流，去极化神经元，而进一步激活钙离子通过 EAA 受体进入神经元内，钙离子在胞内积聚触发了兴奋性毒性的瀑布反应。亲代谢谷氨酸盐受体激活，通过激活 G 蛋白系统，导致蛋白激酶 C（PKC）增加而蛋白激酶 A（PKA）减少，这些第二信使在兴奋性毒性瀑布反应如 EAA 受体和电压门离子通道的开放中起重要作用，最终将激活即刻早期基因（IEGs），产生一氧化氮（NO）、酸中毒、酯酶及核酸内切酶激活，损害神经组织。

三、临床表现

动脉粥样硬化性脑血栓形成的临床表现为一组突然发生的局灶性神经功能缺失症候群，损害的症状主要根据受累及脑动脉的供血分布而定，不同供血区域损害的特征性症状出现的概率不同（表 8－8、表 8－9）。

表8-8 脑内主要动脉血管的供血区域

动脉	供血区域
前循环系统	
颈内动脉	
脉络膜前动脉	海马、苍白球、内囊下部
大脑前动脉	内侧额、顶叶及其白质、胼胝体前部
大脑中动脉	外侧额、顶、枕、颞叶及其白质
豆状核纹状体动脉	尾状核、豆状核、内囊上部
后循环系统	
椎动脉	
小脑后下动脉	延髓、小脑下部
基底动脉	
小脑前下动脉	脑桥中下部、小脑中央部
小脑上动脉	脑桥上部、中脑下部、小脑上部
大脑后动脉	内侧枕、颞叶及其白质、胼胝体后部、中脑上部
丘脑穿通动脉分支	丘脑内侧面
丘脑膝状体动脉分支	丘脑外侧面

表8-9 大脑前、后脑循环缺血的症状和体征

症状或体征	发生率（%）	
	前循环	后循环
头痛	25	3
意识改变	51	6
失语	20	0
视野缺损	1	22
复视	0	7
眩晕	0	48
构音障碍	3	11
跌倒发作	0	16
偏瘫或单瘫	38	12
偏身感觉缺失	33	9

1. 局灶性神经功能缺失征群 临床神经功能缺失的基础是脑缺血导致神经解剖结构的损害，依照血管供应的神经解剖结构的功能，可以将脑血管病分为以下数种血管综合征。

（1）大脑前动脉征群：大脑前动脉供应大脑皮质的内侧面，包括支配对侧小腿的运动和感觉皮质、膀胱抑制或排尿中枢。大脑前动脉供血区缺血将出现对侧小腿的瘫痪和感觉缺失，因反射性排尿抑制的损害引起急迫性排尿。临床此综合征不常见，可能是因为大脑血流主要流向大脑中动脉。

（2）大脑中动脉征群：在缺血性脑血管病中，大脑中动脉病变最多见。大脑中动脉供应绝大部分的大脑皮质（外侧面）和深部皮质下结构。大脑中动脉皮质支分上侧分支，供应支配对侧面部、手和手臂的运动、感觉皮质和优势半球的语言表达区（Broca's区）；皮质下侧分支则供应视放射、视皮质（黄斑视力）和部分感觉皮质及优势半球的语言感受区（Wernicke's区）。发自近大脑中动脉主干的豆状核纹状体动脉（豆纹动脉）则供应基底节、内囊膝部和后肢的下降运动传导束（对侧面部、手、手臂和下肢）。

大脑中动脉上侧皮质支损害时，出现对侧面部、手和手臂的偏瘫及相应的偏身感觉缺失，但是不伴有同向偏盲。如损害优势半球，可以出现Broca's失语（损害语言的表达）。单独大脑中动脉下侧皮质支病变少见，导致对侧同向偏盲，对侧肢体的图形、实体和空间感觉的障碍，可有疾病否认、肢体失认、穿着失用、结构失用等显著的皮质感觉的损害特征。如损害优势半球，可以出现Wernicke's失语（损害语言的感受）；如损害非优势半球，临床表现可出现急性精神混乱状态。

大脑中动脉分叉处，即分出皮质上下侧支或（和）大脑中动脉的病变，临床症状重，合并上、下侧皮质支综合征的表现，往往面部、上肢重于下肢，优势半球损害则完全性失语（表达和感受语言障碍）。

大脑中动脉主干（发出豆状核纹状体动脉前）损害，临床表现出整个供血区的障碍，对侧偏身的瘫痪和感觉缺失，因内囊受损，上、下肢损害程度无明显差异。

（3）颈内动脉征群：颈内动脉来源于颈部颈动脉，其分支除前面讨论的大脑前、中动脉外，尚发出眼动脉供应视网膜。颈内动脉病变程度依侧支循环的情况而定，侧支循环多数是缓慢进展的动脉阻塞而代偿的结果。有作者认为缺血性脑血管病中约1/5颅内或颅外颈内动脉阻塞。近15%病例，颈内动脉的进行性动脉粥样硬化阻塞前，有短暂性脑缺血发作（TIAs）的先兆或同侧眼动脉缺血导致一过性单眼黑矇。颈动脉阻塞可以是无症状性的。有症状的颈动脉综合征类似大脑中动脉综合征。

（4）大脑后动脉征群：一对大脑后动脉发自基底动脉的尖端，供应枕叶皮质、颞叶内侧面、丘脑和中脑头端。通常由于栓塞发生在基底动脉的尖端，可以阻塞一侧或双侧后动脉，栓子可崩解而不出现症状，或部分的大脑后动脉梗阻。

临床大脑后动脉闭塞导致对侧视野的同向偏盲，而黄斑视力保存（黄斑视力的枕叶皮质由中动脉和后动脉双重供血）。大脑后动脉起始段闭塞影响中脑上端，出现眼球运动异常，包括垂直凝视麻痹、动眼神经麻痹、核间性眼肌麻痹和眼球垂直分离性斜视。大脑后动脉闭塞影响优势侧半球（多数是左侧）枕叶，特征性表现为命名性失语、失读症（而无失写）和视觉失认。视觉失认是由于胼胝体损害切断了右侧视皮质和左侧语言皮质的联系。双侧大脑后动脉闭塞引起皮质盲和因颞叶损害的记忆障碍。

（5）基底动脉征群：基底动脉起自双侧椎动脉（某些个体仅仅有一支椎动脉），行进于脑干腹侧，并于中脑水平分叉为大脑后动脉。基底动脉分支供应枕叶、颞叶内侧面、丘脑内侧、内囊后肢和整个脑干及小脑。

基底动脉血栓形成往往因为累及多组分支动脉，临床表现通常不一致。如累及椎动脉（单侧或双侧）其表现类似基底动脉血栓形成，在颈椎关节硬化的病例中，可以因头部转动导致一过性椎动脉暂时性闭塞，出现脑干功能障碍的症状和体征。另外，发出椎动脉前的锁骨下动脉闭塞可以引起锁骨下动脉盗血综合征，往往是全身动脉硬化的一部分，并不提示椎－基底动脉的卒中。

发生在基底动脉近端的血栓形成，影响脑桥背侧部分，出现单侧或双侧滑车神经麻痹，水平性眼球运动异常，并可有垂直性眼震和眼球沉浮，瞳孔缩小而光反射存在（下降的交感神经传导束损害），偏瘫或四肢瘫和昏迷多见。基底动脉综合征易混淆于脑干出血，但临床 CT 或 IVIRI 可以明确鉴别。

如损害脑桥腹侧部（不影响脑桥背侧），临床出现四肢瘫痪，而意识完好，患者仅仅利用眼睛闭合和垂直眼球运动来示意，通常称为闭锁综合征。此状态多与昏迷混淆，EEG 可有助于鉴别。

发生在基底动脉远端的闭塞，影响中脑上行网状结构、丘脑和大脑脚，通常出现特征性的意识障碍和单侧或双侧动眼神经麻痹、偏瘫或四肢瘫，临床称为基底动脉尖综合征，有时与天幕疝影响中脑的状况相混淆。此类情况多见于栓塞性病变。

（6）椎－基底动脉长旋分支征群：椎－基底动脉长旋分支是小脑后下动脉、小脑前下动脉和小脑上动脉，供应脑干背外侧，包括位于背外侧的脑神经核和进出小脑传导束的小脑脚。常见的是小脑后下动脉闭塞导致的延髓背外侧综合征（Wallenberg's 综合征），表现同侧的小脑性共济失调、Homner 征和面部感觉缺失，对侧痛、温度觉损害，眼球震颤，眩晕，恶心呕吐，呃逆，吞咽困难和构音障碍，无运动障碍。

小脑前下动脉闭塞导致脑桥下端外侧部的损害，常见同侧面部肌肉瘫痪、凝视麻痹、耳聋和耳鸣，无 Homner 征、呃逆、吞咽困难和构音障碍。

脑桥上端外侧部的损害多由于小脑上动脉闭塞，临床表现相似小脑震颤和眼球反侧偏斜，对侧出现完全性感觉障碍（包动性眼球震颤和眼球反侧偏斜，对侧出现完全性感觉障碍（包括触觉、振动觉和位置觉）。

（7）椎－基底动脉旁中央分支征群：椎－基底动脉旁中央分支行径于脑干腹侧至四脑室底，供应脑干的内侧面，包括大脑脚内侧、感觉传导通路、红核、网状结构和内侧的脑神经核（Ⅲ、Ⅳ、Ⅵ、Ⅻ）。临床表现见相关章节。

2. 脑梗死的临床分型

（1）OCSP 分型（oxfordshire commumty stroke project）：主要分为四种类型。

1）完全前循环梗死（total anterior circulation infarction，TACI）：大脑高级功能障碍、同侧视野损害、同侧面部或上肢、下肢中至少两个部位的运动和/或感觉障碍。

2）部分前循环梗死（partial anterior clrculation infarction，PACI）：只表现完全前循环中所列三方面中的两项，或只表现大脑高级功能障碍，或较腔隙性梗死中所规定的更局限的（如局限于一个肢体或面部和手但不是整个肢体）运动/感觉障碍。

3）后循环梗死（posterior circulation infarction，POCI）：同侧脑神经麻痹伴对侧运动/感觉障碍、双侧运动/感觉障碍、眼球会聚异常、小脑症状不伴同侧的长束症状（如共济失调性轻偏瘫）或单侧同向视野缺损。

4）腔隙性脑梗死（lacunar cerebral infarction，LACI）：分纯运动性、纯感觉性、感觉运动混合性、共济失调轻偏瘫、构音障碍手笨拙综合征 5 种。

（2）TOAST 分型：主要是根据病因进行分型，分为：

1）心源性：最常见，其栓子来源见表 8－10。

表 8 - 10   心源性栓塞的栓子来源

高度危险的栓子来源	中度危险的栓子来源
机械心瓣膜	二尖瓣脱垂
二尖瓣狭窄伴心房纤颤	二尖瓣环状钙化
心房纤颤	二尖瓣狭窄不伴心房纤颤
病态窦房结综合征	心房间隔缺损
4 周之内的心肌梗死	卵圆孔未闭
左心房或左心耳血栓	心房扑动
左心室血栓	单独出现的心房纤颤
扩张型心肌病	生物心脏瓣膜
左心室区段性运动功能不良	非细菌性血栓性心内膜炎
左心房黏液瘤	充血性心力衰竭
感染性心内膜炎	左心室区段性运动功能减退
	4 周之后，6 个月之内的心肌梗死

2）大动脉粥样硬化性卒中：这一类别要求颈动脉超声波扫描或多普勒扫描确认颈内动脉闭塞或狭窄达到血管横截面面积的 50%，通过血管造影或磁共振血管造影发现的颈动脉，大脑前、中、后动脉，椎 - 基底动脉狭窄达到血管横截面面积的 50%。

3）腔隙性脑梗死：具备以下三项标准之一者即可确诊：①具有典型的腔隙性梗死综合征，且影像学检查发现与临床表现相符的、最大径 <1.5cm 的病灶的卒中；②具有典型的腔隙性梗死综合征，但影像学未发现相应病灶的卒中；③具有非典型的腔隙性脑梗死综合征，但影像学检查发现与临床表现相符的、最大径 <1.5cm 的病灶的卒中。

4）其他原因引发的缺血性卒中：这一类别包括由其他明确原因引发的脑梗死（高凝状态、血液系统疾病、吸食毒品等）。

5）原因不明的缺血性卒中：这一类别包括不能归于以上类别的缺血性脑卒中。

3. 特殊类型的脑梗死　主要包括脑小血管病和分水岭梗死。

（1）脑小血管病：近年来出现了小血管病（small vessel disease，SVD）的概念。脑小血管病是指累及直径 30 ~ 800μm 范围内，没有侧支吻合的解剖终末动脉，病变微小动脉的直径主要分布在 100 ~ 400μm 之间，其供血区域在脑深部白质及脑干，临床表现为静息性脑梗死、各种腔隙综合征、血管性认知功能障碍、步态异常和老年情感障碍，影像学表现为腔隙性脑梗死灶、脑白质疏松、微出血及血管周围间隙（Virchow - Robin 间隙）扩大的一组脑小血管本身病变性疾病。

血管病变主要是玻璃样变、脂质玻璃样变、纤维素样坏死、淀粉样物质沉积。主要的病因有动脉硬化、脑淀粉样血管病、遗传相关性血管病和炎症或免疫介导性血管炎以及放射性血管病。导致动脉硬化的原因主要有高血压、糖尿病、高龄。脑淀粉样血管病导致淀粉样物质沉积。遗传（单基因突变）相关性血管病包括：伴皮质下梗死和白质脑病的常染色体显性遗传性脑动脉病（CADASIL），伴皮质下梗死和白质脑病的常染色体隐性遗传性脑动脉病（CARASIL），常染色体显性遗传性视网膜血管病伴有白质脑病（AD - RVLC），遗传性肾病、动脉瘤和肌肉痉挛（HANAC，又称 COL4A1 卒中综合征），线粒体脑肌病（MELAS），

Fabry 病，Familial British dementia，Familial Danish dementia 等。炎症或免疫介导性血管炎包括：坏死性血管炎、过敏性紫癜、冷球蛋白血症血管炎、皮肤白细胞破碎性血管炎、原发性中枢神经系统血管炎、Sneddon 综合征、Susac 综合征、结缔组织病相关的血管炎、感染相关的血管炎及放射性损伤导致小血管纤维素样坏死。这里主要介绍两种遗传学小血管病 CADASIL 和 CARASIL。

1）CADASIL：突变基因：CADASIL 由位于 19p 的 Notch3 基因变异导致，该基因编码一个单通道跨膜受体。Notch 3 基因于 1919 年在果蝇体内发现，该基因的部分功能缺失会在果蝇翅膀的边缘造成缺口（notch），Notch 基因由此而得名。动物模型实验研究表明 Notch 3 基因可能从以下 4 个方面影响心血管系统：血管重构、血管稳定性、动静脉发生选择（arterial – venous specification）、心脏发育。1955 年，法国学者 Vas Bogaert 首先描述 CADASIL 为"在两姐妹中快速发生的 Binswanger 病"。后来陆续报道了许多家系。CADASIL 在 65 岁以下伴白质脑病的腔隙性脑梗死的病例中占 2%，在 50 岁以下者中占 11%。

临床表现：CADASIL 的临床表现多种多样，但其基本特征为：伴有先兆的偏头痛、皮质下缺血事件、情绪障碍、淡漠及认知功能缺损。这些表现的发生年龄、持续时间和发生频率均不同。20% ~40% 的 CADASIL 患者有伴先兆的偏头痛，是普通人群的 5 倍。皮质下缺血事件（TIA 和缺血性卒中）是 CADASIL 最常见的表现，见于 60% ~85% 的患者，缺血事件通常是皮质下，67% 的患者为腔隙综合征。大多数患者在数年内有 2 ~5 次复发卒中，逐渐引起步态困难，伴或不伴尿失禁、假性延髓麻痹。20% 的 CADASIL 患者存在情绪障碍，通常为重度抑郁，有些会表现为躁狂发作。认知功能缺损是 CADASIL 的常见临床表现。多数病例最早的症状是执行功能和处理速度下降。此外有 10% 的患者有癫痫发作，也有发生脊髓梗死和颅内出血的报道。5 种主要临床表现均可独立发生，但大部分会相继出现。

影像学特征：MRI 显示脑白质和基底节区对称性白质病变和腔梗灶，局限性病变主要位于半卵圆中心、丘脑、基底节和脑桥内，尤其是颞叶前部和外囊。颞叶前部受累可达 89% ~97%，为本病的主要特征，同时可伴有脑萎缩。MRI 显示双侧对称性白质病变、颞极病变、合并新发梗死（DWI）。

诊断标准：基因测试是诊断 CADASIL 的金标准。皮肤血管活检特征为小动脉血管壁增厚导致管腔狭窄、肥大的内皮、中膜到外膜非淀粉样颗粒状嗜锇物质及平滑肌细胞形态学改变为特征。颗粒状嗜锇物质是 CADASIL 特殊的超微结构特征，位于血管基底膜。皮肤样本的 Notch3 单抗免疫染色可以揭示血管壁上聚集 Notch3 蛋白，有高度的诊断敏感性（85% ~95%）和特异性（95% ~100%）。

CADASIL 的诊断标准：

A. 必需条件：①遗传学：明确三代以上脑血管事件和痴呆遗传病史；②发病年龄：中年以前发病，60% 为 28 ~38 岁，平均 40 岁；③血管事件：反复发生 TIA 或腔隙性脑梗死；④常无高血压、糖尿病等常见的卒中危险因素；⑤痴呆和精神障碍：在卒中基础上，逐渐出现心境障碍、抑郁、认知功能减退和痴呆。

B. 伴随条件：①偏头痛：30% ~40% 患者发病早期伴偏头痛发作；②影像学：常见脑室旁白质疏松、脑萎缩和多发腔隙性梗死。

C. 确诊条件：①病理检查：脑、皮肤和神经活检电镜可见嗜锇颗粒（GOM）；②基因分析：在 19p13 染色体上发现 Notch3 基因突变。

确诊 CADASIL：4 条以上必需条件 + 1 条确诊条件；

可能 CAIDASIL：4 条以上必需条件 + 1 条以上伴随条件；

可疑 CADASIL：至少 3 条必需条件 + 1 条以上伴随条件。

2) CARASIL：突变基因：CARASIL 是常染色体隐性遗传性脑动脉病及动脉硬化伴皮质下梗死及白质脑病（cerebralautosomal recesslve arteriopathy/arteriosclorosis withsubcortical infarcts and leukoencephalopathy，CARASIL）的简称，也称青年发病的 Binswanger 样白质脑病伴秃头和腰痛。目前发现该疾病与染色体 10q（10q25.3 ~ q26.2）的基因 high - temperature requirement A serine peptidase 1（HTRA1）的突变有关。该基因与 TGF - β 家族的信号传导有关，由于基因突变导致酶活性下降从而失去对 TGF - β 信号通路的抑制，导致血管病变。1995 年 Fukutake 等在总结 17 例病例报告的基础上，鉴于当时国际上已存在伴有皮层下梗死和白质病变的常染色体显性遗传性脑动脉病（GADASIL）这一病名，且两者在临床、影像、病理改变有很多相似性，而后者符合隐性遗传特征，故将其命名为 CARASIL。

病理改变：主要的病理改变是脑白质广泛脱髓鞘，U 形纤维保存，少突胶质细胞及星形胶质细胞减少。不同病例的脑白质病变可在额叶、额顶、枕叶或颞顶叶，胼胝体亦可见萎缩及多数软化灶，病变可沿锥体束累及大脑脚和脑桥基底部。脑白质直径 100 ~ 400μm 的小动脉及细小动脉可见内膜纤维化、玻璃样变、内弹力层断裂、管径狭窄和闭塞等。脑底部大血管无异常或轻度动脉粥样硬化。

诊断标准：①40 岁前出现症状，临床呈进行性（有时可短暂性停顿）智能低下、锥体束征、锥体外系症状和假性延髓麻痹等，影像学病变以弥漫性皮质下白质为主；②早年（10 ~ 20 岁）出现秃头或广泛头发稀疏；③急性反复腰痛，伴变形性脊椎病或椎间盘突出；④血压 < 140mm/90mmHg，未服过降压药；⑤无肾上腺白质营养不良等脑白质的疾病。

具备以上 5 项为确诊（definite）病例；第 2 或第 4 项中一项不清，具备其他 4 项为可能（probable）病例，确诊病例的同胞，且双亲近亲结婚，有脑病表现或有第 2、3 两项，为可疑（possible）病例。

以下几项可作为诊断参考：①双亲或祖父母近亲结婚的遗传背景；②卒中或阶段性恶化进展方式；③CT/MRI 显示弥漫性脑白质病变，基底核及大脑白质腔隙性梗死。

CARASIL 需要与 CADASIL 鉴别，主要依据为基因检测结果。CADASIL 电镜下见到在平滑肌细胞基底膜有嗜锇颗粒沉积是确定诊断的依据。本病仍需与肾上腺脑白质营养不良、异染色性白质脑病、淀粉样血管病变、血管炎鉴别。

治疗：这两种单基因脑小血管病没有明确的治疗方法，主要是对症治疗、改善智能、预防卒中复发。抗凝和抗血小板药物的效果不明确。

（2）分水岭梗死：分水岭梗死（watershed infarction）或边缘区梗死（border zone infarction），是指相邻两个血管供血区交汇处区域由于血流动力学异常或者微栓子栓塞造成的梗死。分水岭梗死约占脑梗死的 10%。分水岭梗死又分为皮质型梗死和皮质下型梗死。大脑半球、小脑、脑干均可发生分水岭梗死。其发病原因是低血压和（或）低血容量、颈动脉狭窄或闭塞、微栓塞等。皮质型梗死多是由于栓塞导致，有时合并有血液动力学异常，而皮质下梗死主要是源于血液动力学异常。而小的皮质下分水岭梗死常常伴有更大范围的灌注下降，可能只是冰山的一角，预示着潜在的卒中风险，必须进行详细的影像学评估。

临床表现：①发病前的状态或诱因有助于对分水岭梗死的判断。如体位改变时（从卧位到立位）、吃饭中、运动中、深呼吸或剧烈咳嗽状态下发病；发病时血压低（用降压药或药物加量、合并使用其他药物加强降压、麻醉、心脏手术、失血或贫血等），如果合并血管狭窄则更容易诱发分水岭梗死。②特殊的临床表现，如有意识丧失而无局灶性体征的梗死；眼脑综合征（单侧一过性黑矇和对侧肢体或单个肢体运动障碍）；肢体摇晃（脑电图正常）；罕见的有视网膜间歇性反应不良（retinal claudicatio，强光照射后短暂的失明）等。由于皮层受累多见，故癫痫的发病率比普通脑梗死更高。也可出现轻度的半球性认知功能障碍。

预后：由于分水岭梗死多与血管狭窄相关，其病死率高于普通的脑梗死，年病死率可达9.9%（普通脑梗死年病死率为2.3%）。

四、影像学和实验室检查

检查内容包括：病灶性质的确定，包括头颅 CT 扫描、MRI 尤其是 DWI 的检查，血管及血流状态的检查包括颈动脉超声、TCD、CTA、MRA 和 DSA，病因学检查如心脏超声以及经食管心脏超声等。

影像学检查可以发现脑梗死的大小、部位、血管分布，也可以发现梗死后出血。脑部影像学检查影响着短期及长期治疗决策的制定，如溶栓患者的选择和超时间窗溶栓患者的选择、后续抗栓药物的选择。此外，现代影像学可获得有关缺血性损伤部位、可逆程度、颅内血管状况及脑血流情况的信息。

1. CT 早期梗死征象 包括 MCA 高密度征和灰白质界限不清，这两个指征也是神经功能恶化的独立的危险因素。

2. CTA 显示病变血管 CTA 可显示脑供血动脉颅外段和颅内段大血管的状况，包括有无血管狭窄、斑块形成和侧支循环情况。

3. 多模式灌注 CT 显示改变和相关信息 灌注 CT 显示 CBF、CBV、MTT 和 TTP（达峰时间），有助于半影区的判断。

4. DWI 和 ADC 图确认急性期病灶 超急性、急性期脑梗死在 DWI 上表现为高信号，其 ADC 值较对侧相应区域明显下降，表现为低信号；随时间延长 rADC 由低到高，于 $8 \sim 14d$ 出现假性正常化，于慢性期高于正常水平。而 DWI 上的高信号持续时间较长，可达 30d 左右。

PWI - DWI 的 misrnatch（不匹配）显示缺血半影区。

5. 磁敏感磁共振（SWI）和 $T2^*W$ 梯度回波成像 可发现微出血改变在脑小血管病中非常需要判断颅内的微出血情况，近年来主要是通过两种序列磁敏感磁共振（SWI）和 $T2^*W$ 梯度回波成像进行微出血方面的判断。

6. DSA 是血管介入治疗前的必须检查 DSA 能动态实时观察脑血管的结构状况和脑血流供应情况，是评估侧支循环的最佳选择，也是进行血管内介入治疗前的必需选择。DSA 对动脉夹层的诊断和治疗选择具有决定性的指导作用。

7. 实验室检查 发病后应立即检查的指标包括全血细胞计数、血糖、电解质、肝肾功能、凝血时间等。低血糖可引起局灶性神经系统症状及体征，这些临床表现与卒中类似，而高血糖与疾病的预后不良有关。对于服用华法林或肝病患者需测定 PT/INR。其他后续检查主要是病因学方面的检查，如蛋白 C、蛋白 S、免疫和炎性指标、基因检测等。

8. 其他检查 包括胸片、12 导联心电图、24h 心电图监测、心脏超声、腹部 B 超和四肢血管超声有助于伴发病变的判断和分析。

五、诊断与鉴别诊断

1. 诊断 动脉硬化性脑梗死的诊断要点是：①可能有前驱的短暂脑缺血发作史；②安静休息时发病者较多，常在晨间睡醒后发现症状；③症状常在几小时或较长时间内逐渐加重，呈恶化型卒中；④意识常保持清晰，而偏瘫、失语等局灶性神经功能缺失则比较明显；⑤发病年龄较高；⑥常有脑动脉粥样硬化和其他器官的动脉硬化；⑦常伴有高血压、糖尿病等；⑧CT排除出血和占位等病变，DWI有高信号，ADC图为低信号。

2. 鉴别诊断：

（1）出血性卒中：有10%左右的脑出血患者发病时意识清晰，血压可无明显升高，可不出现头痛、呕吐等情况，临床难以区分，但CT扫描能第一时间区分这两种病变，是首选的影像学检查。

（2）颅内占位性病变：少数的脑肿瘤、慢性硬膜下血肿和脑脓肿的患者可以突然起病，表现局灶性神经功能缺失，而易与脑梗死相混淆。

（3）颅脑外伤：脑卒中发病时患者常有突然摔倒，致有头面部损伤。如患者有失语或意识不清，不能自述病史时，尤应注意鉴别。

（4）小血管病变与脱髓鞘病变的鉴别：两者的临床和影像学有相似之处，但是从危险因素、发病情况、影像学特征、脑脊液检测等多方面可进行两者的鉴别。

鉴别诊断的方法主要是根据临床表现和影像学检查，如磁共振增强扫描、PWI扫描、MRS等有助于脑梗死与肿瘤、脓肿等的鉴别。必要时需结合脑脊液检查发现脱落细胞、寡克隆带等特殊检查方法进一步明确诊断。

六、脑梗死的一级和二级预防

卒中的危险因素分为可控性因素和不可控性因素。后者主要包括年龄和性别。可控性因素较多，2010年Lancet发表的22个国家的INTERSTROKE研究分析包括出血在内的卒中的危险因素，按照人群归因风险比的高低将导致卒中的主要十种因素依次排名，分别是：高血压史、缺乏体育锻炼、腰臀比、APOB/APOA1的比值、吸烟、饮食不合理、心脏病变、抑郁、糖尿病、心理压力、酗酒。因此，应逐条控制这些危险因素，才能达到预防复发的目标。

1. 控制血压 正常血压在120/80mmHg以下，糖尿病患者血压维持在130/80mmHg以下，轻度血管狭窄血压维持在140/90mmHg以下，一侧颈内动脉严重狭窄超过70%，收缩压维持在l30~150mmHg，双侧颈内动脉狭窄超过70%，收缩压维持在150~170mmHg，在解除血管狭窄后，逐渐将血压降到正常。

2. 体育锻炼 每天不少于30min的运动。

3. 控制体重 男性腰臀比小于0.9，女性小于0.8。

4. 调节血脂 LDL控制在2.6mmol/L以下，合并糖尿病、冠心病、代谢综合征、吸烟者LDL<2.6mmol/L。

5. 戒烟。

6. 合理饮食 控制摄盐量，每日不超过6g，减少饱和脂肪酸的摄入。

7. 治疗心脏病　控制心脏节律和心率，治疗心脏的原发病。

8. 心理干预和药物治疗，减轻抑郁。

9. 控制血糖　空腹控制在6.0mmol/L以下，餐后血糖控制在10.0mmol/L以下，糖化血红蛋白7.0%以下。

10. 限制饮酒　男性每日饮酒小于1瓶啤酒或4两红酒、1两白酒，女性要减半。

11. 女性避免使用口服避孕药和绝经期后的雌激素替代治疗。

12. 高同型半胱氨酸血症患者　口服维生素B_6、B_{12}和叶酸。

13. 抗栓药物　包括抗血小板药物阿司匹林和抗凝药物华法林，具体选择如下：①45岁及以上的女性患者，脑出血的风险小、胃肠道耐受好者，建议服用低剂量阿司匹林，但其作用非常有限；出于心肌梗死一级预防的目的，男性可以考虑服用低剂量阿司匹林，但其不能减少缺血性卒中的风险。②非瓣膜性房颤患者，如年龄小于65岁、没有血管危险因素，可建议服用阿司匹林。③非瓣膜性房颤患者，如年龄在65～75岁、没有血管危险因素，除非禁忌，建议服用阿司匹林或口服抗凝剂（INR 2.0～3.0）。④非瓣膜性房颤患者，如年龄大于75岁，或者虽不到75岁，但有高血压、左心室功能不全、糖尿病等危险因素，建议口服抗凝剂（INR 2.0～3.0）。⑤房颤患者，如不能接受口服抗凝剂，建议服用阿司匹林。⑥房颤患者，如有机械性人工瓣膜，建议接受长期抗凝。INR目标值因人工瓣膜类型不同而异，但不能低于2～3。⑦无症状性颈内动脉狭窄超过50%的患者，建议服用低剂量阿司匹林，以降低发生血管事件的风险。

七、治疗

缺血性卒中经过多年的实践已经形成了"时间就是大脑"的紧急救治观念，多个大型临床试验的结果也确立了一些有效的治疗方式，包括溶栓治疗和手术及介入治疗，随之的二级预防乃至一级预防的原则和方式也已经明确，这一疾病的治疗已经进入循证治疗的时代。

1. 院前急救和处理的原则　对于疑似缺血性卒中的患者，院前急救措施会影响后续处理的效果。应采取的措施：管理气道、呼吸和循环，监测心脏，建立静脉通道，吸氧（当氧饱和度<92%时），评估有无低血糖，禁食，预先告知接收急诊室，快速转运到最近的能治疗急性卒中的恰当场所。应该避免的处理：给予非低血糖患者含糖液体、过度降低血压、过量静脉输液。

2. 快速诊断和评估　首先，对疑似卒中的患者需要进行ABC的评估，判断是否有需要紧急处理的状况，随后，使用NIHSS评分量表对患者进行神经科检查，并判断病情的严重程度和可能的血管分布，随后立即进行影像学检查和相关的实验室检查。由于溶栓治疗时间窗窄，所以要尽快完成上述评估和检查，尽快给予治疗。

首选的检查是头部CT或者MRI（应包括DWI），TIA、轻微卒中或早期自发恢复的患者尽快进行血管影像检查，包括颈部超声、CT血管成像（CTA）或IVIR血管成像（IVIRA）在内的诊断性筛查。所有急性卒中和TIA患者均需进行血常规、生化检测、凝血功能检测和12-导联心电图（ECG）检查。对年轻TIA和卒中患者，尤其是没有明确卒中危险因素的患者应该进行一些特殊的检查，见表8-11。

表 8-11 特殊血液检查

蛋白C、蛋白S、抗凝血酶Ⅲ活性
活化蛋白C抵抗/因子V Leiden突变
D-二聚体、纤维蛋白原
抗心磷脂抗体、狼疮抗凝物
同型半胱氨酸
凝血酶原基因G20210A突变
因子Ⅷ、von Willebrand因子
纤溶酶原激活物抑制剂-1
内源性组织型纤溶酶原激活物活性

3. 治疗

（1）药物治疗

1）静脉溶栓治疗：目前国内公认的溶栓治疗时间窗是发病6h内。重组组织型纤溶酶原激活物（rtPA，0.9mg/kg，最大剂量90mg）进行溶栓治疗，可以显著改善急性缺血性卒中患者预后，治疗开始越早，患者的结局越好，其适应证见表8-12、表8-13。

表 8-12 静脉溶栓治疗适应证

①发病≤4.5h。
②诊断为缺血性卒中，有明确的神经功能缺损。
③神经体征无自发性缓解。
④慎用于严重缺损患者。
⑤卒中症状不应提示蛛网膜下腔出血。
⑥最近3个月内无头部创伤和卒中。
⑦最近3个月内无心肌梗死。
⑧最近21d内无胃肠道或尿道出血。
⑨最近14d内无大手术。
⑩最近7d内无不可压迫部位的动脉穿刺。
⑪无颅内出血史。
⑫血压不高（收缩压<185mmHg且舒张压<110mmHg）。
⑬查体未见活动性出血或急性创伤（骨折）的证据。
⑭当前不口服抗凝剂，如果正在服用，需INR≤1.5。
⑮如果最近48h内接受肝素治疗，APTT必须在正常范围内。
⑯血小板计数≥100×10^9/L。
⑰血糖浓度≥2.7mmol/L。
⑱无发作后遗留神经功能缺损的痫性发作。
⑲CT不提示多脑叶梗死（低密度范围>1/3大脑半球）。
⑳患者或家属理解治疗的潜在风险和利益。

注：INR指国际标准化比值；APTT指活化部分凝血酶原时间。

表 8 - 13　rtPA 使用方法

①rtPA 输注 0.9mg/kg（最大剂量 90mg），先注 10%（1min），其余在 60min 内静滴完毕。

②收入卒中单元监护。

③定时进行神经功能检查，在输注 rtPA 过程中每 15min 一次，此后每 30min 一次检查 6h，然后每小时一次直至 rtRA 治疗后 24h。

④如果患者出现严重头痛、急性高血压、恶心或呕吐，需停药，急查头部 CT。

⑤定时测量血压，最初 2h 每 15min 一次，随后的 6h 每 30min 一次，最后每小时一次直至 rtPA 治疗后 24h。

⑥如果收缩压≥180mmHg 或舒张压≥105mmHg，要提高测血压的频率；给予降压药以维持血压等于或低于此水平。

⑦推迟放置鼻胃管、导尿管或动脉内测压导管。

⑧使用 rtPA 后 24h，在开始使用抗凝剂或抗血小板药前，复查 CT。

2）纤溶酶：安克洛酶是一种从蛇毒中提取的降解纤维蛋白原的酶，已有几个临床试验对它进行了研究。一项早期试验发现安克洛酶可以改善卒中患者的结局，当患者血中纤维蛋白原水平 <1g/L 效果最好。随后的研究表明该药物有较好的获益 - 风险比。由于安克洛酶可能具有良好的抗血栓活性以及缓和的溶栓效果，关于它的研究还在继续。

3）动脉溶栓治疗：对严重的神经功能缺损（NIHSS 评分≥10）、症状出现在 3h 到 6h 之间、近期有大手术以及主要的颈部和/或颅内血管的闭塞这些不能进行静脉溶栓的卒中患者进行动脉 rtPA 溶栓的效果是可能有益。但是不能作为常规治疗的首选，不能妨碍静脉溶栓治疗。而且必须在有经验的卒中中心进行。不管何种溶栓治疗，均有出血风险，见表 8 - 14。

表 8 - 14　导致溶栓治疗出血风险增加的因素

血糖升高

糖尿病病史

基线症状严重

高龄 >80 岁

治疗时间延迟

既往有阿司匹林服药史

既往有充血性心力衰竭病史

纤溶酶原激活物抑制剂活性降低

违背溶栓适应证

注：溶栓治疗严重出血的风险是 6% 左右。

4）抗凝治疗：目前临床仍在广泛应用，但就药物的选择、用药常规、开始治疗时团注的剂量、抗凝的水平以及治疗持续的时间存在分歧。

抗凝治疗的应用见表 8 - 15。

表 8 - 15　抗凝适应证和禁忌证

适应证	禁忌证
心源性栓塞	大面积脑梗死，如超过 50% MCA 供血区的梗死
抗心磷脂抗体综合征	未控制的严重高血压（>180/110mmHg）
脑静脉窦血栓形成	严重的脑白质疏松或怀疑为脑淀粉样血管病（cerebral amyloid angiopathy，CAA）的患者
合并下肢深静脉血栓和/或肺栓塞	其他，如颅内出血、溃疡病、严重肝肾疾病
颈动脉夹层和严重大动脉狭窄手术前准备	

特殊情况：患者如果有出血性卒中合并症状性深静脉血栓形成或肺栓塞，为防止血栓的进展，应该使用抗凝治疗或深静脉放置血栓过滤器。

用药方法：①普通肝素：根据 2002 年 Toth 在其"TIA 和卒中急性期肝素治疗试验"提出的方案，肝素先团注 5 000U，然后以 10～12U/（kg·h）的剂量加入生理盐水中持续 24h 静滴，使用 6h 后抽血测量 APTT，24h 内使 APTT 达到对照值的 1.5～2.5 倍（或 APTT 达到 60～109s），然后每日监测 APTT，待病情稳定可改为华法林口服。②低分子肝素：低分子量肝素皮下注射 5 000IU，每日 2 次，治疗 2～3 周，然后口服抗凝药治疗。③华法林：由于华法林起效需要 3～5d，故应该在停用肝素和低分子肝素前 3d 开始同时给以华法林治疗，起始剂量为 5～10mg/d，连用 2d，然后改为维持量，INR 目标值为 2～3，如果有心脏机械瓣置换术史，INR 需达到 2.5～3.5。未达治疗范围前每日测量一次，当其剂量合适，监测指标稳定后，可改为每周一次，长期应用者至少每月一次；每日应在同一时间服药。发热、气候热、腹泻、营养不良可使凝血时间延长导致出血。高脂饮食和富含维生素 K 的食物（如卷心菜、花菜、菠菜、洋葱、鱼肉、肝）可干扰华法林的疗效。某些抗生素、镇痛剂、降糖药、调脂药、抗癌药、抗癫痫药和口服避孕药均能影响其抗凝效果。华法林可通过胎盘致畸，孕妇不宜使用华法林，可使用肝素和低分子肝素。

5）抗血小板治疗：原则：对于不能溶栓和抗凝治疗的患者，均建议给予抗血小板治疗。至于抗血小板药物的选择，目前主张根据卒中的危险因素进行分层，然后选择合适的药物。可联用阿司匹林和双嘧达莫，或单独应用氯吡格雷，也可选择单独应用阿司匹林。近期发生缺血性卒中的患者，不建议联合使用氯吡格雷和阿司匹林，但有特定指征（例如不稳定型心绞痛，无 Q 波心肌梗死或近期支架植入术）者例外。治疗应持续到事件发生后 9 个月。应用抗血小板治疗仍发生卒中的患者，建议重新评价其病理生理学和危险因素。

阿司匹林用法：初始剂量为 300mg，维持量 50～300mg/d，大剂量（>150mg/d）长期使用不良反应增加。英国医师协会建议卒中后前 2 周使用 300mg/d，然后改为小剂量维持，如果既往有因为阿司匹林导致的胃部疾患，应同时使用质子泵抑制剂。

氯吡格雷用法：初始剂量为 300mg，维持量 75mg/d。与阿司匹林相比，氯吡格雷在预防血管性事件发生方面略优，但对于高危患者（例如，曾发生卒中、外周动脉疾病、症状性冠状动脉疾病或糖尿病的患者），其效果可能更加明显。

双嘧达莫和阿司匹林联用：与单独应用阿司匹林相比，联合应用阿司匹林（38～300mg/d）和双嘧达莫（缓释片 200mg，每日 2 次）能够降低血管疾病死亡、卒中或心肌梗死的危险。双嘧达莫能够引起头痛，通过逐渐增加剂量可以降低该情况发生率。

氯吡格雷和阿司匹林联用：MATCH 研究和 CHARISMA 研究发现，与单独应用氯吡格雷相比，联合应用阿司匹林和氯吡格雷并不能降低发生缺血性卒中、心肌梗死、血管疾病导致死亡或再住院的风险，并且两者联合应用增加了危及生命或严重出血的风险。但对于 12 个月内曾发生急性冠脉事件或行冠脉支架置入术的患者，联合应用氯吡格雷和阿司匹林能够降低新发血管事件的风险。后续的研究发现，联合治疗能够减少颈动脉狭窄程度 50% 以上患者的栓塞信号和卒中的复发，也能减少症状性颅内动脉狭窄患者的栓子信号，以及 CEA 术前的栓子信号。但由于样本量小，仍需进一步验证。

6）扩容治疗：血流动力学性 TIA，除抗血小板聚集、调脂治疗外，应停用降压药物及血管扩张剂，必要时给以扩容治疗，病情稳定后需考虑血管内治疗或 CEA 以解除血管狭窄。

7）神经保护剂的应用：脑缺血后神经保护治疗的环节包括抑制兴奋性氨基酸（如谷氨酸）的毒性作用、跨膜钙离子流、细胞内蛋白酶的激活、凋亡、自由基损伤、炎症反应及膜损伤。虽然很多干预措施在实验性研究中具有发展前景，但在临床试验中结果非常令人失望，联合溶栓治疗和神经保护治疗具有一定的前景。

（2）介入和手术治疗

1）颈动脉内膜剥脱术和支架介入术：TIA 和卒中发作后，应该尽早进行脑供血血管的评估，如果发现颈动脉和颅内动脉狭窄，可以行颈动脉内膜剥离术（CEA）和血管成形术和支架术（CAS）治疗。首先，应该根据北美 NASCET 标准确定动脉狭窄的程度，然后根据不同的狭窄程度等因素选择不同的干预方法（表 8 – 16）。

表 8 – 16　介入治疗的选择

时间：缺血性事件发生后，尽早进行 CEA，最理想是在 2 周内
颈动脉狭窄
（1）CEA 的选择
①狭窄 70% ~99% 的患者首选 CEA
②CEA 只能在围手术期并发症（所有卒中和死亡）发生率≤6% 的医学中心进行
③狭窄 50% ~69% 的某些患者，可考虑 CEA 治疗，新发病的男性患者，最有可能获益。此类 CEA 只能在围手术期并发症（所有卒中和死亡）发生率<3% 的医学中心进行
④狭窄率<50% 的患者不建议实施 CEA
⑤CEA 术前及术后继续抗血小板治疗
（2）血管成形术和/或支架术的选择
①限用于有严重症状性颈动脉狭窄的下列患者：CEA 禁忌、狭窄处于手术不能到达的部位、早期 CEA 后再狭窄、放疗后狭窄
②支架植入术前即给予氯吡格雷和阿司匹林联用，持续至术后至少 1 个月
（3）CEA 与 CAS 的比较
2010 年 Lancet 发表的 meta 分析提示≥70 岁的老人支架术后 120d 内发生卒中或死亡的风险高于行 CEA 术的患者；<70 岁的 CEA 和 CAS 的效果相似颅内血管狭窄
2005 年美国 FDA 批准自膨胀式 Wingspan 支架用于 50% ~99% 的粥样硬化性颅内血管狭窄患者的治疗。
但是 2011 年发表在新英格兰杂志的报道提示，对于严重颅内血管狭窄（70% ~99%）的患者，积极的药物治疗（控制危险因素和联合使用阿司匹林 325mg/d + 氯吡格雷 75mg/d，持续 90d）效果明显优于支架术和积极药物治疗联合应用的疗效，原因是支架术组围术期的卒中发生率明显增高，而且 6 个月内再狭窄的比例也高达 25% ~30%

2）机械性碎栓或取栓治疗：美国 FDA 已经批准使用 IVIERCI 装置实现颅内动脉的再通，但该方法的临床效果需进一步验证。机械血栓消融技术可增加血管的再通，但均因研究规模的限制，目前尚未推荐作为常规治疗。

（3）综合治疗

1）体位和运动：大多数患者发病后需卧床休息，病情稳定后要尽早开始活动。早期活动可减少肺炎、深静脉血栓形成、肺栓塞及褥疮等并发症的发生。

2）营养和补液：脱水及营养不良的患者病情恢复较慢，同时脱水也是下肢深静脉血栓形成的潜在原因。所有患者均需进行吞水试验了解吞咽功能。多数患者最初需接受静脉输液治疗，如有必要，应置入鼻胃管或经鼻十二指肠管，以提供营养及药物。经皮内镜下胃造瘘

（PEG）置管常用于那些需要长时间通过管道进行喂养的患者。

3）感染的控制和预防：肺炎和泌尿道炎症是常见的并发症，严重的卒中患者可能需要预防性应用抗生素，其他患者仅需要密切观察和采取预防措施。

4）深静脉血栓形成及肺栓塞：卒中后大约10%的患者死于肺栓塞，可发现1%的卒中患者存在该并发症。肺栓塞的栓子通常来源于下肢静脉血栓，不能活动的患者及严重卒中的老年人发生深静脉血栓的风险最高。预防措施包括早期活动、使用抗栓药物以及使用外部加压装置。对重患者要使用抗凝药物预防深静脉血栓形成及肺栓塞。首选低分子肝素皮下注射，每日2次。长期治疗通常需要口服抗凝药，如华法林，低强度的抗凝就可以起到预防作用，但具体的抗凝水平仍未确定。

5）血压的管理：原则：卒中患者血压升高是常见的现象，IST研究发现54%的患者SBP > 160mmHg，高血压可能与近期和远期预后不良相关，也可能导致水肿扩大和出血，但是由于大多数患者在发病后4~10d内血压会自动下降，所以降压治疗存在影响半暗区灌注和脑血流量的可能，而且一些研究也提示升压治疗可能有益。目前的观点是，应根据不同的卒中亚型选择对血压的处理方式和药物。

高血压急症的处理：在存在下述情况时，应该使用降压治疗，并严密监测血压变化。卒中急性期降压治疗的适应证：①高血压脑病；②高血压肾病；③高血压性心力衰竭/心肌梗死；④主动脉夹层；⑤先兆子痫；⑥脑出血收缩压 > 200mmHg。

溶栓患者的血压管理：在溶栓之前，患者的血压要≤185/110mmHg，如果不能达到这个指标，就不能进行溶栓治疗，溶栓后24h内，血压要保持在180/105mmHg以下（表8-17）。

表8-17　静脉rtPA或其他急性再灌注治疗患者的血压管理

1. 溶栓前的控制
血压水平：SBP > 185mmHg 或 DBP > 110mmHg
a. 拉贝洛尔 10~20mg，IV，持续1~2min，可以重复一次
b. 硝酸甘油贴膜 1~2英寸
c. 尼卡地平静滴，5mg/h，滴速每隔5~15min增加2.5mg/h，最大滴速15mg/h，当达到目标血压值，减少到3mg/h
2. 溶栓中及其治疗后的管理
治疗中每15min测一次血压，治疗后继续监测2h，然后每30min测一次，监测6h，然后每小时测一次监测16 h
血压水平：SBP 180~230mmHg 或 DBP 105~120mmHg
a. 拉贝洛尔 10mg，IV，可以每10~20min重复一次，最大剂量300mg；或拉贝洛尔10mg，IV，继以静点2~8mg/min
血压水平：SBP > 230mmHg 或 DBP 121~140mmHg
a. 拉贝洛尔 10mg，IV，可以每10~20min重复一次，最大剂量300mg；或拉贝洛尔10mg，IV，继以静点2~8mg/min
b. 尼卡地平静滴，5mg/h，滴速每隔5min增加2.5mg/h，最大滴速15mg/h，直到达到目标效果
c. 如果血压得不到控制，考虑硝普钠
d. 舌下含服硝苯地平会引起血压迅速下降，禁用

一般患者的血压管理：2007年AHA和2008年EUSI/ESO发布的缺血性卒中治疗指南均建议，在患者血压 > 220/120mmHg时给予降压治疗，且发病最初24h内，血压的下降幅度为15%~25%。患者病情稳定后，仍存在高血压的患者要持续给予降压药物进行二级预防。

meta 分析表明抗高血压药物能够降低卒中或 TIA 后复发。但对于怀疑为血流动力学性卒中或双侧颈动脉狭窄的患者，血压不宜过度降低，在大动脉狭窄已经解除的情况下，可以考虑将血压逐渐控制到目标值以下。

低血压的处理：首先需要寻找低血压的原因，可以使用生理盐水纠正低血容量，并改善心律失常。

6）血糖的管理：急性缺血性卒中患者积极控制血糖是否能够改善预后的证据有限。大约有 60% 既往无糖尿病史的患者会发生卒中后的高血糖。大面积脑梗死或累及皮层的急性卒中，常并发高血糖，并提示预后不良。目前，不建议血糖中等程度升高时（≥7.6mmol/L）输注胰岛素。但是，当血糖 >10mmol/L 时，需应用输注胰岛素降低血糖。高血糖可能是卒中后的一个应激反应，一些患者血糖水平会自动下降，而且在卒中后首个 24h 内静脉应用生理盐水并且避免使用葡萄糖溶液，就可以降低血糖水平。所以，即便是对血糖很高的患者，使用胰岛素治疗时，也应注意血糖的监测，以免发生低血糖。低血糖（<2.8mmol/L）可引起类似急性梗死的症状，应予静脉团注葡萄糖或 10% ~20% 葡萄糖输注。

7）血脂的管理：高血脂管理主要的目的是一级和二级预防，急性期应用降脂治疗，尤其是他汀类药物治疗是否能够改善预后仍未确定，而且如果患者存在吞咽困难等影响营养摄入的情况，血脂水平会自动下降，血脂对肝脏功能的影响也对急性期的应用产生影响。但如果病情稳定，应该尽早开始调脂治疗，尤其是因为动脉粥样硬化斑块脱落或者动脉粥样硬化性血管狭窄导致 TIA 或卒中发作者，应用他汀类药物对稳定斑块、减轻血管狭窄有益。LDL 的目标是低于 1.8mol/L。此外，对于 TIA 或者卒中前已经使用他汀类药物治疗者，发病后如果用药中断，将导致 3 个月后死亡和依赖（mRS >2）的比例明显升高。所以，2008 年英国皇家医师协会的建议是既往使用他汀类药物的患者，急性卒中发作后应该继续他汀类治疗。

（4）恶性脑梗死的手术治疗　对于引起颅内压升高和脑干受压的恶性脑梗死除常规的降低颅内压的治疗以外，可以选择半侧颅骨切除术及切除颞叶的硬脑膜切除术。症状没有改善的年轻患者需要进行额外的手术，即切除部分额叶或颞叶的卒中脑组织的"切除术"。上述减压术的时机和指征仍然不清楚。脑室内导管引流脑脊液快速降低颅内压、枕骨下颅骨切除术可缓解小脑梗死导致的脑积水及脑干受压。

（孙泽林　戚晓渊）

第十节　脑栓塞

由于异常的物体（固体、液体、气体）沿血液循环进入脑动脉或供应脑的颈部动脉，造成血流阻塞而产生脑梗死，称为脑栓塞，亦属于缺血性卒中。脑栓塞占卒中发病率的 10% ~15%。从近代有关脑栓塞的概念来看这显然是远远低于实际发生的情况。只要产生栓子的病原不消除，脑栓塞就有反复发病的可能。2/3 的复发均发生在第二次发病后的 1 年之内。

一、病因和病理

脑栓塞的栓子来源可分为心源性、非心源性、来源不明性三大类。

1. 心源性脑栓塞　其最常见原因如下。

（1）风湿性心脏病：在发生脑栓塞的患者中约一半以上为慢性风湿性心脏病伴二尖瓣

狭窄。风湿性心脏病患者中发生脑栓塞占 14% ~48%。不管有无临床表现，脑部病理检查发现有脑栓塞者达 50%。当二尖瓣狭窄时，左心房扩大以致血流缓慢淤滞而易于促使血液凝固和血栓形成，血流的不规则更易使它散落成栓子，导致脑栓塞。当心房颤动时，发生的机会更多。

（2）心肌梗死：心肌梗死可使心内膜变质，以致血小板可黏附在上面发生血栓形成。心肌梗死范围越大，血栓形成机会越大。如果心肌梗死后发生充血性心力衰竭，血液循环淤滞，更易在增厚肥大的左心室内发生附壁血栓形成。心肌梗死后如果发生周围血管（脑、肾、脾、肢体等）栓塞，则绝大多数发生在心肌梗死后的第 4~20d 内，多发性栓塞时，诊断易明。

至于后期发生的脑栓塞，在老年患者中与脑动脉硬化性脑梗死不易鉴别。

（3）亚急性细菌性心内膜炎：亚急性细菌性心内膜炎一般均在风湿性心脏瓣膜病或先天性心脏病的基础上发生。细菌附着在病变内膜上繁殖，并与血小板、纤维蛋白、红细胞等结成细菌性赘生物，脱落后即可循血流发生脑栓塞。亚急性细菌性心内膜炎发生脑栓塞者占 10% ~50%，其中约 1/5 的患者在发生脑栓塞之前无临床症状或以往病史。有血栓形成的非细菌性心内膜炎，在脑栓塞的病因中约占 10%。这些病变包括风湿性心肌炎、红斑狼疮、癌症等慢性消耗性疾病。可能与凝血功能失常有关。

（4）其他：近代心脏手术的发展，也增添了一部分心源性脑栓塞的发病。罕见的原发心脏肿瘤如黏液瘤、肉瘤引起脑栓塞也偶有报道。

2. 非心源性脑栓塞 由于心脏以外来源的栓子造成脑栓塞较心源性要少得多。但是在研究短暂脑缺血发作的发病原因的推动下，有关微栓塞的一系列研究可能使传统的非心源性脑栓塞发病率很低的看法逐渐改变。反常脑栓塞发生在体循环静脉内循行的栓子，由于心隔缺损，可不经肺循环直接穿过卵圆孔或室间孔到达体循环的动脉内而造成脑栓塞。在心脏中隔缺损时，平时心内血流的方向自左向右。当左心衰竭、肺动脉压增高或其他原因引起右心压力高于左心时，则心内血流的方向改变为自右向左，如血流中有栓子存在就发生反常栓塞。气栓塞可发生于胸外科手术、潜水员或高空飞行员、气胸、气腹、颈静脉或硬脊膜外静脉损伤、肾周围充气、右心导管、剧烈咳嗽等各种情况。潜水员或高空飞行员所发生的气栓塞又称减压病，在潜水员中又称潜水员病或潜水员麻痹。减压病主要由于大气压突然显著的减低以致体内氮气释放而造成气栓塞。脂肪栓塞见于长骨骨折与长骨手术、油剂注射等。

3. 来源不明的脑栓塞 有的脑栓塞虽经仔细检查也未能找到栓子来源。脑栓塞的病理改变大体上与动脉粥样硬化性脑梗死相似。脑动脉栓塞后造成该血管供应的脑组织发生梗死，可呈红色充血性梗死或白色缺血性或混合性梗死。红色充血性梗死常提示脑栓塞，此乃由于栓子一时堵塞稍大动脉造成血管壁破坏，而后栓子又分解流向远端较小动脉，在原先栓塞处因血管壁受损而在血流恢复时发生出血。病理范围常较动脉粥样硬化性缺血性脑梗死要大，因此种脑栓塞的发生比动脉粥样硬化所致脑梗死者来得突然，使侧支循环难以建立。

二、临床表现

脑栓塞的起病年龄不一。因多数与心脏病尤其是风湿性心脏病有关，所以发病年龄以中青年居多。起病急骤，大多数并无任何前驱症状。起病后常于数秒钟或很短时间内症状发展到高峰。个别患者可在数天内呈阶梯式进行性恶化，系由反复栓塞所致。脑栓塞可仅发生在单一动脉，也可广泛多发，因而临床表现不一。除颈内动脉栓塞外患者一般并不昏迷。一部分患者可在起病时有短暂的意识模糊、头痛或抽搐。神经系统局灶症状突然发生，并限于一支动脉的分布区。因栓塞约 4/5 发生在脑底动脉环前半部的分布区，因而临床表现是面瘫、上肢单瘫、偏瘫、失语、局灶性抽搐等颈内动脉大脑中动脉系统病变的表现。偏瘫也以面和上肢为重，下肢相对较轻。感觉和视觉可能有轻度影响。但一般不明显。抽搐大多数为局限性，如为全身性大发作，则提示栓塞范围广泛，病情较重。1/5 的脑栓塞发生在脑底动脉环的后半部的分布区，可出现眩晕、复视、共济失调、交叉性瘫痪等椎-基底动脉系统病变的表现。

三、诊断

可通过询问有关心脏病、骨折、气胸等栓子发源的病史而考虑脑部症状系由栓塞引起。患有静脉血栓性脉管炎或肺栓塞而突然发生偏瘫者需考虑脑反常栓塞的可能。心肌梗死发生脑栓塞的情况大多数在急性期，但有约 1/4 的患者在心肌梗死痊愈期发生脑栓塞。约 1/5 的亚急性细菌性心内膜炎患者以脑栓塞为该病的首先表现。老年人常患有动脉粥样硬化而使脑栓塞的诊断增加了困难。其他脏器包括肾、脾、肠、肢体、视网膜等栓塞的存在有助于脑栓塞的诊断。心电图的异常有诊断参考意义。脑脊液检查一般无色透明，并无异常，但脑脊液镜检有红细胞者远较动脉硬化性脑梗死来得多见。亚急性细菌性心内膜炎伴发脑栓塞和发生感染性动脉瘤破裂时，可表现为蛛网膜下腔出血或脑内出血。脑成像检查对明确脑栓塞性梗死的部位、范围、数目和是否伴有出血有决定性意义。

四、治疗

防治心脏病是防治脑栓塞的一个重要环节。一旦发生脑栓塞，其治疗原则上与动脉硬化性脑梗死相同，可参阅。患者应取左侧侧卧位。右旋糖酐 40、扩血管药物、激素均有一定作用。由于风湿性二尖瓣病变等心源性脑栓塞的充血性梗死区极易出血，故抗凝治疗必须慎用。即使使用也应待急性期例如 5～7d 过后较宜。近来，有人主张即刻用抗凝治疗以防止脑栓塞的反复发生。但脑成像检查提示出血或蛛网膜下腔出血者，脑脊液中含红细胞者，伴有高血压者或由亚急性细菌性心内膜炎并发脑栓塞者，均禁忌用抗凝治疗。关于脂肪栓塞，有人主张应用小剂量肝素注射，如 10～50mg，每隔 6～8h 一次，右旋糖酐 40 以及二氧化碳混合气体吸入等扩张血管也有作用。5% 碳酸氢钠注射液 250ml 静脉滴注，每日 2 次，有助于脂肪颗粒的溶解。气栓塞的治疗与心源性引起的脑栓塞治疗基本相仿。

星状神经节封闭可能有助于解除由栓子刺激所致的反射性脑血管痉挛，对脑栓塞有一定的疗效。应在起病后尽早采用，每日 1～2 次，10d 为 1 个疗程。具体操作方法为患者取卧位，颈部过伸位，常规消毒，于胸锁乳突肌内侧缘、胸锁关节上三横指水平进针，先以 1% 的普鲁卡因注射呈皮丘，然后以 20 号针头垂直穿入，待针尖触及第 7 颈椎横突时，再将针头后退约 0.5cm，然后向内向下再进 1cm 左右，以盐水或普鲁卡因滴入针头中，观察有无损伤胸膜，在证明无损伤后即可注入 0.5%～1.0% 普鲁卡因 10ml。注射后即可出现注射侧的眼裂缩小，瞳孔缩小，眼球稍有内陷，同侧上肢及结合膜稍有充血（Homer 征）。

（孙泽林　戚晓渊）

第十一节 脑出血

脑出血（intracerebral hemorrhage，ICH）分外伤性和非外伤性两种，前者已在颅脑外伤中介绍，后者又称原发性或自发性脑出血，系指颅内或全身疾病引起脑实质内出血。引起非损伤性脑出血的原因很多，但以高血压性脑出血最常见，占总数的 40% ~ 50% 。由于高血压性脑出血有其固有的特点，本节以其作为代表，重点进行介绍，并对其他原因引起的脑出血在鉴别诊断中进行讨论。

一、流行病学

由于我国尚未建立卒中数据库或发病报告系统以及全国范围流行病学调查，卒中死亡率、发病率和患病率及流行趋势等资料或为局部地区或为研究机构、医院报告。据卫生部和卫生年鉴报告，1985—2001 年中国卒中死亡率为 110 ~ 135/10 万（城市），97 ~ 115/10 万（农村），1998 年后，城市死亡率持续下降，几与农村持平。发病率介于 63 ~ 646/10 万（男），45 ~ 368/10 万（女）。患病率为 2.5% ~ 3.2% 。在卒中中，脑梗死占 62.4% ；脑出血占 27.5% ，自发蛛网膜下腔出血占 1.8% ，余下为难分类。国外脑出血占所有卒中的 10% ~ 17% ，黑人、西班牙人、亚洲人发病率高于白人。

脑出血 30d 的病死率取决于出血的部位和大小。发病 1 个月内病死率 35% ~ 52% ，在 6 个月内功能恢复，生活独立的患者仅有 20% 。在神经内外科监护室治疗的患者其病死率可下降到 28% ~ 38% ，而普通监护室的病死率为 25% ~ 83% 。发病 30d 内死亡的独立预测因素有：出血的大小、GCS、年龄 > 80 岁、幕下出血以及合并脑室内出血。合并脑室出血的比例是 36% ~ 50% 。合并脑室出血者病死率为 43% ，未合并脑室出血的只有 9% 的病死率。对此类患者而言脑积水是早期死亡的独立预测因素。

二、病因和发病原理

1. 病因　非损伤性脑出血病因：80% ~ 85% 是原发性出血。原发性脑出血的病因 50% ~ 60% 是高血压、20% ~ 30% 是淀粉样变。继发性脑出血原因有：动脉瘤、动静脉畸形、口服抗凝药、抗血小板、血液疾病、肝脏疾病、肿瘤、外伤、血管炎、烟雾病、静脉窦血栓形成、子痫、子宫内膜异位症。

2. 危险因素　男性和女性比为 1.5 ：1 ，好发中老年人，65 ~ 74 岁为 35 ~ 44 岁组的 27 倍。酗酒和高血压的相对危险性分别是 3.36 和 3.68 ，嗜烟和糖尿病也增加出血危险。携带扎脂蛋白 ε4 等位基因者发生脑出血死亡率高。

基于人口学的研究发现，具有高血压、年龄、遗传、吸烟、饮酒、胆固醇水平过低等因素者脑出血易发生。高胆固醇者发生脑出血的危险低，但是他汀类药物治疗并未增加出血的风险。吸烟者发生脑出血的风险增加 2.5 倍；体重指数增加与脑室出血体积的增加相关；一次大量饮酒可诱发出血发作。口服抗凝治疗者发生出血的风险增加 8 ~ 11 倍。

3. 发病机制　高血压脑出血多发生在脑内大动脉直接分出来的穿通小动脉（直径 100 ~ 200/μm），如大脑中动脉的豆纹动脉、丘脑穿通动脉、基底动脉的脑桥穿通支、小脑上动脉和小脑前下动脉等。这些小动脉不像皮质动脉有分支或侧支通路，可分流血液和分散承受的血压力；相反，它们是管壁薄弱的终末支，以 90°角从粗大的脑动脉分出和进入脑实质内。因此，它们承受较多的血流和较大的压力。在高血压长期影响下，这些小穿通动脉管壁的结缔组织发生透明变性，管壁内弹力纤维断裂；同时因伴有动脉粥样硬化使管腔狭窄、扭曲，血管阻力增大，血管的舒缩功能减退，甚至局部产生粟粒状微型动脉瘤。此外，慢性高血压患者的脑血流自动调节代偿功能常丧失。当患者情绪波动或从事体力活动时，血压突然升高，引起血管壁破裂而导致出血。近来发现脑淀粉样血管病是非高血压脑出血的重要原因之一。由于脑内 β 淀粉样蛋白生成增加或清除障碍，导致脑小动脉和毛细血管发生淀粉样变，使管壁脆性增加，容易出血。

三、病理和病理生理

高血压性脑出血好发于大脑半球深部的基底节，约占脑出血的 2/3，其中最多见为壳核（占总数的 44%），其次依次为大脑皮质下或脑叶（15%）、丘脑（13%）、脑桥（9%）、小脑（9%）等。大脑皮质下和壳核出血，患者耐受量较大，血肿量可达 50～60ml 以上，丘脑、脑桥和小脑出血早期即引起较严重神经功能障碍。脑实质内出血量大时，可沿神经纤维向四周扩散，侵入内囊、丘脑、脑干，可破入脑室或蛛网膜下腔。血肿可引起脑室受压或移位，发生脑疝。脑淀粉样血管病脑出血多发生于脑叶，且多发，以顶叶多见，基底节、脑干和小脑少见。

脑出血后随时间的延长血肿扩大的发生率逐渐下降。早在 1997 年，Brott 等就提出了早期血肿扩大的概念，由于 CT 扫描角度等影响因素，其将血肿扩大定义为较原体积增加 33% 以上。此后此概念被广泛采用，成为判断血肿扩大的普遍标准。在其研究的 103 例发病 3h 内的患者中，26% 的患者在发病 4h 内血肿扩大，还有 12% 在紧接下来的 20h 内血肿扩大。而血肿扩大与神经功能恶化存在直接的联系。目前研究认为在发病 48h 内是血肿扩大的最危险时段，随着时间的推移，其发生率逐渐下降。

血肿扩大的预测因素：最重要的是发病与第一次 CT 的时间。其次有最初血肿的大小、血肿不规则、动脉高压、高血糖、酗酒、低纤维蛋白原血症、肝脏疾病。分子标记物有：血肿扩大患者血浆中 IL-6，TNF-α，MMP-9，c-Fn（细胞纤维连接蛋白）的浓度明显增高（P<0.001）。c-Fn 是脑出血血肿扩大的最主要的预测因素，血浆 c-Fn>6μg/ml，早期血肿扩大的危险性增加 92 倍，c-Fn 的水平和血肿扩大的百分数高度相关。

另外，血压、病变血管的直径和管壁、脑血管自动调节功能、止血系统功能、出血灶周边脑实质的结构特性等也影响血肿量。少数患者再出血发生在不同部位。出血的部位、速度与量影响患者的临床表现。小出血可沿脑组织界面扩大，呈分离或非破坏脑组织形式。因此，小出血对神经功能影响较少，出血吸收后神经功能障碍多能恢复。相反，大出血对神经组织破坏大，可引起颅内压增高。虽然颅内压达到血压水平时，可使出血停止，但是在此之前常已引起脑疝，危及患者生命。脑水肿、脑血流和脑代谢等的变化也在病变发生发展中起重要作用。出血可破入脑室、蛛网膜下腔，可引起脑积水。脑干受压或推移、扭曲或脑干原发或继发性出血常是致死的主要原因，一般基底节血肿量 >85ml 或血肿量超过脑容量 6%，小脑血肿直径 >3cm，如不治疗，预后不良。

一旦血肿形成，随时间增长，可发生不同时期的病理变化：出血 7～10d 内，血肿内容呈果酱状血块或未完全凝固的血液，周围脑实质被分离、推移而呈软化带。由于出血和脑水肿造成脑局部回流障碍，脑软化带常有点状出血。出血侧半球水肿、肿胀，可引起该侧脑室变性和向对侧移位，血肿周边毛细血管形成、巨噬细胞浸润等。出血 2～3 周后，血块液化，变为棕色易碎的软块，液体成分增多。血肿存在时间愈久，其内容的颜色愈淡，质地稀薄，最后变成草黄色液体。血肿周围组织水肿和斑点状出血消失，代之胶质和结缔组织增生，逐渐形成一层假性包膜，其内侧壁因有血红蛋白分解产物含铁血黄素沉着而呈黄褐色，可保留数月至数年不退色。少数血肿可机化，囊壁可见钙质。上述这些变化，可引起血肿不同时期的 MRI 表现。

四、临床表现

脑出血起病突然，常无先兆。常见诱发因素有情绪波动、体力劳动、饭后酒后、性生活、用力摒便和气候变化等。也可无任何诱因。患者常突感头痛、头胀，随之呕吐，可很快出现意识和神经功能障碍，并进行性加重。脑叶出血者常表现为癫痫，可在发病时或病程中发生。发病时血压常明显升高。不同出血部位的临床表现如下。

1. 基底节出血　偏瘫或轻偏瘫、偏身感觉障碍和同向性偏盲（"三偏"），均发生于出血灶的对侧。此乃血肿压迫内囊。患者双眼向病变侧凝视，可有局灶性抽搐和失语（优势半球出血）。随着出血量增多，患者意识障碍加重，并出现颅内压增高症状，甚至小脑幕裂孔下疝，导致呼吸和循环衰竭而死亡。

2. 脑叶出血　头痛明显。如出血位于脑中央区，有偏瘫、偏身感觉障碍，特别是辨别觉丧失。如出血在枕顶叶，可有同向偏盲。如发生在额叶，可有强握、吸吮反射，排尿困难，淡漠和反应迟钝。如有抽搐多为局灶性并限于偏瘫侧。优势半球出血者尚有失语、失读、记忆力减退和肢体失认等。

3. 丘脑出血　临床表现似壳核出血，但有双眼垂直方向活动障碍或双眼同向上或向下凝视，瞳孔缩小。患者长期处滞呆状态。如血肿阻塞第三脑室，可出现颅内压增高症状和脑积水。

4. 脑桥出血　发病后患者很快进入昏迷状态。出血常先自一侧脑桥开始，表现出血侧面瘫和对侧肢体迟缓性偏瘫（交叉性瘫痪）。头和双眼转向非出血侧，呈"凝视瘫肢"状。出血扩大并波及两侧脑桥，则出现双侧面瘫和四肢瘫痪，后者多为迟缓性，少数为痉挛性或呈去脑强直，双病理征阳性，眼球自主活动消失，瞳孔缩小，呈针尖样，对光反应迟钝或消失，此征见于 1/3 患者，为脑桥出血特征症状，系由于脑桥内交感神经纤维受损所致。持续高热（≥39℃），乃因出血阻断丘脑下部对体温的调节。由于脑干呼吸中枢受影响，常出现不规则呼吸和呼吸困难。如双瞳孔散大，对光反应消失，呼吸不规则，脉搏和血压异常，体温不断上升或突然下降，均示病情危重。

5. 小脑出血　大多数患者有头痛、眩晕、呕吐，伴共济失调，站立时向病侧倾倒，病侧肢体不灵活，但无偏瘫、无失语，有构词不良。少数患者发病迅速，短期内昏迷，出现脑干受压征、眼肌麻痹和小脑扁桃体下疝或急性脑积水表现。

6. 脑室出血　见于上述脑实质出血，如壳核或丘脑出血可破入侧脑室，量大可充满整个脑室和蛛网膜下腔。小脑或脑桥出血可破入第四脑室，量大可逆流入小脑幕上脑室系统。脑室出血者病情多危重，意识常在发病后 1～2h 内进入昏迷，出现四肢抽搐或瘫痪，双侧病理征阳性。可有脑膜刺激征、多汗、呕吐、去脑强直。呼吸深沉带鼾声，后转为不规则。脉搏也由缓慢有力转为细速和不规则。血压不稳定。如血压下降、体温升高则多示预后不良。

五、自然病程

约1/3患者发病突然，其余历经数小时方恶化和发展到高峰。意识障碍见于60%患者，其中40%昏迷。大多数患者在数天内死亡。脑出血的患者常经历下述病程：进行性恶化或好转后又恶化或逐渐好转。昏迷和大出血者预后多不良。大组病例研究显示下列因素影响患者的预后：①意识障碍的程度；②血肿大小；③中线移位程度；④合并脑室出血；⑤血肿部位（如丘脑、脑桥）；⑥年迈。一般少量脑出血、轻度神经障碍者，多能完全康复。有明显局灶神经障碍的中等血肿者，虽成活，多严重病残。

六、实验室检查

1. 脑脊液 由于脑出血患者多有颅内压增高，如临床诊断明确，则不应做腰穿和脑脊液检查，以防脑疝。如诊断不明确应审慎地做腰穿。一般脑出血起病早期脑脊液中可无红细胞但数小时后脑脊液常含血液，特别见于出血破入脑室或蛛网膜下腔者，脑脊液可呈血性，蛋白质增高，脑脊液压力增高。仅约10%的患者脑脊液不含血。

2. 血、尿常规和生化检测 血常规常见白细胞增高，血非蛋白氮、尿素氮增高。尿常规有轻度糖尿、蛋白尿，见于1/3患者。肝肾功能、凝血功能、电解质检测有助于病因的发现和治疗过程中并发症的观察。

七、影像学检查

1. 头部CT CT是本病的主要诊断方法，它能迅速、准确和安全地诊断本病，能准确显示血肿的部位、大小、形态、发展方向、合并脑积水和脑水肿的程度，特别有助于脑室内、脑干和小脑出血的诊断。它能区分脑出血和脑梗死，有助脑出血病因的鉴别诊断，有利于治疗方案的制订、预后判断和病情发展的随访。一般新鲜血块的CT值是70～80Hu，为正常脑组织密度的2倍，随着时间增长，血肿吸收，其密度逐步变低CT示血肿吸收所需时间取决于血肿的大小和所在部位：直径≤1.5～2.5cm血肿，需4～5周；>2cm，6～7周；脑室内出血，3周内；蛛网膜下腔出血，≤5～7d。血肿量的计算见下。

（1）多田公式计算法（单位 ml）：血肿量 =7π/6×长×宽×层面数。

（2）简易计算法（单位 ml）：血肿量 =1/2×长×宽×层面数。

一般脑出血，平扫CT可以作出诊断。但是对下述患者应加做增强头CT检查，以利鉴别诊断：①年龄≤40岁；②无高血压史；③神经系统症状加重 >4h；④有肿瘤、血液病、脉管炎和心内膜炎史；⑤蛛网膜下腔出血或非典型高血压脑出血部位。

CTA和CT增强对于判断血肿扩大的可能性具有重要作用，CTA或增强CT发现的多发点状出血，最后可以融合成片，预示血肿的扩大。

2. 头部MRI SWI和T2*W梯度回波成像对脑出血的诊断十分敏感，可代替CT检查。但普通MRI发现新鲜出血的敏感性低，检查费时，故其对急性脑出血的诊断作用不如CT。但是，对亚急性和慢性脑出血，MR的T1和T2W成像有规律性信号改变，即由低或等信号逐渐演变为高信号。这是由于血肿内外化学和物理变化所致，特别是血红蛋白分子水平的变化。一般血肿溶解从中心开始向周边扩展。红细胞内的血红蛋白有下列变化：0～12h 氧合血红蛋白；1～7d，去氧血红蛋白；5d 至数月，正铁血红蛋白；1d 至数年，含铁血黄素。因此；对亚急性和慢性期脑出血、脑干和颅后窝血肿的诊断,；MRI 优于、CT。MRA、MRV、MRI 增强有助于脑出血病因的鉴别。

3. 脑血管造影　脑血管造影可用于排除脑动脉瘤、AVM 等引起的自发性脑出血，有 CT 或 IN/IRI 脑血管造影、数字减影脑血管造影（DSA），前两者为微创或无创性检查，DSA 虽有创性检查，但更准确。

八、诊断和鉴别诊断

有高血压的中老年人，突然剧烈头痛、呕吐、偏瘫伴血压升高，均应高度怀疑本病，CT 或 MRI 可帮助确定诊断。

需要鉴别的是除高血压以外的脑出血的原因。

1. 脑动脉瘤和血管畸形　虽然脑动脉瘤破裂主要引起蛛网膜下腔出血，但是当动脉瘤嵌在脑实质内时（如颈内动脉分叉处动脉瘤、前交通动脉瘤、远端大脑后动脉瘤等），则可引起脑实质内出血。少见情况下，脑动脉瘤（如后交通动脉瘤）可引起基底节出血。对可疑的患者应做 CTA 检查。必要时可做 DSA 检查。血管畸形分 AVM、静脉畸形、毛细血管扩张症、海绵状血管瘤和隐匿性血管畸形。对于脑叶出血、伴发癫痫的患者，应怀疑 AVM，特别是青少年患者。CT 和 MRI 检查有助发现 AVM、海绵状血管瘤、脑肿瘤等。

2. 烟雾病　较少见的脑血管病，但是近来随着影像学的发展和普及，本病检出率有增加趋势。血管造影发现对称性颈内动脉末端、MCA 和 ACA 起始段狭窄伴脑底毛细血管网形成。儿童可不对称。DSA 是确诊的主要方法。

3. 血液病　如白血病、血友病、血小板减少性紫癜、红细胞增多症、镰状细胞病等。仔细询问病史，进行有关化验室检查，不难作出鉴别诊断。

九、防治

脑出血处理的关键在"防患于未然"，其中控制高血压病是预防的核心。研究显示未经治疗高血压者发生脑卒中比控制高血压而发生卒中者高达 10 倍。防治高血压病，除合理用药物外，避免烟、酒，消除紧张顾虑，劳逸有度也应重视。对已发生脑出血者，脑出血的治疗分一般治疗、药物治疗和手术治疗。目标是控制增高的颅内压防止脑疝形成；控制血压防止血肿扩大并保证脑灌注；治疗各种并发症和合并症；尽早康复减轻残障。

1. 内科治疗

（1）卧床休息：头位抬高 20°～30°可增加颈静脉回流和降低颅内压。对于低血容量患者，抬高床头可使血压下降及脑灌注压下降。因此，行此措施应排除低血容量。密切观察病情，避免外界刺激和不必要的搬动。

（2）控制血压（表 8-18、表 8-19）：血压过高可加重脑水肿，诱发再出血。因此应及时应用降压剂以控制过高的血压。血压降低的程度应根据每个患者的具体情况而定，原则上应逐渐降到脑出血前原有的水平或 20/12 kPa（150/90mmHg）左右。美国心脏病联合会（1997 年）提出高血压脑出血降压指导，2010 年仍采用（表 8-18），只是根据 INTERACT 研究结果提出收缩压在 150～220mmHg 之间的患者，尽快将血压降到 140mmHg 以下可能是安全的。

表 8 - 18 自发性脑出血血压升高时的治疗建议

1. 如果舒张压 >200mmHg 或平均动脉压 >150mmHg，要考虑用持续静脉输注积极降低血压，血压的监测频率为每 5min 一次。

2. 如果舒张压 >180mmHg 或平均动脉压 >130mmHg，并有疑似颅内压升高的证据，要考虑监测颅内压，用间断或持续的静脉给药降低血压，以保证脑灌注压 >60～80mmHg。

3. 如果舒张压 >180mmHg 或平均动脉压 >130mmHg，并且没有疑似颅内压升高的证据，要考虑用间断或持续的静脉给药轻度降低血压（例如，平均动脉压 110mmHg 或目标血压为 160/90mmHg），每隔 15min 给患者做一次临床复查。

表 8 - 19 脑出血患者控制血压可以考虑的静脉用药

药物	静脉团注剂量	持续输注剂量
拉贝洛尔	每 15min 5～20mg	2mg/min（最大 300mg/d）
尼卡地平	NA	5～15mg/h
艾司洛尔	静脉推注负荷量 250μg/kg	每分钟 25～300μg/kg
依那普利	每小时静脉推注 1.25～5mg*	NA
肼屈嗪	每 30min 静脉推注 5～20mg	每分钟 1.5～5μg/kg
硝普钠	NA	每分钟 0.1～10μg/kg
硝酸甘油	NA	20～400μg/min

注：NA 示不适用；*示有可能突然血压降低，依那普利的首次试验剂量应为 0.625mg。

（3）脑脊液引流：脑室内放置导管监测颅内压，且也是降低颅内压的有效方法。可根据颅内压的情况，间断地短时间释放脑脊液。脑室造口引流术的主要风险是感染和出血。多数报道细菌集聚而非系统性感染的发生率为 0～19%，相关性的脑膜炎的发生率为 6%～22%。

（4）止痛和镇静：躁动患者如果需要气管插管或其他操作，静脉镇静是需要的。需监测患者的临床状态。镇静通常是静脉给予异丙酚、依托咪酯、咪达唑仑，止痛通常给予吗啡、阿芬他尼。

（5）神经肌肉阻滞：肌肉活动可使颅内压升高，因为它使胸内压升高及阻止脑静脉回流。如果对某些患者镇静和止痛无效，可考虑神经肌肉阻滞。

（6）渗透性治疗：最常应用的药物是甘露醇，它是使液体从水肿或非水肿脑组织中渗透到血管中。此外，它能提高心脏的前负荷及脑灌注压，因此通过自身调节降低颅内压。甘露醇可降低血黏度，导致反射性血管收缩和血管体积减小。给予甘露醇治疗的主要问题是血容量的减少和高渗状态的诱导。推荐渗透浓度为 300～320mmol/L，20% 甘露醇 250ml 静脉快速滴注，每日 2～4 次。与呋塞米（速尿）合用，可增加疗效。高渗盐水可降低颅内压。治疗顽固性高颅压则采用过度通气和甘露醇合并应用。

（7）过度通气：过度通气是最有效的快速降低颅内压的方法之一。在脑脊液的调节方面血管对二氧化碳反应是其作用机制。实验证明血管对二氧化碳的反应非常明显，过度通气通过改变细胞外液体的 pH 来实现的。尽管此方法有效，但是由于此方法的侵入性及较低二氧化碳水平导致人们不太应用此方法，再者同时也造成脑的血流量下降，由于自身会快速调节细胞外 pH 的变化，其治疗效应短暂。事实上，过度通气 6h 后，动脉 PCO_2 的正常可快速使 ICP 升高。过度通气的 CO_2 水平的目标值为 $30\sim35mmHg$，低水平的 CO_2 并不推荐。

（8）巴比妥酸盐昏迷：高剂量的巴比妥类药物治疗顽固性高颅压是有效的，但是作为一线药物或大剂量药物治疗脑损伤有潜在的损害。巴比妥类治疗是抑制脑的代谢活动。代谢下降相应的脑血流量减少，颅内压也下降。巴比妥类治疗顽固性颅内压升高应加强监测，因其与高的并发症风险相关。在治疗期间，应监测脑电活动，在持续基础电活动基础上出现暴发性抑制活动则提示剂量给予的过大。

（9）类固醇激素：现已不主张常规应用类固醇激素，对照研究证实激素对脑出血不仅无益，反可增加并发症。

（10）止血剂：一般脑内动脉出血难以药物制止，但对点状出血、渗血，特别是合并消化道出血时，止血剂还是有一定作用。可酌情选用抗纤维蛋白溶酶剂。

2. 防治各系统并发症　肺和心血管并发症常是脑出血患者死亡的主要原因。因此积极防治呼吸道阻塞和感染、心血管病和消化道出血、尿路感染、压（褥）疮、水电解质紊乱等很重要。

3. 对症处理　20%的脑出血者有癫发作，特别是脑叶出血、合并蛛网膜下腔出血。可选用抗癫剂如苯妥英钠、丙戊酸钠。高热者用物理和（或）药物方法降温。

4. 外科治疗　传统上对高血压脑出血的治疗旨在挽救患者生命，因此一般在内科治疗无效时方采用外科治疗，患者多病情危重，病死率高和疗效差。近来，由于对脑出血病理的深入研究，微创外科技术的发展和应用，不少学者提出外科手术清除血肿和降低颅内压力，不仅能挽救患者生命，而且能更好地保留和恢复患者的神经功能，改善生存质量。但是，目前尚缺乏循证医学工级证据。

（1）手术指征（表8-20）：有争论。患者的一般情况、年龄、血肿的部位和大小是影响手术指征的重要因素。另外，在决定手术与否时，还应向患者亲属和有关人员说明手术利弊、可能发生问题，争取他们的理解和配合。

表8-20　脑出血外科治疗意见

非手术治疗的适宜人群：

1. 出血量<10ml，或神经功能缺损轻微（B级推荐）。

2. GCS≤4分的患者，因为无一例术后均死亡或结局非常差（B级推荐）。

但如果是小脑出血压迫脑干的患者仍然可以考虑手术治疗挽救生命。

手术治疗的适宜人群：

1. 小脑出血>3cm，其神经功能进行性恶化或脑干受压、脑室梗阻积水应该尽快进行血肿清除（C级推荐）。

2. 脑出血是源于结构性原因，如动脉瘤、动静脉畸形、海绵状血管瘤，患者有望获得较好的预后，且手术能够到达结构异常部位（C级推荐）。

3. 年轻的患者，中等或大量的脑叶出血，临床情况进行性恶化（B级推荐）。

对于其他患者，仍不清楚哪种是最佳的治疗。

微创血肿抽吸术对中等大小出血治疗效果优于开颅术，但尚需临床试验验证。

关于手术时机的建议，具体如下：①目前没有明确的证据表明超早期开颅术能改善功能结局或降低死亡率。12h内手术清除，特别是用创伤小的方法时，有更多的支持证据。但是在这个时间窗内接受治疗的患者数目太少，极早期开颅术可能使再出血的风险加大。②开颅术延期清除血肿的作用非常有限。昏迷的深部出血患者，用开颅术清除血肿可能使结局更差，不建议采用。

1）脑叶出血：患者清醒、无神经障碍和小血肿（＜20ml）者，不必手术，可密切观察和随访。患者意识障碍、大血肿和在 CT 上有占位征，应手术。

2）基底节和丘脑出血：大血肿、神经障碍者应手术。Kanaya（1990）和复旦大学附属华山医院的经验证明，壳核出血中，如患者无昏迷和仅有轻微神经障碍时，内科治疗优于外科治疗；如患者昏迷，则外科治疗组病死率低于内科治疗组，分别为 35% 和 72%，但功能恢复两组相近。

3）脑桥出血：原则上内科治疗。但对非高血压性脑桥出血如海绵状血管瘤，可手术治疗。

4）小脑出血：血肿直径≥2cm 者应手术，特别合并脑积水、意识障碍、神经功能缺失和占位征者。

（2）手术禁忌证：①深昏迷患者（GCS 3~5 级）或去脑强直。②生命体征不稳定如血压过高、高热、呼吸不规则，或有严重系统器质病变者。③脑干出血。④基底节或丘脑出血影响到脑干。⑤病情发展急骤，发病数小时即深昏迷者。

（3）手术方法

1）立体定向穿刺引流血肿：由于脑内血肿具下列特征，适合立体定向穿刺引流。①CT 和 MRI 易发现。②用 CT 和 MRI 易准确定位。③血肿物理特性利于抽吸和引流，特别是配合应用一些特殊手术器和溶栓剂。④再出血的危险较小，且一旦发生，用现代影像技术易发现和处理。

手术注意事项：①利用 CT 和 MRI 定位，并选择距血肿较近且避开功能区的穿刺点。②首次穿刺引流血肿应从血肿中心开始，引流血肿量的 1/2~2/3。过多地追求清除"干净"血肿或清除血肿周边的血块，易引起再出血。③应用特殊血肿清除器械如机械抽吸捣碎或切割、超声吸引、内镜等有利未液化血块清除，但应遵循"②"点注意事项。④溶栓剂应用有助溶解血块和血肿引流。

溶栓剂分为液相和固相溶栓剂，前者包括链激酶和尿激酶，后者有组织纤溶酶原激活剂（t-PA）、乙酰纤溶酶原-链激酶激活剂复合物、重组单链尿激酶、重组葡激酶和重组链激酶等。一般固相溶栓剂与血栓或血块有特殊的亲和力，溶栓效果比液相溶栓剂好。虽然 t-PA 和重组葡激酶溶栓效果较重组链激酶好，但它们半衰期短，需反复给药，且价格昂贵。尿激酶半衰期短，大剂量应用易诱发出血。国产重组链激酶具有高纯度、不良作用小，比同类进口链激酶价格低廉的优点。华山医院神经外科应用国产重组链激酶治疗高血压脑出血，30 例患者排出血肿量 6~26ml，平均 13.5ml，无再出血和过敏反应。重组链激酶应用方法：①经直径 2mm 血肿引流管注入含重组链激酶 5mg（50 万 U）的生理盐水 3ml + 自体血浆 1ml（后者有加强链激酶作用），夹闭引流管 4h 后开放引流，每日 1 次。连续 3d，复查头 CT 后拔除引流管。②重组链激酶制剂应现用现配，久置药液不能使用。③重组链激酶应用后 5~12 个月内不能再用，如需再用溶栓剂，应改用他药。

近来随着微侵袭外科的广泛应用，高血压脑出血的微侵袭外科治疗显示其优越性，国内外许多报告证实应用立体定向穿刺血肿，配合化学和物理溶栓或小骨窗开颅（直视或内镜下）配合溶栓，不仅安全、有效，而且可降低病死率和提高康复率。可是上述报告多为回顾性或非对照研究。因此，高血压脑出血的微侵袭外科治疗的适应证、疗效判断还需大组病例、前瞻性和对照研究的验证。

2）开颅血肿清除：主要适用于合并早期脑疝者、小脑出血、原发出血病因不明者。对于后者应探查血肿壁和四周，以排除肿瘤、隐性血管畸形或血管瘤。

手术的时机有争论。有主张早期或超早期手术（≤6h），以减少再出血可能；有主张延期（>6h）手术，以避免再出血可能。笔者认为应结合患者具体情况而定，对有高颅压危象，应尽早手术；对病情较稳定者，可密切观察病情，48~72h后再手术。

3）脑室穿刺引流：适用于小脑出血合并脑积水、脑室出血。

（杨建权）

第十二节　蛛网膜下腔出血

颅内血管破裂，血液流入蛛网膜下腔，称为蛛网膜下腔出血（subaranoid hemorrhage，SAH）。SAH 有创伤性和非创伤性之分，前者指颅脑外伤引起，后者又称为自发性 SAH（spontaneous SAH）。在全球范围的大样本前瞻性人群调查中，自发性蛛网膜下腔出血每年的发病率为 10.5/10 万（Linn，1996）。但是自发性 SAH 发病率存在地区、年龄、性别等差别，各组统计数据差异很大，从 1.1/10 万到 96.0/10 万。研究方案设计、动脉瘤性 SAH 的独立划分等也可影响发病率的统计。一般认为动脉瘤破裂引起自发性 SAH 的年发生率为 6/10 万~35.3/10 万。地区分布上，中国、印度和中东地区的发病率最低，约为每年 1/10 万~2/10 万，日本和芬兰发病率较高，约为每年 26.4/10 万~96.1/10 万。基于人群的研究表明，SAH 发病率在过去 40 年里并无显著变化。

自发性 SAH 女性多见，女：男为 1.3~1.6：1。发病率随年龄增长而增加，并在六十岁左右达到高峰。最多见于 60~69 岁，但年龄进一步增大，发病率反而下降。

一、病因

自发性 SAH 的病因很多，在我国最常见为颅内动脉瘤破裂，占 75%~85%，其次是动静脉畸形，烟雾病占据自发性 SAH 中前三位。其他病因见表 8-21。但有些患者尸解时仍不能找到原因，可能为动脉瘤或很小的动静脉畸形破裂后，血块形成而不留痕迹。此外，大多数尸解未检查静脉系统或脊髓蛛网膜下腔，这两者均有可能成为出血来源。

表 8-21　自发性 SAH 的常见病因

血管病变	动脉瘤、AVM、动脉硬化、高血压、脑血栓、血管淀粉样变、SLE、巨细胞性动脉炎、局灶性血管坏死、结节性多动脉炎、毛细血管扩张症、Sturge - Weber 综合征等
静脉血栓形成	怀孕、服用避孕药、创伤、感染、凝血系统疾病、消瘦、脱水等
血液病	白血病、霍奇金病、血友病、淋巴瘤、骨髓瘤、多种原因引起的贫血和凝血障碍、DIC、使用抗凝药物等
过敏性疾病	过敏性紫癜、出血性肾炎、过敏性紫癜综合征等
感染	细菌性脑膜炎、结核性脑膜炎、梅毒性脑膜炎、真菌性脑膜炎、多种感染、寄生虫病等
中毒	可卡因、肾上腺素、单胺氧化酶抑制剂、乙醇、苯丙胺（安非他命）、乙醚、一氧化碳、吗啡、尼古丁、铅、奎宁、磷、胰岛素、蛇毒等

续 表

| 肿瘤 | 胶质瘤、脑膜瘤、血管母细胞瘤、垂体瘤、脉络膜乳头状瘤、脊索瘤、血管瘤、肉瘤、骨软骨瘤、室管膜瘤、神经纤维瘤、肺源性肿瘤、绒癌、黑色素瘤等 |
| 其他 | 维生素 K 缺乏、电解质失衡、中暑等 |

危险因素：相关危险因子如表 8 - 22 所示，其中吸烟是自发性 SAH 的重要相关因素，约半数 SAH 病例与吸烟有关，并呈量效依赖关系。经常吸烟者发生 SAH 的危险系数是不吸烟者的 11.1 倍，男性吸烟者发病可能性更大。吸烟后的 3 小时内是最易发生 SAH 的时段。酗酒也是 SAH 的好发因素，也呈量效依赖关系，再出血和血管痉挛的发生率明显增高，并影响 SAH 的预后。拟交感类物使用者易患 SAH，如：毒品可卡因可使 SAH 的罹患高峰年龄提前至 30 岁左右。高血压症是 SAH 的常见伴发症，并与 SAH 的发病具有相关性。高血压与吸烟对诱发 SAH 具有协同性。文献报道，高血压患者同时吸烟，发生 SAH 的危险性比不吸烟且无高血压的正常人高 15 倍。但其他可引起动脉粥样硬化的危险因素如：糖尿病、高脂血症也可使 SAH 的发病率增高。口服避孕药是否增加 SAH 的发病率，目前尚有争议。最新研究认为，35 岁以下服用并不增加 SAH 的发病率，但可增加 35 岁后服用者发病的危险性，特别是同时患有高血压病的吸烟女性。激素水平可能影响 SAH 的发病率。尚未绝经且不服用避孕药的女性患 SAH 的危险性比相仿年龄已闭经的女性低。未绝经女性如发生 SAH，月经期是高危时期。绝经期使用激素替代疗法能降低发生 SAH 的危险性。

表 8 - 22 SAH 发病危险因素

危险因素	危险程度
吸烟	↑↑↑
酗酒	↑↑↑
高血压	↑↑↑
可卡因（和其他拟交感类药物）	↑
口服避孕药	↑↓
轻体重	↑↓
糖尿病	↔
高脂血症	↔
激素替代疗法	↓

注：↑ = 危险性增加，↓ = 危险性降低，↑↓ = 尚有争议，⟷ = 不增加危险性。

二、病理

1. 脑膜和脑反应　血液流入蛛网膜下腔，使 CSF 红染，脑表面呈紫红色。血液在脑池、脑沟内郁积，距出血灶愈近者积血愈多，例如侧裂池、视交叉池、纵裂池、桥小脑池和枕大池等。血液可流入脊髓蛛网膜下腔，甚至逆流入脑室系统。头位也可影响血液的积聚，仰卧位由于重力影响，血液易积聚在后颅窝。血块如在脑实质、侧裂和大脑纵裂内，可压迫脑组织。少数情况，血液破出蛛网膜下腔，形成硬膜下血肿。随时间推移，红细胞溶解，释放出含铁血黄素，使脑皮层黄染。部分红细胞随 CSF 进入蛛网膜颗粒，使后者堵塞，产生交通性脑积水。多核白细胞、淋巴细胞在出血后数小时即可出现在蛛网膜下腔，3d 后巨噬细胞也参与反应，10d后蛛网膜下腔出现纤维化。严重SAH者下视丘可出血或缺血，Neil – wyer 在54例患者中发现42例伴有下视丘和心肌损害，提示SAH后自主神经功能紊乱。

2. 动脉管壁变化　　出血后动脉管壁的病理变化包括：典型血管收缩变化（管壁增厚、内弹力折叠、内皮细胞空泡变、平滑肌细胞缩短和折叠）以及内皮细胞消失、血小板黏附、平滑肌细胞坏死、空泡变、纤维化、动脉外膜纤维化、炎症反应等引起动脉管腔狭窄。目前虽然关于脑血管痉挛的病理变化存在分歧，即脑血管痉挛是单纯血管平滑肌收缩还是血管壁有上述病理形态学改变，导致管腔狭窄，但较为一致的意见认为，出血后3～7d（血管痉挛初期）可能由异常平滑肌收缩所至。随着时间延长，动脉壁的结构变化在管腔狭窄中起主要作用。

3. 其他　　除心肌梗死或心内膜出血外，可有肺水肿、胃肠道出血、眼底出血等。SAH 后颅内病理变化见表8 – 23。

表8 – 23　SAH颅内病理变化

（一）即刻反应
1. 出血
（1）蛛网膜下腔
（2）硬膜下
（3）脑内
（4）脑室内
（5）动脉瘤内
（6）继发脑干出血
2. 脑疝
（1）大脑镰下疝
（2）小脑幕裂孔疝
（3）枕大孔疝
3. 急性脑积水
4. 急性脑肿胀
（二）迟发反应
1. 动脉瘤再出血
2. 脑肿胀
3. 脑梗死
（1）血管痉挛
（2）脑内血肿局部压迫
（3）脑疝引起血管受压
（4）全身低血压、颅压增高、低血容量、低钠引起脑灌注压降低
4. 慢性脑积水

三、病理生理

1. 颅内压　　由动脉瘤破裂引起的SAH在出血时颅内压会急骤升高。出血量多时，可达到舒张压水平，引起颅内血液循环短暂中断，此时临床上往往出现意识障碍。高颅压对SAH的影响，既有利又有弊：一方面高颅压可阻止进一步出血，有利于止血和防止再出血。另一方面又可引起严重全脑暂时性缺血和脑代谢障碍。研究表明，病情恶化时，颅内压升高；血管痉挛患者颅内压高于无血管痉挛者；颅内压 > 15mmHg 的患者预后差于颅内压 < 15mmHg 的患者。临床症状较轻患者，颅内压在短暂升高后，可迅速恢复正常（小于15mmHg）；临床症状较重者，颅内压持续升高（大于20mmHg）并可出现 B 波，表明脑顺

应性降低。SAH后颅内压升高的确切机制不明，可能与蛛网膜下腔内血块、脑脊液循环通路阻塞、弥散性血管麻痹和脑内小血管扩张有关。

2. 脑血流、脑代谢和脑自动调节功能 由于脑血管痉挛、颅内压和脑水肿等因素的影响，SAH后脑血流供应减少，为正常值的30%~40%，脑氧代谢率（$CMRO_2$）降低，约为正常值的75%，而局部脑血容量因脑血管特别是小血管扩张而增加。伴有脑血管痉挛和神经功能缺失者，上述变化尤其显著。研究显示，单纯颅内压增高须达到7.89kPa（60mmHg）才引起CBF和rGN/LRO$_2$降低，但SAH在颅内压增高前已有上述变化，颅内压增高后则加剧这些变化。世界神外联盟分级Ⅰ~Ⅱ级无脑血管痉挛的CBF为每分钟42ml/100g（正常为每分钟54ml/g），如有脑血管痉挛则为每分钟36ml/100g，Ⅲ~Ⅳ级无脑血管痉挛的CBF为每分钟35ml/100g，有脑血管痉挛则为每分钟33ml/100g。脑血流量下降在出血后10~14d到最低点，之后将缓慢恢复到正常。危重患者此过程更长。颅内压升高，全身血压下降，可引起脑灌注压（CPP）下降，引起脑缺血，特别对CBF已处于缺血临界水平的脑组织，更易受到缺血损害。

SAH后脑自动调节功能受损，脑血流随系统血压而波动，可引起脑水肿、出血或脑缺血。

3. 生化改变 脑内生化改变包括：乳酸性酸中毒、氧自由基生成、激活细胞凋亡路径、胶质细胞功能改变、离子平衡失调、细胞内能量产生和转运障碍等，这些都与SAH后脑缺血和能量代谢障碍有关。由于卧床、禁食、呕吐和应用脱水剂，以及下视丘功能紊乱，患者血中抗利尿激素增加等，可引起全身电解质异常，其中最常见有低血钠，见于35%的患者，常发生在发病第2~10d。低血钠可加重意识障碍、癫痫、脑水肿。引起低血钠的原因主要有脑性盐丧失综合征和ADH分泌异常（SIADH）。区分它们很重要，因为前者因尿钠排出过多导致低血钠和低血容量，治疗应输入生理盐水和胶体溶液；后者是ADH分泌增多引起稀释性低血钠和水负荷增加，治疗应限水和应用抑制ADH的药物如苯妥英钠针剂。

4. 高血糖 SAH可引起高血糖，特别好发于原有糖尿病者，应用类固醇激素可加重高血糖症。严重高血糖症可并发癫痫及意识障碍，加重缺血缺氧和神经元损伤。

5. 脑血管痉挛（cerebral vasospasm） 最常见于动脉瘤破裂引起的SAH，也可见于其他病变如脑动静脉畸形、肿瘤出血等引起的SAH。血管痉挛的确切病理机制尚未明确。但红细胞在蛛网膜下腔内降解过程与临床血管痉挛的发生时限一致，提示红细胞的降解产物是致痉挛物质。目前认为血红蛋白的降解物氧化血红蛋白（oxyhemoglobin，oxyHb）在血管痉挛中起主要作用。除了能直接引起脑血管收缩，还能刺激血管收缩物质如内皮素-1（ET-1）的产生，并抑制内源性血管扩张剂如一氧化氮的生成。进一步的降解产物如超氧阴离子残基、过氧化氢等氧自由基可引起脂质过氧化反应，刺激平滑肌收缩、诱发炎症反应（前列腺素、白三烯等）、激活免疫反应（免疫球蛋白、补体系统）和细胞因子作用（白介素-1）来加重血管痉挛。

6. 自主神经系统过度反应 目前认为可由两条途径引起，一是SAH直接刺激延髓导致下游自主神经系统过度兴奋，二是局部释放的炎性介质通过脑脊液循环不断地刺激自主神经使其过度兴奋，从而引起机体一系列的病理生理变化。

（1）血压：SAH时全身血管阻力升高，从而导致血压升高，这可能是机体的一种代偿性反应，以增加脑灌注压。疼痛、烦躁和缺氧等因素也可促使全身血压升高。由于血压升高可诱发再出血，因此应设法控制血压，使之维持在正常范围。

（2）心脏：91%SAH者有心律异常，其中少数可引发室性心动过速、室颤等危及患者生命，特别见于老年人、低钾血症和EKG上QT间期延长者。心律和心功能异常常可加重脑缺血和缺氧，应引起重视。

（3）神经源性肺水肿：血管阻力升高、心功能异常可引起肺循环内压力增高、肺部毛细血管收缩、血管内皮受损，使血管通透性增加，引起肺部毛细血管渗液，进入肺泡，导致肺水肿。肺水肿极易伴发肺炎和引起低氧血症。

（4）胃肠道：约4%SAH者有胃肠道出血。在前交通动脉瘤致死病例中，83%有胃肠道出血和Cushing溃疡。

四、临床表现

SAH是卒中引起猝死的最常见原因，许多患者死于就医途中，入院前病死率在3%～26%左右。死亡原因有脑室内出血、肺水肿以及椎－基动脉系统动脉瘤破裂等。即使送至医院，还有部分患者在明确诊断并得到专科治疗以前死亡。1985年的文献报道，动脉瘤破裂后只有35%的患者在出现SAH症状和体征后48h内得到神经外科相应治疗。

1. 诱发因素　约有1/3的动脉瘤破裂发生于剧烈运动中，如：举重、情绪激动、咳嗽、屏便、房事等。如前所述，吸烟、饮酒也是SAH的危险因素。

2. 先兆　单侧眼眶或球后痛伴动眼神经麻痹是常见的先兆，头痛频率、持续时间或强度改变往往也是动脉瘤破裂先兆，见于20%的患者，有时伴恶心呕吐和头晕症状，但脑膜刺激征和畏光症少见。通常由少量蛛网膜下腔渗血引起，也可因血液破入动脉瘤夹层、瘤壁急性扩张或缺血。发生于真正SAH前2h至8周内。

3. 典型表现　多骤发或急起，主要有下列症状和体征。

（1）头痛：见于80%～95%的患者，突发，呈劈裂般剧痛，遍及全头或前额、枕部，再延及颈、肩腰背和下肢等。Willis环前部动脉瘤破裂引起的头痛可局限在同侧额部和眼眶。屈颈、活动头部和Valsalva试验以及声响和光线等均可加重疼痛，安静卧床可减轻疼痛。头痛发作前常有诱因：剧烈运动、屏气动作或性生活，约占发病人数的20%。

（2）恶心呕吐、面色苍白、出冷汗：约3/4的患者在发病后出现头痛、恶心和呕吐。

（3）意识障碍：见于半数以上患者，可有短暂意识模糊至昏迷。17%的患者在就诊时已处于昏迷状态。少数患者可无意识改变，但畏光、淡漠、怕响声和振动等。

（4）精神症状：表现为谵妄、木僵、定向障碍、虚构和痴呆等。

（5）癫痫：见于20%的患者。

（6）自主神经系统过度反应：突然出血和迅速增高的颅内压会引起自主神经系统的过度反应，患者可表现为血压突然增高，心律不齐，心电图病理改变，如T波倒置、ST段压低、QT间期延长、U波出现，其中3%的患者可出现心搏骤停，进一步可导致神经源性肺水肿。

（7）体征：①脑膜刺激征。约1/4的患者可有颈痛和颈项强直。在发病数小时至6d出现，但以1～2d最多见。Kernig征较颈项强直多见。②单侧或双侧锥体束征。③眼底出血（Terson征），表现为玻璃体膜下片状出血，多见于前交通动脉瘤破裂，因ICP增高和血块压迫视神经鞘，引起视网膜中央静脉出血。此征见于3%～13%的SAH病例，在严重者中更为多见。其有特殊意义，因为在 CSF 恢复正常后它仍存在，是诊断 SAH 重要依据之一。视乳头水肿少见，一旦出现则提示颅内占位病变。由于眼内出血，患者视力常下降。④局灶体征：通常缺少。可有一侧动眼神经麻痹（常提示同侧后交通动脉瘤破裂）、单瘫或偏瘫、失语、感觉障碍、视野缺损等。它们或提示原发病和部位或由于血肿、脑血管痉挛所致。

4. 非典型表现　少数病人起病时无头痛，表现恶心呕吐、发热和全身不适或疼痛，另一些人表现胸背痛、腿痛、视力和听觉突然丧失等。

老年人 SAH 特点：①头痛少（＜50%）且不明显；②意识障碍多（＞70%）且重；③颈硬较 Kernig 征多见。

儿童 SAH 特点：①头痛少，但一旦出现应引起重视。②常伴系统性病变，如主动脉弓狭窄、多囊肾等。

5. 分级　Botterell 最早对 SAH 患者进行分级，旨在了解不同级别进行手术的风险有无差异。目前临床分级作用不仅限于此，而且对各种治疗的效果评价、相互比较都有重要作用，应用也更加广泛。有多种分级方法，大多根据头痛、脑膜刺激症状、意识状态和神经功能损害等来分级，其中应用广泛的是 Hunt 和 Hess 分级。对 SAH 患者的预后判断较为准确。一般，Ⅰ～Ⅱ级 SAH 患者预后较好，而Ⅳ～Ⅴ级的患者预后不佳。以哥拉斯格昏迷评分（Glasgow Coma Score，GCS）为基础的世界神经外科联盟分级越来越受到人们重视，有利于各地区资料相互比较。三种主要分级方法见表 8-24。Gotoh（1996）等前瞻性研究 765 例脑动脉瘤患者应用世界神经外科联盟分级表与预后的关系，发现患者术后预后与术前 GCS 有关（P＜0.001），即术前 GCS 高分者，预后较好，特别是 GCS 15 分与 14 分之间有显著差别（P＜0.001）。但是 GCS 13 分与 12 分，7 分与 6 分之间差别不明显，影响Ⅲ级与Ⅳ级，Ⅳ级与Ⅴ级患者预后的评估的准确性。可见，任何一种分级方法不可能十全十美，有待临床的验证和不断修改和完善。近来，Chiang（2000）报告如果各种分级和评分对预后评估有价值，必须以治疗前的分级和评分为准。

表 8-24　SAH 临床分级表

级别	Botterell 分级（1956 年）	Hunt 和 Hess 分级 *（1968～1974 年）	世界神外联盟分级（1988 年）	
			GCS	运动功能障碍
1	清醒，有或无 SAH 症状	无症状或头痛，颈项强直	15	无
2	嗜睡，无明显神经功能缺失	脑神经麻痹（如Ⅲ，Ⅳ）中重度头痛，颈硬	13～14	无
3	嗜睡，神经功能丧失，可能存在颅内血肿	轻度局灶神经功能缺失，嗜睡或错乱	13～14	存在
4	因血肿出现严重神经功能缺失，老年患者可能症状较轻，但合并其他脑血管疾病	昏迷，中重度偏瘫，去大脑强直早期	7～12	存在或无
5	濒死，去大脑强直	深昏迷，去大脑强直，濒死	3～6	存在或无

注：* 示如有严重全身系统疾病如：高血压、糖尿病、严重动脉硬化、慢性肺部疾病或血管造影显示血管痉挛，评级增加一级。

五、辅助诊断

1. 计算机辅助断层扫描　头 CT 平扫是目前诊断 SAH 的首选检查。其作用在于：①明确 SAH 是否存在及程度，提供出血部位的线索；②增强 CT 检查，有时能判断 SAH 病因，如显示增强的 AVM 或动脉瘤的占位效应；③能了解伴发的脑内、脑室内出血或阻塞性脑积水；④随访治疗效果和了解并发症。CT 检查的敏感度取决于出血后的时间和临床分级。SAH 发病后最初 12h 内，CT 对 SAH 的敏感性为 98%～100%，24h 时降至 93% 左右，6d 时降至 57%～85%。CT 片上 SAH 的量和部位与血管痉挛的发生有很好相关性。临床分级越差，CT 上出血程度越严重，预后越差。表 8－25 为根据 CT 上积血程度的 SAH Fisher 分级表，近来发现灌注 CT（pCT）可早期检测脑血管痉挛所引发的低灌注和脑缺血。由于 pCT 检测便捷，可与常规 CT 和 CT 血管造影同时做，已成为 SAH 常规诊断手段。

表 8－25　SAH Fisher 分级表

级别	CT 表现	血管痉挛危险性
1	CT 上未见出血	低
2	CT 上发现弥散出血，尚未形成血块	低
3	较厚积血，垂直面上厚度 >1mm（大脑纵裂、岛池、环池）或者 水平面上（侧裂池、脚间池）长×宽 >5mm×3mm	高
4	脑内血肿或脑室内积血，但基底池内无或少量弥散出血	低

2. 脑脊液检查　腰穿脑脊液检查也是诊断 SAH 的常用方法。特别是头 CT 检查阴性者，但应掌握腰穿时机。SAH 后数小时腰穿所得脑脊液仍可能清亮。所以应在 SAH 后 2h 后行腰穿检查。操作损伤引起的出血有别于 SAH：①连续放液，各试管内红细胞计数逐渐减少；②如红细胞 >250 000/ml，将出现凝血；③无脑脊液黄变；④RBC/WBC 比值正常，并且符合每增加 1 000 个红细胞，蛋白含量增加 1.5mg/100ml；⑤不出现吞噬有红细胞或含铁血黄素的巨噬细胞。脑脊液黄变是由于 CSF 中蛋白含量高或有红细胞降解产物，通常在 SAH 后 12h 开始出现。分光光度计检测可避免遗漏。一般在出血后 12h～2 周 CSF 黄变检出率 100%，3 周后 70%，4 周后 40%。腰穿属有创检查，可诱发再出血或加重症状，操作前应衡量利弊，并征得家属同意。

3. 脑血管造影　仍是本病的标准诊断方法，特别是选择性 DSA 检查目前认为是诊断引起 SAH 的动脉瘤的金标准。一般应行四血管造影，以免遗漏多发动脉瘤或伴发的动静脉畸形。血管数字减影技术已能查出大多数出血原因。如血管造影仍不能显示病变者，颈外动脉造影可能发现硬脑膜动静脉瘘。如颈痛背痛明显，并以下肢神经功能障碍为主，应行脊髓血管造影除外脊髓动静脉畸形、动脉瘤或新生物。血管造影是否引起神经功能损害加重，如脑缺血、动脉瘤再次破裂，目前尚无定论。造影时机：由于脑血管痉挛易发生在 SAH 后 2～3d，7～10d 达高峰，再出血好发时间也在此范围，因此目前多主张脑血管造影宜早，即出血 3d 内只要病情稳定，应行脑血管造影，以尽早作病因治疗。如已错过 SAH 后 3d，则需等待至 SAH 后 3 周进行。需注意，20%～25% 的脑血管造影不能发现出血的来源，对于首次脑血管造影阴性者，2 周后（血管痉挛消退）或 6～8 周（血栓吸收）后应重复脑血管造影。

4. CTA　通过螺旋 CT 薄层扫描，捕捉经造影剂显影的动脉期血管图像，进行计算机重建，可获得良好的颅内血管三维结构。敏感性在 77%～97%，特异性 87%～100%。目前虽已能分辨 2～3mm 的动脉瘤，但实际工作中对于 5mm 以上的动脉瘤敏感性较高。血管的三维结构可按任意平面进行旋转，可显示动脉瘤与骨性标志的关系，便以寻找病变原因和决定手术入路。但目前 CTA 重建技术费时较长，操作人员需熟悉颅底解剖，并具有丰富的神经外科临床知识，对 SAH 急性期的病因诊断价值有限。目前只有 80% ~83% 的病例中 CTA 与 DSA 相符。故临床主要用于高度怀疑动脉瘤破裂出血、患者烦躁不能配合脑血管造影者、未手术病人随访、有家族史和治疗后的随访。

5. 头 MRI 和磁共振血管造影（MRA） 过去认为头 MRI 很难区别急性蛛网膜下腔出血和脑实质信号，但目前研究提示 MRI 对 SAH 的检出率与 CT 检查相似。对后颅窝、脑室系统少量出血以及动脉瘤内血栓形成、判断多发动脉瘤中破裂瘤体等，MRI 优于 CT。但价贵、操作费时是其缺点。头 MRI 检查是否会引起金属动脉瘤夹移位，目前说法不一。故动脉瘤夹闭后，不了解动脉夹是否磁兼容特性前，慎用头 MRI 复查。

磁共振血管造影是近来发展的无创性诊断手段，可作为 SAH 的筛选手段，能检出直径大于 3~5mm 的动脉瘤，当动脉瘤≥5mm 时，敏感性为 85% ~100%，而检测 <5mm 的动脉瘤时，敏感性下降到 56%。但是对于 SAH 的初步筛查，MRA 由于不需要碘对比剂而且无电离辐射，可能是一种合适的手段。

6. 经颅多普勒超声（TCD） 可以无创测得脑底大血管的血流速度，对临床 SAH 后血管痉挛有诊断价值，目前已作为 SAH 后血管痉挛的常规监测手段。优点：实时、无创，可床旁及重复进行监测。缺点：只能提供颅底大血管的流速，不能测、定末梢血管的血流变化；需依靠操作者的主观判断；部分患者特别是老年患者颞窗较厚，探测不出血流信号。

六、诊断和鉴别诊断

首先应明确有无 SAH。突然发作头痛、意识障碍和脑膜刺激征及相应神经功能损害症状者，应高度怀疑 SAH。突发剧烈头痛的鉴别诊断如表 8-26 所示。及时进行头 CT 检查，必要时腰穿，以明确出血。

对 SAH 前的先兆性头痛等症状应引起注意，并与偏头痛、高血压脑病和其他系统性疾病进行鉴别。

SAH 引起的突发剧烈头痛，需与以下疾病引起的头痛进行鉴别（表 8-26）：

表 8-26 突发剧烈头痛的鉴别诊断

1. 颅内

A. 血管性

（1）SAH

（2）垂体卒中

（3）静脉窦栓塞

（4）脑内出血

（5）脑栓塞

B. 感染

（1）脑膜炎

（2）脑炎

C. 由新生物、颅内出血或脑脓肿引起的颅内压增高

2. 良性头痛

（1）偏头痛

（2）紧张

（3）感染性头痛

（4）良性疲劳性头痛

（5）与兴奋有关的头痛

3. 来自脑神经的头痛

（1）由于肿瘤、动脉瘤、Tolosa – Hunt 征、Raeder 三叉神经痛、Gradenigo 征引起脑神经受压或炎症

（2）神经痛：①三叉神经；②舌咽神经

4. 颅内牵涉痛

（1）眼球疾病：①球后神经炎；②青光眼

（2）副鼻窦炎

（3）牙周脓肿、颞颌关节炎

5. 系统疾病

（1）恶性高血压

（2）病毒性疾病

（3）颈段脊髓 AVF 可引起 SAH。对 DSA 颅内检查阴性者，应做脊髓血管造影。

从临床表现鉴别 SAH 和颅内出血或缺血性卒中有时较为困难。一般有脑膜刺激症状、缺少局灶性神经系统症状和年龄相对较轻（小于 60 岁），SAH 的可能性较大。突发头痛和呕吐并不是 SAH 的特有症状，常不能以此作为与颅内出血或缺血性卒中鉴别诊断的依据。SAH 患者的癫痫发生率与颅内出血患者相似，但缺血性卒中患者较少发生癫痫。

临床怀疑自发性 SAH 后的诊断程序图 8 – 8。

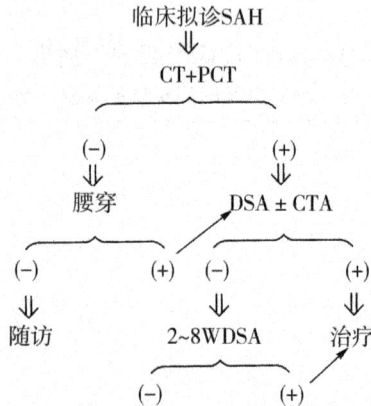

图 8 – 8　临床怀疑自发性 SAH 的诊断程序

确诊自发性 SAH 后，应作 SAH 病因诊断。主要以脑血管造影或 3D – CTA 进行筛选。

但第一次脑血管造影可有 15% ~ 20% 的患者不能发现阳性结果，称为"血管造影阴性 SAH"。其中又有 21% ~ 68% 不等的患者在 CT 平扫时只表现为脑干前方积血，称为"中脑

周围 SAH"（perimesencephalic SAH），这是一种较为特殊预后良好的自发性 SAH，在自发性 SAH 中占 10% 左右。与血管造影阳性的患者相比，年龄偏轻，男性较多，临床分级较好。CT 上出血仅位于脑干前方，不累及脑沟和脑室。再出血和出血后血管痉挛发生少，预后良好。目前原因不明，可能由静脉出血引起。但椎 - 基动脉系统动脉瘤破裂出血也可有相似的头 CT 表现。故不能轻易诊断为"中脑周围 SAH"。

对脑血管造影阴性的 SAH 应在 2 周左右重复脑血管造影，文献报道病因的检出率在 2% 至 22% 不等。

当确诊 SAH 的原因为多发动脉瘤破裂出血，应进一步识别破裂瘤体，以下几点可供参考：①除外硬膜外动脉瘤。②CT 片显示局部 SAH。③在血管造影上破裂动脉瘤附近有血管痉挛或占位效应。④大而不规则动脉瘤较小而规则者易破裂，特别是伴有子囊形成者。⑤定位体征有助诊断。⑥重复血管造影，见动脉瘤增大和局部血管形态学改变。⑦选择最可能破裂动脉瘤，如前交通动脉瘤。⑧最大、最近端的动脉瘤破裂可能性最大。

七、SAH 后的并发症

1. 神经系统并发症

（1）迟发性缺血性障碍（delayed ischmic deficits，DID），又称症状性脑血管痉挛。由于脑血管造影或 TCD 提示脑血管痉挛者，不一定出现临床症状。只在伴有脑血管侧支循环不良情况下，每分钟 rCBF < 18 ~ 20ml/100g 时，才引起 DID。因此，脑血管造影和 TCD 诊断 SAH 后脑血管痉挛的发生率可达 67%，但 DID 发生率为 35%，DLD 致死率为 10% - 15%。血管造影显示的血管痉挛常发生在 SAH 后 2 ~ 3d，7 ~ 10d 为高峰，2 ~ 4 周逐渐缓解。脑血管痉挛的发生与头 CT 上脑池内积血量有一定关系。DID 临床表现：①前驱症状：SAH 的症状经治疗或休息而好转后又出现或进行性加重，血白细胞持续增高，持续发热。②意识由清醒至嗜睡或昏迷。③局灶体征，取决于脑缺血部位。如颈内动脉和大脑中动脉分布区，可出现偏瘫伴或不伴感觉减退或偏盲。大脑前动脉受累可出现识别和判断能力降低、下肢瘫、不同程度意识障碍、无动性缄默等。椎基动脉者则引起锥体束征、脑神经征、小脑征、植物神经功能障碍、偏盲或皮质盲等。上述症状多发展缓慢，经数小时或数天才达高峰，持续 1 ~ 2 周后逐渐缓解，少数发展迅速，预后差。DID 的诊断：一旦出现上述临床表现，即应做头 CT，排除再出血、血肿、脑积水等，并做 TCD 和脑血管造影进行诊断。CT 显示脑梗死有助于诊断。此外，也应排除水电解质紊乱、肝肾功能障碍、肺炎和糖尿病等全身系统疾病，可行相应检查。

（2）再出血：是 SAH 患者致死致残的主要原因，病死率可高达 70% ~ 90%。首次出血后 48h 为再出血高峰，2 周内出血率为 20% ~ 30%，以后则逐渐减少。半年后出血率为 3%。

（3）脑积水：出血急性期脑积水发生率约为 20%，常同时伴有脑室出血。出血后期脑积水则多与脑脊液吸收障碍有关。慢性脑积水的发生率各家报道差异较大，从 6% 到 67% 不等，主要与脑积水判断标准、评价时间不同有关。在 3 251 例动脉瘤引起的 SAH 患者中，15% 的患者 CT 检查可发现有脑积水，13.2% 的患者临床出现脑积水症状。Vale 分析 108 例因动脉瘤破裂引起 SAH 并进行早期手术的患者情况，发现约有 20% 的患者在 SAH 后 30d 内需接受脑室腹腔分流手术。有再出血和脑室出血史的患者脑积水发生机会更多。

2. 全身系统并发症　严重的全身并发症是 23% SAH 死亡的原因，好发于危重患者和高级别的患者。因此防治 SAH 后全身系统并发症的重要性与防治 DID 和再出血一样重要，应引起重视。

（1）水电解质紊乱：常见低血钠，见于 35% 的患者，好发于出血第 2～10d。可加重意识障碍、癫痫、脑水肿。引起低血钠原因：脑性盐丧失综合征和促利尿激素分泌异常综合征（SIADH）。应注意鉴别上述两综合征，因为两者处理原则完全不同。脑性盐丧失综合征是因尿钠排出过多导致低血容量和低血钠，治疗包括输入生理盐水和胶体溶液，不能限制水分，否则可加重血管痉挛和脑缺氧。SIADH 则因 ADH 不适当分泌增多，引起稀释性低钠血症和水负荷增加，治疗除补钠外，还包括限水和应用抑制 AIDH 药如苯妥英钠针剂。

低血容量也为 SAH 后常见并发症，见于 50% 以上的患者中，在 SAH 后最初 6d 内血容量可减少 10% 以上。血容量降低，可增加红细胞的黏滞度，影响脑微循环，增加血管痉挛的易感性。扩容升高血压可防止因血管痉挛而引起 DID。

（2）高血糖：SAH 可引起血糖增高，特别是见于隐性糖尿病的老年患者。应用类固醇激素可加重高血糖症。严重高血糖症则可引起意识障碍、癫痫，可恶化脑血管痉挛和脑缺血。

（3）高血压：多数 SAH 患者有代偿性血压升高（Cushing 反应），以应答出血后的脑灌注压降低，但过高的血压（收缩压持续维持在 180～200mmHg 以上）可诱发再出血，特别是不适当地降低颅内压，同时未控制血压。兴奋、烦躁不安、疼痛和缺氧等可促发血压升高。

3. 全身其他脏器并发症

（1）心脏：心律失常见于 91% 的患者，高龄、低钾血症、心电图有 QT 间期延长者易发生心律失常。常见有室性、室上性心动过速、游走心律、束支传导阻滞等，多为良性过程，但少数患者因室性心动过速、室颤、室扑等而危及生命。以往认为心律失常的临床意义不大，但目前认为上述心律失常提示 SAH 诱发的心肌损害。40%～70% 的患者可有心电图异常，如 T 波倒置、ST 段压低、QT 间期延长、U 波出现。

（2）深静脉血栓形成：约见于 2% 的 SAH 患者，其中约半数患者可发生肺栓塞。

（3）胃肠道出血：约 4% 的 SAH 患者有胃肠道出血。因前交通动脉瘤出血致死的患者中，83% 有胃肠道出血和胃十二指肠溃疡（Cushing 溃疡）。

（4）肺：最常见的肺部并发症为肺炎和肺水肿。神经性肺水肿表现为呼吸不规则，呼吸道内粉红色泡沫样分泌物，蛋白含量高（大于 0.45g/L），见于约 2% 的 SAH 患者，最常见于 SAH 后第一周内。

八、治疗

1. 病因治疗　SAH 的根本治疗。动脉瘤的栓塞治疗或直接夹闭不仅能防止再出血，也为以后的血管痉挛治疗创造条件。但是目前对于栓塞治疗还是手术夹闭的利弊存在争议，一般来说治疗方法的选择取决于动脉瘤的部位、形态和患者的身体状况，治疗方案最好是由神经外科医师、神经介入医师和放射科医师共同讨论分析后确定。

2. 内科治疗

（1）一般处理：绝对卧床 14d，头抬高 30°，保持呼吸道通畅，限制额外刺激。避免各种形式的用力，用轻缓泻剂保持大便通畅，低渣饮食有助于减少大便的次数和大便量。

（2）监测：血压、血氧饱和度、中心静脉压、血生化和血常规、EKG、颅内压及每天的出入水量等。

（3）补液：维持脑正常灌注压，对血管痉挛危险性相对较低者，可维持正常血容量。

（4）镇痛：适当给予镇痛剂。大多数患者的头痛可用可待因控制。焦虑和不安可给适量的巴比妥酸盐、水合氯醛或三聚乙醛（副醛），保持患者安静。

（5）止血：目前对止血剂在 SAH 治疗的作用仍有争论。一般认为，抗纤溶药物能减少50% 以上再出血。但抗纤溶可促使脑血栓形成，延缓蛛网膜下腔中血块的吸收，易诱发缺血性神经系统并发症和脑积水等，抵消其治疗作用。因此，对早期手术夹闭动脉瘤者，术后可不必应用止血剂。对延期手术或不能手术者，应用止血剂，以防止再出血。但在有妊娠、深静脉血栓形成、肺动脉栓塞等时为禁忌证。使用方法：①6 - 氨基己酸（EACA）：16 ~ 24g/d 静脉点滴，给药 3 ~ 7d，病情平稳后改为 6 ~ 8g/d（口服），直至造影或手术。②止血环酸（凝血酸）：比 EACA 作用强 8 ~ 10 倍，且有消毒作用。应用剂量为 2 ~ 12g/d，与抑肽酶（30 万 ~ 40 万 U）联合应用，疗效优于单独使用。

（6）控制颅内压：颅内压低于正常时，易诱发再出血；当颅内压接近舒张压时，出血可停止。因此，SAH 急性期，如颅内压不超过 1.59kPa（12mmHg），此时患者多属神经外科联盟分级 Ⅰ ~ Ⅱ级，一般不需降低颅内压。当颅内压升高或Ⅲ级以上者，则应适当地降低颅内压。表 8 - 27 示平均颅内压（MICP）变化与患者临床分级的关系，有利于指导降颅压药物的应用。

表 8 - 27　临床分级与颅内压变化间关系

Ⅰ ~ Ⅱ级	MICP < 1.59kPa（12mmHg）
Ⅲ级	MICP = 1.99 ~ 5.32kPa（15 ~ 40mmHg）
Ⅳ级	MICP = 3.99 ~ 9.97kPa（30 ~ 75mmHg）
Ⅴ级	MICP > 9.97kPa（75mmHg）

一般应用 20% 甘露醇 1gm/kg 静脉点滴。对于需要引流脑脊液的患者，还可进行脑室穿刺留置 ICP 探头，通过量化颅内压监测来指导降颅压治疗。

（7）症状性脑血管痉挛（DID）的防治：目前症状性血管痉挛治疗效果不佳，应重在预防。防治过程分为五步：①防止血管狭窄；②纠正血管狭窄；③防止由血管狭窄引起的脑缺血损害；④纠正脑缺血；⑤防止脑梗死。

主要措施有：

1）扩容、升压、血液稀释治疗（hypervolemia, hypertension, hemodilution，简称 3H 治疗）：此法既可用于预防，也可治疗血管痉挛，但经临床实践，易发生肺水肿和诱发出血，现已被 3N（normal）取代，即正常血容量、正常血压和正常血浓度。很多医疗中心不对 SAH 患者限水，相反每日给予数千毫升液体量，维持中心静脉压在 0.49 ~ 1.17kPa（5 ~ 12mmH$_2$O）或肺动脉楔压在 1.6 ~ 1.86 kPa（5 ~ 15mmHg），并采用药物适度维持患者正常血压。

2）钙离子拮抗剂：尼莫地平（nlmodipine），是目前循证医学 Ⅰ 级证据证实有效的药物，可用来预防和治疗血管痉挛。一般应在 SAH 后 3d 内尽早使用，按 0.5 ~ 1mg/h 静脉缓慢点滴，2～3h 内如血压未降低，可增至 1～2mg/h。采用微泵控制静脉输液速度使点滴维持 24h，通常本药 50ml（10mg）经三通阀与 5%～10% 的葡萄糖溶液 250～500ml 同时输注。由于尼莫地平易被聚氯乙烯（PVC）吸收，因此应采用聚乙烯（PE）输液管。静脉用药 7～14d，病情平稳，改口服（剂量 60mg，每日 3 次）7d。

3）重组组织纤维蛋白酶原激活剂（rtPA）：近年来，SAH 治疗上带观念性改变的是由原来使用抗纤溶药物以防止再出血，改为使用尿激酶和 rtPA 等纤溶药物，以减少脑缺血损害的发生。一般在动脉瘤夹闭后，清除基底池血块，经导管用 rtPA2.5 万～60 万 U，每 8h 1 次（或尿激酶 3 万～6 万 U/d）基底池缓慢点滴注射和引流。

4）腔内血管成形术（transluminal angioplasty）：Zubkov 在 1984 年最早采用腔内血管成形术来治疗血管痉挛，目前此项技术在临床得到较为广泛应用。当血管造影证实血管痉挛后，并在症状性血管痉挛出现以前进行治疗，这是治疗成功的关键，一般应在 SAH 后出现血管痉挛 24h 内进行治疗。约 60%～80% 的治疗患者临床症状可得到显著改善。由于使用中少数病例出现动脉瘤或动脉破裂，目前趋于采用药物进行药物性成形术，取代机械性成形术。一般用 0.5mg 尼莫地平、6 000～12 000U 尿激酶灌注，然后用 0.2% 罂粟碱 1ml，以 0.1ml/s 的速度，重复多次灌注。整个过程在 DSA 监控下进行，并全身肝素化。

5）其他：尼卡地平、法舒地尔、内皮素受体拮抗剂、硫酸镁、他汀（statin）等可能有一定防治脑血管痉挛作用，但缺大样本循证医学 Ⅰ 级证据支持。21－氨基类固醇已证实无效。

（8）其他并发症的治疗：心电图异常者应给予 α 或 β 肾上腺素能阻滞剂如普萘洛尔；肺水肿和肺炎的患者如术后需长期卧床，注意保持气道通畅，加强气道护理，积极抗炎治疗；水电解质紊乱、高血糖、脑积水等并发症治疗与其他疾病中的治疗相同，不再赘述。

九、预后

影响 SAH 预后的因素很多，病因、血管痉挛和治疗方法为主要因素。病因不同，差异较大。脑动静脉畸形引起的 SAH 预后最佳，而血液系统疾病引起的 SAH 效果最差。动脉瘤破裂的病死率在 55% 左右。动脉瘤破裂未经手术夹闭，可再次发生出血。最常发生于第一次，SAH 后 4～10d。每日发生率为 1%～4%。前交通动脉瘤再出血的概率最大。第二次出血的病死率为 30%～60%，第三次出血者几乎是 100%。但在第一次 SAH 后 3～6 个月再出血的危险性显著降低，以后出血的病死率可能不会超过第一次出血的病死率。患者的年龄、性别和职业以及第一次发病的严重程度，对复发的可能性似无关联，但高血压可能增加其危险性。

血管痉挛也是 SAH 患者致死致残的主要原因，约有 13.5% 的动脉瘤破裂引起的 SAH 患者因血管痉挛而死亡或残废。在致残患者中约 39% 因血管痉挛而起。

随着对 SAH 病理生理研究的深入和治疗方法的改进，SAH 的预后已有了很大改善，Cesarini 对一地区二十多年内动脉瘤破裂引起的 SAH 预后进行分析，发现近十年来 Hunt 和 Hess 分级 Ⅰ 级和 Ⅱ 级患者的发病后 6 个月病死率明显低于前十年（16% 与 34%），临床症状和生存质量也优于以前。但 Hunt 和 Hess 分级 Ⅲ 级至 Ⅴ 级患者的病死率无明显改善。

对 SAH 患者首次血管造影未发现病因者，预后与头 CT 上积血分布情况有关，属于"中脑周围 SAH"的患者预后较好，再出血的概率也小于其他患者。这些患者的病死率仅

6%，而找到动脉瘤的患者其病死率约为 40%。除此之外，其他血管造影阴性的 SAH 患者也比动脉瘤破裂引起的 SAH 预后佳，文献报道约 80% 血管造影阴性的 SAH 患者能恢复正常工作，而只有 50% 的动脉瘤破裂引起的 SAH 患者能恢复健康。

（刘少录）

第十三节　高血压性脑出血

改革开放以来，随着经济建设为中心的实施，经济收入逐年提高，生活水平和物质文化生活得到迅速改善；医疗卫生事业的发展、医疗技术的提高、医疗设备的更新和社会保障体系的逐步建立，使人口老龄化的趋势越来越明显，至今全国 60 岁以上的老人已有 1.3 亿，超全国总人口的 1/10。进入老龄化社会后，高血压性脑出血的发生变得更常见和多发。

1966 年世界卫生组织（WHO）报告世界范围内，有 57 个国家和地区把急性脑血管病列为三大死因，占 11.3%，次于心肌梗死和恶性肿瘤。1979 年继续报告，在少数国家如日本，高血压性脑出血已成为主要死因。

1979 年全国卫生统计年报资料，据北京、上海等 14 个城市统计，脑血管病的发病率 187/（10 万·年），其中脑出血为 78/（10 万·年），占我国全部死因的 24.1%，超过恶性肿瘤和心脏病，居三大死因之首。

70 年代调查我国六城市脑卒中发病率 219/（10 万·年），21 省市农村发病率 185/（10 万·年）。80 年代发病率 217/（10 万·年）。六城市发病率平均 719/（10 万·年），其中哈尔滨、北京 1 249～1 285/（10 万·年），上海 615/（10 万·年），发病率呈北高南低之势。我国和日本一样，发病率未见明显下降。1985 年北京市 70 万城市人口调查，证实本病为三高（高发病率、高病残率、高死亡率）疾病，远远高于西方国家，严重危害和威胁着国人的生命和健康。

大宗资料表明，51～70 岁为高血压性脑出血（HICH）的发病高峰期。40 岁以下也有发生，这与家族遗传性及肾性高血压关系更密切，近年有年轻化趋势。HICH 的发病性别，男性略高于女性，有报告达 2.5：1，发病部位以优势半球稍多。一年四季均可发病，但冬季明显高于夏季，尤其当气温骤降或更寒冷时容易发生，我国北高南低的发病率，可能与此有关。

一天之中均可发病，但活动时（从 6am～9pm）的发病机会大增，尤其是精神的突然刺激、情绪激动和体力疲劳，会导致血压的突然升高而发病，我们常遇到因"搓麻将"为明显诱因的病例。

有约 1/5 的患者有明显的高血压家族史。提示相同的饮食、生活习惯在遗传基础上会罹患同类疾。一些高盐、高脂、高糖饮食和不良的生活习性如吸烟、饮酒等是诱发本病的重要原因。

一、病理和病理生理

高血压性脑出血（HICH）曾称脑溢血，是由高血压病引发脑部出血的一种自发性脑出血（Spontanous Intracerebral Hemorrhage），它有别于外伤引起者，与其他脑血管病、血液病、脑肿瘤卒中、代谢性疾病等自发性脑出血也不同。

HICH 的主要病理基础，是高血压和动脉硬化。多数学者认为，由于动脉硬化，动脉的内膜增厚、形成粥样斑块，使管腔相对狭窄，初期尚有代偿空间。在细动脉如终末支、穿通枝等，中层弹力层的纤维化、玻璃样变及断裂，使管壁脆性增加。而脑动脉系统的外膜先天不发达，缺外弹力层，中层肌细胞少，管壁较薄。再如基底节区的豆纹动脉等直接发自中动脉系统，且呈直角，一直处于高压力冲击状态。当在血压剧烈波动时，一部分病损血管的缺陷就无法实现血管良好的自动调节，被高压的血流冲破即出血，或在最薄弱处形成微小动脉瘤，长期多次的作用最终仍导致出血。

较为公认的是，颅内血肿常在发病后 30 分钟内形成，6 小时后由于血肿的占位效应及血液的分解产物对周围脑组织的压迫、损害，使血肿周围的正常脑组织由近及远地发生变性、坏死、血管周围出血和水肿等一系列病理生理变化，使血肿继续扩大，颅内压进一步增高。如果首次出血量较大，患者的烦躁、呕吐等动作会增加颅内出血量。

HICH 的发生有几个相关危险因素，如高血压、糖尿病、高血脂、心脏病等，其中尤以高血压的相关性最密切，危险性最大，是独立相关危险因素。据研究，有高血压的相对危险性较正常血压者高 12～24 倍，不论是收缩压升高还是舒张压升高，都与疾病的发生危险性呈正相关关系。据上海宝山区农村居民血压 9 年随访发现，收缩压在 19.95kPa（150mmHg）以上者是 19.95kPa 以下者发生率的 28.8 倍；舒张压在 11.97kPa（90mmHg）以上者是11.97 kPa 以下者的 1.9 倍；临界高血压者的危险性是正常血压者的 8.7 倍；确诊为高血压者的危险性是正常者的 31.9 倍，可以看出对高血压者采用干预手段的必要性和重要性。干预手段包括药物干预在内，控制高血压和软化血管，对延迟和降低 HICH 的发生和再次发作是有益的。

二、诊断和鉴别诊断

典型的 HICH 诊断并不困难。如年龄在 50 岁以上，既往有高血压病史，平时不系统服药，或虽服药血压仍控制不满意；多发生在冷天、活动时（从早上 6 点到晚 9 点居多）；尤其有明显的精神刺激、情绪激动或体力疲劳；突然起病，有一过性的意识障碍；一侧肢体有活动障碍及感觉障碍，HICH 当首先考虑。

HICH 按其发生部位，出血速度不同可有不同临床表现。

（一）基底节出血

基底节是最常见的出血部位，包括内囊和外囊两个部位。单纯外囊（壳核）出血的临床症状较轻，一般出血量不大，稳定后恢复也较快。如累及内囊就出现对侧的面神经中枢性瘫痪；伸舌偏向患侧；病灶对侧上下肢肌张力降低或消失、随意运动减弱或消失和各种感觉的迟钝或消失；腱反射降低，腹壁反射及提睾反射的减弱或消失；凝视中枢受刺激，可表现双眼球向对侧凝视，一旦破坏则向同侧凝视。当血肿累及内囊后肢的视辐射时，则出现同向性偏盲，形成典型的"三偏"症状，如出血位于优势半球则有失语。因绝大多数患者处于昏迷或不合作状态，这些表现难于一一检出。出血量大时除昏迷外，常有一或双侧瞳孔散大，对侧或双侧病理征（+），甚至去脑强直、叹息样呼吸等脑疝表现。眼底动脉硬化，呈僵直的铜丝样与静脉交叉压迹明显，有时见到视网膜出血。

（二）皮质下出血

可发生在大脑半球的任何一叶。少量出血时，患者表现为头痛、呕吐或烦躁不安，常疑

"脑瘤"而来诊。在不同的脑叶可有相应脑叶的神经缺失表现，癫痫的发生率相对较高。

（三）丘脑出血

丘脑的少量出血即易昏迷，常累及丘脑底部及影响中脑结构而出现眼部症状，累及内囊而引起偏瘫、偏感觉障碍。本处出血易穿破脑室，严重时可造成脑室系统铸型，引起急性梗阻性脑积水。

（四）脑干出血

脑干以桥脑出血多见。少量出血即昏迷、高热、眼球固定、针尖样瞳孔，少数局限者可出现交叉性瘫痪（病侧颅神经损害和对侧上下肢软瘫），双眼球向病侧凝视等桥脑损害表现。

（五）小脑出血

可发生在一侧半球或蚓部。少数患者起病急，突然头痛、眩晕后四肢呈迟缓性瘫痪，常因出血破入第Ⅳ脑室而使病情急转直下。多数患者起病时有枕项部剧痛，眩晕，频繁呕吐，眼震和病肢的共济失调，而后意识障碍。另一部分呈亚急性起病者，临床表现为颅后凹占位表现。

（六）脑室出血

单纯的脑室出血少见，大多由基底节、丘脑出血破入相近脑室，以致充满同侧或双侧侧脑室，甚至整个脑室系统和蛛网膜下腔，呈脑室铸型。当小脑或桥脑出血时，可破入Ⅳ脑室，经中脑导水管反流至第Ⅲ脑室及侧脑室。患者常有较剧的头痛、呕吐等颅高压症状，可缺少神经系统定位体征。危重者甚至昏迷，四肢呈软瘫，一切反射消失或出现去脑强直。

（七）辅助检查

1. 电子计算机断层摄影扫描（Computed Tomography，CT）　　CT 是诊断 HICH 最安全可靠、准确和快速简单的手段，尤其是目前的多排螺旋 CT，可谓"金标准"：可确定血肿的部位、类型、血肿量、形态，中线结构与脑室关系等情况，使诊断趋简单化，又为治疗选择方法，同时为治疗效果和转归提供有意义的参考价值。在 CT 图像上可见到不规则的高密度病灶，CT 值约 28～45Hu，边缘清晰即为血肿，其周可绕一层相对色淡的水肿区。如破入侧脑室，多沉淀在后角，形成色上淡下浓的影像。随着时间的推移，高密度会逐渐变淡呈等密度或低密度影。

2. 核磁共振成像（Magnetic Resonance Imaging，MRI）　　虽可与 CT 一样做到准确诊断，但由于成像时间长，费用高，MRI 室缺少抢救条件，对急性期的危重患者不甚适宜。当进入恢复期后可从脑水肿及脑功能方面提供宝贵的信息。

3. 电子计算机数字减影脑血管成像（Digital Subtraction Angiography，DSA）　　目前已舍弃脑血管造影（CAG）来确定血肿，只为排除脑动脉瘤、脑血管畸形、脑瘤卒中等病时，仍有 DSA 检查的必要。

4. 腰椎穿刺　　虽然腰穿方法简单易行，见均匀血性脑脊液表示蛛网膜下腔出血即确立，但在高颅压情况下易诱发脑疝而加重病情，术前一般不主张施行。

（八）鉴别诊断

1. 颅内动脉瘤　　一般年龄稍轻，平时无高血压，发病突然，往往有剧烈的头痛，意识渐昏迷，这是动脉瘤破裂出血引起的，也可以伴有动脉瘤压迫或刺激周围组织引起的另类症状。出血部位常与动脉瘤部位有关。动脉瘤好发于 WILLIS（颅底）动脉环，蛛血常明显积聚在相应脑池。当血肿形成时，额及颞部的血肿常与大脑前动脉和中动脉的动脉瘤有关。CT 上动脉瘤被血肿掩盖不易显影。DSA 可以明确动脉瘤的诊断。

2. 脑血管畸形　发病年龄更轻，30 岁以前居多。颅内任何部位均可发生，但大脑半球常见。出血、癫痫和头痛为 AVI 的主要症状，尤其伴有脑内血肿时尚需鉴别。因为畸形血管愈小（即隐匿型）愈容易发生出血，往往在血肿腔内可检得"异常纤维"组织或畸形血管。对发生在小脑的血肿除年龄外常在术前难与 HICH 鉴别。有时 CT 图像的血肿内，夹杂蚯蚓状的低密度影。DSA 对诊断 AVM 是有帮助的，但无 AVM 的显影不能完全排除。

3. 缺血性脑血管病　脑血栓形成的前驱症状较多，且时间较长，常在休息安静时发病。昏迷较为少见且浅，血压明显增高者少。无脑膜刺激征。CT 可在 24 小时后发现低密度灶，而与 HICH 相鉴别。

脑血管被血中的固体、液体和气体作为栓子阻塞引起脑栓塞，起病急，年龄轻，昏迷少，可发现栓子来源如房颤、风心、心梗等。长骨骨折者有明显外伤有时尿中查得脂肪颗粒。CT 是鉴别本病的方法。

4. 蛛网膜下腔出血　蛛网膜下腔出血是一组脑血管病发生的出血，他除上面提到的动脉瘤、AVM 常见原因外，还有动脉硬化症、烟雾病等。也包括颅内静脉系统炎症、栓塞、肿瘤、血液病引起的出血。有时需借助 CT、DSA、MRI 等一些检查来明确病因。

三、非手术治疗

HICH 不需要或不具备外科手术时，非手术治疗就是挽救患者生命和降低病残程度的唯一方法。如全部 I 级和大部分 II 级患者，可以通过非手术治疗而康复。

（一）治疗原则

（1）全面的生命体征检测和维持生命功能。

（2）严密监测颅内压、血压、脑电、脑灌注压和神经影像学改变。

（3）及时合理使用药物，控制高颅压、高血压及脑水肿和脑缺血的发生。

（4）完善的护理措施和预防并发症。

（5）积极有效的康复治疗和二级预防措施。

（二）非手术治疗的基本要点

（1）急诊处理时，通过初步的病史采集和简要的体检，对患者的 GCS 和 HICH 的分级做出评价。

（2）第一时间保持呼吸道通畅并供氧，保持头高偏位，吸除口鼻腔内的分泌物和呕吐物，必要时气管内插管或气管切开。

（3）气管内插管或气管切开，除决定于呼吸频率和深度外，$PO_2 < 8.0kPa$（60mmHg）或 $PaCO_2 > 7.3kPa$（55mmHg）可作为参考指标。为避免在实施过程中发生反射性心律失常，先予小剂量阿托品实有必要。同时置鼻胃管以防误吸；如为持续性昏迷或肺部已有并发症时，以气管切开为佳。

（4）全面的生命体征监测，包括意识、瞳孔、体温、心率、呼吸、血压、氧饱和度等各项生理指标。其稳定程度反映了 HICH 的动态变化及对脑功能的影响，及时了解生命体征的变化，有助于了解病情的发展和演变，为采取相应措施争取时间，也是治疗措施有效程度的重要指标。

以血压为例，血压的过高、过低对病情均不利，而最佳水平依据既往血压水平、年龄、出血时间和颅内压力等而定。一般来说 24 小时之内采用：①间隔 5 分钟测 2 次血压，如收缩压（SBP）均 >30.4kPa（230mmHg）、舒张压（DBP）均 >18.6kPa（140mmHg）可考虑用硝普钠 [（0.5 ~ 1.0）μg/kg/min] 治疗。②间隔 20 分钟测血压，如 SBP 在 23.9 ~ 30.4kPa（180 ~ 230mmHg）或 DBP 在 14.6 ~ 18.6kPa（105 ~ 140mmHg）或平均动脉压（MAP）>17.3kPa（130mmHg）可静输拉贝络尔、艾司络尔或依那普利等药物。③SBP < 23.9kPa，DBP < 14.6kPa 暂不予药物降压。一般认为二周以后才开始降压，至 1 ~ 2 月后血压降至正常为好。如有颅内压监测，应维持脑灌注压 >9.1kPa（70mmHg）为宜。

（三）降低颅内压

HICH 后由于血肿的占位效应和继发性脑水肿肿胀均可使颅内压增高，而颅内压增高是导致脑疝、死亡的主要原因。因此有效控制 ICP 是抢救患者生命和减少后遗症的需要。一般认为，颅内压（ICP）应不大于 2.7kPa（20mmHg），脑灌注压大于 9.3kPa。当然在 ICP 监测时，间隔 5 分钟测 2 次颅内压即可。对绝大多数未做 ICP 监测者，只能从神志、生命体征及 CT 影像上间接估计，当有意识水平下降、脉搏变慢，CT 上见到脑室扩大或有脑积水时均提示颅压增高。

甘露醇仍是降低颅内压的最主要渗透性利尿药物，临床效果可靠。但由于其分子量小，易透过受损的血脑屏障（BBB）等，反复长期使用脱水效果变弱，有时还会加重局部水肿及影响到肾脏功能，因此有使用小剂量者（由 1.0 ~ 1.5g/kg 改为 0.25 ~ 0.5g/kg），或改用甘油果糖，同时加用利尿性脱水剂如呋塞米，以协同维持渗透梯度。

人体血浆白蛋白是另一种有效的胶体渗透性药物，推荐剂量每日 100ml，使用 3 ~ 5 天。

有些颅内高压者，在应用巴比妥类药物后得到改善，其安全剂量 10mg/（kg·d），可分次给予。

（四）完善护理措施，维持水电解质平衡，防治并发症

完善的护理措施，既是保证治疗效果的重要组成部分，也是预防并发症的重要手段。一份合理的护理计划不光局限在基本生活护理、口腔、气切护理上，还包括水盐、维生素等的摄入和有充足的营养，保证大小便通畅；防止褥疮、坠积性肺炎，痰液堵塞气道、泌尿系及深静脉穿刺的感染；监测血气、电解质、血糖和血黏度的改变等。

每日的补液量通常按尿量 +500ml 来粗算，当高热、多汗、呕吐、腹泻时需要适当增加补液量，注意预防低钠、低钾、低蛋白血症的发生。

通常无意识障碍及感染征象者不使用抗生素，但对老年有意识障碍、有尿潴留或留置导尿管、发生应激性溃疡出血、癫痫发作及中枢性高热者，当根据痰或尿、血标本，选用敏感抗生素。

四、外科治疗

HICH 的外科治疗历经变革。国外经历了初创期，以 1903 年 Cushing 为代表，这是人类

对该疾病的开创性探索。Russel 对 1 例 HICH，开颅清除血肿，成为世界上第一例 HICH 手术治疗的成功病例。以后在 50 年代，手术治疗的死亡率在 50% 左右，可认为开拓期；60 年代进入研讨期；70 年代，CT 问世，开展传统的大骨瓣开颅清除血肿，及小骨窗显微手术清除血肿而成为完成期；80 年代进入发展期，1978 年 Becklund 首先设计成功立体定向血肿排空器，又称阿基米德螺旋器，相继有超声体层诊断装置指导下的血肿清除和 CT 监测下灌注清除血肿等方法。其中 1986 年 Grifith 提出了微创一词后进入微创阶段。

我国 50 年代基本是内科治疗一统天下，1958 年个别报告手术治疗。鉴于手术对象多是一些病情危重和脑疝发生者，治疗效果可想而知。60、70 年代基本是传统骨瓣开颅清除血肿加大骨瓣减压术，或颞肌下减压窗血肿清除术。

（一）开颅血肿清除术

开颅血肿清除术是临床常用的手术方法，按不同部位血肿作相应部位的开颅。以基底节型血肿为例，简述如下：

（1）患者气管内插管全麻成功后侧卧位或平卧抬起病侧肩部，头偏向健侧。

（2）画好颞部或额颞部皮肤切口标记。

（3）做颞部或额颞部皮肌骨瓣开颅，马蹄形或十字形剪开硬膜。

（4）以手触摸皮质张力，在可疑的颞部（常为颞上或颞中回）皮质电凝后脑针穿刺，进一步证实血肿部位和入路方向。

（5）选好颞部皮质切口，双极电凝后切开皮质白质，达血肿腔，以细吸引头吸除血肿。

（6）紧黏在小血管上的血凝块不作强行吸除，少数见到活动性出血时用双极电凝止血，反复冲洗。

（7）压两侧颈静脉以增加颅压，或请麻醉师协助作增压试验，证实无活动性出血。

（8）局部创面覆以海绵、止血纱布等加强止血效果。

（9）放引流管，另孔通出固定，硬膜减张缝合或去骨瓣减压，逐层缝合头皮。

（10）如颅压不高，可连续缝合硬膜，骨瓣复位固定。

（11）无菌敷料包扎，引流管接引流袋。

此法的优点是适合血肿量大者，可见面广，止血满意。见到蛛网膜下腔尚有脑脊液流出者，一般术后效果良好。如经侧裂入路，显露岛叶，可采用手术显微镜作显微操作。同时关颅前观察颅压高低决定是否去骨瓣减压，以进一步缓解颅压。

（二）小骨瓣或颞肌下减压窗显微手术血肿清除术

此法的优点是开颅骨瓣小出血少，入颅后在手术显微镜下用显微器械操作，相对损伤小，止血更彻底。

80 年代国内从治疗时间上趋向早期，甚至提出超早期、超超早期。所谓超早期的时间定在发病后 6～7 小时，超超早期的时间定在 3～4 小时内，这决定于病情和所在医院的条件。治疗方法上向微创发展，可谓百家争鸣、百花齐放。

1. 锥孔颅内血肿碎吸术　锥孔颅内血肿碎吸术是由陈氏率先应用和推广，主要步骤如下。

（1）先根据 CT 片计算出血肿量［一般采用多田氏公式计算：血肿量（ml）＝长径×短径×血肿层数×π/6］，测出穿刺点颅外板到靶点的距离。

（2）简易立体定向尺在头皮上画出穿刺点。一般穿刺点选在最大血肿层面的水平，尽量避开较大血管和脑重要功能区。

（3）消毒、局麻后用特制的手持半圆形锥颅器锥颅。

（4）插入碎吸器到靶点（最大血肿层面的中心）。

（5）拔出内芯，放进绞丝。

（6）控制好负压吸引压力（<0.04kPa），开始脚踏开关进行间断碎吸。

（7）估算吸引出的血肿量，约有血肿量的70%~80%即停止操作。

（8）拔出碎吸器，置入相匹配的硅胶引流管并固定、包扎。

（9）复查CT，了解残余血肿量及观察引流管位置。按时注入抗纤溶液（尿激酶）定时开放。

此法的优点是快速及时，对手术设备要求不高，在病床即可进行，最大限度地抢救患者；只要有CT设备和一定经验的临床医师即可进行，为进一步治疗、抢救提供了时间；血凝块经粉碎即可吸出。它的缺点是不能在直视下进行，一旦遇到出血无能为力，只能改为其他方法如开颅清除血肿并止血。

2. 钻孔颅内血肿碎吸术 钻孔颅内血肿碎吸术是由夏氏率先应用和推广。碎吸装置主要由碎吸器、内镜、冷光源、负压吸引器和双极电凝组成三个系统。光纤系统是棒状透镜光学系统制成窥镜，有60°的视场角，冷光源为照明光源。手术系统口径3.4mm，供放入绞丝，绞丝比管口短1~2mm。必要时可放入特制的棒状双极电凝镊止血。冲洗系统主要是注水冲洗镜面，保持清晰度，同时使粉碎血凝块易于吸除。三位一体安装在外径6.3mm的钢质管内，产品设计类同进口脑窥镜的结构。它具有锥颅碎吸的优点，解决了可视性和可止血性问题。

其操作步骤基本同锥颅碎吸法：

（1）以穿刺点为中心，作3~4cm的皮肤直切口（仍用简易立体定向尺标注）。

（2）止血后乳突拉钩撑开，电钻钻孔，骨蜡涂布，电凝硬膜做十字形切开。

（3）电凝皮质后先脑针穿刺，沿穿刺方向直视下更换碎吸装置，连接绞丝。

（4）在直视下进行碎吸，助手注水冲洗，主刀掌握开关。看到的血凝块为红色可继续吸引，血肿清除后的脑组织恢复原色可稍作手势调整后再进行。

（5）同锥孔颅内血肿碎吸术（8）、（9）。

3. 钻孔置管尿激酶溶解术 亦有同道在上述手术基础上，不用碎吸器，直接钻孔电凝硬膜后，用脑针抽吸血肿置入硅胶管，定时注入抗纤溶液，使血凝块被溶解定时排出。有时也能起到清除血肿的目的，但要掌握好手术适应证和操作要领，一般在三天以上或CT片上见到大部液体者较为稳妥。

4. 立体定向和无框架立体定向血肿穿刺术 立体定向血肿穿刺术是使用立体定向仪，以最大层面血肿的中心为靶点进行血肿穿刺抽吸，不在此赘述。

无框架立体定向血肿穿刺术，需要有无框架立体定向仪。它是一种将计算机手术规划、定向导航和手术操作平台结合在一起的立体定向仪，简称机器人。其实际操作分术前准备和手术操作两部分。

（1）在HICH患者头部黏贴四个标记（MARK），且不能取下，一直留到手术后。

（2）再次进行带有MARK的CT或MRI扫描（一般进行CT扫描）。

（3）将扫描后的胶片或数据输入计算机，拼成一个坐标系。

（4）用机械臂将计算机图像与 MARK 点间形成定位关系。

（5）确定最大血肿平面中心稍后为靶点。

（6）使患者头部和机械臂保持相对不变（需要锁定定位仪和固定头部）。

（7）机械臂在手术空间与规划手术径路吻合锁定。

（8）在机械臂末端的手术器械，固定支架进行钻孔穿刺和抽血。

5. 手术指征　HICH 手术的目的是清除脑内血肿，降低增高的颅压，尽量改善脑循环，促使受损的脑组织尽早恢复。也即尽量挽救患者生命，减少后遗症，提高患者的生存质量。

（1）意识状态：意识障碍的程度是脑实质受损程度的最直接表达，它直接反映病情程度。

Ⅰ级患者意识清醒，适合内科治疗；Ⅴ级患者意识深昏迷，一或双侧瞳孔散大，外科治疗与内科治疗效果相仿，仍以内科治疗为主。Ⅲ级、Ⅳ级和一部分Ⅱ级患者适合手术治疗。临床上常用脱水剂降颅压，观察患者的意识变化，如昏迷变浅、转醒说明手术有效；反之如无变化甚至继续加深，说明手术不一定有帮助。病情演变速度十分重要，如起病急骤，发展迅速，短时间内即进入深昏迷、瞳孔散大者，尤其是Ⅴ级患者，说明预后差，手术需慎之又慎。

（2）出血部位和出血量：不同的出血部位有不同的临床表现，不同的出血量用不同的方法治疗。一般来说皮质下型、基底节型出血量≥30ml；丘脑型和小脑型出血≥10ml，采用手术治疗。单纯一侧脑室铸型可在扩大的对侧脑室作持续外引流，脑室系统铸型可行双侧脑室外持续引流。脑干出血会导致呼吸、循环中枢的直接受损，如手术清除血肿，收效可能甚微，在急性梗阻性脑积水时，可作脑室外持续引流。

（3）合并症：HICH 由高血压病引起，出血后血压会随颅压而增高，如 Bp≥26.6/16kPa（≥200/120mmHg）需降压后方可考虑手术。有心、肝、肺、肾、血液病等严重合并症者，应作为手术禁忌。家属若强烈要求，应在相应科室的通力协作下完成。如心脏病心率缓慢者应先安装心脏临时起搏器后方可进行手术。肾病者需完成 A-V 内瘘，以便术后立即进行血透治疗。HICH 发生后个别患者出现急性呼吸窘迫综合征（ARDS）或多器官功能衰竭（Multiple system organ failure，MSOF），往往是原有的脏器功能已有病损，储备低下，在HICH 后长时间低氧血症、免疫功能低下等内环境失调的准发生期，如再施行手术将使病情突变而导致同时或序发两个以上器官功能衰竭，近被称为多脏器功能失常综合征（Mul-HICH）是一种全身性疾病，需按神经外科重症患者的术后处理，同时需注意以下方面。

6. 术后处理

（1）保持血压的稳定，防止血压过高、过低或时高时低。血压过高易造成已凝固止血的血管和新鲜创面再次出血，过低使脑血流量灌注不足，易引起脑梗死。时高时低往往是在使用如硝普钠、硝酸甘油等药物微泵控制降压过程中发生。手术后血压保持稳定对抢救HICH 度过危险是十分有利的。

（2）控制颅内压：血肿清除后，继发性的脑水肿肿胀仍是一个重要环节，防治高颅压减轻继发性脑损害，对日后病情恢复颇有裨益。

（3）积极防治并发症：HICH 最常见的并发症是消化道出血。严重而急骤的应激性溃疡出血在目前有 H_2 受体拮抗剂及质子泵阻滞剂的情况下，处理仍感棘手。因此预防性用药就显得十分必要。肺部感染也不可掉以轻心，在有大量各类抗生素的今天，预防双重感染，气管切开，加强护理，保持水电内环境的平衡，补充足够的营养和胶体液防治氮的负平衡均十分必要。

五、康复治疗

HICH 多发生在脑的重要功能区，不论手术与否或多或少会遗留偏瘫、失语等病症，使行为生活、心理和社交受到影响，加上损伤和生理性脑功能退化，因此康复治疗变得更实际和有重要意义。

康复治疗应该从早期开始。患者清醒后巧妙地解释病情是必要的，既是患者的知情权，也是让患者接受现实、知道通过自己的努力和配合医务人员的工作，在整个疾病治疗中的作用，提高主观能动性和确立战胜疾病的信心；对一些悲观、丧失信心的更需要耐心解释，通过人性化服务，使他们重拾恢复健康的勇气，心理治疗对疾病的康复是十分有利的。

现代康复医学包括医疗康复、康复工程、教育康复、职业康复和社会康复等方面。本节仅涉及医疗康复。康复方式包括专业康复（Institute Based Reha - bilitation，IBR）、社区康复（Communlty Based Reha - bilitation，CBR）和上门康复治疗（CRS）。

专业康复（IBR）是指集中康复专业人才和利用较复杂的先进设备进行康复医疗工作。康复治疗目前按"卒中单元"进行，其中包括非手术和手术治疗、重症监护、脑康复治疗、医疗体操、神经康复和健康教育等基本要素。

医学康复治疗的程序一般为：

（1）先预评价：对疾病的病期、病因及前期治疗情况，现存残疾和并发症等，同时对精神、心理、智力给予综合评价。

（2）设立预期目标，包括目标设立的目的，目标的阶段性和具体方法。

（3）治疗程序表的制定，包括预防对策在内的各种治疗手段。

（4）治疗实施方案：按照总的治疗方针，分别按处方的治疗种类实施执行。

（5）再评价：治疗后患者的恢复程度，再次进行客观的判定，据此再次修正和补充程序表。

生活护理尽量按照病前的生活习惯和作息规律进行。除进食易消化富营养的食物外，按时排便训练极为重要。防治褥疮从一早就开始，定时翻身更换体位，按摩局部皮肤，及时防治腹泻，保持皮肤清洁。

语言的训练采用"育儿法"，即从单音、单词开始，有意引导对话及收听广播练习，逐步增加发音词汇量，其中可配合针灸治疗。

运动疗法包括静气功、医疗体操、按摩、推拿、肌力训练、平衡训练和步行训练等课目。

偏瘫肢体首先要预防肩坠、足下垂，每天进行各关节和肢体的被动活动，开始时会有疼痛感，随着被动活动到主动活动，逐渐增加肢体肌肉的力度和活动幅度，疼痛会逐渐缓解。当肌力达Ⅲ级后要尽量加强主动活动。训练行走时要遵循卧位→坐位→站位→开步走的顺序进行，要纠正行走的姿势，运用行走的技巧，从双拐（或双人）→单拐→脱拐，增加活动的速度和距离，也可到户外、广场活动，学打太极拳，这一过程会使患者精神振奋，信心更足。每次活动要达到疲劳的程度，以增加肌力、耐力和肌肉体积的目的，但要注意，这阶段是最容易自伤的过程。关节活动和肢体的功能锻炼很好地防治了肌肉的挛缩。

物理治疗是康复治疗中一种重要手段，包括热疗、电疗、水疗、光疗、氧疗、体外反搏和肌肉反馈等方法。

高压氧治疗是机体处于高压环境中，所呼吸的与环境等压的纯氧或高浓度氧，可以提高血氧含量，提高血氧分压、血氧张力而提高血氧弥散张力。氧可从毛细血管内向附近组织弥散，有利于改善组织的缺氧状态，使贮氧量增加。如果病后血压＜160/100mmHg（21.3/13.3kPa）是可以考虑的。

针灸治疗包括头针（有如百汇、神聪、运动区、感觉区等），耳针（有如皮质下、枕、心、神门、肾或耳舟、对耳轮与瘫痪肢体相对应的穴位）和体针（主要取阳明经、太阳经、少阳经和任、督脉穴位）。

中药治疗当然可随证加减，但目前以中成药为主，已较少用汤剂治疗。

辅用脑功能代谢药物。

总之，神经康复是神经疾病治疗学的一大发展，也是一个医学的新领域，尚有较多理论和基础问题有待解决，但不失为神经疾患所致功能残障的一种治疗方法。

功能恢复通常采用（Activity of Daily Living，ADL）分级法进行。

Ⅰ级：完全恢复日常生活。

Ⅱ级：部分恢复或可独立生活。

Ⅲ级：需人帮助，扶拐行走。

Ⅳ级：卧床，但有意识。

Ⅴ级：植物生存状态。

以前公认Ⅰ级有15%，Ⅱ级有25%，Ⅲ级有30%，Ⅳ级有25%，Ⅴ级有5%得到康复，如经正规的康复治疗定可提高康复率。

（王宏峰）

参考文献

［1］刘少录.动脉瘤性蛛网膜下腔出血后慢性脑积水的相关危险因素分析［J］.中国现代医学杂志，2012，22（25）：82－85.

［2］杜成华，孙志刚，包金锁，姜岩，刘畅.ChiariⅠ畸形的显微外科治疗［J］.中国微侵袭神经外科杂志，2011，16（1）：7.

［3］孙泽林，张亚卓.高接种密度对保留人永生化骨髓基质干细胞体内外分化能力的影响［J］.中华医学杂志，2013，93（45）：3640－3642.

［4］戚晓渊，史秀灵，高银辉，王美，王旭，周程艳.绿原酸抗肝纤维化作用的研究［J］.中国实验方剂学杂志，2011，17（15）：139－143.

［5］戚晓渊，丁秀荣，吕虹，康熙雄，刘志忠.循环内皮干细胞与症状性颅内动脉狭窄关系研究［J］.中国实验诊断学，2011，15（6）：P965－967.

［6］景慎东. 实用临床神经外科诊疗学［M］. 西安：西安交通大学出版社，2014.

［7］张天锡. 神经外科基础与临床［M］. 上海：第二军医大学出版社，2013.

［8］张建宁. 神经外科学高级教程［M］. 北京：人民军医出版社，2015.

［9］焦德让，刘暌. 中枢神经系统难治性病变外科治疗与思考［M］. 北京：人民卫生出版社，2015.

［10］赵继宗，周定标. 神经外科学［M］. 北京：人民卫生出版社，2014.

神经外科基础与手术精要

（下）

孙泽林等◎主编

吉林科学技术出版社

第九章　颅内肿瘤

第九章

颅内肿瘤

颅内肿瘤包括原发性肿瘤，以及由身体其他部位转移到颅内的继发性肿瘤。其中，原发性肿瘤发病率为 7.8 ~ 12.5/10 万，可发生于任何年龄段。儿童和少年以颅后窝及中线部位的髓母细胞瘤、颅咽管瘤、松果体区肿瘤为多见；成人以胶质细胞瘤、脑膜瘤、垂体瘤、听神经瘤等为多见；老年以胶质细胞瘤及转移瘤为多见。颅内肿瘤在 40 岁左右为发病高峰期，之后随年龄的增长，发病率呈下降趋势。

颅内肿瘤的发病机制，目前尚未完全清楚。研究表明，细胞染色体上的癌基因及各种后天诱因可导致颅内肿瘤的发生。潜在的危险因素包括：遗传因素，如遗传综合病症或特定基因多态性；物理因素，如电磁辐射；化学因素，如亚硝胺类、多环芳烃类化合物；生物性因素，如 DNA 病毒、RNA 病毒等。

第一节　颅内肿瘤的临床表现及治疗

颅内肿瘤的临床表现主要包括颅内压增高和局部症状及体征。90% 以上的颅内肿瘤患者存在颅内压增高症状，且症状常呈慢性、进行性加重；若肿瘤存在囊性变或瘤内出血，则可出现急性颅内压增高，甚至出现脑疝，直接导致患者死亡。局部症状及体征为肿瘤对周围脑组织的压迫、破坏所致，临床表现取决于肿瘤的生长部位。

（一）颅内压增高症状和体征

颅内肿瘤的临床表现主要为头痛、呕吐，以及视神经盘水肿。头痛是因颅内压增高刺激、牵扯脑膜血管及神经所致，多位于前额及颞部，颅后窝肿瘤可致枕颈部疼痛并向眼眶放射。疼痛性质常为持续性，并呈阵发性加剧，晨醒、排便、咳嗽时加重，呕吐后可缓解。呕吐是因迷走神经中枢及神经受激惹引起，常伴随头痛发生，呕吐多为喷射性。颅内压增高导致视神经受压，眼底静脉回流受阻，从而引起视神经盘水肿，是颅内压增高的客观征象，严重时可有眼底出血。颅内压增高晚期，患者视力减退，视野向心性缩减，甚至可致失明，常双侧都受影响。部分患者，特别是幼儿，可无视神经盘水肿。

除上述主要表现，患者还可出现头晕、复视、黑矇、猝倒、意识模糊、精神淡漠等症状。中、重度急性颅内压增高常引起生命体征改变，呼吸、脉搏减慢，血压升高，即 Cushing 综合征。

（二）局部症状与体征

局部症状与体征为肿瘤压迫或破坏周围脑组织所致，临床表现主要取决于肿瘤生长部位。包括两种类型：一种为刺激性症状，如疼痛、癫痫、肌肉抽搐等；另一种是正常神经组织受挤压或破坏导致的功能丧失，如偏瘫、失语、感觉障碍等麻痹性症状。因首发症状或体征提示最先受肿瘤压迫、损害的脑组织部位，故最早出现的局部症状具有定位意义。不同部位脑肿瘤具有不同的局部特异性症状及体征，以下对常见部位进行描述。

1. 大脑半球肿瘤　大脑半球功能区附近的肿瘤早期可有局部刺激症状，如癫痫、幻听、幻视等；晚期则出现破坏性症状，如肌力减弱、感觉减退、视野缺损等。常见临床症状如下。

（1）精神症状：最常见于额叶肿瘤，尤其是肿瘤侵犯双侧额叶时症状最为明显。表现为人格改变及记忆力减退，反应迟钝，生活懒散，丧失判断力，性情改变等。

（2）癫痫发作：可为全身性大发作，也可为局限性发作，而局限性发作对肿瘤的诊断具有重要意义。癫痫发作前可有先兆症状，如颞叶肿瘤癫痫发作前常有眩晕、幻嗅；顶叶肿瘤癫痫发作前可有感觉异常，如肢体麻木等。癫痫发作最常见于额叶肿瘤，其次是颞叶肿瘤和顶叶肿瘤，枕叶肿瘤最少见。

（3）锥体束损害症状：最早常发现一侧腹壁反射减弱或消失，其后同侧腱反射亢进、肌张力增加、病理征阳性。症状因肿瘤大小及对运动区损害程度的不同而各异。

（4）感觉障碍：顶叶肿瘤常见，痛、温觉障碍常不明显，多位于肢体远端，且多轻微。皮质感觉障碍则表现为两点辨别觉、实体觉、对侧肢体位置觉障碍等。

（5）失语症：见于优势大脑半球肿瘤，分运动性、感觉性、混合性及命名性失语。运动性失语是指优势半球额下回受侵犯，患者具有理解语言的能力，而语言表达能力丧失。感觉性失语是指优势半球颞上回后部受侵犯时，患者具有语言表达能力，而不能理解语言。

（6）视野缺损：常见于枕叶及颞叶深部肿瘤，因肿瘤累及视辐射神经纤维所致。早期呈同向性象限视野缺损，而后视野缺损的范围随肿瘤体积的增大而增大，最后可形成同向偏盲。

2. 鞍区肿瘤　鞍区肿瘤患者颅内压增高症状较少见，因患者初期即可出现视力视野改变及内分泌功能紊乱，从而及早就医。

（1）视力减退及视野缺损：常为鞍区肿瘤患者就诊的主要原因，因肿瘤向鞍上发展压迫视交叉所致，眼底检查可见原发性视神经萎缩。视力减退常由一只眼开始，另一只眼视力也逐渐减退，呈进行性发展，可致双眼相继失明。典型的视野缺损表现为双颞侧偏盲，若肿瘤向前发展压迫一侧视神经，可出现一侧失明，而另一侧颞侧偏盲或正常；若肿瘤向后发展压迫视束，表现为同向偏盲。

（2）内分泌功能紊乱：泌乳素水平过高，女性出现闭经、泌乳、不孕等；男性出现阳痿、性功能减退。生长激素水平过高，于儿童可致巨人症，于成人可致肢端肥大症。促肾上腺皮质激素水平过高，可致 Cushing 综合征。

3. 松果体区肿瘤　肿瘤位于松果体区者，颅内压增高常为首发，甚至唯一临床症状和体征，主要因肿瘤位于中脑导水管开口附近，极易导致脑脊液循环梗阻。肿瘤继续向周周生长，从而压迫四叠体、中脑、小脑、下丘脑等，引起以下相应的局部症状。

（1）四叠体受压迫症状：主要表现为上视障碍、瞳孔对光反应和调节反应障碍。此外，还可出现眼睑下垂、滑车神经不完全麻痹等。

（2）中脑受压迫症状：若肿瘤累及脑干基底部皮质脊髓束，则可见肢体不完全麻痹、双侧锥体束征。若肿瘤累及中脑网状结构，则可影响患者的意识状态。

（3）小脑受压迫症状：若肿瘤压迫小脑上蚓部或通过中脑的皮质脑桥束，则表现为持物不稳、步态蹒跚、眼球水平震颤等。

（4）下丘脑损害表现：嗜睡、肥胖、尿崩症、发育停止等，男性还可见性早熟。

4. 颅后窝肿瘤　肿瘤累及小脑半球、小脑蚓部、脑干及桥小脑角4个部位，出现以下4组不同的临床表现。

（1）小脑半球受累：主要表现为患侧肢体共济失调。此外，还可出现患侧肌张力减退或消失、腱反射迟钝、膝反射钟摆样等临床表现。

（2）小脑蚓部受累：主要表现为躯干和下肢远端共济失调，患者步态不稳或不能行走，Romberg征阳性。

（3）脑干受累：交叉性麻痹为其特征性表现。中脑受累多表现为患侧动眼神经麻痹；脑桥受累可表现为患侧眼球外展肌、面肌麻痹，同侧面部感觉、听觉障碍；延髓受累可出现患侧舌肌、咽喉麻痹，舌后1/3味觉消失等。

（4）桥小脑角受累：常见患侧中后组脑神经症状及小脑症状。中后组脑神经症状，如患侧耳鸣、进行性听力减退、颜面麻木、面肌麻痹或抽搐，眩晕，声音嘶哑，饮水呛咳等。小脑症状，如患侧共济失调、眼球水平震颤等。

（三）治疗

1. 降低颅内压　在治疗颅内肿瘤的过程中，降低颅内压处于非常重要的地位。降低颅内压最直接、最根本的方法是切除颅内肿瘤，但部分肿瘤无法手术或不能全切，需要行放射治疗或化学治疗。临床常用降低颅内压的方法有脱水治疗、脑脊液引流、综合治疗等。

（1）脱水治疗：脱水药物分利尿性和渗透性两类。前者通过将水分排出体外，使血液浓缩，从而增加其吸收组织间隙水分的能力；后者则通过升高血液渗透压，使水分从脑组织向血管内转移。

（2）脑脊液体外引流：主要包括侧脑室穿刺和脑脊液持续外引流两种。侧脑室穿刺主要用于急救和迅速降低因脑室扩大引起的颅内压增高，穿刺点常为右侧脑室额角，排放脑脊液不可过快，防止因颅内压骤降导致的脑室塌陷或颅内出血。脑脊液持续外引流主要用于缓解术前、术后的颅内压增高症状，或用于监测颅内压变化情况。

（3）综合治疗：综合防治措施包括低温冬眠或亚低温、激素治疗、限制水钠输入、保持呼吸道畅通、保持合理体位等。

2. 手术治疗　手术是治疗颅内肿瘤最直接，也是最有效的方法，临床常见手术方法如下。

（1）切除手术：切除手术的原则是在保留正常脑组织的基础上，最大限度地切除肿瘤。按切除肿瘤的程度分为全切（完全切除）、次全切（切除90%以上）、大部切除（切除60%以上）、部分切除，以及活检。

（2）内减压手术：若肿瘤不能达到全切，可切除肿瘤周围的非功能区脑组织，获取足够空间，达到降颅压、延长患者寿命的目的。

（3）外减压手术：常用于不能切除、仅行活检及脑深部肿瘤放疗前，通过去除颅骨骨瓣，敞开硬脑膜以降低颅内压。常用术式有去大骨瓣减压术、颞肌下减压术、枕肌下减压术等。

（4）脑脊液分流术：常用于解除脑脊液梗阻，常用术式有侧脑室－腹腔分流术、侧脑室－枕大池分流术、终板造瘘术、第三脑室底部造瘘术等。

3. 放射治疗　位于重要功能区或位置深在而不宜手术的肿瘤，或不能全切的肿瘤术后，或对于放射治疗较敏感、不能耐受手术或不同意手术的患者，可采用放射治疗。放射治疗分内照射法和外照射法两种。内照射法又称间质内放疗，通过将放射性同位素植入肿瘤内，达到放疗目的。外照射法包括普通放疗、等中心直线加速器治疗、伽马刀放射治疗等。

4. 化学治疗　临床上常用的化疗药物有卡莫司汀、洛莫司汀、司莫司汀、博来霉素、阿霉素、丙卡巴肼、长春碱、替尼泊苷等。选药原则为：①药物应能通过血脑屏障，对中枢神经无毒性，并能在血液和脑脊液中长时间维持；②分子量小、脂溶性高的非离子化药物；③颅内转移瘤应参照原发肿瘤选择药物。

5. 基因药物治疗　基因药物治疗颅内肿瘤目前仍处于临床研究阶段。例如，单纯疱疹病毒胸苷激酶基因能使抗病毒药物丙氧鸟苷转化为细胞毒性药物，以逆转录病毒为载体，导入胶质瘤细胞内，特异性杀伤处于分裂期的瘤细胞，并可诱导周围瘤细胞凋亡，且不影响正常或静止的细胞。

（孙　政）

第二节　脑肿瘤影像学及治疗技术进展

（一）脑肿瘤术前影像学

目前临床诊疗中，医学影像已成为决定最终医疗行为的重要依据，脑肿瘤常规检查多依靠 X 线片、CT 及 MRI 等。近年来，由传统 CT 及 MRI 衍生出的三维 CT、正电子发射断层显像（PET）、磁共振弥散加权成像（DWI）、磁共振波谱（MRS）、磁共振弥散张量成像（DTI）、扩散张量纤维束成像（DTT）技术等新兴检查手段的出现，为脑肿瘤的临床诊断及治疗提供了重要的参考依据。

1. 三维 CT　CT 可以说是 20 世纪医学研究的重要成果之一，它使临床医学发生了革命性的变化，但由于受到计算机技术发展的限制，成像以二维轴位图像为主。而临床医生对于病灶的认识，也只能由二维 CT 图像进行想象和抽象叠加，难以对病灶及其周围结构勾画出准确的三维立体关系。三维 CT 是指 CT 图像的三维重建，是目前研究的热点，涉及数字图像处理、计算机图形学、医学等相关领域。螺旋 CT（SCT）扫描速度快，可获得无间断的容积数据，一次体积数据采集在短时间内即可完成；同时配合三维 CT 成像软件，对数据进行回顾性处理，从而产生高质量的立体三维图像，对颅内病灶的定位极其精细。

2. 磁共振波谱（MRS）　MRS 是目前唯一能无创伤探测活体组织化学特征的方法，是在磁共振成像的基础上产生的一种新型的功能分析诊断方法，是磁共振成像和磁共振波谱的完美结合，MRI 研究的是人体器官组织大体形态的病理生理改变，而 MRS 研究的是人体细胞代谢的病理生理改变，二者的物理学基础都是核磁共振现象。许多疾病的代谢改变早于病理形态改变，MRS 则对代谢改变的潜在敏感性很高，可提供信息以早期检测病变。在 20 世纪 70 年代，MRS 即被应用于人和动物组织器官的活体组织检测，随着 MRS 的迅速发展，近年来美国食品药品监督管理局（FDA）已认可 MRS 技术，MRS 也从实验室转入临床应用阶段。MRS 对于一些疾病的病理生理变化、早期诊断、疗效及预后的判断都有重要意义。对一般的神经影像学技术而言，MRS 是一项辅助检查技术，通过特定的脑立体像素反映代谢产物的水平，从而提供解剖影像以外的局部生理性数据，在 MRI 检查的同时无需花费过多的时间。MRS 可检测许多代谢产物，并根据代谢产物的含量分析组织代谢的改变。MRS 不但可以将肿瘤与炎症、脱髓鞘病变区分开来，也可以在肿瘤性疾病的分级、放疗后反应、鉴别复发和假性进展等方面提供有价值的数据。

3. 功能性磁共振成像（fMRI）　fMRI 在观察大脑思维活动时，时间分辨率很高，而空间分辨率也可达到毫米水平。借助于 fMRI，大脑的研究范围可延伸至记忆、注意力、决策、情绪等方面。在某些情况下，fMRI 可识别研究对象所见到的图像或阅读的词语。尽管广义上将 fMRI 分为脑血流测定技术、脑代谢技术、神经纤维示踪技术三类，但目前应用最广泛的是 BOLD 效应的 fMRI，即通常所说的 fMRI。

fMRI 的原理，即 BOLD 效应是基于局部神经元功能活动对耗氧量和脑血流量影响程度不匹配而导致的局部磁场性反应，如氧合血红蛋白和去氧合血红蛋白。氧合血红蛋白是抗磁性物质，对质子弛豫没有影响；而去氧合血红蛋白是顺磁物质，可产生横向磁化弛豫时间（T_2）缩短效应。故当去氧合血红蛋白含量增加时，T_2 加权信号减低；当神经元兴奋时，电活动引起脑血流量显著增加，同时耗氧量也增加，但增加幅度较低，使局部血液氧含量增加，去氧血红蛋白的含量减少，T_2 加权信号增强。总之，神经元兴奋可引起局部 T_2 加权增强，这就是 T_2 加权像信号能反映局部神经元活动的原理，即 BOLD 效应。

早期的 fMRI 单纯利用神经元活动的血流增强效应，是通过注射顺磁造影剂的方法实现的；随着成像技术的发展，才逐渐形成 BOLD。由于 fMRI 成像技术是无创的，因此应用的范围越来越广。与其他非手术脑功能定位技术，如脑电图、脑磁图、正电子发射断层显像、红外光谱成像相比，fMRI 具有极好的时空分辨率。针对肿瘤切除计划，fMRI 能提供有价值的额外信息。在术前神经功能定位方面，fMRI 可对血流量的微小变化以及有功能的皮质产生生理活性时的 T_2 加权信号进行定位，与传统 MRI 获得的解剖信息和术中电刺激测绘的数据相结合，能更精确、更完全地切除肿瘤，并可避免损伤邻近脑功能区。

4. 磁源成像（MSI）　MSI 通过测量脑神经电流产生的生物磁场而获得神经元兴奋的信息，并与 MRI 解剖图像叠加进行空间定位。其重要意义在于改变了 CT、MRI、PET、单光子发射计算机断层扫描等时间分辨率和静止图像的现状，使其叠加在 MRI 图像上，如电影一般，在解剖结构中实时地合成活动功能图像，动态观察、确定大脑神经功能活动的起源及传导通路。这种解剖与功能的结合、互补，把脑磁图（MEG）短暂、间隙的准确性与 MRI 解剖学、病理学的特异性相结合，并针对皮质功能组织，提供精确、实时的三维神经功能活动立体定位解剖图像。与 fMRI 相似，MSI 可在术前对外侧裂皮质和语言优势半球进行定位。MEG 可在 MRI 影像上明确标记脑主要功能区，实现无创脑功能成像，同时可与计算机导航系统融合，为术前手术入路的制订和术中选择最佳入路以避免损伤脑功能区提供了可靠依据。

5. 磁共振弥散张量成像（DTI）和扩散张量纤维束成像（DTT）技术　如使用美国 GE - Signa HD 1.5T 超导双梯磁共振机固有 Funtool 4.3 功能软件对采集到的原始数据进行处理，感兴趣区（ROI）设置选取两侧整个大脑区。计算术后区及对侧相应区域白质与灰质的

FA 值，在彩色 FA 图的基础上再重组双侧 CST 3D 白质纤维束图，观察纤维束的结构变化（移位、分布、连续性及破坏等），双侧 CST 的选取尽量做到全面且多方位重建 DTT 图像，显示纤维束与肿瘤的关系和术后纤维束的形态异常改变，为术前诊断及术后评价提供依据。

（二）微创手术方式

就手术治疗而言，须根据术前神经肿瘤的部位、大小、大体特征、组织学特征、放化疗敏感性、术前患者神经系统症状严重程度，以及所在医院的医疗条件来决定切除肿瘤的策略。肿瘤全切虽是医患双方共同追求的目标，但若存在诸多因素限制，则应充分衡量患者得失，适当地缩小手术范围，或仅做以组织学诊断为目标的肿瘤活体组织检查手术。随着科技的进步，神经外科进入了微创手术时代，无框架神经导航、术中成像、术中超声定位及脑功能区定位等辅助措施迅速发展。将各种技术有机结合，可以在完全切除肿瘤的同时，使肿瘤以外的正常组织仅受最轻微的创伤。

1. 锁孔技术　1971 年，神经外科医生 Wilson 最早提出锁孔技术，Perneczky 等使其逐步规范和完善。1998 年，Fries 等在锁孔入路解剖学研究的基础上提出了内镜辅助下锁孔技术的手术理念。2000 年，赵继宗提出了类似锁孔的微骨孔手术治疗理念，兰青较全面地开展了眶上、颞下、远外侧枕髁后等经神经导航下锁孔手术入路的解剖与临床研究。2005 年，Reiscb 等报道了 1 125 例眶上锁孔手术经验。锁孔手术是神经外科手术入路微创化研究的产物。神经外科手术，经历了最初的扩大切口使光线射入颅内深部，以确保手术医生及助手能看清颅内深部结构的裸眼手术，到采用眼睛式手术放大镜，再到采用手术显微镜的过程。颅底入路的设计与完善，使以前不能到达的颅中线和颅底的肿瘤得以暴露和切除，而采用锁孔理念为基础的入路从某种程度上改善了颅底手术巨大创伤的状况。

神经内镜的光线从内镜头端发出，看不到物镜上方和后方的区域，而显微镜光线从颅外的一定距离射入，则可看到包括内镜上方、后方的整个手术通道，将手术显微镜与神经内镜巧妙结合，相互补充，故最初开展锁孔手术的医生也多为内镜手术者。人们又致力于寻找一种手术技术，其既有内镜微创的优点，又能克服内镜手术不能直接在显微镜下操作的缺点，不但可用于脑室系统及颅内自然间隙，还可用于以往创伤较大的颅底手术，锁孔手术技术被逐步发展和完善起来，成为不依赖神经内镜的独立手术方法。

（1）理念和原则：锁孔手术在我国尚未全面展开，在手术理念及原则方面仍存在争议。锁孔技术的核心是根据患者影像学检查所显示的病变部位、性质和局部解剖学特点，进行精确、个体化设计，从而选择最佳手术入路。锁孔手术是以现代影像和定位技术为依托，吸收显微外科的原则和技术而发展起来的微创神经外科技术，以小骨孔为特色，微创原则贯穿手术全过程，不仅是开颅时微创，进颅后更应遵循微创。理解锁孔的理念是发展和提高该技术的关键。锁孔在神经外科领域具有三重含义：①锁。一把钥匙对应一把锁，对于不同的病变应采用不同的手术入路，即个性化设计手术入路。锁孔技术虽有其常用入路，但不应拘泥于此，应注重每个患者的特殊性。②孔。每个病变和手术入路都有其重要的切入点，即钻孔处。此孔有唯一性，体现在只有在该处钻孔、进颅、暴露病变，直到完成手术，患者所受创伤才最小。③锁孔效应。经锁孔所看到的空间不是与锁孔相同的大小，而是离孔越远视野越大，即门镜放大效应（猫眼效应）。利用颅内解剖结构中已经存在的间隙，通过显微技术开创出一条创伤最小的手术通道，以到达脑深部的靶区，并进行有效手术操作。

锁孔手术的原则：首先追求的是患者的手术安全，其次是追求满意的手术效果，再次是基于上述两条追求对患者造成最小手术创伤。锁孔手术的微侵袭性不仅是小骨孔和轻柔操作，还强调对病灶处理的满意程度。若对某一病变无原则地采用锁孔手术而不能充分地处理病变，则被 Perneczky 称为最大的侵袭。不适合做锁孔手术入路的肿瘤，选择骨窗大一些入路可能获得更好的疗效。锁孔手术微创的原则是兼顾颅内、外，并以颅内为重点。虽然锁孔手术切口的标志是骨孔小于 3cm，但并非绝对。更重要的是根据患者的具体情况，设计最合适于切除病变的最小骨孔，有可能是大于 3cm 的。

（2）锁孔手术的适应范围：常用锁孔手术入路分为定型和非定型两类；用于治疗各种脑部深处病变。

定型是指利用颅内已有的几个主要自然间隙，将深部空间扩大后进行手术的锁孔入路。常用入路有：①眶上锁孔入路。目前采用最多，从前向后可显露前颅底、视交叉前方、垂体柄及鞍膈等，甚至可见颅后窝脑干腹侧面和基底动脉分叉部。②翼点锁孔入路。在 Yasargil 翼点入路的基础上，通过磨除蝶骨嵴，利用外层裂自然间隙，可暴露从同侧颅前窝至中颅底的全部范围，对于鞍区偏侧方的病灶尤为合适。③颞下锁孔入路。此入路可显露鞍区、岩斜区、小脑幕游离缘等处的病变。④纵裂锁孔入路。骨窗可位于矢状窦的任意侧，而无须越过矢状窦，若切开胼胝体，可经穹隆间到达第三脑室。⑤幕下锁孔通路。此通路使常规颅后窝开颅范围进一步缩小，如枕下乙状窦后入路，可显露桥小脑角及岩斜区病变。⑥经皮质 - 侧脑室锁孔入路。较常规入路切口和骨孔明显缩小，充分利用脑室间隙暴露室间孔、侧脑室及第三脑室。⑦其他入路。经蝶垂体瘤、经迷路听神经瘤等手术的锁孔入路。

非定型是指病变接近骨窗或需切开脑组织暴露病变的锁孔入路。此类手术是锁孔入路由定型到非定型的发展，使锁孔入路的适应范围得以扩大，而不局限于常规锁孔入路。因周围明显的解剖标志较少，故手术切口难以定位，需根据病变位置选择小骨孔，若定位不准确，骨孔会偏离病变，给手术带来困难。打开硬膜后，周围少有正常存在的自然间隙或脑池可利用，脑膨出较多见。切开脑皮质后，其手术入路的走向很大程度上依赖于术者的手术经验。这类手术应在术前根据脑沟在 MRI 上的显像标记好位置，采用立体定向或导航技术确定关键孔，并尽量利用脑沟等颅内间隙，以减少脑实质创伤，且应严格遵循在肿瘤边界进行操作和手术切除靶标。

2. 立体定向手术　立体定向手术分为有框架和无框架两类。诊断性活体组织检查常在局麻下用封闭式立体定向的方式，即在有框架的立体定向下完成手术操作。利用影像引导的立体定向活体组织检查能获得足量的病理学和分子生物学诊断所需的组织，而手术意外的发生率可降到最低点。Bernstein 等报道，立体定向活体组织检查因活体检查组织取材不当所致的误诊率约为 8%，术后肺活动性出血的发生率约为 53.9%，相关并发症的发生率约为 6%，死亡率约为 2%。目前，立体定向活体组织检查仅用于一部分疑似胶质细胞瘤的患者，根据病变的大小、深度、有无传播及特征性临床症状，来决定是否需要活体组织检查。尽管印迹、涂片或冷冻切片具有速度快的优点，可用于确诊，但仍有必要留下更多的组织做石蜡切片。根据活体组织检查所得到的病理学资料是否能指导辅助治疗，以及是否存在优势，尚无随机对照研究资料。回顾性非随机化研究表明，与采用常规外科手术的患者相比较，活体组织检查后放疗的存活率没有明确的实质性益处。

（三）神经导航和术中成像

神经导航是神经外科领域一项重大的进步，利用此方法可帮助医生制订手术计划和选择到达肿瘤的最佳途径，以及在术中实时评价肿瘤切除的程度，尤其在解剖变异或有困惑时，术中实时获取解剖信息更加宝贵。肿瘤连同周围水肿带，往往扭曲正常的解剖关系，给凭经验定位的神经外科医生带来很多困难。术中导航可根据术前为导航准备的影像资料，通过T_2加权像描绘的肿瘤边界，在完整切除与正常脑组织毗邻肿瘤的同时保护好肉眼难以鉴别的正常脑组织。术中实时导航的主要部件包括：把手术对象与相关的周围结构和物理空间进行注册，确定手术对象与固定装置间的关系，整合实时数据及计算机界面。利用天然标记或外部基准标记，使多幅图像的数据相互关联。无框架立体定向神经导航系统包括：超声波数字化系统、红外显示系统、磁场数字化仪、多关节编码臂及机器人系统。多重注册技术对手术区域相关联的图像很有用，无论首选的注册方法如何，因无框架定向系统的标记物能反映出图像的变形，故在精确定位方面，无框架定向系统优于有框架系统。此外，因无框架定向系统不需固定框架，故可用于颅骨切除。一些新的无框架定向系统包括基于超声波、发光二极管及磁场的跟踪系统，也已投入使用。而在术中产生的"脑移位"影响肿瘤切除的准确性，还需术中超声波或术中磁共振来解决。

1. 术中超声波 手术切除肿瘤后，病灶收缩，切除的残腔或脑脊液的漏出都可能引起术中脑组织移位，从而使术前已规划好的手术区域发生变化，并可导致正常脑组织的损害。神经导航系统通过综合术中超声波获取的数据，对组织移位加以部分纠正。与其他实时图像的成像方式相比，术中超声波存在一些不足，如有时检查到的图像结构不清，无法有效区别异常组织和正常组织，手术区域的血性产物可能导致对超声图像的误读等。通过术中成像技术证实，无论在皮质或是皮质下水平，神经导航系统最大的误差来源于术中脑移位。解决此问题，可通过跟踪皮质相对已知标志的移动，采用术中超声波或数字成像所获得的数据进行实时更正，但尚需在临床上有更多的研究来评价此方法的有效性。根据 Berger 等的经验，术前 MRI 影像在术中无法使用时，利用术中超声波校准是一种可接受的选择。超声波导航的优点在于能配合术前 MRI 影像，提供肿瘤切除的实时信息，有利于处理术中出血、囊肿引流及肿瘤切除，还可在使用标准的导航技术时计算脑移位。

2. 术中磁共振 采用术中 MRI 需要有与 MRI 相兼容的器械，如陶瓷或钛器械，以尽量降低人为影响。能实时正确反映肿瘤位置是术中 MRI 追求的主要目标，若出现影像失真，则必然导致注册目标不准确，从而导致肿瘤定位的偏差。除了器械，空气－组织界面也可造成人为影响，需提高 MRI 机器性能加以解决。手术损伤血脑屏障造成造影剂外渗，可能会被解释为残余肿瘤。为了减少此类影像错误，必须认真研究每个系统，并用模型定期检查失真情况，以及常规使用修正程序以校准误差。在切除病灶前，采用更高的对比度获得的影像，可有效辨别术中造影剂外渗，提高切除病灶的准确性。Tronnier 等通过对 27 个病例的数据研究发现，更新导航系统参数有益于肿瘤切除程度的评价和消除传统导航系统术中脑漂移。Black 等通过研究 140 例病例得出了类似的结论。术中 MRI 在评价切除范围，以及在追踪活体组织检查方面都是可靠的方法。另有研究表明，开放式 MRI 仪放在手术室邻近的一间手术室内，检查时把患者从主手术室移至隔壁 MRI 室，有 16% 的幕上肿瘤在手术切除后的术中 MRI 影像上发现本不该残留的肿瘤。目前的 MRI 无论放在何处，对于低级别胶质瘤；尤其是处于功能区附近者，术中成像对鉴别其水肿及正常脑组织的边界都具有一定的困难，这需要采用术中刺激映射技术来解决。

（四）刺激映射技术

刺激映射技术即术中电生理监测技术，可实时精确显示语言、运动等功能区所在的位置，是一种通过在相应的区域借助于皮质刺激或皮质下刺激以确认脑功能区的客观评价方法，是近几年开展的新技术。神经肿瘤手术治疗的原则是在保护脑功能不受损伤的前提下尽可能多地切除肿瘤。然而，即使在肉眼可见的明显肿瘤边界内切除肿瘤，对于肿瘤附近的脑功能区来说仍然是不安全的。因此，在术中利用刺激映射技术实时精确地确定脑功能区十分重要。

1. 技术原理及适应证　刺激映射技术可通过术中刺激映射肿瘤内部及其周围的皮质和皮质下组织，辨别、保留功能区域内的正常组织，最大限度地减少术后出现永久性功能缺陷的风险。刺激映射技术除了应用于确定脑皮质功能区的范围以外，还能可靠地辨别皮质下运动、语言、感觉区的下行传导束，是目前指导术者安全切除肿瘤的唯一有效的方法。位于功能区及其附近的大脑半球的低级别胶质细胞瘤，是采用术中刺激映射技术的主要适应证。因胶质细胞瘤有侵犯皮质下脑白质束的倾向，故无论是辨别皮质运动区还是其下行通路都十分重要。有功能的脑组织很可能位于大块拟切除组织内部，术前须用刺激映射加以辨别。

传统观念认为，语言功能的皮质代表区包括语言区、Broca 区、Wernicke 区及后语言区。这一观念现在仍被大多数人认可。但关于皮质电刺激方面的研究已经发现，语言功能区存在明显的个体差异，并对传统观念提出质疑。基于不同患者语言中枢位置不尽一致，所以应根据术中患者对指定物体命名，以及对某一段文字阅读后所反馈的图像信息来确定其功能区，而不能仅依据标准的神经外科解剖标志定位来切除位于颞叶"非语言功能区"的肿瘤。即使切除距颞极仅 4cm 的颞叶组织或仅切除颞上回，都有可能导致术后永久性失语。

2. 操作过程　将患者放置在适当的位置，以利于暴露手术所需的区域，同时需保护并垫好四肢。刮洗头部，标记切口，一般需较广泛的暴露，以确保有充分的皮质部位供测试用。使用加热毛毯保持中心温度在正常体温上下 1℃ 左右。若患者的体温降得过低，尤其是患者在常规麻醉下，会使皮质刺激映射变得困难。麻醉诱导时常规预防性使用抗生素。采用的麻醉方法是静脉注射丙泊酚或静脉滴注芬太尼，以维持镇静和睡眠。通过鼻套管输入氧气，防止动脉血氧饱和度降低。无论是否使用渗透性利尿剂，均需插入导尿管。颅骨切除范围应足够大，以利于暴露肿瘤及其周围的脑组织，包括可能存在的相关功能区，提供充足的能映射功能的皮质区，并用术中超声或手术导航系统确定肿瘤位置。由于硬脑膜对疼痛很敏感，在硬脑膜上的动脉周围，需用利多卡因和布比卡因混合液做浸润麻醉，以减轻患者唤醒后的不适。

3. 识别运动中枢皮质和皮质下通路　硬膜打开后，行刺激映射检查，首先识别运动皮质，在脑表面放置一个间距双极电极，间距 5mm，用 2～16mA 电流每隔 2～3 秒刺激一次。用直流电发生器产生双相性脉冲方波，频率 60Hz，峰值持续时间 1.25 毫秒。唤醒运动区皮质活动所需的电流大小取决于患者的麻醉状态。一般来说，睡眠状态下运动区的刺激电流需达到 4mA，而清醒状态则可减少到 2mA。以 1～2mA 的幅度调整电流，直至运动区皮质产生可辨别活动。除了肉眼可见的运动区皮质活动，多通道肌电图具有更强的敏感性，水平较低的刺激也可引起运动反应。一般没必要用 16mA 以上的刺激去唤醒运动或感觉反应。处理术中刺激诱发的局灶性运动性癫痫最好的方法是使用室温林格液快速冲洗皮质，迅速中止源于被激惹皮质的癫痫活动。

外侧裂下皮质运动中枢的确立是通过引出张、闭眼和握手的动作反应来完成的。腿的运动皮质中枢靠近大脑镰，不在视野内，需将条状电极沿大脑镰插入，并用适合外侧裂皮质表面的电流刺激引起腿部运动区的活动。下行运动和感觉传导通路的确立，是在辨别出运动皮质后，用相似的刺激参数刺激和辨别下行传导束。下行运动和感觉传导通路可延伸至内囊及其下方的脑干和脊髓。切除浸润性胶质细胞瘤时，因有功能的运动、感觉或语言中枢可能位于肉眼可见的肿瘤内部或被肿瘤浸润的脑组织内，故这一检测就显得十分重要。切除肿瘤后还应再次刺激皮质或皮质下结构，若能证实运动和感觉通路完好，即使患者神经系统受损，功能障碍也只是暂时的，可在术后数日或数周内恢复。当切除位于放射冠、内囊、岛叶、辅助运动区及其附近区域的肿瘤时，确定皮质下通路十分重要。由于双极刺激来自电极连接片的电流极微弱，故一旦出现运动或感觉异常，须立即停止切除。

4. 识别语言中枢　丙泊酚麻醉去除颅骨后，应使患者在清醒状态下测定语言中枢所在的位置。识别皮质运动中枢后，将皮质脑电图的连接线固定于骨窗周边的颅骨上，用脑电图双极电极刺激记录皮质电极的连接点。这种刺激可引出一种能在监视器上看到的后放电电位，这种后放电电位的存在表明刺激电流强度过大，须以 $1 \sim 2mA$ 的幅度逐渐减小，直至后电位消失。术中让患者从 $1 \sim 50$ 计数，同时将双极的刺激探针放置到中央沟前的运动回下方，以识别 Broca 区。当计数中断时，即在完整的语言表达过程中，捕捉到没有口咽运动的时刻就意味着找到了 Broca 区。语音捕捉计数的完整性中断通常局限于面部运动皮质的正前方。应用理想的电流刺激的同时，将命名对象的幻灯片展示给患者，每隔 4 秒变换一次，并让患者说出所示物体的名称，仔细记录下答案。为确保没有"命名困难"或"命名不能"的刺激映射错误，每个皮质点要测 3 遍。所有用于命名的基本皮质点，均需用无菌、带有编号的小纸片在脑表面记录下来。脑电图在语言映射的全过程中连续监测，能标记出多发的后放电棘波，一则可减少连续电流刺激诱发癫痫的机会，二来可减少由电流扩散效应导致的命名错误。

有研究表明，从病灶切除边界至语言中枢距离的长短，决定了术前已经存在的语言障碍术后会持续多久，能否恢复，以及手术造成的语言障碍是否为永久性。一般来说，手术切除边界至最近语言中枢的距离超过 1cm，则不会出现永久性语言功能障碍。

（五）虚拟手术计划系统

虚拟现实技术（VRT）是一种利用计算机创建虚拟环境，并借助于多种专用输入、输出设备，实现用户与虚拟环境直接交互的技术，具有交互性、临境感和构想性。

1. 虚拟现实技术的现状　目前，VRT 已成为医学领域应用最活跃的技术之一。VRT 术前计划系统可将原有的二维影像重新整合，形成三维立体影像，并可提供虚拟的手术环境。应用操作工具在术前制定计划和模拟手术，有助于提前了解手术的难易度，评估手术风险，并对术前诊断予以补充和完善。术者可于虚拟环境中体验手术的全过程。VRT 系统的优势在于实现了个体化，通过模拟系统减少了手术风险，提高了对手术成功率的可控性。在教学方面，VRT 技术更能体现其优越性，除了能极大地节约培训的时间和费用以外，还可大大降低非熟练术者实施手术的风险性。充分利用已有的成功经验和感受，术前制定计划并模拟手术过程，可减少手术并发症。目前，国内外许多研究机构和商业公司在虚拟外科手术计划及模拟训练等方面进行了研究和实践。

2. 虚拟现实技术在神经外科中的应用　为了达到虚拟与实际情况相吻合，对影像扫描有一定的要求：CT 须 8 排以上，螺旋扫描模式或容积扫描效果更好；MRI 须 1.5T 以上，梯度回波，三维数据采集；最小矩阵 256×256，所有影像学资料原始数据以 DICOM 格式输出至光盘，对于不同序列须严格区分；若病例有 CT、CT 血管造影（CTA）、MRI、磁共振血管造影（MRA）这 4 种数据，则可提供最佳解剖影像；同一患者在扫描时，所有影像资料的扫描区域应当一致，以获得精确融合；CT 与 CTA、MRI 与 MRA 的扫描要求一致；周边不能有磁场或产生磁场的设备，以免影响操作效果。

VRT 将同一例患者的多种影像数据进行三维立体重建并融合为一体，变想象为实体；对同一患者的多种影像数据进行融合，并可从冠状位、矢状位、轴位任意一个方位观察二维、平面三维及立体三维图。有利于医生分析和研究病例解剖关系，对病灶进行进一步确诊。

通过 6D 自由度图像控制器和处理器对立体三维图像进行互动操作，可模拟手术的真实过程。其最大的优势在于可逆性，即可在术前无数次修改并确认哪种模拟手术计划为最佳方案。通过 PACS 连接和 DICOM 网络功能即可获取图像，为神经外科和影像科的医生提供一个便捷、高效的交流平台，也便于会诊和教学信息交流。

3. 手术方法和操作程序　全球有很多研究机构和公司研发手术虚拟及计划系统，但真正进入临床应用的并不多。VI 公司的 Radio Dexter 是将先进的 VRT 与实时体积测量和三维透视相结合的医学成像软件，其神经外科手术模拟系统的工作流程如下。

（1）影像资料的收集：记录患者的术前资料，收集数据并输入，可选择 1~4 种影像资料，包括 CT、CTA、CT 静脉成像（CTV）、MRI、MRA、磁共振静脉成像（MRIV）、PET 等，以多种影像融合为最佳选择。影像采集通常于术前 3 日内进行，扫描前安放 8~10 个体表标志，一直保持到其他影像资料收集完成，以备与 MRI 等资料融合。CT 应获得连续 1.5mm 薄层断层扫描资料，以保证三维重建的质量；MRI 通常采用快速梯度回波序列，对整个脑组织进行对比增强扫描及 T_1 加权磁化快速梯度回波扫描序列，层厚 2mm；MRA 采用三维时间飞跃法，层距 0.6mm，层厚 1.2mm，必要时还可选时间飞跃法 MRV 检查，以备重建静脉系统与病灶的关系。影像资料经以太网输入右旋镜设备中，并由计算机产生立体图像，通过一面镜子发射进入操作者的视野中，操作者佩戴液晶眼镜即可同步观看镜后浮动的虚拟立体图像。

（2）虚拟界面的观察和输出：虚拟界面输出功能包括：①三维立体影像显示功能，同时显示冠状位、矢状位以及轴位图像。可显示大体解剖，提供手术体位参考，还可选择显示或隐藏，使图像处于透明状态以观察其内部细节。②虚拟控制面板显示功能，采用符合人体工学的超低磁场、虚拟现实互动操作平台和互动式显示屏幕，以显示三维互动效果。③6D 图像旋转控制器和 6D 拉动切割图像处理器，可进行操作切换和界面工具切换，具有三维立体成像显示系统功能；高分辨率显示器，分辨率≥0.24mm，水平频率为 30~110kHz，垂直频率为 50~160Hz，刷新率≥100Hz，以实现与控制台显示器内容一致并能同步高清立体显示。④配备高端视频显卡处理器并配置双图形加速接口，使该屏幕能将设备的主要功能及应用得以显现，以确保更多的人浏览和讨论。⑤远红外发射功能，与专业三维立体接收装置及立体成像软件包一起提供实时图像，无需媒介转换。与传统影像检查最大的不同在于 VRT 的可介入性、可操作性，而不仅仅是分析二维平面上的影像。VRT 系统利用 Dextroscope 平台，使用者双臂放置于类似于脑外科手术中的托盘上，与实际手术中双眼到切口的距离

（30～40cm）相当。使用者左手控制对象的位置，可随意移动；右手进行各种精细操作，模拟器械的阻力感和细致性可增加术者在显微镜下操作的感觉，提高显微手术技巧。佩戴专用眼镜对三维图像进行观察，可有用双手捧住患者虚拟头颅的真实感。最后输出每个病例图片、视频资料及 Html 文件，并可在网络上共享。

（3）手术计划的制定：手术计划的制定依赖于对多种技术融合性资料进行体积探查的工具。每个患者的多种影像技术资料被记录后，经过融合处理，则可显示为三维立体图像，系统中含有一套三维处理工具，可用来记录数据或切割、测量图像；也可模拟术中情景，如打开颅骨、分离软组织、夹闭动脉瘤、切除病灶等。在设计一些难以到达部位的神经外科手术步骤，如处理颅底或大脑深部的肿瘤或血管时，VRT 技术可为颅内解剖结构及异常空间关系提供更快、更好的理解。

实施过程，使用以下工具进行操作：①色彩调节台。调整所有显示结构的颜色和透明度。②切割工具盒。去除物体容积内需调整的部分，以提供一个混合性的正交立体观。③剪辑工具。控制反映体积大小的 6 个正交表面的位置。使图像或其分割出来的亚部分能以三维立体的形式被显示出来，并通过"接触"和"滑动"使之移动。④虚拟笔。对图像进行任意立体分割、着色、调剂透明度，可显示多平面相互垂直和等体积画面分割。⑤虚拟叉。提取所需要的任意图像，进行近距离、多方位的观察；使用手柄或夹子观察 6 个相互垂直的边界面，立体切割各部位的图像，同时观察其周边结构。⑥测量器。用于任意的空间距离及曲线长度的测量。⑦体素编辑工具。可适时改变像素的大小，模拟电钻、吸引器等手术器械，切除虚拟图像的任意部分或改变其颜色，还可在 CT 数据上切除颅骨或在 MRI 图像上切除病灶，也可模拟手术显微镜对手术入路中的结构进行多方位、放大观察等。

4. 虚拟现实技术的展望　有学者认为，该技术有助于颅底疾病的诊断，并有助于分析复发病例手术失败的原因，且能在术前计划时筛选出最佳的个性化手术入路，减少并发症。但该技术尚未成熟，目前难以大范围推广，有些问题仍须解决：①提高 CT 和 MRI 的分辨率，能更加清晰地显示基底核、基底池、脑干或外侧裂的确切边界，达到几何学水平三维结构被分割的要求。②增加配套的手术工具，如笔杆式反馈器。③仪器小型化。用带液晶屏的眼镜直接传输图像，可使多人同时操作，以模拟主刀与助手间的配合。④建立解剖和手术资料模板。⑤将术前 VRT 资料与手术导航资料相结合，实时指导手术。

（六）机器人手术

2000 年，美国 FDA 批准了由 Intuitive Surgical 公司研发的达芬奇手术系统，这是美国第一个可在手术室使用的机器人系统。这些机器人不能单独进行手术，而需借助外科医生的指令来完成操作。通过远程控制和语音启动，使其为外科医生提供机械化帮助。在微创手术中，机器人可以实现对外科仪器前所未有的精确控制，并可轻松到达肉眼无法看到的手术部位，更好地完成手术。

达芬奇系统主要由两个部件组成：控制台和手术臂。使用达芬奇系统进行胆囊手术时，仅需在患者腹部切开略小于铅笔直径的切口，用于插入 3 根不锈钢杆。这 3 个钢杆分别由机器人的 3 只机械臂固定，一根安置照相机，另外两根装配外科器械，用于解剖和缝合。与传统外科手术不同，手术器械不需术者直接持握，术者只需站在距离手术台半米外的控制台边，通过屏幕观察患者体内照相机发回的 3D 图像，来观察内部情况，并控制手柄，通过计算机向机械臂发出信号，使机械臂上的器械与外科医生的手同步移动。

另外一个机器人系统 ZEUS 是由 Computer Motion 公司研发的，与达芬奇系统的装置类似，目前在美国被批准用于医疗试验，德国医生已经使用此系统进行了冠心病搭桥手术。ZEUS 系统得到了自动化内镜定位机器人系统的协助。自动化内镜定位机器人系统（AE-SOP）比 ZEUS 和达芬奇系统简单得多，只有一只用于定位内镜的机械臂，这就使术者空出了一只手。手术机器的自动化控制可最大限度地减少操作人员，也许将来在一间宽敞的手术室中，只有一名医生控制着机器完成整台手术；医生甚至可以通过计算机远程控制机器人来完成手术，即在甲地某医院的医生可对乙地某医院的患者进行手术。此外，机器人系统还可使医生在长达几个小时的手术中节省体力。术者在长时间的手术过程中可能会很疲惫，甚至会引起手的颤动。机器人系统可对人手的颤动进行矫正，忽略颤动，保持机械臂的稳定。

手术机器人系统优点很多，但要普及还有一段很长的路要走。期待在 21 世纪能设计研发出一种无人参与的自动化机器人对人体进行手术，其可自动找出人体病变部位，并进行分析、手术，而不需要人类的任何指导。

（孙泽林　戚晓渊）

第三节　脑胶质瘤

胶质瘤来源于神经上皮，是颅内最常见的恶性肿瘤，占颅内肿瘤的 40% ~ 50%。随着对脑胶质瘤研究的深入，许多新的诊疗方法逐渐出现并不断完善，如射频热疗、基因治疗、光动力学治疗、免疫治疗、神经干细胞治疗等。

（一）临床表现

胶质瘤患者常有头痛、呕吐、视神经盘水肿等一般症状，局部症状因肿瘤侵犯部位不同而表现不同，如癫痫、视力视野改变、偏瘫、共济失调、生命体征改变等。其中，胶质母细胞瘤及髓母细胞瘤恶性程度较高，病程较短，颅内压增高症状较明显；少突胶质细胞瘤常以癫痫为首发症状，也是最常见症状；室管膜瘤，恶心、呕吐、头痛是最常见的症状，而在患儿中，视乳头水肿是最常见的体征。

（二）影像学检查

1. MRI 和 MRS 联合应用　单一代谢形式对肿瘤类型诊断依然有限，而在常规 MRI 影像的基础上借助于 MRS 信息而诊断正确的病例不断增加。对于患者来说，MRI 的增强对比、水肿、异质性、囊肿或坏死皆为评估要素，且成为 MRS 的分组标准，再依据 MRS 数据计算每个代谢物在病变和侧体素之间的比值，相对 IRS 定量线性判别分析，将诊断正确率由 87% 提升至 91%。MRS 通过检测特定代谢变化，可帮助 MRI 影像进一步精确诊断颅内病变的性质，合理地应用 MRS 能在临床实践中提高诊疗效率，同时可避免不必要的手术，减少手术并发症的发生。

2. PET - CT　18FDG - PET - CT 是一种能够检测胶质瘤复发的技术，它能有效地区分反射性坏死与治疗导致的其他损伤。FDG - PET 可确认机体代谢活动的损害情况，故能鉴别复发肿瘤和放射后或手术后的改变。有研究显示，18FDG - PET - CT 的准确度（80.85%）高于增强 MRI（68.09%），且 18FDG - PET - CT 对 WHO Ⅲ级复发肿瘤有较高的诊断准确度（91.43%）和特异度（94.74%），但这仍需要增大亚组样本量，做进一步研究。18FDG -

PET－CT 的优点还在于早期描述肿瘤的活动情况，有效地指导手术及放疗。虽然 18FDG－PET－CT 诊断的效果很明显，但临床上还要考虑其较高的假阳性率，而且，因脑组织对 FDG 摄取率高和 CT 缺乏明确的病灶，故有遗漏病灶的可能。18FDG－PET－CT 的敏感度较低，不建议作为检查复发的初级筛选手段，但可在 MRI 检查出病灶后，再行 18FDG－PET－CT 作一定的特性描述。

（三）治疗

1. 外科手术治疗　手术是治疗胶质瘤最基本、最直接的方式，是最关键的一步，也是首选治疗方法。尽管显微手术技术在不断进步，但术后早期 MRI 复查证实，仅 60% 左右的脑胶质瘤可达到影像学全切除。近年来，随着显微神经外科与功能影像学技术的迅速提高，胶质瘤手术治疗正由"解剖模式"向"解剖－功能"模式加速转化，向着"保障功能的前提下最大程度切除肿瘤"进一步迈进。目前已经采用的手术新技术主要有：①术前应用功能影像学技术，包括功能性磁共振成像（fMRI）、磁共振波谱（MRS）、磁共振弥散张量成像（DTI）等；②以神经导航为主的影像学引导手术（IGS）的手术计划制定及术中应用；③唤醒麻醉技术在术中的安全应用；④术中成像技术，包括术中超声、术中 MRI 等；⑤以直接皮质电刺激技术为代表的术中脑功能定位；⑥术中荧光造影及荧光显微镜的使用。

2. 射频热疗技术　射频（RF）热疗技术的出现已经有一百多年历史，目前已应用于临床治疗的多个方面，如实体肿瘤、心血管系统、骨骼系统、妇科疾病、疼痛医学及医学美容等领域，但在神经外科肿瘤方面，尤其是对发病率最高、预后差的脑胶质瘤的治疗，还处于试验摸索阶段。

（1）热疗与放化疗的协同作用：热疗联合放疗具有协同增敏作用，可增强对肿瘤细胞的杀伤效应，临床效果显著。热疗联合化疗也可增强灭活肿瘤细胞效果，有研究显示，单独通过动脉内用药可延长生存期，但单独通过静脉内化疗无效，联合热疗则可增强静脉内及动脉内化疗的效果。

（2）联合应用热感受性脂质体：脂质体是一种人工生物膜，作为抗癌药物载体，能降低药物毒性，保护被包封药物，且具有良好的天然通透性及靶向性，临床上已逐渐开展应用。热敏脂质体是脂质体靶向研究领域的一个热点，并一开始就与肿瘤热疗结合起来。应用温度敏感脂质体载药，结合病变部位升温，以实现药物的靶向投递，成为一种全新的脂质体靶向策略。将抗癌药封入热敏脂质体，在恶性脑胶质瘤热疗过程中，肿瘤部位被加热到设定温度以上，在加热杀死肿瘤的同时，脂质体打开并释放抗癌药，靶向性地在加热肿瘤部位高浓度释放抗癌药。

随着射频消融技术的改进、对脑胶质瘤发病机制研究的深入，以及对热敏脂质体的不断探索，以射频热疗技术联合热敏脂质体为基础的靶向热化疗技术有望成为一种有效治疗脑胶质瘤的新方法。

3. 免疫治疗　以树突状细胞（DC）为基础的肿瘤疫苗是目前免疫治疗研究的热点。DC 疫苗可激活免疫细胞，且激活的免疫细胞能精确、特异地监测整个中枢神经系统，并于首次治疗后获得免疫记忆功能，具有潜在的持久反应能力。目前，国际上正有十几项应用 DC 疫苗治疗胶质瘤的临床研究。部分已结束的研究表明，DC 疫苗治疗脑胶质瘤是安全的，在诱导抗肿瘤免疫的同时没有诱发自身免疫性疾病；部分临床研究结果显示，肿瘤疫苗延长了患者的生存时间。但免疫治疗的具体机制仍未完全明晰，并缺乏标准、有效的监测疗效的免疫学指标，且自身免疫性破坏、选择性免疫抵抗，以及患者的免疫调节之间的平衡问题有待于进一步的研究。

4. 分子靶向治疗　恶性胶质瘤的靶向治疗是全新的治疗理念。2009 年，美国 FDA 批准贝伐单抗用于在常规治疗条件下病情仍继续恶化的多形性胶质细胞瘤患者，但目前关于贝伐单抗治疗复发胶质母细胞瘤的研究仍仅限于少数几项 Ⅱ 期临床试验，大型随机对照研究尚在进行中，缺乏有力的临床数据表明其可显著缓解病情或明显延长患者生存期，而国内推荐使用贝伐单抗同样是基于美国 FDA 的标准，尚存在争议。有个别研究者认为，应用贝伐单抗后肿瘤缩小可能是一种影像学上的假象，实际上肿瘤并未缩小，而是正在"积极"地向远处播散。

5. 氩氦刀冷冻消融治疗　目前，氩氦刀仅作为手术治疗的辅助手段，肿瘤经冷冻消融后术中出血减少，便于肿瘤切除，在提高了手术安全性的同时减少了术后并发症。术中 CT 和 MRI 可清晰地显示病变范围，实时监控冷冻消融形成冰球的大小，也可提供三维图像。MRI 对冰球的实时监测优于 CT，冷冻过程中的实际坏死范围与 MRI 监测图像接近，MRI 还可通过恰当的模拟软件预测并绘区。对于病灶较小或难以耐受开放性手术者，可选 CT 及 MRI 引导下微创氩氦刀冷冻消融治疗，手术可在局部麻醉下进行，肿瘤消融较为彻底，术后患者恢复快，可明显提高患者生存质量。虽然氩氦刀冷冻消融治疗恶性胶质瘤具有诸多优势，但疗效仍难以令人满意。

氩氦刀作为一种新型、有效的治疗手段，正逐渐为神经外科医生所重视。大量的基础及临床研究已经证实了氩氦刀外科辅助治疗和立体定向微创介入治疗的有效性和可行性。氩氦刀与化疗、放疗、基因治疗等其他治疗联合应用是冷冻治疗胶质瘤的未来发展方向。

（孙泽林　戚晓渊）

第四节　脑膜瘤

脑膜瘤多为良性，只有极少数为恶性，发病率占颅内肿瘤的第二位，仅次于胶质瘤。2007 年，WHO 将脑膜肿瘤分为四大类：脑膜上皮细胞肿瘤、间叶性肿瘤、原发性黑色素细胞性病变、血管网状细胞瘤。各大类肿瘤再细分，共有脑膜肿瘤 40 余种。脑膜肿瘤占颅内原发肿瘤的 14.4% ~ 19.0%，平均发病年龄 45 岁，男女发病率之比为 1：1.8，儿童少见。

（一）临床表现

脑膜瘤多为良性，生长缓慢，病程较长，瘤体积较大。头痛和癫痫常为首发症状，老年患者尤以癫痫发作为首发症状。因肿瘤生长部位不同，还可出现相应的视力视野改变、嗅觉、障碍、听觉障碍及肢体运动障碍等。虽瘤体较大，但大多数患者，尤其是老年患者，颅内压增高等临床症状并不明显，即使出现视神经萎缩，头痛也不剧烈，也没有呕吐。但生长于哑区的肿瘤体积较大且脑组织已无法代偿时，患者可出现颅内压增高症状，病情会突然恶化，甚至短时间内出现脑疝。脑膜瘤可致邻近颅骨骨质改变，骨板受压变薄或被破坏，甚至肿瘤穿破骨板侵犯致帽状腱膜下，此时头皮可见局部隆起。肿瘤还可致颅骨增厚，增厚的颅骨内可含肿瘤组织。

（二）特殊检查

1. 脑电图　一般无明显慢波，当肿瘤体积较大时，压迫脑组织引起脑水肿，则可出现慢波。多为局限性异常 Q 波，以棘波为主，背景脑电图改变轻微。血管越丰富的脑膜瘤，其 δ 波越明显。

2. X 线平片　脑膜瘤导致局限性骨质改变，出现内板增厚，骨板弥漫增生，外板呈针状放射增生。无论肿瘤细胞侵入与否，颅骨增生部位都提示为肿瘤中心位置。约 10% 的脑膜瘤可致局部骨板变薄或破坏。

3. 脑血管造影　脑膜瘤血管丰富，50% 左右的脑膜瘤血管造影可显示肿瘤染色。造影像上脑膜小动脉网粗细均匀，排列整齐，管腔纤细，轮廓清楚，呈包绕状。肿瘤同时接受颈内、颈外或椎动脉系统的双重供血。血液循环速度比正常脑血流速度慢，造影剂常于瘤中滞留，在造影静脉期甚至窦期仍可见肿瘤染色，即"迟发染色"。

4. CT　平扫可见孤立、均一的等密度或高密度占位病变，边缘清楚，瘤内可见钙化。瘤周水肿很轻，甚至无水肿，富于血管的肿瘤周围水肿则较广泛，偶可见瘤体周围大片水肿，需与恶性脑膜瘤或其他颅内转移瘤相鉴别。肿瘤强化明显。约 15% 脑膜瘤伴有不典型囊变、出血或坏死。

5. MRI　大多数脑膜瘤信号接近脑灰质。在 T_1WI 图像上常为较为均一的低信号或等信号，少数呈稍高信号，在 T_2WI 上呈等信号或稍高信号。脑膜瘤内，MRI 信号常不均一。MRI 还可显示瘤体内不规则血管影；呈流空效应。因脑膜瘤血供丰富，在增强扫描时呈明显均匀强化效应，但有囊变、坏死时可不均匀，其中 60% 肿瘤邻近脑膜发生鼠尾状强化，称为硬膜尾征或脑膜尾征，是肿瘤侵犯邻近脑膜的继发反应，但无特异性。瘤周常有轻、中度的脑水肿，呈长 T_1、T_2 信号影，无强化效应，这是典型脑膜瘤 MRI 信号特征，具有一定的诊断价值。不典型脑膜瘤多为 Ⅱ～Ⅲ 级脑膜瘤，肿瘤较大，形态多不规则，边缘毛糙，信号常不均匀，瘤周有水肿，MRI 表现多样，容易误诊。

（三）治疗原则

1. 手术治疗　手术切除是最有效的治疗方法，多数患者可治愈，切除的越多，复发的概率越小。切除的范围受肿瘤的位置、大小、肿瘤与周围组织的关系、术前有无放疗等因素影响。

（1）体位：仰卧位、侧卧位、俯卧位都是常用的体位，应根据患者肿瘤的部位选择最佳体位。

（2）切口：手术入路应尽量选择距离肿瘤最近的路径，同时避开重要的血管和神经。位于颅底的肿瘤，入路的选择还应当考虑到脑组织的牵拉程度。切口设计的关键在于使肿瘤位于骨窗中心。

（3）手术要点：在显微手术镜下分离肿瘤，操作更细致，更有利于周围脑组织的保护。血供丰富的肿瘤，可在术前栓塞供血动脉，也可在术中结扎供血血管。受到肿瘤侵蚀的硬脑膜和颅骨应一并切除，以防复发。经造影并在术中证实已闭塞的静脉窦也可切除。

（4）术后注意事项：术后应注意控制颅内压，予以抗感染、抗癫痫治疗，还应预防脑脊液漏的发生。

2. 非手术治疗　对于不能全切的脑膜瘤或恶性脑膜瘤，应在术后行放疗；对于复发而不宜再行手术者，可做姑息治疗。

（四）诊疗进展

1. 鞍区脑膜瘤的治疗进展

（1）手术治疗：鞍区脑膜瘤占颅内脑膜瘤的 4%～10%。目前最主要的治疗方法仍然是手术治疗。80% 以上的鞍区脑膜瘤患者存在视力障碍，保留或改善视觉功能是鞍区脑膜瘤治疗的主要目的。鞍区脑膜瘤的手术入路有很多，如额底入路、翼点入路、额外侧入路、纵裂入路，以及眶上锁孔入路、经蝶窦入路等。各种手术入路各有其优、缺点，在此不作赘述。

近几年兴起的眶上锁孔入路避免了常规手术入路的开颅过程，选择直接而精确的路径，微创或无创地到达病变部位。若有合适的病例实施手术，眶上锁孔入路可取得满意的疗效，但对于侵入鞍内的肿瘤及大型鞍区肿瘤切除较困难。

经蝶窦入路可避免开颅手术对脑组织的牵拉及损伤，对视神经和视交叉的干扰最小，可较早显露垂体柄，在直视下处理病灶，最大限度地避免了损伤。该入路对于局限于中线生长的，没有重要血管、神经包裹粘连的，以及蝶窦内侵犯的鞍区脑膜瘤具有明显优势。

近 10 年来，微创技术倍受青睐，神经内镜经蝶窦入路技术不断成熟，而各种锁孔入路如眶上锁孔入路、翼点锁孔入路、额外侧锁孔入路等也不断涌现。有分析表明，与其他入路相比，采用眶上锁孔入路及神经内镜经蝶窦入路治疗鞍结节、鞍膈脑膜瘤的患者，其术后视力恢复更好。

（2）放射治疗：随着放射外科、神经放射学的发展，放射治疗正向着高剂量、高精准、高疗效、低损伤的方向不断发展，立体定向放射外科（SRS）、分次立体定向放射治疗（FS-RT）、三维适形放射治疗、调强适形放射治疗等技术也不断成熟。

（3）生物学治疗：目前，分子靶向治疗成为肿瘤治疗的研究热点。分子靶向治疗利用肿瘤细胞与正常细胞之间的生化及分子差异作为靶点，并依此设计靶向的抗肿瘤药物，其选择性更强，毒副作用更低。有研究表明，脑膜瘤的发生和生长与内皮生长因子、血管内皮生长因子、血小板源性生长因子、转化生长因子 – β 以及胰岛素样生长因子等因子的高表达及其相关受体上调密切相关，而这些都可以作为潜在的靶点进行分子靶向治疗。

2. 非典型性脑膜瘤诊疗进展　非典型性脑膜瘤是 WHO Ⅱ 级脑膜瘤，介于良性脑膜瘤和恶性脑膜瘤之间。

（1）影像学进展：除了 CT 及 MRI，越来越多的学者在诊断中尝试应用一些新的影像学技术，如磁共振波谱（MRS）、磁共振弥散加权成像（DWI）、正电子发射断层显像（PET）等。研究发现，脑膜瘤 MRS 胆碱/肌酸比值、脂质/胆碱比值在不同级别的脑膜瘤中有明显的差异性；通过 DWI 评估一些表观弥散系数，也可提示脑膜瘤的分级；通过 PET 可观察到氟脱氧葡萄糖在高级别的肿瘤中高度聚集。

（2）治疗进展：关于手术，许多研究中心都认为全切除术可单独作为 Ⅱ 级脑膜瘤治疗的首选手段，但最近有研究结果显示，单独采用全切除术结果较差，特别是对于侵袭静脉窦或颅底等部位者，术后复发率往往更高。因非典型脑膜瘤手术后复发率高，许多学者推荐行早期放疗，对非典型脑膜瘤次全切除术患者给予辅助性放射治疗。对于采取全切除术的患者，有些学者提倡放疗；但也有学者建议观察，并将放疗作为复发后的补救措施。新的治疗措施还包括立体定向放射外科（SRS）、低分次立体定向放射治疗（HFSRT）、外部照射放射治疗（EBRT）等。对于立体定向放射治疗的报道，多为在肿瘤残余或复发的治疗上，大部分是后者。美国放射治疗肿瘤学组和欧洲癌肿研究治疗机构在非典型性脑膜瘤治疗的 Ⅱ 期临床试验中，采用外部照射放射治疗。HFSRT 通常采用光子治疗更大、定位更准的脑膜瘤，可减少脑膜瘤治疗后水肿的发生。

3. 岩斜区脑膜瘤手术治疗进展　岩斜区位于颅底中央，位置深，与脑干相邻，周围血管、神经丰富。岩斜区脑膜瘤是岩斜区常见肿瘤，约占颅后窝脑膜瘤的 50%，肿瘤基底位于颅后窝上 2/3 斜坡和内听道以内岩骨嵴，瘤细胞起源于蛛网膜细胞或帽细胞。目前，岩斜区脑膜瘤的手术治疗尚存在一些争议。随着手术显微镜、神经内镜、神经导航及神经电生理监测等技术的应用，以及放射神经外科的兴起，岩斜区脑膜瘤的手术策略向着多元化发展，手术风险及术后残死率均显著下降。

（1）显微外科手术

1）额 - 眶 - 颧入路，由 Hakuba 等于 1986 年最早提出，其后又经 Francisco 等改良，适用于肿瘤主体位于幕上，并累及颅中窝、海绵窦、蝶骨，且向眶壁侵犯的岩斜区脑膜瘤。该入路优点在于距肿瘤近，颞叶牵拉轻，安全性较好；缺点是对于中下岩斜及桥小脑角区暴露不佳，且手术创伤较大，耗时较长，对术者要求较高。此入路目前已很少单独使用，仅作为其他入路的补充。

2）颞下入路及其改良入路，为早期颅底手术经典入路。该入路优点在于手术操作位于硬膜外，避免过分牵拉颞叶，减少血管、神经损伤，降低了手术风险。

3）经岩骨乙状窦前入路，又称迷路后入路。Sammi 于 1988 年提出该入路，后经改良。优点在于暴露范围大，手术距离短，小脑及颞叶牵拉轻；缺点在于手术创面较大，且在磨除岩骨后部时易损伤乙状窦、内耳及听神经。此外，因桥小脑角区血管神经遮挡严重，故肿瘤暴露及手术切除较困难。

4）部分迷路切除入路，又称经半规管脚入路，于迷路后入路基础上，在上半规管及后半规管壶腹部向总脚处分别开窗，并磨除部分骨迷路，完整保留膜迷路。缺点在于易损伤听神经而导致听力丧失，中耳破坏广泛致术后发生脑脊液漏，手术时间较长，风险较大。

5）枕下乙状窦后入路及其改良，经桥小脑角暴露岩斜区，视野可达岩斜区外侧部。深部及幕上因血管、神经、岩尖以及小脑幕遮挡，暴露不佳。Sammi 等于 2000 年对该入路进行了改良，即乙状窦后内听道上入路，该入路磨除内听道上嵴，并切开小脑幕，以暴露幕上岩斜区及颅中窝，但脑干腹侧及深部斜坡的暴露仍不佳。另外，岩尖磨除及小脑幕切开过程中易损伤滑车神经、三叉神经、岩静脉以及岩上窦，且对于侵犯海绵窦及与第三脑室、中脑紧密粘连的肿瘤，该入路不适用。

6）枕下远外侧入路，经侧方达颅颈交界，显露椎动脉入硬膜处，切除枕骨大孔后缘至枕骨髁或其背内侧，暴露下斜坡及脑干腹外侧部。该入路优点在于：下斜坡、枕骨大孔至 C_5 的脑干及高位延髓腹侧区域显露良好，不需牵拉脑干及颈髓；手术距离短，术野良好，可直视后组脑神经及大血管，肿瘤切除率高，且手术创伤显著降低；较易确认基底动脉、椎动脉及其分支，较易阻断或控制肿瘤血供；于冠状面显露肿瘤与延髓、颈髓的界面，可明确肿瘤与后组脑神经及血管的关系；可同时处理硬膜内、外病变，一期全切、哑铃形肿瘤，其缺点在于：中上斜坡显露欠佳；易损伤脑神经、椎动脉、颈内静脉及颈静脉球，可致乙状窦出血及栓塞；手术时间较长。

7）联合入路，根据颅底解剖特点可将颅底外科联合入路大致分为横向联合和纵向联合。横向联合包括前方及后方横向联合，前者如各岩骨侧旁入路联合额 - 眶 - 颧入路，可使术野前移，扩大暴露范围；后者如岩骨侧方入路联合枕下远外侧入路或乙状窦后入路，可使术野下移达下斜坡及枕骨大孔区域。纵向联合，即小脑幕上下联合，可使岩斜区暴露良好，通过进一步改良，又可暴露鞍上、海绵窦及颅中窝，并将术野扩大至岩斜区以外区域。联合入路的缺点为：因术区解剖结构复杂，手术步骤繁多，对手术者要求较高；鞍上部分显露时有颞叶过度牵拉的可能；术野仍存在如三叉神经麦克囊到海绵窦后部等死角区；手术时间较长。

（2）神经导航技术在显微手术中的应用：自 1986 年第一台神经导航仪应用于临床以来，导航下显微手术发展迅速。应用神经导航辅助暴露颅底术区，可在保证手术安全前提下显著增加肿瘤全切率。导航的优点在于实时反馈功能，可对肿瘤实时定位，术前利于优化切口及骨窗设计，术中可准确定位肿瘤，并避开重要血管、神经。在显微手术过程中注重以下操作技巧，可有效降低手术风险，减少并发症。

1）分离肿瘤前，应先放出脑池内脑脊液以降低颅压，再牵拉脑组织。

2）分离肿瘤时，应暴露肿瘤与正常组织间蛛网膜界面，并沿此界面操作。术中常见肿瘤与重要血管神经粘连紧密，以及蛛网膜界面模糊的情况，需确认软脑膜界面，若此界面存在，可继续分离；若肿瘤已侵犯重要结构，而软脑膜界面已经消失，则不宜强行切除。

3）切除肿瘤时，应先做包膜内处理，缩小肿瘤体积，以获得充足空间处理肿瘤基底部，切断供血动脉，最后处理肿瘤包膜。

（孙泽林　戚晓渊）

第五节　垂体腺瘤

垂体腺瘤（PA）是一组源于垂体前叶和垂体后叶及颅咽管上皮残余细胞的肿瘤，是最常见的鞍区占位性病变。最新调查表明，垂体腺瘤占颅内肿瘤的 8%～15%。发生于垂体前叶的垂体腺瘤，良性，约占颅内肿瘤的 10%，仅次于胶质瘤和脑膜瘤。尸检垂体瘤发生率接近 25%。男女发病率总体相当，小于 20 岁或大于 71 岁的人群发病率很低。男女间存在明显的年龄差异：女性有两个发病高峰，即 20～30 岁和 60～70 岁，而男性的发病率则随年龄的增长而增加。垂体腺瘤常具有内分泌腺功能，因而影响机体的新陈代谢，造成多种内分泌功能障碍。按形态和功能将其分为催乳素腺瘤、生长激素腺瘤、促肾上腺皮质激素腺瘤、促甲状腺激素腺瘤、促性腺激素腺瘤、多分泌功能腺瘤、无分泌功能腺瘤等。

（一）临床表现

主要是垂体激素分泌过量或不足引起的一系列内分泌症状和肿瘤压迫鞍区结构导致的相应功能障碍。

1. 内分泌功能紊乱　分泌性垂体瘤可过度分泌激素，早期即可产生相应的内分泌亢进症状。肿瘤压迫、破坏垂体前叶细胞，造成促激素减少及相应靶腺功能减退，出现内分泌功能减退症状。

（1）催乳素（PRL）腺瘤：PRL 腺瘤占垂体腺瘤的 40%～60%，多见于 20～30 岁的年轻女性，男性约占 15%。PRL 增高可抑制下丘脑促性腺激素释放激素的分泌，使雌激素水平降低，黄体生成素（LH）、促卵泡素（FSH）分泌正常或降低。女性患者的典型临床表现为闭经－溢乳－不孕三联征，又称 Forbis－Albright 综合征。早期多出现月经紊乱，如月经量少、延期等，随着 PRL 水平进一步增高，可出现闭经。闭经多伴有溢乳，其他伴随症状还有性欲减退、流产、肥胖、面部阵发性潮红等。处于青春期的女性患者，可出现发育期延迟及原发性闭经等症状。男性高 PRL 血症，可致血睾酮水平降低，精子生成障碍，精子数量减少、活力降低、形态异常。临床表现有阳痿、不育、睾丸缩小、性功能减退，部分男性患者还可出现毛发稀疏、肥胖、乳房发育及溢乳等症状。

女性患者多可早期确诊，其中约 2/3 为鞍内微腺瘤，神经症状少见。男性患者往往因性欲减退羞于治疗或未注意到，故在确诊时大多 PRL 水平很高，肿瘤较大并向鞍上或海绵窦生长，且多有头痛及视觉障碍等症状。

（2）生长激素（GH）腺瘤：占分泌性腺瘤的 20%~30%。GH 可促进肌肉、骨、软骨的生长，以及促进蛋白质的合成。垂体生长激素腺瘤过度分泌 GH，并通过胰岛素样生长因子-1（IGF-1）介导作用于各个器官靶点。若 GH 腺瘤发生在青春期骨骺闭合以前，则表现为巨人症；若发生在成人，则表现为肢端肥大症。

1）巨人症：患者身高异常，甚至达 2m 以上。生长极迅速，体重远超同龄人。外生殖器发育与正常成人相似，但无性欲。毛发增多，力气极大。成年后约 40% 的患者可有肢端肥大样改变。晚期可有全身无力、嗜睡、头痛、智力减退、毛发脱落、皮肤干燥皱缩、尿崩症等症状。此型患者多早年夭折，平均寿命 20 余岁。

2）肢端肥大症：患者手、足、头颅、胸廓及肢体进行性增大。手、足肥厚，手指增粗，远端呈球形。前额隆起，耳郭变大，鼻梁宽而扁平，眶嵴及下颌突出明显，口唇增厚，牙缝增宽，皮肤粗糙，色素沉着，毛发增多，女性患者外观男性化。部分患者可因脊柱过度生长而后凸，锁骨、胸骨过度生长而前凸，胸腔增大可呈桶状胸。脊柱增生使椎间孔隙变小从而压迫脊神经根，引起腰背疼痛或其他感觉异常；而椎管狭窄则有可能出现脊髓压迫症。因患者舌、咽、软腭、悬雍垂及鼻旁窦均可出现肥大，故说话时声音嘶哑、低沉，睡眠时打鼾。呼吸道管壁肥厚可致管腔狭窄，影响肺功能。心脏肥大者，少数可出现心力衰竭。其他器官如肝、胃、肠、甲状腺、胸腺等均可出现肥大。血管壁增厚，血压升高。组织增生可引起多处疼痛，故除头痛外，患者常因全身疼痛而被误诊为"风湿性关节炎"。少数女性患者可出现月经紊乱、闭经，男性早期性欲亢进，晚期性欲减退，尚可导致不孕不育。约 20% 的患者有黏液性水肿或甲状腺功能亢进，约 35% 的患者可并发糖尿病。患者早期精力充沛、易激动，晚期疲惫无力、注意力不集中、记忆力减退、对外界事物缺乏兴趣。

少数 GH 腺瘤患者，其肿瘤大小、GH 水平高低与临床表现不尽相符，如肿瘤较大抑或 GH 水平显著升高．而临床表现却甚为轻微；血 GH 水平升高不显著的患者，临床症状反而明显。

（3）促肾上腺皮质激素（ACTH）腺瘤：占垂体腺瘤的 5%~15%。ACTH 腺瘤多发于青壮年，女性多见。一般瘤体较小，不产生神经症状，甚至放射检查也不易发现。其特点为瘤细胞分泌过量的 ACTH 及相关多肽，导致肾上腺皮质增生，产生高皮质醇血症，出现体内多种物质代谢紊乱。

1）脂肪代谢紊乱：可产生典型的"向心性肥胖"，患者头、面、颈部及躯干脂肪增多，形成"满月脸"，颈背交界处脂肪堆积形成"水牛背"，四肢脂肪较少，相对瘦小。患者晚期可有动脉粥样硬化改变。

2）蛋白质代谢紊乱：可导致全身皮肤、肌肉、骨骼等的蛋白质分解过度。表皮、真皮处胶原纤维断裂，暴露皮下血管，形成"紫纹"，多见于下肢、腰部、臀部及上臂。血管脆性增加，从而易导致皮肤瘀斑，伤口易感染、不易愈合等。50%的患者可有腰背酸痛，可出现软骨病、佝偻病及病理性压缩性骨折。在儿童则影响其骨骼正常生长。

3）糖代谢紊乱：可引起类固醇性糖尿病。

4）性腺功能障碍：70% ~80%的女性患者出现闭经、不孕及不同程度的男性化，如乳房萎缩、毛发增多、痤疮、喉结增大、音色低沉等。

5）高血压：约85%的患者出现高血压症状。

6）精神症状：约2/3的患者存在精神症状，如轻度失眠、情绪不稳定、易受刺激、记忆力减退，甚至精神变态。

（4）促甲状腺激素（TSH）腺瘤：占垂体瘤不足1%。TSH腺瘤表现为甲状腺肿大，可扪及震颤、闻及血管杂音，有时可见突眼及其他甲亢症状，如急躁、易怒、双手颤抖、多汗、消瘦、心动过速等。TSH腺瘤可继发于原发性甲状腺功能减退，可能因甲状腺功能长期减退，TSH细胞代偿性肥大，部分致腺瘤样变，最后形成肿瘤。

（5）促性腺激素腺瘤：很罕见。促性腺激素腺瘤起病缓慢，因缺乏特异性症状，故早期诊断困难。多见于中年以上男性，主要表现为性功能减退，但无论男女患者，早期多无性欲改变。晚期大多有头痛，视力、视野障碍，常误诊为无功能垂体腺瘤。本病分FSH腺瘤、LH腺、瘤、FSH/LH腺瘤3型。

1）FSH腺瘤：患者血FSH水平明显升高。病程早期，LH、睾酮水平正常，男性第二性征正常，大多数性欲及性功能正常，少数性欲减退，勃起功能差。晚期LH、睾酮水平相继下降，可出现阳痿、睾丸缩小及不育。女性则出现月经紊乱或闭经。

2）LH腺瘤：患者血LH、睾酮水平明显升高，FSH水平下降，睾丸及第二性征正常，性功能正常。全身皮肤、黏膜可有明显色素沉着。

3）FSH/LH腺瘤：患者血FSH、LH、睾酮三者水平均升高。早期常无性功能障碍，随着肿瘤体积增大，破坏垂体产生继发性肾上腺皮质功能减退症状，以及阳痿等性功能减退症状。

（6）多分泌功能腺瘤：腺瘤内含有两种或两种以上的分泌激素细胞，根据肿瘤所分泌的多种过量激素而产生不同的内分泌亢进症状，出现多种内分泌功能失调症状的混合症候，最常见的是GH + PRL。

（7）无分泌功能腺瘤：多见于30 ~50岁人群，男性略多于女性。肿瘤生长较缓，不产生内分泌亢进症状。往往确诊时瘤体已较大，压迫或侵犯垂体已较严重，导致垂体分泌促激素减少，出现垂体功能减退症状。一般认为，促性腺激素的分泌最先受影响，其次为促甲状腺激素，最后影响促肾上腺皮质激素，临床上可同时出现不同程度的功能低下的症状。

1）促性腺激素分泌不足：男性性欲减退，阳痿，第二性征不明显，皮肤细腻，阴毛呈女性分布；女性月经紊乱或闭经，性欲减退，阴毛、腋毛稀少，或出现肥胖等。

2）促甲状腺激素分泌不足：患者畏寒、少汗、疲劳、乏力、精神萎靡、食欲减退、嗜睡等。

3）促肾上腺皮质激素分泌不足：患者虚弱无力、恶心、厌食、免疫力差、易感染、血压偏低、心音弱、心率快、体重偏轻。

4）生长激素分泌不足：儿童骨骼发育障碍，体格矮小，形成侏儒症。

少数肿瘤可压迫后叶或下丘脑，产生尿崩症。

2. 神经症状 神经症状由肿瘤占位效应直接引起。一般无功能腺瘤在确诊时体积已较大，多有鞍上及鞍旁生长，神经症状较明显。分泌性腺瘤因早期产生内分泌亢进症状，确诊时体积较小，肿瘤多位于鞍内或轻微向鞍上生长，一般无神经症状或症状较轻。

（1）头痛：约2/3的无功能垂体腺瘤患者有头痛症状，但并不十分严重。早期出现头痛是因肿瘤向上生长时，鞍膈被抬挤所致。头痛位于双颞部、前额、鼻根部或眼球后部，间歇性发作。若肿瘤继续生长，穿透鞍膈，则头痛症状可减轻甚至消失。晚期头痛可因肿瘤增大压迫颅底硬膜、动脉环等痛觉较敏感的组织所致。肿瘤卒中可引起急性剧烈头痛。

（2）视神经受压：肿瘤向上生长，可将鞍膈抬起或突破鞍膈压迫视神经、视交叉，导致视力、视野发生改变。

1）视力改变：视力的减退与视野的改变并不平行，双侧也并不对称。常到晚期才出现视力改变，主要原因是视神经受压原发性萎缩。肿瘤压迫所致的视神经血液循环障碍也是引起视力下降甚至失明的原因。

2）视野改变：多为双颞侧偏盲。肿瘤由鞍内向上生长压迫视交叉的下部及后部，将视交叉向前推挤，此时首先受压迫的是位于视交叉下方的视网膜内下象限的纤维，而引起颞侧上象限视野缺损。肿瘤继续向上生长则累及视交叉中层的视网膜内上象限纤维，产生颞侧下象限视野缺损。若肿瘤位于视交叉后方，可先累及位于视交叉后部的黄斑纤维，出现中心视野暗点，称为暗点型视野缺损。若肿瘤偏向一侧生长，压迫视束，可出现同性偏盲，临床上较少见。一般来说，视野的改变与肿瘤的大小是呈正相关的，但如果肿瘤发展缓慢，即使瘤体很大，只要视神经有充分的时间避让，则可不出现视野的改变。

（3）其他神经症状：主要由肿瘤向鞍外生长，压迫邻近组织所引起。

1）肿瘤压迫或侵入海绵窦，可导致第Ⅲ、Ⅳ、Ⅵ对脑神经，以及三叉神经第一支的功能障碍，其中尤以动眼神经最易受累，导致一侧眼睑下垂、眼球运动障碍。肿瘤长至颅中窝可影响颞叶，导致钩回发作，出现幻嗅、幻味、失语及轻度偏瘫。

2）肿瘤突破鞍膈后向前方发展，可压迫额叶而产生一系列的精神症状，如神志淡漠、欣快、智力减退、癫痫、大小便不能自理、单侧或双侧嗅觉障碍等。

3）肿瘤长入脚间窝，压迫大脑脚及动眼神经，导致一侧动眼神经麻痹、对侧轻偏瘫，若向后压迫导水管，则可导致阻塞性脑积水。

4）肿瘤向上生长压迫第三脑室，可导致多种下丘脑症状，如多饮、多尿、嗜睡、健忘、幻觉、迟钝、定向力差，甚至昏迷。

5）肿瘤向下生长可破坏鞍底，长入蝶窦、鼻咽部，导致鼻塞、反复少量鼻出血及脑脊液鼻漏等。

（二）诊断

垂体腺瘤的诊断需根据临床症状、体征、内分泌检查及影像学检查结果综合确定。

1. 内分泌检查 测定垂体及靶腺激素水平有利于了解下丘脑-垂体-靶腺轴的功能，对术前诊断及术后评估具有重要参考价值。诊断分泌性垂体瘤的内分泌指标是：血清 PRL 水平 >100μg/L；随机 GH 水平 >5μg/L，口服葡萄糖后 GH 水平 >1μg/L，IGF-1 水平增高；尿游离皮质醇（UFC）>100μg/24h，血 ACTH 水平 >46μg/L。皮质醇增高者，应做地塞米松抑制试验，必要时可行胰岛素兴奋试验、促甲状腺激素释放激素（TRH）试验，以及促肾上腺皮质激素释放激素（CRH）刺激试验。

垂体 ACTH 腺瘤临床表现为库欣综合征，分为 ACTH 依赖性和非 ACTH 依赖性，临床上需依靠多项检查才能明确病因。

2. 影像学检查　除需做 CT 及 MRI 外，有时也做脑血管造影以排除脑部动脉瘤或了解肿瘤供血及血管受压情况。怀疑有空蝶鞍或脑脊液鼻漏者，可用碘水 CT 脑池造影检查。

（1）CT：CT 对微腺瘤的发现率约为 50%，小于 5mm 的肿瘤发现率仅为 30%，做薄层扫描（1~2mm），发现率可有所提高。微腺瘤的典型表现为垂体前叶侧方的低密度灶或少许增强的圆形病灶；垂体高，女性大于 8mm，男性大于 6mm，鞍膈抬高；垂体柄向肿瘤对侧偏移；鞍底局部骨质受压变薄。大腺瘤增强扫描常均匀强化。瘤内可见出血、坏死或囊性变，该区不被强化。鞍区 CT 薄层扫描加冠状、矢状重建可显示蝶窦中隔与中线间的关系，从而使术者避免在凿开鞍底时偏离中线损伤颈内动脉等组织，减少手术并发症；还可显示鞍底前后左右的大小，对于明显向颅内、海绵窦扩展，或呈侵袭性生长的肿瘤，术中保证鞍底够大，增大显微镜侧方观察范围，利于肿瘤全切。

（2）MRI：MRI 是目前诊断垂体瘤的首选方法。微腺瘤垂体上缘膨隆，肿瘤呈低信号，垂体柄向健侧移位，垂体增强动态扫描可显示微腺瘤与正常组织的边界，增强前后证实微腺瘤的准确率为 90%，直径小于 5mm 的发现率为 50%~60%。大腺瘤可显示瘤体与视神经、视交叉，以及与周围其他结构如颈内动脉、海绵窦、脑实质等的关系。术前 MRI 有助于了解肿瘤的质地，以及肿瘤与颈内动脉或基底动脉的关系。对于向鞍上或颅内明显扩展或明显侵袭海绵窦的肿瘤，根据 MRI 判断肿瘤质地，选择手术入路，可提高手术切除的范围。

（三）治疗

垂体腺瘤的治疗目的在于：控制激素水平、恢复垂体功能、缩小或消除肿瘤、解除颅内占位引起的症状体征等。目前常用的治疗方案包括手术治疗、药物治疗和放射治疗。各治疗方案各有优缺点，手术可快速解除肿瘤对周围组织的压迫，并有效地减少激素分泌，但对已侵犯到鞍旁、海绵窦的垂体腺瘤，手术常不能全切，且风险大、并发症较多；立体定向放射治疗常用于不能耐受手术或是拒绝手术者；放射治疗可控制肿瘤生长，恢复激素水平，但持续时间长，有导致垂体功能减退、放射性脑坏死、脑神经损伤，甚至诱发继发性恶性肿瘤的可能；药物治疗并发症少，但起效慢，终生服药，费用昂贵。

1. 手术治疗

（1）经颅手术：经颅手术切除垂体腺瘤很早就应用于临床，现已是非常成熟的术式。适用于：①明显向额颞叶甚至颅后窝发展的巨大垂体腺瘤；②向鞍上发展部分与鞍内部分的连接处明显狭窄的垂体腺瘤；③纤维化、质地坚硬，经蝶窦无法切除的垂体腺瘤。临床上常用手术入路有经额入路、经颞入路、经翼点入路及眶上锁孔入路。随着显微镜及内镜技术的不断发展，经颅手术现在主要用于不适合经蝶手术的患者，如巨大垂体腺瘤、侵袭性的肿瘤、需要联合入路及分期手术的患者。

（2）经鼻蝶手术：经蝶手术入路适用于：①突向蝶窦或局限于鞍内的垂体腺瘤；②向鞍上垂直性生长的垂体腺瘤；③蝶窦气化程度良好的垂体腺瘤患者。手术方式主要包括显微镜下经鼻蝶和内镜下经鼻蝶手术，是目前治疗垂体腺瘤最常用的手术入路，约 96% 的患者可经蝶窦入路手术切除。以前，伴有甲介型或鞍前型蝶窦的垂体腺瘤患者，因术中定位、暴露鞍底困难，曾被列为经蝶入路手术的禁忌证，或需额外设备于术中定位鞍底，但随着手术技术发展及设备的创新，CT 仿真内镜重建能显示蝶窦浅、深部结构的三维解剖图像，可模拟经蝶入路手术过程。

神经内镜下经鼻蝶切除术是近 20 年国内外新出现并迅速推广的一项微创垂体腺瘤切除技术，较以往显微镜手术存在明显的优点：①减少了手术对鼻中隔中上部及鼻腔底黏膜的损伤，术后很少发生鼻中隔穿孔；②不造成鼻中隔骨性骨折，不影响术后鼻外形；③照明条件好，并可放大图像，能更好地显示蝶窦内、鞍内、鞍上等解剖结构，可减少术后并发症的发生；④患者术后反应轻，恢复快。但内镜也有其缺点：内镜缺乏立体层次感，对术者熟练度有较、高的要求，需在鼻腔内寻找参照物；操作空间相对于显微镜手术更狭小，手术操作需要特殊训练。

2. 立体定向放射外科 随着计算机技术和放射物理学的发展，立体定向放射外科（SRS）在垂体腺瘤的治疗中取得了较好的效果，肿瘤无进展率和生物治愈率都较高。SRS 或 FSRT 技术在确保肿瘤靶区剂量的同时，能使瘤外的照射剂量迅速减少，保护靶区周围的重要组织，故尤为适用于瘤体较小的垂体腺瘤。SRS 主要适用于：①直径 <10mm 的垂体微腺瘤；②直径 >10mm，但视力、视野无明显受损的垂体腺瘤，且 MRI 检查肿瘤和视交叉之间的距离应在 3mm 以上；③手术残留或复发者；④不能耐受手术者。

3. 综合治疗 如在手术切除大部分肿瘤后行放疗或药物治疗控制肿瘤生长，或于放疗或药物治疗使肿瘤缩小、变软后再行手术，可以起到扬长避短、提高疗效、降低风险的效果。目前，综合治疗也存在一些尚待解决的问题，如放疗与药物治疗的最适间隔时间尚未明确，药物治疗对放疗剂量的影响也尚未明确等，且目前仍无较大的临床研究用于综合治疗的疗效分析。

（杨建权）

第六节 颅内神经鞘瘤

神经鞘瘤来源于施万细胞，又称施万细胞瘤，神经鞘瘤通常发生于脑神经末梢的胶质 – 施万结，多为良性肿瘤，WHO I 级。各种年龄、不同性别均可发生，患者多为 30～40 岁的中年人，无明显性别差异。肿瘤通常为单发，有时可多发，大小不等。有细胞型、丛状型、黑色素型 3 种亚型。肿瘤累及不同脑神经，出现不同临床症状及体征。以听神经鞘瘤为多发，其次是三叉神经鞘瘤。

（一）听神经鞘瘤

听神经鞘瘤起源于听神经的神经鞘，多位于上前庭神经，少数位于该神经的耳蜗部。约占颅内肿瘤的 8.43%。听神经鞘瘤开始时多局限于内耳道，引起内耳道直径扩大并破坏内耳门后唇，而后向阻力较小的内耳道外、桥小脑角方向发展，故瘤体常为两部分，一部分在内耳道，一部分在内耳道外、桥小脑角。肿瘤充满桥小脑角池，后可向脑干和小脑方向发展，压迫耳蜗神经核和面神经核。若肿瘤继续增大，向小脑幕上扩展，甚至可达枕骨大孔附近，压迫三叉神经和后组脑神经。肿瘤可压迫脑干和小脑，当第四脑室受压时可导致梗阻性脑积水。约 10% 的听神经瘤为双侧听神经瘤，双侧听神经鞘瘤与神经纤维瘤病 2 型（NF-2）密切相关。

1. 临床表现 临床早期特征为进行性耳鸣伴听力丧失，之后可出现感觉性平衡失调和发作性眩晕。大多数瘤体较小者表现为单侧听力丧失、耳鸣、前庭功能异常；瘤体较大者出现三叉神经、面神经功能异常以及颅内高压的症状；最后肿瘤体积增大，可出现脑干和小脑受压。

（1）听力丧失：听力.丧失是听神经鞘瘤最常见的症状，患者出现渐进性、高频感音神经性听力丧失。

（2）耳鸣：常见，于听力下降之前或同时出现，多为单侧持续性高调耳鸣。

（3）前庭功能异常：约50%的患者会出现前庭功能失调，表现为眩晕、平衡功能障碍。早期瘤体较小，患者眩晕症多见；晚期瘤体大，患者平衡功能障碍多见。

（4）三叉神经功能异常：约50%的患者出现三叉神经功能异常，以角膜反射消失最常见，其他症状如面颊部、颧骨隆突处感觉麻木或麻刺感。三叉神经症状与肿瘤体积密切相关，听神经瘤直径在1cm以下者几乎不出现三叉神经症状，直径在3cm以上者48%出现三叉神经症状，特大肿瘤者还可出现咀嚼肌薄弱，甚至萎缩。

（5）面神经功能异常：常于晚期出现，瘤体较小的患者很少有此症状。患者常出现面部肌肉抽搐、麻痹。

（6）其他症状：肿瘤占位效应可导致颅内高压、脑积水、脑干和小脑受压症状。颅内高压表现为渐进而持久的头痛、恶心、呕吐、感觉迟钝等。脑干受压出现患侧上、下肢功能障碍。小脑受压出现步态紊乱、共济失调。

2. 辅助检查

（1）神经耳科学检查

1）一般听力检查：出现气导大于骨导并一致下降，双耳骨导比较试验偏向健侧，提示内耳病变；纯音听阈检查表现为以高频为主的听力减退，气导与骨导听力曲线一致或接近一致。若肿瘤压迫内耳道血管，影响耳蜗血液循环，可产生重振现象。

2）语言听力检查：神经性耳聋不仅出现纯音听阈下降，同时还有语言审别能力的下降，即能听到谈话声，而不理解谈话的内容。

3）前庭功能检查：目前多采用微量冷水试验法。大多数正常人在耳内注入0.2ml的冰水后可出现水平性眼震。若注入量达2ml仍未出现反应，则认为注水侧前庭功能丧失。肿瘤越大，前庭功能障碍越严重。

4）听觉脑干诱发电位：它是反应脑干内听觉过程神经机制的客观指标。声音由外界传入内耳后，用头皮电极记录耳蜗至脑干的电生理反应。诊断听神经瘤主要依靠波幅和峰潜伏期改变：无反应；仅有Ⅰ波；仅有Ⅰ～Ⅱ波；Ⅰ～Ⅴ波间潜伏期延长。

（2）影像学检查：内耳道X线平片包括通过眼眶显示岩锥的前后位或后前位、汤氏位、斯氏位、颅底位，其中以斯氏位最好，前后位和汤氏位可发现约75%的听神经瘤，其他不能增加诊断率。CT能发现约80%的听神经瘤，直径在1.5cm以下的肿瘤很难发现。MRI可提供肿瘤的早期诊断，特别是内耳道内的小肿瘤。

3. 诊断及鉴别诊断　中年以上患者出现耳鸣、耳聋、眩晕、平衡障碍等表现，影像学显示桥小脑角（CPA）占位时，应考虑听神经瘤。NF-2型听神经瘤具有一定特点：最常见于青年人，双侧发病多于单侧。双侧肿瘤可同时发生，也可先后发生，两侧肿瘤的大小和听力可明显不同。需与以下疾病相鉴别。

（1）脑膜瘤：为桥小脑角第二好发的肿瘤。脑膜瘤的特点为：肿瘤钙化、岩骨侵蚀或增生，且 CT 比 MRI 更明显。33%~75% 的患者听力丧失，与内耳门之间存在一定距离，且跨过内耳门而不进入。在所有磁共振（MR）序列中几乎均为等信号，因血管变化，在 T_2 上呈高信号。增强后，脑膜瘤比听神经瘤均匀。

（2）表皮样囊肿：由进入神经管的上皮细胞聚集而成，在颅内最常见于桥小脑角。特点为：沿蛛网膜下隙生长且压迫周围脑组织。CT 上呈水样均匀影像，MRI 上呈典型沿蛛网膜下隙见缝就钻的表现。听力、前庭功能障碍均不明显。

（3）三叉神经鞘瘤：以三叉神经症状起病，早期无耳鸣、听力下降等症状。内耳道无扩大，可向颅中、后窝两个方向发展。

4. 治疗 对大型肿瘤，尤其有脑干、小脑明显受压症状者，只要无手术禁忌证，不论年龄大小都应争取手术切除。对于中小型肿瘤，选择治疗方式应考虑肿瘤的大小、年龄、症状出现时间的长短、同侧及对侧听力状态、有无合并其他内科疾病、患者的意愿、经济状况等因素，设计个性化的治疗方案。若暂时无法决定，可用神经影像学动态观察。

（1）姑息疗法：对于 65 岁以上、体质虚弱且肿瘤较小的患者，除非肿瘤生长较快，否则密切的临床观察是最好的选择。年轻人采用姑息疗法尚存在争议。

（2）立体定向放射外科治疗：立体定向放射外科治疗听神经瘤具有时间短、无痛苦、手术风险低、神经功能保留较好等优点，但存在某些局限性而不能取代手术：①治疗后占位效应仍存在，不适用于伴有脑积水、脑干受压的患者；②适用于体积较小的肿瘤；③增加了面神经、三叉神经的不必要放射性损伤；④若需要手术介入，可能增加手术难度。

（3）显微神经外科手术治疗：1964 年，House 首次在经迷路入路手术中应用显微镜，听神经瘤手术治疗开始了显微外科时代。近年来，随着神经影像技术、现代显微神经外科技术的不断发展，听神经瘤的手术治疗方式发生了巨大的变化，不但可以完全切除肿瘤，还可保留面神经甚至听神经功能。

1）手术入路的选择：听神经鞘瘤手术入路主要包括经枕下开颅乙状窦后入路、经迷路入路和经颅中窝入路。对于大型或巨大型肿瘤，有人还采用经岩骨乙状窦后入路、经岩骨部分迷路切除入路，甚至经岩骨乙状窦前入路。经枕下开颅乙状窦后入路是最常用的入路，优点是该入路显露好，肿瘤与脑干和内听道的关系显示较为清楚，适合切除任何大小的肿瘤，并可保留面神经和耳蜗神经；缺点是手术创伤大，必须暴露、牵拉小脑，手术时间也较长。经迷路入路适用于小肿瘤伴听力完全丧失者，也适用于老年患者。其优点为手术完全在硬膜外操作，对脑干和小脑影响小，危险性低；缺点为听力永久性丧失。经颅中窝入路适用于小肿瘤，手术主要在耳上硬脑膜外操作，优点是可保留听力，缺点是需牵拉颞叶。

2）神经内镜在术中的应用：神经内镜适用于保留听力的听神经鞘瘤切除，尤其是直径在 1.5cm 以下的听神经瘤。显微镜下肿瘤全切除，暴露内听道底部时必须打开迷路，这样就会损伤迷路，而使用神经内镜则多可发现并切除内听道内的残留肿瘤。神经内镜辅助显微手术提高了手术的安全性和有效性，但也有学者提出，应用神经内镜并不提高术后听力保留率。

（二）三叉神经鞘瘤

三叉神经鞘瘤起源于三叉神经的颅内段。多发生于三叉神经半月节部，也可发生于三叉神经根部；还可同时累及半月节部和根部，形成哑铃状，跨越颅中、后窝。极个别可破坏颅中窝，向颅外生长。三叉神经鞘瘤占颅内肿瘤的 0.07%~0.33%，颅内神经鞘瘤的 0.8%~

8%，好发于中年人，早期症状多不典型，易被忽视。

1. 临床表现　以三叉神经损害为主要表现，患者常有一侧面部麻木或阵发性疼痛，患侧咀嚼肌无力及萎缩。肿瘤生长方向不同，导致不同的邻近脑神经和脑组织受损。若肿瘤位于颅中窝，可损害视神经和动眼神经，导致视力、视野障碍，眼球活动受限，眼球突出等。若肿瘤压迫颞叶内侧面，患者可出现颞叶癫痫、幻嗅等症状。若肿瘤位于颅后窝，可累及滑车神经、面神经、听神经及后组脑神经，出现眼球运动障碍、面瘫、听力下降等症状。若肿瘤压迫、损伤小脑，则可出现共济失调。晚期，肿瘤可推挤脑干，导致对侧或双侧锥体束征、脑积水等。若肿瘤骑跨颅中、后窝，除可引起相关脑神经症状外，因肿瘤紧贴、压迫大脑脚，还可影响颈内动脉，导致对侧轻偏瘫、高颅压和小脑损害等症状。

2. 辅助检查

（1）X线：平片可见典型的肿瘤进入颅后窝的特征性表现，即岩尖前内部骨质破坏；边缘整齐。

（2）CT：肿瘤生长部位不同，CT表现有所差异。若肿瘤位于岩尖部的 Meckel 囊处，可见患侧鞍上池肿块影有均匀强化效应，若肿瘤中心坏死，瘤内可见不规则片状或条索状强化影，以及周边环状强化，并可见岩尖部存在骨质破坏。若肿瘤向颅后窝发展或起源于颅后窝，在 C－P 角可见尖圆形肿块影，还可见小脑、脑干及第四脑室受压、变形等间接征象。若肿瘤位于颅中窝，有时可出现肿瘤侵入眶内、眼球外凸等 CT 征象。

（3）MRI：常见岩骨尖部高信号消失，病灶呈长 T_1 长 T_2 信号，T_2 加权显示病灶信号强度较脑膜瘤高，注射造影剂强化后效应较脑膜瘤弱。

3. 治疗　三叉神经鞘瘤为良性肿瘤，全切后可治愈，手术切除是最佳手段。

（1）开颅手术切除：若患者可耐受全麻和手术，且肿瘤直径在 3.5cm 以上，应选择开颅手术切除肿瘤，以解除肿瘤压迫，维护神经功能。手术应选择最易接近肿瘤且不对重要神经和血管造成严重损害的入路。常用入路如下。

1）经颅眶或经颞下入路。适用于颅中窝的神经鞘瘤，也适用于肿瘤累及海绵窦或颞下窝者。

2）经岩骨入路或扩大经岩骨入路。适用于位于海绵窦后部、体积小到中等的肿瘤。

3）枕下乙状窦后入路。适用于三叉神经根部的神经鞘瘤。

4）小脑幕上下联合、经颞下经乙状窦前入路。适用于跨越颅中、后窝的"哑铃形"大型三叉神经鞘瘤。

（2）伽马刀治疗三叉神经鞘瘤：随着显微外科及颅底手术技术的不断发展，70%以上的三叉神经鞘瘤可做到全切或近全切，但三叉神经功能损伤率为 38%～75%，永久性功能障碍发生率为 13%～86%。欧美一些学者认为，海绵窦区的肿瘤即使全切后也有可能因窦内残留极少量肿瘤而导致日后复发。近年来，国内外开展了三叉神经鞘瘤放射外科治疗。伽马刀在改善患者临床症状方面，多数患者可获得症状缓解。不能耐受全麻或不愿开颅，且肿瘤直径在 3.5cm 以下者，可采用伽马刀控制、缩小甚至消除肿瘤。对行开颅手术而未能全切仍有残留的患者，也可采用伽马刀进行立体定向放射治疗。

（杨建权）

第七节　其他颅内原发肿瘤

（一）中枢神经系统淋巴瘤

中枢神经系统淋巴瘤是原发于中枢神经系统的恶性淋巴瘤，占恶性淋巴瘤的 0.2% ~ 2%，少数可转移至中枢神经系统以外其他部分。目前，原发中枢神经系统淋巴瘤发病率逐渐升高，与艾滋病（AIDS）及移植患者人数增多不无关系。幕上以额叶、深部神经核团最常见，其次是脑室周围；幕下以小脑半球最常见。2007 年，WHO 未给出明确分级。

1. 临床表现　患者主要表现为后背疼痛、不规则发热、不同程度脊髓受压引起的神经功能障碍、癌性脑膜炎、癫痫、颅内压增高，以及葡萄膜炎和亚急性脑炎伴室管膜下浸润等特征性综合征。

2. 辅助检查

（1）CT：广泛性溶骨破坏，或局限性溶骨破坏边缘硬化，椎旁软组织肿胀。

（2）MRI：病灶呈不均匀长 T_1 长 T_2 信号，增强后病灶强化明显，病灶呈"握雪状"，胼胝体区病灶呈"蝴蝶状"为该病典型表现。病灶周围出现"绒毛样"或"火焰样"水肿对诊断也有帮助。

（3）脑脊液检查：仅当病灶无明显占位效应时可行，一般检查结果均有异常，但无特异性。常见异常有蛋白升高、细胞计数升高等。约 10% 的患者细胞学检查可见淋巴细胞。

（4）其他检查：询问病史、查体、实验室检查，中枢神经系统淋巴瘤患者均应检查是否存在隐匿性全身淋巴瘤，进行眼科检查以便发现可能存在的葡萄膜炎。

3. 治疗　治疗方案的选择取决于神经组织受压程度。若脊髓受压明显且存在神经功能障碍，应首选手术治疗；若脊髓受压不明显，或无神经系统阳性体征，应首选放疗。恶性淋巴瘤对放疗和化疗非常敏感。近来文献多主张采取以甲氨蝶呤为主的化疗方案。对不能耐受放、化疗的患者，激素可控制症状，但由于该病对激素极其敏感，使用激素后肿瘤可消退，给诊断带来困难，所以诊断未明确、未行立体定向穿刺检查前应尽量避免使用激素。

手术全切或部分切除肿瘤进行减压并不能改善患者预后，其主要作用在于肿瘤活检，大多采用立体定向技术。活检证实后的标准治疗是全脑放射治疗，剂量通常低于原发脑肿瘤，180 ~ 300cGy/d，总剂量 4 000 ~ 5 000cGy。非艾滋病患者，放疗联合化疗的生存期长于单纯放疗。

（二）生殖细胞肿瘤

生殖细胞肿瘤是来源于生殖细胞的肿瘤，包括生殖细胞瘤、胚胎瘤、内胚窦瘤、畸胎瘤、绒毛膜上皮癌、混合性生殖细胞肿瘤，其中 2/3 为生殖细胞瘤。颅内生殖细胞性肿瘤通常生长于脑中轴线附近，绝大多数生长于松果体区，部分生长于鞍区、基底节区及脑中线其他部位。

1. 临床表现　绝大多数松果体区生殖细胞瘤的首发症状为颅内高压，其后有四叠体受压症状，少数可有性征发育紊乱。个别患者以四叠体受压症状为首发，其后出现颅内高压症状。

（1）颅内压增高：松果体区肿瘤突向第三脑室后部可阻塞导水管腔，向前下发展可使导水管狭窄及闭锁，导致早期发生梗阻性脑积水及颅内压增高，出现头痛、呕吐、视乳头水肿、意识状态改变、展神经麻痹等症状。小儿患者颅内高压可见头颅增大、前囟张力增高等。

（2）邻近脑组织受压：肿瘤破坏上丘和顶盖区，引起眼球活动障碍，两眼上视不能，瞳孔对光反射障碍。若肿瘤侵犯皮质顶盖束，则出现 Parinaud 综合征，表现为两眼上视不能；若肿瘤侵犯上丘后半部，则出现两眼下视不能。若肿瘤侵犯导水管周围，包括导水管前部和第三脑室后下部，则出现 Sylvian 导水管综合征，除了上视不能外，还可伴有瞳孔对光反射改变、眼球会聚功能麻痹或痉挛、眼球震颤等症状。肿瘤较大时可压迫上丘及内侧膝状体，出现双侧耳鸣及听力减退，但儿童阳性率较低，可能与表述不正确或检查不合作有关。肿瘤直接侵犯或瘤细胞沿脑脊液播散种植于丘脑，或肿瘤阻塞导水管，或第三脑室前部扩大而影响丘脑下部，则出现尿崩症、嗜睡、肥胖等症状。颅内高压或肿瘤直接侵犯脑干，可引起意识障碍；下丘脑后半部或中脑前半部及腹侧受损，可引起嗜睡、癫痫、单侧锥体束征、双侧锥体束征等。

（3）内分泌失调：突出表现为性征发育紊乱，多有性早熟，以男孩松果体区畸胎瘤为甚。原因为儿童及青春前期，松果体区非松果体细胞肿瘤破坏了松果体腺的正常分泌，使其性征发育提前，出现性早熟。也可出现性征发育停滞，甚至不发育。

（4）瘤细胞种植：松果体区的生殖细胞瘤细胞可种植于椎管内而发生脊髓症状，出现神经根痛或感觉障碍。

2. 辅助检查

（1）CT：畸胎瘤在 CT 上呈多房、密度不均的肿块，可有囊变，并可显示来自第三胚层的骨骼、牙齿、脂肪，以及钙化等。胚胎癌的 CT 表现与生殖细胞瘤相似，但常见钙化，且囊变多见。

（2）MRI：MRI 能发现远处传播，且较 CT 敏感，目前是判断有无远处播散转移的首选检查方式。生殖细胞瘤、绒毛膜上皮癌和胚胎癌等因常有出血，MRI 信号强度多变或呈混浊信号。畸胎瘤多房，故信号不均，可见囊变和钙化。因正常松果体腺无血脑屏障，能被造影剂强化，故出现强化松果体结构并不一定为异常表现。

（3）脑血管造影：一般生殖细胞瘤的供血血管在造影片上较少显影，若出现明显肿瘤新生血管，提示肿瘤恶性倾向。

（4）脑脊液细胞学检查：生殖细胞肿瘤具有沿脑脊液向远处传播的特性，故采用脑脊液细胞学检查寻找肿瘤细胞，对病变性质的判断、治疗方案的选择及预后判定均有重要参考价值，有报道称阳性率约 60%，采用微孔过滤脑脊液组织培养技术，瘤细胞检出率明显提高。

（5）内分泌功能检查：检查脑脊液和血浆中黄体激素、促卵泡素、催乳素、生长激素、褪黑激素、睾酮等，对肿瘤性质、疗效的判断，以及随访均有重要参考价值。

（6）肿瘤标记物检查：生殖细胞肿瘤标记物，如甲胎蛋白、绒毛膜促性腺激素、胎盘碱性磷酸酶等，在生殖细胞肿瘤患者的脑脊液和血清中均可检测到。卵黄囊瘤可产生甲胎蛋白；绒毛膜上皮癌可产生绒毛膜促性腺激素；生殖细胞瘤可产生胎盘碱性磷酸酶；胚胎癌含有合体滋养层和内胚窦成分，故具有甲胎蛋白和绒毛膜促性腺激素两种标记物。松果体实质细胞肿瘤、胶质瘤等，上述标记物检查均呈阴性。肿瘤标记物的水平与肿瘤组织中所对应的分泌细胞成分的多少呈正相关。脑脊液检查比血清更敏感，血清正常，脑脊液可能升高。

3. 诊断及鉴别诊断

（1）松果体区生殖细胞肿瘤：患者出现四叠体上丘综合征、Sylvian 导水管综合征，以及内分泌功能障碍时，应考虑此区肿瘤。头颅 CT 和 MRI 可明确肿瘤位置，再有临床表现，结合其他检查，特别是脑脊液、血清中肿瘤标记物的检查，可作出初步诊断。松果体区的畸胎瘤几乎全为男性，而胚胎癌大多发生于 20 多岁的男性。松果体区和第三脑室后部肿瘤的生长方式有助于肿瘤类型的判断：生殖细胞瘤常向第三脑室内生长；多数胶质瘤和恶性淋巴瘤浸润脑实质而不侵犯第三脑室；畸胎瘤和脑膜瘤边界清，与脑实质间存在界面，有别于胶质瘤和其他恶性肿瘤。

（2）鞍区生殖细胞瘤：鞍区生殖细胞瘤以尿崩症、视觉障碍及内分泌功能紊乱为特征，部分患者可有颅内高压。主要与好发于鞍区的颅咽管瘤相鉴别：鞍区生殖细胞瘤好发于儿童，成年人极少见，颅咽管瘤在青年也较多见；鞍区生殖细胞瘤颅内高压症状不明显，而颅咽管瘤常阻塞室间孔，出现颅内高压症状；鞍区肿瘤在 CT 上常呈圆形、边界清的高密度影，肿瘤明显均匀一致的强化效应，钙化少见，而颅咽管瘤在 CT 上多呈囊性低密度改变，仅肿瘤包膜呈环形增强，钙化多见。此外，还应与鞍区的垂体瘤、鞍结节脑膜瘤、视神经胶质瘤等相鉴别。

（3）基底节区生殖细胞瘤：基底节区生殖细胞瘤以男性多见，主要特点为偏侧肢体乏力、不全瘫痪。病程进展相对缓慢，病史可迁延数年，病情突然加重常与瘤内出血有关。CT 上常在基底节区呈混杂密度影，形态不规则，占位效应明显，瘤内常有出血。增强可有不规则强化现象，瘤周水肿极不明显。基底节区生殖细胞瘤主要与好发于该区的胶质瘤和转移瘤相鉴别。基底节区胶质瘤以成人多见，无明显性别差异，病程较短，且呈进行性加重，CT 可见明显瘤周水肿。基底节区转移瘤以老年人多见，神经症状起病快、进展迅速、症状较重，CT 呈小病灶、大范围水肿特点。

4. 治疗 因生殖细胞肿瘤放疗敏感度高，故成人首选放疗。其中，生殖细胞瘤更是放疗可治愈的肿瘤。在儿童，多采用化疗＋放疗＋化疗的方法以减少放疗的远期副作用。除畸胎瘤以外的非生殖细胞瘤性生殖细胞肿瘤，首选化疗。成熟畸胎瘤最好的治疗方法是手术全切，恶性畸胎瘤应最大程度切除肿瘤，术后辅以放疗，剂量 40Gy/次，然后再行化疗。一般生殖细胞瘤放疗总量为 45～50Gy，全脊髓放疗量为 20～30Gy。3 岁以下不主张放疗，5 岁为成人剂量的 75%，8 岁以后与成人相同。

颅内生殖细胞肿瘤病理类型多样，其中在生殖细胞瘤的治疗已取得较高生存率的现状下，目前的研究方向多侧重于减少放疗照射剂量及缩小照射范围方面。

（孙泽林 戚晓渊）

第八节 转移性肿瘤

脑转移瘤是指源于中枢神经系统、以外而转移至颅内的恶性肿瘤，不包括沿蛛网膜下隙播散转移的原发性神经系统肿瘤。脑转移瘤成人以肺癌最常见，约占 50%，其次是胃肠道癌和乳腺癌，儿童以肉瘤和生殖细胞瘤多见。临床上部分患者找不到原发病灶，即使术后也不能确定肿瘤来源。肺癌、黑色素瘤及部位不明的肿瘤易多发转移，结肠癌、乳腺癌及肾癌常单发转移。转移方式包括经肺→血液循环→脑，直接侵入，以及经淋巴系统 3 种途径。转移瘤好发于灰白质交界区，典型的大脑半球转移瘤，常位于"分水岭"区，额叶最多见，顶叶次之。一般按转移瘤的病理特点，将其分为结节型和弥漫型。

（一）临床表现

脑转移瘤可发生在原发肿瘤病程中的任何时间，一般呈亚急性起病，病程较短，呈进行性加重。最常见的症状为颅内高压，表现为晨起头痛，日间缓解，次日仍痛，与体位改变、脑脊液回流引起颅内压改变有关。约 1/4 的患者早期可有视乳头水肿，后头痛进行性加重，晚期可伴眼底出血、展神经麻痹、意识障碍、昏迷、脑疝等。转移瘤发生出血、坏死，病情可突然加重，呈卒中样发病。多发脑转移瘤常伴癫痫发作，黑色素瘤还易出现脑膜转移和蛛网膜下隙出血。肺癌、肾癌、绒癌脑转移易致出血，乳腺癌、前列腺癌可造成硬膜下血肿，肺癌可形成囊性占位，偶可伴发脓肿，或可见癌栓形成的脑栓塞。若转移瘤阻塞脑脊液循环通路，可出现梗阻性脑积水。弥漫型转移瘤常见脑膜刺激征，也可有出血或炎症表现。

（二）辅助检查

瘤周常见水肿带和占位效应，水肿程度不一。位于皮质下，特别是半卵圆中心的转移瘤，水肿显著，呈"小肿瘤，大水肿"，是转移瘤的重要特征。位于皮质、脑干、胼胝体等部位的肿瘤则水肿多不明显。

1. CT　病变常为圆形或类圆形，多呈高密度或混杂密度影，中心可有坏死、囊变。增强后多数肿瘤呈团块状或环状强化，瘤周水肿明显，邻近结构常有受压、移位。但因骨伪影及部分容积效应的存在，颅后窝近颅底处的病变常易漏诊，若怀疑此部位存在肿瘤，而 CT 扫描正常，则应重叠扫描或行冠状扫描，以提高诊断阳性率。

2. MRI　增强 MRI，可明确病灶、清晰分辨瘤体与周围水肿，还可发现非增强时表现正常 MRI 信号的病灶，以及颅内微小、多发转移瘤，转移瘤检出率更高。MRI 增强时注射双倍或三倍剂量的造影剂有助于发现小转移灶。

3. PET – CT　PET – CT 因具有特殊的解剖和功能图像同时显影的特点，有助于肿瘤的定性和疗效评估。此外，对寻找原发病灶不明的肿瘤的原发灶，具有一定价值。

（三）诊断及鉴别诊断

1. 诊断　有颅外肿瘤史的患者，若出现头痛、恶心、呕吐、局限性定位体征，应首先考虑脑转移瘤。无颅外肿瘤史、40 岁以上的患者，若出现颅内高压和神经系统定位体征，且短期内病情进展较快，呈进行性加重，而 CT 和 MRI 影像出现典型表现者，支持转移瘤诊断。

对原发灶不明者，应行全面体格检查，包括皮肤、浅表淋巴结、乳腺、直肠等，进一步还应行大小便常规、粪便隐血、肺部 X 线检查，再行腹腔实质脏器的超声检查或消化道检查，发现阳性者可行 CT、内镜及活检，仍不能确诊者可行 FDG – PET 检查。5% ~ 12% 的脑转移瘤找不到原发灶，称"脑先行"转移瘤。

2. 鉴别诊断　脑转移瘤常需与以下疾病相鉴别。

（1）胶质瘤：特别是胶质母细胞瘤，其病史及影像学均与转移瘤有相似之处。胶质瘤无原发肿瘤病史，很少多发，瘤周水肿多呈片状，而转移瘤多呈指套状。

（2）脑膜瘤：主要是幕下脑膜瘤与单发结节型转移瘤之间的鉴别。转移瘤有脑外原发灶，与小脑幕无关，而脑膜瘤无脑外原发灶，与小脑幕关系密切，且重度强化，强化程度远较轻中度强化的结节型脑转移瘤为重。

（3）脑出血：转移瘤卒中出血，可呈急性发作；强化 CT 和 MRI 可发现肿瘤结节，还可根据出血部位、形态、有无高血压病史来判断。

（4）血管网状细胞瘤：多发生于幕下小脑半球，呈囊、实性改变，表现为"大囊小结节"。增强时，小结节增强明显，瘤周可见流空血管影。

（四）治疗

目前，对于脑转移瘤，主张根据患者具体情况采用包括新疗法在内的个体化综合治疗。除应用糖皮质激素外，一般治疗还包括对原发病灶的对症治疗、抗癫痫、控制高凝状态等。外科手术是改善脑转移瘤患者预后的重要治疗手段。部位表浅、位于非重要功能区、无急性颅内高压症状、无颅外系统严重疾病的颅内转移瘤患者，手术切除颅内单发转移瘤已成为标准的治疗方案。手术可在一定程度上延长脑转移瘤患者的生存时间，改善生存质量，但需严格控制手术指征。

1. 手术治疗

（1）手术指征：年龄在 40 岁以下、KPS 评分 >70、原发肿瘤已切除或控制良好、单发颅内转移瘤、转移瘤位置可全切者，应积极争取手术治疗。

（2）手术原则

1）一般应先切除原发病灶，后切除转移瘤，但颅内症状明显者，可先切除脑转移瘤。

2）对原发病灶不能切除者，为达到缓解症状、延长生命的目的，可只切除颅内转移瘤。

3）单发转移瘤，若患者原发灶已切除，一般状况良好，且未发现其他部位转移者，应及早手术。手术定位应准确，力争全切。

4）多发脑转移瘤，手术不能全切，故不宜手术治疗，但为了延长生命、改善生活质量，可手术切除病变占位大的"责任肿瘤"。

5）位于"哑区"的转移瘤可先行脑叶切除，待颅内高压缓解后再行放、化疗。

2. 立体定向放射外科（SRS）治疗　立体定位放射外科适用于肿瘤位置较深不适合手术治疗、肿瘤与周围组织界限清楚、肿瘤数目少于 4 个且最大直径小于 3cm、全脑放疗后复发、对放疗不敏感的肿瘤。颅内肿瘤直径大于 3.5cm 的患者在治疗后易出现脑水肿及颅内高压，且一般情况较差，故脑水肿及颅高压严重的患者不适合 SRS 治疗。

SRS 为脑转移瘤提供了新的治疗方法，手术切除和 SRS 治疗脑转移瘤，尤其是对直径在 3cm 以下的脑转移瘤哪个疗效更好，仍有争议。

3. 分子靶向治疗　对手术切除或活检切除的颅内较大转移病灶的试验研究发现，转移灶直径 >0.2mm，血脑屏障的组织可发生坏死及降解，失去完整性，外周化疗或靶向药物易进入颅内转移灶而发挥作用。对于肺腺癌患者，给予酪氨酸激酶抑制剂（TKI）治疗，可明显降低脑转移瘤的发生率。此外，有研究显示，对于人表皮生长因子受体 -2（HER -2）表达阳性的乳腺癌脑转移患者，HER -2 酪氨酸激酶抑制剂拉帕替尼和表皮生长因子受体抑制剂曲妥珠单抗，对乳腺癌脑转移瘤具有一定的治疗效果。

（刘少录）

第九节　颅内黑色素瘤

一、概述

颅内黑色素瘤（intracranial melanoma）是一种较为少见的颅内恶性肿瘤。临床病程进展迅速，恶性程度较高，诊断治疗非常困难。颅内黑色素瘤的血运丰富，易侵犯血管病引起瘤内出血和广泛血性播散转移，预后极差。

体表恶性黑色素瘤（malignant melanoma）的发病率大约是 1.8/10 万。多发于皮肤、黏膜、视网膜等处。约半数可向颅内转移，成为继发性颅内黑色素瘤（secondary intracranial melanoma）。原发性颅内黑色素瘤（primary intracranial melanoma）更为少见。王锐等报道 25 例颅内黑色素瘤占同期颅内肿瘤的 0.4%，而原发性颅内黑色素瘤仅占 3 例。Humphery 统计 795 例儿童颅内肿瘤，原发性颅内黑色素瘤仅占 1 例。罗世祺等报告北京天坛医院 1955—1989 年收治儿童原发性颅内黑色素瘤 6 例，仅占同期颅内肿瘤的 0.3%。

颅内黑色素瘤的发病年龄报告不一。原发性颅内黑色素瘤一般偏年幼，以青壮年以下为主。而继发性颅内黑色素瘤可发生于任何年龄。性别的发生率统计均不一致。多数文献报告男性多于女性。Beresfor 报告 37 例，男性 26 例，女性 11 例。王锐报告 25 例中男性 19 例，女性 6 例。而李荣基等报告全部为男性。

二、病因与病理

颅内黑色素瘤细胞多存在于脑底部及各脑皮质的沟裂处。原发性颅内黑色素瘤来源于软脑膜黑色素小泡或蛛网膜黑色素细胞，经脑膜扩散并向脑实质内蔓延，采取直接种植或血性转移等形式。脑内瘤灶常呈多发性，广泛分布于脑膜、蛛网膜、脑皮质及皮质下区。颅内转移性黑色素瘤则随血流分布。以脑内病变为主，也可同时发生脑膜转移。严重的颅内黑色素瘤可波及全部中枢神经系统。高度恶性者甚至可侵犯颅骨及脊髓组织。肿瘤组织也可浸润和侵蚀脑表面血管导致广泛蛛网膜下腔出血。

单纯病理组织学检查很难确定颅内黑色素瘤为原发性或继发性。因两者在组织形态学上基本一致。肿瘤呈灰黑色，因肿瘤部位不同形态不一。脑内肿瘤常呈结节状，界线尚清，脑膜或近皮质的肿瘤呈弥漫或地毯状。若近颅底常包绕周围脑神经，造成多发性脑神经损害，侵及脊髓者常伴有相应节段的脊髓神经根症状。显微镜检查可见瘤细胞呈梭形或多角形，胞核呈圆形或卵圆形，常被色素掩盖或挤向一侧，很少有核分裂现象。胞质内有颗粒状或块状的黑色素，瘤细胞无一定排列方式，在蛛网膜下腔聚集成堆，或沿血管向外延伸。颅内黑色素瘤无论在组织发生、形态及生物学行为等方面，均难与黑色素型脑膜瘤相区别。

三、临床表现

依据肿瘤所在部位、形态、大小及数目不同，临床表现亦不同。

1. 颅内压增高症状　表现为头痛，呈进行性加重。伴恶心、呕吐、视盘水肿。

2. 神经系统损害定位症状　肿瘤发生于脑实质内或侵入脑室内可发生偏瘫、失语、偏盲、癫痫、精神症状等。发生于脊髓可出现相应脊髓节段感觉、运动障碍。

3. 蛛网膜下腔出血或肿瘤卒中症状　当肿瘤侵及血管时，可发生肿瘤内、脑实质内或蛛网膜下腔出血。临床上可出现突发性意识障碍、呕吐，甚至发生脑疝。

4. 其他　肿瘤位于颅底，可侵及多组脑神经，出现多组脑神经损害。肿瘤代谢产物对软脑膜或蛛网膜的刺激，可产生蛛网膜炎或脑膜炎症状。蛛网膜炎性反应及肿瘤细胞在蛛网膜下腔扩散、聚集可引起脑积水，继而出现颅内压增高症状。临床上有表皮样囊肿与恶性黑色素瘤合并存在的报道，亦有综合瘤学说、依附学说、偶合瘤学说等三种解释。

四、辅助检查

1. 腰椎穿刺　脑压常偏高，脑脊液中蛋白、细胞数均不同程度增高。如肿瘤侵及血管引起出血时，脑脊液常为血性。

2. 脑血管造影　颅内黑色素瘤的血运丰富，易侵及血管壁引起瘤内出血和广泛血性转移。脑血管造影可见丰富的肿瘤循环和染色，有较高诊断价值。

3. 脑室造影　如肿瘤位于大脑半球者，表现为脑室变形移位或扩大。肿瘤位于幕下者，出现全脑室扩大及梗阻型脑积水。

4. CT扫描　可显示肿瘤的部位、大小、数目、和范围，但诊断特异性较差。CT扫描病灶多表现为高密度影，少数也可为等密度或低密度影，增强扫描呈均一或非均一性强化。

5. MRI　对颅内黑色素瘤的诊断敏感性和特异性优于CT，典型MRI表现为短T_1和短T_2信号，少数不典型MRI表现为短T_1和长T_2或等T_1等T_2信号，这取决于瘤中顺磁性黑色素含量和分布及瘤内出血灶内顺磁正铁血红蛋白含量的多少。亦有表皮样囊肿合并恶性黑色素瘤的报道，镜检可见黑色素细胞浸润入表皮样囊肿内。

五、诊断

由于颅内黑色素瘤生长快、病程短，常易误诊为蛛网膜炎、脑血管病、颅内胶质瘤及癫痫等。临床上凡病程短，颅内压增高症状发展快，CT及MRI检查明显占位效应，体表或内脏有黑色素瘤手术史，应想到颅内黑色素瘤的可能性。术中发现肿瘤区域的硬脑膜、脑组织或肿瘤呈黑色病变，为诊断颅内黑色素瘤的可靠依据。但术前很难达到定性诊断。不过较公认的诊断原发性颅内黑色素瘤的先决条件是：①皮肤及眼球未发现黑色素瘤；②上述部位以前未作过黑色素瘤手术；③内脏无黑色素瘤转移。

六、鉴别诊断

1. 颅内胶质瘤　与颅内黑色素瘤在临床上相似，极易误诊。CT及MRI有明显占位效应及大片水肿带。在MRI扫描中，病变呈均匀的短T_1和短T_2信号为黑色素瘤的特征性表现。

2. 脑血管病及自发性蛛网膜下腔出血　部分颅内黑色素瘤由于生长迅速，发生瘤卒中性出血。肿瘤组织也可侵及脑表面血管导致蛛网膜下腔出血。CT及MRI扫描可以鉴别。儿童自发性蛛网膜下腔出血除考虑颅内先天性血管畸形外，还应考虑颅内黑色素瘤伴出血的可能性。

七、治疗与手术方法

由于颅内黑色素瘤生长迅速，恶性程度极高，而且极易颅内种植转移扩散及中枢神经系统转移，目前治疗较为困难。Paillas 指出大多数颅内黑色素瘤患者手术后存活可超过一年。而非手术治疗存活期为 5 个月。David 对 80 例患者进行分析发现手术治疗平均存活 5 个月，而非手术治疗平均存活期仅 6 周。因此，手术治疗仍为目前颅内黑色素瘤患者主要治疗手段。对有明显颅内压增高而 CT 或 MRI 有占位效应者，应该手术治疗，必要时连同病变脑叶一并切除。术中应注意周围脑组织的保护，以免肿瘤细胞扩散转移。应尽量避免切入脑室，以防脑室系统种植转移。对 CT 或 MRI 占位效应不明显，但颅内压增高症状严重，脑室扩大者，可行脑室 - 腹腔分流术以缓解颅内高压，但在脑室穿刺时应尽量避开肿瘤区域，以防脑室或腹腔种植转移。近年来，采用手术切除肿瘤后配合放疗和化疗方法，对延长患者生命起到了积极作用。Gottlieb 等报告 41 例采用 ^{60}Co 照射同时配合化疗及应用肾上腺皮质激素，平均生存时间大约 103 天。近年来有人采用免疫治疗亦取得了可喜的结果。

八、并发症与预后

1. 术后颅内压增高、昏迷、脑疝 主要原因为脑水肿、颅内血肿及脑积水。术中操作粗糙，牵拉过重，术野暴露时间过长，损伤大动脉、静脉或失血过多均易导致术后脑水肿的发生。颅内血肿的发生主要与止血不彻底，盲目止血及血压波动不稳定有关。如在术后 12 小时内病情加重，首先应考虑颅内出血。脑室、脑池及其附近手术或颅后窝手术，直接或间接影响脑脊液循环，可发生脑积水，使患者术后颅内压增高症状逐渐加重。

2. 术后转移复发 颅内黑色素瘤恶性程度高，界限有时欠清，且极易种植转移，故手术后复发很难避免。术中注意保护周围脑组织，用棉片将肿瘤区与其他部位特别是脑脊液通道隔开，冲洗液及时吸去，防止外溢，可减少肿瘤细胞扩散种植的机会。在非重要功能域尽量争取将肿瘤全切。对可能发生肿瘤或碎块飘散种植者，术后及时作放射治疗。

（程　锦）

第十节　脑干肿瘤

脑干肿瘤（brainstem tumors）主要包括星形细胞瘤、室管膜瘤、胶质母细胞瘤、海绵状血管畸形、血管网状细胞瘤、结核瘤、脑囊虫及转移瘤等。以往认为脑干肿瘤不能手术切除，现在国内外已有大量手术切除成功的报道。脑干肿瘤的典型症状为"交叉性瘫痪"，即同侧颅神经下运动神经元性瘫伴对侧肢体上运动神经元性瘫。

一、发生率

脑干肿瘤约占颅内肿瘤的 1% ~ 8%，其中胶质瘤占 40% 以上。

二、病理

脑干肿瘤多位于脑桥，呈膨胀性生长，可沿神经纤维束向上或向下延伸。一般将脑干肿瘤分为三型：①弥漫型，约占 67%，肿瘤与周围正常的脑干神经组织无分界，瘤细胞间存在有正常的神经元细胞和轴突。肿瘤的病理类型常为不同级别的星形细胞瘤（Ⅰ ~ Ⅳ级）。②膨胀型，约占 22%，肿瘤边界清楚，瘤体与周围脑干神经组织之间有一致密的肿瘤性星形细胞轴突层（肿瘤膜囊壁）。肿瘤的病理学类型多为毛细胞型星形细胞瘤（Ⅰ级），约有

40%的肿瘤含有血管性错构瘤，称之为血管星形细胞瘤。③浸润型，约占11%，肿瘤肉眼观似乎有一边界，但实际上瘤细胞已侵入到周围的脑干神经组织内，神经组织已完全被瘤细胞破坏。肿瘤的病理学类型多见于原始神经外胚层瘤。一般弥散型多为恶性，膨胀型多为良性。

肿瘤大体可见脑干呈对称性或不对称性肿大，表面呈灰白色或粉红色。如肿瘤生长快，恶性程度高，可见出血、坏死，甚至囊性变，囊液呈黄色。

三、临床表现

（一）性别、年龄

男女发病无明显差异。脑干肿瘤可发生在任何年龄，但以儿童多见；高峰年龄在30～40岁或5～10岁。其中星形细胞瘤多发生于儿童及青年，海绵状血管畸形及血管网状细胞瘤常发生于成年人，室管膜瘤中年人多见。

（二）病程

病程一般为1个月至2年，平均5.3个月。由于儿童以恶性胶质瘤多见，故病程短、进展快，病程常在数周至数月内；成年则以星形细胞瘤为多，病程长、进展慢，病程可达数月甚至1年以上。

（三）好发部位及生长方式

半数以上脑干肿瘤位于脑桥，尤其是儿童患者。一般星形细胞瘤及胶质母细胞瘤可发生于脑干的任何部位，可向任何方向发展，即向上、向下、向侧方、向前及向后发展，多呈浸润性生长。室管膜瘤多发生于第四脑室底部的室管膜或发生于颈髓中央管向延髓发展。血管网状细胞瘤多由延髓背侧长出，向第四脑室发展，也可完全在延髓内，还可由延髓—颈髓接合部的背侧部分或颈髓的背侧部分长出，常常露出表面，呈膨胀性生长。海绵状血管畸形大多数在桥脑，其次在中脑，延髓较少。

（四）症状、体征

其症状、体征与肿瘤的发生部位、病理类型及恶性程度等有密切关系。可分为一般性和局灶性症状、体征两类。

1. 一般性症状、体征　以后枕部头痛最为常见，其他有呕吐及精神、智力和性格改变，不少患者伴有排尿困难。早期颅内压增高并不常见，但是，中脑肿瘤极易阻塞导水管，故早期可出现颅内压增高症状。

2. 局灶性症状、体征

（1）中脑肿瘤：根据肿瘤侵袭部位不同，常表现为：①Weber综合征：即动眼神经交叉性偏瘫综合征，出现患侧动眼神经麻痹，对侧上、下肢体和面、舌肌中枢性瘫痪。②Parinaud综合征：即四叠体综合征，表现为眼睑下垂、上视麻痹、瞳孔固定、对光反应消失、汇聚不能等。③Benedikt综合征：表现为耳聋、患侧动眼神经麻痹及对侧肢体肌张力增强、震颤等。

（2）桥脑肿瘤：儿童患者早期常以复视、易跌跤为首发症状，成年人则常以眩晕、共济失调为首发症状。常表现为 Millard - Gubler 综合征，即桥脑半侧损害综合征。90%以上患者有颅神经麻痹症状，约40%患者以外展神经麻痹为首发症状，随着肿瘤发展出现面神经、三叉神经等颅神经损害和肢体的运动感觉障碍。

（3）延髓肿瘤：表现为延髓半侧损害，即 Jackson 综合征（舌下神经交叉瘫）、Avellis 综合征（吞咽、迷走交叉瘫）、Schmidt 综合征（病侧Ⅸ～Ⅶ颅神经麻痹及对侧半身偏瘫）、Wal－lenberg 综合征（延髓背外侧综合征）。成人延髓肿瘤首发症状常为呕吐，较早出现后组颅神经麻痹的症状。若肿瘤累及双侧时则出现真性延髓麻痹，同时伴有双侧肢体运动、感觉障碍及程度不等的痉挛性截瘫，早期即有呼吸不规则，晚期可出现呼吸困难或呼吸衰竭。

四、辅助检查

（一）CT 检查

脑干肿瘤多表现为脑干增粗、第四脑室受压变形，肿瘤常为低密度、等密度或混杂密度影，偶有囊性变。

通常脑干胶质细胞瘤表现为低密度影和脑干肿胀，少数呈等密度或稍高密度影，囊变甚少，向上可侵及视丘，向后外可发展至脑桥臂及小脑半球。强化扫描可有不均匀增强或环形增强。

海绵状血管畸形在出血的急性期为均匀的高密度影，在亚急性及慢性期为低密度影。

室管膜瘤多呈高密度影，均匀强化，边界相对清楚。

血管网状细胞瘤常为高密度影，可伴囊性变，显著强化。

结核球呈环形高密度影，中央为低密度影，多环状强化。

根据 CT 强化情况将脑干肿瘤分为 3 型：Ⅰ型为无强化病灶，表现为低密度病变；Ⅱ型弥漫性强化；Ⅲ型为环形强化。其中Ⅰ型多见，Ⅱ、Ⅲ型较少见。

（二）MRI

一般表现为脑干增粗，其内有长 T_1、长 T_2 不均信号，肿瘤可突向第四脑室、桥小脑角或沿脑干－小脑臂发展。

脑干胶质细胞瘤常呈长 T_1 和长 T_2 信号改变，多无囊变或出血，边界一般不清，形态不规则，多数肿瘤有不同程度的强化。

海绵状血管畸形在出血的急性期 T_1 和 T_2 加权像上皆为均匀的高信号影，轮廓清晰，常呈圆形；在亚急性及慢性期 T_1、T_2 加权像上也皆为高信号影。

室管膜瘤表现为 T_1 加权像低信号影和 T_2 加权像高信号影，可向脑干外发展至第四脑室内或桥小脑角，多均匀强化。

血管网状细胞瘤为 T_1 加权像低信号影和 T_2 加权像高信号影，多呈球形位于延髓后方。

结核球在 T_1 加权像上为低或略低信号，在 T_2 加权像上大多信号不均匀，表现为低、等或略高信号，环状强化。

MRI 检查是诊断脑干肿瘤的主要手段。

五、诊断

对于出现进行性交叉性麻痹或多发性颅神经麻痹合并锥体束损害，无论有无颅内压增高均应首先考虑脑干肿瘤的可能，应进一步检查明确诊断。MRI 检查可判断肿瘤的病理类型及生长类型，为下一步治疗和预后评价提供资料。

六、鉴别诊断

脑干肿瘤应与脑干血肿、脑干脑炎相鉴别，仅根据临床症状及体征有时难以鉴别，需要借助 CT 或 MRI 检查。有时脑干脑炎的 CT 或 MRI 表现与脑干弥漫性胶质瘤极为相似，只有进行治疗性鉴别。脑干脑炎经临床应用激素、脱水、抗炎治疗后症状可以减轻、缓解，而脑干肿瘤虽症状可暂时缓解但总的病情是进行性加重。

在脑干肿瘤性质不能确定时，可以通过直接手术或立体定向手术活检加以明确诊断。

七、治疗

（一）一般治疗

包括支持治疗和对症治疗、预防感染、维持营养和水电解质平衡。对于有延髓性麻痹、吞咽困难和呼吸衰竭者，应给予鼻饲、气管切开、人工辅助呼吸等。有颅内压增高者，应给予脱水剂，并加用皮质类固醇药物，以改善神经症状。

（二）手术治疗

1. 手术目的　①明确肿瘤性质，为下一步治疗及判断预后提供依据。②建立脑脊液循环通路，解除脑积水。③全切除良性肿瘤可望获得治愈效果。④不同程度地切除恶性肿瘤达到充分内减压效果，为放疗争取机会。

2. 手术适应证　①良性肿瘤。②外生型肿瘤，尤其是突向第四脑室、一侧桥小脑角或小脑半球者。③局限型非外生型肿瘤。④有囊性变或出血坏死的肿瘤。⑤弥漫性恶性肿瘤不宜手术。⑥胶质母细胞瘤，一般不主张手术治疗。

3. 手术入路选择　脑干肿瘤手术入路应选择最接近瘤体的途径。中脑及脑桥腹侧肿瘤，可取颞下或颞下翼点入路；中脑背侧肿瘤由枕下小脑幕上入路；脑桥及延髓背侧肿瘤采取颅后窝正中入路；脑干侧方肿瘤由幕上幕下联合入路。

4. 手术并发症

（1）颅神经损害：常为术后Ⅸ、Ⅹ颅神经损害加重，应行气管切开及鼻饲，以防止感染并维持营养。

（2）胃肠道出血：脑干肿瘤手术几乎均出现术后胃肠道出血，尤以延髓部位手术更为明显。多在术后 4～5d 出现，轻者可自动停止，重者可持续数月，可选用奥美拉唑等药物治疗。

（3）呼吸障碍：术后常有呼吸变慢或变浅，可用人工同步呼吸机加以辅助呼吸，保持正常氧分压。

（4）术后意识障碍：常因术后脑干水肿所致，术后可应用脱水剂及激素治疗。

（5）高热：多为中枢性高热，其次是术后肺部、泌尿系或颅内感染等引起的感染性高热。应严密监测体温变化，采用综合措施有效降温。对中枢性高热者可采用亚冬眠降温。感染性高热应用抗生素。

5. 手术效果　手术死亡率为 1%～8%。

（三）放射治疗

放射治疗是治疗脑干肿瘤的主要手段之一。放疗可以单独进行，亦可与手术后治疗相配合。脑干胶质瘤术后放疗可提高疗效,一般总剂量为 55~60Gy,在 30d 内给予。

一般采用放射总量为 50~55Gy(5 000~5 500rad),疗程 5~6 周。

绝大多数适合放疗的脑干肿瘤经过放射治疗可以缓解症状、体征。

(四)化学治疗

化学治疗配合手术及放射治疗,可提高脑干胶质瘤患者的存活率。化学治疗常用药物有尼莫司汀(ACNU)、卡莫司汀(BCNU)、环卫亚硝脲(CCNU)、替莫唑胺等,依患者肿瘤类型、年龄及体重等合理用药。

八、预后

脑干肿瘤的预后取决于肿瘤的病理性质、部位、大小、患者术前状况以及治疗措施等。

海绵状血管畸形、血管网织细胞瘤手术切除后可获得痊愈。低级别局限性星形细胞瘤、室管膜瘤切除后,配合放、化疗,患者可获得长期生存。高级别星形细胞瘤手术能起到减压效果,暂时缓解患者神经功能障碍,远期效果不佳。Ⅰ~Ⅱ级星形细胞瘤预后优于多形性胶质母细胞瘤。

脑干肿瘤的手术预后与其部位也关系密切,中脑病变切除术后并发症较少,而延髓病变切除术后并发症相对较多、较重。中脑肿瘤相对好于脑桥及延髓肿瘤。

延髓脑桥下部肿瘤手术效果差,术后病死率高,如术前及术后出现呼吸、吞咽功能障碍,预后很差。恶性肿瘤术后效果较良性肿瘤明显差,而胶质细胞瘤(Ⅳ级)患者术后生存期一般不超过 6 个月。成人患者的手术危险性比儿童大。

脑干上段肿瘤的复发率为 6%,脑干下段肿瘤的复发率为 21%。

脑干胶质瘤手术后放疗的 1、3 和 5 年生存率分别为 56.3%、43.8% 和 31.3%。

总之,绝大多数脑干肿瘤预后不良,存活者多遗有不同程度的神经功能障碍。

(程　锦)

第十一节　三叉神经鞘瘤

一、流行病学

三叉神经鞘瘤(trigeminal neurolemmoma)又称三叉神经雪旺细胞瘤,该肿瘤起源于三叉神经的颅内段,发生率较低,约占颅内肿瘤的 0.07%~0.33%,占颅内神经鞘瘤的 0.8%~8%。1846 年 Dixon 首次报告。1952 年 Cuneo 和 Rand 对该病诊治历史和方法做了详细描述。

二、病因和发病机制

三叉神经鞘瘤病因尚不完全清楚。三叉神经鞘瘤可起于三叉神经根,但更多是发生于三叉神经半月节部,部分病例肿瘤可同时累及三叉神经根和三叉神经半月节,形成"哑铃"状,跨越中后颅窝。极个别病人肿瘤可破坏颅中窝,向颅外生长。该瘤切面常呈灰白色,如合并瘤内出血时肿瘤可呈黄褐色和暗红色,极少数病例可出现囊性变。在组织学上,三叉神经鞘瘤多为 Antoni B 型结构,细胞为不规则星芒形、星状细胞突起连成网状,网眼中为透明的胞质基质。在电镜下观察，三叉神经鞘瘤的特点是细胞突起呈网状交织在一起，胞质内含有多量的细胞器，如溶酶体、线粒体及一些无界膜的嗜锇小体等。

三、临床表现

三叉神经鞘瘤的病程较长，多数在一年以上，有1/3病人的病程在十年以上，以三叉神经损害为主要表现，常出现一侧面部麻木或阵发性疼痛，并可出现病变侧嚼肌无力及萎缩。肿瘤在发展过程中，由于肿瘤生长方向不同，可引起不同邻近颅神经和结构受损。如肿瘤位于中颅窝，可损害视神经和眼动神经，使视力、视野障碍，眼球活动受限，还可使眼球突出。肿瘤可以压迫颞叶内侧面使患者出现幻嗅和颞叶癫痫等症状。如肿瘤位于后颅窝，可使Ⅵ、Ⅶ、Ⅷ以及后组颅神经受损，出现相应的诸如眼球运动障碍、面瘫、听力下降或丧失等症状。肿瘤生长中可压迫损害小脑引起共济和协调运动障碍。在晚期肿瘤推挤脑干，引起对侧或双侧锥体束征，还可引起脑积水。如肿瘤骑跨中后颅窝，除引起三叉神经和相关颅神经症状外，由于肿瘤内侧面紧贴大脑脚并对其造成压迫，还可影响颈内动脉，以致引起对侧轻偏瘫、高颅压症和小脑损害等症状。

四、实验室和特殊检查

1. 脑脊液检查 颅内压力增高，蛋白含量增高；但颅中凹型因肿瘤大多数位于硬脑膜外，蛋白含量可不增高。

2. X线摄影检查 在X线头颅平片中可见典型的岩尖前内部的骨质破坏，边缘整齐，是肿瘤进入颅后凹的特征。在颅中凹型中可见鞍背及后床突的骨质破坏。在颅底片中可见圆孔及卵圆孔的扩大，提示肿瘤向前扩展。

3. 脑血管造影检查 在脑血管造影中可见大脑前动脉、前脉络膜动脉及脑底静脉被抬高，提示肿瘤位于颅中凹底。基底动脉的上端向后移位。

4. CT检查 依肿瘤部位不同，其表现有所差异。如肿瘤位于岩尖部Meckel's囊处，可见病变侧鞍上池处肿块影，有均匀的强化效应，如肿瘤中心发生坏死，可出现周边环状强化及瘤内不规则片状或条索状强化影，并可见岩尖部骨质破坏。如肿瘤向后颅窝发展或起于后颅窝，可在C-P角处见到肿块影，肿瘤可呈尖圆形，特征同上。此外可见小脑及脑干受压、四脑室变形等间接特征。肿瘤位于中颅窝者，有时可见肿瘤侵入眶内、使眼球外凸等CT征象。

5. MRI检查 常见岩骨尖高强度信号消失、肿块呈长T_1和长T_2信号影，T_2WI显示信号强度较脑膜瘤为高，如静注造影剂后其强化效应较脑膜瘤弱。

五、诊断和鉴别诊断

（一）诊断

根据病人出现面部麻木、疼痛或颞肌及咀嚼肌无力萎缩，要考虑三叉神经鞘瘤，可借助神经影像学确定诊断。因此，综合临床征象、病变部位和影像学特点是诊断三叉神经鞘瘤的关键。

（二）鉴别诊断

（1）岩尖部脑膜瘤：其临床表现与三叉神经鞘瘤相似，也可引起Ⅴ、Ⅵ、Ⅶ、Ⅷ和后组颅神经损害。但该瘤早期对三叉神经损害症状轻。头颅X线平片不显示圆孔和卵圆孔扩大。CT扫描常见肿瘤为分叶状或卵圆形，以广基与颅底相连。常呈现出均一高密度或等密度，注射对比剂后多为均匀强化影，此点与三叉神经鞘瘤不同。另外，血管造影可见颅内外多重供血。

（2）胶质瘤：其始发症状多以三叉神经痛或C-P角综合征为特征。但该病病史较短、并易产生三叉神经运动支受累所表现的咀嚼肌萎缩等，通过神经影像学检查较易鉴别。在CT扫描时为低密度占位性病变，病变中心无增强效应、可有比较薄的肿物包膜强化，通常在1~2mm，病变形态多为不规则形。行MRI检查时，在T_1WI为低信号，T_2WI为高信号，有时病变中可见小点状或条索状低信号影。

（3）听神经瘤：最早累及听神经，出现耳鸣、听力下降及面瘫，再继续发展可使三叉神经受损。一般通过病史和神经系检查、再结合神经影像资料较易鉴别。

（4）脊索瘤：是斜坡部好发肿瘤，如生长在上斜坡并向岩尖部发展或生长在鞍旁，可累及三叉神经。但常见症状为头痛，一般外展神经最先受累，通常为双侧性，可以鉴别。头颅X线拍片可见病变部位骨质破坏、肿瘤钙化和软组织阴影。CT检查示病变为低密度，并有结节状钙化，多在肿瘤外缘出现增强效果。MRI扫描T_1WI为等信号区、在斜坡骨髓腔脂肪呈高信号区，T_2WI为中度或明显的高信号。

（5）其他：在诊断时还应与海绵窦区的肿瘤、颅底侵入瘤、鞍后颅咽管瘤、骨软骨瘤相鉴别。

六、治疗

（一）治疗原则

三叉神经鞘瘤属于良性肿瘤，切除病变是根除该瘤的最佳手段。应根据病人年龄、全身状况、肿瘤大小、生长部位选择最佳的治疗方法。

1. 开颅手术切除 如病人能够耐受全麻和手术，且肿瘤直径大于3.5cm以上者，应选择开颅手术进行切除。这对解除肿瘤压迫、维护神经功能非常重要。

2. 立体定向放射外科 病人不能耐受全麻手术，或不愿接受开颅手术，且肿瘤直径小于3.5cm以下者，可采用伽玛刀或X刀进行治疗。这也是控制肿瘤生长、使肿瘤体积缩小或消失的一种方法。此外，对开颅手术未能全切的残余肿瘤，也可采用该法进行治疗。

（二）开颅手术治疗

为了方便手术入路的选择，1955年Jefferson根据三叉神经鞘瘤主要生长部将其分成三型：A型，肿瘤起源于三叉神经半月节，主要位居中颅窝；B型，肿瘤起源于三叉神经根，主要位居后颅窝；C型，肿瘤骑跨中、后颅窝，形成"哑铃"状。虽然以后有学者根据肿瘤的发展做过一些改良分型，但Jefferson分类方法简明实用，已被神经外科医生广泛接受。手术入路的选择原则是最易接近肿瘤而又不对重要神经和血管造成严重损害。根据肿瘤的主要生长部位，以下几种入路较为常用。

1. 经颅眶颧或经颞下入路 主要用于切除生长在中颅窝部的神经鞘瘤，还适用于肿瘤累及海绵窦或颞下窝患者。

操作要点：

（1）颅眶颧入路

1）做冠状头皮切口，由患侧耳屏前开始到对侧颧弓上 2.0cm 处。显露出患侧眶上缘和眶外缘，将眶骨膜与眶顶部以及眶后外侧壁分开。

2）切开分离骨膜显露颧弓。分别在颧突之后（额角下外）、颧弓根之上颞骨、颧弓上 4.5～5cm 靠冠状缝处以及眶缘上方 5cm 处钻孔。用线锯或铣刀锯开颅骨，靠颅底处磨开，取下带有额、眶及颧弓的骨片。为便于操作，可分别做成眶颧骨片和额颞骨片。

3）切开硬膜后可经外侧裂或颞下显露肿瘤，保护神经和重要血管、分块切除肿瘤。

4）关颅时要固定各骨片，如肿瘤侵及眶内或颅外，术毕要行颅底重建。

（2）经颞下入路

1）该入路可按改良翼点入路切口，头皮切口向后弯行。如果需要时可将切口向下延长 2～3cm，以利显露颧弓。

2）沿颞线切开颞肌并推开，在颞线处留一宽约 1.5cm 长的骨膜，以便骨片复位时缝合固定。按翼点入路要求钻孔取下游离骨片。向颅底咬去颞骨，必要时截去颧弓，以增加显露空间。

3）可经硬膜内或硬膜外接近肿瘤。在经硬膜内接近肿瘤时，可由外侧裂进入。在由硬膜外入路时，要分离颅底硬膜粘连，填塞棘孔，离断脑膜中动脉。在棘孔内后 1.5cm 处即为圆孔、指向后方即是卵圆孔，在此处可发现肿瘤。

4）分块切除肿瘤，常规关颅。

2. 经岩骨入路和扩大经岩骨入路　适于切除肿瘤位于海绵窦后部、体积小到中等的肿瘤。

操作要点：①常规作颞部皮瓣和骨瓣，向下咬去颞鳞部。②分离中颅窝硬脑膜，切断脑膜中动脉，显露岩骨前部用磨钻磨除。尽量将岩骨外侧到三叉神经压迹处骨质磨除，下方到颈动脉管和内听道。用骨蜡封闭气房。③显露肿瘤，可由硬膜外或硬膜内进入。由硬膜外入路时，在：Meckel's 囊处切开硬膜，即可显露出肿瘤，有时硬膜受肿瘤侵蚀，在分离颅底硬膜过程中即可见到肿瘤。如从硬膜内入路，将颞骨岩部骨质磨除后，瓣形剪开硬膜。用细线将颅底硬膜向下牵开，抬起颞叶，即可显露肿瘤。切除肿瘤，肿瘤显露完成后，要窥视肿瘤与周围结构的关系，分块切除肿瘤。

3. 枕下乙状窦后入路　适用于切除起源于三叉神经根部的神经鞘瘤。

操作要点：该入路是切除 C-P 角肿瘤的常用入路。①可采用半坐位或侧卧位、使病变侧向上，上身抬高 20°～25°，颈前屈向对侧轻旋 30°，大致使枕鳞部处于水平位，便于进行镜下操作；对年老颈部不便前屈旋转者，亦可采用俯卧位。②常规行耳后直切口或弧形切口，其上端应在上项线上 1cm。钻孔后咬去颅骨，使呈 3cm×4cm 骨窗。骨窗外侧缘到乙状窦边缘，上到横窦缘。"C"形切开硬膜，亦可"T"形切开。将横窦和乙状窦侧硬膜用细线缝合牵起，以利显露 C-P 角。轻轻牵开小脑上外侧，可由 C-P 角池或枕大池放出脑脊液，使小脑松软，便于牵开。处理岩上静脉，打开该部蛛网膜，即可见到肿瘤。③采用分块方法切除肿瘤，尽量保留三叉神经残留纤维。

4. 小脑幕上下联合、经颞下经乙状窦前入路　适用于跨越中、后颅窝"哑铃"状大型三叉神经鞘瘤的切除。

操作要点：①在患侧颞突发际内开始，作一围绕耳郭的弧形切口，终止在同侧乳突尖的连线处，大概相当于耳垂水平延长线。②钻孔后用线锯或铣刀取下游离骨片，磨去岩骨锥体及乳突后部，显露出横窦和乙状窦。③结扎岩上窦并于离断，沿横窦上缘及乙状窦前切开硬膜，幕上硬膜切口向颞延长。④用细线缝合硬膜并牵开，将乙状窦向后牵开。沿颞骨岩部切开小脑幕至切迹处；轻轻抬起颞叶，向后下牵开小脑，即可窥视肿瘤。⑤辨明肿瘤与脑干、面听神经、颈内动脉的关系后，分块切除肿瘤，最后分离肿瘤包膜，将肿瘤切除。⑥关颅前用骨蜡、肌片和生物胶粘贴岩骨和乳突气房。可用颞肌条填充于骨缺损处，复还骨片并固定，缝合伤口。

5. 术中关键点及注意事项

（1）在显露肿瘤时，轻巧而不要过度牵拉脑组织，是避免术后出现脑功能障碍的关键。

（2）采用由包膜内分块切除肿瘤的方法，仔细分离包膜与神经和血管的粘连。采用CUSA和电磁刀等设备有助全切肿瘤。

（3）在切除肿瘤的过程中，尽力保护尚存的三叉神经束，能够在一定程度上保留面部感觉。Al－Mefty等采用非创伤性显微外科技术分离残留的三叉神经根纤维、神经节和分支能有效地保留和改善三叉神经的功能。

（4）在处理肿瘤累及海绵窦的部分时，由海绵窦外下三角切开窦壁，有利切除肿瘤，且不易损伤通过海绵窦的其他颅神经。

（5）三叉神经鞘瘤在初发时，甚至体积很大，也是对颈内动脉进行推挤，极少包裹。但在复发的肿瘤中，极可能包裹颈内动脉，术前需行脑血管造影，了解颈内动脉情况。必要时为达全切目的，需将受累颈内动脉连同肿瘤一并切除，在这种情况下，需行颈内动脉血管移植或搭桥。

（6）未能全切的肿瘤极易复发，并且是术后术区出血的原因，理由在于瘤床渗血。而且复发的肿瘤能够造成邻近神经和血管结构粘连包裹，使二次手术难度大大增加。早期文献报告死亡率伴随全切率增加而增高，现今显微神经外科手术的应用，已使全切率大大提高，而死亡率和并发症发生率明显下降。因此，对初发肿瘤实施手术时，要认真研究方案，术中要有坚韧和耐心精神，力争全切。

（7）对恶性三叉神经鞘瘤术后要行放疗，必要时给予化疗，以防止复发。

（8）一部分三叉神经鞘瘤可侵蚀颅底造成颅底沟通，或经眶上裂进入眼眶。对此类肿瘤需将颅外部分一并切除，术后需行颅底重建，以防止脑组织疝出及脑脊液漏。颅底重建可采用自体骨膜和颞肌，以及Teflon布或人造血管等进行。笔者采用"三明治"法重建颅底收到好的效果。

（三）立体定向放射外科

适应证：①有人主张小、中型三叉神经鞘瘤的治疗首选立体定向放射外科（伽马刀）进行治疗，如Huang等报告随访治疗后的病人44个月，肿瘤缩小为56%，稳定为44%，无其他神经功能缺失。②但多数学者主张先行开颅手术切除肿瘤，对残余瘤体行立体定向放射外科治疗。

操作要点：按照立体定向放射外科手术原则实施，无论是X刀或伽马刀，均需进行病变定位、制定治疗计划和实施。要求计划合理，特别要对重要结构如脑干和视神经进行保护。参考中心处方剂量为24～40Gy（32.4Gy），周边剂量10.8～20Gy（平均16.2Gy）。有

关量 – 效关系还需进一步研究。该手术目的是使肿瘤体积缩小或保持稳定、保留三叉神经的功能、不造成相关颅神经的损害。

七、预后评价

三叉神经鞘瘤多为良性肿瘤，部分可发生恶性变。由于神经影像学技术的发展，术前即可了解肿瘤的大小、生长部位及发展，以及肿瘤的血供，加之应用显微手术切除肿瘤，其全切率已达 50%～88%，死亡率为 0～2.9%，近年文献报告多数无死亡，症状改善及神经功能缺失恢复率达 38%～100%。如肿瘤与重要血管和神经粘连不易全切者，经立体定向放射外科治疗可使病变缩小或保持长期稳定。总之，三叉神经鞘瘤总体治疗效果是满意的，需要探索的问题是最大程度的保留和恢复颅神经的功能。

（孙　政）

第十二节　易引起颅内压增高的颅内肿瘤

在正常情况下，成年人的颅腔容积为 1 400～1 500ml。其中脑体积在 1 150～1 350cm³。颅内血容量变动较大，占颅腔容积的 2%～11%。脑脊液约占颅腔容积的 10%，约 150ml，其中 1/3 于颅腔内，2/3 在脊髓蛛网膜下腔中。颅内压增高是指引起颅内压增高的各种原因导致颅腔内的容积（或空间）代偿失调所致的临床综合征。颅内压的生理调节失控是产生颅内压增高的关键。凡是颅内压超过 2.0kPa（200mmH₂O）时，即可称为颅内压增高。凡促使颅腔容积缩小或颅腔内容物容积增大的因素，均可导致颅内压增高。

一、颅内肿瘤引起颅内高压的机理

（1）肿瘤呈扩张性或是浸润性生长，其体积超过颅腔容积的 8%～10%，即超代偿限度。

（2）肿瘤压迫脑脊液循环通路，造成部分性或是完全性梗阻性脑积水。

（3）肿瘤压迫较大的静脉或是静脉窦，发生静脉回流障碍和淤血，静脉压增高，尤其以较大的大脑大静脉系统受压更为严重。

（4）肿瘤的毒性反应或是异物刺激，使肿瘤附近发生较为广泛的严重脑水肿，多见于恶性胶质瘤或是转移瘤。

在肿瘤生长过程中，一些肿瘤如脑胶质瘤和脑转移瘤，约占 40%，以破坏和浸润性生长为特点，发展很快，易出现瘤内出血病情突然加重，表现有时与脑血管的发病极为相似，严重时出现脑疝。肿瘤的部位以幕下占多数，多位于中线或后颅凹，容易导致脑脊液循环通路的阻塞，产生颅内压增高。小儿颅缝未完全闭合，颅内压增高时，颅腔扩大具有一定代偿作用，缓解了颅内压增高的症状，头痛早期往往不明显或呈间歇性，临床表现以脑积水征为主，呕吐为常见症状，甚至呕吐为唯一症状，常因呕吐而误诊为消化系统疾病，如急性胃肠炎、肠道寄生虫病等。

二、颅内肿瘤引起颅内高压的临床表现

一般颅内肿瘤的表现为缓慢发病，进行性加重的颅内压增高症状和神经系统局灶性体

征。但少数颅内肿瘤的病例可在肿瘤生长过程中，发生肿瘤内出血并扩展至周围脑组织或蛛网膜下腔，表现为脑内血肿或蛛网膜下腔出血的症状和体征，此类称为"脑瘤卒中"。由于出血量大者可导致急性颅内压增高和脑疝，而与脑血管疾病或高血压所致的脑出血的表现过程极为相似，临床上常易误诊为脑出血或蛛网膜下腔出血，从而遗漏了颅内肿瘤的诊断。

三、颅内压增高的转归与预后

1. 脑血流量降低　颅内压增高引起脑灌注压下降，通过血管扩张，降低血管阻力，使脑血流量保持稳定。如果颅内压不断增高使脑灌注压低于 5.3kPa（40mmHg）时，脑血管自动调节功能失效，脑血流量随之急剧下降，造成脑缺血。当颅内压升至接近动脉舒张压水平时，颅内血流几乎完全停止，患者就会处于严重的脑缺血状态，甚至出现脑死亡。

2. 库欣（Cushing）反应　颅内压急剧增高时，患者出现血压升高（全身血管加压反应）、心跳和脉搏缓慢、呼吸深大、节律紊乱及体温升高等各项生命体征发生变化，称为库欣反应。这种危象多见于急性颅内压增高病例，慢性者则不明显。

3. 脑水肿　影响脑的代谢和血流量而产生脑水肿，使脑的体积增大，进而加重颅内压增高。血管源性脑水肿：液体的积聚在细胞外间隙。多见于脑损伤、脑肿瘤等病变初期。是由于毛细血管通透性增加，导致水分在神经细胞和胶质细胞间隙潴留，促使脑体积增加所致。细胞中毒性脑水肿：液体的积聚在细胞膜内。可能是由于某些毒素直接作用于脑细胞而产生代谢功能障碍，使钠离子和水分子潴留在神经细胞和胶质细胞内所致，但没有血管通透性的改变，常见于脑缺血、脑缺氧的初期。

4. 胃肠功能紊乱及消化道出血　与颅内压增高引起下丘脑自主神经中枢缺血而致功能紊乱有关。

5. 神经源性肺水肿　发生率高达 5%～10%，是由于下丘脑、延髓受压导致。肺毛细血管压力增高，液体外渗，引起肺水肿，患者表现为呼吸急促，痰鸣音多，并有大量泡沫状血性痰液。

正因颅内肿瘤产生颅内高压若得不到很好控制将会产生严重后果，故以下讨论一些容易引起颅内压增高和脑疝的颅内肿瘤的临床病理特征及其急诊处理对策，以便对部分脑瘤提高警惕，及早治疗。

四、脑室系统肿瘤

（一）侧脑室内肿瘤

侧脑室左右各有一个，形状不规则，位于额叶、顶叶、枕叶及颞叶内。分为前角、体部、后角、下角和三角区 5 个部分，内含脑脊液，是由侧脑室内的脉络丛组织所分泌。

侧脑室内肿瘤指来源于侧脑室壁、脉络膜组织及异位组织的肿瘤。常见的有脑膜瘤、室管膜瘤、脉络膜乳头状瘤及上皮样囊肿，其中以脑膜瘤为最多见。

1. 临床表现　取决于肿瘤的大小和部位，当肿瘤阻塞了脑脊液循环通路，或当肿瘤压迫其周围脑组织时才出现相应的症状和体征。如颅内压增高症和局灶症状。

（1）颅内压增高：侧脑室内肿瘤体积很小或未引起脑脊液循环受阻时，患者可完全没有任何明显症状。当脑脊液循环发生障碍后（室间孔阻塞、脑室部分梗阻），而出现颅内压增高征，临床上则表现为头痛。头痛也是大部分患者的首发症状，常呈发作性、间歇性或阵发性加重。当室间孔或脑室的一部分（上角或下角）被阻塞时则造成梗阻性脑积水，因脑室的急剧扩张，患者头痛常难以忍受，头痛严重时患者出现恶心与呕吐。有的患者可因突然的颅内压增高产生脑疝导致昏迷甚至死亡。肿瘤在侧室内有一定的活动度，常呈活瓣状而突然阻塞脑脊液循环通路，造成急性颅内压上升，这也是发作性头痛产生的原因。当因体位或头位发生变动使脑室受阻的情况解除时，患者头痛可很快停止。如再次阻塞，随之头痛再次发生，如此可反复多次发作。因此有少数患者于每次发作时常以前额撞地或呈屈膝俯卧位。不少患者在剧烈头痛时常出现强直性痉挛或因脑疝形成而死亡。由于长期颅内压增高患者出现视力减退，小儿可有头颅的增大，叩之呈"破壶音"。

（2）局灶症状：局灶症状或称为定位体征，当肿瘤体积较小未压迫或未侵犯周围脑组织时不产生任何定位体征。由于肿瘤的不断生长对各不同部位的周围脑结构产生压迫或破坏，而出现各种不同的脑损害症状和体征。肿瘤可累及内囊、基底节，也可向脑实质内生长，从而患者出现半身或单肢型的瘫痪和感觉障碍，以及病灶对侧较轻的中枢性面瘫，同向性偏盲等。如果左侧颞、顶、枕交界区受到侵犯，患者将出现失认及失语症。脑室周围组织受累及所产生的临床症状的严重程度常随颅内压力的变化而变化。当颅内压严重升高时，症状变得明显，颅内压下降时可暂时得到缓解。

2. 诊断　脑室内肿瘤的诊断需结合影像学表现、发病部位、年龄及相关病史。了解肿瘤位于脑室的位置，与室间孔和导管的关系，是否合并脑积水等。脑膜瘤是成人侧脑室三角区最常见的肿瘤，CT 表现为高密度、边缘光滑的均一强化的肿块。星型细胞瘤常累及侧脑室额角，室管膜瘤是幼年儿童四脑室内最常见的肿瘤，脉络丛乳头状瘤在儿童主要累及侧脑室三角区，并引起交通性脑积水，成人则多见于第四脑室。脉络丛乳头状瘤 MRI 上 T_1WI 信号高于脑膜瘤。MRI 上侧脑室星形胶质瘤与少枝胶质瘤、室管膜瘤、混合性胶质瘤以及神经细胞瘤外形多呈不规则形或分叶状，边界不清，囊变坏死多见。其影像学表现不尽相同，室管膜瘤、混合性胶质瘤以及神经细胞瘤增强后强化较前者明显。少枝胶质瘤钙化较明显，为条块状，此为少枝胶质瘤的特征性表现。室管膜下巨细胞星形胶质瘤常合并有结节硬化症。MRI 表现侧脑室壁上可见点状异常灶，CT 示为钙化灶。患者常伴有癫痫，弱智和皮疹。

3. 治疗　侧脑室肿瘤患者出现颅内压增高危象，尤其有阻塞性脑积水时，除了首先采取脱水降低颅内压等措施，如果患者因脑积水而出现昏迷，此时根据头部 CT，可行脑室穿刺外引流，但可能会出现刺破肿瘤引起瘤卒中，有时反而出现脑室内出血而形成血肿加重患者病情。该类患者应该尽快采取手术治疗。

选择适合的手术入路非常重要，应根据肿瘤的部位、大小、血供、脑室的大小、术后可能出现的并发症和手术者对选择的手术入路的熟悉程度来综合考虑。

三角区和后角的肿瘤常使用顶枕入路，经顶枕部切开脑皮层后进入肿瘤表面，在感觉区后方、角回、缘上回上方进行操作，脑组织破坏少，术后患者的神经功能障碍少，特别适合大型肿瘤。但是进入肿瘤表面时不能立刻显露肿瘤的供血，术后癫痫的发生率也较高。故切除肿瘤时有时需要分块切除来显露供血动脉。

经颞中回入路好处在于皮层切口平行于视放射纤维而不易损伤之，同时能显露脉络膜前、后动脉，便于控制出血，但在优势半球可能累及语言区出现语言功能障碍。

颞下回入路易显露供血动脉和肿瘤，但也容易损伤颞祥，产生象限性偏盲；经枕部或枕叶切除入路很难显露三角部肿瘤，难以控制供血动脉，并易产生同向偏盲。如果向前切除太多，还可产生失读症。经纵裂胼胝体后部入路易显露侧脑室，且容易到达脉络膜后动脉，因不切开皮层，不损伤视放射而避免了癫痫及偏盲的发生，特别适合于双侧侧脑室脑膜瘤，但术后胼胝体损伤出现的并发症也常见。额中回入路因易于显露脉络膜前动脉故适合累及三脑室的肿瘤。肿瘤显微手术时要注意：①切口尽量靠近肿瘤，在非功能区皮质上切开。②先从远离功能区的部分开始切除，向非功能区牵拉肿瘤，辨认并处理好肿瘤供血动脉，尤其是当肿瘤质地较硬时切忌盲目牵拉扯断供血血管。③应注意处理好供血动脉与引流静脉，尽可能先处理供应血管减少出血。注意保护脑室周围的重要结构以及深部静脉。④分块还是整体切除要根据肿瘤的深度、大小、是否侵入对侧脑室、肿瘤活动度、供血及个人的技术情况而定，原则是以保留神经功能为前提。肿瘤大者可通过肿瘤内减压的方法使较大肿瘤从相对较小的手术切口中取出；有时需要考虑整体切除肿瘤：肿瘤体积较小，活动度大，钙化严重。⑤尽量争取行肿瘤全切除术，术中务必打通室间孔，恢复脑脊液通畅。肿瘤切除后须电凝或切除脉络丛，防止术后脑积水。⑥进入侧脑室后，尽快将室间孔用棉条封闭，防止血液或肿瘤囊液进入脑室系统引起梗阻或产生无菌性脑膜炎。止血要彻底，术毕用生理盐水反复冲洗直至脑脊液清亮，术后脑室内最好放置外引流以减少血性脑脊液的影响，但防止引流过快而引起低颅压或颅内血肿，引流管的拔除要较一般手术的外引流时间适当延迟 1~2d，因为脑室室间孔容易因脑水肿等原因而导致再次阻塞而引起脑积水。

（二）第三脑室肿瘤

第三脑室位于两侧丘脑之间，为一个前后较长的纵行裂隙，其顶部有脉络丛和大脑内静脉，底部为视交叉、漏斗、灰结节、乳头体及丘脑下部。第三脑室以室间孔与左右侧脑室相通，并通过中脑导水管与第四脑室相连。第三脑室接受了侧脑室流来的脑脊液，加入由第三脑室脉络膜所产生的脑脊液后通过中脑导水管流向第四脑室。第三脑室肿瘤系指原发于第三脑室内或由第三脑室外突入第三脑室内生长的肿瘤两部分。原发于第三脑室内的肿瘤有胶质瘤、畸胎瘤、胆脂瘤和胶样囊肿。多见于儿童及青年人，男多于女。由于此处的肿瘤多较易阻塞脑脊液循环通路，因此常导致颅内压增高，这也是患者就诊的原因。由第三脑室外突入第三脑室内生长的肿瘤，除有因阻塞脑脊液循环通路造成颅内压增高外，还具有其原发部位脑组织受侵犯所产生的局灶症状和体征。

1. **临床表现** 由于第三脑室腔隙狭小，早期肿瘤易于阻塞脑脊液循环通路，产生颅内压增高并逐渐加重。如肿瘤较小尚未产生阻塞情况，患者可无任何明显症状。当肿瘤侵犯第三脑室周围组织时则产生局灶症状。

（1）颅内压增高：肿瘤阻塞脑脊液循环通道引起颅内压增高，临床上患者首发症状表现为发作性的剧烈头痛、恶心呕吐。头痛往往因头位和体位的变动而暂时缓解，可能是由于呈活瓣状的肿瘤在脑室内发生移位使阻塞暂时缓解，脑脊液循环通路得到通畅从而使头痛减轻或停止。再次阻塞，头痛发作再次出现，严重者可出现昏迷甚至死亡。患者常表现强迫性头位及强迫性体位，多数患者在仰卧时头痛加重，俯卧时减轻。因此在睡眠时患者多采取面向下的姿势，以减轻头痛发作。

（2）局灶症状：当肿瘤侵及邻近脑组织时发生相应的局灶症状，由于肿瘤所在部位及发展方向不同，表现各异。最常见的是下丘脑损害症状，包括有内分泌代谢功能障碍，临床上表现为性欲减退、阳痿、月经不调或停经；在儿童发病者可出现性早熟；肥胖、尿崩症；当食欲中枢受侵犯时出现厌食，偶有食欲亢进者，在疾病过程中少数患者出现嗜睡。肿瘤向后发展使中脑、四叠体受损的患者出现上视困难、听力减退及动眼神经麻痹。第三脑室肿瘤常影响海马－丘脑－下丘脑及乳头体之间的联系，患者可出现记忆力的减退和精神变化。当肿瘤压迫脑干影响其血液供应时，将出现双下肢肌力减退，患者伴随有腿软而出现跌倒的情况。第三脑室前部肿瘤由于视神经、视交叉受侵犯而产生视力减退和视野缺损。少数患者有间脑性癫痫发作，临床上表现为恶心呕吐、出汗、面色潮红、瞳孔变化、心悸等自主神经症状。

（3）眼底变化：眼底改变主要为颅压增高所引起的视神经乳头水肿，边界不清，生理凹陷消失。一些第三脑室外侵及第三脑室内生长的肿瘤，由于其对视神经的直接压迫，产生视神经的原发性萎缩，如颅咽管瘤，垂体腺瘤等。长期颅内压增高将发生继发性视神经萎缩，患者视力下降甚至失明。

（4）其他：第三脑室外侵及第三脑室内生长的肿瘤主要表现为原发部位的特殊临床表现，如颅咽管瘤和垂体腺瘤出现垂体功能障碍及紊乱以及视力视野发生改变。松果体区肿瘤患者除有丘脑下部受损症状外，还出现为四叠体受损的特殊体征：Parinaud 综合征。患者瞳孔大小不等或双侧瞳孔散大；生殖器官及第二性征发育，出现性早熟；骨骼生长异常。

2. 诊断　典型患者表现为梗阻性脑积水，Parinaud 综合征及性器官早熟等表现，结合内分泌检查及影像学资料可明确诊断。头部 CT，鞍区及松果体区生殖细胞瘤 CT 扫描可表现为类圆形高密度灶，常有斑块状钙化影。第三脑室内生殖细胞瘤表现为第三脑室及两侧脑室内壁呈均匀带状高密度影，肿瘤前部形成楔形缺损，可作为生殖细胞瘤 CT 定性诊断的一种特殊征象。

第三脑室畸胎瘤多表现为囊、实性混杂密度肿块，CT 上可见部分肿瘤钙化，其中低密度影代表脂肪组织，等密度代表肿瘤的软组织成分，高密度代表瘤内钙化及骨骼成分，成熟的畸胎瘤内含有脂肪、骨骼、软骨、牙齿等多种成分，增强扫描强化不明显。CT 检查显示肿瘤内含各种成分之间的不同密度差异非常满意，较 MRI 显示钙化、骨化成分及脂肪、囊变结构更直观，一般多能定性诊断。

恶性畸胎瘤表现为边缘清楚的分叶状肿瘤，由实性部分和小囊变构成。MRI 平扫肿瘤呈混杂信号，肿瘤实质在 T_1WI 上表现为等信号或低信号，T_2WI 上表现为等信号或高信号，增强扫描肿瘤呈不均匀强化。畸胎瘤恶性变与未成熟性畸胎瘤有时均可显示为实性肿块，脂肪成分极少或无，但恶性者常侵犯邻近结构并可沿室管膜下种植，术前常易误诊为松果体区脑膜瘤或松果体细胞瘤，未成熟者一般不出现浸润现象。判断肿瘤的来源是定性诊断的关键，对此 CT 诊断有一定的困难，MRI 能清楚显示肿瘤与邻近组织的解剖关系，尤其是增强扫描后恶性肿瘤可见明显强化的转移灶沿着脑脊液通路种植转移，呈"镶框状"高信号，可为鉴别诊断提供依据。

第三脑室内脑膜瘤，MRI 扫描可显示第三脑室内明显强化的类圆形肿物，边缘清晰且游离，缺乏与硬脑膜附着的"脑膜尾征"，而后者为其他部位脑膜瘤的显著特征。术前应行磁共振静脉造影（MRV），更可明确大脑深静脉系统与肿瘤的解剖关系。

第三脑室表皮样囊肿 CT 扫描呈低密度病灶，无强化效应，肿瘤包膜常完整、光滑，MRI 上 T_1 低信号，T_2 为高信号，其包膜在 T_1、T_2 像上均为高信号。蛛网膜囊肿 CT 平扫为均一低密度，无强化效应，MRI 检查其信号同脑脊液。

第三脑室胶样囊肿为原始神经上皮组织在形成三脑室室管膜、脉络丛等结构过程中变异而成，囊肿多位于第三脑室前上方，靠近室间孔后方，且多附着于该处室管膜或脉络丛上，因囊肿常引起室间孔阻塞，导致阻塞性脑积水及颅内压升高，故多以头痛、呕吐为主要症状。肿瘤以室间孔为中心生长，均呈圆形，边界锐利，瘤内可有囊变坏死，可无钙化，双侧侧脑室均明显扩大。其内容物包括陈旧性血液、脂类、结晶状胆固醇及多种顺磁性金属离子。CT 影像上多呈三脑室内均一高密度囊性病变，少数为等密度圆形或类圆形，边界光滑；多数无明显强化，少数可见均一强化或囊壁强化。MRI 上肿瘤在 T_1 和 T_2 加权上均呈高信号。上述影像学表现较具特征性，与星形胶质细胞瘤易于鉴别。

3. 治疗　第三脑室肿瘤治疗的目的是全切或部分切除肿瘤，解除肿瘤的占位效应，疏通 CSF 的循环通路，明确病变的组织病理学诊断。外科治疗的选择应根据肿瘤的部位和生长范围，对手术入路的熟悉程度采取个体化治疗原则。目前有多种手术入路针对第三脑室内肿瘤，Dandy 主张顶部半球纵裂入路，切开胼胝体。此入路容易造成记忆障碍。Van Wagenen 主张经皮质—侧脑室入路，该入路术中将不可避免的碰到分离静脉系统及皮质损伤的问题。Poppen 主张枕下小脑幕上入路，此入路面临枕叶挫伤导致偏盲，难以切除第三脑室中前份向两侧生长的肿瘤。Krause 主张幕下小脑上入路，此入路面临解剖分离静脉系统及难以切除第三脑室中前份肿瘤。上述几种入路是目前临床较常用的手术入路，各有优缺点。

（三）第四脑室肿瘤

第四脑室是一菱形的室腔，宽而浅，位于脑桥、延髓与小脑之间。它下接脊髓中央管，上接中脑导水管，脑室向两侧扩展而成为第四脑室外侧隐窝。第四脑室的肿瘤，由于它的位置容易压迫中脑导水管或堵塞第四脑室侧孔和正中孔引起脑脊液循环受阻，产生梗阻性脑积水，因此颅内压增高常为突出的首发症状。

诊断上 MRI 显得尤为重要，平扫及强化扫描可了解肿瘤与周围脑内血管和神经的关系，而且对肿瘤的定性诊断有较大的帮助。对第四脑室肿瘤的立体位置显示更清晰。四脑室内的肿瘤 CT 多为等密度或稍低密度，MRI 可见肿瘤常侵犯脑干，但浸润较局限，常不出现颅神经受损和长束征，组织学检查很少浸润到附近正常的小脑组织。

1. 第四脑室肿瘤手术　第四脑室肿瘤手术入路多采取病灶在下方的侧卧位或是坐位，手术切口多采取后正中。第四脑室肿瘤切除，需要达到几个目的：①解决导水管下口梗阻，打通脑脊液循环通路。②最大限度切除肿瘤而尽可能的减少对脑干的损伤。

第四脑室肿瘤的手术主要取决于肿瘤的来源和肿瘤基底与第四脑室的关系，对粘连较紧或侵入脑干内全切除是很困难的。根据肿瘤基底不同可将第四脑室肿瘤分为两大类型：肿瘤起源于第四脑室底部和肿瘤起源于第四脑室顶和侧壁。基底位于第四脑室底的肿瘤最常见的是室管膜瘤、星形细胞瘤或为脉络丛乳头状瘤。基底位于第四脑室顶和侧壁，最常见的是髓母细胞瘤和星形细胞瘤，亦可为其他类型肿瘤。肿瘤位于第四脑室顶部及侧壁型，手术行肿瘤的全切除是可能的，且难度不太大。

位于第四脑室底上部肿瘤常向上长入中脑导水管而引起梗阻性脑积水，该部位肿瘤质地多数较软，与脑干粘连多不明显，只要手术野显露充分，在显微镜下行肿瘤全切除是可能的，且导水管内的肿瘤亦能安全的吸出。而基底位于第四脑室底下部的肿瘤其顶部和两侧较光滑，与脑干无明显粘连，但基底部位粘连较紧密，分界不清，分离有一定困难，尤其是底下部较大的向下方生长的肿瘤，常与延髓闩部有粘连或浸润，给手术带来极大的困难，特别是较硬的室管膜瘤，或肿瘤已侵入脑干内，手术难以全切除，即使勉强行全切除，术中容易损伤脑干一些神经核团，如舌咽、迷走、舌下神经核等和延髓闩部的损伤，导致术后严重的吞咽困难、消化道出血和难以恢复的呼吸功能障碍。因此既要全切第四脑室肿瘤，同时又要尽可能的保留脑干神经、血管的功能具有较高的挑战性。

2. 手术疗效的影响因素

（1）选择从正常组织受损最轻微，暴露肿瘤距离最短的部位分离、切除肿瘤。根据术前 MRI 的矢状位片提示肿瘤表面的蚓部变薄程度及范围，决定蚓部切开的长度及深度。变薄的蚓部切开受损伤相对较小，在已经明显变薄的蚓部中线最大可能地切开，有利于最大限度直视暴露肿瘤。在显微镜操作下确认在无血管中线区切开，避免损伤紧邻的纵形分布的蚓部血管。术后缄默症估计与损伤蚓部皮层的舌肌、口咽肌代表区、小脑半球深部的球状核、栓状核、齿状核有关。

（2）根据术前 MRI 三维扫描所示及暴露肿瘤所见，选择肿瘤与第四脑室底、小脑半球之间最易分离的界面做分离肿瘤的突破口。第四脑室肿瘤最常见的是髓母细胞瘤和室管膜瘤。此部位的髓母细胞瘤绝大多数生长在第四脑室顶之上的小脑蚓部，室管膜瘤则多起自第四脑室下角闩部周围的室管膜。只要找到正常界面，除了肿瘤起源处，大部分还是可以分离的。有时剪开硬脑膜即见到正中孔 - 枕大池区有肿瘤，可以直接以正中孔为突破口，逐渐向上探查，适当切开蚓部中线，同时了解肿瘤与脑干界面关系，很多时候并无粘连，可以分离。

（3）切除肿瘤技巧：术中见到肿瘤，首先不是切瘤，而是寻找供瘤血管，多为蚓部的小脑后下动脉和小脑前下动脉分支，紧贴肿瘤表面电凝阻断供瘤血管。无关的不影响切瘤的，特别是供应脑干的小分支不应阻断；寻找到肿瘤与蚓部、小脑半球、正中孔、第四脑室底的合适界面，逐渐向纵深、第四脑室界面分离，但不局限在一个方向；血供丰富的肿瘤尽量少行瘤内分块切除，应尽量阻断肿瘤血供，尽量多暴露界面，并电凝肿瘤表面让其缩小同时止血，减少切瘤时出血；术中应随时适当调整显微镜，特别注意正中孔、导水管下口、双侧侧孔、四脑室底这些最易残留肿瘤的部位。如确实难分离，不必勉强分离，招致正常组织损伤；分离体积巨大的肿瘤，应以棉片保护肿瘤，避免肿瘤因重力作用而下坠，牵拉损伤粘连部位的脑组织。

（4）脑压板牵拉的力度不能过大，操作要细致，轻柔，以减少对脑组织的损害，减轻术后的反应性脑水肿；术中止血必须确切可靠，以免术后由于血压升高，或麻醉结束时患者躁动，呛咳导致血压升高发生出血，形成术后脑内血肿，特别有高血压病史者更需注意。必要时可在小脑表面置一胶管引流，24～48h 后拔除，但是需要防止脑脊液漏及颅内感染。术后可短时间内给予镇静剂；术中在脑干或其周边进行电凝止血时，应一边电灼一边冲水降温，避免热效应对脑干的损伤；手术时争取肿瘤全部切除，但更重要的是考虑过度切除后对神经功能的影响，保证患者术后的生活质量；术前体质较差，伴有慢性病者，术前、术后均要积极纠正水电解质紊乱，加强全身支持疗法，增强机体免疫机能，使用有效的抗生素，以减少术后并发症的发生。

（5）按照病理结果，恶性肿瘤患者结合放疗和（或）化疗，以减少复发机会。

3. 术前、术后脑积水的处理

（1）术前脑积水的处理：第四脑室肿瘤患者术前多有不同程度的脑积水，如果患者术前出现颅内高压征，影像学检查示脑室壁有渗出、有扁桃体下疝者即行脑室穿刺外引流。目的在于尽快使脑室的解剖、生理功能受损状态恢复为正常状态。侧脑室穿刺后，并留置外引流管，放出脑脊液减压后暂时夹闭，以方便术中颅内压较高时，可随时开放引流管，降低颅内压，减少手术出血并利于暴露肿瘤。

（2）术中脑积水的处理：脑室引流管术前未置者术中置入，并保留作术后引流用；争取全切除肿瘤，即使未能全切，也要争取打通导水管下口、侧孔、正中孔；尽量保护蚓部、小脑半球正常界面及上述孔道附近正常结构，少电凝、压迫、牵拉损伤、减少术后粘连、闭塞机会；减少脑室内、蛛网膜下腔术中出血、术后积血；术中不应急于打通导水管下口，应在近全切除肿瘤后再进行，避免血性液流入幕上脑室。

（3）术后脑积水的处理：肿瘤切除后脑积水常在术后 1～3d 内缓解，但是随后又再次出现，推测可能与下列因素有关：

1）脑室内、蛛网膜下腔出血、积血，肿瘤毒素等作用使蛛网膜粒吸收脑脊液减少。

2）正中孔、侧孔、导水管下口术后粘连或被残留肿瘤、血块、贴敷物等堵塞；小脑组织被电凝过度或损伤致术后粘连等致脑脊液通路梗阻。

3）术前已有交通性脑积水。对此可以采取术毕开放脑室引流管；术后 48～72h 夹管，既可打通脑脊液通道，又可检查颅内压高低，决定是否拔管；经夹管试验不宜拔管又经 CT 或 MRI 检查证实脑积水，应尽早行分流手术，当然此时需要排除颅内感染及廓清脑脊液高蛋白情况；若分流经反复调整均不理想，而且估计为肿瘤残留引起脑脊液通路阻塞；如果手术不太困难，患者又具有手术适应证，可以再次切除残留肿瘤，解除脑脊液通路梗阻。

五、后颅窝肿瘤

后颅窝肿瘤泛指生长于小脑半球、蚓部、第四脑室、桥小脑角、脑干、岩斜区及颈静脉孔等处的各种肿瘤，其中以脑干、小脑胶质瘤最为常见，其次以听神经瘤及岩斜区脑膜瘤。

后颅窝肿瘤中最容易引起颅内压增高合并脑疝的是第四脑室肿瘤和小脑肿瘤，前者见前述。脑干肿瘤早期多无明显的颅内压增高，但恶性肿瘤病程短，可以表现为进行性意识障碍，如肿瘤侵袭中脑上行网状激动系统时。或是当脑干肿瘤卒中时引起脑干出血突然出现昏迷，呼吸骤停等。除此，肿瘤破坏脑干的核团同时会出现相应的神经功能缺损体征。桥小脑角及岩斜区肿瘤常在晚期才出现颅内压增高和急症情况，故在此不予以赘述。下面仅仅讨论后颅窝肿瘤引起的脑积水、小脑肿瘤和脑干肿瘤的急诊处理。

后颅窝肿瘤常出现重度梗阻性脑积水，出现剧烈头痛、呕吐频繁、抽搐，甚至意识障碍等高颅压症状，肿瘤切除术前通常需要紧急处理脑积水问题。对于儿童尤其容易出现严重的脑积水，其原因为儿童颅内肿瘤多发生在中线及后颅窝，由于后颅窝有脑干等重要结构，且又是脑脊液循环的必经之路，加之后颅窝空间狭小，容积代偿能力有限，因而儿童后颅窝肿瘤早期即出现脑脊液循环受阻的颅内压增高的症状。

后颅窝肿瘤伴重度梗阻性脑积水常需要先处理脑积水问题，后再行肿瘤切除，其临床意义在于：①解决梗阻性脑积水所引起的高颅压以及由此而引起的长期呕吐，营养不良及水、电解质平衡紊乱，以及肿瘤对脑干压迫和侵犯，改善患者的一般情况，以增强手术的耐受性。②减少因术中颅内压急剧下降而造成脑内、硬膜下、硬膜外血肿的风险。③减少因颅压高而引起的术中出血，给术中止血带来方便。④颅内压降低后易显露肿瘤，尽可能地避免了肿瘤周围脑组织、血管及神经的损伤，大大减少了术后并发症。⑤能显著减少后颅窝肿瘤术后与脑脊液循环相关并发症如：脑积水、脑脊液漏、假性脑脊膜膨出、脑脊液感染等。⑥避免肿瘤切除术后脑积水而需再行处理的问题。⑦肿瘤复发不至于因梗阻性脑积水而危及生命，也便于为再次手术赢得充分的准备时间。

术前梗阻性脑积水处理的方法包括脑室外引流、内镜下三脑室底造瘘、脑室－腹腔分流，但选择以上何种方法处理应根据具体情况。脑室外引流虽能及时有效的解决梗阻性脑积水所致的高颅压，但其弊端较多不可作为常规处理，行外引流后2~4d内应做开颅肿瘤切除术。内镜下三脑室底造瘘是解决术前梗阻性脑积水所致的高颅压有效的方法之一，并能明显降低术后脑积水的发生，它提供了能代替后颅窝肿瘤术后伴发脑积水永久分流的一种手段，但仍存在术后再行分流手术的可能，且对于松果体区生殖细胞瘤、恶性绒毛膜癌等肿瘤，容易引起广泛扩散的可能。分流手术及肿瘤切除时应注意：①选择左右侧脑室分流需根据肿瘤的位置而定，以不影响日后肿瘤切除手术切口的选择为宜。②中压、高压分流管的选择，这与患者年龄、肿瘤类型、大小，以及颅内高压的程度密切相关。③肿瘤切除打通中脑导水管下端时，应注意避免血液沿中脑导水管下口回流进入三脑室及侧脑室，造成分流管头端阻塞。

（一）小脑肿瘤

小脑位于后颅窝，小脑幕下，其解剖位置特殊，容积小，与静脉窦、枕骨大孔相邻近，内前有脑干等重要结构。小脑肿瘤按其发生部位可分为小脑半球和蚓部肿瘤两类。小脑常见肿瘤包括星形细胞瘤、髓母细胞瘤、血管母细胞瘤和转移瘤等。小脑星形细胞瘤好发于半球，儿童多见，囊性或囊实性为主。后颅窝星形细胞瘤是儿童较常见颅内肿瘤，病理性质较幕上星形细胞瘤偏良性，尤其是瘤在囊内型星形细胞瘤，肿瘤全切除后极少复发，病儿可获长期的生存。髓母细胞瘤好发于蚓部，儿童、青少年多见，实性为主；血管母细胞瘤多见于中线旁，好发于成人，增强时壁结节强化明显。

1. 小脑肿瘤诊断

（1）影像学表现：囊性星形细胞瘤 T_1 信号高于脑脊液，T_2 与脑脊液相似或稍低，增强囊壁不强化，壁结节均匀轻度强化。部分囊性星形细胞瘤囊液因含有较多蛋白有时 T_1 信号与实性部分相似，T_2 混杂稍高信号，增强时多不强化。实质性星形细胞瘤 T_1 混杂等信号，T_2 混杂稍高信号，增强轻度不均匀强化。

髓母细胞瘤 T_1 实质部分稍低，T_2 较脑实质信号相似或稍高，部分信号混杂。增强肿瘤明显或中度强化。

囊性血管母细胞，其瘤囊内囊液 T_1 呈稍高信号，T_2 则明显高于脑脊液信号，增强时瘤结节显著强化，囊液及囊壁不强化。实质管母细胞瘤信号欠均匀，T_1 较低信号，T_2 呈稍高信号，增强呈不均匀显著强化。

（2）鉴别诊断：首先小脑肿瘤部位不同，肿瘤的类型也不同。蚓部肿瘤，扫描显示正常蚓部结构消失，肿瘤易突向四脑室。当肿瘤巨大充满四脑室且引起周边结构移位则判别较困难，应在 T_2WI 上仔细观察肿瘤周边的脑脊液信号，如肿瘤源于蚓部，其后上方没有脑脊液信号影。发生于小脑中线旁的肿瘤在矢状位上不易与蚓部肿瘤相区别，此时应在轴位和冠状位上观察，易于发现肿瘤的偏中线生长。

根据肿瘤的 MRI 信号来判别肿瘤是囊性、囊实性还是实性，同时了解有无瘤结节存在、瘤结节的强化程度。

小脑肿瘤的发病年龄、病程进展和主要临床表现，星形和髓母细胞瘤发病年龄较小；血管母细胞瘤则多见于成人；星形细胞瘤病程进展较慢；髓母细胞瘤则进展较快；血管母细胞瘤介于两者之间。星形细胞瘤很少引起幕上脑室积水，症状较轻；髓母细胞瘤多较早发生幕上脑积水；血管母细胞瘤虽可引起幕上脑积水，但因病程进展较慢，症状较髓母细胞瘤稍轻。小脑及四脑室区常见肿瘤还包括转移瘤和室管膜瘤等，转移瘤一般有原发肿瘤的病史，绝大多数为多发病变，室管膜瘤较上述肿瘤少见，多发生于四脑室底部。

（3）术中所见：星形细胞瘤常呈囊性，囊内液体较黏稠，囊内可见圆形或不规则形壁结节，部分伴有出血，囊壁由反应性增生的胶质成分构成；髓母细胞瘤类圆形或不规则形，边界较清楚，内部见囊变，可有出血，四脑室受压变形或完全消失；血管母细胞瘤，囊性，内有形态不规则的瘤结节，多附着于近脑表面侧囊壁，囊腔张力高，类圆形，边界清楚。部分瘤结节内可见血管，囊腔内有分隔。

2. 小脑肿瘤的治疗　小脑肿瘤患者颅内压增高症状明显，呈急性经过，有意识障碍者，多已经形成慢性脑疝，若病情紧急或是病情危重暂不能手术，均应先行侧脑室前角穿刺外引流，以缓解颅内高压，争取手术时机和手术准备。

手术通常采取侧卧位，手术入路有3种：如蚓部肿瘤和半球囊性肿瘤其瘤结节位于中线者，采取枕下后正中入路，做后正中骨瓣；如半球肿瘤偏中线者，采取后正中外拐入路，做半球骨瓣，骨瓣内缘到中线；如半球肿瘤偏外侧采取倒拐形入路，做半球骨瓣，骨瓣偏外侧。术后根据情况，急诊情况下多不缝合硬膜、骨瓣也不复位，对于有慢性扁桃体疝或是急性脑疝者，环椎后弓需要打开，下疝的小脑扁桃体常需要切除。在显微镜下切除肿瘤，根据不同的肿瘤类型采取不同的切除方法：实性肿瘤先做瘤内切除，切除至肿瘤和正常脑组织移行部的胶质增生层，此可作为手术切除肿瘤的标志，如肿瘤向脑干生长应慎重向脑干方向切除；瘤在囊内型肿瘤，如囊壁光滑无瘤组织，囊壁无强化者，则无须切除囊壁，只需将肿瘤结节切除。囊在瘤内型肿瘤如囊壁有强化，囊壁内表面有大小不等的结节而呈粗糙状，应将肿瘤结节和囊壁一并切除。

对于小脑囊性肿瘤的处理，因多数囊性肿瘤有一大囊，术中可切开放出囊液，获得很好的减压和显露，对寻找和切除瘤结节十分有利。但放液不宜放出过快，否则囊肿迅速减压，颅内压下降过快，容易引起远隔部位血肿；同时囊壁塌陷皱缩，掩盖瘤结节，造成寻找困难。打开囊壁时，两侧填以棉片，用脑压板牵开，设法看清囊的最深处，仔细检查囊的底部和顶部，然后边退棉片、边探查、边冲洗，清除囊壁的纤维膜，一般能够找到瘤结节，但也有确实难找的。

对实性肿瘤，要切除至见到黄色的胶质增生层。次全切除的标准：对囊在瘤内型肿瘤，残留部分囊壁；对实性瘤体行瘤内切除，但未切除到胶质增生层。在术中判定胶质增生层或正常脑组织常比较困难，临床经验是：胶质增生层或正常脑组织供血明显少于肿瘤组织，胶质增生层外观呈淡黄色或黄色、质软、有水肿改变，正常脑组织呈乳白色、无水肿改变。对瘤在囊内型的小脑星形细胞瘤，手术可以做到肿瘤全切除，术后无需放疗。血管母细胞瘤的治疗主要依靠手术，放疗和化疗基本无效，彻底切除肿瘤是预防复发的根本。而对实性和囊在瘤内型的小脑星形细胞瘤，由于瘤细胞的浸润，无论是否全切，均应做术后放疗。

总之，小脑肿瘤切除过程中需贯穿如下显微操作理念：①分块切除肿瘤，逐渐缩小肿瘤体积，以减少暴露、分离肿瘤时对脑组织及脑干的牵拉。②肿瘤供应动脉、回流静脉未阻断之前，尽量避免将肿瘤向外强行牵拉，以免将肿瘤深部有关的血管撕破，造成难以控制的出血。③肿瘤与第四脑室粘连，在切除包膜时，电凝尽可能使用低电流，随时冲水，减轻热传导对脑干的损伤。④充分止血：靠近脑干的操作轻柔精细，止血充分，如遇小出血用棉片敷贴压迫，尽量少用电灼，必要时用明胶海绵止血。⑤术前若梗阻性脑积水严重且并发慢性枕骨大孔疝，可先行侧脑室穿刺引流缓解颅内压和解除脑积水。如术中因肿瘤与周围重要结构粘连，难以全切除肿瘤，术中保留脑室外引流，待日后病情进一步改善后行脑室腹腔分流或是术中即可行侧脑室延髓池分流。

术后注意问题：小脑肿瘤术后，如后组颅神经受损出现麻痹情况而导致呼吸、吞咽功能障碍，可尽早行气管切开，留置胃管。

术后患者往往出现肺部感染，高热、嗜睡、反应迟钝、水电解质紊乱等，应及时处理，给予营养，并加强术后护理，这对于减少致残率、病死率有十分重要的作用。

（二）脑干肿瘤

对于脑干肿瘤，常由于肿瘤卒中、肿瘤侵犯脑干上行网状激动系统而出现昏迷、后组颅神经、延髓功能麻痹导致误吸、呛咳，呼吸困难等需要急诊处理。临床表现为：①颅神经障碍：肿瘤部位不同引起局灶性颅神经功能障碍，但同时常伴随声音嘶哑、呛咳、呕吐等后组颅神经损害症状。②小脑症状：行走不稳和肢体共济失调，眼球震颤。③肢体感觉、运动障碍：长束征，偏身感觉障碍。④颅内压增高症。⑤延髓呼吸、心跳中枢及自主神经功能麻痹：眩晕，恶心、呕吐，呼吸不规则甚至呼吸困难，消化道出血等。

诊断上 CT 扫描是脑干出血既方便又经济的诊断方法，能立即明确出血的部位、大小。脑干出血一旦诊断明确，对出血量较大、生命体征有进行性加重的患者应早期手术。有时患者术前生命体征并不能保持基本平稳，甚至出现呼吸衰竭，血压、心率、体温等难以维持稳定，当解除肿瘤的压迫、侵犯破坏效应后生命体征反而出现相对的平稳。

MRI 是诊断脑干肿瘤必需的检查手段，可提供病变的三维结构，区分脑干内、外病变，明确病灶是内生型还是外生型，局限性还是弥漫性，对手术方式的选择极为有用。影像学资料对脑干肿瘤是否选择手术治疗提供了客观的依据，影像学上如果发现外生长的肿瘤、脑干内生长的囊性肿瘤及脑干内生长的局限性肿瘤均具有明确手术适应证。而脑干内生病灶体积大、侵犯范围广（常自桥脑至延髓、高位颈髓）、弥漫性生长的恶性肿瘤手术意义不大。

外生型肿瘤无须切开脑干，在切除脑干外肿瘤后，可进一步切除脑干内的肿瘤；内生局限型肿瘤则选择肿瘤最表浅处纵形切开脑干；颈延髓型肿瘤一般应于后正中切开脑干并注意避开闩部。开颅前应仔细研究患者的影像学资料，根据肿瘤的部位及形态特点确定开颅手术入路，以直视下能达到肿瘤表面脑干最薄弱处或外生型肿瘤在脑干的基底部为原则，同时注意避开重要的血管和神经。对不同大小的肿瘤，采取不同的切除方法，一般从肿瘤中心开始，逐渐向周边扩展，达到肿瘤与脑干的"边界"为止。此时，仔细辨认肿瘤与脑干的"边界"，精确界定肿瘤切除范围至关重要，可在显微镜下通过质地、色泽、血供等作出判断。手术应力求精细、轻柔，尽量不用电凝止血。超声吸引器有利于原位切除肿瘤，减少出血及牵拉，恰当使用可减少脑干损伤。

血管母细胞瘤充满血窦，血供丰富，活检或分块切除方法将造成剧烈出血，手术要在直视下进行，将肿瘤的供血动脉靠近瘤体逐一电灼后剪断，跨越肿瘤表面的动脉要分离并且保留，最后将引流静脉切断。术中必须用低功率的双极电凝止血，少许出血予以棉片压迫，对于较大的血管止血，应少许分离周边组织，夹闭，轻轻提起血管，再电凝。每次电凝时间应短暂，可重复多次，反复冲洗，防止过多热传导损伤周边脑组织。术中电生理监测也非常必要。术中发现轻微的波形改变应暂停操作，若很快恢复可继续进行手术。如波形改变后未恢复或恢复缓慢则停止手术，而且提示预后不良。

脑干肿瘤急诊处理常常因条件限制，或是准备时间不充分，术后难免有不同程度的反应性脑干水肿，肿瘤切除后脑干的回位也可造成脑干功能障碍，尤其对于小儿脑干肿瘤，其生理心理功能相对脆弱。因此，术后应加强监护与处理，重点维持呼吸循环功能稳定，防止误吸，注意出入量平衡及营养支持。一旦平稳度过急性反应期，恢复迅速，效果满意。

（孙　政）

第十三节　颅咽管瘤

颅咽管瘤（craniopharyngioma）是发生于胚胎期颅咽管的残余上皮细胞的良性肿瘤，也是最常见的颅内先天性肿瘤。大多位于蝶鞍之上，少数在鞍内。儿童患者以发育障碍、颅内压增高为主要表现；青少年以内分泌障碍多见；成人则以视力、视野障碍及精神障碍为主要特点。

一、发生率

占颅内肿瘤的 2% ~ 7%，占先天性脑肿瘤的 45% ~ 80%，占鞍区肿瘤的 30%；在鞍区肿瘤中其发生率，在成人仅次于垂体瘤居第二位，在儿童青少年中则居首位，占儿童期颅内肿瘤的 13%。

二、发生学

（一）先天性剩余学说

该学说认为颅咽管瘤起源于正常垂体的结节部残存的鳞状上皮细胞。在胚胎时期的第 2 周，原始的口腔顶向上突起形成一深的盲袋，称为 Rathke 袋，随着进一步发育，Rathke 袋的下方变狭而呈细管状，即称之为颅咽管或垂体管。在正常情况下，胚胎 7 ~ 8 周颅咽管即逐渐消失，在发育过程中常有上皮细胞小巢遗留，即成为颅咽管瘤的组织来源。

（二）鳞状上皮化生学说

该学说认为鳞状上皮细胞巢是垂体细胞化生的产物，而不是胚胎残留。颅咽管瘤来自鳞状上皮细胞的化生。

三、病理学

（一）部位与分型

有人以鞍隔为界将颅咽管瘤分为鞍内型和鞍上型两型，鞍内型起源于鞍隔下的上皮细胞巢，易压迫垂体和视交叉出现内分泌及视力、视野障碍。鞍上型起自鞍隔上的上皮细胞巢，易向后生长侵入第三脑室。

也有人将之分为鞍上型、鞍下型、第三脑室内型、蝶骨型和鼻咽型等。鞍上型最多见，占 53%～94%，第三脑室内型占 18%～38%，鞍内型占 4.3%～18%，其中突入颅前窝者占 5%、颅中窝 9%、颅后窝 4%，其余各型罕见。

（二）大小

颅咽管瘤大小悬殊，小者如豌豆，大者如鹅卵，可累及两个脑叶以上。一般直径在 4cm 左右，其囊液一般在 10～30ml，大者可在 100～200ml 以上。

（三）形态

通常为圆形或椭圆形，亦可呈不规则型或分叶状，其囊壁厚薄不一，表面光滑，薄者如同蛋壳内膜，呈半透明状，厚者包膜较韧，呈灰白色，并有多处散在钙化斑点，是颅咽管瘤的重要特征之一。可为单房性或多房性，腔内壁光滑或呈乳头状突起。

（四）组织学

颅咽管瘤可囊性、实性或混合性。囊性颅咽管瘤占 54%～95%，实性者占 4.3%～17%，混合性者占 32%；混合性者其囊性部分与实体部分比例不定，有的囊性部分很大，实性部分为较小的瘤体，有的囊性部分则很小。囊液呈黄色或棕色，含有丰富闪亮的胆固醇结晶，似机油，若近期有出血则呈鲜红色或暗红色。胆固醇为囊液中的特征性成分。

镜下颅咽管瘤由上皮细胞组成，主要由成片的鳞状上皮细胞构成，呈乳头状或索状排列。上皮细胞之间为胶质纤维或结缔组织。间质内含有丰富的血管，并有淋巴细胞、单核细胞和巨噬细胞浸润。亦可见到玻璃样变性、钙化和骨化及大量胆固醇结晶。约 96% 的囊性颅咽管瘤是由层叠的鳞状上皮细胞覆盖，其余 4% 则由呈纤毛状和含有杯状细胞的柱状细胞覆盖。实质性颅咽管瘤是由疏松结缔组织支持的成团或成束的上皮细胞构成，其内可有黏液瘤样变性或胆固醇裂隙。

一般在镜下可将颅咽管瘤分为釉质细胞型、鳞状上皮型和混合型。囊性颅咽管瘤常为成釉细胞瘤，由柱状上皮按卫星层状排列组成，颇似牙釉质；实性或混合性颅咽管瘤仅含有单纯的鳞状上皮细胞。釉质瘤型在细胞团周围为柱状上皮细胞，逐渐向中间移行，中央为多角形的星形细胞。鳞状上皮型则单纯由鳞状上皮组成。

四、临床表现

（一）性别、年龄

男多于女，男女之比约为 2∶1。本病可发生在任何年龄，从新生儿到 70 岁老人均可发病；70% 是发生在 15 岁以下的儿童和少年，以后年龄越大发生率越低。5～20 岁为本病的高发年龄段，占 55%，40 岁以上者占 27%，平均年龄 25 岁左右。

（二）病程

生长缓慢，病程较长，一般在数年到十几年，有的病程可达 20 年。一般小儿病程比成人短。

（三）症状、体征

1. 内分泌功能障碍 ①性功能障碍：青春期前发病者，主要表现为性器官发育障碍，外生殖器呈幼儿型，第二性征发育不全；而成人发病者，女性月经停止或月经失调，男性阳痿及性欲减退、胡须稀少、阴毛脱落、皮肤变细腻等。②生长发育障碍：儿童期发病者，表现为垂体性侏儒症，即骨骼生长迟缓，甚至停滞，有的至成年时身材仍如 10 岁左右儿童。但智力不受影响，身体各部大小比例正常。成人发病者一般无生长发育障碍。③代谢障碍：18% ~30% 患者出现脂肪代谢障碍，表现为身体发胖，脂肪呈异常分布。若儿童患者同时伴有性器官发育不良时，则称为肥胖性生殖无能综合征。约 25% ~32% 的患者表现为尿崩症，尤其是鞍上型者更容易出现尿崩现象。其中 10% 患者以尿崩症为首发症状，表现为多饮多尿，尿比重低，每日尿量在 3 000 ~4 000ml 以上；成人表现为尿崩者比儿童多见。有时垂体前叶同时受损，因促肾上腺皮质激素（ACTH）分泌减少可不出现尿崩症。④其他：晚期可因丘脑下部严重受损或肿瘤侵入额叶而出现嗜睡（15%）或精神症状，表现为淡漠、记忆力减退、情绪不稳定，其他症状尚包括乏力、基础代谢降低、畏寒、血压低、黏液性水肿、体温调节障碍、糖耐量降低、瘦弱，甚至出现垂体性恶液质表现。

2. 视力、视野障碍　肿瘤可压迫视神经、视交叉而出现视力、视野障碍，尤其是鞍内型更易出现。成人较儿童常见。视力呈进行性减退，日久失明。视野改变多为不规则视野缺损，如不规则的单眼视野缺损、双颞侧或同向偏盲等，但仍以两颞侧视野缺损为常见（50%），第三脑室型常不出现视野缺损。40% 患者有原发性视神经乳头萎缩，47% 患者可出现双侧视乳头水肿和继发性萎缩，眼底正常者占 11% 左右。

3. 颅内压增高症状　常出现在晚期，且儿童更多见。因肿瘤突入第三脑室内阻塞室间孔或导水管的入口而出现梗阻性脑积水。

4. 头痛　90% 患者出现头痛，其中 63% 为首发症状。同时伴恶心呕吐者占 50%，儿童比成人更常出现头痛。头痛是由于肿瘤压迫鞍隔及局部脑膜、血管引起的，少数患者可长期头痛而无颅内压增高。晚期头痛多系颅内压增高所致，并呈进行性加重。颅内压正常者头痛常为额颞部疼痛，而颅内压增高所致头痛则为全头痛并伴有呕吐、颈硬、复视等。

5. 其他　肿瘤压迫一侧大脑脚可出现锥体束征，表现为轻偏瘫、病理征阳性等；肿瘤向两旁发展者可累及外展、动眼、三叉、面神经而出现相应的颅神经障碍症状；有的肿瘤可突入颅后窝产生小脑症状，如眼球震颤、共济失调等。13.2% 患者可出现癫痫。

五、辅助检查

（一）内分泌功能检查

多数患者可出现糖耐量曲线低平或下降延迟，血 T_3、T_4、FSH、LH、GH 等各种激素下降。

（二）头颅 X 线平片

主要异常表现有：①肿瘤钙化：表现为鞍内或鞍上钙化斑，鞍后或全部鞍内钙化者罕见，钙化常出现在中线区。60% ~81% 的患者出现肿瘤钙化斑，呈单个或散在状，亦可融合成蛋壳状。钙化儿童比成人常见，儿童鞍内钙化时，应高度考虑为颅咽管瘤。小儿颅咽管瘤钙化率为 77.5%，2 岁以下者占 20%，2 岁以上儿童钙化者占 80%，15 岁以上者占 50%，成人钙化率为 35% ~45%。②蝶鞍改变：35% 患者蝶鞍呈盆形或球形扩大或破坏，后床突及鞍背可削尖、脱钙、消失。蝶鞍有明显的改变时，常提示有巨大的病变。③颅内压增高征象：60% 患者在头颅 X 线平片上可见颅内压增高的征象，表现为鞍背脱钙，颅骨内板脑回压迹明显，小儿可有颅骨骨缝分离等。

（三）CT 扫描

颅脑 CT 平扫实质性肿瘤表现为高密度或等密度影像，钙化斑为高密度，囊性者因瘤内含胆固醇而呈低密度像，CT 值为 $-40 \sim 10Hu$，囊壁为等密度。病变边界清楚，呈圆形、卵圆形或分叶状，两侧侧脑室可扩大。强化扫描时约 2/3 的病例可有不同程度的增强，CT 值增加 $12 \sim 14Hu$。囊性颅咽管瘤呈环状强化或多环状强化而中心低密度区无强化，少数颅咽管瘤不强化。一般具有钙化、囊腔及强化后增强三项表现的鞍区肿瘤，即可确诊为颅咽管瘤。

（四）MRI 扫描

多数颅咽管瘤囊性部分所含的物质呈短 T_1 与长 T_2，但也可呈长 T_1 与长 T_2 像，即 T_1 加权像上呈低信号，T_2 加权像上呈高信号；若为实质性颅咽管瘤，则呈长 T_1 与长 T_2。钙化斑呈低信号区。颅咽管瘤合并垂体瘤罕见。

六、诊断

根据发病年龄、部位、临床表现及辅助检查诊断颅咽管瘤并不困难。凡青少年儿童出现内分泌功能障碍，如发育矮小、多饮多尿、肥胖、生殖器发育不良等，均应首先考虑本病；若有鞍上或鞍内钙化斑，更有助于诊断。若成人出现性功能障碍或头痛及视力、视野障碍，也应考虑本病，少数临床表现不典型者应行辅助检查，如 CT 扫描。

七、鉴别诊断

（一）垂体腺瘤

垂体腺瘤多见于 $20 \sim 50$ 岁成人，以视力、视野障碍为主要表现，多为双颞侧偏盲，眼底几乎均为原发性视神经乳头萎缩。垂体前叶功能低下为主，而无生长发育迟缓，一般不产生颅内压增高。蝶鞍多呈球形扩大而无钙化。CT 扫描表现为等密度或略高密度肿块，强化扫描可见均一增强。

（二）鞍结节脑膜瘤

鞍结节脑膜瘤以 $5 \sim 50$ 岁为高发年龄。早期一般无内分泌障碍，可有视力障碍及头痛。晚期可出现视野障碍及眼底原发性视神经乳头萎缩。蝶鞍改变不明显，有的可见鞍结节增生或破坏，钙化少见。CT 扫描呈略高或等密度肿块，肿瘤呈均一明显强化。

（三）鞍区生殖细胞瘤

以 $7 \sim 20$ 岁最常见。多有内分泌障碍，但以尿崩症为突出症状，可伴有性早熟，亦可有视力、视野改变。蝶鞍正常。

（四）视交叉胶质瘤

多发生在 $7 \sim 20$ 岁，内分泌症状少见，多以视力改变为主，表现为单眼突出、视力障碍、头痛等。视神经孔多扩大，无钙化。CT 扫描为低密度肿块，一般无强化或轻度强化。

（五）鞍区表皮样囊肿

绝大多数发病年龄在 $23 \sim 37$ 岁之间，以视力、视野障碍为主要表现，一般无内分泌障碍，颅内压增高症状也很少发生。蝶鞍正常，无钙化，CT 扫描示鞍区低密度病灶，CT 值多为负值，不强化。

（六）脊索瘤

多发生在 35 岁左右，以多条颅神经损害为主要表现，常有钙化，蝶鞍部及斜坡部有明显骨质破坏。CT 显示为不规则略高密度肿块，其中有钙化点，多数不发生强化，少数可有均一轻度强化。

（七）鞍区动脉瘤

多见于中年人，以突然发病、头痛、动眼神经麻痹为特征，蝶鞍一般无改变，脑血管造影可确诊。术中穿刺为鲜血，肿物不塌陷。

（八）第三脑室前部胶质瘤

多发生在成年人，一般无内分泌症状，以颅内压增高为主要表现。蝶鞍一般无改变，肿瘤很少有钙化，CT 扫描可以鉴别。

（九）视交叉蛛网膜炎

多见于成人，以视力、视野改变为主要表现。视野改变一般无规律，呈不规则变化，视野缩小，一般无内分泌障碍及颅内压增高。蝶鞍正常，CT 扫描无鞍区占位性病变。

（十）原发性空蝶鞍

中年发病，以视力、视野障碍及头痛为主要表现，有时出现内分泌症状。CT 扫描显示鞍内为脑脊液填充的空腔，无钙化。

（十一）鞍区蛛网膜囊肿

以小儿多见，亦可见于成人。主要症状为脑积水引起的颅内高压，可有视力、视野改变，少数患者有内分泌症状，蝶鞍扩大或双鞍底，CT 扫描见脑脊液密度的圆形低密度区。

八、治疗

目前以手术治疗为主，术后辅以放疗等。

（一）手术治疗

手术原则是尽量争取全切除肿瘤。显微技术的开展使肿瘤全切除率不断提高。由于高全切率伴随着高死亡率，因此，目前仍有不少学者认为部分切除术加术后放疗为最佳治疗方案。

1. 手术入路　颅咽管瘤的手术入路有：①经蝶窦入路：最适用于鞍内型且肿瘤较小者，特别是囊性者及蝶鞍已扩大者，即使有相当一部分肿瘤明显地向颅内扩展也可选用。对于复发性颅咽管瘤亦可行经蝶窦入路。经蝶窦入路手术方法可反复应用。②经额入路：若肿瘤较小且局限，暴露较好；若较大可先穿刺囊肿抽出囊液使之缩小以利暴露。③翼点入路：是目前视交叉周围肿瘤最常用的术式。适用于肿瘤向鞍上、鞍旁、鞍后，甚至突入第三脑室者。可用于切除巨大型肿瘤，亦可与胼胝体入路或经蝶窦入路联合应用。④皮层入路：即通过皮层经侧脑室—室间孔入路。适用于肿瘤突入第三脑室或侧脑室者或阻塞一侧或双侧室间孔产生梗阻性脑积水者。由于此术式易产生脑穿通畸形及术后癫痫，目前已较少采用。⑤经颞入路：适用于肿瘤位于视交叉后部者。⑥经大脑纵裂、胼胝体前部、室间孔入路：该入路适用于脑室内颅咽管瘤。⑦翼点－胼胝体联合入路：肿瘤扩展到室间孔，伴有一侧或双侧脑积水，可采用此入路。⑧经终板入路：适用于肿瘤突入第三脑室内而未阻塞室间孔者。视交叉前置者采用此入路更为方便。

2. 术后并发症 ①下丘脑损伤：主要表现为术后神志、体温，血压、胃肠道等变化，以及出现尿崩症。术后出现体温失调者一般伴有意识障碍，多数死亡。血压低者可给予补液，注射垂体后叶素及肾上腺皮质激素。消化道出血及肠麻痹者可行对症治疗。尿崩症多数较轻，可于2周后自行恢复或给予垂体后叶素后很快恢复。术后持续低温者除保温外尚需要采用大剂量甲状腺素 [0.4mg/（kg·d）]。个别病例可于术后出现食欲增加或拒食，多难以控制。②垂体功能低下：术后出现垂体功能低下的发生率约在60%以上。以肿瘤全切除及大部切除者多见。主要表现为抗利尿激素、生长激素、甲状腺素、ACTH、LH、FSH分泌减少，以及性激素分泌不足。部分患者可因垂体功能低下而死亡，部分患者经对症治疗后好转，部分患者需要终生内分泌药物替代治疗，但这种垂体功能低下仍可危及生命。③视神经损害：多因术中误伤或牵位、电灼引起，术后给予神经营养药物。④术后血肿及感染：术后出血以预防为关键，术中充分止血，结束手术时确认已无出血才能关颅。发生血肿者应及时手术清除。术后感染为肺炎、刀口炎症等，经有效抗生素治疗多能控制。

总之，颅咽管瘤术前、术中及术后应用足够量的地塞米松是预防和治疗术后并发症的有效方法之一。

（二）放射治疗

对于巨大囊性、多囊性及复发性颅咽管瘤手术根治较为困难，术后放射治疗常作为颅咽管瘤一种辅助治疗。放疗在预防复发和提高生存期方面有肯定作用。

1. 外照射疗法 主要采用直线加速器，放射剂量为40～65Gy，持续时间为平均5～8周，每次1.8～2Gy。

2. 囊内放射疗法 目前用于此种放射治疗的放射性同位素主要有^{198}金、^{96}钇、^{186}铼、^{32}磷四种，其中^{32}磷和^{96}钇为β射线，^{198}金有β、γ射线两种。目前认为以^{96}钇为更合适的放射源。采用Ommaya囊置入帽状腱膜下，根据囊肿的位置、形态、厚度和大小决定注入放射性同位素的剂量，并可通过此装置反复抽液及注入同位素。也可采用立体定向术行囊内放疗，单囊性颅咽管瘤可先行立体定向穿刺，囊内注入^{96}钇；多囊性颅咽管瘤可立体定向活检后，置入^{60}钴作内照射治疗。放射性同位素的注入剂量范围为100～200Gy，剂量过大易损害下丘脑及视神经，剂量低于100Gy，则肿瘤易早期复发。

九、预后

（一）手术治疗与预后

近年来随着显微手术的临床应用，颅咽管瘤的手术根治率及手术效果有了明显的提高，大大改善了患者的预后情况。肿瘤全切率达80%～100%，手术死亡率2%～10%，10年生存率达58%～66%，复发率为7%～26.5%。

（二）放射治疗与预后

从神经、智力、精神以及内分泌功能来评价颅咽管瘤放疗长期效果，在功能方面的变化不比手术治疗差。全切除与次全切除后辅以放疗的患者，结果相似。颅咽管瘤放疗后10年以上的生存率达44%～100%。

（杨建权）

第十四节　颅内转移瘤

颅内转移瘤（intracranial metastatic tumor）是指身体其他部位的恶性肿瘤转移到颅内者，是常见的颅内肿瘤之一。目前公认肿瘤来源的前三位是肺癌、乳腺癌、黑色素瘤。男性以肺癌转移瘤最常见，女性以乳腺癌转移瘤最常见。从每种癌肿发生颅内转移频率来看，最常见的是黑色素瘤，其次为乳腺癌和肺癌。肿瘤细胞可经以下途径转移到颅内：①血液系统：这是最常见的途径。原发性肿瘤细胞首先侵入体循环中的静脉血管，形成肿瘤栓子，经血流从右心房、右心室到达肺部血管，随血流进入左心室再经颈内动脉或椎－基底动脉系统转移到颅内，这是肺外病变的常见转移途径。而肺癌及肺部转移瘤所致癌栓可直接进入肺静脉再经左心室进入颅内，这是肺癌、乳腺癌、黑色素瘤等病变的转移途径。②直接侵入：邻近部位的肿瘤如鼻咽癌、视网膜母细胞瘤、颈静脉球瘤、耳癌、头皮及颅骨的恶性肿瘤可直接浸润，破坏颅骨、硬脑膜或经颅底孔隙侵入颅内，也可称之为侵入瘤。③蛛网膜下腔：这是极少数肿瘤的转移途径，如脊髓内的胶质瘤或室管膜瘤可经此入颅；眶内肿瘤也可侵入视神经周围固有的蛛网膜下腔从而转移到颅内。④淋巴系统：肿瘤细胞可经脊神经和颅神经周围的淋巴间隙进入脑脊液循环或经椎静脉丛侵入颅内，这实际上是经淋巴－蛛网膜下腔的转移方式。但由于淋巴系统与静脉系统有广泛交通，故而癌肿经淋巴转移后，最终绝大部分还是经血流转移到颅内。颅内转移肿瘤大多为多发，呈多结节型。

一、发病率

随着医疗诊断与治疗方法改进和人类寿命的延长，癌症患者的生存率得到提高，颅内转移瘤的发生率也相应增加。目前，颅内转移瘤的发生率一般在20%～40%之间。在神经外科，颅内转移瘤占脑瘤手术总数的比例也增加到15%～20%。

二、病理

（一）原发肿瘤的部位

肺癌是最常见的原发病变，占所有颅内转移瘤的一半左右，其次为黑色素瘤、乳腺癌、子宫及卵巢肿瘤、消化道肿瘤等。有相当一部分患者的原发灶找不到，甚至颅内转移瘤术后仍未找到原发灶。

（二）转移瘤的部位

1. 脑实质　转移瘤大多数发生在大脑中动脉供血区，最常见转移部位为额叶，依次为顶叶、颞枕叶，可同时累及2个以上脑叶，甚至可同时累及双侧大脑半球。这些转移瘤常见于皮质与白质交界处。经椎－基底动脉系统转移的大多见于小脑半球，也可至脑干。

2. 软脑膜和蛛网膜　常见于急性白血病、非霍奇金淋巴瘤、乳腺癌、肺癌和黑色素瘤等的转移。基底池、侧裂池最常受累。有时脑室内脉络丛和脑室壁上也见肿瘤细胞沉积。

3. 硬脑膜　常见于前列腺癌、乳腺癌、恶性淋巴瘤、黑色素瘤、神经母细胞瘤、甲状腺癌、骨源肉瘤等的转移。由于硬脑膜与颅骨解剖上毗邻，故常有相应处颅骨的转移，可有增生或破坏；硬脑膜转移是儿童转移瘤的常见类型。

（三）原发肿瘤的病理类型

腺癌是最常见的原发病病理类型，其次为鳞癌、未分化癌、乳头状癌、肉瘤等。

三、临床表现

（一）性别、年龄

男性略多于女性，男女之比为 1.5 ∶ 1。好发年龄在 45~65 岁。

（二）起病方式

1. 急性起病　是指在 1~3 天内起病，表现为脑卒中样起病，即突然出现偏瘫、昏迷，起病后病情迅速恶化，常常是由于癌栓突然引起血管栓塞，或因肿瘤内出血或液化坏死，使肿瘤体积急剧增大，临床上常见于绒毛膜上皮细胞癌及黑色素瘤。

2. 亚急性起病　指 4 天~1 个月内起病者，患者在较短时间内就出现比较明显的头痛、呕吐、偏瘫、失语或精神症状。

3. 慢性起病　指 1 个月至数年发病者，这是颅内转移瘤的主要起病方式（80%）。

（三）局部神经症状、体征

1. 颅内压增高症状　主要是由肿瘤占位效应及伴随的脑水肿引起。颅内压增高症状出现较早且明显，头痛、呕吐、视神经乳头水肿"三主征"的出现率高，有些可出现眼底出血而致视力减退，部分患者可出现外展神经麻痹，严重者晚期可出现不同程度的意识障碍，甚至发生脑疝。

2. 局灶症状　根据病变的位置不同，可出现不同的神经系统定位体征，如偏瘫、偏身感觉障碍、偏盲等。位于主侧半球者可出现失语，位于小脑半球者还可出现眼球震颤及共济失调症状，甚至出现后组颅神经损害症状。

3. 精神障碍　肿瘤累及额颞部或因转移灶伴有广泛脑水肿时，可出现明显的精神症状，表现为记忆力减退、反应迟钝、精神淡漠、定向力缺失等。

4. 癫痫发作　20% 的患者可出现癫痫发作，有些可为首发症状，大多表现为局限性癫痫发作，部分可为癫痫大发作。

5. 脑膜刺激征　常见于脑膜转移，如急性白血病、非霍奇金淋巴瘤颅内转移者。

四、辅助检查

（一）腰椎穿刺

常用于确定急性白血病、非霍奇金淋巴瘤等是否发生了颅内转移，脑脊液查见瘤细胞后可用于指导临床治疗。一般不作为其他颅内转移瘤的常规检查。

（二）CT

CT 可以显示颅内转移瘤的形状、大小、部位、数目、伴随脑水肿及继发脑积水和中线结构移位程度。转移瘤大多位于皮层或皮层下，呈圆形或类圆形低密度、等密度、高密度或混杂密度病灶，周围伴有明显的低密度水肿，可发生肿瘤中心部分的坏死及囊性变。若邻近侧裂池或脑池受压变小或消失，同侧侧脑室受压变形、移位，移位明显者可造成脑干周围池部分或全部消失，提示病情很严重；强化后可显示肿瘤呈环状均一或团块状强化伴周围明显水肿。

（三）MRI

MRI 比 CT 能发现更小的、更多的转移瘤，尤其是对于颅后窝及近颅底的病变由于没有骨质的伪影更易于检出。典型的颅内转移瘤表现为长 T_1、长 T_2 信号，周边有更长信号的水肿带，T_2 加权像上水肿常呈明显长 T_2 信号，因此，比 T_1 加权像更易于发现小病变；强化扫描时呈明显结节性或环状强化。对脑膜转移者，也可清楚地看出脑膜的增厚与弥漫性强化。

五、诊断

对有恶性肿瘤病史者，近期出现颅内压增高及局灶性症状，应高度怀疑颅内转移瘤，应及时行 CT/MRI 检查，以明确诊断。对于神经症状轻微，而 CT 扫描怀疑转移瘤者，应根据原发肿瘤好发部位，进行胸部 CT 扫描、腹部 B 超、腹部 CT、消化道钡餐、直肠检查、妇科 B 超等检查，以尽可能明确原发病灶。对于术后仍不能确定肿瘤来源的，应密切观察。

六、鉴别诊断

（一）胶质瘤

无颅外恶性肿瘤史，病史相对较长，年龄相对较轻，CT 上呈形状不规则低密度影，可出现在脑内的任何部位，瘤周脑水肿相对较轻，一般不呈环状强化。

（二）脑脓肿

多有感染、疖肿、心脏病、中耳炎、外伤病史等，癫痫发作者较多。CT 示脓肿为低密度病变，病变内有张力感，有向周围生长趋势，可呈多房型，环状强化，无团块状强化。

（三）脑出血

转移瘤发生卒中时，呈亚急性起病，应与脑出血鉴别。高血压性脑出血患者常有明显的高血压病史，老年人多见，出血部位以基底节区最多见。CT 表现为均匀的高密度影，而转移瘤的出血区并非呈均一的高密度影，常见混杂密度影。强化 CT 示脑出血不强化，转移瘤可强化。由血管畸形或动脉瘤破裂造成的脑出血或蛛网膜下腔出血，根据 CT 表现及病史，多可鉴别，DSA 检查能明确诊断。

（四）脑膜炎

颅内脑膜转移者可误诊为脑膜炎，二者脑脊液中的白细胞及蛋白含量均增高，但脑脊液细菌学检查及细胞学检查有助于鉴别，转移瘤患者炎症表现不明显，而颅内压增高症状明显，对抗炎治疗无效。

七、治疗

（一）手术治疗

手术适应证为：①患者全身一般状况良好，无其他重要器官禁忌证，预期寿命超过 3 个月，并能耐受开颅手术者。②单发转移灶，切除后不会引起严重的并发症。③原发病灶已切除且无复发，或原发灶虽未切除，但可切除，若颅内压增高症状明显可先行开颅手术切除转移瘤。④肿瘤卒中或囊性变导致急性颅内压增高，出现昏迷或脑疝者，应积极开颅手术，挽救生命。⑤不能确诊的单发性占位性病变，手术切除后可明确是否为转移瘤。

若患者一般情况差，不能耐受手术或是多发性病灶，不能应用一个切口手术切除者，可施行开颅减压术或囊腔穿刺抽吸术等姑息性手术治疗。

（二）一般性治疗

应用20%甘露醇和激素等药物治疗脑水肿，可缓解颅内压增高症状。营养支持治疗也十分重要。

（三）立体定向放射治疗

其主要适应证是：①患者全身情况差，不能耐受开颅手术。②转移瘤位于重要功能区，手术会造成严重并发症，影响生存质量。③多个转移瘤无法一次手术切除者，或开颅术后又出现其他部位转移瘤。④患者拒绝手术治疗，或已开颅将主要转移瘤切除，对不易同时切除的肿瘤进行辅助性治疗。⑤实质性转移瘤直径在3~4cm以下。

（四）普通放射治疗

放射治疗是对术后转移瘤患者或不能手术的患者一个重要的补充治疗。放疗期间可应用脱水药物及激素治疗减轻放疗反应，一般认为单次放疗剂量必须高于40Gy才有效。

（五）化疗

化疗作为转移瘤综合治疗的一部分，可在放疗后进行。因为放疗可开放血脑屏障，为化疗药物进入颅内打开通道，提高了肿瘤区域的药物浓度，从而改善疗效及预后。化疗可杀灭颅外原发器官的亚临床病灶，控制可见肿瘤灶的发展，与放疗协同作用，改善预后。化疗药物应根据不同的病理类型予以选择。

八、预后

颅内转移瘤一般预后不良。其生存时间与原发恶性肿瘤的病理类型及控制状况、患者一般情况、年龄、颅内转移瘤的大小、部位、数目以及治疗措施等因素有关。存活超过1年者不过15%，个别的可存活10年以上。目前，经积极综合治疗，可使部分患者的生存时间延长1~2年。

（王宏峰）

第十五节　颅内原发性肉瘤

一、胶质肉瘤

胶质肉瘤（gliosarcoma）于1895年由Stroebe提出，是指由胶质细胞和肉瘤细胞两种成分组成的原发于中枢神经系统的恶性肿瘤。此类肿瘤的分类目前尚不统一，有些学者认为其具有独特的病理组织学内容，而不同于间变性星形细胞瘤或胶质细胞瘤。另有些学者因其在临床、病理和预后方面很难与胶质母细胞瘤相区别，则认为应归属于胶质母细胞瘤。在世界卫生组织（WHO）1990年神经上皮肿瘤的分类中，胶质肉瘤排列在胶质母细胞瘤的变型。

肉瘤成分一般依赖于胶质成分存在，通常来源于间变性星形细胞瘤中的内皮组织增生，偶见于相反的情况。因为肉瘤成分具有不同的生物学特性，所以胶质肉瘤发生颅外转移的比例较高。

（一）发病率

胶质肉瘤是颅内少见肿瘤，大宗病例统计发病率差异较大，Morantz 报道占颅内肿瘤的2%，是同期星形细胞瘤的5%，间变性星形细胞瘤或胶质母细胞瘤的8%；北京天坛医院统计 10 年收治的 7 467 例颅内肿瘤中，胶质肉瘤仅 15 例，占 0.2%，是同期星形细胞瘤的1.3%，胶质母细胞瘤的4.1%。

（二）病理

大体标本胶质肉瘤和胶质母细胞瘤相似，但其质地更均匀，有韧性。按病理诊断的观点，当肿瘤包含两种新生物的组织成分时即诊断胶质肉瘤。一种是胶质母细胞瘤或间变性星形细胞瘤的成分，可经常规的组织学标准确定；另一种是相似于纤维肉瘤的成分，包含有拉长或菱形的大细胞，中等大小的核质常呈分布平行排列的嗜伊红的粗糙纤维。这些纤维与结缔组织纤维相似，可被磷钨酸染成棕黄色，被偶氮胭脂染成蓝色。在许多部位两种成分紧密交织。每种成分都有组织学上的恶性表现，即病理性核分裂、密集的细胞结构、显著的间变特点和多变性。坏死区域在两种成分中均可见到。

应当指出，胶质肉瘤并非指转移性脑瘤引起内皮增生而形成的肉瘤，也不是指由于快速生长的胶质母细胞瘤中的坏死物的刺激而引起的纤维状反应。在肿瘤的间变区域内，显著的血管壁细胞的增生和肥大是胶质肉瘤的特点。在一些部位，这些血管的变化特点显著，呈肿瘤样增生，细胞呈多样化，有丝状分裂象、细胞崩解和畸变，大量异形细胞出现；在有些部位，这些细胞从血管壁向外扩延，构成肉瘤组织团块。肉瘤的浸润常围绕一簇肿瘤细胞组织形成圆形小结。

胶质肉瘤可以颅外转移，转移灶多数包含胶质瘤和肉瘤两种成分，也可以为单独的肉瘤成分。目前尚无单独胶质成分转移的报道。

（三）临床表现

在临床上胶质肉瘤的发病年龄、性别比例、表现方式与胶质母细胞瘤相似，但同胶质母细胞瘤相比，胶质肉瘤具有下列显著特点：①胶质肉瘤 42%～50% 发生在颞叶，而额叶（13%～19%）、顶叶（14%～20%）、枕叶（0～8%）则相对少见。而胶质母细胞瘤则以额叶最多见，约占40%；②胶质肉瘤的 CT 表现为混杂密度的团块，不均匀的密度区域伴囊变和周边增强。术中实质部分的肉瘤较韧、血运丰富，囊液多呈黄绿色或褐色。在 50% 的病例中，肿瘤似有边界和包膜，因此，半数患者手术可以做到肿瘤全切或近全切除；③胶质肉瘤颅外转移的发生率较高，虽然胶质肉瘤的发病率最多占胶质瘤的 5% 左右，但根据 Smith 统计，在胶质瘤颅外转移的总数中，胶质肉瘤占三分之一以上，而转移灶多发生在肝脏和肺叶上。近年在这方面的报告不断增多。

（四）诊断

发病年龄、性别比例、表现方式同胶质母细胞瘤。CT 表现为混杂密度团块伴区域囊变和周边增强。由于胶质肉瘤的临床表现与胶质母细胞瘤相似，所以很难在术前对此病做出正确诊断，多数病例被诊断为星形细胞瘤或多形性胶质母细胞瘤。由于肉瘤成分与胶质成分的比例不同，故其 CT 表现不甚相同，因此，术前误诊为脑膜瘤、转移瘤、星形细胞瘤或胶质母细胞瘤者屡有发生。

（五）治疗

手术切除是其其主要的治疗手段，因肉瘤对化疗药不敏感，故其疗效不肯定。术后放疗对抑制肿瘤复发和生长有一定帮助。

（六）预后

胶质肉瘤的预后较差，术后存活时间与胶质母细胞瘤相似。

二、脑膜肉瘤

脑膜肉瘤（meningiosarcoma）是原发于颅内的恶性肿瘤，具有肉瘤的形态。脑膜肉瘤较少见，多见于儿童，术后易复发，可发生远处转移。

（一）发病率

世界卫生组织（WHO）根据组织病理学特点，将脑膜瘤分为 4 级，3 级为恶性脑膜瘤，4 级为肉瘤。也有人认为脑膜肉瘤不属于脑膜瘤，而是原发于颅内的恶性肿瘤。脑膜肉瘤（含原发脑膜肉瘤和恶变的脑膜瘤）的发生率不高，占脑膜瘤的 3%，男性多于女性，这有别于良性脑膜瘤的女性占优势。

（二）病理

脑膜肉瘤多源于硬脑膜或软脑膜。而位于脑白质内的同硬脑膜无粘连的脑膜肉瘤，多源于脑内的血管周围的软脑膜组织。瘤体质脆易碎，边界不清，可向周围脑组织浸润。瘤内常有出血、坏死或囊变。镜下可见纤维形、梭形和多形的瘤细胞。瘤组织向四周浸润，致周围胶质增生。

（三）临床表现

脑膜肉瘤的临床表现与良性脑膜瘤基本相同，只是病史偏短。约半数以上的脑膜肉瘤位于大脑突面或矢状窦旁。因此，临床症状常见有偏瘫和（或）偏身感觉障碍；癫痫发作较常见，多表现为全身性发作或局限性发作；有头痛者约占 1/3；临床检查部分患者有眼底水肿等颅内压增高表现。根据其临床表现，术前很难确诊为脑膜肉瘤，为明确肿瘤性质，必须依赖于特殊检查。

脑膜肉瘤有颅外转移的文献报告，主要是向肺和骨转移。

（四）诊断

1. 症状、体征与脑膜瘤基本类同。

2. X 线平片和脑血管造影　因脑膜肉瘤多位于大脑半球，因此，在 X 线平片上可见有广泛针样放射状骨质增生及不规则的颅骨破坏。病变周边不整齐，肿瘤可经破坏的颅骨向皮下生长。脑血管造影可见颈内动脉分支向肿瘤供血，肿瘤血管局部循环加速，管径粗细不均匀。

3. CT 及 MRI 检查　CT 可见"蘑菇样"（Mushrooming）肿瘤影，其周围水肿较脑膜瘤严重。肿瘤可深达脑实质内，颅骨可能出现破坏，肿瘤内出现坏死。上述特点在良性脑膜瘤是很少见的。MRI 上脑膜肉瘤的 T_1 和 T_2 像是高信号，与良性脑膜瘤不易鉴别。但脑膜肉瘤可见颈内动脉向肿瘤供血比较显著。

（五）治疗

1. 手术治疗　手术切除是治疗脑膜肉瘤的重要手段。与良性脑膜瘤不同的是，脑膜肉瘤质地软，易破碎，向脑实质内浸润生长，有更多的颈内动脉分支供血。因此，术中不能像切除良性脑膜瘤时那样，仅沿肿瘤四周分离，应在切除肿瘤后，对其周围脑组织电凝或激光烧灼，而且要尽可能多地切除受累颅骨和硬脑膜。

2. 放射治疗　单纯手术切除难免复发，术后应常规辅以放疗。放疗可抑制肿瘤生长、延长复发时间以及防止肿瘤转移。近年来也有人报告应用立体定向技术向肿瘤内置入放射性核素碘（^{125}I）放疗，也取得了较好效果。

3. 化疗　因人体其他系统肉瘤对化疗不敏感，因此，化疗对脑膜肉瘤的效果也不肯定。

（六）预后

脑膜肉瘤预后较差，主要原因是复发率高。肿瘤浸润周围脑组织，手术难以彻底切除，少数病例出现颅外转移或颅内播散。一般良性脑膜瘤的 5 年复发率为3%，而脑膜肉瘤的 5 年复发率则高达78%。

三、神经源性肉瘤

神经源性肉瘤（neurogenic sarcomas）命名甚多，包括恶性周围神经鞘瘤，恶性施万细胞瘤、恶性神经鞘瘤、神经纤维肉瘤、间变性神经纤维肉瘤等。

（一）发病率

神经源性肉瘤极为罕见，发病率占总人口的0.001%，占所有软组织肿瘤的3%，而发生于脑神经和脊神经的病例更少见。

（二）病理

一般认为神经源性肉瘤起源于神经内的细胞，是独自起源还是由神经纤维瘤发生肉瘤变仍有不同的观点。加拿大多伦多大学的经验认为，若软组织肉瘤有如下特点应被视为神经源性：①大体或镜下与周围神经有关；②神经纤维瘤发生恶性转移；③免疫组织化学或超微结构有与周围神经有关的特征。发病前存在神经纤维瘤，后来在神经主干分布区又有恶性组织包块的表现，也可诊断为神经源性肉瘤。病理切片 HE 染色有纺锤形胞核及 Scant 胞质的束带型为其特征性表现。电子显微镜有助于诊断。该病原发于颅内或椎管内者更罕见。

（三）临床表现

中枢神经系统的神经源性肉瘤的临床表现与颅内或椎管内的神经鞘瘤或神经纤维瘤除有基本相似的临床表现外，还有病程进展快，其他部位出现转移等特点。

（四）诊断

原发于颅内、椎管内的神经源性肉瘤的诊断除依据临床症状、体征外，CT 及 MRI 检查是必不可少的诊断手段。但是术前确诊是非常困难的。术中可见肿瘤质地较脆，瘤内有坏死、出血现象。

（五）治疗

1. 手术切除　简单地活检会导致很高的复发及全身播散。因此，多主张手术应沿肿瘤周围边缘游离后整块切除。对于沿神经散布的肉瘤，主张离病变较远处切断神经并同肉瘤一起摘除，为防止复发和转移，以舍弃神经换取尽可能彻底切除肿瘤。

2. 放疗　为防止残存瘤细胞的复发，术后局部放疗十分必要。

（六）预后

神经源性肉瘤的预后与肿瘤大小、级别、有无边缘、组织亚型、治疗方法等有关。对病变小，边界清楚、切除彻底并局部足量放疗者，预后较好。多伦多大学统计的 18 例 5 年生存率达 64%。对于有全身转移（多见于肺部）和中枢神经系统播散者预后极差。

四、间叶性软骨肉瘤

间叶性软骨肉瘤（esenchymal chondrosarcoma）是一种含有软骨样组织的恶性间叶组织肿瘤。2/3 病例发生于骨，1/3 起源于软组织，个别病例源于颅内。本病好发年龄为 20~30 岁，女性多于男性。肿瘤一般呈结节或分叶状，境界较清楚、质硬，可有包膜或假包膜，切面常见钙化和软骨小灶，鉴于以上特点，临床常误诊为脑膜瘤。显微镜下结构主要是原始间胚叶细胞增生伴有岛状的软骨分化，并见两者之间有移行，有时瘤组织内血管较丰富。因瘤细胞异型性小、核分裂少，病理诊断也易误诊为良性瘤。

一般认为此肿瘤起源于多潜能的间充质细胞，Scheithauer 等认为随血管进入脑 Virchow - Robin 间隙的成纤维细胞，是颅内此瘤潜在的细胞来源。

此瘤对放射线不敏感，外科切除辅助化疗是目前的治疗方法，但预后不佳。本病常趋于局部复发，偶有转移。

五、横纹肌肉瘤

颅内原发性横纹肌肉瘤（thabdomyosarcoma）是一种高度恶性肿瘤，可发生于颅内不同部位和任何年龄组，但最好发于儿童的颅后窝。肿瘤多半界限清楚，但无包膜，质硬。位于小脑中线者，瘤体常突入第四脑室。有些病例，肿瘤位于软脑膜下的脑实质内，并可与硬脑膜和大脑镰粘连。显微镜下的形态与颅外胚胎性横纹肌肉瘤相似。较原始者，瘤细胞以未分化的小细胞为主，多呈圆形、椭圆形、星形或短梭形，核小而浓染，核分裂并不多见，偶能找到胞质红染或有横纹肌细胞。尽管如此，单凭光镜诊断容易误诊，需和髓母细胞瘤、髓肌母细胞瘤、原发性神经外胚层肿瘤、畸胎瘤、异位松果体瘤、黑色素瘤以及横纹肌样瘤相鉴别。最好的办法是通过免疫组织化学染色或电镜观察。横纹肌肉瘤的肿瘤细胞肌球蛋白阳性，电镜下可看到不同阶段的肌纤维生成。

CT 示横纹肌肉瘤为一均质或不均的密度增强的占位性病变，脑血管造影显示一个无血管或少血管区域。

对于横纹肌肉瘤的治疗尚无很好的办法，多采用手术加放疗和化疗相结合的方法。

六、血管肉瘤

原发性中枢神经系统血管肉瘤（hemangiosarcoma）目前国内外仅见 13 例报告。其中 10 例位于脑实质内，2 例脊髓血管肉瘤发生于硬脊膜，1 例位于硬脑膜。原发性中枢神经系统血管肉瘤的 CT 和 MRI 特征性表现为分界清楚的血管性病灶，手术也可见肿瘤分界明显，常有瘤内出血，较易切除。然而显微镜下可显示不同形态和管径的分化较好的血管网，腔内有核深染的内皮细胞，排列成乳头状结构，还可见有成群致密的低分化细胞鞘，呈上皮样或梭形结构，坏死和出血是大多数病例的显著特点。

中枢神经系统实质性低分化血管肉瘤应与退行性胶质瘤、转移瘤、无黑色素的黑色素瘤、成血管细胞瘤和各种血管丰富的肉瘤鉴别。Ⅷ因子相关抗原和荆豆凝集素 1（UEA‑1）染色是内皮细胞的重要标志；细胞角蛋白、S‑100 蛋白和嗅甲基后马托品‑45 可用以鉴别血管肉瘤和转移瘤、恶性黑色素瘤。电镜检查可进一步证实中枢神经系统和其他组织血管肉瘤来源于血管内皮。该病的临床特点为突然起病，CT 和 MRI 特征性表现为分界清楚的血管性病灶。

手术切除和术后放疗是常用的治疗措施。多数病例平均生存期为 8 个月，少数病例可存活 3~9 年。

（王宏峰）

参考文献

［1］韩剑，孙泽林. 胶质瘤相关分子标志物和异质性的研究进展［J］.《河北联合大学学报（医学版）》，2015，17（6）：247‑252.

［2］张旭东，崔大勇，王新，郭云宝，鲁质成，张博. 三氧化二砷诱导人脑 SHG‑44 胶质瘤细胞凋亡［J］. 中国老年学杂志，2015，22：6358‑6360.

［3］张彦，孙泽辉，孙泽林. 奈达铂、多西他赛联合同期放疗治疗局部晚期宫颈癌的临床效果分析［J］. 中国综合临床，2015，31（5）：435‑437.

［4］孙泽林，张亚卓，桂松柏，王红云，孙梅珍，李丹. 人永生化骨髓基质干细胞单克隆细胞系分化差异性的研究［J］. 中国综合临床，2009，25（8）：785‑788.

［5］赵继宗，周定标. 神经外科学［M］. 北京：人民卫生出版社，2014.

［6］周良辅. 现代神经外科学［M］. 上海：复旦大学出版社，2015.

［7］李新钢，王任. 外科学（神经外科分册）［M］. 北京：人民卫生出版社，2016.

［8］景慎东. 实用临床神经外科诊疗学［M］. 西安：西安交通大学出版社，2014.

［9］汤钊猷. 现代肿瘤学［M］. 上海：复旦大学出版社，2011.

［10］王冠军，赫捷. 肿瘤学概论［M］. 北京：人民卫生出版社，2013.

第十章

脊髓与脊柱疾病

第一节 脊髓损伤

脊髓损伤（spind cord injury，SCI）是中枢神经系统（central nervous system，CNS）严重致不可逆的感觉及运动功能丧失，主要表现为损伤平面以下感觉，运动功能的完全丧失和大、小便失禁，因高致残率和死亡率而成为神经外科工作者研究的重点和难点。

一、病因

（一）闭合性脊髓损伤

所谓闭合性脊髓损伤系指脊柱骨折或脱位造成的脊髓或马尾神经受压、水肿、出血、挫伤或断裂，不伴有与外界相通的伤道。脊柱骨折中14%合并脊髓损伤；绝大多数为单节段伤。正常脊椎引起脊髓损伤，需要强大的外力。最常见的原因为屈曲性损伤，其次为伸展性，旋转性及侧屈性损伤。这种外力通常是复杂的，联合的，其作用方向多为纵向或横向，由于外力性质不同，可引起挫伤，撕裂伤或牵拉伤。一般来讲，闭合性脊髓损伤的原因是暴力间接或直接作用于脊柱并引起骨折或脱位，造成脊髓、马尾挤压损伤，约10%的脊髓损伤者无明显骨折和脱位的影像学改变，称之为无放射像异常的脊髓损伤，多见于脊柱弹性较强的儿童和原有椎管狭窄或骨质增生的老年人。鞭索综合征（Whiplash injury）曾被称为"挥鞭症"等，则是指颈部软组织的非骨性损伤（如有脊髓损伤，则为SCIWRA）。多由于汽车由后面相撞时突然向人体躯干施加加速度等外力，引起颈椎伸展及之后的屈曲所致。而分娩时脊髓损伤则是指骨盆位分娩和产钳分娩等难产时由于新生儿脊髓的牵拉性不如椎骨和关节所造成的颈髓屈曲损伤。总之，直接暴力致伤相对少见，见于重物击中颈后、背、腰部位椎板、棘突致骨折，骨折片陷入椎管内。间接暴力致伤占绝大多数，常见于交通事故、高处坠落、建筑物倒塌、坑道塌方和体育运动中暴力作用于身体其他部位，再传导至脊柱，使之超过正常限度的屈曲、伸展、旋转、侧屈、垂直压缩或牵拉（多为混合运动），导致维持脊柱稳定性的韧带的损伤、断裂、椎体骨折和（或）脱位、关节突骨折和（或）脱位、附件骨折、椎间盘突出、黄韧带皱折等，造成脊髓受压和损伤。

脊髓损伤除因打击或压迫导致急性损伤外，另一种常见原因为慢性压迫，多因脊椎退化引起，如后纵韧带肥厚、钙化或骨化，以及黄韧带钙化或骨化等，压迫物为骨赘、骨嵴、突出或膨出的椎间盘及韧带等。一些脊椎或椎管内肿瘤、炎症、特别是结核，其坏死脱落的骨片、碎裂的间盘组织及炎性肉芽组织均可慢性压迫脊髓而致截瘫或四肢瘫。

脊髓急性缺血在平时比较罕见，偶尔因主动脉炎致管腔狭窄血流缓慢，可部分影响脊髓的血供。脊髓胸段特别是 $T_4 \sim T_8$ 段血供比较贫乏。因外伤或主动脉邻近肿物可使脊髓血供进一步下降。

（二）开放性脊髓损伤

1. **脊髓火器伤**　主要由枪弹或弹片所造成，因子弹穿越部位不同可致不同损伤。常因合并颈，胸和腹部重要脏器损伤而使伤情趋于复杂，加之脊髓本身损伤多为完全性，预后较差。

2. **脊髓刃器伤**　脊髓刃器伤多由犯罪导致，被害者遭受背后袭击。最常见的致伤器为匕首，其次为斧头、螺丝刀、自行车辐条、镰刀和削尖的竹、木棍等。刃器可立即被拔出，也可滞留或部分折断于体内。

（1）刃器戳伤脊髓的途径有经椎板间隙（最为常见。脊椎的棘突向后方突出，横突向侧后方突出，两者之间形成一纵形沟槽，刃器从背后刺入易在此沟中进入椎板间隙或遇椎板后上下滑动，再进入此间隙。因此，脊髓刃器伤近半数为半切性损伤）、经椎间孔（由此途径进入椎间的几乎均为细长的锐器，可造成脊髓、神经根和血管损伤）、经椎板（用猛力将锋利的刃器刺入椎板后，刃器本身及椎板骨折片损伤脊髓）。

（2）脊髓受伤的方式分为直接损伤（刃器或骨折片直接刺伤脊髓、神经根或血管）、对冲性损伤（刃器进入椎管一侧，将脊髓挤向对侧，造成对侧的撞击伤）两种。

二、发病机制

（一）闭合性脊髓损伤

急性脊髓损伤机制包含原发性脊髓损伤和随之发生的继发性脊髓损伤。原发性损伤指由于局部组织变形和创造能量传递引起的初始机械性的脊髓损伤；继发性的脊髓损伤则是指原发性损伤激活的包括生化和细胞改变在内的链式反应过程，可以使神经细胞损伤进行加重甚至死亡，并导致脊髓损伤区域的进行性扩大。

1. **脊髓震荡**　脊髓损伤之后短暂的传导及反射功能遭到抑制，是可逆性的生理性紊乱。无肉眼及显微镜下可见的病理改变。

2. **脊髓挫裂伤**　其损伤程度可有所不同。轻者有挫伤改变，但软膜保存完好，称脊髓挫伤，重者脊髓软膜和脊髓都有不同程度的破裂，出血及坏死，称脊髓裂伤。甚至有脊髓断裂。

3. **脊髓缺血**　当颈椎过伸或脱位时可使椎动脉牵拉，引起脊髓供血障碍，缺血缺氧坏死。血管本身受损、压迫也可产生同样现象。

4. **椎管内出血**　椎管有出血，包括硬膜外、硬膜下、蛛网膜下腔及脊髓内，血块可压迫脊髓引起坏死。

5. **脊髓中央灰质出血性坏死**　是一种特殊而又严重的继发性脊髓损伤，可在伤后立即发生，并成为不断发展的脊髓自体溶解过程。在伤后数小时和数天，受力点附近的脊髓中央管周围和前角区出现许多点状出血，并逐渐向上下节段及断面周围扩展，有时可遍及整个脊髓，但脊髓表面白质区较少出现神经组织损伤后的修复征象。整个病理过程在 2~3d 达到高峰，2 周后逐渐出现神经组织损伤后的修复征象。脊髓损伤的动物实验研究发现：脊髓受损后，有大量的儿茶酚胺类神经递质积储及释放，包括去甲肾上腺素、多巴胺及肾上腺素等，使脊髓局部平滑肌受体处的浓度达到中毒的程度，出现微血管痉挛、血栓形成及栓塞、微血管通透性增加、小静脉破裂。尽管如此，对于继发性脊髓损伤的机制的认识目前仍然还不十分精确，在上述相关因素中最值得重视的仍然是局部微循环障碍带来的缺血改变和自由基引起的脂质过氧化反应。由于继发性脊髓损伤具有严重的危害性，在伤后早期阻断、逆转这一进程对于脊髓损伤的救治有极其重要的意义，有效的治疗应针对继发性脊髓损伤的病理生理机制，保护尚未受损的白质传导束，从而达到保全部分神经功能的目的。

（二）开放性脊髓损伤

1. 脊髓火器伤　在脊髓火器伤，子弹的致伤能力是由它的质量和速度所决定（$E = 1/2MV^2$），而相对于质量而言，速度的作用更为明显。致伤物在战时多为高速子弹或弹片，即飞行速度大于 1 000m/s，而平时则以低速子弹为主。低速飞行物造成脊髓损伤相对较轻，常见的是直接撞击、挤压和挫裂。高速飞行物呈滚动式前进，对组织的直接毁损更为严重，当其击中骨质时，可使之成为继发投射物，尤为突出的是其在伤道内形成的强大侧方冲击力，可达 $135kg/cm^2$，殃及远离伤道的脊髓。高速弹造成的脊髓损伤，甚至可以不直接击中脊柱，在不发生脊柱骨折，穿通或者弹片存留的情况下引起脊髓挫伤。此外，特殊的受伤机制是枪弹击中臂丛神经的瞬间撕扯脊髓的后索和侧索。

2. 脊髓刃器伤　单纯的脊髓刃器伤很少致死，多无需手术探查，故早期的病理资料来源较少。对死于合并伤者进行尸检，可观察到脊髓部分或全部被切除，或仅为挫伤，断面水肿、外翻，硬膜可破损，椎管内可有血肿。根动脉损伤者，脊髓坏死、软化。致伤物愈锐利，损伤血管的可能性愈大。

三、临床表现

（一）闭合性脊髓损伤

伤后立即出现损伤水平以下运动、感觉和括约肌功能障碍，脊椎骨折的部位可有后突畸形，伴有胸腹脏器伤者，可有休克等表现。

1. 神经系统表现

（1）脊髓震荡：不完全神经功能障碍，持续数分钟至数小时后恢复正常。

（2）脊髓休克：损伤水平以下感觉完全消失，肢体弛缓性瘫痪、尿潴留、大便失禁、生理反射消失、病理反射阴性。这是损伤水平以下脊髓失去高级中枢控制的结果，一般 24h 后开始恢复，如出现反射等，但完全渡过休克期需 2~4 周。

（3）完全性损伤：休克期过后，脊髓损伤水平呈下运动神经元损伤表现，如肌张力增高、腱反射亢进、出现病理反射、无自主运动、感觉完全消失等。

（4）完全性损伤：可在休克期过后，亦可在伤后立即表现为感觉，运动和括约肌功能的部分丧失，病理征阳性。

2. 常见的综合征

（1）Brown - Sequard 综合征：即脊髓半侧损害综合征，可见单侧关节绞锁和椎体爆裂骨折，表现为同侧瘫痪及本体感觉、振动学、两点分辨觉障碍，损伤水平皮肤感觉节段性缺失，而对侧在损伤水平几个节段下的痛、温觉消失，典型者并不常见，多为一侧损伤比另一侧重。

（2）脊髓中央损伤综合征：是最常见的颈椎综合征，主要见于年龄较大者，尤其是中老年男性，这些患者受伤前常已有脊椎肥大症及椎管狭窄，损伤通常是过伸性的。除了一些脊椎肥大等原发改变外，在 X 线上多无或很少有异常表现。临床表现为四肢瘫，但上肢的瘫痪要重过下肢，上肢为迟缓性瘫，下肢为痉挛性瘫。开始时即有排便及性功能障碍。大多数患者能恢复，并逐渐进步使神经功能达到一定稳定水平。在恢复过程中，下肢恢复最快，膀胱功能次之，上肢恢复较慢，尤其是手指。

（3）前脊髓损伤综合征：这类损伤常是由于过屈或脊椎轴性负荷机制所引起。常伴有脊椎骨折和（或）脱位及椎间盘突出。临床表现为受伤水平以下总的运动功能丧失、侧束感觉功能（疼痛及温度）丧失，而后束功能（本体感觉及位置感觉等）不受影响。其预后要比脊髓中央损伤综合征差。

（4）圆锥损伤综合征：圆锥综合征常伴有胸腰段脊髓损伤。其特点是脊髓与神经根合并受累（如圆椎与马尾受损），同时存在上运动神经元及下运动神经元的损伤。圆锥成分的损伤与较上水平的脊髓损伤的预后相似，即完全性损伤预后差，不完全性损伤预后较好。马尾神经根损伤的预后较好，如同外周神经损伤。完全性的圆锥或脊髓损伤或不完全的马尾或神经根损伤是不常见的，这些患者如有足够的减压，则有可能恢复到自己行走的状态，但如果有长期的完全性圆锥损伤综合征，患者将不能排便及产生性功能障碍。

（5）马尾损伤综合征：圆锥损伤综合征的受伤常是从 T_{11} ~ L_1 水平，而马尾损伤综合征见于从 L_1 到骶水平损伤，这些患者表现为单纯的下运动神经元损伤，临床上常呈现出不完全性及不对称性，并有好的预后。严重的圆锥及马尾损伤患者常有慢性顽固性疼痛，比高水平的损伤更多见。

（6）急性 Dejeine 洋葱皮样综合征：这类损伤位于高颈位，是由于三叉神经脊髓束受损所致。面及额部麻木、感觉减退及感觉缺失环绕于口鼻部呈环状，躯体的感觉减退，水平仍于锁骨下，四肢有不同程度的瘫痪。

（二）开放性脊髓损伤

1. 脊髓火器伤

（1）伤口情况：多位于胸段，其次位于腰、颈段，最次位于骶段，这与各部位节段的长度相关。伤口污染较重，可有脑脊液或脊髓组织流出。

（2）脊髓损伤特征：由于火器伤在原发创道外还存在的震荡区和挫伤区效应，受伤当时表现出的神经系统功能损害的平面可高出数个节段，随着此种病理改变的恢复，受损平面可能下降。因此，伤后早期行椎板切开脊髓探查术对此应有所考虑。与脊髓刃器伤相仿，完全性损伤占多数。

（3）合并伤：颈部可伴有大血管、气管和食道损伤，胸腹部有半数合并血、气胸、腹腔内脏损伤或腹膜后血肿，因此，休克发生率高。

2. 脊髓刃器伤

（1）伤口特点：伤口几乎均在身体背侧，1/3 在中线处或近中线处，可为单发，亦可多发，但一般只有一个伤及脊髓。伤道的方向在胸段多朝上，在颈段和腰段多为水平或向下。伤口的大小与刃器的种类有关，最小者仅为一小洞，需仔细检查方能发现。

（2）脑脊液漏：4%～6%的伤口脑脊液漏，多在2周内停止。

（3）神经系统症状：根据 Peacock 的450例资料统计，损伤部位在胸段占63.8%，颈段占29.6%，腰段占6.7%，完全损伤仅占20.9%，不完全损伤占70%，表现为典型或不典型的 Brown－Sequard 征。脊髓休克一般于24h内恢复。有动脉损伤者，症状多较严重。损伤平面以下可因交感神经麻痹、血管扩张而体温升高。

（4）合并损伤：多伴有其他脏器的损伤。腹腔脏器有损伤时，可因缺乏痛觉和痛性肌紧张而漏诊。

四、实验室和特殊检查

（一）腰椎穿刺及奎肯试验

在脊椎损伤合并脊髓损伤患者，为确定脑脊液的性质及蛛网膜下腔是否通畅，对了解脊髓损伤程度及决定手术减压有一定参考价值，但目前已很少应用。

（二）脊柱平片

脊椎平片是诊断脊髓损伤的重要依据。除拍摄前后位及侧位外，尚需拍摄两侧斜位像。在疑有第一、二颈椎损伤时需摄张口位片。除个别病例外对椎体骨折或骨折脱位都能很好显示，但对附件骨折往往不能显示或显示较差，这给决定手术适应证及入路带来困难。因此有些患者尚需进一步作如体层造影、计算机体层甚至脊椎造影等检查以明确诊断。

（三）脊柱 CT 扫描术

轴位 CT 可显示椎管形态，有无骨折片突入。腰穿注入水溶性造影剂后再行 CT，可清楚地显示突出的椎间盘及脊髓受压移位情况，脊髓水肿增粗时，环形蛛网膜下腔可变窄或消失。出血表现为椎管内高密度影，使脊髓受压移位。硬膜外血肿为紧贴椎管壁，包绕硬膜囊的高密度影；髓外硬膜下血肿表现为类似椎管造影后的 CT 扫描，高密度出血充满蛛网膜下腔，包绕低密度脊髓；脊髓挫伤水肿表现为脊髓外形膨大，内部密度不均，可见点状高密度影；脊髓横断后相应硬膜囊必然破裂，此时椎管造影 CT 扫描可见高密度造影剂充满整个椎管，脊髓结构紊乱。

（四）脊髓造影

可显示蛛网膜下腔有无梗阻、脊髓受压程度和方向、神经根有无受累。

（五）脊柱磁共振成像

脊柱磁共振成像是迄今唯一能观察脊髓形态的手段，有助于了解受损的性质、程度、范围，发现出血的部位及外伤性脊髓空洞，因而能够帮助预后。一般来讲，MRI 能清楚地显示椎管、脊髓和椎位情况。矢状面可见椎体错位成角，并压迫脊髓，脊髓内可有出血而表现为信号不均，严重者脊髓断裂。椎体压缩性骨折时，常伴有椎间盘脱出。慢性脊髓损伤者，损伤部位形成脊髓空洞，与脑脊液信号相似，其远端还可有脊髓萎缩变细等表现。

（六）电生理检查

诱发体感电位（Somato－sensory potential，SEP），是电刺激周围神经时，在皮层相应的感觉区记录的电位变化。脊髓损伤可借此项检查判断脊髓功能和结构的完整性。24h以后检查，不能引出诱发电位，且经数天连续检查仍无恢复，表明为完全性损伤；受伤能引出电位波者，表明为不完全损伤。缺点是本检查只能反映感觉功能，无法评估运动功能。

五、诊断

（一）闭合性脊髓损伤的诊断

应包括：①脊柱损伤水平、骨折类型，脱位状况。②脊柱的稳定性。③脊髓损伤的水平、程度。脊柱损伤的水平、脱位情况一般只需X线片即能判断，而骨折类型的判断有时尚需参照CT片。

保持脊柱稳定性主要依靠韧带组织的完整，临床实际中所能观察到的、造成不稳定的因素综合起来有：①前柱：压缩大于50%（此时若中柱高度不变，则提示后方的韧带结构撕裂）。②中柱：受损（其他两柱必有一个结构不完整）。③后柱：骨质结构破坏，矢状位向前脱位 >3.5mm（颈）或 >3.5mm（胸、胸腰），矢状向成角 >11°（颈），>5°（胸、胸腰）或 >11°（腰）。④神经组织损伤：提示脊柱遭受强大外力作用而变形、移位、损伤。⑤原有关节强直：说明脊柱已无韧带的支持。⑥骨质异常。

寰枢椎不稳定的标准：①寰椎前结节后缘与齿状突前缘的间距 >3mm；②寰椎侧块向两侧移位的总和 >7mm。脊髓损伤的水平是指保留有完整感觉、运动功能的脊髓的最末一节。完全性损伤是指包括最低骶节在内的感觉、运动功能消失。应检查肛门皮肤黏膜交界区的轻触觉和痛觉并指诊肛门括约肌的随意收缩功能。不完全损伤是指损伤水平以下有部分感觉，运动功能保留，包括最低骶节。

（二）开放性脊髓损伤的诊断

1. 脊髓火器损伤的诊断　鉴于脊髓火器伤合并伤的高发性，首先强调不能遗漏危及生命的合并伤的诊断，必要时应行血管造影明确有无大血管的损伤。脊髓火器伤一般根据枪弹伤的入（出）口和伤道的方向及脊髓损伤的神经系统症状可做出初步诊断。受伤时神经系统损伤程度同样需要采用Frankel分级或者ASCI评分进行记录和评价，伤情允许时，有选择的辅助检查，判断脊髓受损的确切平面和严重程度。

（1）X线平片：观察子弹或弹片在椎管内、椎旁的滞留位置，有无骨折。根据脊椎受损显示估计脊髓受损的严重程度。

（2）CT扫描：当X线片上脊柱受损的情况显示不清时，行轴位CT扫描提示骨折的部位，椎管内有无骨折片或金属碎片突入。注意有无椎管内血肿。

（3）MRI：能够准确显示脊髓受损的情况，具有不可代替的优势，但在脊髓火器伤时是否采用MRI检查，特别是可能有弹片位于脊髓内时，应慎重分析。MRI扫描时产生的强大磁场可能使位于脊髓内的弹片发生移位，引起更严重损伤，并且金属异物本身也可以使检查产生伪影。伤道内，特别是椎管内无金属弹头或弹片存留时，MRI检查能最准确地显示脊髓受损状态。

2. 脊髓刃器损伤的诊断　根据背部刀伤史和随即出现的脊髓半侧损害症状，即可明确诊断。

X线平片上可能发现较大的骨折片，亦可根据滞留刃器的尖端位置或折断后残留部分的位置判明损伤的节段，应常规拍摄正、侧位片。与投照方向平行的细长刃器可仅为一点状影，倘重叠于椎骨上，不易发现。胸片和腹平片上注意有无有胸、腹腔积液和膈下游离气体。为明确伤道与椎管的关系，可采用伤道水溶性碘剂造影。轴位 CT 可明确显示残留刃器或骨折片的部位或发现椎管内血肿、脓肿等需要手术的占位病变，但金属异物产生的伪影常影响观察。MRI 可清楚显示脊髓损伤的程度。典型的半切损伤在冠状位上为脊髓一侧的横行缺损，缺损区为长 T_1、长 T_2 信号。有金属异物存留时，一般不作此项检查。当神经系统症状恶化，需手术探查，但又不便行 CT 或 MRI 时，应作脊髓碘水造影，了解有无受压或梗阻。

六、鉴别诊断

（一）闭合性脊髓损伤的鉴别诊断

1. 椎管内出血　外伤，如高处坠落背部或臀部着地，背部直接受力等偶可引起椎管内血管破裂出血，原有血管畸形、抗凝治疗、血液病等患者轻度受伤即可出血（亦可为自发性），血肿可位于硬膜外、硬膜下、蛛网膜下腔和髓内。起病较急，常有根性疼痛，亦可有脊髓压迫症状，往往累及几个节段。蛛网膜下腔和髓内出血时，腰穿脑脊液呈血性，轴位 CT 可见相应部位有高密度影。MRI 则可显示异常信号，早期（2d）T_1 时间缩短，在 T_1 加权像上出现高信号约一周后红细胞破裂，出现细胞外正铁血红蛋白，使 T_2 上变为高信号（T_1 上仍为高信号）。

2. 脊髓栓系综合征　当腰部受直接打击或摔伤时，可使原有脊髓栓系综合征患者的症状加重，出现双腿无力，行走困难，括约肌功能障碍。MRI 上可以看到圆锥低位、终丝增粗，多伴有脊柱裂、椎管内或皮下脂肪瘤。

（二）开放性脊髓损伤的鉴别诊断

主要是脊髓火器伤的鉴别诊断。

1. 脊髓闭合损伤　被枪弹或弹片击中后，患者可发生翻滚、坠落，引起脊柱骨折、脱位、压迫脊髓，X 线检查多可发现椎体压缩，呈楔形变，常伴有脱位。火器伤一般只见椎骨局部的破坏，不会影响脊柱稳定性。

2. 腰骶神经丛损伤　与单侧的圆锥和马尾神经的火器伤有时不易鉴别，后者腰穿有血性脑脊液。

七、闭合性脊髓损伤的治疗

（一）院前急救

在事故现场，要注意患者的意识，尤其是心肺功能。正确的抢救技术非常重要，通过积极的现场救治处理危及患者生命安全的问题，预防脊髓损伤继发瘫痪，以及不全瘫痪转为完全瘫痪，为后继治疗和康复奠定良好基础。由于伤后 6～8h 内脊髓中心未坏死，周围白质情况尚好，且血管介质释放而导致的代谢紊乱在伤后 6～8h 内，因此，掌握正确的急救技术，在现场对怀疑存在脊柱脊髓损伤的患者进行正确的固定和搬运，紧急转送具备治疗条件的医院，显得极为重要，也是防止加重、影响预后的重要措施。对颈椎损伤患者，应放在平板上，适当固定颈椎，不必一定保持颈椎的生理弯曲。因为在没有经过 X 线确诊之前，无论是四头带牵引，还是颅骨牵引，都可能是有害的。如果患者处于昏迷状态，转运前应插好气管插管，以保证通气。对胸腰椎损伤，在变换体位过程中，常需要几个人协同进行，同时要控制颈部，清理呕吐物及呼吸道。创伤患者只要锁骨以上皮肤损伤或有意识障碍，都应高度怀疑颈椎损伤，应固定颈部，使用颈围、颈托或颈胸支架，直至影像学检查明确颈椎情况后才可决定是否去除固定。

（二）非手术治疗

1. 药物治疗

（1）甲泼尼龙（Methylprednisolone，MP）：主要作用是抑制细胞膜的脂质过氧化反应，可以稳定溶酶体膜，提高神经元及其轴突对继发损伤的耐受，减轻水肿，以防止继发性脊髓损害，为手术治疗争夺时间。1990 年美国第二次全国急性脊髓损伤研究（NASCIS2）确认：早期大剂量应用甲泼尼龙是治疗人类急性脊髓损伤的有效方法。损伤后 8h 内应用，最好在3h，大剂量使用，应密切注意应激性溃疡等并发症的发生。

（2）21 - 氧基类固醇（tirilazad mesylate，TM）作为一种新型的制剂，其抑制脂质过氧化反应的能力强于甲泼尼龙，而不易引起激素所具有的不良反应，在动物实验中显示出良好效果，已被列入第三次美国急性脊髓损伤研究（NASIS3）计划。临床研究证实，患者在伤后 24h 内使用 TM 可促进运动功能恢复。

（3）甘露醇、呋塞米等脱水药物可减轻脊髓水肿，宜早期使用。

（4）GM - 1：为神经节苷脂类（Ganglioside，Gg），Gg 是组织细胞膜上含糖鞘脂的唾液酸。GM - 1 在哺乳类中枢神经系统的细胞膜上含量很高，特别是髓鞘、突触、突触间隙，能为受损脊髓（特别是轴突）提供修复原料。在动物实验中具有激活 $Na^+ - K^+ - ATP$ 酶、腺苷酸环化酶、磷酸化酶活性，防止神经组织因缺血损伤造成细胞水肿，提高神经细胞在缺氧状态下的存活率，并有促进神经细胞轴突、树突发芽再生的作用。关于 GM - 1 的应用时机、给药时间、与 MP 的最佳配伍剂量仍需进一步研究。

（5）其他：尚有众多的药物诸如兴奋性氨基酸拮抗剂（MK - 801）、阿片肽受体拮抗剂、自由基清除剂等仍处于动物实验阶段，并被认为具有一定的应用前景。目前，研究主要集中在选择最佳的神经营养因子和载体时间模式。

2. 高压氧和局部低温疗法　高压氧疗法可以提高血氧分压，改善脊髓缺血状况。局部低温可降低损伤部位的代谢，减少耗氧，可采用开放或闭合式，硬膜外或冷却液灌洗，温度5～15℃。

（三）手术治疗

1. 切开复位和固定　由于关节绞锁或骨折脱位严重，闭合复位困难，需行手术复位。整复关节绞锁有时需切除上关节突。脊柱固定方法和材料有多种，途径可经前路或后路，总的要求是固定牢靠，操作中防止脊髓损伤。值得提及的是，对于骨折脱位严重、脊髓横断、瘫痪已成定局者，复位和固定依然十分重要，它可以减轻疼痛并为全面康复训练打好基础。某些韧带损伤如不经有效固定，可发生晚期不稳定（L Late instability），出现渐进性神经功能障碍。

2. 椎板切除术　传统上试图用此法来迫使脊髓后移，躲避前方的压迫，结果是无效的。此外，椎板广泛切除增加了脊柱的不稳定性，实验证明可能减少脊髓供血。但遇下列情况，可行椎板切除术：①棘突、椎板骨折压迫脊髓。②合并椎管内血肿。③行脊髓切开术（My-elotomy）。④行马尾神经移植、缝合术。为保持脊柱的稳定性，防止晚期出现驼背畸形，可行内固定术或将切除的椎板复位、成形（去除椎板之时应保持其完整）。

3. 脊髓前方减压术 脊柱骨折引起的脊髓损伤，大多来自压缩和脱位的椎体或其后上角、粉碎骨折块、突出的椎间盘，有效的方法是解除来自脊髓前方的压迫。

（1）颈髓前路减压术：此入路，包括经口咽行齿状突骨折切除术的入路已逐渐为神经外科医生掌握。为减少操作加重脊髓损伤，尽量不用 Cloward 钻或骨凿，理想的方法是用高速小头钻磨除压迫物，减压后取髂骨行椎体间融合术。术前、术中和术后需行颅骨牵引。

（2）胸段前方减压术：包括经胸腔入路、经椎弓根入路和经肋骨横突入路。后两种入路神经外科医生较为熟悉，是经过椎管的侧方进入，对脊髓的牵拉较小。但近年一些学者尚嫌暴露不够满意，特别是对严重的爆裂骨折，需要彻底减压后应行椎体间植骨融合，故主张经胸前路手术（经胸膜外或胸腔），此手术需要术者有胸外科知识和技巧。减压后应行椎体间植骨融合，必要时加用固定器。

（3）胸腰段前方减压术：Mcafee 等在 20 世纪 80 年代中期开始应用腹膜后入路。通常从左侧进入以避开肝脏和下腔静脉。由第 12 肋床进主腹膜后间隙，可暴露 $T_{11} \sim L_3$ 椎体，稍向下方作皮肤切口，即可显露 L_4 椎体。切除横突、椎弓根，去除骨折块和椎间盘，或用小钻磨除突出的椎体后缘。充分减压后行椎骨间植骨融合术（取同侧髂骨）。

（4）腰段前方减压术：除上述腹膜后入路外，仍有人采用侧后方入路，切除半侧椎板和椎弓根，显露出硬膜囊的外侧，稍向后方牵开（马尾神经有一定游离度），用弯的器械夹取前方的骨折片、突出的椎间盘，或用小钻磨除突出的锥体后缘。经此入路暴露前方不满意，优点是可同时行椎板内固定。创伤和脊柱手都可能影响脊柱的稳定性，合理的脊柱内固定可以纠正脊柱畸形，减轻神经组织受压，融合不稳定的脊柱节段，保护附近正常活动的脊柱节段。后路器械固定及融合术是最常采用的治疗方案，一般为适应不同的脊柱节段采用不同的固定系统。钩杆系统（CD，TSRH，ISOLA）常用于颈椎、中胸段区域的固定。颈段椎体因椎弓根直径狭窄，经椎弓根固定较少采用，而代之以椎板下的钢丝；中胸段区域则通常采用横突钩及椎弓根钩固定。胸腰连接部椎弓根宽大，椎弓根螺丝容易插入，故常使用固定杆和椎弓根螺丝（TSRH、CD、ISOLA）。$L_2 \sim L_4$ 的内固定目的在于减少融合节段的数目及维持腰椎的生理曲度，可以利用椎弓根螺丝固定，固定杆按生理弯曲塑形，实行短节段（二或三个运动节段）融合。对于 L_5 和骶骨骨折，固定是必需的，通常采用经后路椎弓根螺丝固定，术后患者应戴腰骶矫形支架。有时为了避免二期后路融合，某些病例行前路减压术后可以直接行前路器械固定及融合术。目前常用的前路固定装置可以被分为下列几类：金属板、椎体外侧固定和椎体间装置。值得引起重视的是脊柱内固定成功与否在于成功的关节融合术；而不在于器械应用与否，这依赖于良好的组织清创、皮质剥除和大量的髂骨或同种异体移植骨。

八、开放性脊髓的治疗

（一）火器脊髓损伤的治疗

（1）开放性脊髓损伤一般不影响脊柱稳定性，对搬运无特殊要求。

（2）优先处理合并伤，积极抗休克治疗。

（3）早期全身大剂量应用广谱抗生素、TAT，预防感染。

（4）伤后早期实行清创术，应争取伤后6~8h内进行。原则是沿伤道消除坏死组织和可见异物、游离骨片。胸壁上伤口清创仅限于组织内，不进入胸腔。

（5）椎板切除术的适应证：①椎管内异物、骨片压迫脊髓或存在易引起感染的因素（如子弹进入椎管前先穿透肠管）。②椎管内有血肿压迫脊髓。③脑脊液漏严重。④不完全损伤者在观察过程中症状恶化，奎肯氏试验提示椎管内有梗阻，一般应另作切口。手术目的是椎管内清创，一般不应切开硬脊膜，以免污染脊髓组织。已破损者，应扩大切开，探查脊髓，清除异物，碎烂的脊髓可轻轻吸除。清除后，缝合修补硬膜。

（6）继发于低速弹火器伤的脊柱不稳定是很少见的，发生不稳定的原因多数是医源性引起的。常常是由于不正确或者过分追求减压效果的多个椎板切除减压导致。因此在椎板切除术前应对此有足够的认识。

（二）刃器脊髓损伤的治疗

优先处理颈、胸、腹部重要脏器的损伤。

（1）早期静脉应用大剂量抗生素，肌内注射TAT。

（2）伤口的处理：小的伤口，若无明显污染，可只冲洗其浅部，然后将其缝合；较大的伤口，有组织坏死或污染较重者，需行伤道清创。与火器伤相比，刃器伤的伤口处理偏于保守，但前提是应用大量的广谱抗生素。

（3）手术指征：遇下列情况，可考虑行椎板切除术：①影像学证实椎管内异物，骨片存在，需清除。②进行性神经功能障碍，CT或MRI证实椎管内有血肿。③椎管内有脓肿或慢性肉芽肿造成脊髓压迫症状。

九、并发症及其治疗

（一）闭合性脊髓损伤并发症及处理

1. 褥疮　每2h翻身1次，保持皮肤干燥，骨突出部位垫以气圈或海绵。国外最新研制的可持续缓慢左右旋转的病床（Roto – Rest bed）可有效地防止压伤，可活动身体任何部位而不影响脊柱的稳定性。褥疮若久治不愈，可行转移皮瓣覆盖。

2. 尿路感染　患者入院后一般均予以留置导尿，导尿管应每周更换1次，并行膀胱冲洗。

3. 肺部感染　C_4以上脊髓损伤可导致呼吸困难、排痰不畅，较容易并发肺部感染，应加强吸痰、雾化吸入治疗。

4. 深静脉血栓形成（DVT）　此症日益受到重视。据统计，有临床症状的DVT发生率为16.3%，倘做其他检查，如静脉造影等，DVT的发生率为79%。DVT可能与下列因素有关：缺乏大组肌群收缩产生的泵作用，静脉血淤滞；创伤后纤维蛋白原增多，血液黏滞度高；脱水；血浆蛋白原激活抑制因子释放增多，纤溶障碍；下肢不活动、受压导致血管内皮的损伤等。DVT常发生在伤后前几个月，表现为下肢水肿、疼痛、皮肤颜色改变、局部或全身发热，最严重的并发症是肺栓塞致死。诊断方法有多普勒超声、静脉造影等。预防措施主要是活动下肢，应用抗血栓长袜（Antiemblic stocking）等。一旦出现DVT，应行抗凝治疗。

（二）开放性脊髓损伤并发症及处理

1. 脊髓火器伤的突出并发症是感染 感染可发生在伤口、椎管内（硬膜外或硬膜内），防治方法重在彻底清创、充分引流和全身大量应用抗生素。

子弹的存留有引起铅中毒的可能，特别是在弹片直接与脑脊液或者形成的假性囊肿液相接触时，弹片中含的铅成分可发生分解而引起慢性铅中毒，主要表现为腹痛、痴呆、头痛、记忆力丧失、肌无力等。治疗可以采用乙二胺四乙酸（EDTA）、二巯丙醇（BAL）等金属螯合剂。

2. 刃器伤的并发症 Brodie 脓肿，残留在椎体内折断的刃器尖引起的慢性椎体脓肿，需手术清除。

十、预后

（一）闭合性脊髓损伤

高位完全截瘫者死亡率为49%～68.8%。死亡原因主要为呼吸衰竭、呼吸道梗阻、肺炎，脊髓功能的恢复程度主要取决于受损的严重程度和治疗情况。完全横断者，神经功能不能恢复，马尾神经受压解除后恢复良好。对完全截瘫者的脊柱骨折脱位采用闭合复位，其功能有10%恢复，采用手术方法治疗者有10%～24%恢复；对不完全截瘫者治疗后功能恢复率为80%～95%。

（二）开放性脊髓损伤

（1）脊髓火器伤常伴有危及生命的内脏损伤和休克。据英国著名的脊髓损伤专家Ludwig Guttmann统计，第一次世界大战期间，死亡率高达70%～80%。此后由于抗休克治疗的加强，抗生素的广泛应用，后因条件改善及脊髓损伤中心的建立，死亡率逐渐下降，至第二次世界大战后期已低于15%。

（2）刃器伤的预后比火器伤为佳，原因是脊髓切缘整齐，挫伤范围小，利于神经组织修复 Peacock 报告的450例中，65.6%恢复良好，无需或略加支持即能行走，17.1%需挂拐行走，17.3%无恢复，16例死亡者中，9例早期死于脑膜炎或肺栓塞。

（刘少录）

第二节　椎管内肿瘤

一、概述

椎管内肿瘤也称为脊髓肿瘤，指生长于脊髓本身及椎管内与脊髓相邻近的组织结构（如神经根、硬脊膜、椎管内脂肪组织、血管等）的原发性肿瘤及转移性肿瘤的统称，多见于青壮年；是神经外科常见病，约占神经系统肿瘤的10%～13%。临床上根据肿瘤与脊髓、硬脊膜的位置关系，一般将椎管内肿瘤分为髓内、髓外硬膜内和硬膜外三类。髓外硬膜内肿瘤最多见，其次是硬脊膜外肿瘤，最少见为脊髓内肿瘤。根据病理可将椎管内肿瘤分为：脊膜瘤、神经鞘瘤、星形细胞瘤、节细胞性神经瘤、浆细胞瘤、单纯性囊肿、血管瘤、脂肪瘤、错构瘤、硬脊膜囊肿、间叶瘤、肠源性囊肿、恶性神经鞘瘤和恶性血管内皮细胞瘤。神经纤维瘤、脊膜瘤和胶质细胞瘤（包括星形细胞瘤和室管膜瘤）为最常见的病理类型。神经纤维瘤约占 40.0% 左右，脊膜瘤约占 9%～12%，胶质细胞瘤约占 8%～12%。

椎管内肿瘤大多数为良性肿瘤，其临床症状和体征依肿瘤部位、大小、性质不同而异。多数早期症状较轻且具有多样性，临床体征常不典型，如出现颈部或背部隐痛伴有肩部酸痛，胸前部不适，上、下肢麻木或放射痛等；故早期诊断比较困难，可导致漏诊、误诊而延误治疗。因此，全面了解病情及体检、正确使用影像学检查是本病早期诊断最重要的两个方面。

手术治疗是椎管肿瘤的唯一选择，将肿瘤予以切除，绝大多数病例可达到治愈效果，因此对椎管肿瘤的手术应持积极态度，即使是转移癌，手术虽不能挽救患者生命，但也能提高患者生活质量。

二、诊断

1. 病史要点与体格检查　椎管内肿瘤的病变较隐匿缓慢，个别也有起病较急的。要注意首发症状以及病程发展的先后顺序。脊髓压迫症是其最主要的临床表现，病程多在 1～3 年。起病以神经根痛、运动障碍和感觉障碍为首发症状的各占约三分之一。国内报道椎管内肿瘤以根痛起病最为常见，其次为运动障碍和感觉障碍。根痛在神经鞘膜瘤患者表现尤为突出，疼痛多为难以忍受的胀痛，进行性加重，夜间卧床休息疼痛明显，行走活动时可缓解；而脊膜瘤则较少出现，故对定性诊断有重要参考价值。椎管内肿瘤的诊断除根据临床的症状和体征外，影像学检查也必不可少。除细致和反复的神经系统检查外，不可忽视全身的检查。如背部中线及其附近的皮肤有窦道或陷窝，常提示椎管内的病变是胚胎残余肿瘤等。怀疑转移性肿瘤时注意检查原发病灶。一旦确诊为脊髓肿瘤，则应进一步进行定位诊断。

2. 不同类型椎管内肿瘤的临床特点

（1）髓内肿瘤：髓内肿瘤占 9%～18%，常见有星形细胞瘤、室管膜瘤。神经根痛较少见；其感觉改变以病变节段最明显，并由上向下发展，呈节段型分布，有感觉分离现象；可有下运动神经元症状，肌肉萎缩；锥体束征出现晚且不明显，脊髓半切综合征少见或不明显；椎管梗阻出现较晚或不明显，脑脊液蛋白含量增高不明显，放出脑脊液后症状改善不明显；脊突叩痛少见，脊柱骨质改变较少见。

（2）髓外肿瘤：髓外硬膜内肿瘤占 55% 左右，常见有神经纤维瘤、神经鞘瘤、脊膜瘤等。硬膜外肿瘤占 25% 左右，多数是转移瘤、淋巴瘤。哑铃形椎管内肿瘤约占 8.5%。神经根痛较常见，且具有定位诊断的价值；感觉改变以下肢远端感觉改变明显，且由下往上发展，无感觉分离现象；锥体束征出现较早且显著，下运动神经元症状不明显，脊髓半切综合征明显多见；椎管梗阻出现较早或明显，脑脊液蛋白明显增高，放出脑脊液后由于髓外肿瘤下移而症状加重；脊突叩痛多见，尤以硬膜外肿瘤明显，脊柱骨质改变较多见。

3. 病变平面定位

（1）当脊髓的某节段受到肿瘤压迫性损害时，该节段的定位依据：①它所支配的区域出现根痛，或根性分布的感觉减退或感觉丧失现象。②它所支配的肌肉发生弛缓性瘫痪。③与这一节段有关的反射消失。④自主神经功能障碍。

（2）不同节段的临床表现：①高颈段（C_1～C_4）肿瘤，颈、肩或枕部痛。四肢呈不全性痉挛瘫痪，肿瘤平面以下深、浅感觉丧失，大小便障碍。颈 4 肿瘤时，可出现膈神经麻痪，出现呼吸困难或呃逆。②颈膨大部（$C_5 \sim T_1$）肿瘤，双上肢呈弛缓性瘫痪（软瘫），双下肢痉挛性瘫痪（硬瘫），手、臂肌肉萎缩，肱二、三头肌腱反射消失，或眼交感神经麻痹：同侧瞳孔及眼裂缩小，眼睑下垂，眼球轻度凹陷（霍纳氏征）。大、小便障碍。③上胸段（$T_2 \sim T_8$）肿瘤，胸、腹上部神经痛和束带感。双上肢正常。双下肢硬瘫，腹壁及提睾反射消失。④下胸段（$T_9 \sim T_{12}$）肿瘤，下腹部及背部根痛和束带感。双上肢正常，双下肢硬瘫。肿瘤平面以下深、浅感觉障碍，中、下腹反射消失，提睾反射消失。⑤圆锥部肿瘤（$S_2 \sim S_4$），发病较急，会阴部及大腿部有对称疼痛，括约肌功能障碍，出现便秘、尿失禁及尿潴留，性功能障碍，跟腱反射消失：⑥马尾部肿瘤（L_2以下），先一侧发病，剧烈根痛症状以会阴部、大腿及小腿背部明显，受累神经支配下的肢体瘫痪及肌肉萎缩，感觉丧失，膝、跟腱反射消失。大、小便障碍不明显。

4. 辅助检查

（1）腰穿及脑脊液检查：对诊断很有意义，作为常规检查项目。腰穿时通过压迫颈静脉试验（Queckenstedt test）进行脑脊液动力学检查，了解椎管被肿瘤阻塞程度即椎管通畅程度，如椎管蛛网膜下腔有部分或完全梗阻现象即奎根试验阳性。留取少量脑脊液检查，测定脑脊液蛋白含量，一般来说，椎管梗阻越完全，平面越低，时间越长，脑脊液蛋白含量越高；而脑脊液细胞计数正常，即所谓蛋白-细胞分离现象，是诊断脊髓瘤重要依据。须注意腰穿后可能神经系统症状加重，如根痛、瘫痪加重。颈段肿瘤腰穿后容易出现呼吸困难，甚至呼吸停止现象，须作好应急准备。如出现上述情况，应紧急手术切除肿瘤。

（2）脊柱X线照片检查：拍摄相应节段脊柱正侧位片、颈部加照左、右斜位片观察椎间孔的改变。约有30%～40%的患者可见骨质改变，常见的征象有：①椎间孔扩大或破坏。②椎管扩大，表现为椎弓根间距增宽。③椎体及附件的骨质改变，椎体骨质破坏、变形，椎弓根破坏等；应考虑到是否为恶性肿瘤。④椎管内钙化，偶见于少数脊膜瘤，畸胎瘤及血管母细胞瘤。⑤椎旁软组织阴影。由于椎管内肿瘤多为良性，早期X线片上常无骨质异常表现，有时仅在晚期可见椎弓根间距增宽，椎管壁皮质骨变薄，椎管扩大等间接征象。对于哑铃形等椎内肿瘤，可见椎间孔扩大。X线片检查，可排除脊柱畸形、肿瘤等原因造成的脊髓压迫症，仍为一种不可缺少的常规检查。

（3）脊髓造影检查：①脊髓气造影：适用于脊髓颈段及马尾部位的定位。方法简单、方便，但常不太清晰。②脊髓碘油造影：是目前显示椎管内占位病变的有效方法之一，可选用碘油（如碘苯酯）或碘水造影剂（如amipaque或omnipaque）行颈脊髓椎管造影，尤其是经小脑延髓池注药造影容易确诊。不仅能确定肿瘤的节段平面，还能确定肿瘤与脊髓和硬脊膜的关系，有时还能做出肿瘤定位诊断。方法是将造影剂经腰穿或颈2侧方穿刺注入蛛网膜下腔，透视下调节患者体位，观察造影剂在椎管内的流动状况和被梗阻的程度以及观察肿瘤对脊髓的压迫程度。髓内肿瘤时碘油沿脊髓两侧分流，衬托出肿瘤部位脊髓呈梭形膨大。髓外硬膜内肿瘤时，碘油呈杯口状充盈缺损。硬脊膜外肿瘤时，碘油梗阻平面呈梳齿状。omnipaque为第二代非离子碘水溶性造影剂，造影清晰，安全可靠，可根据脊髓膨大、移位及蛛网膜下腔梗阻确定脊髓肿瘤，结合脑脊液蛋白增高，做出正确诊断。但是由于粘连等原因，有时梗阻平面并非一定代表肿瘤真实边界。通常需要再行CT扫描或MRI检查，以获得更多的肿瘤病变信息。

（4）椎管CT及MRI扫描检查：CT扫描具有敏感的密度分辨力，在横断面上能清晰地显示脊髓、神经根等组织结构，它能清晰地显示出肿瘤软组织影，有助于椎管内肿瘤的诊断，这是传统影像学方法所不具备的。但是 CT 扫描部位，特别是作为首项影像学检查时，需根据临床体征定位确定。有可能因定位不准而错过肿瘤部位。CT 基本上能确定椎管内肿瘤的节段分布和病变范围，但较难与正常脊髓实质区分开。CTM（CT 加脊髓受造影）能显示整个脊髓与肿瘤的关系，并对脊髓内肿瘤与脊髓空洞进行鉴别。磁共振成像是一种较理想的检查方法，无电离辐射的副作用，可三维观察脊髓像，能显示肿瘤组织与正常组织的界线、肿瘤的部位、大小和范围，并直接把肿瘤勾画出来，显示其纵向及横向扩展情况和与周围组织结构的关系，已成为脊髓肿瘤诊断的首选方法。MRI 对于区别髓内、髓外肿瘤更有其优越性。髓内肿瘤的 MRI 成像，可见该部脊髓扩大，在不同脉冲序列，肿瘤显示出不同信号强度，可与脊髓空、洞症进行鉴别。髓外肿瘤可根据其与硬脊膜的关系进行定位，准确率高。MRI 矢状面成像可见肿瘤呈边界清楚的长 T_1、长 T_2 信号区，但以长 T_1 为主，有明显增强效应，有的呈囊性变；轴位像显示颈脊髓被挤压至一侧，肿瘤呈椭圆形或新月形。对于经椎间孔向外突出的哑铃形肿瘤，可见椎管内、外肿块的延续性。由于 MRI 直接进行矢状面成像，检查脊髓范围比 CT 扫描大，这是 CT 所无法比拟的，而且于 MRI 可以显示出肿瘤的大小、位置及组织密度等，特别是顺磁性造影剂 Gd – DTPA 的应用可清楚显示肿瘤的轮廓，所以 MRI 对确诊和手术定位都是非常重要的。这方面 CT 或 CTM 远不如 MRI。根据临床症状和体征初步确定肿瘤的脊柱平面后，病变节段 CT 扫描对确定诊断有重要帮助。不但能观察到肿瘤的部位和大小，而且还能见到肿瘤突出椎管外破坏椎间孔的改变。磁共振成像技术（MRI）对诊断椎管内肿瘤是当今先进技术，可多节段纵行断层成像，对脊髓肿瘤具有很高的定位、定性的诊断价值。

5. 诊断标准　要提高椎管内肿瘤的早期诊断率，应做到询问病史、查体要仔细，一定做全面的查体，善于察觉特殊意义的症状和体征，如下肢肌张力增高，膝、踝出现阵挛，病理征阳性，病史中叙述慢性持续性进行性加重，是否有间歇性症状和夜里静息痛等。同时提高对椎管内肿瘤的认识，无诱因下出现肢体、躯干神经症状和体征时，要意识到有椎管内肿瘤的可能。诊断除根据临床症状与体征外，影像学检查必不可少。

（1）主要症状与体征：①疼痛：疼痛为常见的首发症状，常表现为根性疼痛，有时可误诊为肋间神经痛或坐骨神经痛。②感觉障碍：常见，有不同程度的感觉障碍，表现为有感觉障碍平面并常伴有麻木或束带感。髓内肿瘤则常表现有不同程度的节段性感觉障碍，感觉障碍平面与脊髓肿瘤所在部位相关。③运动障碍：压迫脊髓平面以下有不同程度的运动障碍，从肌力减退到肢体瘫痪。④括约肌功能障碍：尿失禁或尿潴留，多出现于髓内肿瘤或脊髓受压严重或病程较长的患者。⑤其他：腰骶部肿瘤表现有颅内压增高，伴有眼底视盘水肿，与脑脊液中蛋白含量过高有关。

（2）定位与定性：脊柱 X 线片异常率不高，但可排除椎骨肿瘤、结核、骨质疏松症等病变。椎管内造影只能确定肿瘤的下界或上界，难以了解肿瘤的范围，更不能做出定性诊断。CT 平扫检查一般无法显示椎管内肿瘤，当发现椎间盘膨（突）出或椎管狭窄时，要进一步将 CT 表现与病史、症状和体征相联系，若临床症状及体征和 CT 表现不相符时，不能草率下结论而误（漏）诊，更不能仓促手术，应进一步做影像学检查。静脉注射造影剂后 CT 扫描可提高椎管内占位诊断率，但椎管内病灶较小及造影无强化的病灶容易漏诊。最可靠的检查是 MRI，通过 MRI 检查，可对椎管内肿瘤精确定位，并能明确肿瘤大小、范围，位于髓内或髓外。两者的鉴别见表10-1。

表 10-1 髓内和髓外肿瘤的鉴别诊断

	髓内肿瘤	髓外肿瘤
常见病理类型	神经胶质瘤、室管膜瘤	神经纤维瘤、脊膜瘤
病程	长短不一, 一般病程短, 胶质瘤囊性变时可进展加速	较长, 进展缓慢, 硬膜外转移性肿瘤呈急性病程
根痛	少见, 多为烧灼性痛, 少有定位意义	多见、且有定位意义
感觉改变	病变节段最明显, 由上向下障碍, 呈节段性, 有感觉分离改变	下肢的脚、趾感觉改变明显, 由下向上发展, 少有感觉分离
运动改变	下运动神经元症状明显, 广泛肌萎缩, 锥体束征, 出现晚且不显著	下运动神经元症状的早期只限所在节段, 锥体束征出现早, 且显著
脊髓半切征	少见或不明确	多且典型, 症状先限于一侧
自主神经障碍	较早出现且显著	较晚出现且不显著
椎管梗阻改变	出现较晚, 且不明显	出现较早且明显
腰穿放液后反应	症状改变不明显	肿瘤压迫症状加重
脑脊液蛋白改变	增高不明显	明显增高
椎管骨质改变	较少见	较多见

（3）不同病理类型肿瘤的特点

1）神经纤维瘤：又称神经鞘瘤，为椎管内肿瘤中最常见的一种。好发于髓外硬膜内，多生长在脊神经根及脊膜，尤其多见于脊神经后根。肿瘤多数生长于脊髓侧面，较大者可使2~3个脊神经根黏附于肿瘤上。神经纤维瘤一般有完整的包膜，表面光滑，质地硬韧，与脊髓组织之间有明显的分界线。其切面均匀，呈半透明的乳白色。当肿瘤较大时可见淡黄色小区及小囊，或出血。有时形成厚壁囊肿，囊内充满水样液。显微镜下一般分为囊状和网状两种。好发于20~40岁的患者。多数患者有典型的椎管内肿瘤的症状与体征：早期先有神经根痛，以后逐渐压迫脊髓而产生椎管梗阻，出现感觉麻木及运动无力，可呈现脊髓半切综合征；晚期有括约肌症状。病程较为缓慢，偶有因肿瘤囊变而致急性发作。应注意颈部软组织及颈椎X线侧位片，警惕为哑铃形肿瘤。凡症状难以用一处受累解释时，应考虑可能为多发性神经鞘瘤。有的患者伴有皮肤咖啡色素斑及多发性小结节状肿瘤，称为多发性神经纤维瘤病（von recklinghausen's disease）。脑脊液蛋白含量显著增高。肿瘤大多容易切除，疗效甚佳。急性囊性变而呈迟缓性瘫痪者术后恢复较差。椎管内外哑铃形肿瘤是指位于椎管内和脊柱旁，通过椎间孔相连的一种肿瘤。椎管内外哑铃形神经纤维瘤多位于硬膜外，起源于脊神经根，尤其多见于后根。肿瘤生长缓慢，可由硬膜外顺神经根长至椎管外或硬膜内，也可由椎管外长至椎管内。正位X线片可见到椎旁异常软组织阴影，斜位片可见椎间孔扩大，椎弓根有压迹，以此可作为定位诊断的依据。必要时行CT检查，可清晰显示肿瘤的部位及硬膜囊受压情况。神经鞘瘤起源于周围神经鞘施万细胞，因为骨组织同样受神经支配，骨内有许多施万细胞，因此，神经鞘瘤在骨组织可以生长。良性多见，恶性罕见，进展快，早期出现截瘫，大、小便失禁，CT及脊髓造影对诊断有帮助。

2）脊膜瘤：发生率仅次于颈神经纤维瘤。一般生长于脊髓蛛网膜及软脊膜，少数生长于神经根。发生于颈段者占所有脊膜瘤的16.8%，少于胸段（占80.9%），多于腰段（占

2.3%）。大多位于髓外硬膜内脊髓之前或后方，侧方少见。肿瘤包膜完整，血供丰富，与脊髓分界清楚；表面光滑或呈结节状。其血液供应来自于脊膜，故肿瘤附近之脊膜血管可增粗。此类肿瘤生长缓慢，病程较长。其临床症状与神经纤维瘤极其相似，鉴别点在于脊膜瘤患者年龄较大，神经根痛较少见，症状易波动。

3）神经胶质瘤：室管膜瘤最常见，星形细胞瘤其次，其他如胶质母细胞瘤等少见。一般于髓内呈浸润性生长，少数与脊髓分界清楚。病程因病理种类不同而异。少见于颈段而多见于胸段。约占颈椎管内肿瘤的 1%。多见于 20～30 岁的年轻人。大多位于脊髓软膜下，罕见于髓外硬膜内。髓外硬膜内的脂肪瘤有完整的包膜，与脊髓没有或仅有少量粘连，软膜下的脂肪瘤则与周围组织无明显界限，可沿血管穿入神经组织而酷似浸润性肿瘤。椎管内脂肪瘤的来源尚不清楚，可能是先天性畸形的一部分或由异位组织形成。其临床症状发展缓慢，神经根性疼痛少见，病变以下可有感觉、运动障碍。

4）先天性肿瘤，或称胚胎残余肿瘤：占椎管内肿瘤的 5.9%，包括上皮样囊肿、皮样囊肿、类畸胎瘤、畸胎瘤、脊索瘤等数种。

5）血管瘤和血管畸形：Lindau 肿瘤系中枢神经系统较为特殊的良性血管瘤，又称为血管网织细胞瘤、血管网状细胞瘤、小脑血管瘤。较少见于颈椎管，一般发生在颅内。多见于 35～40 岁的成人，一些患者有家族史。在临床表现、椎管造影等方面与一般常见的椎管内肿瘤难以鉴别。部位病例还可合并肝、胰、肾的多囊性病变、附睾腺瘤、肾透明细胞癌、嗜铬细胞瘤及其他部位的血管瘤等。海绵状血管瘤（cavemous angiomas，cavemoa）又称海绵状血管畸形（cavernousmalformation），可侵及脊髓，但是少见于颈脊髓，通常见于马尾，偶见于胸脊髓。脊椎海绵状血管瘤常局限于椎体，偶尔会膨入硬膜外腔。硬膜内海绵状血管瘤通常位于脊髓内，极少见于髓外硬膜内。常表现为出血或局灶性神经功能缺陷。许多海绵状血管畸形无症状而且为多发性。临床上海绵状血管瘤畸形略多见于女性，主要见于 20～40 岁。海绵状血管瘤的急性临床表现几乎肯定是由出血引起，而再次出血在临床上似乎不可避免。据统计，出血的危险约每年 1.6%。一系列研究表明，海绵状血管瘤常呈活动性、进行性增大，其机制尚不清楚，但是一般认为由毛细血管增生、血管扩张、反复出血并机化、血管化而产生。虽然部分栓塞的动－静脉畸形可能不被血管造影发现，但是血管造影仍常用于排除绝大多数动－静脉畸形。MRI 是一种有效的检查手段，其典型表现为 T_1 和 T_2 加权低信号的分界清楚的区域。一些低信号强度可能与畸形中的低血流量及可能出现的铁磁性物质如含铁血黄素有关。这种 MRI 的特征性表现可能见于髓内动－静脉畸形、肿瘤、继发于创伤或感染的损伤。由于 MRI 的问世，许多血管造影隐性的海绵状血管瘤畸形可轻易地被发现，其发病率呈增多的趋热。

（4）误诊的原因：①椎管内肿瘤多数为良性肿瘤，生长缓慢，早期症状多数较轻，症状体征不典型。②在上胸段以上的肿瘤可有上运动元受损的临床症状，但在下胸段及腰段并无特殊性，无肌张力增高、腱反射亢进、髌阵挛及踝阵挛阳性，极少引出病理征，仅有相应皮肤的平面感觉障碍，很易被忽视。③外科医生对腰椎间盘突出症、内科医生对脱髓鞘性脊髓炎及古兰－巴雷综合征认识广泛，而对椎管内肿瘤的认识不足。④CT、X 线机的广泛普及，当有腰疼痛、下肢疼痛及麻木时，多数临床医师首先考虑为腰椎间盘突出症，而正常无症状的腰椎间盘突出及膨出率可达 30%。由此可见，无症状性腰椎间盘突出和图像上的腰椎管狭窄，是临床上造成误诊误治的主要原因。

（5）鉴别诊断：①与胸膜炎、心绞痛、胆石症等相鉴别。详问病史，进行系统体格检查及神经系统检查即能鉴别。②与脊柱结核、椎间盘脱出及脊柱转移癌等疾病鉴别。脊柱结核多见于青年人，常有结核病史，X线平片可见椎体骨质破坏、变形和椎旁脓肿。椎间盘脱出者有外伤史，发病急，脊柱平片可见椎间隙变窄。后者多见于老年人，病程短、椎体骨质破坏、恶病质、严重疼痛等。③与脊髓炎、脊髓蛛网膜炎等鉴别。一般根据病史和临床表现常能鉴别压迫与非压迫性脊髓病。④脊髓空洞症。发病徐缓。常见于 20～30 岁成人的下颈段和上胸段。一侧或双侧的多数节段有感觉分离现象及下运动神经元瘫痪，无椎管梗阻现象。MRI 检查可明确诊断并与髓内肿瘤相鉴别。⑤运动神经元疾病。特点为肌萎缩及受侵肌肉的麻痹，并有舌肌萎缩，可见肌束颤动，病理反射阳性；脑脊液检查细胞及生化指标正常，无椎管梗阻现象。放射学检查无占位性病变存在。

三、治疗

1. 手术治疗

（1）基本原则：手术是椎管内肿瘤唯一有效的治疗手段，原则是在不加重脊髓损伤的前提下尽可能地切除肿瘤，四分之三的椎管内肿瘤为良性，故肿瘤全切预后良好。因此对椎管肿瘤的手术应持积极态度。硬脊膜外的恶性肿瘤，如患者全身情况好，骨质破坏较局限，也可手术切除，术后辅以放射治疗及化学治疗。只有在病变系转移性，或是患者体质太差、难以耐受手术时，才考虑其他辅助或姑息性疗法。由于脊髓的结构复杂、功能重要，故在切除肿瘤时医生的手术操作需十分精细，应用显微外科技术有利于辨明肿瘤的边界及其与血管的联系，看清正常结构及病变组织，从而减少对正常组织、神经与血管的损伤。总结近年来经验，手术的关键在于：①手术体位：术中患者取俯卧位或侧卧位。为预防颈部过伸或扭转而加重颈脊髓的损伤致呼吸障碍，并有利于手术部位的暴露，采用清醒状态下气管插管全身麻醉，麻醉后将头固定在特制的头架上。②精确的定位：术前将 X 线定位片和 MRI 反复核对，确定肿瘤的准确部位。③充分止血：剪开硬膜之前，做到无任何部位渗血；在剪断供血血管之前，确保止血完全，以免剪断后血管回缩而造成止血困难；对出血以棉片或止血海绵压迫止血为主，或采用双极电凝止血，以免损伤脊髓。对哑铃型肿瘤，需扩大瘤体侧神经根管，必要时切除一侧关节突和椎弓根，显露大部分瘤体，完整切除肿瘤。④分块切除：遇到肿瘤边界不清而难以分离时，应先寻找边界清楚的突破口，最后分离边界不清处。在操作过程中只能牵拉肿瘤，不能牵拉脊髓，所有操作都应靠肿瘤一侧进行：对较大瘤体可分块切除，以免整体切除肿瘤时伤及脊髓。单极电刀的电切强度以及双极电凝的电凝强度要足够小，以免热效应损伤脊髓和神经。勿片面追求整块切除而过分牵拉肿瘤，尽量不牵拉脊髓，少牵拉神经。⑤显微外科技术：在显微镜下可清楚地看见裸眼所看不清的细小结构，如蛛网膜与肿瘤、神经根与肿瘤、肿瘤与颈脊髓的界线，特别是供应或引流肿瘤血运的小血管。⑥术中脊髓诱发电位监护：近 20 年来，诱发电位监测技术在椎管内肿瘤手术中的应用逐渐增多，通常采用体感诱发电位（somatosensory evoked potentials，SEP）或（和）运动诱发电位（motor evoked ptentials，MEP）监测。其中 SEP 最为常用，主要反映脊髓深感觉传导通路情况，但是反映运动功能时不够准确，常用于监护髓外肿瘤。MEP 能直接反映锥体束的完整性及功能状况，适合于髓内肿瘤切除术中监护，但操作方法较复杂，仪器设备昂贵，易受麻醉药物影响。SEP、MEP 联合应用后有助于减少神经并发症。

（2）手术方法

1）髓外硬脊膜下脊膜瘤：当肿瘤较小时，先分离肿瘤与脊髓、神经根的蛛网膜界面，再将肿瘤附着的硬脊膜内层分离，离断肿瘤的血供即可完整切除肿瘤；当肿瘤较大时应先离断肿瘤基底，囊内分块切除肿瘤，待瘤体缩小后分离瘤髓界面，必要时可剪断相关齿状韧带避免脊髓过分牵拉。对于哑铃形神经鞘瘤，打开椎板后应先切除肿瘤峡部，然后切除硬膜下肿瘤，最后处理硬脊膜外部分。切除硬膜下部分时应将肿瘤与脊髓、神经根表面的蛛网膜锐性分开，游离肿瘤，显露载瘤神经后离断。正确处理椎间孔外的肿瘤非常重要，应将椎间孔打开，仔细辨认并严格分离肿瘤包膜，先行肿瘤内切除，再沿瘤周分离，直至显露椎管外正常粗细的载瘤神经并将其在此处离断，确保肿瘤全切除。对颈段肿瘤注意避免损伤肿瘤峡部的椎动脉，胸段肿瘤避免损伤胸膜和大血管，腰段肿瘤保护好腹膜后脏器和大血管，马尾肿瘤尽量保护马尾神经。

2）髓内肿瘤：必须应用显微外科技术，手术时机最好选择在患者脊髓功能中度障碍时，这样能取得最佳的效果。术前症状越轻，手术效果越好，甚至可以达近正常状态。手术时应在基本离断肿瘤血供后，严格沿肿瘤界面分离、切除肿瘤。避免和减少医源性损伤脊髓组织功能是手术成功的关键。操作过程应自上而下或自下而上进行，分离时应平行于传导束方向，尽量避免垂直于脊髓纵轴离断传导束的动作。游离肿瘤的腹侧部分时避免损伤软脊膜下的脊髓前动脉，严防误吸，将双极电凝调小减轻电灼造成的热传导损伤。当术中难以发现理想的瘤髓界面时，不宜勉强全切除，以免造成严重的脊髓功能损伤。髓内胶质细胞瘤与正常脊髓分界不清，仅颜色、质地稍有差别，通常只能部分切除；术中切忌做扩大切除，扩大切除非但不能减少复发机会，反而会加重脊髓的损伤，手术目的为充分减压以利改善脊髓功能。室管膜瘤一般边界清楚，伴有假包膜，血供中等，术中在显微镜下尽量沿中央沟分开脊髓，在不损伤传导束和血管的情况下，沿肿瘤和脊髓间的界线分离，尽可能将肿瘤完全切除。血管瘤呈紫红色，与脊髓有分界，术中一般先处理好供养血管和导出血管，然后再切除，这样术前脊髓血管造影就显得非常必要。脂肪瘤，特别是髓内者，界限不清，切忌盲目全切，否则会导致严重的后果。

3）脊柱稳定性的重建：对于哑铃形椎管内肿瘤，或肿瘤从后方伸向前方以及转移性肿瘤，术中为了提高肿瘤的切除率，有时不得不扩大切除范围，甚至切除相应的椎体。以前我们对脊柱稳定性问题未重视，只要不切除椎体就不考虑稳定性的重建。经随访发现术中如果切除关节突、椎弓根等结构，就会出现脊柱失稳，引起相应的症状。随后，只要术中破坏了脊柱的稳定性，我们都同期进行了脊柱稳定性的重建。

（3）术后处理：严密观察肢体运动情况、感觉平面的恢复，括约肌功能、引流管的引流性质和量；对高颈髓肿瘤手术后应当特别注意呼吸功能的观察。常规应用脱水剂和糖皮质激素，如20%甘露醇与甲泼尼龙静脉滴注；合理使用抗生素，预防感染。术后卧床至少3周，对脊柱稳定性较差的患者，使用外固定。截瘫患者术前术后要加强定时翻身、防压疮护理和肢体的被动锻炼以及术后康复训练。

（4）手术并发症

1）原因：①手术前治疗计划的错误：不正确的诊断、错误的手术入路、适应证掌握不严谨、特别是症状较轻或者有精神异常的患者。②手术中的损伤：如血管、神经、硬脊膜和脊髓的直接损伤。③手术后并发症：如切口的感染、出血、组织水肿、肿瘤复发。

2）常见并发症

a. 神经损伤：脊髓是很娇嫩的组织，稍受挤压或碰撞，即可造成永久性的功能障碍。脊柱手术所造成的神经损伤并不多见，其中多数为手术操作过程中对神经的直接损伤。常见的原因有麻醉、咬骨钳损伤、分离肿瘤时导致脊髓损伤、过度电凝、出血、过度牵拉、减压不充分、解剖不清晰等。颈椎手术中的脊髓损伤可因麻醉插管过程中颈椎过伸而引起，老年患者更为多见。而随着脊柱内固定应用的逐渐广泛，所引起的神经损伤相应增多。这些并发症发生后常需再手术取出内固定。

b. 脑脊液漏：除脊柱原发损伤可导致硬膜撕裂外，脑脊液漏的常见原因为手术中的医源性硬脊膜损伤。脑脊液漏的直接后果是伤口的不愈合和感染，如经久不愈可引起头痛症状。此外，有部分病例虽然皮肤及皮下组织伤口愈合还可在局部形成脊膜囊肿，但多数情况下并无明显不适，个别病例可造成神经损害。脑脊液漏的预防关键是在手术中动作轻柔避免损伤硬膜，而手术需切开硬膜时应注意严密缝合，如硬膜缺损较大应及时修补。特别是脊膜瘤和神经纤维瘤，通常需要在硬膜内外切除肿瘤，因手术中硬膜缝合非常重要。当漏出的脑脊液不与外界交通时才常形成假性脊膜膨出，CT 扫描能显示椎管内及皮下液体，在行椎板切除部位呈低密度影并向后延伸，在 MRI 则显示其内容物与脑脊液信号强度相同，但与软组织水肿难以鉴别。其实诊断脑脊液漏以脊髓造影及 CT 脊髓造影效果最为理想。脊髓造影可清晰显示脑脊液漏的范围，其特点为椎管后方的造影剂与脑脊液相交通。处理：严密缝合、置管引流、再次修补、抗炎与支持治疗。

c. 脊柱不稳或内固定失败：脊柱的各种减压手术虽可切除占位病变并解除对脊髓、马尾和神经根的压迫，但却使脊柱赖以获得稳定的结构受到不同程度的破坏。近年来对医源性脊柱不稳之报道陆续增多，并已逐渐引起重视。应当指出，有一部分患者甚至在术前就已存在有不同程度的脊柱不稳，一旦对这一问题有所疏忽，就有可能因施行了不适当的手术而使脊柱不稳得不到治疗甚至加重。特别在骨外科，对良性或低度恶性肿瘤，在肿瘤全切除后，常植入器械固定，以增加脊柱的稳定性。如果内固定失败，需要在综合评价患者临床及影像学表现的基础上决定下一步的对策。

d. 神经根周围瘢痕形成和肌肉去神经改变：是手术对神经根损伤所引起，发生率一般为 1% ～ 2%，高者可达 12%。神经根周围瘢痕形成可能与局部血肿形成及神经根解剖变异有关。此外，有学者认为与术中使用脑棉、生物材料有关。患者的临床表现为在术后经过一段缓解期后，又再次出现神经根痛症状；经非甾体抗炎药物治疗可能暂时有效，但症状也可持续存在或暂时缓解后数月内又复发。肌肉去神经改变是因为腰椎后路手术时对于椎旁肌肉的广泛剥离后导致，引起椎旁肌肉萎缩，这是临床医师一直所关注和忧虑的问题。

e. 蛛网膜炎：亦称粘连性蛛网膜炎，系指蛛网膜和（或）软脊膜的炎性过程所引起的自身增厚以及神经根的相互和（或）与蛛网膜的粘连。蛛网膜炎可局限于一个节段也可同时累及多个节段，通常为硬膜囊尾端受累，病程长者蛛网膜还可发生钙化或骨化；导致脊髓功能障碍和神经根痛症状。

f. 硬膜外血肿：脊柱手术过程中硬膜外静脉丛出血比较常见，术中尽管已采取止血措施，术后仍可能形成硬膜外血肿。硬膜外血肿一般多见于手术后 1～3 周内，极少数发生于手术 3 周之后。在 CT 扫描图像上硬膜外血肿表现为不同程度硬膜外高密度影，亦可对硬膜囊形成压迫，其密度信号的强度高低与血肿吸收程度及血肿内所含纤维组织有关。在矢状位像上典型的硬膜外血肿为梭形，位于硬膜囊背侧，应注意与硬膜内血肿、硬膜外脓肿及肿瘤相鉴别。如果血肿对脊髓压迫明显，需要再次手术处理。

g. 感染：由于术前准备不足、患者自身抵抗能力差、器械消毒及手术无菌操作不严格；术中处理不恰当、脑脊液漏、术后引流管未按时拔除等因素导致。切口感染与裂开，可分浅层和深层两型。椎管内感染，按其部位分硬膜外感染、硬膜下感染和脊髓内感染，其中以硬膜外感染多见。对切口感染与裂开，可及时给以清创缝合、引流；保持伤口的干燥、清洁；增强机体抵抗力和敏感抗生素的应用。但对严重椎管内感染，单纯使用药物往往难以取得满意效果，且有可能致脊髓受压加重，应立即切开清创引流，否则会导致不可挽回的后果。再次手术后仍要根据细菌培养及药敏试验结果选择敏感和能透过血脑屏障的抗生素，时间不少于6周。

h. 肿瘤复发：硬脊膜外恶性肿瘤手术后如不采用放射治疗或者化疗，很容易复发；脊膜瘤和哑铃形神经纤维瘤可因未完全切除而复发；髓内肿瘤难以彻底切除，多数术后复发。

2. 选择性动脉造影及栓塞治疗 对血供非常丰富的血管性肿瘤或恶性椎体肿瘤，特别是在腰骶椎，常因手术出血多，肿瘤难以彻底切除而感棘手。选择性动脉造影可清楚显示肿瘤的大小及血供特点，术前栓塞能安全有效地减少术中出血。此外，栓塞术作为姑息治疗手段能明显地缓解疼痛，这对于不能手术的患者是一种行之有效的治疗方法。栓塞可减少肿物效应，减轻椎管阻塞，使疼痛减轻，化疗和栓塞后，肿瘤发生变性坏死，也减轻了肿瘤组织对周围神经的刺激。临床资料表明，经明胶栓塞后的患者，疼痛缓解时间均不超过2个月。因此，如想得到良好的疗效，应选择更好的栓塞剂，国外学者在对腰骶椎肿瘤姑息性栓塞治疗时，多选用聚乙烯醇等永久性栓塞剂，可使疼痛缓解时间延长。

3. 放射治疗 凡属恶性肿瘤在术后均可进行放疗，多能提高治疗效果。放射剂量为4~5千伦琴肿瘤量，疗程为4~5周。特别是脊柱椎管转移肿瘤引起疼痛、运动或感觉障碍，给予高能X线放射治疗，肿瘤剂量（tumor dose，TD）为1~2周内20~30Gy/5~10次，无明显副作用，都能耐受治疗，是目前较为有效的治疗方法。

4. 化学治疗 胶质细胞瘤用脂溶性烷化剂如卡莫司汀（BCNU）治疗有一定的疗效。转移癌（腺癌、上皮癌）应用环磷酰胺、甲氨蝶呤等。

四、预后

若能早期发现椎管内肿瘤，早期手术治疗，大多数可取得良好的临床效果。部分患者椎管内肿瘤瘤体较大或者位于高位颈椎，术后可能因呼吸衰竭而死亡，或术后一段时间后复发。至于脊髓神经功能的恢复，则与患者脊髓受压的程度和时间有一定的联系。预后椎管肿瘤的手术治疗效果，主要与术前患者的神经系统受累情况和肿瘤的大小、部位等因素有直接关系，因此对其早期诊断和治疗便显得尤为重要。椎管肿瘤的预后取决于下列因素：①肿瘤的性质和部位：软性肿瘤，特别是生长缓慢者，使脊髓有充分时间调整其血液循环，发展较慢，症状较轻，手术后脊髓功能恢复较快而完善。硬性肿瘤，即使体积较小，因为其易于嵌入脊髓内，任何脊柱的活动都可使肿瘤造成脊髓的挫伤及胶质增生，术后恢复多数不理想。②肿瘤的生长方式及其生长速度：髓内肿瘤有的主要是扩张生长，有的主要是浸润性生长。后者对脊髓造成的损害较大。肿瘤生长缓慢的，即使脊髓受压明显，由于脊髓仍有代偿能力，症状可较轻微；反之，生长较快的肿瘤，尤其是恶性肿瘤，容易引起脊髓急性完全性横贯损害症状，需要急诊手术解除脊髓压迫，即使1~2小时的延误，也往往会造成严重的后果。③治疗时机和方法的选择：各种脊髓神经组织对压力的耐性有所不同，如肿瘤对神经根先是刺激而后造成破坏；灰质对肿瘤压迫的耐受性大于白质；白质中锥体束和传导本体感觉和触觉的神经纤维较粗（直径5~21μm），痛觉纤维较细（直径小于2μm），受压后细纤维比粗纤维耐受性大，压迫解除后恢复也较快。一般地讲，在受压之初，神经根受牵引，脊髓移位，继而受压变形，最后脊髓发生变性，逐渐引起该组织的神经功能障碍。④患者的全身状况。⑤护理与康复工作，因而术前的MRI影像学检查、术中采用显微神经外科手术操作是椎管肿瘤诊疗中的关键手段，早期检诊与处理则是影响其预后的重要环节。

（王宏峰）

参考文献

[1] 张天锡. 神经外科基础与临床 [M]. 上海：第二军医大学出版社，2013.
[2] 易声禹，只达石. 颅脑损伤诊治 [M]. 北京：人民卫生出版社，2010.
[3] 江基尧，朱诚. 现代颅脑损伤学 [M]. 上海：第二军医大学出版社，2010.
[4] 段国升，朱诚. 神经外科手术学 [M]. 北京：人民军医出版社，2011.
[5] 王忠诚，神经外科学 [M]. 武汉：湖北科学技术出版社，2013.

第十一章

缺血性脑血管病急性期的介入治疗

缺血性脑血管病一旦发生，必须在最短时间内（有效时间窗）展开治疗，才能最大限度地降低患者的死亡率和致残率。缺血性脑血管病急性期介入治疗主要包括动脉内接触溶栓、血栓抽吸术、超声动脉溶栓术、机械辅助的动脉溶栓术等；其中动脉内接触溶栓的治疗效果已经为大样本多中心随机对照研究所证实，在一些发达国家已经广泛开展。另外，血管内取栓术等技术最近几年来也发展迅速，将来有可能成为治疗急性缺血性脑血管病的主流方法。本章将主要介绍接触性动脉内溶栓技术及其相关问题。

第一节　理论基础和常用方法

目前，脑血管病已成为我国城乡居民第一位的致死原因和致残原因。随着人口老龄化速度的加快，脑血管病的发病率还有逐年上升的趋势：目前我国每年有新发脑血管病患者250万例；其中脑梗死是最常见的脑血管病。临床研究表明，急性脑梗死传统治疗的效果并不理想，许多患者遗留严重的后遗症。急性脑梗死于30天及5年的死亡率分别为17%和40%；大脑中动脉急性闭塞患者早期死亡或严重残疾的发生率高达78%。因此，对急性缺血性脑血管病必须采取更积极的治疗方法，以改善患者的预后，提高患者的生活质量。

一、溶栓治疗的理论依据

缺血半暗带理论是急性缺血性脑血管病救治的理论依据。研究表明，脑组织仅能耐受5~10分钟完全缺血。由于侧支循环的存在，局灶性脑梗死周围存在着部分受损的神经细胞。当缺血区组织及时恢复供血后，这部分神经细胞可恢复正常。因此，尽快恢复缺血组织的血供，抢救半暗带内濒死神经细胞是缺血性脑血管病救治的关键。

溶栓治疗可迅速恢复缺血脑组织的血供，缩小梗死体积，拯救缺血半暗带内濒死神经细胞。动脉内接触溶栓是将多侧孔微导管直接插入血栓内注射溶栓药物，可显著提高局部溶栓药物浓度，增加药物与栓子接触面积，减少药物使用总量。同时，使用微导丝实施机械碎栓，从而加速血栓溶解的速度。与单纯药物溶栓相比，动脉内接触溶栓可显著提高溶栓效果，减少全身副作用，缩短溶栓时间，增加闭塞血管再通率，而不增加出血危险性。一般认为6小时恢复灌注是缺血神经细胞恢复功能的时间窗。超过这一时间不仅溶栓效果明显下降，还会加重脑组织缺血后的再灌注损伤。目前，前循环静脉溶栓治疗的时间窗通常为使用 rt - PA 溶栓为 4.5 小时以内，使用尿激酶溶栓为 6 小时以内。

尽管动脉内溶栓在急性脑梗死救治的有效性已被多项随机对照研究所验证，但这一方法仍存在局限性。如部分患者溶栓成功后，管腔仍残留明显狭窄；当栓子很大或很硬，或被阻塞的血管有动脉粥样硬化性改变时，单纯用动脉接触溶栓很难使血管再通。即使溶栓成功，再次血栓形成的发生率也很高。临床研究表明，由于这些因素的存在，单纯药物溶栓的血管完全再通成功率甚至低于 35%。如此低的血管再通率显然不能达到脑血管病急性期救治的目的。因此，应用血管内介入技术，提高动脉内溶栓的再通率，是目前缺血性脑血管病急性期治疗研究的一个重点问题。

二、溶栓治疗的种类和特点

溶栓治疗包括药物溶栓及机械辅助溶栓。机械辅助溶栓包括栓子部位的直接机械球囊扩张、机械取栓、抽吸取栓、捕获装置、经动脉抽吸装置、激光辅助溶栓和能量辅助多普勒溶栓。其中已经有两种装置获得 FDA 的批准应用于临床。药物溶栓目前已经在临床广泛应用。药物溶栓可根据给药途径分为静脉溶栓、动脉溶栓以及动静脉联合溶栓。美国国家神经病及脑血管病研究所（NINDS）的研究结果表明，发病 3 小时以内的急性脑梗死患者，静脉给予 rt - PA（0.9mg/kg，总量≤90mg）治疗，有 30% 接受 rt - PA 静脉溶栓治疗的患者仅遗留轻度或没有神经功能障碍，显著优于对照组。此后，其他的对照研究将治疗时间窗延长至 6 小时，由于 rt - PA 静脉溶栓治疗显著增高脑出血转化而未能取得肯定的结果。根据这些研究结果，美国 FDA 批准 t - PA 仅用于发病 3 小时内的急性脑梗死静脉溶栓治疗。但是 ECASS - Ⅱ试验提示在 4.5 小时内使用 rt - PA 仍可获益。这一结论已经在 2008 年欧洲脑卒中指南和 2010 年美国 AHA 脑卒中二级预防指南中进行推荐使用了。

由于静脉溶栓受治疗时间窗的限制，而脑梗死多于夜间发作，且缺乏心肌梗死剧烈疼痛等明显症状，加之转运及诊断过程的延误，真正能够获得静脉溶栓治疗的患者仅占极小部分，即使像美国这样的发达国家 3 小时内 t - PA 静脉溶栓治疗的患者仅占缺血性脑血管病的 3%~5%。北京脑血管病协作组联合全国 35 家医院，曾观察急性缺血性脑血管病患者 2 914 例，其中得到静脉溶栓治疗者占 5%，这一数据还是来自我国最发达的少数几个大城市。基于 1999—2001 年 NHDS 的注册数据，共有 1 796 513 名缺血性脑卒中患者在 1999—2001 年间入院治疗。在这些患者中 1 314 例（0.07%）患者接受了经动脉溶栓治疗，11 283 例（0.6%）患者接受了经静脉溶栓治疗。因此如何获得较长的治疗时间窗、减少颅内出血是将溶栓技术应用于临床的关键。要达到这一目的，一方面需要提高全民对脑血管病的认识，发病后及时送治；另一方面通过辅助方法延长溶栓治疗的时间窗。如通过局部低温、脑保护剂等增加脑组织对缺血的耐受程度。动脉内溶栓治疗由于选择性高、溶栓药物用量小及血管再通率高而得到广泛的关注，多中心病例对照研究表明，对发病 6 小时内的脑血栓形成患者采用动脉内动脉溶栓，可以显著改善患者预后，但其远期效果仍在研究之中。

（赵增富）

第二节　急性脑梗死动脉内接触溶栓

目前对于脑梗死患者，发病 4.5 小时以内进行 rt – PA 静脉溶栓是 FDA 批准的唯一药物治疗方法。但静脉溶栓能有效溶解较小动脉闭塞（如大脑中动脉 M2 段及以远的分支的闭塞），对大血管的闭塞如颈内动脉末段、大脑中动脉、基底动脉等的再通率还比较低。1983 年 Zeumer 等首先报道动脉内直接溶栓，1999 年 PROACT Ⅱ 试验完成，动脉内动脉溶栓取得迅速发展。动脉内动脉溶栓较静脉溶栓或其他治疗方法具有明显优势。首先可以直接发现血管闭塞的部位，评价侧支循环的状况；其次在血栓部位直接给药，降低系统溶栓药物的用量，减少因溶栓药物引起的继发性出血；还可以同时实施机械溶栓，使血栓破裂；最主要的是闭塞血管再通率高，并可同期实施血管成形术，减除血管狭窄，减少再闭塞或复发。但动脉溶栓同样存在不可忽视的缺陷，它需要昂贵的设备、复杂的技术和高昂的费用。血管内操作本身存在一定的并发症（例如脑栓塞、出血、血管损伤等）。另外，动脉插管造影和溶栓需要较长时间，在一定程度上会延误治疗时机，因此临床应用必须掌握时机和严格控制适应证。

一、院前转运和处理

因为治疗急性缺血性脑血管病的时间窗所限，因此当患者来院后及时评估和诊断是至关重要的。目前我国的脑血管病患者大多是由急救车辆或家庭首先运送到医院的急诊科，因此院前急救人员能够快速地识别和转运脑血管病患者非常重要；二是院前救护人员应了解急性脑血管病的简单评估和处理方法，在及时转运的同时，尽快与医疗机构进行联系，使其做好必要的接收和救治准备。

目前在适合时间窗内采取药物溶栓或其他手段开通血管的患者大约有一半来自急救中心，因此当来院前车辆上应当与医院急诊科通话，报告将运送一个疑诊为急性脑血管病的患者，这样有可能提高急性脑血管病的识别和诊断效率，同时医院急诊科也应当加强与救护车辆的联系，取得拟诊信息，这同样也有助于加快急性脑血管病的识别和诊断。对于另一半由家庭运送来院的患者，急诊也应当提高识别和诊断的效率。加强这方面的演练并培训出专门处理急性脑血管病的人员和方案是很有必要的。

二、急诊评估

对急性脑血管病患者的评估与其他疾病的初步评估基本一样，包括生命体征（呼吸、血压、心律、血氧饱和度和体温）是否平稳。这是最基础的评估，应当放在神经功能评估之前。这个评估能够帮助选择适合进一步介入治疗的患者。对于生命体征不平稳的患者首先要进行急救，而不是优先进行血管内治疗。对于生命体征平稳的患者，应进行病史、症状和体征的评估。

1. 病史　病史最重要的要素就是发病时间，这是决定进一步治疗方案的重要指标。有些患者并不是在发病当时就知道自己发病，例如可能是在醒来后发现出现了偏瘫，因此对于发病时间需要一个限定。目前对发病时间的定义是，能回忆的未出现此症状的最后时间。对于患者是醒来发病或因为发病后意识障碍不能提供上述时间的，就以睡前时间或最后意识清醒的时间为发病时间。如果患者先前有多次 TIA 发作，那些发作的状态均不计算在发病时间内，而以末次发病的时间来计算。发病时间越长，磁共振弥散加权成像（DWI）越容易检出病变，但是溶栓的成功率越低，并发症的发生率越高。

病史询问中还应注意结合发病时的情况及有关病史，可能会排除一些其他原因引起临床症状的可能，比如高血压脑病、低血糖昏迷等。对于急性脑血管病的诊断，危险因素的询问同样重要，比如既往是否有高血压、糖尿病等。为了鉴别诊断，还应了解患者是否有药物滥用史、偏头痛史、癫痫史、感染史、外伤史及妊娠史等。通过这些病史的询问有助于对急性脑血管病的诊断和鉴别诊断，对于进一步合理选择检查和治疗手段同样重要。病史搜集中应当注意向家人及目击者了解既往史及发病时的状况。运送患者来院的人员亦应注意询问，这样可以了解患者发病后病情有怎样的演变过程，这对于完善急性脑血管病的资料是相当重要的。

2. 体检　在评估生命体征及必要的病史询问后应当进行简要的全身体检，以筛选出可能引起脑血管病的疾病及可能对进一步治疗方案产生决定性影响的疾病（如肿瘤、血小板减少等）。首先是头颈部的检查，可以发现外伤及癫痫发作的一些表现（比如瘀斑和舌咬伤等），也可能发现颈动脉疾病的一些证据（比如颈动脉杂音）、充血性心衰的证据（颈静脉怒张）等。心脏的体检主要侧重于有无心肌缺血、是否有瓣膜疾病、心律失常等。胸腹体检应了解有无并相关疾病，这对于选择治疗手段是非常必要的。皮肤和肢端的检查可能发现一些系统性疾病（比如紫癜、黄疸等）。

3. 神经系统检查及量表评估　针对已获得的既往史及现病史，对于急性脑血管病患者应当已经有初步的判断，因此进行神经系统检查时应当有针对性，尽量简短。同时对患者应当进行量表评分，这对于决定进一步的治疗方案是必要的。目前常用的是 NIHSS 量表。该量表包括了 11 项内容，主要从患者的意识水平、意识内容、语言、运动系统、感觉系统、共济运动及空间位置等方面对患者进行评估，这些内容基本上涵盖了脑血管病患者的各个方面，依据此表进行检查不易遗漏，能够对病变部分进行初步的定位，且能对患者的病情严重程度进行量化评价，有利于依据指南的要求选择合理的治疗手段并对患者的预后及治疗中可能出现的并发症进行预估。量表评分最好能够在脑卒中单元进行，因为脑卒中单元的医生经过专业的训练，可以更准确地使用 NIHSS 量表，同时对脑卒中患者的管理更专业。

4. 辅助检查　在进行完神经系统体检后要进行必要的辅助检查，这对于进一步明确诊断，防止误诊及选择合理的治疗方案至关重要。这些辅助检查包括了血糖、电解质、血常规检查（主要了解血小板数）、凝血常规检查（APTT、INR、PT）、血生化检查（了解肝肾功能）。低血糖能导致局灶性体征，引起貌似急性脑血管病的表现；高血糖容易引起症状的恶化，导致不佳的预后。对于口服华法林及肝功能不良的患者，PT 和 INR 值的检测是非常重要的。这些检查都是需要一定的时间才能得出结果的，因此除非发现了不能溶栓的一些体征（比如发现血小板减少性紫癜）或者怀疑是出血性病变，不能坐等检验检查结果回报，应当利用检验的时间进行进一步的工作，为尽早溶栓作准备。

5. 心血管检查　对所有的脑卒中患者常规的心脏的物理检查、心肌酶谱测定及 12 导联心电图检查是必要的。急性脑血管病患者中心脏疾病是普遍存在的，有些患者甚至存在需要急诊处理的心脏疾病。比如急性心肌梗死可能引起脑卒中，同样急性脑血管病也能引起心肌缺血。在急性缺血性脑血管病中可能合并心律异常。引起缺血性脑血管病的一个重要的原因的房颤通过心脏检查可以较容易发现。对于有严重心律不齐的患者应当常规进行心电监护。

6. 其他检查 以前推荐急性脑血管病患者进行胸片检查，后来一项研究发现胸片检查与常规临床检查之间的差别仅有 3.8%，这意味着常规进行胸片检查意义有限，当然也不是全无意义。对于疑诊蛛网膜下腔出血而常规 CT 检查无阳性发现的患者可进行腰椎穿刺脑脊液检查。当然，CT 检查阴性的蛛网膜下腔出血与缺血性脑血管病的鉴别诊断还是比较容易的。对于怀疑癫痫的患者可进行脑电图检查。缺乏相应影像学证据的癫痫是使用 r - TPA 的相对禁忌证。至少其他的一些相关检查（比如血液酒精含量、毒素水平、血气分析以及妊娠试验等）主要根据病史的询问以及体检中的对诊断的初步判断来实施（见表 11 - 1）。

表 11 - 1 脑血管病鉴别诊断常用检查手段

检查项目	目的
血清肝功能检查	除外肝脏疾病引起类脑卒中表现的患者
血清毒理学检查	除外某些毒物引起类脑卒中表现的患者
血酒精水平测定	除外因酒精摄入引起意识改变的患者
血 HCG 检查	对部分女性患者除外妊娠
血气分析	了解是否无低氧血症引起意识变化
胸片	除外胸部疾病引起类脑卒中表现
腰穿	除外 CT 阴性的蛛网膜下腔出血
脑电图	与癫痫部分性发作相鉴别

三、急性脑血管病的影像学检查

为了选择合理的治疗方案，急性脑血管病患者进行影像学检查的重要性越来越大。通过脑的影像学检查发现的病变的部位、大小、血管分布区域以及是否存在出血，这些对于选择治疗方案非常重要。通过这些检查可以了解病情是否可逆，了解颅内血管的状态及脑血流动力学状态，还能筛选出适合进行溶栓或血流重建治疗的患者。针对脑血管病常用的影像检查见。头颅 CT 平扫是最常用的手段，可以发现患者是否有颅内出血或者发现有无新发低密度病灶。一些临床中心可以很便利地获得头颅 MRI 影像学检查，特别是弥散加权 MRI（DWI）能够准确地提示缺血性脑血管病的部位、大小。但是选择进行 MRI 检查必须是在不影响溶栓治疗开始时间的情况下进行。

1. 头颅 CT 扫描 绝大部分的颅内出血及引起神经功能缺失的颅内占位可以通过头颅 CT 平扫发现。指南里推荐 CT 平扫是诊断脑血管病的常规检查。该检查对于幕下病变尤其是小脑干的病变的诊断是有限的。因此这些部位的病变的影像检查需要其他手段。为了筛选出适合进行溶栓治疗的患者，进行 CT 检查时应注意是否在病变区域已经出现低密度病灶或者有没有出现大脑中动脉高密度征等变化。有时前循环的脑梗死，虽然没有出现低密度灶，但是仔细阅片还是可能会发现一些征象的，比如灰白质界限不清、脑沟变平或消失等等，这些 CT 征象提示前循环大血管闭塞病变的发病时间多在 6 小时内，其检出率高达82%。因此应当认真阅片，尤其是对这些细节多加关注，才能为选择合理的治疗方案提依据。因为出现这些征象如果采取溶栓治疗，出血率会大大增加。研究表明发病3小时内的缺血性脑血管病患者如果CT检查发现脑水肿或团块效应，溶栓治疗的出血率增加8倍。但是也有研究表明，如果大脑中动脉闭塞引起的急性脑梗死，早期CT检查发现已有超过其血区域1/3脑区的部位出现早期脑梗死征象，并不表明这些患者进行rt-PA溶栓治疗预后不佳，反而这部分患者对溶栓治疗还能获益。ECASS试验的结果与此不同，如果急性大脑中动脉闭塞脑梗死患者发病6小时以内即在头颅CT检查中发现超过1/3其供血区域早期脑梗死征象，溶栓治疗后出血风险大大增加，而小于1/3其供血区域发现早期脑梗死征象的患者溶栓治疗是可以获益的。因此对于这些发病6小时以内的急性缺血性脑血管病患者，如果头颅CT平扫发现了一些比如灰白质界限消失或者脑沟变浅或消失的征象，其对于治疗方案的选择的影响到底如何尚需进一步研究，溶栓治疗需慎重。幸运的是在目前国内不少的临床中心，不仅只有溶栓治疗一种方案，条件许可时可以尝试采用机械的方式再通血管，这或许可以减少因为药物使用引起的出血性并发症。应当争取在患者进入医院急诊科后的25分钟内完成头颅CT检查，同时从事脑血管病的专业人员应当学会判读CT片，在CT检查完成后能够立即作出正确的和全面的研读，这样才能为尽早进行溶栓治疗节省时间。

2. 多模式CT 通过造影剂增强CT扫描，可以进行脑灌注检查及血流动力学检查。这些检查目前在国内的部分临床中心均可进行，但是这不仅增加了患者的放射照射剂量，而且这些检查均有各自的缺点，且对于超早期溶栓治疗的指导性不强，因此各指南中均未推荐此检查作为常规检查，仅认为此项检查能够提供一些更丰富的信息。

3. 头颅MRI扫描 目前常用的检查手段有T_1加权、T_2加权、梯度回波、弥散加权（DWI）、灌注加权（PWI）。对于急性缺血性脑血管病患者，尤其是常规CT扫描不敏感的区域（比如小脑、脑干），MRI检查有着不可替代的作用。在上述各种检查手段里DWI是最有用的手段，在不需要注射对比剂时可以检出病变的部位、大小，其所显示的病变多为已经发生不可逆性脑梗死的所谓病灶的核心部位。此检查的准确性约为88%～100%，特异性约为95%～100%。而PWI则在通过注射对比剂的条件下显示整片病变的大小，其中包括了可以通过治疗挽救的半暗带区域。半暗带的大小定义为PWI所显示的病变的区域（主要表现为灌注减少）减去DWI所显示的病变的核心区域。因此在进行MRI检查时如果同时进行DWI和PWI检查，不仅可以了解病变的核心的位置和大小，而且可以了解通过治疗可能挽救的脑组织的大小，对于预判治疗的效果有一定的帮助。通过这种检查手段使一些超过时间窗的患者也获得了接受溶栓治疗的机会，但是目前没有任何指南推荐使用此方法来选择适合溶栓治疗的患者。而且这种方法需要花费不少的时间，对于尽早进行血管再通治疗是一种时间上的耗费。随着MRI对于超早期脑出血诊断水平的提高，直接进行头颅MRI检查而不是头颅CT检查可能成为将来进行急性脑血管病影像学检查的首选方案。当然如果临床怀疑是蛛网膜下腔出血的患者，还是应当首选头颅CT检查（表11-2）。

表 11-2　脑血管病患者常规检查

检查项目	目的
头颅 CT 平扫	明确是缺血性脑卒中还是出血性脑卒中；对缺血性脑卒中还要观察是否出现新发低密度病灶
头颅 MRI 平扫 + 弥散检查	作为头颅 CT 平扫的补充，对于 CT 检查受限的部位（如后颅窝、脑干等）及 CT 检查发现的低密度病灶不能明确是否为本次发病的新发病灶时使用，不作为常规检查手段
心电图检查	了解心律及其他
血生化检查	了解患者血糖水平、水电解质情况及肾功能
心肌酶谱检查	了解有无心肌缺血
凝血常规检查	了解 PT、APTT、INR、Fib 等值
血常规检查	主要了解血小板计数

四、动脉溶栓的时机及病例选择

溶栓治疗的时间窗并非一成不变的。在事实是应从分考虑病理的动态变化和患者的个体化因素等，溶栓的效果往往与脑梗死后侧支循环情况、血压、年龄、梗死类型、有无合并症、并发症等因素有关。总体而言，目前比较认同的动脉溶栓治疗的时间窗，前循环梗死为 6 小时；后循环梗死由于其预后差、死亡率高，脑干对缺血再灌注损伤的耐受性强，可放宽至 12 小时，甚至 24 小时。中国脑血管病指南（2010）中推荐如下：发病 6 小时内由大脑中动脉闭塞导致的严重脑卒中且不适合静脉溶栓的患者，经过严格选择后可在有条件的医院进行动脉溶栓（Ⅱ级推荐，B 级证据）；发病 24 小时内由后循环动脉闭塞导致的严重脑卒中且不适合静脉溶栓的患者，经过严格选择后可在有条件的单位进行动脉溶栓（Ⅲ级推荐，C 级证据）。

颈内动脉系统急性脑梗死，当患者出现严重的神经功能障碍，CT 出现大脑中动脉高密度征（M1 段血管闭塞的标志）或早期皮质（岛叶外侧缘或豆状核）灰白质界限消失和脑沟变浅，进行经静脉药物溶栓治疗后往往较差。一项非随机研究对比了伴或不伴 CT 显示大脑中动脉高密度征的 83 例患者的预后，分为经动脉溶栓组和经静脉溶栓组，溶栓药物为 rt-PA。不管有无大脑中动脉高密度征，在经动脉溶栓组更有可能获得良好预后，表现为出院时的 NIHSS 评分显著降低。亚组分析表明，经静脉溶栓组有大脑中动脉高密度征的患者获得良好预后（表现为出院时的 mRS 评分降低）的可能较无高密度征的患者小。这提示有无大脑中动脉高密度征经静脉溶栓与经动脉溶栓的效果不同。MRA 或 DSA 显示颈内动脉受其主要分支或大脑中动脉 M1 段闭塞，予 rt-PA 静脉溶栓治疗的再通效果差。因此应积极采取动脉内溶栓治疗，越早越好，可以给更多地挽救一些半暗带的神经元，减少梗死范围。溶栓时机应尽可能掌握在 6 小时以内，能在 3 小时以内则更为理想，如果发病超过 6 小时，溶栓后缺血区血流再灌注导致出血转化和脑水肿加重的危险性增加，特别是豆纹动脉等终支闭塞 6 小时以上，更增加其危险性。而单纯颈内动脉近段闭塞，Willis 环代偿良好时，是否需要采取溶栓治疗目前尚无定论，总体认为溶栓治疗可能导致栓子脱落导致远端血管闭塞，存在加重神经功能缺损的风险。

虽然缺乏针对椎-基底动脉系统脑梗死动脉溶栓治疗的临床大规模随机试验，1986 年以来报道的椎-基底动脉系统脑梗死 UK 或 t-PA 动脉溶栓治疗的病例数达 300 余例，70%

的患者血管再通，总体存活率达 55% ~ 70%，其中 2/3 患者预后良好。椎－基底动血供区的脑梗死动脉溶栓治疗的时间窗文献报道的差异非常大，但普遍认为较颈内动脉系统而言相对较长。一方面由于后循环闭塞的预后非常差，总体死亡率高达 70% ~ 80%；另一专面脑干对缺血的耐受性强。但是否采取积极的动脉溶栓治疗的关键取决于患者当时的临床状况。

进行性椎－基底动脉供血区梗死伴不完全性脑干功能损害和进行性梗死，DSA 示双侧椎－基底动脉闭塞，是局部动脉溶栓治疗的适应证，应尽早溶栓治疗。当患者因椎－基底动脉闭塞昏迷超过 6 小时，或脑干反射消失也可考虑溶栓治疗，但当昏迷 6 小时呈去脑强直状态，提示预后极差，则不适合动脉溶栓治疗。Becker 等报道 13 例椎－基底动脉血栓形成行动脉溶栓治疗的患者，其突出的特点是患者从发病到接受溶栓治疗的时间较长，4 例 24 小时内接受溶栓；9 例 24 ~ 48 小时内由于症状逐渐加重而接受溶栓治疗。动脉溶栓治疗前患者头颅 CT 或 MRI 检查均提示有明显的梗死灶，接受治疗的平均时间 24h。10 例存活的患者溶栓后血管再通，溶栓时间与血管再通没有明确关系，未再通的 3 例全部死亡，2 例出血。Cross 等报道 20 例经 DSA 证实的基底动脉血栓形成的患者，分析治疗时间、术前影像学改变、术前症状、血栓的部位、患者的年龄与溶栓后出血转化及预后的关系，7 例发病 10 小时之内接受治疗，术前头颅 CT 阴性，术后 3 例出血；13 例发病 10 小时之后接受治疗（最长 79 小时），术前 CT 提示有明显梗死灶，动脉溶栓术后无出血病例。认为动脉溶栓治疗出血转化与血栓部位有关，与其他因素无关；基底动脉远段再通率高于中段和近段，再通后 3 个月预后良好的比例分别为 29% 和 15%；脑干比大脑半球更加能够耐受缺血，50% 的患者再通，其中 60% 的患者生存，30% 预后良好；未再通者全部死亡。

动脉内溶栓治疗应尽可能在脑梗死发病 6 小时以内进行，推荐应用于颈内或颅内的主要动脉闭塞，临床产生明显神经功能障碍的患者。脑动脉闭塞通常采用 Qureshi 分级（ACA：大脑前动脉；BA：基底动脉；ICA：颈内动脉；MCA：大脑中动脉；VA：椎动脉），由研究者推荐 Qurehi 分级 2 级以上时，可以考虑动脉溶栓（表 11 - 3）；Qurehi 分级包含血管闭塞音 B 位以及缺血程度两方面的情况。

表 11 - 3 动脉闭塞之 Qureshi 分级

0 级	未发现闭塞血管		
1 级	大脑中动脉闭塞 M3 段	ACA 闭塞 A2 或 A2 段远端	BA/VA 分支闭塞
2 级	大脑中动脉闭塞 M2 段	ACA 闭塞 A1 和 A2 段	BA/VA 分支闭塞
3 级	大脑中动脉 M1 闭塞		
3A	M1 闭塞，豆纹动脉通畅或	存在软脑膜侧支循坏	
3B	Ml 闭塞，豆纹动脉闭塞，	无软脑膜侧支循环	
4 级	ICA 闭塞 存在侧支循环	BA 闭塞 部分灌注（不完全闭塞或通过侧支循环）	
4A	大脑中动脉侧支供应	顺行充盈（主要血流模式）	
4B	ACA 侧支供应	逆行充盈（主要血流模式）	
5 级	ICA 闭塞，无侧支循环	BA 完全闭塞，无侧支循环	

对于单一血管闭塞的患者，也可借用心肌梗死溶栓治疗时血管闭塞的评分法：TIMI 0：完全闭塞；TIMI 1：可见少量造影剂通过血栓部位；TIMI 2：部分闭塞或再通；TIMI 3：无血管闭塞或已经完全再通。一般溶栓时间最迟不超过发病后 48 小时。临床实践证明：发现有临床症状 6 小时以内溶栓疗效最佳，12 小时效果亦显著，若超过 48 小时，近期效果不明显，但有利于后期恢复。故介入治疗时间应尽早，一旦病情确诊，应及时行溶栓治疗。

五、动脉溶栓的病例选择

动脉溶栓治疗尚未广泛应用于临床，仅限于一些硬件和软件比较完备的医院或专科中心，因此目前缺乏统一的病例选择标准，不过有学者认为除治疗时间窗适度放宽外，病例选择应基本遵循 NINDS 急性脑梗死 rt-PA 静脉溶栓治疗试验的入选和排除标准。动脉溶栓病例选择应遵循的原则见表 11-4。（说明：目前美国 ASO/AHA 指南及中国脑血管病指南 2010 年版均明确指出，动脉溶栓目前推荐的适应证为一定的时间窗内不适合进行静脉溶栓或预期静脉溶栓不能取得良好预后的患者中进行。）

表 11-4　动脉内溶栓治疗的病例选择原则

临床入选标准

　表现为脑血管病综合征，临床考虑大血管闭塞可能

　发病 6~8 小时以内，后循环梗死可延长至 12~24 小时

　年龄 18~85 岁

　NIHSS 评分 11~24 分

　患者或家属理解治疗的可能危险性和益处，并签订知情同意书

临床排除标准

　最近 3 个月头部外伤和脑血管病病史

　最近 3 个月发生过心肌梗死

　最近 30 天消化道及泌尿道出血病史

　最近 30 天曾进行外科手术、实质性脏器活检、内部脏器外伤或腰穿

　最近 7 天曾行不可压迫部位的动脉穿刺

　颅内出血、蛛网膜下腔出血或颅内肿瘤病史（小的脑膜瘤除外）

　临床考虑脓毒性栓塞或腔隙性脑梗死者

　出血素质，基础 INR≥1.7、APTT 大于正常值 1.5 倍或血小板计数 <100×10⁹/L

　无法控制的高血压，收缩压 ≥180mmHg，舒张压 ≥100mmHg

　体检发现活动性出血或急性创伤（骨折）证据

　口服抗凝药物且 INR≥1.5

　最近 48 小时内曾使用肝素治疗，APTT 大于正常值 1.5 倍

　合并妊娠或严重肝肾功能不全

　血糖浓度 <50mg/dL（2.7mmol/L）

　不能排除癫痫发作后遗留的神经功能缺损，或者发病时曾有癫痫发作

CT 排除标准

　颅内肿瘤（小的脑膜瘤除外）

　颅内出血

　明显的占位效应伴中线结构移位，或超过大脑中动脉供血区 1/3 的低密度病灶或脑沟消失

六、动脉溶栓的技术与方法

动脉溶栓需要 DSA 设备和训练有素的神经介入专家，即使是训练有素的医生从股动脉穿刺至开始进行动脉溶栓过程约需 0.6 小时，而如果包括术前的准备等方面，则需耗时约 1 小时余，这是临床无法推广和普及的主要原因，但随着介入技术的发展以及介入材料更新，血管内治疗必将给缺血性脑血管疾病超急性期治疗带来重大的突破。

1. 人员配备　经动脉溶栓治疗必须由能够熟练掌握全脑血管造影及有血管内治疗经验的医生完成，每台手术至少有术者两名，台下医生一名，手术护士两名。

2. 器械准备

（1）数字减影血管造影机及常规血管造影用品。

（2）5F 猪尾巴导管、造影导管和 8F 或 6F 导管鞘、Y 型阀、连接管、三通开关。

（3）动脉加压输液装置及袋装生理盐水。

（4）6F 或 8F 指引导管、交换导丝、微导管、微导丝。

（5）其他介入操作常用器材。

（6）药物及特殊材料。

（7）rt-PA。

（8）肝素。

（9）脱水药物。

（10）急救药品及急救器材。

3. 介入的一般操作过程　患者仰卧于血管造影床上。凡能合作患者均采用右侧腹股沟区穿刺部位浸润麻醉，以便于术中观察患者意识状态、语言功能及肢体运动等。对不能合作的患者予以镇静，必要时可气管插管全身麻醉。一般术中需监护患者生命体征并记录。两侧腹股沟区常规消毒，铺巾。在穿刺部位行局部浸润麻醉。用 16G 或 18G 穿刺针穿刺一侧股动脉，采用 Seldinger 法插入 6F 或 8F 导管鞘，导管鞘与 Y 形阀相连接，Y 形阀侧臂通过两个三通连接管与加压输液管道相连及高压注射器相连接。注意排清管道内的气泡，调节加压输液持续滴入生理盐水（生理盐水中加入肝素钠注射液，配比为 2 000U 加入 500ml 生理盐水）。不进行经静脉途径的全身肝素化。

进行全脑血管造影，首先进行主动脉弓造影，了解弓上血管分布及病变情况（此步骤虽然可能耗费一定的时间，但是能够为进一步的造影和治疗提供明确的路径和可能有用的诊断信息，因此建议在动脉溶栓过程中还是有必要进行主动弓造影这一步骤的）。然后对经过临床检查或影像学初步检查预判的责任血管进行造影，了解闭塞血管的部位。同时还应当进行其余血管的造影，这主要是为了评估患者脑区的血管代偿状态，部分代偿较好的患者造影时可以通过侧支循环的逆向显影判断责任血管的闭塞段长度，为进一步治疗提供决策依据。如果是颅外段闭塞，如颈内动脉颅外段或椎动脉颅外段，可以将指引导管贴近病变处，将微导丝穿过病变，引导微导管越过闭塞段，进行远端血管造影，来判断闭塞段的长度及累及的远端分支。

动脉溶栓治疗时，先在闭塞处的远心端注射一定剂量的 rt-PA，然后在闭塞段的近心端注射一定剂量的 rt-PA，再将微导管置入闭塞段，余量 rt-PA 通过微导管注射入闭塞段内。有文献报道注射剂量分别为近心端和远心端各 1mg，闭塞段内 20mg，总量为 22mg。注射完毕后进行血管造影，了解血管再通情况。一般说来整个手术时间不超过 2 小时。早期在国内通常采用尿激酶（原）实施动脉内接触溶栓（图 11-1），与 rt-PA 治疗相比除药物本身特点有差别外，它们在使用的步骤上是相同的。

一旦闭塞血管再通，溶栓药物的灌注即刻停止，撤出溶栓微导管。若血管粥样硬化狭窄严重，再闭塞可能性较大，而病变血管不适合采取支架成形或球囊成形术，可留置微导管（肝素化生理盐水持续灌洗），密切观察患者的临床症状和体征，必要时可复查血管造影甚至再次灌注溶栓药物。术后予甘露醇脱水、扩容、自由基清除剂以及预防血栓形成的药物治疗。

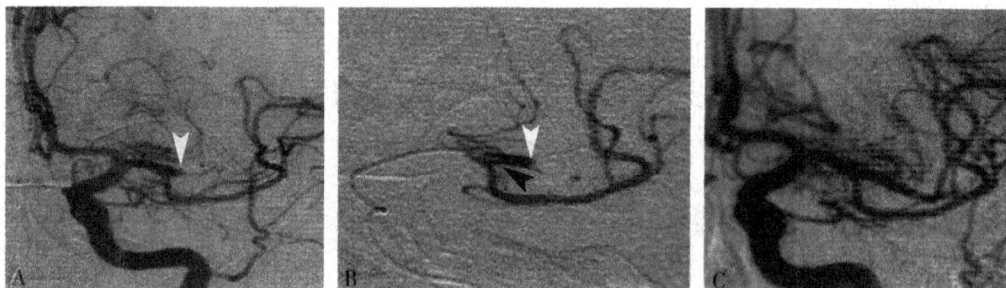

图 11-1　大脑中动脉闭塞动脉溶栓术

患者，女性，78 岁；因"突发右侧偏瘫及不能言语 5 小时"入院，入院时 NIHSS 评分 20 分，出院时患者恢复良好。

A. 左侧颈内动脉后前位造影示大脑中动脉上段完全闭塞（箭头）；B. 溶栓微导管头端（黑箭头）插入至血栓的近端（白箭头）；C. 2 小时内给予尿激酶原 9mg，造影示大脑中动脉上段完全再通

七、动脉溶栓的药物选择及溶栓药物的研究进展

临床上理想的溶栓药物应具备较好的安全性，毒性/疗效比值低的优点，应具备以下特点：①对血栓选择性高；②血浆半衰期短，作用迅速；③快速清除，不产生持续性的毒性代谢产物；④无免疫性反应；⑤引起颅内出血并发症的作用轻微。

第一代溶栓药物链激酶、尿激酶临床已应用多年，其优点是价廉，缺点是特异性差。ASK、MAST-E、MAST-I 等诸多的急性脑梗死链激酶溶栓治疗均因极高的出血转化和早期死亡率而终止，此外链激酶具有抗原性，易造成过敏反应，因此链激酶目前已不用于急性脑梗死的溶栓治疗。尿激酶是双链蛋白酶，不同于链激酶，尿激酶是直接的纤溶酶原激活剂，其优点是无抗原性，对新鲜血栓溶解迅速有效，缺点是对陈旧性血栓的溶解效果差，是目前常用的溶栓制剂。我国"九五"攻关课题——急性脑梗死发病 6 小时内尿激酶静脉溶栓治疗的临床多中心双盲试验的结果表明，急性脑梗死的尿激酶溶栓治疗安全有效。诸多的动脉溶栓试验也同样证实其有效性，而且准确地说尿激酶是目前动脉溶栓治疗使用最多的溶栓制剂。动脉溶栓时 2 小时内给予尿激酶 50 万 ~70 万 U，一般不超过 75 万 U，但也有总量至100 万 ~150 万 U 的个案报道。PROACT 的结果表明大脑中动脉主干闭塞 6 小时内尿激酶原（proUK）动脉溶栓治疗有效。PROACT 选择的病例比其他急性脑梗死溶栓治疗试验选择的病例病情严重，proUK 动脉溶栓治疗的绝对和相对效益分别为 15% 和 60%。尽管 PROACT 表明 proUK 疗效确切、安全性高，但由于必须有两个以上严格的临床试验证实该药物有效

方能获得 FDA 批准，而制造商（Abbott Laboratories）预计进一步的临床试验所耗费的资金将超出获得 FDA 批准后该药销售所获得利润，因此 proUK 或许永远只能作为罕用药。PRO-ACT proUK 的推荐用量为 6～9mg/2h。

第二代即组织型纤溶酶原激活剂（tissue – type plasminogen activator. t – PA）。t – PA 属天然的血栓选择性纤溶酶原激活剂，具有选择性与血栓表面的纤维蛋白结合能力，结合后的复合物对纤溶酶原具有极高的亲和力，t – PA 的这种"血凝块特异性"的溶栓作用，对循环血液中的纤溶系统几乎没有影响，不致产生全身纤溶和抗凝状态，这是 t – PA 与尿激酶的根本区别。此外，t – PA 体内半衰期短，溶栓迅速，再通率高，无抗原性，并可通过基因重组技术大量生产（rt – PA），是目前最为理想、应用广泛的治疗血栓性疾病的药物，缺点是价格过于昂贵。

第三代溶栓药物是应用现代分子生物学对第一代和第二代溶栓药物进行改造，在特异性、半衰期、溶栓效率等方面进行改进和提高。它们都是对 t – PA 进行蛋白质工程技术的改造获得。如瑞替普酶、兰替普酶、孟替普酶等。瑞替普酶（reteplase，rt – PA）是一种单链无糖基化的 t – PA 缺失突变体，能自由地扩散到凝块中，以降解血栓中的纤维蛋白，发挥溶栓作用。其半衰期较长，为 12～16 分钟。在体外 rt – PA 与纤维蛋白的结合力很低，但在体内对纤维蛋白具有选择性。兰替普酶（lanoteplase，NPA）是采用重组 DNA 技术生产的 t – PA 中间缺失突变体衍生物，具有纤维蛋白特异性而没有抗原性。

八、动脉溶栓的并发症

动脉溶栓除了介入操作本身的风险外，症状性脑出血和再灌注损伤是其最主要的并发症。

1. 出血　所有溶栓药物均有产生出血的可能，包括脑内出血和脑外出血。影响药物疗效的主要为脑内出血。出血转化的机制尚有争论。大多数学者认为：

（1）急性脑梗死发生后：闭塞血管因缺血缺氧而受损，血管的强度降低，当血栓溶解后，受损的血管暴露于升高的灌注压下，导致出血。

（2）脑梗死时：血小板聚集形成血小板栓子，以后由于凝血酶及纤维蛋白的作用形成稳固的血栓，限制梗死区出血，溶栓药物干预血栓形成，因而溶栓药物本身是引起或加剧颅内出血的重要因素。动脉溶栓的出血转化率不同的文献报道的差异比较大，Perry 等对急性脑梗死的动脉内溶栓治疗试验进行荟萃分析，结果表明动脉溶栓治疗患者 24 小时内出血转化发生率 35%～42%，对照组患者 7%～13%；发病后 10 天动脉溶栓治疗的出血转化发生率可高达 68%，对照组为 57%，两者并无显著性差异。从上述结果可以看出，出血转化与血管再通后再灌注密切相关。尽管出血转化的发生率非常高，但动脉溶栓治疗后症状性脑出血的发生率为 10%～17%，比静脉 t – PA 溶栓的症状性脑出血发生率 6.4%（NINDS）、8.8%（ECASS II）稍高，可能与动脉溶栓所入选的患者病情重有关。目前认为症状性脑出血的发生可能与伴随使用的抗凝药物如肝素的剂量、溶栓治疗的时间、溶栓药物及剂量、梗死的范围及侧支循环水平、血糖及血压等因素相关，但均缺乏定论。这给溶栓后是否适合支架置入的判断带来一定的难度。

2. 再灌注损伤　缺血脑组织在血流供应重新恢复后的短时间内，其神经损害体征和形态学改变往往会有所加重，形成脑缺血再灌注损伤，目前认为自由基级联反应是造成这种损害的重要原因。再灌注损伤引起的脑水肿可使颅压升高，严重可危及生命。因此动脉溶栓血管再通后应立即给予甘露醇脱水及自由基清除剂治疗。

九、动脉溶栓并发症的预防和处理

有关动脉溶栓的导管导丝的操作技术目前还没有统一的标准。但熟练的导管导丝操作技术对于降低并发症、提高再通率是非常重要的。在作动脉溶栓时，将微导丝穿过闭塞段到达远端往往是溶栓成功的关键。由于闭塞血管远端没有血流，因此导丝在前行过程中往往无法在路图的指引下实施。对于 Willis 环以内的闭塞血管可以借助交通支血管建立路图。例如，左侧颈内动脉闭塞时，如果前交通动脉开放良好，可以通过右侧颈内动脉建立路图，这样在路图下指导导丝安全通过闭塞段并位于血管腔内。

对于需要用球囊扩张来促进溶栓的病例，颅内段血管闭塞宜选取较小球囊进行扩张（图 11-2、图 11-3），颈内动脉颅外段血管闭塞的患者可从小球囊起逐渐换用较大球囊进行扩张。对于闭塞病变较长的患者，可选用短球囊由远端向近端逐步实施扩张，同时注意同步的血管造影，了解有无发生夹层及出血等并发症。

术中注意观察患者，观察的内容包括意识状况、生命体征及神经系统体征。如果发现躁动、血压升高及呕吐等表现时，应立即暂停治疗，行血管造影及神经系统体检。如果造影发现血管破裂出血或出现新的神经系统体征应立即停止治疗。必要时进行头颅 CT 检查。

出血是溶栓治疗较常见的并发症。出血总体上分为中枢神经系统和其他器官出血两大类。治疗出血的依据如下：①血肿的大小和位置；②出血产生机械压迫效应的可能性。③神经系统症状恶化或死亡的风险；④给予溶栓药物和出血发生之间的时间间隔；⑤所使用的溶栓药物。如果怀疑出血，应当立即进行血常规检查，了解血细胞比容和血红蛋白值及血小板计数；行凝血功能检查了解活化部分凝血活酶时间（APTT）、凝血酶原时间（PT）国际标准值（INR）和纤维蛋白原值（Fib）。某些部位的活动性出血可以采取机械的方法送行压迫止血。例如动脉或静脉穿刺点的出血可以机械压迫止血。对所有潜在的威胁生命的出血，包括可疑的颅内出血，应当立即停止给予溶栓药物。尽管颅内出血易出现血压升高，但是胃肠道出血或腹膜后出血更易引起低血压或低血容量性休克。有时即使大量补液也不能纠正。怀疑颅内出血应当立即进行急诊头颅 CT 平扫检查。如果证实存在颅内出血，应当请神经外科会诊，决定是否进行手术治疗。如果是非神经系统的严重出血，在进行外科手术或进一步处理前应当进行相关急诊影像学检查。

无论是否实现血管再通，在治疗完成后患者应进入脑卒中单元进行监护，观察患者的生命体征及神经系统体征的变化。动脉溶栓后最初 3 小时内每 15 分钟测量一次生命体征，每半小时进行一次神经系统体检。一旦发现生命体征变化（比如血压明显升高或者血压明显降低等）及神经系统新发阳性体征或原有症状加重，应当认真检查患者，了解有无颅内出血，对于怀疑颅内出血的患者应当立即复查头颅 CT。一般术后 24 小时内不使用抗血小板聚集药物。当然如果是单纯使用机械辅助的方法实现再通的患者，在复查凝血常规无禁忌时可以及早应用抗凝或抗血小板聚集药物。

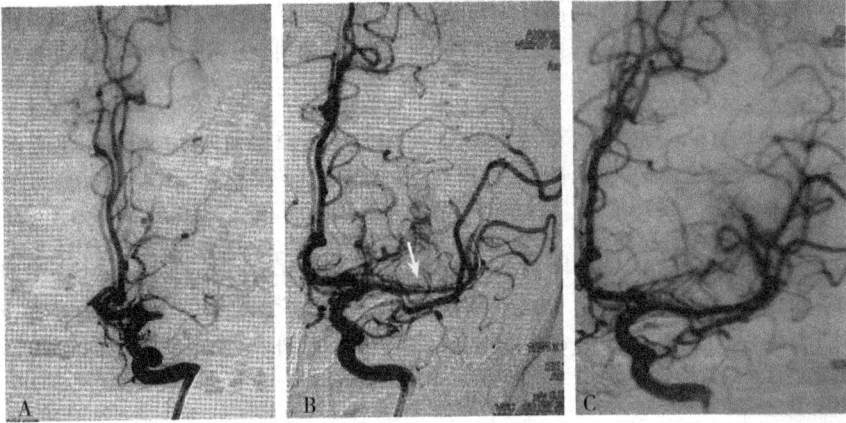

图 11 - 2　球囊扩张机械碎栓

女性，39 岁；因"突发右侧肢体无力伴言语不能 1.5 小时"入院。入院时 NIHSS 评分 18 分，出院时 NHDSS 评分为 4 分。

A. 血管造影提示左侧大脑中动脉闭塞；B. 2.0mm 球囊扩张（箭头）；C. 血管再通

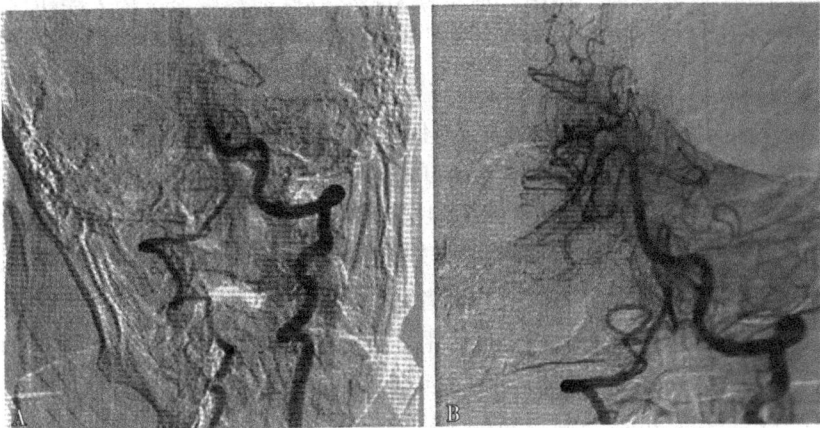

图 11 - 3　动脉内溶栓联合球囊碎栓重建闭塞的基底动脉

患者，男性，76 岁；因"突发意识不清 4 小时"入院，入院时 NIHSS 评分 18 分，出院时患者恢复良好。

A. 治疗前基底动脉尖端闭塞；B. 予 rt - PA 20mg 动脉溶栓后血管未通，遂行球囊血管成形术后基底动脉尖端完全再通

十、急性脑梗死动脉溶栓的预后

　　诸多临床试验结果使由保守的抗凝和抗血小板治疗转向积极的溶栓治疗。就目前的研究结果而言，静脉溶栓适合于小血管闭塞导致的缺血性脑血管病，动脉内溶栓则更适于颅内大血管闭塞的再通。大脑中动脉近端闭塞动脉内溶栓和静脉溶栓治疗的再通率分别为 70% 和 31%，再通率高可能是动脉内溶栓时间窗长的原因。动脉内溶栓的另一优势是所需溶栓制剂的总量低，对全身出凝血功能的影响较小，这对一些存在出血倾向的患者可能较为安全。但动脉内溶栓症状性脑出血的发生率显著高于静脉溶栓，尽管目前认为动脉内溶栓症状性脑出

血高的原因可能与入选的患者重、治疗时间窗长有关。

动脉溶栓的预后除了与溶栓后症状性脑出血直接相关外，还取决于闭塞血管供血区的侧支循环。例如：颈内动脉末端闭塞（CTO），也称为血管分叉口闭塞，即 T 形闭塞，此时既影响同侧的 ACA A1 段又影响同侧大脑中动脉 M1 段。这类患者预后极差。原因是缺少软脑膜提供的侧支循环。甚至有些学者认为，若 CT、MRI 或血管超声等检查考虑 CTO，应视为非溶栓治疗适应证。

总体而言，血管再通预示良好的开端，但应该强调的是，动脉溶栓后血管再通并不总意味着良好的临床预后，血流的恢复不代表功能的恢复；反之溶栓后尽管血管未能完全再通，但可能因溶栓后侧支循环形成而取得良好的临床疗效。此外，高龄是动脉内溶栓预后不佳的独立危险因素。

（赵增富）

第三节　急性脑梗死动脉内溶栓联合支架置入术

早期针对缺血性脑血管病的溶栓治疗，无论是经动脉还是经静脉途径，主要是使用单一溶栓药物。但随后的研究发现，使用一种药物无论经动脉或静脉途径均不能快速有效地开通大动脉的闭塞。即使奏效，也要花费至少 15～20 分钟。没有证据表明某种溶栓药优于其他溶栓药物。颈内动脉或基底动脉闭塞通常对单一药物溶栓反应更差。TCD 超声研究证实，经静脉途径 rt-PA 溶栓治疗大脑中动脉闭塞仅有 30% 的再通率，48% 的部分再通率，而开通动脉的再闭塞率高达 27%。经动脉 rp-UK 溶栓大脑中动脉完全再通率 2 小时后仅为20%，63% 的部分再通率。而完全开通动脉 1 小时后的再闭塞率为 50%。一般在 rt-PA 溶栓后 24 小时内不能使用阿司匹林，这可能与较低的再通率和较高的再闭塞率有关。

对闭塞血管实施快速而完全的再通是患者良好预后的前提。为达到这一目标，在处理急性冠脉综合征（ACS）时，目前的共识是使用多种药物，而且更多地联合应用经皮冠脉介入方法。其目标就是要尽快并完全地恢复闭塞或狭窄冠脉的血流。目前，针对大多数 ACS 患者标准的治疗方法是包括抗栓（阿司匹林、氯吡格雷、Ⅱb/Ⅲa 拮抗剂）、抗凝（肝素或低分子肝素）和直接经皮冠脉介入。TIMI 研究组报道在处理 ACS 患者时，使用较小剂量的rt-PA 联合 Ⅱb/Ⅲa 拮抗剂（阿昔单抗）闭塞血管能达更高的完全再通率。然而在 GUSTO试验中，采用降低剂量的 rt-PA 联合阿昔单抗治疗发现 >75 岁的患者脑出血的风险显著增加。

为了提高急性缺血性脑卒中患者溶栓治疗的成功率，一个方法就是参考急性冠脉综合征（ACS）的治疗方法，应当探索多模式的治疗方法。颅内支架置入术治疗急性颅内血管闭塞即是其中可选方案之一。

颅内支架置入术治疗急性颅内动脉闭塞相对于其他机械性再通的方案其优势在于能够立即重建血流。有些时候因为血栓的固有结构特点对溶栓药物不敏感，有些时候因为栓子与血管内膜牢固粘连，使得机械碎栓等手段亦不易奏效。通过支架置入将栓子推移到血管壁上从而重建血流成为一种有效的治疗方法。

颅内支架置入重建脑血流的概念是从心血管治疗中演化过来的：最初关于颅内支架置入治疗急性颅内动脉闭塞的病例即是置入的冠脉用的球扩式支架。Levv 等报道了 19 例患者在发病 6.5 小时内采用颅内支架置入进行补救性治疗，79% 的患者实现了血管再通（TIMI2~3级）；共 6 例患者死亡（5 例死于进展性脑卒中，一例死于并发症），仅有 1 例患者出现症状性颅内出血。使用球囊扩张式冠脉支架行颅内支架置入术产生并发症更多是因为冠脉和颅内血管的解剖结构不同所致。与冠脉血管不同，颅内血管缺乏外弹力膜，并且因为发出众多的穿支动脉而相对位置固定。另外，血管闭塞的原因也不同。冠脉闭塞的原因就是因为局部的血管病变，而颅内血管闭塞的原因更多是因为来源于其他血管的栓子引起的栓塞。因为球扩式支架本身所具有的缺乏弹性，因而相对而言在前循环病变使用球扩式支架更难奏效。同时因为栓子的推移效应，导致在使用球扩式支架时栓子可能被推移到穿支血管的开口部位从而栓塞了穿支血管，形成大血管再通，但病变部位脑组织无复流的现象。因此为了避免这种现象，在进行球扩式支架释放前最好先用一个球囊进行一次预扩张而预扩张球囊的直径要小于血管直径，且不要打开得充分，最好约为命名直径的 80%。然后再置入球扩式支架或有助于减少上述情况的发生。

相对而言，颅内自膨式支架治疗急性颅内血管闭塞更有优势，具体表现在以下几个方面。第一，自膨式支架输送系统较球扩式支架更柔顺，在送到靶血管区域时对沿途血管的损伤较球扩式支架要小，产生诸如夹层等并发症的可能性降低。第二，自膨式支架本身亦较球扩式支架更柔顺，在释放后与血管壁的贴壁性更佳。第三，改良后的自膨式输送系统对迂曲血管的通过性较自膨式支架更强。目前临床使用的自膨式颅内支架系统有以下 5 类：Neuroform（Boston Scientific）、Wingspan（Boston Scientific）、Enterprise Codman、euro、fascular）、Solitaire（ev3）、Leo（Balt，Montmorency）。这 5 类中只有 Wingspan 支架是经过 FDA 批准的用于治疗症状性颅内动脉狭窄的支架，其他 4 类都是用来治疗颅内宽颈动脉瘤的支架。

目前关于自膨式支架治疗急性颅内动脉闭塞的研究仅有少量的病例报告。前文所述的Levy 等的研究中共纳入了 19 例患者，其中 16 例患者使用了 Neuroform 支架，在另 3 例中使用了 Wingspan 支架。另外的使用了一些其他辅助再通装置，如 MERCI 装置等。该研究总再通率为 79%，NIHSS 提高 4 分以上的患者为 39%，所有的单支血管病变全部再通，多支血管病变的再通率为 64%。Zaidat 等报道 9 例患者，再通率为 89%（TIMI 2~3 级），主要并发症是颅内出血。其中一例出现支架内急性血管栓形成，经使用阿昔单抗及球囊扩张成形后缓解。有 3 例患者死于脑卒中相关并发症，存活的 6 例术后 90 天随访，mRS 评分均小于 2分。Brekenfeld 报道了 12 例患者，治疗时间为发病 510 分钟内（平均 310 分钟），再通率为92%（TIMI 2~3 级）。其中 6 例患者术后 90 天随访 mRS 评分小于 3 分，另有 4 例患者死于进展性脑卒中。未发生颅内出血病例。

SARIS 试验是 FDA 批准的首个使用支架治疗颅内血管急性闭塞的前瞻性研究。共纳入20 例患者，NIHSS 评分为 14±3.8，平均治疗时间为发病 5 小时。12 例患者采用了联合治疗，其中包括血管成形 8 例、经静脉 rt-PA 溶栓 2 例、经动脉溶栓 10 例。研究中共使用了19 例自膨式支架，其中 Wingspan 支架 17 例，Enterprise 支架 2 例。其中一例患者在支架到位时发现闭塞血管再通，遂放弃使用支架治疗。全部闭塞血管实现了部分可完全再通，其中TIMI2 级为 40%，TIMI3 级为 60%。24 小时内共出现 3 例颅内出血的并发症，其中 1 例是症状性颅内出血。65% 的患者术后 NIHSS 评分提高大于 4 分。5 例患者死于脑卒中相关的并发症。12 例患者（60%）术后 30 天随访，mRS 评分小于 3 分。

新一代的自膨式支架还可以实现临床血管再通的功能。这种临床再通的好处不仅可以实现血管再通，且避免了支架置入后的再狭窄以及患者需要长期服用抗血小板聚集药物的负担。Kellv 等于 2008 年报道了 1 例临时使用支架辅助再通的病例。患者为一例 55 岁男性，NIHSS 评分为 20 分，经过动脉使用阿昔单抗、rt－PA 以及机械再通等治疗均未实现右侧大脑中动脉 M1 段闭塞再通。遂采用 Enterprise 支架在病变部位部分释放，实现血管再通。将支架在原位维持 20 分钟后加收支架。患者的 NIHSS 评分术后戏剧性地下降到 7 分。Hauck 等报道了一个相似的病例。一例 41 岁男性患者椎基底动脉闭塞 9 小时，NIHSS 评分为 19 分，采用上述相似的治疗方法，术后 NIHSS 评分立即下降到 8 分，术后 30 天为 2 分。前述的 5 种自膨式支架中 Wallstent 支架和 Neuroform 支架因为是开球式设计，不能回收，故不适合这种疗法。Enterprise 支架、Leo 支架和 Solitaire 支架可以实现部分释放后再回收功能。其中 Enterprise 支架释放 <70% 可实现回收，Leo 支架释放 <90% 可实现回收，而 Solitaire 支架完全释放后亦可实现回收。

该治疗方法对患者的选择上与动脉溶栓不尽相同，主要注意排除的病例包括术前存在颅内出血、严重脑水肿以及没有缺血半暗带的患者。目前所进行的一些临床试验，例如 SARIS 试验以及 Enterprise 回收试验均对入组患者设定了颅内出血不能入组的排除标准。术前脑水肿是一个相对禁忌证，主要是因为术前存在脑水肿的患者进行支架置入血管再通治疗后可能会继发再灌注损伤。没有缺血半暗带血管再通后不能改善临床症状。

（赵增富）

第四节　器械溶栓和超声辅助溶栓

正如前文所述，既往进行的一些关于经静脉溶栓、经动脉溶栓及两者的联合治疗在实现血管再通及良好临床预后上均未取得令人满意的效果。由此催生了进行其他方法实现血管再通及再灌流的研究热潮。第三节所述动脉溶栓联合支架置入治疗急性颅内血管闭塞即为其中方案之一，本节介绍几种近年得到重点研究并应用的治疗方法，这其中包括血栓清除、机械碎栓、血栓吸取等。

血栓清除指的是使用机械的方法将栓子从指引导管或动脉鞘中取出的方法：Chopko 等在 2000 年报道了采用血管内捕获装置对大脑中动脉进行血管内取栓治疗的报道。一例大脑中动脉 M1/M2 交界处闭塞的患者经过经静脉使用尿激酶、阿昔单抗以及经动脉微导丝碎栓等处理后仍不能实现血管再通，最后选用鹅颈式血管内捕获器成功取出栓子，立即实现了完全的血管再通。Nesbit 等报道使用 Microsnare（Microvena，Minneapolis，MN）和 Neuronet（Guidant，Temecula，CA）分别治疗了 6 例和 5 例患者，实现了约 50% 的再通，并且没有发生与器械相关的并发症（图 11－4）。

在 MERCI 装置于 2004 年获得 FDA 的批准用于临床之前，所有有关机械血管再通的研究均为临床试验研究。MERCI 装置是由三部分组成：镍钛合金的记忆导丝，其末端卷曲成环状、一个微导管以及一个球囊支持的指引导管。使用 MERCI 装置进行的第一阶段试验人组了 30 例不适合进行静脉溶栓或者经静脉溶栓失败的病例，43% 的患者成功实现了血管再通，64% 的患者追加了经动脉 rt－PA。在血管再通的 18 例患者中 9 例在术后 1 月随访时 mRS 评分≤3 分，术后一个月总的死亡为 36%，没有一例是因为手术相关的并发症而死亡的。由此设计了 MERCI 试验来验证 MERCI 装置治疗脑卒中发病 8 小时以内的患者的有效性和安全性。这是一个前瞻性多中心的研究，入组了 151 例不适合进行经静脉溶栓的患者。结果提示血管再通率为 46%，其中成功使用了 MERCI 的患者再通率为 48%。临床预后显著优于 PROCAT II 试验（P < 0.000 1）。3 个月随访良好预后（mRS 评分 ≤2 分）率为 27.7%，死亡率为 43.5%。血管再通组在术后 90 天随访时神经功能评分优于未再通组，而死亡率低于未再通组。后来又设计一个多中心的 MERCI 试验评价新一代 MERCI 装置的安全性和有效性。其中 166 例患者使用了 MERCI 装置，血管再通率为 55%，联合使用了经动脉溶栓后血管再通率提高至 68%。术后 3 个月随访良好预后率为 36%，死亡率为 34%，以上两项指标均优于 IERCI 试验的结果。Devlin 等采用与 MERCI 试验相似的设计对 25 例患者进行血管内 lIERCI 再通治疗，其结果提示再通率为 56%，90 天时死亡率为 36%，但是所有死亡患者均为未实现血管再通的患者。

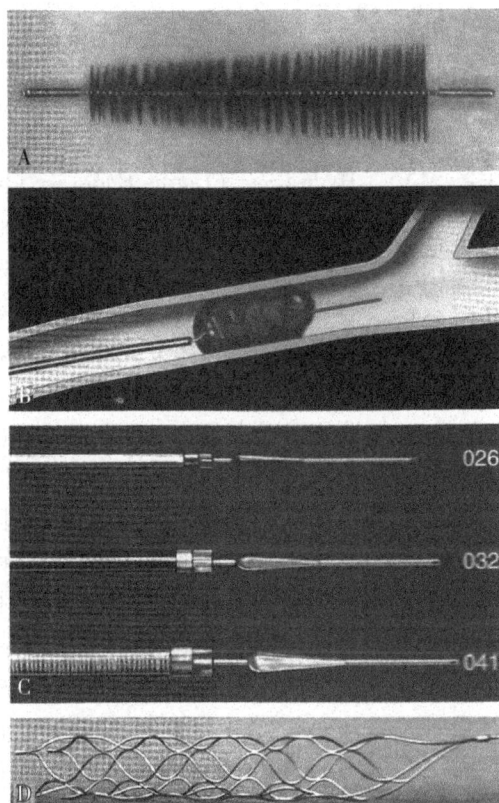

图 11 -4　几种血管内取栓装置的示意图
A. Phonex 装置；B. MERCI 装置；C. Per∞bre 装置；D. Solitaire AB 支架装置

Phonex 血栓取出装置（Phenox，Bochum，Germany）是一种类似毛刷样的装置。其核心是一根微导丝，周边是长度不等的呈栅栏样排列的微丝样结构（图 11 -4A）。这种装置自 2006 年起在欧洲被用于治疗急性脑血管闭塞。这种装置共有三种尺寸，最小的一种能够对直径为 2mm 的血管（比如大脑中动脉的远端分枝）进行治疗。

Liebig 等运用第二代这种装置对 55 例患者进行了血管内治疗，包括颈内动脉、大脑中动脉、大脑后动脉、椎 - 基底动脉系统。结果提示血管再通（定义为 TIMI 2～3 级）率

56.3%，没有发生装置导致的致残和致死。

血管内激光装置被认为是一种设计合理很有应用前途的装置。其设计原理是通过激光的能量将血栓粉碎成能够通过毛细血管进入微循环的微碎片，从而实现血管再通的目的。LaTIS 激光装置（LaTIS，Minneapolis，MN）是第一个在美国用来进行前瞻性和开放性研究的装置。这项研究是因为在 12 个动物上进行预实验取得成功后得到 FDA 批准的。入组标准为前循环脑卒中发病 8 小时以内，后循环脑卒中发病 24 小时以内。初步研究结果显示在 5 例患者中有 2 例装置不能到过病变部位，实验总共进行了 12 例患者即停止了。后来尽管对装置进行了改进，但是未开展进一步的试验。

EPAR 激光装置（Endovasix，Belmont，CA）的原理是通过光纤将激光的能量转化为声能，在微导管的末端产生微气泡达到血栓消融的目的。一项使用此装置的先导研究纳入了 34 例患者，血管再通率为 41.1%。EPAR 试验中成功使用了该装置的病人数为 18 例，再通率为 61.1%，死亡率为 38.2%。目前正在进行对于该装置的 2 期临床试验。

通过微导管或指引导管进行血管内抽吸新鲜栓子的方法已经开展了多项研究。比如对颅外血管进行抽吸的装置，如 Angiojet System（Possis Medical，Minneapolis，MN）、Oasis System（Boston Scientific，Natick，MA）、Hydrolyzer（Cordis Endovasc ular. Warren，NJ）、Amplatz Device（Microvena，White Bear Lake，MN）等。这些装置通过在血栓局部形成涡流进而碎裂并吸出栓子。曾有一个试验用来评价使用 Angiojet System 用来抽吸颅内血管的栓子，包括颈内动脉颅内段、大脑中动脉及椎 - 基底动脉系统等，因为产生的动脉夹层及装置不能到位等导致试验提前终止了。尽管厂商更改了装置的设置及试验的设计，但目前有关该装置的安全性和有效的试验仍未得到批准。

Penumbra 装置是 FDA 于 2008 年批准用于临床的一种新型的血栓抽吸装置。研究该装置的先导试验是在欧洲完成的，共纳入了 23 例患者，均为脑卒中发病 8 小时以内的患者。尽管有 3 例患者因为血管迂曲未能使用该装置治疗，其余患者经过该装置治疗后再通率为 87%。接着这个试验又设计了一个更大规则的前瞻性多中以的研究（PPST, the Penumbra Pivotal Stroke Trial），共纳入了 125 例患者，81.6% 的患者实现了完全或部分再通，3 个月后随访死亡率为 32.8%。在该装置被批准用于临床后，一项荟萃分析提示 6 个国际中心共使用该装置治疗了 105 例患者，术前 NHISS 平均分为 17 分，56 例患者治疗后 NIHSS 评分提高至少 4 分以上。术前靶血管大部分 96% TIMI 分级为 1~2 级，治疗后 52% 的患者血管再通的 TIMI 分级为 2 级，31.3% 的患者为 TIMI 3 级。24 小时内颅内出血率为 5.7%，死亡率为 21%。

另外，Solitaire AB 支架装置已用于脑血管急性闭塞再通的治疗（图 11 - 5）。最新的研究表明，63.6% 的急性大脑中动脉闭塞的患者经 Solitaire AB 支架装置再通后，NIHSS 评分下降了 10 分；血管再通率高达 90.9%。

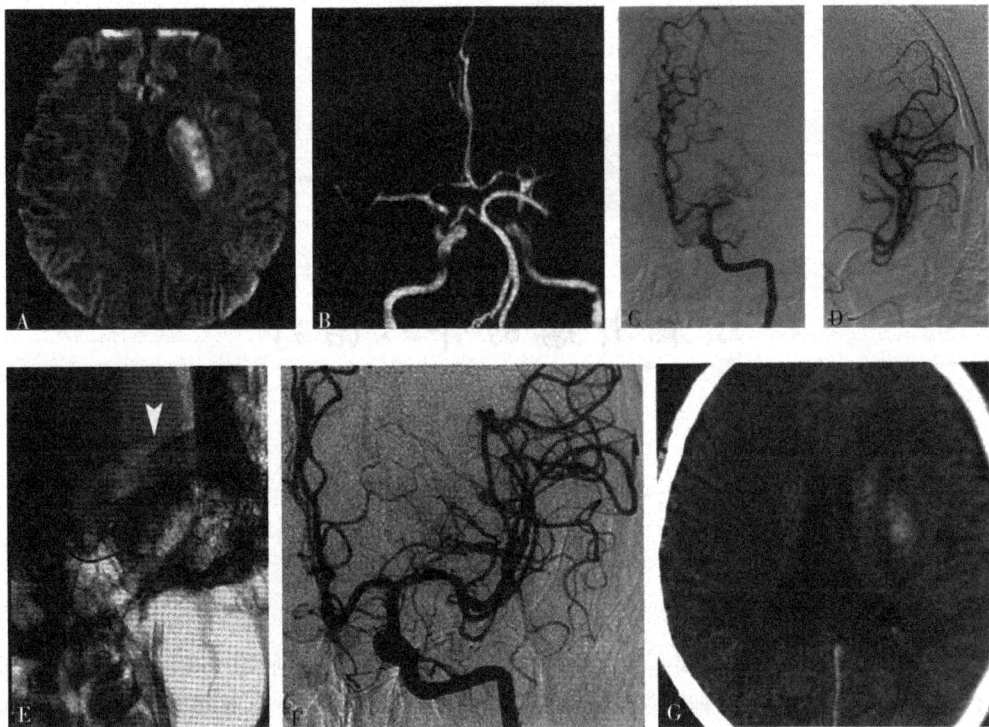

图 11 - 5　Solitaire AB 支架用于脑血管急性闭塞再通的治疗

患者，男性，58 岁，因 "突发右侧肢体无力伴言语不清 6 小时" 入院。入院时 NHISS 评分为 15
分，既往有高血压病和糖尿病史。行 Solitaire AB 支架取栓术，出院时 NHISS 评分为 4 分。
A. MRI - DWI 提示左侧基底节区、左侧颞及顶叶急性脑梗死（处超急性期）；B. MRA 提示左侧大
脑中动脉（L - MCA）M1 段闭塞；C. DSA 证实 L - MCA M1 段闭塞，且大脑前动脉的软脑膜支向
L - MCA 血区代偿血；D. 通过微导管证实 L - MCA 远端显影；E Solitaire 支架置入病变血管（箭
头）；F. 支架回收后 L - MCAM1 再通（取出的栓子图片未提供）；G. 术后 CT 提示左侧基底节区小
片梗死伴少量造影剂外渗

（赵增富）

参考文献

［1］张天锡. 神经外科基础与临床［M］. 上海：第二军医大学出版社，2013.

［2］段国升，朱诚. 神经外科手术学［M］. 北京：人民军医出版社，2011.

［3］王忠诚，神经外科学［M］. 武汉：湖北科学技术出版社，2013.

［4］程华，李脊. 图解神经外科手术配合［M］. 北京：科学出版社，2015.

第十二章

颅脑肿瘤的介入治疗

第一节 脑膜瘤的诊断

一、临床表现

脑膜瘤（meningioma）主要起源于蛛网膜帽状内皮细胞（脑膜乳头细胞），少数脑膜瘤来源于硬膜的成纤维细胞、蛛网膜和脉络膜，约占脑肿瘤的15%，是患病率仅次于胶质瘤的颅内原发肿瘤，各个年龄段均可发病，好发年龄为40~60岁，女性多于男性，好发部位为大脑凸面、嗅沟、颅前底窝、蝶骨嵴、鞍结节、鞍旁、鞍膈、矢状窦旁、大脑镰旁、小脑幕、桥小脑角及侧脑室三角区等部位，儿童脑膜瘤少见，患者多发生在脑室内，多数脑膜瘤为良性，生长缓慢，出现临床症状时已经存在多年，组织学上可分为许多亚型，但影像学上一般很难区分，脑膜瘤主要的临床症状为颅内高压、局部压迫症状、癫痫或肢体运动感觉功能障碍，较小的脑膜瘤可无症状。脑膜瘤多有完整的包膜，少数有分叶，位于大脑镰或小脑幕的肿瘤可穿过脑膜向另外一侧生长，变现为中间较小、两侧较大的哑铃状。

二、影像学诊断与鉴别诊断

1. X 线

（1）如靠近颅骨，可引起局部颅骨增生或破坏。

（2）可见脑膜动脉压迹增粗、棘孔扩大等征象。

（3）约30%的脑膜瘤可出现点状、片状或放射状的钙化，砂粒样脑膜瘤可全部钙化。

2. CT

（1）肿瘤多为圆形、类圆形，部分呈不规则形，少数呈扁平型，肿瘤边缘规则，边界清楚。

（2）平扫多数脑膜瘤呈等密度或高密度，囊变、坏死、陈旧性出血及脂肪变性区为低密度。

（3）肿瘤以宽基底附着于硬膜或颅骨，肿瘤附着处可见局限性颅骨破坏或增生。

（4）瘤周可无水肿，也可有明显水肿。

（5）肿瘤邻近蛛网膜下腔扩大。

（6）增强扫描大多数呈明显均匀强化（图 12 - 1）。

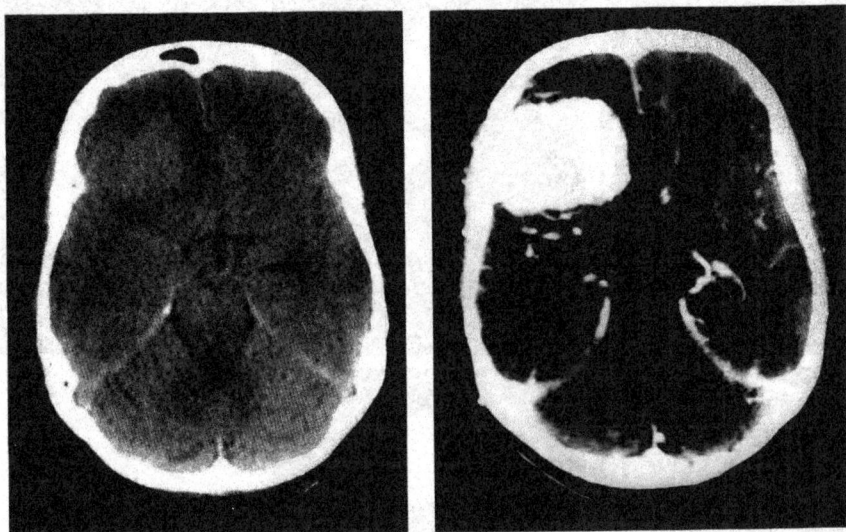

图 12 - 1　右额部脑膜瘤 CT

平扫呈类圆形稍高密度影，以宽基底附着于右侧额骨，边界清，增强扫描呈明显均匀性强化

3. MRI

（1）一般来说在低场强的 MRI 上，病变在 T_1WI 以及 T_2WI 序列均与脑实质内信号相似，在高场强的 MRI 上，T_1WI 序列一般呈稍低信号，T_2WI 呈稍高信号。

（2）肿瘤与脑表面常有低信号环带出现，如果此低信号环带在 T_2 序列上呈高信号，可能与周围脑组织受压缺血水肿有关，如果在 T_2 加权图像上也呈低信号环带，则可能为肿瘤周围的血管性包囊或纤维组织。

（3）增强扫描呈均显著强化，部分脑膜瘤由于邻近脑膜增生增厚，出现线条样强化，超出肿瘤与脑膜相连的范围，向周围延伸，称为脑膜尾征。

（4）脑膜尾征的特点是肿瘤连接部最厚，向外逐渐变薄，脑膜尾征常见于脑膜瘤，也可见于邻近脑膜的肿瘤或病变，所以并非脑膜瘤专有（图 12 - 2）。

4. 鉴别诊断

（1）脑外海绵状血管瘤：①脑外海绵状血管瘤与脑内海绵状血管瘤不同，通常较大，T_1WI 序列呈低信号。T_2WI 序列呈高或者明显高信号，而脑膜瘤常呈等信号；②海绵状血管瘤可以出血，出血沿硬膜扩散，如果同时有硬膜下出血，通常考虑海绵状血管瘤；③MRI 氢质子波谱也可提供决定性鉴别诊断。脑膜瘤中不含神经元细胞，所以波谱中检测不到 NAA 和 Cr 波，而 Cho 波明显增高，另外一个具有特征性的波是 Ala（丙氨酸）波，波峰在 1.47ppm 处，而脑外海绵状血管瘤通常有 NAA 和 Cr 波，而 Cho 波均缺如。

（2）脑膜浆细胞瘤：发生在骨髓以外的浆细胞瘤少见，累及脑膜者更为少见，通常表现为与脑膜接近的肿块，显著均匀强化，但 CT 平扫时呈低密度，T_1WI 序列呈低信号，T_2WI 序列呈稍高信号，肿瘤内通常无钙化。

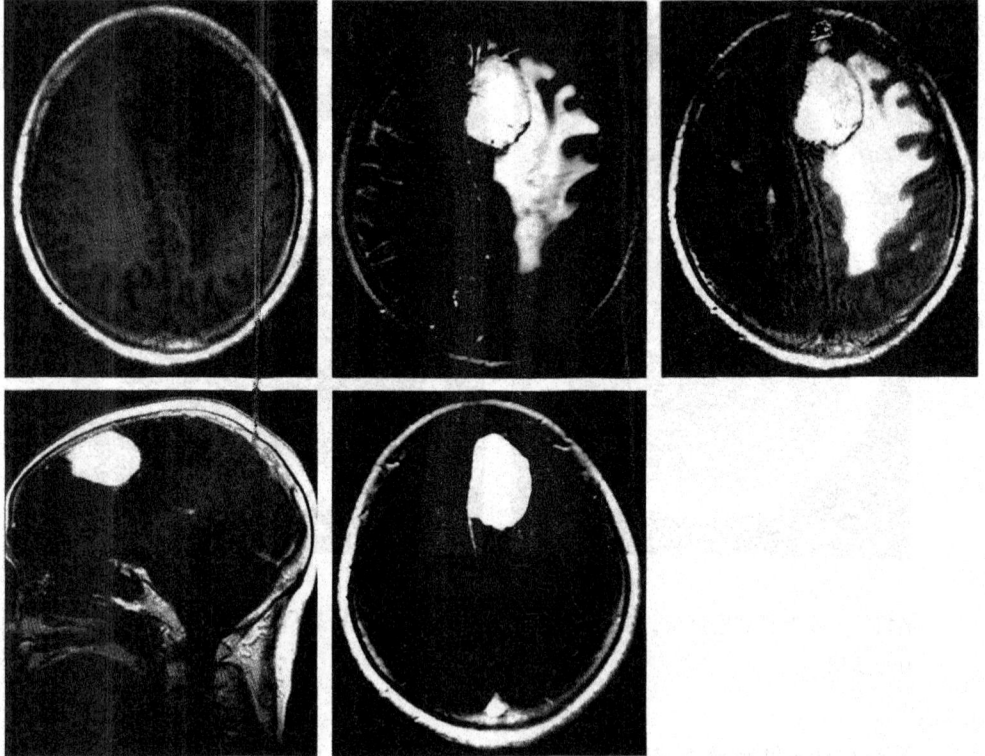

图 12 - 2　脑膜瘤

MRI 平扫左额部大脑镰旁病变 T_1WI 呈等长 T_1 信号，T_2WI 呈高信号，内可见斑点状低信号，周围见低信号包膜及大片长 T_2 水肿信号，增强扫描呈明显均匀性强化，可见脑膜尾征

（3）颅骨致密骨瘤：位于大脑凸面的脑膜瘤通常要与颅骨致密骨瘤相鉴别：①CT 骨窗扫描是最好的方法，扫描瘤体密度与周围骨组织密度一致即为颅骨致密骨瘤；②在增强 MRI 上效果明显，致密骨瘤不强化；CT 增强扫描对此无法辨别，因为强化后两者均呈高密度，无法判断是否强化。

三、病理学表现

1. 大体观察　大部分肿瘤与硬脑膜广泛附着，压迫附近脑组织，很少侵及脑组织，也可包绕邻近脑动脉，罕见情况下侵犯血管壁。少数肿瘤长成扁平的包块，呈斑块状覆盖较广泛区域，甚至整个脑半球，称为斑块型脑膜瘤。肿瘤质地硬，切面灰白色，颗粒状或条索漩涡状，有的质地似砂粒样。

2. 组织病理学　低复发和低进展危险性脑膜瘤为 WHO Ⅰ级，包括：脑膜皮细胞型脑膜瘤、纤维型脑膜瘤、过渡型（混合性）脑膜瘤、砂粒体型脑膜瘤、血管瘤型脑膜瘤、微囊型脑膜瘤、分泌型脑膜瘤、富于淋巴浆细胞型脑膜瘤、化生型脑膜瘤。

高复发和高进展危险性脑膜瘤为 WHO Ⅱ、Ⅲ级。Ⅱ级包括：非典型脑膜瘤、透明细胞型脑膜瘤（颅内）、脊索瘤样脑膜瘤。Ⅲ级包括：骨骼肌样型脑膜瘤、乳头状脑膜瘤、间变型（恶性）脑膜瘤、伴高生长指数和（或）脑浸润的任何脑膜瘤亚型。

　　大部分脑膜瘤表达上皮膜抗原（EMA），在非典型和间变型脑膜瘤阳性少见，Vimentin在各型脑膜瘤均可阳性，有些脑膜瘤 S - 100 蛋白阳性，但阳性一般不强。分泌型脑膜瘤假砂粒体 CEA 强阳性，假砂粒体周围细胞 CK 阳性。

　　（1）脑膜皮细胞型脑膜瘤：该型常见，瘤细胞似正常蛛网膜细胞，大小一致，核圆形或卵圆形，致密、片状镶嵌排列，胞质呈合体细胞样，可见小而不明显的核仁，偶见核内假包涵体及核内窗（有的核中间透明，可能是糖原），漩涡状结构和砂粒体少见（图 12 - 3）。

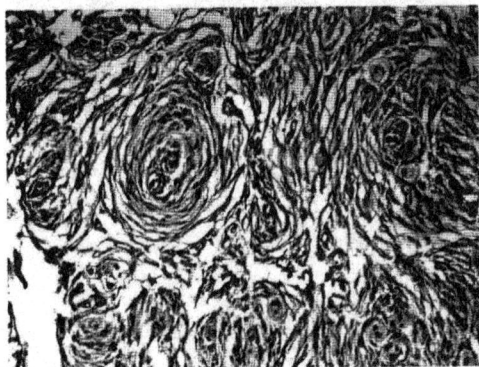

图 12 - 3　脑膜皮细胞型脑膜瘤

瘤细胞大小一致，核圆形或卵圆形，致密、片状镶嵌排列，胞质呈合体细胞样

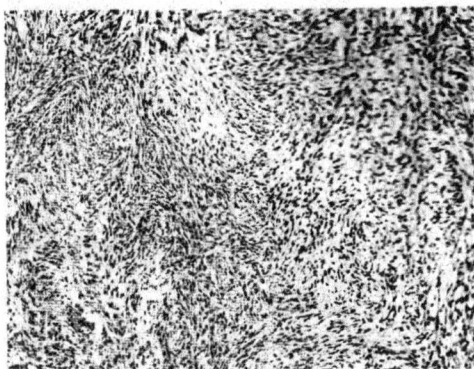

图 12 - 4　纤维型脑膜瘤

由成束的、类似于纤维母细胞的长梭形细胞组成

　　（2）纤维型（纤维母细胞型）脑膜瘤：肿瘤由成束的、类似于纤维母细胞的长梭形细胞组成，但瘤细胞的核具有脑膜皮细胞型脑膜瘤细胞的特点，这对鉴别其他梭形细胞肿瘤如神经鞘瘤等很有帮助。可见玻璃样变及钙化，富于网状纤维和胶原纤维（图 12 - 4）。

　　（3）过渡型（混合型）脑膜瘤：该亚型常见，具有脑膜上皮型和纤维型脑膜瘤间的过渡特点，排列成分叶状和束状结构。局部可见典型脑膜皮细胞特点。其特征为形成典型的同心圆状漩涡结构，其中心可为血管；也可为松散的多个细胞，晚期只有一两个细胞，再晚期为砂粒体，尤其在细胞漩涡中心，也可为胶原（图 12 - 5）。

　　（4）砂粒体型脑膜瘤：该亚型也可诊断为脑膜瘤富含砂粒体。砂粒体构成肿瘤的主要成分，偶形成骨化小体（图 12 - 6）。

　　（5）血管瘤型脑膜瘤：富含血管的脑膜瘤。含有丰富的、大小不等的、发育完好的血管，血管成分分化成熟，大部分血管小、管壁透明变性，也可为高度扩张壁薄的海绵状血管瘤样。血管之间散在脑膜皮细胞型、纤维型或过渡型脑膜瘤的小巢。鉴别诊断包括血管畸形和血管母细胞瘤，取决于脑膜瘤血管的大小。

　　（6）微囊型脑膜瘤：肿瘤细胞呈星芒状或梭形，有细长的突起，背景疏松、黏液状。肿瘤细胞之间形成许多小囊为特点，也可以形成大囊，仅见很少的实体成分。肿瘤间质有丰富的小血管，易发生透明变性。

　　（7）分泌型脑膜瘤：该亚型的特点是背景为脑膜皮细胞型和过渡型脑膜瘤，部分上皮胞质内含 PAS 染色阳性的嗜伊红物质，直径 $3 \sim 100 \mu m$，多为圆形，均匀一致，该结构称为"假砂粒体"。免疫组织化学染色上皮 CEA 和 EMA 强阳性，部分瘤细胞 CK 阳性。

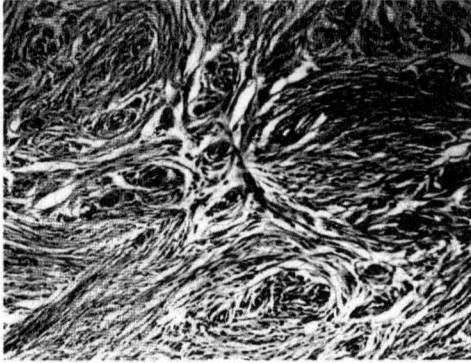

图 12 - 5　过渡型（混合性）脑膜瘤

具有脑膜上皮型和纤维型脑膜瘤间的过渡特点，排列成分叶状和束状结构。局部可见典型脑膜皮细胞特点

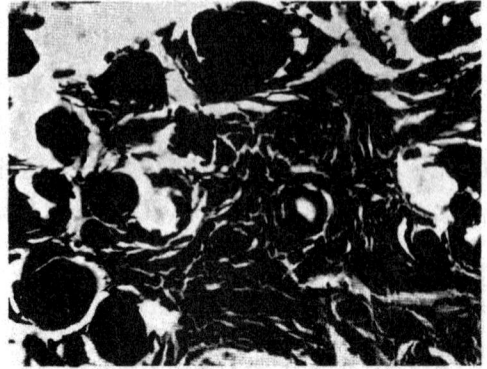

图 12 - 6　砂粒体型脑膜瘤可见大量砂粒体

（8）富于淋巴浆细胞型脑膜瘤：为伴有大量淋巴细胞、浆细胞浸润的脑膜瘤，背景为脑膜皮细胞型、过渡型或纤维型脑膜瘤。浸润的淋巴细胞、浆细胞可掩盖脑膜瘤结构，形成淋巴滤泡并出现明显的生发中心。临床可伴有免疫球蛋白血症和（或）贫血。

（9）化生型脑膜瘤：脑膜皮细胞型、纤维型和过渡型脑膜瘤内可见间叶成分，如黄瘤性化生、软骨性化生、骨化生、黏液化生、脂肪化生等，不管伴有哪种化生，肿瘤中均可找到典型脑膜瘤的证据。

（10）脊索瘤样型脑膜瘤：组织学类似脊索瘤的脑膜瘤。黏液背景，瘤细胞嗜伊红，空泡状，排列成小梁状，与脑膜瘤区相混，典型的脑膜瘤特点不明显，很少见到漩涡状结构和砂粒体。间质内大量慢性炎细胞浸润，常出现粗大的胶原纤维，血管也较多。有些患者伴血液性疾病，如 Castleman 病。此亚型肿瘤具有侵袭性，次全切除后常复发，相当于 WHO Ⅱ级。

（11）透明细胞型脑膜瘤：该亚型少见，好发于小脑桥脑角和马尾。镜下为多角形、胞质透明、富含糖原细胞的细胞构成，典型的脑膜瘤特点不明显。有些肿瘤，特别是颅内透明细胞脑膜瘤，临床生物学行为较具侵袭性（WHO Ⅱ级）。

（12）非典型脑膜瘤：该亚型相当于 WHO Ⅱ级。肿瘤核分裂活性增高或伴有 3 个或更多的如下特点：细胞密度高；小细胞大核；核质比例增高，核仁明显；无定型或片状生长方式和局部"海绵状"或"地图样坏死"。核分裂增多 ≥4 个/10HPF 时，复发率增高。

（13）乳头状脑膜瘤：该型肿瘤罕见，瘤细胞密集，至少部分区域存在血管周围假菊形团结构，细胞间网状纤维明显。该肿瘤好发于儿童，75% 病例侵及局部和脑组织，55% 复发，20% 转移。由于肿瘤的高侵袭性生物学行为，此亚型定为 WHO Ⅲ级。

（14）骨骼肌样型脑膜瘤：骨骼肌样细胞形态与发生在其他部位（如肾）者相似，大部分肿瘤具有高度增生活性和其他恶性特征。临床经过相当于 WHO Ⅲ级。若肿瘤仅有灶性骨骼肌样特点，而缺乏其他组织学恶性特征，其生物学行为不定。

（15）间变性（恶性）脑膜瘤：该肿瘤具有明显的恶性细胞学特点，包括肉瘤样、癌样、恶性黑色素瘤样或高核分裂指数（≥20 个/10HPF），相当于 WHO Ⅲ 级，存活均数 < 2 年。

（赵增富）

第二节　脑膜瘤介入治疗

一、概述

脑膜瘤是一种常见肿瘤，其发病率在脑瘤中仅次于星形胶质细胞瘤，约占颅内肿瘤 11%。肿瘤起源于结缔组织，绝大多数发生在蛛网膜颗粒的蛛网膜细胞，极少数发生在硬膜的纤维母细胞。脑膜瘤生长缓慢，多见于中年人，以女性多见，男女性之比为 1∶2。有学者报道，在许多脑膜瘤中可发现有雌激素和孕激素受体。

二、病理

脑膜瘤一般有完整包膜，呈圆形、类圆形或分叶状。大多数脑膜瘤血供丰富，为高血运肿瘤。瘤内常有钙化，也可有出血、坏死，其组织病理学上一般可分为合体型、过渡型、纤维型、血管母细胞型和恶性型 5 种。脑膜瘤多数位于脑外，见于矢状窦旁、大脑凸面、蝶骨嵴、嗅沟、桥小脑角、大脑镰和天幕等处。肿瘤常位于硬膜窦附近，可引起硬膜窦的狭窄和阻塞。

三、临床表现

脑膜瘤起病慢、病程长，其初期症状和体征常不明显，可出现头痛、视力障碍、癫痫发作等。随病程进展对邻近脑组织造成压迫，逐渐出现颅内高压和局部神经定位症状和体征。天幕切迹附近的肿瘤可造成对中脑导水管的压迫而产生脑积水。脑膜瘤累及颅骨可引起颅骨增生和颅板增厚，使局部颅骨变形，累及头皮组织可出现头皮肿块，通常生长缓慢。

家族性脑膜瘤罕见，这些患者大多有神经纤维瘤病。这种类型常被称为"中枢型神经纤维瘤病"或"Ⅱ型神经纤维瘤病"，包括神经纤维瘤伴双侧听神经瘤，属常染色体显性遗传，常同时伴有染色体异常。患者最常见的为双侧听神经瘤，可伴发脑膜瘤、胶质瘤和晶状体混浊。这类患者的皮肤表现要少于通常的神经纤维瘤病（Ⅰ型）。放射线照射也可能与脑膜瘤的发生有关，其潜伏期长达 25 年，这种超因所致的脑膜瘤浸润性强，易于复发，与普通脑膜瘤相比，其多发的概率要高得多。

四、影像诊断

（一）X 射线检查

颅内脑膜瘤好发于矢状窦旁、大脑凸面、蝶骨嵴、嗅沟、桥小脑角、大脑镰和天幕等部位。目前头颅 X 射线平片对于脑膜瘤的检测，其作用已甚微，但头颅 X 射线平片在显示骨增生、钙化、脑沟影增宽及颅内高压等方面仍有一定的作用。

（二）CT 检查

脑膜瘤在 CT 平扫时表现为均一、略高密度或等密度肿块，其内可有点状和不规则钙化影，或肿瘤边缘的弧线钙化。病灶大多呈类圆形或分叶状，边界清楚、光整，位于脑膜瘤好发部位，以广基与颅骨内板或硬膜相连。肿瘤较大时可出现明显的占位表现，脑水肿一般较轻，当肿瘤压迫脑静脉和静脉窦时也可出现脑积水。肿瘤引起的颅骨内板增生或破坏，在骨窗上可清楚地显示。在增强后扫描可见肿瘤有明显均质的强化，可将肿瘤的边界勾画得更为清楚。少数肿瘤其内可出现大小不等的低密度区，多数为肿瘤的囊变、坏死所致。

（三）MRI 检查

脑膜瘤在 MRI 图像上也有较强的特异性，特别是可清楚地显示肿瘤和邻近硬膜窦的关系。在 T_1 加权图像上，脑膜瘤大多表现为等信号，在 T_2 加权图像上可表现为高信号或等信号，但以等高信号为多。大部分脑膜瘤与其周围脑组织有一包膜相隔，因此不少病例在 T_1 和 T_2 加权图像上可清楚显示呈低信号的环影，包膜所致的环影常在 T_1 加权图像上显示更为清楚。注射 Gd – DTPA 后，多数肿瘤出现信号增高，并可持续较长的时间。MRI 对水肿显示的敏感性相当高，可清楚地显示脑膜瘤周围的水肿情况。

（四）脑血管造影

脑膜瘤的血液供应大致可分为 4 型，即单纯颈外动脉供血；颈内、颈外动脉联合供血，以颈外动脉为主；颈内、颈外动脉联合供血，以颈内动脉为主；单纯颈内动脉供血。由于多数脑膜瘤血供丰富，因此脑血管造影显示肿瘤血管可有相当高的比例，在血管造影时可见比较有特征性的表现。

1. 中心型肿瘤血管　在动脉期，肿瘤部位出现异常血管。形成粗细较为一致、比较均匀的小动脉网。瘤体中心常呈轮状或网状，其血供常为脑膜动脉或颅外动脉分支，以颈外动脉造影显示最为清晰，瘤体的外层常形成环状或半环状的网状血管带，这些血管由脑动脉分支供养，以颈内动脉造影显示为好。在毛细血管期至静脉期，肿瘤区出现明显的肿瘤染色，在瘤区出现浓密的造影剂阴影，其周缘可见粗大、迂曲的引流静脉。

2. 脑内、脑外双重血供　脑内动脉常供应肿瘤的外围，脑外动脉常供应肿瘤的中心。因此脑膜瘤的血管造影检查宜分别做颈外和颈内动脉造影，以详细了解其血供情况。脑膜瘤的供血动脉无论来自颈外动脉或颈内动脉的脑膜支均比较粗大，行程较长且比较迂曲，其末端进入肿瘤处常呈现脑血管弧形推移。脑膜瘤大多位置浅表，造成脑动脉局限性的推移。如肿瘤位于切线位时，可见移位的脑动脉远离颅内的内板和中线，并可显示肿瘤的基底紧贴颅骨部。

窦旁脑膜瘤显示其硬膜静脉窦是否受累及其通畅情况，对于术前准备相当重要。当显示肿瘤已完全引起硬膜窦阻塞，常表明已有相当的静脉侧支循环形成，对这类肿瘤和已阻塞的硬膜静脉窦做完全的切除，一般不会引起静脉性梗死。但如发现硬膜静脉窦已有累及而无阻塞，特别是在上矢状窦后部、横窦和乙状窦等部位，则发生手术后硬膜静脉窦阻塞的危险性很高。必要时可做直接法硬膜静脉窦造影，即将微导管直接置入硬膜静脉窦，然后注入造影剂，并对硬膜静脉窦进行测压。

五、传统治疗

对脑膜瘤的治疗，以手术切除为主。原则上应争取完全切除，并切除受肿瘤侵犯的脑膜与骨质，以期根治。脑膜瘤属脑实质外生长的肿瘤，大多属良性，如能早期诊断，在肿瘤尚未使周围的脑组织与重要颅神经、血管受到损害之前手术，应能达到全切除的目的。但是有一部分晚期肿瘤，尤其是深部脑膜瘤，肿瘤巨大，与神经、血管、脑干及丘脑下部粘连太紧，或将这些神经、血管包围不易分离。这种情况下，不可勉强从事全切除手术，以免加重脑和颅神经损伤以及引起术中大出血的危险，甚至招致患者死亡或严重残废；宜限于肿瘤次全切除，缩小肿瘤体积，辅以减压性手术，以减少肿瘤对脑的压迫作用，缓解颅内压力，保护视力；或以分期手术的方式处理。对确属无法手术切除的晚期肿瘤，行瘤组织活检后，仅做减压性手术，以延长生命。恶性者可辅以放疗。

对于每一例脑膜瘤手术，术前都要有充分准备。脑膜瘤血运极为丰富，瘤体较大，与周围结构关系复杂，常伴有明显的颅内压增高。根据这些特点，手术前准备要注意；①肿瘤定位要确切，对其生长特点，供血以及肿瘤与周围的联系，术者对其应有一立体概念。这样才有利于手术进程中遇到特殊情况时采取适当措施；②充分备血以便手术中遇到大出血时，能够及时补充；③鞍区脑膜瘤和颅内压增高者，术前几日酌用肾上腺皮质激素，有利于降低颅内压；④运动区、颞叶等部位脑膜瘤，特别是已有癫痫者，需用镇痉药物预防和制止癫痫；⑤用脱水药物，或必要时采用脑脊液引流，以缓解脑水肿与颅内压，缓解颅内瘀血的状态，使脑组织松弛，有利于减少手术出血和减少术中过分的脑组织牵拉造成损伤；⑥注意检查周身有无严重器质性疾病，纠正脱水与电解质紊乱。

脑膜瘤手术麻醉，以全麻和采取控制性低血压最为适当，预计肿瘤切除情况复杂，手术中可能对脑组织牵拉较多者，术中尚可辅以低温，以减轻脑水肿反应。保持呼吸道通畅也很重要。局麻则适用于较简单的脑膜瘤手术。脑膜瘤的手术．通常应注意下列几点，以便手术能够顺利安全地进行。

（一）手术显露

一定要充分开颅切口设计切合肿瘤部位，满足手术处理需要。骨瓣要大于造影片上肿瘤影像的范围，以保证有足够余地进行肿瘤探查、游离和切除。切口显露太小，既不便探查肿瘤，处理中也会遇到困难，尤其在切除深部肿瘤中，万一遇到大出血，因手术野窄小，止血不便，使手术陷于被动，甚至发生危险。此外，也难免因过度牵拉脑组织造成损伤。

（二）术中降低颅内压

静脉注射 20% 甘露醇 250～500ml 或呋塞米 40mg；脑室穿刺并留置导管引流出脑室液或预先腰穿脑脊液引流。这些措施行之有效，可使脑组织塌陷，利于手术操作。

（三）预防与减少术中出血

脑膜瘤切除术中应随时警惕大出血甚至发生休克的危险。采取控制性低血压（收缩压 80mmHg 左右）、头高卧位，并常在术前做颈外动脉肿瘤供血动脉栓塞术或结扎颈外动脉。术中结扎脑膜中动脉及其通向肿瘤的分支，可以减少肿瘤供血来源。探查与切除肿瘤过程，采用处理颅内动静脉畸形的方式，先电凝，夹闭进入肿瘤的大、小供应动脉支干，最后才切断回流静脉。

（四）肿瘤摘除

肿瘤基底较宽且与硬脑膜紧密粘连的脑膜瘤，也可以先游离与切断肿瘤基底，使肿瘤脱离硬脑膜和静脉窦的联系。在上一个步骤完成后，将有利于肿瘤摘除和减少出血，因为有许多血液供应，是由肿瘤基底部进入瘤内。而且，只有在松动其基底之后，才能将肿瘤摘除。

（五）完整地或分块地切除肿瘤

应酌情而定要根据肿瘤的部位、大小及其与周围的解剖关联有无重要结构而定，一般中、小肿瘤与周围结构无紧密粘连的，可以将肿瘤整个摘除。在切断肿瘤主要供血后，断开肿瘤基底，便可以缓慢牵引肿瘤，轻巧地予以摘除。术中避免过分牵开脑组织。不可不适当地和用手指做肿瘤深部分离，或粗暴地剜出肿瘤，特别是处理脑重要功能区域或深部脑膜瘤时要在直视下谨慎操作，以防造成不可逆的脑神经损伤或难以制止的大出血，这种出血，可来自撕断的动脉或来自静脉窦。对手术显露较窄、肿瘤深在的情况下，宁可采取分块切除的方法，逐步地缩小肿瘤体积，将肿瘤游离，最后取得完全切除。这种方式的优点是在复杂解剖关系下，可以一面切除肿瘤，一面查明肿瘤与神经血管的关系，有利于预防大出血和附加损伤。

大静脉窦出血时，防止空气栓塞。脑膜瘤并有明显的颅骨增生时，开颅可采用围绕颅骨隆起区域，肿瘤外围做一圈钻孔，而后咬开骨瓣，并随时用骨蜡止血，代替常规的锯开骨瓣法，有利于减少出血。受肿瘤浸润的硬脑膜与颅骨骨质，应予以切除，以减少肿瘤的复发机会。酌情辅加减压性手术措施，如颞肌下减压术，以防止术后严重脑水肿反应与颅内压增高导致加重脑损害，甚至发生脑疝的危险。

六、介入治疗

患者均应用 Seldinger 技术穿刺右侧股动脉，行全脑 DSA 检查，示肿瘤均由双侧颈动脉联合供血。记录供血动脉的位置、数量和来源。应用 4F 导管进入供血动脉近端（如颞浅动脉、脑膜中动脉开口处），采用明胶海绵或 PVA 临时和造影剂混合成混悬液中，用 2ml 注射器缓慢注入 250～500m 颗粒混悬液栓塞。经导管缓慢注入颗粒混悬液，边栓塞边造影观察，直到肿瘤染色完全或大部分消失为止。每注入一部分栓子，均需注入造影剂了解肿瘤显影减退、血流减退或反流等情况。当肿瘤染色消失，供血动脉血流明显减慢并出现逆流颈外动脉主干时，结束栓塞。对以颈内动脉供血为主的肿瘤，因软脑膜动脉细小、迂曲，部分呈网状供血，难以进行血管内栓塞治疗，此时将微导管超选择插入软脑膜动脉开口，均用较小的 PVA 颗粒进行栓塞，注意防止颗粒逆流入颅内正常供血血管。栓塞后常规给予脱水、激素、抗炎、止痛等治疗。栓塞治疗后 5～7d，于全麻下行开颅显微镜下肿瘤全切术。术中见脑膜表面血管有细小血栓形成，切除脑膜瘤时见肿瘤血供减少，质脆，将肿瘤分块切除，同时将受累硬膜及颅骨切除，较大的骨缺损用钛板行一期修补。

（赵增富）

第三节　颅内动脉瘤介入治疗

颅内动脉瘤是动脉壁上的异常膨出，发生率为 0.2%～7.9%，可发生于任何年龄，但其高峰年龄为 40～60 岁。颅内动脉瘤是一种极其凶险的疾病，病死率和致残率都很高，但如果得到及时正确的治疗，其后果可大为改观。Hoesley 首先用颈动脉结扎术治疗经开颅证实的颅内动脉瘤；Dandy 首次成功地用金属夹将颅内动脉瘤夹闭，从而开创了处理颅内动脉瘤的主导方法；之后，多种新的治疗方法不断涌现，在外科治疗朝着微创方向发展的同时，介入神经放射技术的发展为颅内动脉瘤的治疗开辟了新的途径。

一、流行病学

在一般人群中，很难确定动脉瘤的发病率。这是因为死于蛛网膜下腔出血的患者，生前未必都能住入医院或得到详细的检查；同时对于脑动脉瘤的诊断标准，各家也有分歧，如将直径 2mm 以下的微小动脉瘤包括在内，在常规尸检中有报告可达 17%；再则，病理学家对动脉瘤搜索的经验和细致程度，也很有出入，例如即便是同一病理学家，在他第一次 13 185 例尸检中发现的动脉瘤为 153 例（1.2%），而在第二次 1 587 例尸检中却为 125 例（7.8%）。虽然如此，目前根据一些大系列尸检的资料，破裂的和未破裂的动脉瘤合在一起的发病率约为 5%。

先天性动脉瘤在儿童和 70 岁以后的老人，甚为少见。30 岁后发病率渐渐上升，半数以上患者的年龄是 40~60 岁，发病年龄的高峰是 50~54 岁。总的来说，女性发病率略高。不过，性别与动脉瘤的部位和患者的年龄有一定的关系。例如根据 Sahs 等人的统计，在颈内一后交通动脉动脉瘤中，男性占 32%，在前交通动脉动脉瘤男性占 58%，大脑中动脉动脉瘤男性为 41%；在 20 岁以下的患者中，男性的发病率高于女性。

近年来有关先天性动脉瘤在一个家族中发生多个患者的报告已屡见不鲜。这种情况可见于同代或上、下两代或旁系的亲属中。O'Brien 和 Fairburn 2 人各报告一起见于单卵孪生兄弟的动脉瘤。据有些文献报道，先天性动脉瘤在发展中国家，发病率较低，但是否确实，尚有待研究。

二、发病机制

了解脑动脉的组织学特征，对脑动脉瘤形成的认识很有帮助。脑部较大的动脉都在蛛网膜下腔内走行，缺乏脑实质的支持。脑动脉属于肌型动脉，管壁由内膜，中膜和外膜 3 层组成。内膜为一层内皮细胞和发育良好的内弹力层组成；中膜为一层较厚的肌环所组成，外膜较薄，由结缔组织构成，含有胶原、网状和弹力纤维。与身体其他部位的动脉不同，脑动脉无外弹力层。在脑动脉的分叉处，特别是在其夹角内缺乏中膜，因此，此处的管壁仅由内膜、内弹力层和外膜所构成，造成此处发育上的弱点，称为"Forbus 中膜缺陷"。有关脑动脉瘤的形成机制，文献报道很多，意见分歧，大致可归为 3 类：①先天性因素；②后天性因素；③混合因素。兹将各因素分述如下。

1. 先天性因素　不少作者认为脑动脉分叉处的先天性中膜发育缺陷，在动脉瘤的形成过程中起着重要的作用。在血流和血压旷日持久的影响下，内膜常通过中膜上的缺损而向外疝出，成为囊状动脉瘤。在动脉瘤患者中，大缺损显然比小缺损为多，说明动脉瘤的形成与中膜缺陷有一定的关系。此外，有些动脉瘤患者有家族史这也支持先天性因素的学说。先天性因素的另一事实是残留的胚胎血管可转变为动脉瘤，这种动脉瘤虽不多见，但确能说明先天性因素的作用。有原始三叉动脉、舌下动脉或其他颅内动脉异常的患者，动脉瘤的发病率均较常人为高。

2. 后天性因素　鉴于中膜缺陷，也常可见于无动脉瘤的正常人，Glynn 发现，只要内弹力层完整无损，则虽有中膜的缺损，即使动脉腔内的压力增加到 600mmHg，仍不会有内膜从中膜缺损处外疝的现象。因此，他提出了内弹力层对动脉瘤形成的重要性。内弹力层的变性和破裂，常是动脉硬化的一种表现，高血压可促进其进程，动脉瘤之所以多见于中年以后的患者，就是这些后天性因素的作用。

3. 混合因素 目前多数人认为在大的脑动脉分叉处的先天性发育缺陷和随年龄增长而后天发生的内弹力层的改变，是形成动脉瘤的主要因素，高血压和血流的冲击也起着一定的作用。综上所述，虽然这种动脉瘤被称为先天性动脉瘤，实际上是指中膜的缺陷是先天性的，而并非动脉瘤是先天性的。

三、病理

先天性脑动脉瘤多在脑动脉的分叉处或分支的夹角内向外突出多呈囊状；其与载瘤动脉相接连的部位为瘤颈。瘤颈有很细长的，也有很粗宽的，与载瘤动脉的直径相近或大大超过其直径，特别是巨大的动脉瘤，瘤颈可以完全缺如，或载瘤动脉的部分管壁直接参与瘤颈的组成。与瘤颈相对的部分是瘤底。界于瘤颈与瘤底之间的为瘤体。瘤底常是动脉瘤的较薄部分。加之底壁容易发生退行性变，因此在此处破裂的机会最大。有时在未破前，内膜又可通过瘤底上的弱点再向外突出，成为分叶或葫芦状的动脉瘤，比一般的动脉瘤更易破裂，虽然瘤底最容易破裂，但有少数病例，却在瘤体或瘤颈破裂。Crawford 在 163 例破裂的动脉瘤中，发现在瘤底破裂的占 64%，瘤体为 10%，而在瘤颈的只有 2%（有 24% 的破裂部位不明）。动脉瘤瘤体的形状不一，最常见的是囊状，其他的如分叶状、葫芦状、圆球形、腊肠形等。多数的动脉瘤像绿豆或黄豆大小．偶有大如核桃或更大的，直径大于 2.5cm 的，即为巨型动脉瘤。小的动脉瘤常突出在蛛网膜下腔内，根据它的位置和扩展的方向有时可压迫邻近的神经如视神经，动眼神经、滑车神经、三叉神经、外展神经或后组颅神经等。瘤壁或瘤底可与蛛网膜或软脑膜或皮层发生粘连，这样倘若动脉瘤在此处破裂，出血就不仅进入蛛网膜下腔，尚可侵入硬脑膜下间隙或脑内，伴发颅内血肿。巨型动脉瘤大多是埋在脑组织内，形似一占位性病变，压迫毗邻的脑组织或血管，产生相应的局灶性神经症状。这种动脉瘤的瘤腔内多有一层层业已机化和未完全机化的血凝块，紧贴于其内壁，有些甚至钙化，这样就反而不如小的动脉瘤易于破裂出血。不过在 Drake 所报告的 121 例巨型动脉瘤中，有 53 例（44%）曾有过出血过程。

在显微镜下动脉瘤的特征是瘤壁内缺乏中膜的肌层。载瘤动脉内的肌层，在瘤颈开口处突然中断，瘤体壁主要由内膜和外膜 2 层组成，内可见有变性的破裂内弹力层残余。内膜为一层或增厚的多层的血管内皮细胞紧贴于外膜的结缔组织和肉芽组织斑组成，后者多见于较大的动脉瘤。瘤颈常显示程度不等的动脉硬化性的假行性变，如内弹力层的变性和破碎，内膜下的结缔组织增生和动脉粥样硬化沉积。在出血后不久的瘤壁内，尚可见到含铁血黄素的吞噬细胞，淋巴细胞的浸润和纤维组织的增生性改变。

动脉瘤部位、大小和数目：先天性脑动脉瘤好发于脑底 Willis 动脉环及其主要分支。位于前半环颈内动脉系统的占 85%，后半环椎 - 基底动脉系统的约 15%，左右两侧发病率相近。根据 Locksley 所收集的 2 672 例破裂的脑动脉瘤部位的统计，颈内动脉（包括后交通动脉、眼动脉与末端分叉处的动脉瘤）约占 40%，大脑前动脉（包括前交通动脉）占 35%，大脑中动脉 20%，椎基底动脉 5%，由于该组患者多数未进行全面的（四根血管）脑血管造影，故椎基底动脉上动脉瘤的发病率较低。现在在普遍应用四血管造影的病组中，椎 - 基底动脉动脉瘤的发病率约为 15%。某些部位的动脉瘤与年龄有一定的关系，例如颈内动脉末端分叉处的动脉瘤在 20 岁以下的发病率约为 35%，而在成人中只占 5%。

脑动脉瘤的大小不一，从直径小于 2mm 到大于几个厘米的都有。据 Locksley 的协作研究，绝大多数产生症状的动脉瘤直径为 7～10mm，直径小于 3mm 者很少会引起症状，多为偶然的发现。5～6mm 直径的动脉瘤是破裂的临界大小。大的动脉瘤可见于任何年龄，在儿童中的发病率并不很低。

据多数作者的统计，多发性动脉瘤约为 20%，有报告高达 31%，多发性动脉瘤的数目，2～15 个不等，但以 2 个动脉瘤的最多。在 Locksley 收集到的多发动脉瘤中，15.1% 为 2 个动脉瘤，3 个动脉瘤的占 3.5%，4 个或 4 个以上的仅占 1.4%。多发性动脉瘤的分布，常在两侧相对称的部位，或在同一支动脉上的不同部位。在多发性动脉瘤中，各动脉的发病率不同，颈内动脉的最多，为 48%，大脑中动脉的 30%，在大脑前动脉和椎 - 基底动脉上就很少见。

其他异常或病变：在动脉瘤患者中，伴有其他血管性或非血管性异常的情况并非罕见。Walsh 与 King 就报告了脑动脉瘤与脑动静脉畸形同时存在的病例，以后这类报告时有所见，Locksley 的协作研究中已收集到 37 例。动脉瘤多在供应动静脉畸形的增粗的动脉上。脑底动脉环有异常的人，比常人的动脉瘤发病率高 1 倍。例如一侧大脑前动脉水平段发育不良的患者，由于对侧水平段负荷增加，也可促成该侧水平段和前交通动脉相接处的动脉瘤形成。脑动脉瘤好发于多囊肾和主动脉弓狭窄的患者已是众所周知的事实。某些疾病，如 Ehlers - Danlos 综合征。Martan 病已有多起报告伴有脑动脉瘤的情况。在妊娠妇女的后期，脑动脉瘤的发病率也增多。

与动脉瘤扩大、出血有关的某些因素：动脉瘤形成之后，进一步的变化常是扩大和破裂，虽然也有动脉瘤自行闭塞的报道，但极为少见。动脉瘤破裂出血后，可导致一系列继发的功能性和器质性的紊乱，加剧病情的复杂性，并常因此而致死或致残。引起动脉瘤扩大和破裂的原因，归纳起来有瘤内、瘤壁和瘤外 3 种因素，具体的与下列几个方面有关。

1. 瘤内因素

（1）高血压：由于高血压增加动脉瘤瘤腔内的张力和瘤壁的负荷，加速瘤壁动脉硬化的进程，因此，高血压的存在，就使动脉瘤扩大和破裂的倾向大为增加。高血压的发病率，在较大的动脉瘤患者中较一般大小动脉瘤的要高，这就说明两者的关系。但必须说明，高血压本身并不能激发动脉瘤的形成。

（2）动脉瘤内的涡流：动脉瘤内的血流涡流被认为是造成动脉瘤扩大和破裂的一个因素。Ferguson 提出这种涡流所产生的震动如与瘤壁的共鸣频率相同，就会引起瘤壁结构疲劳，导致动脉瘤瘤壁的弱化及动脉瘤的扩大和破裂。

（3）动脉瘤瘤腔与瘤颈大小的比率：Black 与 Germar 二人在实验性的动脉瘤中发现，瘤腔与瘤颈的比例对于动脉瘤的扩大或者发生自发性血栓的形成有一定的关系。宽颈的动脉瘤容易扩大。瘤体直径小于 5mm 者破裂的机会很小。

（4）搏动性血流与动脉瘤的破裂：测定动脉瘤内的压力时，发现其血流是呈搏动性的。若将载瘤动脉的近端，缩小到 1mm 时，搏动就会消失。如果在一支动脉上有远近 2 个动脉瘤，则远端动脉瘤内的血流搏动，弱于近端的动脉瘤；倘若将近端动脉瘤的瘤颈夹闭，则远端动脉瘤内的搏动程度增强。因此也就易于发生破裂。在一支动脉上的 2 个动脉瘤，近端的动脉瘤容易破裂。

（5）动脉瘤瘤体扩展的方向：瘤体顺着载瘤动脉内的血流方向的，容易扩大和破裂。

反之，如不是顺着血流方向的，则破裂的机会减少。

2. 瘤壁因素　包括瘤壁机械性疲劳、滋养血管闭塞和酶的作用等因素，它们可使瘤壁局限性弱化，Crompton 和 Stehbens 均发现在动脉瘤壁上的局部白细胞和纤维蛋白浸润，认为是局部弱化的证据。在瘤壁局部弱化部位，或者出现小的向外突起的小阜，并可随之而破裂；或者发生胶原物质的沉积而使之加强，弥补局部的弱化。

3. 瘤外因素　动脉瘤瘤外的压力或阻力，在很大程度上影响动脉瘤的扩展和破裂。如在海绵窦内和眼动脉分支处的动脉瘤有较大倾向发展成为大动脉瘤，因为海绵窦的硬脑膜和前床突常起到保护作用而减少了动脉瘤破裂机会，使动脉瘤得以不断扩大。另外，颅内压力对动脉瘤的再破裂也有影响。Nornes 用连续测定颅内压的方法，研究了两者的关系，发现当压力低于 400mmHg 时，新近出血过的动脉瘤较易发生再出血。

四、并发症

动脉瘤出血后的并发症动脉瘤破裂如发生大量而猛烈的出血，多在短时间内迅速死亡。在急性期存活下来的患者，尚可发生下列并发症。

1. 脑血管痉挛　蛛网膜下腔出血（SAH）后发生脑血管痉挛的机制，近 10 余年来，虽做了大量的研究，但至今尚不清楚。在实验动物中可见到机械刺激可引起血管痉挛，不过蛛网膜下腔出血后的持续痉挛的时间难得会超过半小时以上。目前认为乃与血液中释放出来的血管收缩物质有关，可能是 5 - 羟色胺、儿茶酚胺、红细胞溶血后氧合血红蛋白和前列腺素 E、F 等。由于这种物质需经过一段时间才能释放出来，因此出血后痉挛的出现常有一潜伏期，一般为 3d 左右，常常在第 2 周是高峰，多在 3 周后开始逐渐消退，长者可持续数周。近来 CT 扫描的研究表明蛛网膜下腔内血凝块的大小和多少与血管痉挛有明显的关联。

蛛网膜下腔出血后脑血管痉挛的发生率为 40% 左右，由于血管造影的时间不同，各家报告的发生率殊不相同。Sundt 认为所有破裂的动脉瘤都可有脑血管痉挛，只是程度有所不同而已。

Yasargil 在手术中的观察，发现基底部的蛛网膜下腔又被隔成多个彼此相通的小腔，因此在动脉瘤破裂时，出血可被相对地局限在相邻的小腔内，也可扩展到较广的范围。这样，痉挛可局限在动脉瘤附近的载瘤动脉，或累及该动脉整个主干，或扩展到对侧动脉，甚至波及全脑。局限在动脉瘤瘤颈部的痉挛，出现较早，有时在破裂一开始，就立即出现。Wilkin 认为，痉挛都发生在硬脑膜内的血管，不会涉及硬脑膜外的颈内动脉。

血管痉挛的直接影响是降低瘤腔的血压或减少血流量，血压降低可暂时防止再出血。实验室和临床研究证明血流量的减少，不一定出现症状，不过如低于每分钟 20ml/100g 脑组织时，就会发生脑缺血，引起脑水肿或脑梗死，造成死亡或病残。局部的血流量减少，往往只出现局灶性神经缺损；较大范围或全面的减少，引起意识障碍，甚至昏迷。病情严重的程度和痉挛有一定的关系，在意识障碍较重的患者中，80% 有痉挛，而病情较轻的，只有 14% 有痉挛。脑血管痉挛而引起的神经症状的特点是呈进行性的加重。虽然程度不重的痉挛并不引起脑缺血，但是，倘若此时尚有颅内血肿、脑积水或别的原因所造成的脑血管部分阻塞等因素存在，则可加重痉挛的不良影响。在已有血管痉挛的患者，如再加上手术操作的干扰，或因发生再次出血，痉挛就会在原有的基础上进一步加剧，有时可达极为严重的程度，引起大区域的脑梗死。所以对痉挛较重的患者，不宜进行手术。

2. 颅内血肿形成 动脉瘤多处于脑底部的蛛网膜下腔内，因此当动脉瘤破裂后，出血理应进入蛛网膜下腔。但是，如果动脉瘤的出血较凶猛，而其所在的蛛网膜下腔间隙又较窄小，一时不能容纳大量的血液，出血就可将软脑膜撕裂，破入脑组织内，形成脑内血肿。有时动脉瘤瘤壁的薄弱部分，事先就与软脑膜粘连，以后如在此处破裂，出血也可直接破入脑内，甚至可以完全没有蛛网膜下腔出血的过程。脑内出血和血肿形成的发生率和血肿的位置与动脉瘤的位置有关。据 Lougheed 和 Marshall 的资料，大脑中动脉动脉瘤的血肿发生率最高，将近 50%；其次是前交通动脉动脉瘤，为 20%；颈内动脉动脉瘤为 15%；而椎基底动脉动脉瘤往往只引起蛛网膜下腔出血，极少并发脑内血肿。就血肿的位置而言，大脑中动脉动脉瘤，血肿多在颞叶或额叶；前交通动脉动脉瘤所引起的血肿，常在一侧或双侧额叶的内侧或底部；颈内动脉动弥瘤多破入颞极内侧部分或额叶底部。小的血肿多在皮层或皮层下，无临床意义。发展快的或大的血肿，不仅压迫相邻的脑组织，往往还要引起急性颅内压增高和脑疝，使病情迅速恶化。

硬脑膜下血肿在动脉瘤中的发病率为 5%～20%。出血进入硬脑膜下间隙可能通过以下几种途径：①动脉瘤瘤底与相邻的蛛网膜粘连。以后如在粘连处破裂或漏血，出血便可进入硬脑膜下间隙；②动脉瘤出的血先包裹在一周围有粘连的蛛网膜下腔内，若压力过大使蛛网膜破裂，出血就侵入硬脑膜下腔；③Basett 和 Lemmen 曾报告 2 例动脉病病例，因出血昏迷而跌倒，且并发了外伤性硬脑膜下血肿。

Stehbeu 根据 130 例硬脑膜下血肿的资料，发现并发于颈内动脉的有 47 例，大脑中动脉的 43 例，大脑前动脉（包括前交通动脉）的为 32 例，说明在前循环各部位动脉瘤并发硬膜下血肿的发生率相差不大。由于椎基底动脉上的动脉瘤，多处于较宽阔的基底池内，因此常不与蛛网膜粘连，所以仅在少数的情况下，可在颞叶底面或小脑半球上面发生薄层积血。硬膜下血肿的大小，各例出入颇大，小的就局限在动脉瘤附近，大的可以很大，或甚至为双侧性的。Clark 和 Walton 认为，真正具有临床意义和威胁生命的硬脑膜下血肿，为数并不很多。

完全被包裹在蛛网膜下腔内的血液，则为脑池血肿。这种血肿一般均不大，虽不引起脑受压，不过常可压迫脑池内的血管（包括穿动脉）而引起供血障碍。容易发生较大脑池血肿的部位有：①外侧裂池；②终板池；③脚间池；④小脑脑桥池等。自从应用 CT 检查后，发现脑池血肿的发病率不低，并与脑血管痉挛常有密切的关系。

3. 脑室内出血 脑室内出血都极严重，出血来源可以是：

（1）动脉瘤出血直接通过皮层而破入脑室，如后交通动脉动脉瘤破入颞极内侧底部而血液进入下角，或前交通动脉动脉瘤破入直回、嗅三角、胼胝下回而进入额角等。

（2）由已形成的脑内血肿破入脑室。

（3）血液由蛛网膜下腔经第四脑室的正中孔或侧孔逆行进入脑室。脑室出血不管其来源如何，由于下丘脑常遭损害，因此一开始就有严重的全身性功能紊乱，病情都较严重，倘若脑室内的鲜血又凝成血块，堵塞脑脊液循环通路，形成急性脑积水，因此病情加速恶化。

4. 脑水肿与脑梗死 蛛网膜下腔出血后，脑水肿的发生和发展是一常见的情况，是引起颅内压增高和病情加重的主要原因。在大多数患者，它可能是继发于蛛网膜下腔出血后脑血管痉挛所致脑缺血的后果，也有可能是因直接或间接累及间脑的缘故。

据尸检资料统计，动脉瘤破裂后的脑梗死发病率为 8%～80%，在并发急性脑内血肿的病例，发病率较低，但在基底池和外侧裂池内出血者，发病率较高。脑梗死虽多见于载瘤动脉的供应区，但发生在任一大脑半球的其他区域内的也属不少。Hauau 等人报告在他们的病组中，后者反而更为多见，约占 2/3 的病例。他们区分出 3 种梗死：①早期坏死（48%）；②血管造影后梗死（30%）；③手术后梗死（22%）。产生脑梗死的原因，主要是严重的脑血管痉挛，多见于并发外侧裂池和终极池内血肿的病例，其他的原因有动脉粥样硬化、Willis 环异常、低血压、脑水肿、手术干扰和动脉瘤内栓子脱落等。梗死范围可以是大块的缺血，也可以是散在的小片软化灶，极少数为出血性梗死。

5. 脑积水　蛛网膜下腔出血后脑积水的发生率为 5%～10%。脑积水通常于出血 3～4 周后才出现，也可迟至 6 个月。大脑前交通动脉、后交通动脉和基底动脉上动脉瘤的出血发生率较高，而大脑中动脉动脉瘤的破裂出血，则很少引起这种并发症。就并发脑积水的发生率来说，反复出血的次数比一次出血的血量更为重要。形成脑积水的机制尚不完全清楚。目前有 2 种假说：①软脑膜的纤维性增厚，蛛网膜下腔的粘连和阻塞；②血液将蛛网膜粒堵塞，并使之机化，阻碍脑脊液的正常吸收。动脉瘤出血患者的恢复常因并发脑积水而停滞不前或甚至倒退。

6. 下丘脑损害　Crompton 在死于动脉瘤出血的 106 例尸检中发现，61% 有下丘脑损害的证据，并提出在脑底部动脉瘤的破裂，特别是前交通动脉动脉瘤的破裂，较易损害下丘脑功能的完整性。Barnett 认为下丘脑的损害，可由下列几种方式造成：

（1）Willis 环穿动脉痉挛，引起下丘脑区域的缺血。

（2）出血破入脑室，引起第三脑室的急性扩大。

（3）出血直接破入和损坏下丘脑。有时因并发急性脑积水，也会引起下丘脑的功能紊乱。

五、临床表现

绝大多数的动脉瘤在未破裂出血前都无症状，少数病例可因压迫相邻的神经结构出现相应的神经症状。

1. 未破裂前的表现　只见于少数患者，其表现取决于动脉瘤的部位、大小、形状和扩张的方向。有些患者可有发作性头痛或头昏等非特异性症状，其与动脉瘤的关系尚待确定。现将一些较常见部位动脉瘤的主要特点及其症候群分述如下：

（1）颈内动脉动脉瘤发生在与后交通动脉交接处的最多，其他的部位有在海绵窦内，眼动脉起点，颈内动脉终末分叉处和脉络膜前动脉等。有人把颈内动脉上的动脉瘤，以前床突为界，划分为床突上动脉瘤和床突下动脉瘤，按此分法，则海绵窦内的动脉瘤和部分的颈内－眼动脉动脉瘤则为床突下动脉瘤，其余均为床突上动脉瘤。床突上段的颈内动脉常处于内侧的视神经及视交叉和外侧的动眼神经的间隙内，这里的动脉瘤特别是起病较急的患者，除有动眼神经和视神经症状外，常诉患侧前额部和眶部疼痛。

颈内－后交通动脉动脉瘤：占颅内动脉瘤 25% 以上，较易破裂出血，较大的动脉瘤常会引起动眼神经麻痹，出现如复视、眼睑下垂、眼球外斜，瞳孔散大、对光反应和调节反应消失等表现。此外，还可因压迫内侧的视神经和视交叉而引起视力减退、视神经萎缩和视野缺损等。颈内－后交通动脉动脉瘤也有人称为后交通动脉动脉瘤。但动脉瘤真正在后交通动脉上的却很少见。Yasargil 报告的 136 例后交通动脉动脉瘤中，位于后交通动脉上的只有 6

例，而在颈内动脉侧壁或在其与后交通动脉交接处的却占130例。颈内－脉络膜前动脉动脉瘤较为少见，只占颅内动脉瘤的2%～4%，其临床表现与颈内－后交通动脉动脉瘤相似，只能在血管造影上才能鉴别。

海绵窦内动脉瘤：占颅内动脉瘤的2%～3%，大多为囊状，偶可为梭状。较多见于中年妇女。由于海绵窦内有Ⅲ、Ⅳ、Ⅴ、Ⅵ等颅神经通过，因此眼部表现甚为明显，如眼睑下垂，完全性眼肌麻痹和轻度突眼等。眼球外展受限一般出现较早。患侧瞳孔散大，光反应消失是动眼神经中的缩瞳纤维受累的表现，但有时因颈内动脉周围的交感神经丛受动脉瘤的压迫而表现为瞳孔缩小，三叉神经症状与动脉瘤在海绵窦内的位置有关，Jefferson将海绵窦分为前、中、后3段，位于前段的动脉瘤产生眼枝症状，中段者为眼枝和上颌枝症状，而位于后段者到为完全的三叉神经症状。大型动脉瘤尚可压迫视神经而出现视力、视野障碍。但它因受窦壁的保护，故不易破裂。小的动脉瘤破裂后，就成为海绵窦内动静脉瘘，出现额部疼痛，搏动性突眼、球结合膜充血和水肿，眼底静脉增粗，视盘水肿和眼底出血等。80%～90%的患者，可在其额部或眼眶闻到血管性杂音，压迫同侧颈动脉可使杂音消失。

颈内－眼动脉动脉瘤：本动脉瘤的发病率为1.3%～5.4%，女性较多，多起自限动脉起始部的颈内动脉上方或内上方。常为多发性动脉瘤中的一个，Yasargil报告的25例中，16例为多发性动脉瘤。亦较易发展成为巨型动脉瘤，Guidetti报告的25例中，15例属巨型瘤。由于此瘤与视神经和视交叉相邻，因此蛛网膜下腔出血，视力障碍，视野缺损和视神经萎缩为主要表现，也有患者毫无症状，仅属偶然发现。

颈内动脉末端分叉处动脉瘤：占颅内动脉瘤5%～7%。多见于青年男性，在133例儿童动脉瘤中，34%在此部位。小的动脉瘤在出血前多无症状，个别的可大至3～5cm，可出现进行性患侧视力障碍和视神经萎缩。

（2）大脑前动脉动脉瘤发病率最高的是在前交通动脉，虽然在水平段或胼周支或胼边支上的也有，但较为少见。

前交通动脉动脉瘤：前交通动脉是动脉瘤的高发病部位之一，前交通动脉动脉瘤约占颅内动脉瘤的30%。Willis环的解剖异常，可能与动脉瘤的形成有一定的关系，在这种动脉瘤中，有Willis环前份发育不良的可高达85%。大的动脉瘤可直接压迫视交叉和脑下垂体等结构而产生相应症状，小的多无症状。一旦破裂，由于其与下丘脑相邻并和丘脑下动脉的关系密切，因此下丘脑功能障碍的表现较突出。

大脑前动脉主干或分支上的动脉瘤：发病率低。小的动脉瘤，不论是在前动脉的水平段或在胼周支或胼缘支上，都无症状。在水平段上的大型动脉瘤，可因压迫同侧的视神经和嗅束而产生视力障碍和嗅觉丧失。

（3）大脑中动脉动脉瘤：各组报告的发病率不一，为16%～33%。大多数处于外侧裂内的主干分叉部位，少数可在中动脉主干及中动脉的远端分支上。在主干分叉部位的动脉瘤与岛叶、额叶底部和颞叶的关系密切，但未破裂前很少会有症状。在分叉部位的动脉瘤有发展成为巨型动脉瘤可能，如其中血凝块脱落，形成栓子，产生中动脉区内的栓塞，出现突然的偏瘫和抽搐发作。破裂出血后常有偏瘫、失语、视野缺损和抽搐等症状。在中动脉主干及远端分支上的动脉瘤，体积都较小，除非破裂出血，否则都无症状。

（4）大脑后动脉动脉瘤：发病率很低，据不同作者的报告，只占椎－基底动脉动脉瘤的1%～15.4%，较多的发生在与后交通动脉及颞前支交接的2个部位：前者可产生动眼神经麻痹或 Weber 综合征，后者因邻近颞、枕叶内侧部分，可引起视野改变。大型动脉瘤可直接压迫脑干，与基底动脉动脉瘤的表现相似。

（5）基底动脉动脉瘤：动脉瘤的位置可在基底动脉末端分叉处、中段或小脑上动脉、小脑下前动脉的起点附近。Hamby 描述了 3 种形态：①基底动脉增长、扭曲、呈梭形 S 形；②球形；③囊形。前 2 种多为动脉硬化性动脉瘤，虽然不易破裂，但却可压迫相邻的结构而产生一侧或双侧的 5、6、7、8 等颅神经症状和反复或两侧交替发作的不全性偏瘫、体位性眩晕，眼震等脑干症状，甚至有时可引起脑积水。此处的囊状动脉瘤多在基底动脉末端分叉或在小脑动脉开始分出部位。大的有压迫症状，小的未破前多无症状。

（6）椎动脉动脉瘤：属于少见的动脉瘤，可在椎动脉汇入基底动脉或其与小脑下后动脉交接处，产生小脑症状、延髓或后组颅神经症状和美尼尔综合征等。

2. 动脉瘤行将破裂前的先兆症状　不少动脉瘤在破裂前先有一个突然扩大或漏血阶段。据一些作者的回顾性研究，40.2% ~60% 的动脉瘤患者在破裂前会出现某些警告性先兆，其发生率在女性略高，并随年龄的增加而递减；这种递减趋势在男性较为明显。Kawara 将这些先兆性症状和体征，分为 3 类：

（1）血管源性症状：大多是动脉瘤扩大的直接结果，包括局部头痛、眼痛和脸痛，视力减退，视野缺损和眼球外肌麻痹等。

（2）动脉瘤少量漏血症状：出现全面性头痛，恶心、项部僵痛、腰背痛、畏光，倦睡等。

（3）缺血性症状：可能与动脉痉挛有关，也可能是血管的闭塞或栓塞而致，表现为运动或感觉障碍、视幻觉，平衡失调，眩晕等。这些先兆的发生率与动脉瘤的部位有关，以颈内 - 后交通动脉动脉瘤最高，可达 69.2%，而椎 - 基底动脉动脉瘤则较少发生。在先兆中，虽然头痛和眩晕较普遍，但缺乏特异性；而以漏血表现最有临床意义，值得据此而进行腰椎穿刺和进一步的脑血管造影检查，以便采取积极措施，防止动脉瘤发生突然破裂，引起灾难性的自发性蛛网膜下腔出血。这种自发性蛛网膜下腔出血常在出现漏血现象后 1 周左右发生。

3. 蛛网膜下腔出血　有 80% ~90% 的动脉瘤患者是以自发性蛛网膜下腔出血起病的，症状的轻重视出血的缓急和程度而定。一般有下列 3 种表现：

（1）起病：脑膜刺激征和一般的神经症状多为突然发病，常在体力活动或情绪激动时发生，偶可在睡眠中发生。通常以头痛和意识改变为最普遍和突出的表现。根据出血凶猛程度，有下列 4 种起病方式：①起病时仅诉头痛、颈僵、程度不重，无其他症状；②骤然剧烈头痛，继之昏迷，经几分钟，或几十分钟后，虽似又清醒，但仍然有精神混乱、倦睡、健忘、虚构等表现，并可持续几天或几周之久；③无任何诉述，突然深昏迷，几分钟或几小时内死亡。一般头痛常从枕部或前额开始，迅速遍及全头，或延及颈项、肩背和腰腿等部位。除头痛外，其他的脑膜刺激征有恶心、呕吐、畏光、面色苍白、颈项阻力和克尼格征。意识障碍是蛛网膜下腔出血的常见症状之一，有 41% ~81% 的患者在起病时或起病后的近期内出现程度不等的昏迷。抽搐的发生虽非多见，但有个别报告高达 22% 者，全身性抽搐比局限性抽搐多见。在后半 Willis 环动脉瘤出血的患者中，有 17% ~26% 在起病时诉眩晕。此外，在动脉瘤破裂出血的患者中，约有 1/3 尚可出现视网膜，视网膜前或玻璃体下出血。

（2）蛛网膜下腔出血的局灶性神经表现一般来说，单纯的蛛网膜下腔出血，很少会发生较持久的局灶性体征。但是若有继发性的病理变化，则常会出现某些特定的局灶性神经体征。如后交通动脉动脉瘤破裂出血后常有同侧动眼神经麻痹的表现，这可能是该神经受动脉瘤或血凝块压迫，或因出血直接破入神经鞘或神经实质的结果。蛛网膜下腔出血并发血管痉挛或脑内血肿时常伴发半球症状（如偏瘫、偏身感觉障碍、偏盲、失语等）。精神错乱在出血早期颇为多见，常尚有近事记忆力障碍和虚构等症状，可能与丘脑的背内核，前腹核或海马和穹隆等功能障碍有关。

（3）全身性症状：蛛网膜下腔出血的早期，常有程度不等的短暂的血压升高、体温上升（38℃）、白细胞增多、高血糖和糖尿、蛋白尿等。发生机制尚不清楚，可能是血液刺激下丘脑中枢的结果。由出血所引起的下丘脑器质性损害，可产生严重的全身性功能紊乱，如出现中枢性高热、深昏迷、急性肺水肿、胃肠道出血、抗利尿激素异常分泌及电解质紊乱，类似急性心肌梗死的心电图改变等征候。这些症状的出现，一般都意味着预后较为恶劣。

4. 几个常见部位动脉瘤出血的定位表现　必须说明，前述各个部位动脉瘤出血的定位表现，临床意义是有限的。因为大多数的动脉瘤患者都是以其动脉瘤所在的位置加上出血而表现出来的。下列情况为几个常见的表现及其临床意义。

（1）动眼神经麻痹提示该侧的颈内-后交通动脉动脉瘤。

（2）在出血早期就出现一侧或双侧下肢短暂性轻瘫的，常为一侧或双侧大脑前动脉痉挛，提示前交通动脉动脉瘤。

（3）患者意识虽似清醒，但处于无动缄默状态者，也常是前交通动脉动脉瘤的表现，意味着一侧或双侧额叶内侧面、下丘脑或胼胝体的缺血性或出血性损害。

（4）偏瘫（完全性或不完全性），失语症多见于大脑中动脉动脉瘤，提示并发了大脑中动脉的痉挛或额叶内血肿。

（5）一侧视力减退或失明多见于 Willis 环前份内侧部分的动脉瘤（颈内-眼动脉，颈内动脉末端分叉处和前交通动脉等部位的动脉瘤）。

（6）持续于一侧的眼痛或眼眶痛、一侧性的视网膜前出血，多有定侧价值，并多为 Willis 前半环的动脉瘤。

5. 几种比较特殊的表现

（1）曾有报告，起自颈内动脉或前交通动脉的动脉瘤，临床上很像鞍内或鞍上肿瘤的表现，出现双颞侧视野缺损，类似鞍内肿瘤的头痛和垂体功能全面低下等。这些症状，有些是因动脉瘤不断扩大后所引起的，也有的是发生在蛛网膜下腔出血之后。Meadows 曾援引 1 例钙化了的颈内动脉动脉瘤表现为肢端肥大症，尸检发现垂体和下丘脑均有遭受压迫的证据。

（2）偶有动脉瘤以短暂性脑缺血（TIA）发作为主要表现，这种表现常有如下特点：①动脉瘤较大，血管造影显示腔内存有血栓的证据；②每次发作模式固定不变；③缺乏其他足以解释 TIA 发作的病变；④动脉瘤处于供应缺血区动脉的近端；⑤瘤颈夹闭后就终止 TIA 发作。

（3）有少数患者，蛛网膜下腔出血后主要表现为急性精神错乱，定向力障碍、兴奋、语无伦次和暴躁行为等精神异常，令人的是从不诉述头痛。这可能是因以前所形成的蛛网膜下腔粘连，使血液包裹在正中裂或外侧裂的蛛网膜下腔内，并不能进入游离的蛛网膜下腔，所以出现突出的精神症状而缺乏脑膜刺激的表现。

六、诊断

对大多数脑动脉瘤来说，诊断的原则主要是根据自发性蛛网腔下腔出血来考虑的和脑血管造影来确诊的。蛛网膜下腔出血的临床表现已在前面叙述，临床诊断不难，证实是否蛛网膜下腔出血最简便和可靠的方法是腰椎穿刺，视脑脊液是否染血。在鉴别诊断时，需考虑到其他会引起自发性蛛网膜下腔出血的病变，特别是高血压脑出血、脑动静脉畸形、脑卒中、血液病和某些结缔组织疾病。此外在诊断过程中，还需全面评价动脉瘤患者总的情况和有无蛛网膜下腔出血所致的并发症及其程度。因此对临床上诊断为出血的脑动脉瘤患者常需进行下列特殊的和辅助性的检查。

1. 血、尿常规检查　在动脉瘤出血患者的早期，周围血液内的白细胞增加到（15~20）× 10^9/L 者，甚为普遍。血沉也普遍有轻度或中度的增快，其程度常与白细胞增多的程度相应。蛋白尿和糖尿在出血早期也颇为常见，重者还可有管型尿。

2. 脑脊液改变　有脑膜刺激征或起病急骤且伴有意识障碍或神经体征者，均应及时做腰穿和检查脑脊液，除非患者已有脑疝或脑疝趋势者（目前倾向于先行脑超声或 CT 扫描，除外占位病变后再做腰椎穿刺）。清晰正常的脑脊液一般都意味着没有发生过动脉瘤破裂出血。但是，也有例外的情形，如出血既不剧烈又是单纯地破入脑实质内或硬脑膜下间隙或粘连了的蛛网膜下腔内。单纯的蛛网膜下腔出血，脑脊液压力可有轻度或中度增高。动脉瘤破裂后，除非出血非常猛烈，一般总要在 2h 后腰穿才能发现明显的蛛网膜下腔出血和脑脊液经离心后上清液才会变黄。一般在 1~2 周后肉眼红细胞才逐渐消失。黄变的脑脊液要 3 周左右退净，出血后脑脊液中的白细胞也可有程度不等的增多，先为中性，后为淋巴细胞，待脑脊液黄变消失 2~3d 后也恢复正常。生化测定，糖和氯化物均正常，但蛋白增高，其程度多与红细胞数增多平行。由此可见，在蛛网膜下腔出血后，脑脊液的变化 3 周左右基本上就恢复正常。近年伊藤等用一种特殊的方法将含铁的细胞染色，在蛛网膜下腔出血后，这种含铁细胞在 4 个月内均可被找到。这样，即使脑脊液已不复血性或黄变，但仍可根据脑脊液中有无含铁细胞而断定 4 个月内曾否发生过出血。

3. 脑超声和脑电图检查　这 2 项检查方法对脑动脉瘤虽无特异性价值，但因它们属无创伤性检查、操作简便、安全、可反复使用和追踪其发展趋势，因此仍有一定价值。如发现有中线波移位，第三脑室扩大，局限性或一侧性的低波幅等，则提示有颅内血肿、脑积水或脑梗死存在的可能。

4. 放射学检查　一般在头颅平片上能发现动脉瘤的机会不多，只有偶尔在巨型动脉瘤中会见到弧形钙化阴影，特别是在靶区的意义较大。脑动脉瘤主要是依靠脑血管造影检查来确诊。通过脑血管造影，加之如又采用减影法，放大法和不同角度地快速连续摄片等方法，不仅能证实动脉瘤的存在，还可确定其部位、形态、瘤颈宽狭、瘤体大小和扩展方向、数目、与相邻动脉的关系、动脉硬化程度、侧支循环好坏和有无并发血管痉挛、颅内血肿及脑积水等。

关于出血的动脉瘤患者做脑血管造影的时间问题，近来已趋向一致。虽然 Koenig 曾报告了在血管造影时发生动脉瘤破裂的经验，但是一般认为造影本身并不特别增加再出血的危险，因此只要病情较好，多主张在蛛网膜下腔出血后 24h 内进行。倘若疑有并发血肿和有脑疝趋势时或急性脑积水时，则应做紧急造影，以便及时决定处理方案。

造影方法，直接穿刺颈动脉或经股动脉插管行选择性血管造影均可。由于动脉瘤不一定都有定位表现和20%的患者患有多发性动脉瘤，因此插管造影较为理想，便于一次做几条血管或甚至4条血管的全面造影检查。若在早期的造影未能找出蛛网膜下腔出血的原因，同时造影中又显示脑血管有程度不等的血管痉挛，则应隔2周左右待痉挛消退后再做第2次血管造影复查，常可将一些在第1次造影阴性的或显影不佳的动脉瘤较满意地显影。倘若第2次造影仍属阴性，则暂时不必再做造影，除非又发生出血。

脑血管痉挛所造成脑缺血的范围和其程度，虽然现在已有较先进的方法来测定，但是无疑的，脑血管造影对蛛网膜下腔出血后或动脉瘤直接手术后发生的痉挛的了解，仍不失为一有效和可靠的手段。从脑血管造影中所显示出来的痉挛，可以局限在载瘤动脉附近，也可波及较广的范围或甚至对侧动脉，但是有趣的是从不会累及硬脑膜外的近端动脉或远端的皮层血管。

在多发性动脉瘤患者中，血管造影尚能定出哪一个是出血的动脉瘤。凡在动脉瘤邻近见有局限性动脉痉挛或血管移位者，均提示该动脉瘤有过新近的出血。若发现瘤腔很不规则，或瘤底部有小的乳突样外突，也有意义。动脉瘤的大小和部位也有参考价值，较大的动脉瘤容易出血，在动脉近端的动脉瘤和前交通动脉上的动脉瘤均属较易出血的动脉瘤。

5. CT与磁共振检查　具有辅助诊断价值，可了解出血的部位、血肿的大小、有无脑受压、脑水肿等。MRI可判断动脉瘤内有无血栓，从出血部位可以间接推断动脉瘤可能发生的部位；CT血管造影和磁共振血管造影可以清晰地显示颅内动脉瘤，对于直径在2mm以上的动脉瘤的准确率达到98%以上，进行三维重建可显示动脉瘤的几何形态学特征及其与载瘤动脉的关系。

近年来人们重视蛛网膜下腔内的血凝块与发生脑血管痉挛的关系，CT扫描可了解蛛网膜下腔内局限性和弥漫性积血情况。Fisher等发现在18例CT扫描无局限性积血或只有弥漫性出血的蛛网膜下腔出血患者中，只有1例以后发生严重的血管痉挛；而在另24例CT扫描见有蛛网膜下腔内存在有局限的3mm×5mm大小血凝块的或较弥漫积血达1mm厚的患者中，23例在血管造影显示严重的血管痉挛和临床上有延期出现的神经症状和体征。由此可见CT扫描检查可预测哪些患者有可能发生症状性脑血管痉挛，而较早地做出处理对策。

6. 心电图检查　动脉瘤破裂出血后，心率和心律均可发生显著的改变。心率可以极慢，酷似传导阻滞。心电图的T波和S-T段改变，提示心肌缺血或梗死。这种改变，常在蛛网膜下腔出血发生后1h左右出现，若当时患者意识不清或不能陈述头痛，同时又尚未出现脑膜刺激表现，诊断就较困难，易被误诊为心血管疾病。目前对于此项改变的机制尚不明了，可能出自反射性的冠状动脉痉挛或大量交感神经冲动的发放，大概与出血所招致的下丘脑功能紊乱有关。

7. 脑血管造影　脑血管造影目前仍是颅内动脉瘤诊断的"金标准"，对其诊断具有极其重要的价值，可以查明出血原因、病变部位、大小、形状、数目、瘤颈宽窄、瘤颈伸展方向、侧支循环、有无动脉粥样硬化、瘤腔内有无附壁血栓等。旋转数字减影血管造影及通过工作站进行血管的三维重建，可以立体的、动态的显示动脉瘤与载瘤血管之间的关系。

在动脉瘤破裂后的急性期进行血管造影没有绝对的禁忌证，但是对于有造影剂过敏体质、心肺疾病及出血倾向的患者应适当注意。未破裂或病情属Hunt-Hess Ⅰ～Ⅱ级，在出血后应尽早造影，以便尽早诊断。尽快治疗；Hunt-Hess Ⅲ～Ⅳ级者，应待病情好转后再造影；对伴发颅内较大血肿、情况紧急者，可急诊造影。

尽管脑血管造影是诊断颅内动脉瘤的"金标准"但却是一种有创性检查，因为图像质量、局部血管痉挛、瘤内血栓形成等影响，约存在2%的假阴性，因此首次造影阴性的患者需要在出血2周后进行血管造影复查。

七、血管内介入治疗操作常规

（一）载瘤动脉闭塞术

1. 适应证　颅内巨大动脉瘤（直径大于25mm）、宽颈或梭形动脉瘤、Willis环远端小动脉分支动脉瘤和创伤后假性动脉瘤及感染性动脉瘤，此类动脉瘤在侧枝循环充足的条件下，血管内应用球囊、组织胶或微弹簧圈进行闭塞载瘤动脉可达到治疗动脉瘤的目的，而避免手术的风险。

2. 球囊闭塞试验　闭塞载瘤动脉之前一定要测定侧支循环是否充分，首先行全脑选择性血管造影，在颈动脉造影时压迫对侧颈动脉，以观察大脑动脉环的交叉循环情况以及有无解剖变异；球囊闭塞试验在完全抗凝情况下进行，在示踪图的导引下，将不可脱球囊导管放置在血管需要闭塞的部位，充盈球囊闭塞血管至少30min，球囊闭塞期间可经静脉注入尼莫地平使血压降低20~30mmHg以增加边缘供血区的敏感性，同时做一系列造影和神经功能检查，侧支循环代偿充分的影像学标志为：①患侧颈动脉供血区毛细血管充盈良好；②双侧静脉期同时出现或差异不超过1.5s。

3. 操作过程　若球囊闭塞试验耐受良好，即可行载瘤动脉的永久性闭塞。经导丝将闭塞球囊引入到动脉瘤前的载瘤动脉，以非离子型造影剂充盈球囊直至完全闭塞载瘤动脉，然后牵拉球囊导管即可将球囊释放。通常还需要在第一个球囊的近端1~2cm处放置另二个保护球囊，而在后交通支或眼动脉远端闭塞时仅需一枚球囊即可；基底动脉和椎动脉动脉瘤，闭塞一侧主要供血的椎动脉已足以诱发动脉瘤内血栓形成。

4. 闭塞部位　主要根据大脑动脉环及颈外动脉的代偿情况而定，对于眼动脉开口以下动脉瘤，可将球囊置于瘤颈近端；对于颈动脉-眼动脉瘤，可能存在自眼动脉的血液再灌注，当存在颈外动脉向眼动脉侧枝供血时需将球囊置于动脉瘤与眼动脉之间，并横跨瘤颈部位；若不存在侧支循环，则仅在眼动脉开口以下放置球囊即可；眼动脉以上的动脉瘤复发取决于后交通动脉的血液动力学，球囊通常置于后交通动脉以下；对于不适合手术夹闭或瘤内栓塞的椎动脉动脉瘤亦可使用球囊，其目的是减少或改变血流的方向，促使后颅窝内血栓形成。

八、选择性铂金微弹簧圈栓塞术（GDC）

（1）特殊器材准备：除一般性血管造影器材外，需准备Bait硬度渐变导引管、加压输液袋和输送电解铂金微弹簧圈所需用的Tracker/FasTracker-10、Tracker/FasTracker-18双示标微导管各1根，Seekerlite-10、Dasher-10、MackDesign-18、Seekerlite-18、TaperDesign-18微导丝各1根，电解铂金微弹簧圈各种规格若干和GDC直流电解装置2台。

（2）穿刺造影：常规经股动脉穿刺插管，依次插入6F导管鞘，6F导引管，将导引管送到患侧颈内动脉或椎动脉行全脑血管造影，进一步了解动脉瘤的部位、大小、形态等。

（3）器材连接：导引管尾端接Y型带阀接头，其侧臂与带三通的软连接管相连，再与动脉加压输液相连，开放加压输液袋慢慢滴入生理盐水，并给患者实施全身肝素化。

（4）选择弹簧圈：根据动脉瘤的形态、大小选择适宜的微导管与铂金微弹簧圈，微弹簧圈的选择取决于瘤腔与瘤颈的比例，一般动脉瘤腔/颈比例为 4：1 最适合行 GDC 栓塞，该比例不得小于 3：1，瘤颈宽大于 4mm 则不适合做 GDC 栓塞治疗。第一、二个弹簧圈选择弹性较强的普通型，以使其进入动脉瘤内，可与瘤壁贴紧呈网篮状结构，其直径不得小于瘤颈的宽度，否则 GDC 有脱出动脉瘤的可能；而后用柔软型充填网篮状结构的间隙，以达到紧密填塞动脉瘤的目的。

（5）导引管尾端 Y 型阀由阀臂插入微导管，用可控铂金导丝将微导管导入动脉瘤腔内，使其尖端在动脉瘤腔中部，抽出铂金导向导丝，用 1ml 注射器抽吸低浓度造影剂，经微导管缓慢注入，以了解导管在动脉瘤腔的位置。

（6）在微导管尾端接 Y 型带阀接头，其侧臂与带两通连接管相连，两通连接管再与压力为加压输液袋相连，开放加压输液调节慢慢滴入生理盐水。

（7）检查铂金微弹簧圈：术者左手拇食指固定引导鞘管螺旋锁结构的远侧，右手拇食指固定其近侧，并逆时针旋转引导鞘管将螺旋锁松解，使 GDC 铂金微弹簧圈不再卡住而能在导鞘管内无阻力地移动，慢慢将 GDC 铂金微弹簧圈推出引导鞘管，置于助手手心检查 GDC 电解点是否失灵，弹簧圈的记忆形状是否拉长变形，如仍完好，则抽回引导鞘管内，两手拇食指分别抓住引导鞘管螺旋结构的远近侧，左手固定，右手顺时针旋转，将螺旋结构锁紧。

（8）经微导管尾端 Y 型阀插入带引导鞘管的引导钢丝，使引导鞘管前端与微导管尾端紧密衔接，并拧紧 Y 型阀以固定引导鞘管，助手慢慢将 GDC 铂金微弹簧圈推入微导管内，松开 Y 型阀，慢慢抽出引导鞘管，将 GDC 铂金微弹簧圈慢慢推入，当其进入动脉瘤内时，即见其呈螺旋状盘绕，紧贴动脉瘤壁呈网篮状，当输送钢丝上不透 X 射线的示标超过微导管的第二个示标，与其重叠时，即表示连接 GDC 铂金微弹簧圈的电解点已送出微导管进入动脉瘤内。

（9）电解脱栓：仔细检查与判断 GDC 与动脉瘤是否匹配相进入动脉瘤内是否准确无误，如无疑问，即可准备进行电解脱。在穿刺侧腹股沟部用 20 或 22 号不锈钢针刺入皮下肌肉内，将 GDC 专用直流电解装用的黑色负极连接线前端微钩与不锈钢穿刺针连接；将红色正极连接线前端微钩与引导钢丝尾部无绝缘的裸体部连接；并将正负极连接线的另一端分别插入直流电解装置的正负极插孔。再次确认 GDC 在动脉瘤内位置、导引钢丝上示标位置无误。按下 GDC 直流电解装置的开/关按钮，3s 自检后电流将闪动 3 次，表明为 1mA 电流设置，需大约 10s 才能达到所设置的输出电流值。当 GDC 铂金微弹簧圈从不锈钢引导钢丝上解脱时，则全出现电流停止、所有显示器冻结、直流电装置发出蜂鸣声 5 次，黄色电解状态显示灯亮和解脱显示箭头闪亮。

（10）分离弹簧圈：透视下慢慢回拉 GDC 铂金微弹簧圈引导铜丝，如弹簧圈没有移动，则表示已解脱；如弹簧圈移动，则表示末解脱，可延长解脱时间，一旦确认微弹簧圈已解脱，移去引导铜丝尾端红色电极，将导引铜丝慢慢从微导管内抽出。关闭直流电解装置，如需加用微弹簧圈可重复上述操作步骤，直到将动脉瘤紧密闭塞为止。

（赵增富）

参考文献

[1] 程华，李脊. 图解神经外科手术配合 [M]. 北京：科学出版社，2015.

[2] 李晓兵. 神经外科疾病诊疗新进展 [M]. 西安：西安交通大学出版社，2014.

[3] 郭剑峰. 临床神经外科诊断治疗学 [M]. 上海：科学技术文献出版社，2014.

[4] 赵继宗，周定标. 神经外科学 [M]. 北京：人民卫生出版社，2014.

第十三章

脑神经及功能性疾病的手术治疗

第一节 顽固性疼痛外科治疗的基础

疼痛是临床上最常见的症状之一，它是指由体内外损伤性刺激而产生的一种主观感觉，疼痛是一种警戒信号，因此，具有一定的保护意义。但是，顽固性疼痛往往会引起机体功能和情绪的紊乱，产生严重的后果，必须给予治疗。顽固性疼痛又称为恶痛，是指一种难以忍受的持续性的剧烈疼痛，一般药物治疗难以奏效。这种顽固性疼痛往往使患者痛不欲生，失去与疼痛作斗争的信心。

最常见的病因有晚期癌症、三叉神经痛、枕大神经痛、舌咽神经痛、带状疱疹引起的疼痛、灼性神经痛、幻肢痛、中枢痛以及内脏痛等。这些疼痛均应先行非手术治疗，如经过系统非手术治疗无效时，才考虑手术治疗，以减轻患者的痛苦，并可避免长期使用麻醉药物成瘾。手术治疗顽固性疼痛要注意选择切实有效的术式，避免给患者带来不必要的创伤与额外的痛苦。目前尚无一种理想的手术方式能解除所有的顽固性疼痛。一般认为，理想的止痛手术应满足以下要求：①止痛效果明显且不复发；②手术创伤较小、安全，能为体质衰弱的晚期癌症患者所耐受；③手术对患者的生理功能影响小，如对肢体运动功能、感觉、神经活动、自主神经功能影响降低到最小的程度，且术后无异常感觉或中枢痛发生。

一、痛觉的传导

传导痛觉的神经纤维大致可分为 A、C 两大类，它们各具有不同的直径和冲动传导速度。A 类纤维又按其直径的大小分为 α（12 ~ 22μm）、β（8 ~ 14μm）、γ（5 ~ 10μm）、δ（1 ~ 6μm）四种，它们均有髓鞘，传导快痛，冲动传导速度较快。A_α 纤维的痛觉传导速度为 100m/s，A_δ 为 25 m/s。A_β 和 A_γ 介于二者之间，A_δ 这类纤维阈值较低，放电频率随刺激强度的增加而增加，重复刺激后敏感性降低，一般认为传导锐痛，疼痛的特点为痛源常限定在数毫米之内，尖锐，定位明确，疼痛的起始和终止都较迅速。C 类纤维直径在 0.3 ~ 1.5 μm，为无髓鞘纤维，传导速度 0.4 ~ 2.2m/s。这类纤维相对阈值较高，重复刺激后敏感性增高，刺激停止后疼痛放电尚可持续一段时间。其疼痛呈钝痛，定位不明确，疼痛的起始及终止都较缓慢，常伴有自主性和精神性反应。

痛觉冲动可分为躯体和内脏两种，身体痛觉传导冲动来自皮肤、肌肉和骨骼等（又称为躯体导入冲动）和特殊感觉如视、听、平衡等（特殊躯体导入冲动）。内脏痛觉冲动来自内脏的消化、循环、呼吸、泌尿生殖系、腺体等（一般内脏导入冲动）和特殊感觉如嗅、味以及由腮弓发育而成的结构（特殊内脏导入冲动）。身体痛觉的疼痛冲动同时由 A、C 两类纤维传导，内脏疼痛的冲动则单由 C 类纤维传导。

1. 痛觉特异传导系统　痛觉通过特异传导系统传到大脑皮质，需通过三级神经元。第一级神经元位于脑干和脊髓的神经节中，其树突经脑神经、脊神经和内脏神经分布于周围；其轴突由神经根进入脑干或脊髓，终止于同侧脑神经核或脊髓灰质中。二级神经元位于脑神经核或脊髓灰质，其轴突交叉到对侧，上行进入丘脑。第三级神经元位于丘脑，其轴突通过内囊导向大脑皮质。这一传导通路称为脊髓丘脑系，简称脊丘系。由特异系统传导的痛觉为锐痛，定位明确。

（1）躯干和四肢的痛觉特异传导系统：第一级神经元的胞体位于脊神经节内，为假单极神经元，其树突构成脊神经的感觉纤维，分布在躯干和四肢皮肤的浅部感受器，如游离神经末梢和感觉终球等；轴突组成后根的外侧部（细纤维），进入脊髓后外束，在束内上升一、二个脊髓节段后进入后角，主要止于后角固有核。由后角固有核起始为二级神经元，它们的轴突经白质前联合交叉到对侧外侧索，组成脊髓丘脑侧束，在脊髓小脑前束的内侧上行至延髓，位居下橄榄核的背外侧，至脑桥和中脑，走在内侧丘系的外侧，向上终止于丘脑外侧核。由丘脑外侧核起始为三级神经元，其轴突组成丘脑皮质束，经内囊枕部最后投射至中央后回后中上部和旁中央小叶后部。

当脊神经被切断后，其分布中央区部分浅感觉完全消失，脊神经后根被切断后，其分布区各种感觉都丧失，但在皮肤上任一点，都有 2~3 个后根同时分布，因此，仅切断一条后根，感觉几乎不变，故在后根切断术治疗疼痛时要注意。

由于一个脊髓后根中的痛觉纤维在缘束中上行 5 节和下行 2 节，因此在 7 个节段的胶样质中与第二级神经元形成突触。即由一个后根来的纤维，在该根的上方 5 节内都与第二级神经元形成突触，然后交叉到对侧。因此，如果要在某一节段的脊髓前外象限阻断痛觉传导纤维，阻断部位必须在该节段的上方 5 节处，才能将该节段的神经根全部二级痛觉纤维阻断。

三叉神经脊束核的二级纤维自核中发出后，立即交叉到对侧，上行于脊丘系的背内侧，因此在延髓中，通过脊丘束切断术的同一切割，就能同时造成面部痛觉减退，在来自脊髓前外象限痛觉纤维，由于非特异纤维的陆续离去，在脑干中逐渐减少，当痛觉的特异纤维被切断后，非特异纤维就逐渐担负起向高级中枢传导痛觉的任务，这是脊丘束切断后疼痛复发的原因之一。

（2）头面部痛觉的特异性传导系统：第一级神经元的胞体位于三叉神经半月节内，其树突组成三叉神经的感觉支，分布至头面皮肤和黏膜的浅部感觉器，轴突组成三叉神经感觉根，经脑桥臂根部入脑桥，分成短的升支和长的降支，即三叉神经脊束。降支传导痛、温觉，止于三叉神经脊束核。由三叉神经主核和三叉神经脊束核起始为第二级神经元，它们的轴突大部分交叉到对侧组成三叉丘系，主要沿内侧丘系的背侧上行至丘脑，止于丘脑外侧核。由丘脑外侧核起始为第三级神经元，其轴突形成丘脑皮质束，经内囊枕部，最后投射到中央后回的下部。

头部感觉主要由三叉神经传入脑干，中间神经、舌咽神经和迷走神经均有痛觉纤维导入。

2. 痛觉非特异传导系统　除特异传导系统外，痛觉纤维在其传导途中，还可与脊髓脑干中的许多神经元发生联系，进入丘脑，构成另一多突触传导通路，称之为非特异传导系统，通过这一系统，使痛觉与其他神经功能发生联系，其传导的痛觉定位不精确，范围弥散，残留痛觉感持续时间长。非特异传导系统是一组复杂的神经通路，在周围神经及感觉神经根和神经节中，此系统与特异性传导系统的传导通路相同，在中枢神经中，其上行纤维在许多部位与特异性传导纤维相混杂。非特异传导系统在生物进化中形成较早，故亦称旧脊髓丘脑系。旧脊髓丘脑系的纤维经延脑和中脑的网状结构，以及中脑中央灰质投射到丘脑板内核群，并弥散地投射到大脑皮质广泛区域以及下丘脑和边缘系统。电刺激板内核群可引起双侧的、定位模糊的疼痛，并伴有恐惧和苦恼的情绪反应，其痛的性质相当于因刺激 C 纤维引起的疼痛。因此，旧脊髓丘脑系与疼痛以及因疼痛伴有的恼怒、恐惧和痛苦等情绪反应有关。

（1）脊髓网状丘脑系：简称为脊网丘系，其在脊髓中的主要通路位于对侧脊髓的前外侧索的大部分，包括外侧与腹侧脊丘系，也有不交叉纤维。它们与特异纤维混合，但集中于前外象限的内侧部分。其纤维来自后角或脊丘系的侧支。终止于同侧脑干网状结构，也有纤维交叉到对侧网状结构中。在上行过程中，多数纤维终止于延髓网状结构的各核和迷走神经的孤束核，故疼痛刺激可引起呼吸和循环的变化。少数纤维终止于脑桥和中脑的网状结构，这可能与疼痛刺激对觉醒反应和定向反应有影响有关。另外，尚有侧支进入中脑中央灰质和下丘脑，故疼痛刺激时，可引起面部肌肉收缩和哭叫等情绪反应。由脑干网状结构又通过中央被盖束等将冲动间接传递到两侧的丘脑非特异投射系统以及底丘脑。从丘脑非特异投射系统，痛觉冲动主要通过壳、苍白球、尾状核和丘脑腹外侧核、腹前核等而到达大脑皮质广泛的非特异投射区。另外，还有部分纤维通过内侧核群的中央中核、中央外侧核而直接到达皮质。

从丘脑到皮层的投射纤维，到达额眶皮层、梨前区及边缘区。额眶皮层与自主神经反应、抑制性机制以及情感性机制有关，底丘脑、下丘脑与隔区与觉醒和募集反应有关。

（2）脊髓丘脑前束：在脊髓前外侧索内与脊髓丘脑侧束一起上行，在中脑和间脑交界处与脊髓丘脑侧束分离而走向内侧，在延髓位于外侧，终止于丘脑的内侧核群（束旁核、中央外侧核）、界核和网状核。

（3）脊髓网状束：是脊髓内的一个多突触、交叉与再交叉的短途上行通路，起自脊髓的所有节段，由背角发出的纤维在腹侧内上行，分别终止于脑干网状结构。脊髓网状束的部分纤维与新脊丘束一起上行投射到丘脑的板内核群。

（4）三叉神经脊髓束：头面部的痛觉纤维进入脑干后，主要在三叉神经脊髓束内下行，终止于上段颈髓胶状质内的三叉神经脊束核，后者的轴突交义到对侧与内侧丘脑束伴行，至脑桥水平与脊髓前外侧束的上行痛觉纤维相合，也有特异性通路和非特异传导通路之分。

（5）后索：组成后索的神经纤维在刚进入脊髓后即有侧支走向传导痛觉的第二级神经元，正常人对痛觉的定位、时间和特征等能精确的辨认，可能主要是通过后索传入的冲动。

3. 内脏疼痛的传导　来自内脏导入冲动引起的疼痛感觉，称之为内脏疼痛，它属于 C 类纤维传导的慢痛。内脏疼痛根据其发生机制可分为三类：①直接内脏疼痛：痛觉冲动直接来自受刺激的器官，通过该器官的内脏传入神经导向中枢。这种疼痛位于受刺激的器官部位；②感应性内脏疼痛：痛觉位于受刺激器官的同一皮带或体节内。其发生原因为感应区与该内脏由同一个第一级传入神经元的纤维分布，或由同一个二级传入神经元传入纤维传导，或内脏传入冲动在脊髓内造成一个过敏区；③继发性痉挛疼痛：因内脏传入冲动在脊髓中扩散到传出神经元，引起传出冲动，发生肌痉挛，造成疼痛。

一般认为传导内脏痛觉的第一级神经元的胞体位于脊神经节内，周围突主要沿交感神经分布至各脏器，中央突进入脊髓，与后角细胞可能是 Rexed 的第五层构成突触。除构成反射通路外，第二级神经元发出的纤维可在同侧和对侧脊髓前外侧束上升，与脊丘系相伴，向上到达丘脑腹后核，再传至大脑。传导内脏痛觉的细纤维进入脊髓后可以从脊髓灰质的四周的固有束上行，经过多次突触传递，再经灰质后联合交叉上行到对侧脑干网状结构，由网状结构内的短轴突神经元所中继，再上行到达丘脑内侧群核。也有人认为，部分内脏痛觉纤维沿后索上升。由丘脑发出的冲动，主要到达大脑边缘叶，盆腔器官的冲动到达旁中央小叶。

二、止痛手术的原理

止痛手术的原理是通过破坏痛觉的传导通路和刺激神经核团抑制疼痛效应来实现的。由于痛觉的传导途径和生理作用极为复杂，故手术止痛效果并不理想。手术刺激神经系统的某些结构，造成抑制疼痛的效果，这种止痛方法的效果及机制尚无定论。由于内脏疼痛的起因最初均来自脏器的传入冲动，故去除这种传入冲动，即可使疼痛解除，这就是手术治疗内脏疼痛的原理。

（任二朋）

第二节　顽固性疼痛的手术治疗

顽固性疼痛的手术治疗方法按其手术原理可分为破坏性和刺激性手术两大类。根据疼痛的部位不同选择的手术方法不同。

一、躯体四肢的止痛手术

1. 脊髓后根切断术

（1）手术指征：由于脊髓后根切断后各种感觉均丧失，对运动功能尚未丧失的肢体不宜采用，另外，后根的切断范围包括疼痛水平上下各 2 个神经根，手术范围太大，患者难以耐受；膀胱失去感觉，影响排尿功能。鉴于上述原因目前脊髓后根切断术仅限于治疗恶性肿瘤晚期疼痛的患者。另外，它还可应用于对脊髓损伤患者下肢痉挛性疼痛、内脏疼痛及范围较局限的术后不致造成严重影响肢体或括约肌功能的周围性疼痛。颈部恶性肿瘤引起的疼痛，可行颈$_{1\sim4}$的脊神经后根切断术。上肢和上胸疼痛，行颈$_4$至胸$_1$或颈$_8$至胸$_4$后根切断术；伴上肢运动功能障碍者，亦可考虑行颈$_4$至胸$_4$的脊神经后根切断；盆腔肿瘤引起的疼痛可行双侧骶$_1$以下后根切断术。对各种良性疼痛在药物治疗无效、电刺激治疗失败而疼痛又严重时，才考虑后根切断术。而对于癌肿浸润、损伤瘢痕压迫或有残端神经瘤形成所引起的疼痛，一般不采用脊髓后根切断术。

（2）手术方法：术前应常规试验性神经根阻滞术，如果阻滞效果满意，才能决定行脊髓后根切断术。

术前准备与一般脊髓探查术相同。手术可在局麻或全麻下施行，如准备在手术时作检查以确定手术范围或效果，则可采取局麻；否则，宜采取全麻，以避免术中处理神经根时引起难以忍受的剧烈疼痛。患者可采用侧卧位或俯卧位。手术方法分开放性和经皮穿刺两种。

开放性脊髓后根切断术先作椎板切除术，单侧后根切断术可切除半侧椎板，双侧后根切断术需作全椎板切除。切除椎板的数目应视疼痛的范围及切断后根的数目而定，一般切除3个椎板以上。显露椎管后，切除硬脊膜外软组织，作正中纵形硬脊膜切开，先在硬脊膜外寻找椎间孔，并确定脊神经根位于硬膜外的位置，再在硬脊膜内找到同一根脊神经。前根和后根的区别方法是先找到齿状韧带，后根位于齿状韧带的背侧，从脊髓的后外侧沟进入脊髓，在腰骶部，同一脊神经的前根和后根无法根据进入脊髓的部位进行确定，可用电刺激术区别后再切断。刺激后根时可引起分布区的剧烈疼痛，刺激前根时引起分布区的肌肉收缩。明确前、后根后，将后根牵起用银夹双重夹住后，在两银夹之间切断。术中注意避免损伤与脊髓神经根伴行的根动脉和根静脉，否则这些血管阻断过血，可造成脊髓缺血性损害。然后，严密缝合硬脊膜，硬脊膜外行闭式引流，逐层缝合肌肉、皮下、皮肤。

经皮穿刺法与电热凝术相配合，更为简单有效，并且可反复施行，尤其适用于年老体弱者。手术是在X线成像监视屏、电刺激和温度控制装置下进行的，手术的成功与否取决于在X线监视屏下能否将探针精确导入椎间孔。达到目标后先抽吸有无脑脊液，如有则退出1.0mm，先行电刺激确定刺中后根后，以50℃~70℃热凝，电凝时间为90~120s。

（3）手术后并发症与疗效：术后感染、硬膜外血肿、脊髓缺血以及疼痛复发等均可发生。

脊髓后根切断术治疗疼痛的疗效结果，近期和远期效果相差很大，病因不同，疼痛部位不同其效果亦不一样。一般情况下，其近期效果较佳，手术止痛率可达70%，远期近20%的疼痛复发。远期疗效以盆腔肿瘤晚期疼痛最好，达70%，躯干性疼痛有效率为50%，臂部疼痛有效率为56%。在良性疼痛中，此手术总有效率为56%~60%，其中以颈部外伤后神经痛效果最佳，胸部外周神经损伤后疼痛效果最差。

2. 缘束切断术　缘束切断术又称Lissaur切断术，是由Hyndman首先创用。其术前准备与一般脊髓探查术相同，手术可在局麻或全麻下进行，其手术方法与脊髓前外向束切断术相似，于疼痛的部位同侧，用尖刀在脊髓后外侧沟（即后根进入脊髓之处）的内侧1mm处刺入，向外侧切割2mm，其深度亦为2mm。

缘束是痛觉纤维自后根进入脊髓后角所在部，手术目的就是切断这些痛觉纤维以达到止痛的目的。事实上，此手术的止痛效果很不确切，效果不定，故现在较少采用。

3. 脊髓前外侧象限毁坏术　脊髓前外侧象限毁坏术既能阻断二级痛觉特异传导通路，又可阻断非特异性通路，故其止痛效果是各种止痛方法中最肯定的一种。根据疼痛的范围，单侧疼痛还是两侧疼痛，手术可在单侧或双侧进行。此类手术仅能在上胸段和颈段进行。上胸段手术是传统方法，用开放手术进行。颈段手术目前多用经皮穿刺射频损毁法，具体入路又分侧入、后入和前入法三种。

（1）开放性上胸髓前外侧切断术：此手术在胸$_2$神经的上方切断脊髓前外象限，手术造成的胸$_2$节段以下的痛觉丧失。躯干上部及下肢痛者，切断疼痛对外侧胸。平面的脊髓前外侧束。疼痛部位于中线区或双侧者，可以行双侧脊髓前外侧束切断术。

1）适应证：①晚期恶性肿瘤疼痛；②部分经其他手术治疗无效的慢性疼痛，如幻肢痛、脊髓结核、蛛网膜炎、脊柱裂引起的严重慢性疼痛；③血管性疼痛、灼痛等对脊髓前外侧象限毁损术反应欠佳，而交感神经节切除术能较好地控制这类疼痛；④患有严重呼吸道疾病者禁忌手术，如呼吸道肿瘤、肺叶切除术后者，吗啡类镇痛剂依赖者均须进行肺功能检查后，方可考虑手术。

2）手术方法：手术可在局麻或全麻下进行。切断部位选在上胸段，即胸$_{1~2}$节段。行背部中线切口，暴露胸$_1$至胸$_3$椎板，切除胸$_1$和胸$_2$两个棘突。切除胸$_2$椎板、胸$_1$椎板下半及胸$_3$椎板的上半。行双侧脊丘束切断术者，需切除两个全椎板和上、下两个半椎板。中线切开硬脊膜。在胸$_1$神经后根与胸$_2$后根之间的脊髓上做切口。脊髓上的两侧的切口应在不同的平面，两者相距至少2cm。同一平面作两侧脊髓切割后，脊髓水肿较为严重，可能引起脊髓功能障碍。先将脊髓向对侧移牵开，在两个神经根间寻找出齿状韧带的硬脊膜附着点，切断其附着端，夹住脊髓端齿状韧带向后方旋转45°~90°，在下两神经根间用小尖刀从脊髓表面刺入4.5~5mm深度，刀尖刺入脊髓的部位，在齿状韧带的脊髓附着点，即前、后根之间的中点的稍前方，刺入方向向前倾斜，与脊髓横径成15°角，以保证不损伤锥体束。

3）术后并发症及疗效：本手术的死亡率在2%~4%之间，死亡率的高低取决于患者的一般情况和手术方法。高龄恶性肿瘤患者，一般情况较差，死亡率较高。

术后并发症以括约肌和性功能障碍最常见，双侧毁坏术中更为常见且严重。排尿功能障碍多为暂时性的，多数在1周后自行缓解，大便失禁偶有发生，也多能自行改善。其发生原因多为锥体束受损或术后脊髓水肿所致。术后轻偏瘫亦可见到，为锥体束受损缘故，手术部位脊髓水肿和脊髓前动脉损伤或血栓形成也可引起术后偏瘫。术后轻偏瘫多能自行改善。性功能障碍表现为男性感觉异常、女性高潮消失等。另外，两侧脊髓前外侧象限毁坏术可引起自主神经功能紊乱。

脊髓前外侧象限毁坏术的近期止痛效果较好，约80%的患者疼痛完全缓解，15%疼痛减轻，5%无效。但在长期观察下，部分患者疼痛有复发。长期疼痛的缓解率在75%左右。造成疼痛复发的原因有：①术后痛觉丧失平面下降；②患者致痛病变发展，疼痛范围扩大到痛觉丧失区以外；③疼痛不属于浅痛觉类型；④麻醉药成瘾等。

（2）经皮颈段脊丘束穿刺损毁术：经皮颈段脊丘束穿刺损毁术，根据手术部位分上颈段和下颈段进行，手术入路分侧入路、后入路、前入路三种。立体定向前入路下颈段脊丘束穿刺损毁更为准确有效。

1）上颈段脊丘束经皮穿刺损毁术——侧入法：侧入法是Mullan等于1963年最先提出并采用，他最先是采用椎管内行脊髓前外象限放射，即用腰穿从后外方刺入椎管，向针内插入放射性针芯以达到放射损毁脊丘束。1965年Mullan改用直流电损毁脊髓前外象限。同年，Rosomoff采用射频损毁脊髓前外侧象限。

A、适应证：①恶性肿瘤疼痛，肺癌与乳腺癌引起的Pancoast综合征，或癌肿侵犯胸壁引起单侧疼痛为上颈段脊丘束经皮穿刺损毁术的最合适的适应证。结肠癌或宫颈癌侵犯腰骶丛引起单侧疼痛者也可采用这一手术方式。双侧性疼痛者，可采用分期双侧手术；②良性疾病引起的疼痛，由于此手术的长期止痛效果较差，对于非肿瘤引起的顽固性疼痛，可选择性应用本手术。如臂丛撕脱伤后疼痛可选择本手术止痛，效果尚满意。

B、禁忌证：①呼吸功能不良，特别是累及手术对侧者；②一般情况较差，已进入衰竭状态者；③意识状态不良，不能正确对答，因而不能在手术中正确诉述主观感觉者。

C、手术方法：本手术需要一些特殊的手术器械。①头部固定装置，为了避免术中患者因疼痛、恐惧或不适而突然移动头部，造成颈髓损伤，宜采用相对固定装置以限制头部活动。1975 年，Sweet 曾报道 1 例因患者头部突然移动造成脊髓横断而死亡；②穿刺针，用 7~9 号腰穿针，长 9~10cm，薄壁；③穿刺针固定推进器，进针后需将针头固定在合适的位置；④电极，用单极电极，无关电极可放在身体任何部位。电极直径为 0.25~0.5cm，长度超过穿刺针 1cm，电极大部分绝缘，仅尖端裸露 2~2.5mm。电极尖端宜略尖；⑤其他器械包括电刺激仪、电阻抗测仪、射频电凝仪等。

患者取仰卧位。颈部纵轴保持水平，以避免术中造影剂上流进入枕大池或下流到椎管下部。Mullan 的穿刺点选择为乳突尖下方 1cm，后方 1cm 交点，穿刺方向指向寰、枢椎的椎弓之间。Rosomoff 的穿刺点为紧邻乳突尖端的下方，先水平并垂直颈椎纵轴方向穿刺，刺到骨组织后，摄正侧位 X 线片，然后再根据 X 线片纠正穿刺方向。在寰椎平面，颈髓已逐渐变为延髓，因此，穿刺针进入椎管的部位最好接近枢椎，即穿刺时穿刺针指向枢椎椎弓的上缘。穿刺针进入椎管的前后位置在齿状韧带的前方。齿状韧带在椎管前后径中点的稍前方（即齿状韧带在颈 2 椎体后缘的后方 10~11mm 处）。穿刺方向可在 X 线电视监视下纠正。穿刺前先在穿针点用局麻注射一皮丘，穿刺针进入皮肤后，缓慢进入，沿途适用局麻浸润，以免引起疼痛造成患者恐惧而影响配合。注射局麻药之前，必须先抽吸，以免误将麻醉剂注入蛛网膜下腔和血管内而发生意外。当穿刺针穿过椎弓进入硬膜外腔后，在穿刺针上接 2~5ml 注射器轻轻抽吸，如有静脉血抽出，提示针尖位置太浅，已刺入脊膜囊前方的静脉丛，应再次核对位置。穿刺硬脊膜时会引起疼痛，在穿刺前需再注入局麻剂 1ml。穿过硬脊膜进入蛛网膜下腔即有松动感觉，并有清亮脑脊液自行流出。如果需要抽吸才能得到脑脊液，表明针尖位于硬脊膜下或软脊膜下，应改变穿刺针的位置，保证针尖在蛛网膜下腔。否则，应终止手术，让患者休息几天后再重新手术。当穿刺针进入蛛网膜下腔后，再摄 X 线正侧位片，了解穿刺针的位置，并将针尖位置纠正到齿状突外缘与椎弓根内缘之间的中点。如果使用穿刺针固定推进器，这时可将穿刺针安放到推进器上，再摄 X 线正侧位片，确定穿刺针的位置。当确定穿刺针位于蛛网膜下腔的正确位置时，抽吸脑脊液 2ml，再取碘苯酯 2ml、空气 1ml，或碘苯酯 1ml、空气 10ml 混合后作为造影剂。注入造影剂前再一次确定针尖位于蛛网膜下腔中。造影方法有两种：一种为显示齿状韧带，即取脑脊液 2ml、碘苯酯 2ml、空气 1ml 混合使用。针尖刺入脊膜囊的部位相当于齿状韧带前方。先注入造影剂混合液 1ml，显示 3 个平面。由于针尖在齿状韧带前方（腹侧），故齿状韧带的前表面显示最清晰；部分造影剂沉到脊膜囊后部，将之显示；少量造影剂分布在前根穿出脊膜囊处，显示脊髓的腹侧面。如果齿状韧带前表面显示不清楚，可再注入造影剂 1ml，重新摄片。如果针尖位于齿状韧带的后方，可稍稍用力注入造影剂，使造影剂呈漩涡状流动，冲到齿状韧带前方，将之显示。看清齿状韧带前表面后，根据后者的位置，重行穿刺，纠正穿刺针刺入脊髓的方向和位置。另一种为显示脊髓前表面。造影剂为脑脊液 2ml、碘苯酯 1ml 及空气 10ml 混合后使用。注射时将针头压向背侧，使针尖尽可能位于脊膜囊的腹侧部分，注入造影剂的多少取决于是否能将脊髓腹侧面显示清楚。

若患者下肢疼痛，电极刺入脊髓的部位应在齿状韧带腹侧 1mm 处，穿刺深度小于 3mm。若患者上肢疼痛，刺入部位应在齿状韧带腹侧 2mm 处，穿刺深度为 3~3.5mm，离中线约 2mm。压低或抬高针头的位置，就能向反方向改变针尖的位置。改变针头位置 3mm 时，约能改变针尖位置 1mm。这种位置移动的"支点"，大致在硬脊膜囊的刺入点。如此法不能改变针尖的位置，则应将穿刺针拔出硬脊膜囊，重行穿刺。当穿刺针的位置放正确后，将电极插入针管内。电极尖穿出针管 2～3mm 后即抵达脊髓表面。这时在推进电极时会感到有轻微阻力，此时患者感轻微疼痛。如果剧烈疼痛表明电极接近或位于齿状韧带背侧；如果没有阻力表明电极滑过脊髓表面到达脊髓腹侧或背侧的蛛网膜下腔中，或已刺入脊髓中。电极接触脊髓表面时的深度，是确定电极插入脊髓深度的重要标志，应予精确测定。如果发现在推进电极时没有阻力，应将之拔出，重行推进。电极位置的确定主要根据电刺激的结果，电刺激参数是单相或双相方向脉冲、75MHz、脉宽 2ms，刺激强度用电压或电流表示，在 0.25～0.5V 或 0.1～1mA 之间。电刺激的反应是针刺感或冷热感，除非电压过高，一般不引起疼痛。产生感觉反应所需要电压强度与电极离感觉传导纤维的距离有关。小于 0.25V 电压或0.3mA 电流只能兴奋电极尖所在部位的神经纤维，在这些纤维的感觉分布区引起感觉反应。感觉反应所需电刺激强度愈低，损毁后感觉缺乏愈完全，止痛效果越好。如果需要 0.75V电压或 1mA 电流才能产生所需的感觉反应，甚至仍不能产生所需的感觉反应，表明电极位置不对，应改变穿刺方向重行测试。除疼痛反应外，其他各种反应与电极位置的关系是：①同侧上肢抽动或紧窄感提示刺激了同侧锥体束；②同侧颈部肌肉抽动提示刺激了灰质前角；③呼吸紧迫感提示电极靠近灰质前角的外侧；④双侧感觉反应提示电极太靠近腹侧；⑤同侧颈部疼痛提示电极接近齿状韧带或其后方的脊髓表面。产生上述反应时，可根据其解剖部位改变电极的位置。改变电极位置时按下述步骤进行：①先改变穿刺深度。每推进或拔出 1mm，进行一次电刺激监测；②如不能获得满意的反应就需改变电极刺入脊髓的进针点位置。进针点位置以齿状韧带为基准。在齿状韧带前方 3mm 内，逐毫米的改变进针点的位置，当穿刺到必要的深度，进行电刺激监测；③如果最终仍不能获得满意的反应，应终止手术。

当电极进入脊髓时，因有一定阻力，可能将脊髓推向对侧，这时如果单凭穿刺深度来估计电极的位置，可能会引起差错。应用测定电阻抗来确定电极是否已进入脊髓组织内。电极在脑脊液中时，电阻抗较低；当进入脊髓组织后电阻抗明显增高，通常约增高一倍。阻抗的绝对数值因所用仪器不同而异，脑脊液电阻抗为 200～250Ω 时，脊髓为 500～700Ω；脑脊液为 350～550Ω 时，脊髓为 1 000Ω。当电极接触脊髓表面时，电阻抗随脉搏出现波动，电极刺入脊髓的深度，应以阻抗开始增加后计算。当确定好电极的位置后，利用电射频电凝制造损毁灶。通过改变电流强度和电凝时间，来改变损毁灶的大小。电流强度从 2mA 开始，电凝时间从 5s 钟开始，最长不超过 30s。一次电凝后如感觉减退不满意，逐步加大电流或增加电凝时间，重复电凝。每次不超过 5mA 和 5s，最大量不超过 40mA、30s。如果达到这一强度仍不能获得满意疗效，表明电极位置不当。一旦进行电凝损毁，再作电刺激监测就不易获得精确反应。因此，如果电凝后仅获得部分疗效，一般不另行穿刺，而是增加电凝强度，扩大损毁灶范围，以改进疗效。术中应注意监视神经功能的变化。电凝时令患者抬高同侧下肢或紧握术者手，一旦发现患者肌力下降，应立即停止电凝。一旦发生任何运动障碍，应立即终止手术。

双侧手术应分次进行，相隔 1 周以上。在两侧颈$_{1～2}$平面进行手术，可能损伤位于前角外侧的呼吸纤维，引起睡眠性呼吸暂停。此外，双侧手术也容易发生括约肌障碍，为避免发生呼吸功能障碍及括约肌功能障碍，第二次手术可用前入路经皮穿刺术。

D、术后并发症：呼吸功能受损：延髓呼吸中枢的下行传出纤维位于脊髓的前象限，控制同侧膈肌，有显著的左右交叉，损伤后将在睡眠中出现呼吸暂停，导致死亡。呼吸纤维损伤有下述先兆表现：①术中制造损毁灶时出现呼吸绞窄感；②术后发音低，无力起床，有短暂意识模糊；③清醒时无呼吸困难，入睡后呼吸运动减弱；④血 CO_2 含量增高，血 O_2 含量降低。这类患者常在术后 4～5 天睡眠中死亡。处理的办法有：①手术时注意不要损伤呼吸纤维；②术前进行血气分析，对血氧含量低者，禁忌手术；③术后最初几天用血气分析进行监护，如血氧下降，应给患者吸氧，直至血氧恢复正常；④有上述先兆者，睡眠时注意观察，最好给予辅助呼吸。排尿困难：单侧手术者约 1% 患者发生术后尿潴留，常在数天后自行缓解，双侧手术者尿潴留发生率更高，持续时间更长，有的甚至持续性尿潴留。同侧肢体肌力减退：常发生在术后第一天，多为暂时性的，数天后自行恢复。系手术导致锥体束水肿缘故。双侧手术时锥体束受累更为常见，持续时间也较长，有时不能恢复。痛觉减退面积缩小：约 50% 以上患者术后感觉减退平面维持在术后近期的位置；约 20% 的患者痛觉减退平面升高，患者痛觉减退平面下降或痛觉恢复。其他：其他并发症包括 Homner 综合征、共济失调、感觉减退有异常感觉、术后颈枕部疼痛等。

E、疗效：约 70% 患者术后疼痛完全解除，10%～20% 疼痛缓解，10% 无效。缓解和无效者再次手术者约 30% 有进一步效果。

2）上颈段脊丘束经皮穿刺损毁术——后入法

A、手术方法：患者取俯卧位，用定向器进行穿刺。在 X 线摄片中以齿状突中线作为脊髓的中线位置。电极从颈部背侧进入，其方向与中线平面平行。经寰枕间隙或寰枢椎板刺入，穿过硬脊膜和蛛网膜下腔进入脊髓组织。电极位置可用 X 线摄片或 X 线电视确定，并用电刺激监测。电刺激用双极，损毁灶用单极射频。靶点的选择取决于痛觉减退平面的位置。上肢疼痛，靶点离中线 3mm，离齿状突后面 3mm；下肢疼痛时，靶点为离中线 6mm，离齿状突后表面 6mm。

B、效果：Crue 报告此手术的止痛效果为 72%，疼痛完全或几乎完全解除，26% 疼痛减轻，2% 无效。双侧手术者止痛效果较差。部分患者可在术后数周疼痛复发。

C、死亡率与并发症：有人报道 47 例单侧手术者无死亡发生。5 例双侧手术者 2 例死亡，1 例死于癌症，另 1 例死于呼吸障碍。术后出现偏瘫为其主要并发症，多因损伤锥体束所致。偏瘫多为轻度，可在数天或数周后自行恢复。

3）下颈段脊丘束经皮穿刺损毁术——前入法

A、手术方法：患者取仰卧位，头部后仰，用固定带固定头部。局麻下进行，进针点选择在脊髓损毁区的对侧，即疼痛的对侧，在颈动脉鞘内侧，气管、食管外侧，胸锁关节上方 2.5～5cm。选择颈$_{5\sim6}$间隙，斜刺向对侧，进入椎间盘，指向脊髓的对侧前外象限。穿刺方向及位置要在 X 线摄片或 X 线电视下反应确定。穿过后纵韧带，到达脊膜囊前方。进入脊膜囊后，即有脑脊液自穿刺针内滴出。然后行空气脊髓造影，向蛛网膜下腔内注入过滤空气 8～15ml，摄侧位 X 线片，显示脊髓的前表面与脊膜囊的后表面。靶点的位置取决于疼痛的位置。下颈及上胸段疼痛，电极尖离中线 4～6mm；腰骶段疼痛，电极尖离中线 8～9mm。电凝损毁可用双极电凝。行多次低电流重复电凝制造损毁灶。通常手术仅在一侧进行，对侧损毁术要在一周后施行。

B、效果：有人统计 25 例手术患者术后疼痛解除者占 41%，仍有轻微疼痛者占 33%，疼痛减轻者 18%，无效者占 8%。偏瘫、括约肌功能障碍等为其手术并发症。

4. 延髓脊丘束切断术 1941 年，Schwartz 首先创用延髓脊丘束切断术来治疗顽固性疼痛，同年 Walker 也采用这一止痛手术，近年来这一术式已少用。

（1）适应证：目前延髓脊丘束切断术仅用于治疗头颈部恶性肿瘤引起的疼痛。

（2）手术方法：一般在全麻下进行，侧卧位，行后颅窝正中线开颅。皮肤切口以暴露枕骨及寰椎后弓为度。枕骨骨窗的横径为 6cm，纵径为 4～5cm，可稍偏向手术侧。枕骨大孔后缘及寰椎后弓一并切除。切开硬膜，将小脑扁桃体向外上方牵开，暴露第四脑室下端及延髓后外侧面。延髓切割在疼痛部位的对侧进行。延髓切口一般位于闩平面，副神经最头端根的上方。切口深 5～6mm，前后长 4mm，自背外侧沟至下橄榄核的后缘。切割范围必须达到三叉神经脊髓束才能保证脊丘束的背侧部分完全被切断。当刀口到达三叉神经脊髓束时，患者可出现同侧面部疼痛。达到止痛的目的后，常规关颅。

（3）死亡率与并发症：文献中报道其手术死亡率在 10%～20% 之间，死亡原因主要为脑干软化及术后延髓切割后发生血压下降及呼吸心跳停止等。

术后常见的并发症有：①同侧肢体共济失调：是因手术损伤了绳状体和前庭核的缘故。切割水平面越高，损伤绳状体的可能越大，共济失调就越重。多数患者可自行缓解。延髓切割口向橄榄核平面下移可避免此并发症；②同侧面部感觉减退：系术中损伤了三叉神经脊髓束所致。但为了达到切割的范围，三叉神经脊髓束很易受损，故此并发症多难以避免；③吞咽、呼吸困难：系迷走神经核术后发生水肿或损伤所致，多为暂时性的；④痛觉丧失平面下降：为避免发生这一并发症，手术时可切割较深，直至患者发生面部疼痛为止。

（4）疗效：对恶性疼痛的有效率可达到 75%～85%，但对口咽部疼痛效果较差，约 1/3 患者手术无效。如果术后感觉平面不下降，则效果良好。

近年来，人们为了避免机械切割时损伤延髓表面的软脑膜下血管和延髓内的血管，采用电烙破坏延髓内的脊丘束。此法优点为：①操作简单，只需在延髓表面作脑膜小切口，不会损伤血管；②经电刺激定向，损毁位置准确；③术后并发症少见。

5. 脊髓联合切开术 脊髓后角神经元发出的痛、温觉的二级纤维经前连合交叉到对侧脊髓丘脑侧束中。1927 年，Armour 首先报道采用脊髓前联合切开术治疗疼痛。最初这类手术的结果，文献中报道并不理想，直到 1964 年 Lembcke 报告颈髓段脊髓联合切开术，手术止痛效果才较为良好。

此手术的目的是切断疼痛区的痛觉二级纤维在脊髓中的交叉纤维，由于这些纤维在三个节段以上仍有交叉，所以脊髓上的切割范围，除包括疼痛节段外，其上方还需比疼痛区的最高节段高出三个节段。具体切割范围可大致如下：上肢疼痛：颈$_4$～胸$_1$；胸腔疼痛：胸$_{2～8}$；腹腔、盆腔与下肢疼痛：胸$_7$～腰$_1$。

（1）手术适应证：①恶性肿瘤疼痛；②疼痛累及躯干双侧。

（2）手术方法：手术可在全麻下进行，患者取俯卧位，尽量使躯体放平，避免向一侧倾斜导致手术中判断中线失误。常规椎管入路，正中切开硬脊膜，显露脊髓后在显微镜下找到脊髓后正中沟，并分离开脊髓背静脉，中线切开软脊膜，然后自后正中沟至前正中裂底间严格在正中矢状面将脊髓切成左右两半。前正中裂底的软脊膜不予切开，以免损伤脊髓前动脉。术中尽量不用电凝，出血以棉片压迫止血。

（3）效果与并发症：此手术近期止疼效果较好，但多不持久。止痛效果优者占 70%，良者在 20%，差者占 10%。

几乎所有患者术后即有下肢感觉异常、麻木，部分患者有下肢缺失感，闭眼时下肢活动不准确。这些症状可在术后 2 周至 2 个月内自行恢复。另外，患者尚可出现根性疼痛、下肢肌力减退及括约肌功能障碍等。

6. 交感神经节切除术　内脏、肢体血管的痛觉由交感神经传入。这些传入纤维可能经过交感神经节，因此，交感神经节切除术可以有效地控制内脏恶性肿瘤疼痛及心绞痛。

（1）手术指征：①创伤后肢体痛：交感神经创伤后肢体痛中的灼痛、灼性神经痛；②血管性病变：对于肢体血管痉挛性疾病交感神经节切除术效果较好。血栓、脉管炎、胶原病引起的血管闭塞适于此手术；③心绞痛：胸$_{1-5}$交感神经节切除术可治疗心绞痛。当证实有冠状动脉痉挛时才可用交感神经节切除术，此术式的治疗机制可能为阻断痛觉的传入纤维及阻断交感神经血管运动纤维；④诊断性交感神经节封闭术：在交感神经节切除术之前，应常规行交感神经节封闭术，如封闭有效，可以行切除术。

（2）术后并发症：①术后神经痛：表现为术后 7～10 天发生神经痛，多在夜间发生，有时疼痛严重，一般可于术后 1～3 个月内自行缓解，疼痛严重者可口服卡马西平治疗；②盗血现象：交感神经节切除后造成动静脉短路而使血流量增加，可能加重肢体缺血。

（3）各部位交感神经节的手术方法

1）星状神经节切除术：星状神经节切除术适用于治疗上肢神经性灼痛。在气管插管全身麻醉下进行，防止术中胸膜损伤破裂导致呼吸功能障碍。患者取仰卧位，颈下垫一枕头，使头部后仰。于锁骨上 2cm 处取一横行切口，切开皮肤，牵开胸锁乳突肌，暴露前斜角肌，可见臂丛及锁骨下动脉在其外侧缘穿出。切断肩胛舌骨肌后腹，沿斜角肌深面分离臂丛神经和锁骨下动脉并切断斜角肌。分离锁骨下动脉分支甲状颈干，在其近端结扎并切断。锁骨下动脉的内侧可见椎动脉，椎动脉内侧为颈总动脉。星状神经节及其交通支即位于椎动脉近端内侧，锁骨下动脉后方，颈$_7$横突或第一肋骨颈的浅面。术中应注意保护胸膜顶及胸导管。胸膜顶位于锁骨下动脉的前下方。胸导管位于左锁骨下静脉后方从纵隔穿出，汇入颈静脉角。切断交感神经干和各交通支，摘除神经节。

2）胸交感神经节切除术：胸交感神经节切除术常用来治疗因交感神经功能紊乱引起的上肢痛，如雷诺氏病。心绞痛也有效。上肢交感神经节前纤维来自胸$_{2-7}$白交通支，其神经元位于颈中、下和胸$_{1-3}$交感神经节。

患者常规行气管插管全麻，取侧卧或俯卧位。以第三肋为中心，背部中线旁 3cm 处纵行切口，切开深筋膜和椎旁肌肉，将肌肉牵拉开暴露前方横突及第二肋内侧。在骨膜下切除第二肋内侧 4～5cm，同时咬除胸$_1$横突。切除肋骨时注意在骨膜下进行，以免损伤胸膜。如果术中术野暴露不充分，可同时切除第三肋内侧及胸$_2$横突。钝性分离第 1～4 肋深面胸膜，直至椎体，并暴露椎体侧方。术中如有胸膜损伤，应及时缝合，在靠近椎体外侧缘的胸膜表面，可看见或触及纵行分布的条索样结构，即为交感神经干。在交感干第 2、3 肋间神经相交处可找到结节条索样结构的第 2、3 胸交感神经结节。切断交通支，然后将第 2、3 胸交感神经节切除。双侧胸交感神经节切除术可以一起完成。

如手术中胸膜破裂，大量气体将进入胸腔内形成气胸。为了减少术后气胸，在切除神经节后，关闭切口缝合肌肉时，应行正压呼吸，使肺部膨胀，排除胸腔内气体，或手术后立即行胸腔穿刺排气，以减少手术后不适。

3）腰交感神经节切除术：腰交感神经节切除术用于治疗交感神经功能紊乱的下肢痛、

下肢血管痉挛或闭塞性血管疾病。腰交感神经节切除术要切除腰$_{1\sim4}$交感神经节、交通支及其节间的交感链。

患者在全麻下手术，仰卧位，患侧腰部垫高。切口由腋中线下肋缘斜向内下至脐下 2～3cm，达腹直肌外侧缘。切开皮肤、皮下组织、肌肉达腹膜，在腹膜外间隙向后分离，经腰方肌和腰大肌前面，达椎旁。术中避免损伤股外侧皮神经及生殖股神经。接近椎旁时可见输尿管附于后腹膜表面，注意保护，输尿管在腹膜外面随腹膜推开，腰大肌内缘处右侧者可见下腔静脉，左侧者可见腹主动脉。交感神经链贴在腰椎椎体外侧表面，存在于腰大肌和椎体之间的脂肪组织中。右侧者需向内侧牵开下腔静脉。交感链为一索条状结构，每隔 2～3cm 有一质地韧的膨大的结节。寻找到交感神经干后，沿之向上和向下寻找神经节，一般第二腰交感神经节的交通支是向上走行，第三腰交感神经节交通支多为水平方向向外分出，第四腰交感神经节多在髂外动脉后，其交通支向下走行。游离第二、三腰交感节并剪断其交通支，然后将该节连同一段交感干一并切除。如需切除第一腰交感节，还应向上寻找，一般多在膈肌脚处可以找到。此外，腰交感节经常有变异，系两个神经节融合在一块，这时看到交感神经节较正常者大，且呈长圆形或柱形。术中勿将淋巴结认为是交感神经节，如有怀疑，应进行快速活检。

两侧手术者若患者情况允许可一次进行。亦可在第一次手术后 2～3 周，再作另一侧手术。当两侧腰交感神经节切除时，男性患者须保留一侧第一腰交感神经节，因其与射精动脉有关。

4）胸腰交感神经和内脏神经切除术：胸腰交感神经和内脏神经切除的范围取决于疼痛的部位。食管下端病变疼痛切除内脏大神经或胸$_{9\sim12}$交感神经节；胃、小肠疼痛切除两侧内脏神经；肝胆疼痛切除右侧内脏大神经；胰腺病变切除两侧内脏大神经或腹腔神经丛；输尿管上段病变，切除同侧内脏小神经和最下神经或腹腔神经丛，或者胸$_{10}$～腰$_1$交感神经节，输尿管下段病变切除肾丛或胸$_{11}$～腰$_1$交感神经节。

全麻，俯卧位，中线旁5cm纵行切口，从12肋下缘向下直至第2腰椎横突水平，然后拐向外侧至髂嵴上方。切口上部钝性分离背阔肌和下锯肌，下部切开胸腰筋膜，暴露骶棘肌外缘以及第11、12肋骨的内侧部分和腹肌的筋膜附着点。切断骶棘肌肌骨附着处，向内侧牵开之，暴露12肋内侧端。切除12肋内端及胸$_{12}$横突。先将胸膜自膈肌和第9～11肋骨的内侧部分、椎体侧面分离，向前外方牵开达椎旁。在腰大肌的上部找到膈肌的弧形边缘－内弓韧带，以此为起点，向前将膈肌切开一段，长约 4～5cm。在膈肌脚前方分离出腹腔神经节，内脏大神经即进入此神经节的上端。将神经和神经节之间联系切断，并沿内脏大神经向上分离切断其交通支，至第9肋上方。内脏小神经在腹腔神经节下方，进入其下端，找到后同样处理。内脏最大神经伴交感神经链进入腹腔，找到后亦作切断。在膈肌切口处，胸椎体的外侧面，找到胸交感神经节，再向上、下游离，上达胸$_8$交感节，下至腰$_3$交感节。沿途切断各交通支，分别在胸$_8$与胸$_9$、腰$_2$与腰$_3$交感神经节之间切断交感神经链。若需双侧手术，在 2～3 周后再行对侧手术。

5）骶前神经切除术：骶前神经切除术最适用于治疗子宫体的原发性痛经（子宫的痛觉传入经骶前神经），也可缓解慢性间质膀胱炎引起的疼痛。手术采用腰麻或全麻。仰卧头低位，使腰椎伸展，盆腔脏器上移。以脐中作旁正中切口，长约 10～12cm。切开腹腔，显露腹主动脉分叉和骶骨岬。沿中线切开后腹膜，向两旁分开，显露主动脉下方及两髂总动脉间的骶前疏松组织。将乙状结肠系膜和痔上动脉向左牵开，疏松组织中的神经丛和腹膜后淋巴结以钝性分离显露。注意保护左侧髂总静脉，此静脉位于动脉的内侧，被含有神经丛和淋巴管的疏松组织覆盖。骶前神经自腹主动脉的腹侧下行至静脉的腹侧，切除时可用血管钳将骶前疏松组织夹住提起，在腹主动脉分叉处，即在右髂总静脉的上端，将附有神经的疏松组织结扎后一并切断。然后继续向下分离，至左髂总动脉的末端，约长 5cm，再予结扎后切断。分离过程中找出来自腰4交感神经节的交通支加以切断。止血后缝合后腹膜。

二、中脑内痛觉传导束破坏术

中脑内切断痛觉传导束始于 1942 年 Walker 医师，但由于手术操作复杂、手术危险性大，现已放弃。目前多采用立体定向手术损毁中脑内的痛觉传导束。现简介一下中脑内痛觉传导束定向损毁术。

1. 手术适应证　此手术对伤害性疼痛效果较好，特别适用于头、面、颈等中线结构的疼痛，对传入阻滞性疼痛效果较差。

2. 手术方法

（1）靶点选定：手术在疼痛的对侧施行。靶点的精确位置各学者报道不一致。综合如下：后联合后方 2~5mm，下方 0~5mm，离中线 5~10mm。

（2）靶点的穿刺方向

1）由后方向前穿刺：顶枕部作颅骨钻孔，电极穿刺方向平行矢状面，与耳道间冠状面成 34°角向后倾斜，此方向倾斜于脊丘束的纵轴，容易将该束刺中而损毁其全部纤维。

2）由前向后穿刺：额部钻孔，位于冠状缝附近，离中线 1cm，向后下方穿刺，穿刺方向与 AC-PC 线成 65°~70°交角，与正中矢状面成 2°~4°交角，在后联合及上丘平面刺入中脑的背外部分。这时电极与脑干的纵轴几乎平行，沿喙尾方向穿过被盖的背外部分，尾端到达下丘平面。

（3）电刺激核对电极位置：在制造毁损灶之前，需用电刺激核对电极位置。电刺激参数为 60Hz 方波脉冲，2.5~10V、脉宽 1ms。电刺激的反应大致可归纳如下：①电极离中线 5mm 以上，位于痛觉特异纤维时，不引起任何感觉；电极位于内侧丘系时，产生震动、麻木、电击或类似疼痛的不适感；②刺激导水管中央灰质附近时，产生头、口、颈、胸、腹等身体中线部位的烧灼与不适感，并有显著情绪反应如恐惧感、死亡感；③电极过于接近中线或头端时，引起眼球震颤、眼球运动、闭目张目等动作；④电极过于接近腹部外侧时，可引起听觉反应。

（4）诱发电位：1970 年，Lieberson 等发现电极在后联合下方 5mm、后方 5mm、离中线 10mm 时，体表相应部位的皮肤刺激能记录到诱发电位，潜伏期为 10~15ms，说明此区与痛觉传入冲动有一个多突触联系。在这一区进行损毁，5/6 的患者完全解除疼痛。

（5）损毁方法：常用射频电极电凝（500Hz、30mA、30s）。也有人用射频电凝（500Hz、65~70℃、20~30s）。损毁灶大于 2mm×3mm 时，就有显著止痛效果。

（6）双侧手术：当一侧手术不能满意控制双侧疼痛或术后 1~2 个月末手术侧疼痛复发时，可在对侧施行同样手术。

3. 效果与并发症　有人报道单侧手术的止痛率达 90%~95%。

术后并发症包括上视困难、对侧肢体轻瘫及感觉异常等。手术死亡率在 3%~5% 之间。

三、丘脑立体定向止痛术

由于丘脑位置深在，直接手术切割困难，故目前在丘脑的止痛术采用立体定向射频电凝损毁。丘脑内可选择为定向靶点的有：①腹后核；②中央中核的后腹侧部；③内髓板及其核；④丘脑枕。

1. 腹后核毁损术　手术在疼痛的对侧进行，根据疼痛部位和腹后核的体部定位方式选择靶点位置。

VPM：AC – PC 线上方 4mm，AC – PC 线中点后方 10mm，离中线 10mm。（前联合简称 AC，后联合简称 PC，前后联合间联线简称 AC – PC 线）。

VPL：AC – PC 线上方 4mm，AC – PC 线中点后方 12mm，离中线 15mm。

2. 中央中核的后腹侧部毁损术　手术方法与一般定向射频电凝相同，其靶点矢状面为 AC – PC 线的中点后 7 ~ 13mm，向下 0 ~ 3mm。冠状面：中线外侧 7mm 处。

其近期止痛率在 70% ~ 100% 之间，长期止痛率在 58% ~ 100%。

3. 内髓板切开术　内髓板的后半部为一大致呈长方形的片状结构：前缘离第三脑室侧壁 3mm，后缘离第三脑室侧壁 7mm，下缘在 AC – PC 线上方 2mm；内髓板的平面与水平面呈 70° 的交角，上缘向内侧倾斜。手术在疼痛的对侧施行，颅骨钻孔的位置一般做在枕外粗隆外侧 30mm、上方 30mm 处。电极方向指向 AC – PC 中点上方 2mm、离中线 5mm 处。

4. 丘脑枕毁坏术　靶点选择：矢状面上是基线（室间孔与后联合的联线）中点后方 17mm 或后联合后方 4 ~ 5mm，向上 4mm。冠状面上是中线外侧 16mm。原则上应在疼痛对侧手术。

术后近期止痛率 90%，术后 1 ~ 5 年止痛率 48%，无效者 28%，好转者 24%。

四、大脑的止痛手术

大脑止痛术的原理是通过切割丘脑传递到大脑的投射纤维或切割相应的投射区，以减少患者对疼痛的注意力，从而无痛苦反应。此类手术主要用于晚期癌痛。

1. 扣带回切断术　主要用于治疗伴有焦虑、抑郁等情绪障碍的顽固性疼痛，对颈部恶性癌痛效果更好。

右额开颅，抬起额叶内侧面，于距离额叶上内缘 1cm 及额极 3cm 处电灼皮层长 3cm。沿此切口向下达胼胝体上缘，显露大脑镰由下向上切开，直达上矢状窦下缘，此切口两唇各贯一缝线并向两侧牵开。同法切除左侧扣带回。常规关颅。

2. 立体定向扣带束切断术　颅骨眉间上方 9cm、中线旁开 1.5cm 钻孔，行脑室穿刺造影确定电极方位。矢状面上电极尖端应位于侧脑室前极后方 3 ~ 4cm，在侧脑室表面上方 1cm 处。冠状面上电极穿刺方向为电极尖应在侧脑室外上角内侧，离中线 0.5cm 处。确定好位置后，予以电凝损毁。先在离侧脑室表面 1cm 处电凝 60s，然后将电极拔出 1cm，在距侧脑室表面 2cm 处再电凝 60s。同时行双侧手术。

五、功能性脑垂体破坏止痛术

脑垂体摘除术治疗转移性前列腺癌和乳腺癌始于 1952 年，近年来随着立体定向和射频热凝技术的发展，正常脑垂体功能性破坏已成为晚期癌痛的一种安全有效的止痛方法。

1. 适应证　主要用于对激素有依赖性的癌肿（如乳腺癌、前列腺癌、卵巢癌、子宫癌、甲状腺癌等）并有转移、疼痛范围大、用神经阻滞难以控制者，对肺癌有骨转移及头颈部的一些癌痛有时也有效。

2. 手术方法　功能性脑垂体破坏的方法包括开颅及经蝶手术切除，鞍内注射酒精、6%碳酸碘葡酰胺，高频电凝，射频热凝，冷冻和植入放射性核素等。

近年来多采用立体定向穿刺垂体行射频热凝法进行功能性垂体破坏术。

在全麻下进行，亦可用局麻。应用立体定向仪，经鼻蝶穿刺垂体，在 X 线电翘监视下将电极准确插入垂体内，应用射频热凝毁损。一般破坏温度为 80℃ ~ 90℃，时间 120s，每转动电极 22.5。重复破坏一次。

3. 疗效　据文献报道，90% 激素依赖性癌肿患者术后疼痛减轻或消失，并且 35% 患者肿瘤不同程度减退。而前列腺癌转移者和乳腺癌伴顽痛者术后疼痛明显解除者达 60% ~ 90%。

4. 并发症　功能性垂体破坏术术后最常见的并发症为尿崩症（77.5%），多数在 6 周内自愈，严重者可应用尿崩停。其他尚包括脑脊液鼻漏、脑膜炎、偏盲、偏瘫、复视、眼睑下垂、甲状腺及肾上腺功能低下等。

六、电刺激止痛术

1967 年，Wall 和 Sweet 首先报道电刺激外周神经有镇痛作用。1970 年，Shealy 首先提出采用脊髓电刺激手术治疗慢性疼痛的概念。目前，国外已普遍开展电刺激治疗疼痛的手术。临床广泛应用的电刺激止痛术有经皮电刺激术、外周神经电刺激术、脊髓电刺激术和脑深部电刺激术。

1. 经皮电刺激术　皮肤电刺激术治疗疼痛目前已成为一种成熟的止痛方法。其作用机制是在外周神经粗纤维对细纤维有抑制作用。细纤维即痛觉纤维，电刺激使粗纤维传入冲动增加，在脊髓后角、脑干、丘脑水平对细纤维传入冲动进行抑制。

（1）适应证：皮肤电刺激术对伤口痛，急、慢性肌肉关节痛，局限性关节炎，外周神经损伤引起的传入神经阻滞痛均有良好效果。有人认为选择病例的唯一标准是慢性疼痛，不考虑疼痛的原因和其他因素。外周神经痛、幻肢痛、残肢痛电刺激手术效果最佳。

（2）使用方法：原则上电极放置在疼痛的产生部位和紧邻部位。皮肤的痛觉过敏区禁止放置电极。伤口痛可将电极放在伤口两侧；外周神经损伤局部可能有感觉减退区，应选择在感觉减退区边缘放置电极；关节痛电极放在关节两侧，如有局部压痛和肌痉挛可在局部皮肤放置电极。疼痛扳机点也是电极的理想放置位置。

刺激强度原则上由小到大逐渐调节，以刺激强度最小而又达到治疗目的为标准。由于使用的刺激参数、刺激部位、刺激次数、刺激持续时间等因人而异，所以用皮肤电刺激术止痛时，开始要有一个试验阶段。首先在疼痛区和疼痛区附近进行试验。用不同的参数进行刺激，刺激时间为每次 2 ~ 4h，每日数次，改变所有参数和刺激部位，找出最有效的止痛方式。一般来说，某种刺激方式如能持续有效达一个月以上，即可长期有效。找到有效地刺激方式后，将刺激器交给患者，由患者自己长期使用。

（3）使用注意事项：①电极放置位置要经常更换，防止长期刺激产生疲劳现象和皮炎并发症；②疼痛区及其附近未能找到有效的止痛方式者，可在分布于疼痛区的大神经主干上进行刺激。如仍无效,可在神经丛表面进行刺激;③腰背痛者,除电刺激外,还应配合其他治疗,在疼痛缓解后进行功能锻炼、按摩、理疗等;④在驾驶汽车和在电器装置旁工作时避免使用电刺激器。

(4)疗效:有人报道60%患者效果满意,有时对某些适用病例止痛效果可与破坏性手术相媲美。

2. 外周神经刺激术

(1)适应证:外周神经电刺激止痛机制和皮肤电刺激术一样,因此,对皮肤刺激有效者也对外周神经刺激有效。具体适应证为:①疼痛在四肢,局限在某神经分布区,术前先行神经阻滞有效者;②有起痛点,且位于一个神经的分布区;③疼痛位于感觉神经分布丰富的皮肤区域内者。

(2)手术方法:术前常规进行试验性经皮电刺激术,如有效,方可进行外周神经电极植入术。

手术可在局麻下进行,目的是植入电极和电频接收按钮。电极植入体内的方法有经皮穿刺和手术切开两种。将电极放在周围神经主干的表面。手术操作原则:①电极放置避开运动纤维;②确定刺激无肌肉收缩后将电极固定在肌肉上,使电极既与神经干接触良好,又不压迫神经;③电极位置应放在神经干远端;④放置完毕后调试电极效果。伤口愈合后开始使用电刺激。刺激频率60~100Hz,由最小强度逐渐增加达到有效强度。

(3)疗效与并发症:有人报道23例患者采用外周神经电刺激术,20例疗效满意。近期止痛率达96%,远期仅11%。本手术的并发症有局部感染、神经麻痹与皮肤糜烂等。

3. 脊髓电刺激术 脊髓电刺激术止痛机制尚不明了,1969年,Shealy首先创用。

(1)适应证:主要用于治疗脊髓源性疼痛或经脊髓传导后慢性疼痛,如腰背痛、下肢痛、幻肢痛,由于不能使疼痛完全缓解,故只能作为止痛的辅助方法。

(2)手术方法:电极植入方法分开放法与穿刺法的两种。开放法为切除一个椎板,将电极植入硬脊膜内蛛网膜外或硬脊膜外。电极位置可以放在脊髓背侧、腹侧或外侧面。穿刺法是通过椎管穿刺将两根丝状电极放到椎管内,用X线透视监测电极的位置。电极植入后,进行试验性刺激,效果好者,术后第二天开始使用。不能获得止痛效果者,取出电极终止治疗。

(3)效果及并发症:据文献报道,约50%患者有止痛效果。伤口感染、脑脊液漏、硬膜下(外)血肿、脊髓受压及电极移位、折断等为其术后并发症。

4. 深部脑电刺激术

(1)适应证:脑深部电刺激术大多为其他止痛方法(止痛药物、神经阻滞、周围神经破坏和各种破坏性手术)无效时才最后采用。

(2)手术方法:手术可在局麻下进行,应用立体定向术将电极植入脑深部靶点。目前较多使用的靶点有中脑导水管周围灰质、三脑室后壁室旁灰质、丘脑腹后外侧核、腹后内侧核、尾状核、内囊后肢等。另外,隔区、下丘脑、垂体及杏仁核也可采用。

靶点的选择原则:周围神经痛应选中脑导水管周围灰质或三脑室后壁室旁灰质,中枢痛或传入阻滞痛应选择丘脑后腹外侧核、腹后内侧核和内囊后肢。

(3)疗效与并发症:中脑导水管周围灰质刺激术的有效率为77%~79%;三脑室后壁室旁灰质刺激术的有效率为75%;丘脑腹后外侧核刺激术及腹后内侧核刺激术有效率在50%~75%之间;尾状核头部刺激术有效率达100%;内囊后肢刺激术有效率为60%;下丘

脑刺激术疼痛缓解率为 70% ~93%；杏仁核刺激术有效率为 70%。

脑深部刺激术的并发症有感染、肢体麻木、下肢无力、复视、颅内出血、强迫刺激征等。其并发症的总发生率为 11%，但死亡罕见。

（任二朋）

第三节　经颅视神经管狭窄减压术

颅骨纤维结构不良（fibrous dysplasia）、石骨症（osteopetrosis）或大理石骨（marble bone）和颅前窝骨折累及视神经管等压迫视神经产生视力障碍时，采用经颅行视神经管减压术，往往可以改善视力。

一、适应证

（1）颅眶部骨纤维结构不良，累及一侧或两侧视神经管，导致视神经管狭窄、视神经受压，出现视力减退者。

（2）石骨症患者，一侧或两侧视力减退，经视神经孔摄片，证实视神孔狭窄者。

（3）颅前窝骨折累及视神经管，骨折片压迫视神经、视力减退或进行性视力恶化者。

二、禁忌证

（1）视神经管狭窄压迫视神经，导致视力完全丧失达 1 个月以上者。

（2）视神经管骨折，伤后视力完全丧失者。

三、麻醉与体位

气管内插管全身麻醉。仰卧位，单侧病变头向健侧倾斜 15°。

四、手术步骤

（1）头皮切口：一般采用双侧前额部发际内冠状切口。如采用经翼点入路时，则行额颞部皮瓣切口。

（2）骨瓣开颅：一侧视神经管减压，采用患侧前额部骨瓣（图 13－1A）。1 次完成两侧视神经管减压时，采用双侧前额部骨瓣（图 13－2A）。经翼点入路时，采用额颞部骨瓣。

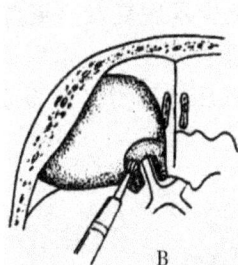
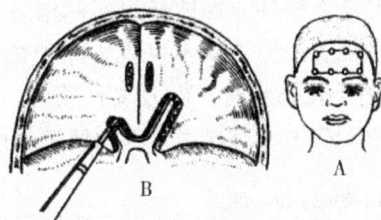

图 13－1　　　　　　　　　　　　图 13－2

（3）硬脑膜切开：为了准确判定视神经管的位置和切除从颅内端到眶内端的视神经管

上部，一般多采用硬脑膜内和硬脑膜外的联合操作方法。首先切开硬脑膜，沿额叶眶面以脑压板牵开额叶，找到视神经的颅内段和视神经管的近端或颅内端。然后沿视神经走行切开颅前窝底硬脑膜3cm，再从硬脑膜外将前颅窝底硬脑膜与眶板上面剥开，为打开视神经管上壁或称"去顶术"（unroofing）和切除增厚的眶上壁做准备。

（4）视神经管减压：切除视神经管上半部压迫性骨质，术者必须十分谨慎、细致，操作要准确、轻柔，不能稍有失误。因此，最好在手术显微镜下操作。应用高速的微型钻头，削薄视神经管的上壁。应指出的是在处理骨纤维结构不良和石骨症患者时，前者视神经管局部骨质多有增厚、变形；后者骨质有硬化性改变。在磨除视神经管骨质时要耐心，不能急于求成，而是一点一点的磨除，直到视神经管上壁仅剩余一薄层骨质。然后以显微剥离器在视神经鞘与视神经管内壁之间轻轻分离，再以刮匙或超薄的 Kerrison 咬骨钳将视神经管上壁完全切除，即"去顶术"。但外伤性视神经损伤常伴有出血和水肿，故手术时可以切开视神经鞘，使减压充分。对颅骨纤维结构不良或石骨症视神经管狭窄患者，仅切除视神经上壁。对视神经减压尚不够充分，还应以微型钻继续磨除视神经管的内侧和外侧壁，达到视神经管周径的上方一半（180°）的减压范围（图 13-1B），骨质出血以骨蜡填塞。视神经鞘一般不需切开，避免增加视神经损伤。

石骨症患者常常双侧视神经管同时狭窄，导致两眼视力减退。由于本病系骨质硬化性改变，视神经被硬化和狭窄的骨管所挤压，视神经的减压在操作上较视神经管骨折和颅骨纤维结构不良所致的视神经管受压更为困难，手术必须更加细致、耐心。根据 Haines 的报道，许多患者术后仍可获得视力改善。此外，由于本病多为双侧视神经管狭窄，故双侧减压术可1次手术完成（图 13-2B），亦可分期进行。

（5）眶上壁切除：颅骨纤维结构不良、眶上壁和蝶骨嵴骨质增厚患者，常伴有眼球受压外突和眶上裂组织受压，眼球运动神经麻痹。此时，亦应切除眶上壁和蝶骨嵴增厚的骨质，进行全面减压。

（6）关颅：缝合硬脑膜、颅骨瓣复位，硬脑膜外置引流，缝合骨膜、帽状腱膜和皮肤。

五、术中注意要点

（1）视神经管去顶术一般应在手术显微镜下耐心、细致操作，使用的各种手术器械尽力避免直接触碰视神经，防止术后视力下降。

（2）局部骨质增厚和骨硬化的视神经管狭窄患者，视神经管切除减压的范围应够大，除磨除视神经管上壁外，视神经管两侧壁骨质亦应磨除，以减少术后复发。笔者曾于1970年对1例颅眶部骨纤维结构不良视力减退的患者行一侧视神经管减压术，术后视力明显改善。21年后由于骨病发展，视力又有减退，再次行视神经管减压，视力又获得改善。此例术后复发与第1次手术对视神经管两侧壁切除不够有关。

六、主要并发症

（1）术后视力下降：与术中操作触碰视神经有关，多可逐渐恢复。

（2）脑脊液鼻漏：术中作骨瓣或切除增厚的骨质时打开额窦或筛窦，术中又未做严密修补所致。如经保守治疗数周不能治愈或自愈后又再复发时，需重新手术修补。

（任二朋）

第四节 经颅视神经肿瘤切除术

视神经肿瘤中以胶质瘤较多见，其次为起源于神经鞘的脑膜瘤和神经鞘瘤。儿童和青年的视神经胶质瘤分化较好，全切后生存期长；成年人视神经胶质瘤多为高恶度，Taphoorn 等（1989）复习文献 30 例，手术后仅生存 1~2 年。脑膜瘤和神经鞘瘤均可全切，但脑膜瘤术后视力保留率低。

一、适应证

（1）一侧视神经肿瘤，经颅骨 X 线平片、CT 或 MRI 检查证实，视交叉尚未受侵犯者。

（2）视神经鞘瘤和脑膜瘤已侵犯视交叉，双眼视力严重障碍或视力已完全丧失，但切除肿瘤仍可改善病情者。

二、禁忌证

高恶度视神经胶质瘤已侵犯视交叉，双眼视力丧失，或肿瘤已侵犯下丘脑和颞叶，手术不能挽救视力和延长生命者。

三、麻醉与体位

应用气管内插管全身麻醉。取仰卧位，头向健侧倾斜 15°。

四、手术步骤

（1）手术切口：双侧前额部发际内冠状切口，皮瓣向前翻开。

（2）骨瓣开颅：患侧前额部做 4 个颅骨钻孔，内下方的颅骨孔应避开额窦，骨瓣向颞侧翻开。

（3）硬脑膜切开和颅内肿瘤部分的探查：硬脑膜瓣状切开，基底连于上方保护额叶皮质，以脑压板沿额叶下面将之向后牵开。首先探查视神经颅内段和视交叉，如未发现肿瘤，亦未见到被肿瘤侵犯而增粗的视神经，最好不在此时切断视神经颅内段，而是等待眶内探查。发现肿瘤并经活检证实为视神经胶质瘤后，才可重新进入颅腔。为了防止术后肿瘤复发，应恰在视交叉前将患侧视神经切断。如首先探查颅腔和视神经颅内段即发现为视神经肿瘤，并经病理检查证实为视神经胶质瘤，则应当即在视交叉前切断视神经，断端立即送活检。如证实断端已无肿瘤细胞，提示已彻底切除肿瘤。如断端仍有肿瘤细胞，则应考虑切除患侧视交叉部。如胶质瘤已侵犯全部视交叉，即或切除肿瘤组织，术后肿瘤亦将迅速复发，则只能依靠放疗，不必切除肿瘤。

（4）眼眶切开术（orbitotomy）：将硬脑膜从患侧颅前窝底的眶板上面剥开，以颅骨钻钻孔，再以咬骨钳扩大骨窗，向前到额骨内板，向内邻近筛板，向外至眶侧壁，向后接近眶尖。如术前视神经孔检查已证明一侧视神经孔扩大时，提示肿瘤已侵犯视神经管段或视神经的颅内段。即应以微型钻将视神经上壁骨质磨除到仅剩一薄层，然后以超薄 Kerrison 咬骨钳或刮匙将视神经管上壁切除，显露视神经鞘。

（5）眶筋膜切开：十字形切开眶筋膜，以缝线穿过边缘向四周牵开，显露出眶内的肌肉、神经和血管等结构。

（6）肿瘤显露：显露眶内结构后，改在手术显微镜下操作，认清眶内重要结构，由内向外可见上斜肌、上睑提肌和上直肌，以及从上睑提肌内缘向前进入上斜肌的滑车神经。一般多采用经上斜肌与上睑提肌之间的间隙进入（图13－3）。亦有人主张经上睑提肌与上直肌之间的间隙或上直肌与外直肌之间的间隙进入。以丝线将上睑提肌牵向外侧，必要时可将该肌切断，待肿瘤切除后重新缝合。沿上斜肌与上睑提肌之间向深部分离时，是在疏松的蜂窝组织内寻找肿瘤，在径路上常遇到眼动脉分出的眶上动脉和与之并行的鼻睫神经和筛后动脉，可能的情况下予以保留。一般较容易地发现增粗的视神经和其中的胶质瘤，或附着视神经上的脑膜瘤，或神经鞘瘤，此时，取肿瘤组织活检，以明确肿瘤性质。

（7）肿瘤切除，如活检证实为脑膜瘤或神经鞘瘤，应在手术显微镜下剥离，耐心、细致地将肿瘤与视神经纤维分离开，争取肿瘤全切，并保留有用视力。如证实为视神经胶质瘤，则先向前剥出肿瘤的前极，并于眼球后极处将视神经切断，然后向眶尖部剥离肿瘤后极。如肿瘤已伸延到视神经管内，甚至经视神经管伸延到颅腔内者，均应将视神经和其中的胶质瘤由视神经管内剥出。此时，不论视神经胶质瘤的后极在眶内、视神经管内或视神经颅内段，均应在紧邻视交叉处切断患侧视神经，切不可残留一段视神经，以免增加肿瘤复发的机会（图13－4）。如视神经胶质瘤已侵犯到周围脑结构，则肿瘤切除应适可而止。

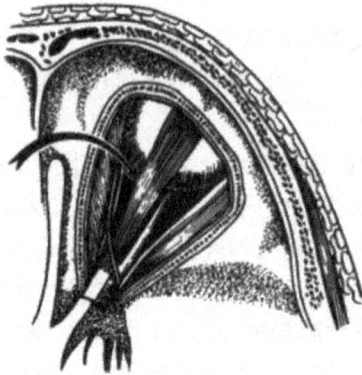

图13－3　箭头示手术由上斜肌与上睑提肌之间进入　　　　　　　**图13－4**

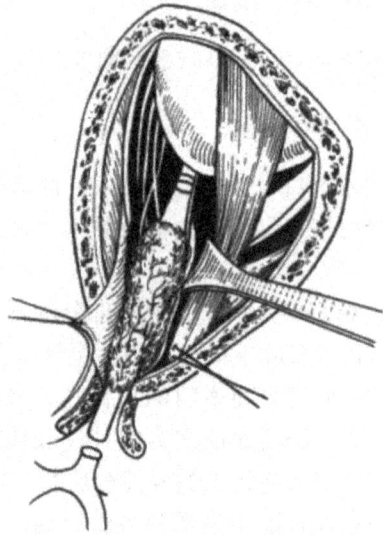

（8）眼眶部处理：肿瘤切除后，以双极电凝彻底止血。如上睑提肌在显露肿瘤之前已切断，此时应予缝合。然后缝合眶筋膜、眶上壁的骨缺损。有人用钢网或有机玻璃修补，而Gabibov则不主张修补，亦无发生术后眼球搏动。

（9）关颅：缝合硬脑膜，骨瓣复位，硬脑膜外置引流，逐层缝合骨膜、帽状腱膜和皮肤。

五、术中注意要点

发现眶内肿瘤后，取瘤组织进行活检，如证实为视神经胶质瘤，则将视神经连同其中的肿瘤由眼球后极向后到达紧贴视交叉处全部切除，不可残留一小段视神经，以减少肿瘤复发机会。如为眶内脑膜瘤或神经鞘瘤，在手术显微镜下细致地将肿瘤由视神经纤维中分离出来予以切除，可能保留有用的视力。如脑膜瘤已侵犯到视神经管，甚至伸延到颅内，则保留视力很困难，要争取进行肿瘤的根治。

六、术后处理

（1）术后患眼用厚纱布垫盖好，行加压包扎，减少术后眶内容肿胀。

（2）视神经胶质瘤术后应行放疗。

七、主要并发症

如损伤额窦或筛窦可产生脑脊液鼻漏，保守疗法治疗数周不能自愈时，需手术修补。

（任二朋）

第五节　面肌抽搐茎乳孔乙醇注射

应用解剖：面神经伴同中间神经和听神经进入内耳孔后，穿过内耳道底进入面神经管，先向外行至膝状神经节，以锐角折向后外，再折行向下，从茎乳孔出颅。在其通过腮腺或经腮腺后方穿行至面部时分为数个末梢支，呈扇形分布于面部肌肉。

笔者经尸体测量，茎乳孔一般位于乳突尖端上方 10～17（平均 15.5）mm，内侧 8～12（平均 9.5）mm，前方 10.5～12（平均 11.3）mm 处。茎乳孔深度 10.5～14（平均 12.5）mm。

一、适应证

本疗法只适用于不能开颅进行显微神经血管减压，且无其他治疗方法，又能耐受术后面肌瘫痪的患者。

二、手术步骤

茎乳孔的穿刺方法有前外侧方与后外侧方入路两种。

（1）前外侧入路：患者仰卧于操作台上，头向对侧旋转 45°，在局麻下用一长约 5cm 的 20 号穿刺针，由乳突尖前 1.5cm 处穿入皮肤，开始时与皮肤垂直，刺入约 1cm 达深筋胶后转向后上方穿刺。在侧位像上向后与眶下缘至外耳孔联线成 65°～75°（图 13-5）。在正位像上向内与矢状面成 45°～50°（图 13-6），穿入 4～4.5cm，达茎乳孔时常有针头固定感，随即抵达骨面，患者自觉外耳道深处刺痛，检查可有轻度面肌力量减弱或抽搐减轻，可能与穿刺对面神经主干的机械性损伤有关。一般以针尖不刺入茎乳孔而到达其附近为宜。以免针尖直接刺伤面神经。如穿刺过于偏内，则可刺入颈静脉孔，这时患者自觉咽部刺痛，术者有穿刺落空感，用注射器可抽出静脉血。这时应将针拔出少许，再稍向外前方穿刺。如穿刺满意，可注入 0.25% 普鲁卡因溶液 0.1～0.5ml。如引起面肌瘫痪，则表示穿刺位置正确，等待 15～20min，麻醉药作用消失，面肌肌力恢复后再开始乙醇注射。一般每次注入 50% 乙醇 0.1ml，并随时观察注射效果。注射乙醇的速度要慢，以免溢入注射部位之外。如不出现面肌瘫痪，则过 10～15min 后再注入乙醇 0.1ml。如此反复注射直至面肌抽搐停止、面肌瘫痪出现而不严重或口角肌肉瘫痪而保留其闭眼功能时为止。一般50%乙醇注射剂量为0.3~0.5ml。如注射量过大或过急，则可产生该侧面肌严重瘫痪，不易恢复。

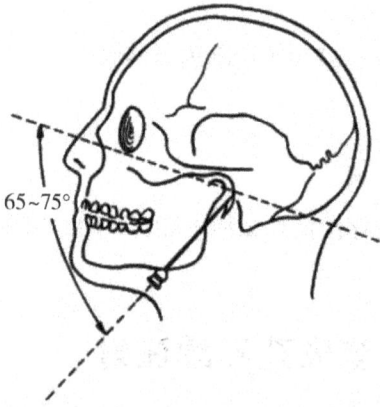

图13-5

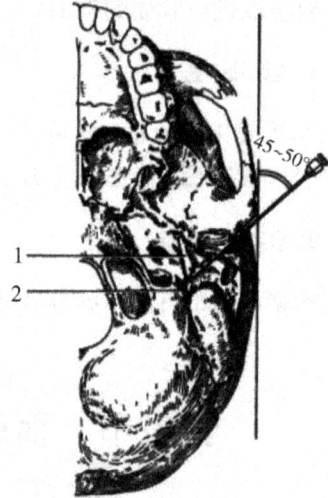

图13-6
1-茎突；2-茎乳孔

（2）后外侧入路：进针点在乳突尖端后上方4~8cm处。沿乳突内侧面刺入，指向上内方，正对眉间（图13-7），深2.5~3cm。针尖触到茎突基底部的骨面，然后将针拔出少许，再刺向上方，即达茎乳孔。如针尖过于向内，可进入颈内静脉，应将针稍向外拔出，再改向外穿刺，乙醇注射方法同前。

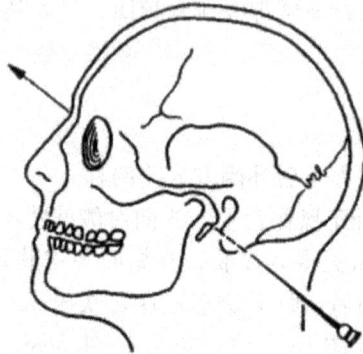

图13-7

三、主要并发症

最常见者为周围性面瘫，由于眼睑闭合不全，易致角膜炎、角膜溃疡。轻者用眼膏和眼罩保护，待其逐渐恢复。严重者应将眼睑暂时缝合或使睑裂缩小，待其恢复后再予拆除。

本治疗方法的另一缺点为可能复发。一般面肌瘫痪越轻者，复发越快，但可重复注射。

（任二朋）

第六节　面肌抽搐茎乳孔热凝术

经皮射频热凝神经破坏术是20世纪70年代以来发展的一种新技术，Hori（1981）等将其用以治疗面肌抽搐，逐渐引起人们的重视。此法的优点为：①针尖刺入茎乳孔后可先用电刺激确定电极所在位置，从而可有选择地破坏引起面肌抽搐的神经束。②用射频温控定量破坏法破坏面神经主干，通过控制热凝的温度、时间、电极粗细及形态等可较精确地确定组织损坏灶的范围，且不超过100℃，不引起组织炭化、粘连及术后出血。这样可提高手术安全性，为选择性制造可控制的病灶创造了条件，较乙醇注射法易于控制，且完全可靠。

一、适应证

与"面肌抽搐茎乳孔乙醇注射"基本相同，但较前者并发症少，术后虽仍可产生一定程度的面肌瘫痪，但如控制得当，多不致产生永久性面瘫和其他并发症。

二、手术步骤

茎乳孔穿刺的方法与"面肌抽搐茎乳孔乙醇注射"法同，一般针尖刺入茎乳孔后应注意患侧面部肌力改变。有时针尖刺入后立即出现面瘫。说明针尖距面神经太近，造成机械性神经损伤，应将针拔出2~3mm，待数分钟后，面肌肌力恢复，再继续进行治疗，效果较好。如拔针后面瘫不恢复，表明神经损伤较重，应待数日后面瘫恢复，如仍有面肌抽搐，再行治疗。

如穿刺满意，便可插入头端带有微型热敏电阻的射频电极，使其尖端3~5mm显露于穿刺针外，通入每秒60次的方波电流进行刺激。一般于0.5~1.5V电刺激时出现面肌收缩，表明电极已在神经附近，但以0.8~1.2V能引起面肌收缩为电极最适宜的位置。电压小于0.8V，说明电极距神经太近，热凝可致神经严重损伤，面瘫不易恢复。电压超过2V仍无反应，表示二者相距甚远，应重新穿刺。

根据Kempe（1980）的解剖学研究，面神经总干的纤维在走行中虽不断旋转变位，但在茎乳孔水平一般多可分为3束：①支配口轮匝肌的神经束位于前内侧，电刺激时可引起闭口、唇前伸和吹口哨等动作。②支配眼轮匝肌的神经束位于前外侧，电刺激可引起眼睑闭合等动作。③支配表情肌（包括额肌、皱眉肌、上腭方肌、口角降肌、颈阔肌等）的神经束多位于后方，电刺激可引起抬眉、皱眉、口角上提或下降、鼻唇沟加深或颈阔肌收缩等。如采用电极较小，还可对上述3个不同神经束加以区别，以便根据患者面肌抽搐的特点，对相应神经束加以重点破坏。以期在控制面肌抽搐的同时得以尽可能地保留其他面肌的收缩功能，减轻面肌瘫痪。

热凝温度的调节：开始时采用45℃~50℃低温，这样只形成可逆性神经毁损灶，如无面肌瘫痪，可逐渐升高至60℃~70℃，以制作永久性毁损灶。每次热凝时间10~15s，不可超过30s，并随时根据面瘫的情况中断热凝，以免瘫痪过重不易恢复，笔者认为抽搐停止而无面瘫者，极易复发。抽搐停止且有轻度面瘫者，既不影响外观且效果持久最为理想。其中以眼肌的情况最易掌握。笔者在治疗时将其肌力分为6级：0级，不能闭眼，全瘫；1级，仅有闭眼动作；2级，闭眼露白（球结膜）；3级，闭眼露缝；4级，能闭眼但力弱；5级，正常。多数患者肌力达 3~4 级时，面肌抽搐即可完全停止。少数患者接近 3~4 级，抽搐仍未控制也应停止治疗。这些患者常于 2~3d 后抽搐停止，可能为神经及周围组织水肿所致。少数抽搐控制不满意者，于 1 周后重复治疗。

三、主要并发症

与乙醇注射法相同，最常见者为周围性面瘫，但较乙醇注射易于控制、故程度较轻。控制面瘫发生的关键在于适当掌握毁损面神经的程度。只要操作适当，在治疗中不断观察面部肌力的变化，在适当时间停止热凝，这样即使术后出现一定程度的面瘫，亦可逐渐恢复。

本治疗的另一缺点为易于复发，一般术后遗留面瘫越轻者表示神经毁损程度轻，术后复发率高，故治疗时应掌握在出现轻度面瘫时为好。此外，由于本法操作简单，患者痛苦少，疗效可靠安全，虽有复发亦可重复治疗。

（任二朋）

第七节　面肌抽搐微血管减压术

面肌抽搐是一侧面神经兴奋性的功能失调综合征，少数患者可并发三叉神经痛或舌咽神经痛。传统的治疗方法是针对面神经干或其周围分支造成损伤灶，达到减轻或制止面肌抽搐的目的，但其支配的表情肌亦同时发生麻痹。此类方法包括面神经周围支乙醇注射和面神经周围支选择性切断等。近年来又相继开展了茎乳孔处面神经干乙醇注射和温控射频治疗。目前，对本病的发病机制大多认为是面神经在邻近脑干的神经根部遭受异位血管的压迫所致。Campbell 和 Keedy 1947 年曾在 2 例面肌抽搐的患者中发现了异位血管压迫面神经。Gardner1959 年采用神经血管减压术治疗面肌抽搐，Jan-netta 等 1966 年使用手术显微镜行神经血管减压术，在 47 例手术中治愈率达 85.1%，指出有效的减压区是在邻近脑干的面神经根处。松岛（Mat-sushima）1990 年通过 20 例尸检资料，进一步支持 Jannetta 的论点。国内左焕宗 1981 年报道了此项手术，段云平等 1988 年报道了 233 例小脑脑桥角区神经血管减压术，其中面肌抽搐 50 例，术中发现许多患者在局麻意识清醒的情况下，当剪开面神经表面增厚的蛛网膜时，患者的面肌抽搐立即消失（三叉神经痛患者的颜面疼痛也是这样突然消失）。故认为此类疾病的病因除异位血管对神经的压迫外，局部蛛网膜的增厚和粘连也是促成神经根受压的另一重要因素。Kobata 等（1995）认为，中老年患者多由于动脉硬化化引起；<30 岁的年轻患者，大多由于蛛网膜增厚压迫面神经而导致。这种减压术既能消除致病的原因，又能保留原有的神经功能。因此，应用相当广泛。国内外文献的报道中，此法的有效率为 87.5%~94.1%，复发率为 5.9%~12.5%。

一、适应证

（1）面肌抽搐发作频繁而严重，影响日常工作和生活者。
（2）本病经其他疗法效果不理想，或减压后又复发者。

二、禁忌证

（1）症状轻，发作不频繁者。

（2）意向性面肌抽搐，大多为两侧性。

（3）并发严重高血压和心、肾疾病，以及严重癫痫患者。

三、术前准备

（1）女患者备皮可限于患侧枕和枕下部。

（2）术前向患者交待，术中应很好配合，反复刺激面部，观察面肌抽搐消失为止，

四、麻醉与体位

最好应用局部浸润麻醉，以使患者能在术中与医生配合，直到进行各种刺激时已无面肌抽搐。取侧卧体位，患侧置于上方。

五、手术步骤

（1）头皮切口：耳后和横窦下各 1.5cm 向内做横切口（亦可做竖切口），切开枕下部肌肉直达枕骨鳞部骨质。

（2）骨窗开颅：颅骨钻孔后，以咬骨钳扩大骨窗，显露横窦和乙状窦缘，骨窗直径 3 ~ 4cm。

（3）硬脑膜切开：瓣状切开硬脑膜，基底连于乙状窦侧。

（4）判断面神经根与邻近血管的关系：在手术显微镜下，以脑压板牵开小脑半球，达内耳孔区，剪开增厚的蛛网膜，进一步牵开绒球小结叶，显露脑桥背外侧区和桥池段面神经和听神经根。观察面神经根与邻近血管的关系。据统计，压迫近脑干面神经根的血管最多的是来自小脑下后动脉（图 13 - 8）和小脑下前动脉，占全部压迫血管的 80% 以上，少见的有椎动脉、基底动脉和其他细小动脉以及桥脑背外侧引流静脉。而脑动静脉畸形和动脉瘤则属罕见。血管压迫的类型大体分为：①单一血管祥压迫，占 75% ~ 85% 。②2 条或 2 条以上多点血管压迫占 7% ~ 16% 。③血管穿通面神经压迫的占 1% ~ 2% 。

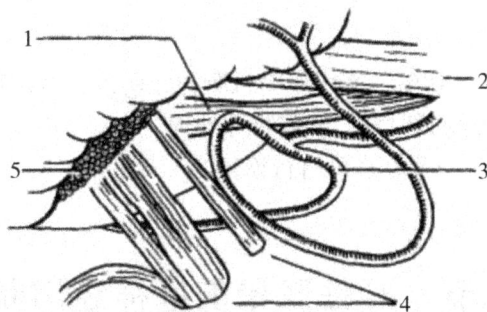

图 13 - 8

1. 面神经；2. 听神经；3. 小脑下后动脉；4. 舌咽、迷走和副神经；5. 脉络丛

（5）解除神经受压：沿神经根与其压迫血管的表面剪开增厚的蛛网膜、分离神经根与压迫血管之间的纤维条索，轻轻牵开压迫血管，在神经根与压迫血管之间垫入适量的 Teflon 棉（图 13 - 9）。以神经根不再受压和血管不成角，两者被隔开为宜。面神经充分减压的标

志是神经根呈游离状漂浮在脑桥的外侧小脑脑桥角池中。术中约90%患者面骨痉挛消失，但10%左右的患者面肌仍在抽动。笔者针对此种情况采用低输出电流处理面神经根，同时让患者反复睁闭眼，直到造成面肌轻瘫，但能闭眼，此时面抽大多完全消失。本法可以提高手术疗效。

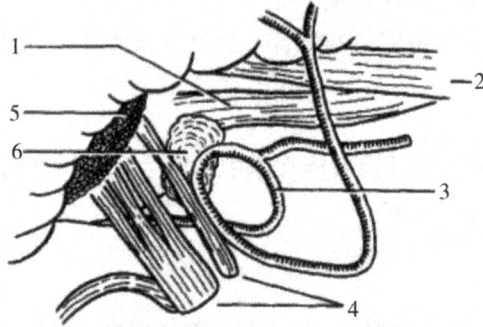

图 13 – 9

1. 面神经；2. 听神经；3. 小脑下后动脉；4. 舌咽、逃走和副神经；5. 脉络丛；6. Teflon 棉

（6）关颅：严密缝合硬脑膜，缝合枕下部肌肉和皮肤。

六、术中注意要点

（1）牵拉听神经时要十分轻柔，不可持续牵拉，以避免术后发生听力下降和眩晕。

（2）面神经根部减压后，要观察面肌抽搐是否完全消失，反复刺激患者面部，不再发生抽搐为止。

七、术后处理

术后去枕平卧24h，静滴生理盐水1000ml，以纠正低颅压症状。

八、主要并发症

（1）听力下降：占2%～10%，系术中牵拉听神经所致，多系暂时性。

（2）眩晕：较多见，亦为暂时性，无需特殊处理。

（3）面肌轻瘫：占2%～5%，多可自行恢复。

（任二朋）

第八节　耳性眩晕前庭神经切断术

耳性眩晕又称梅尼埃病，其主要症状为发作性眩晕，伴有恶心、呕吐、耳鸣和听力逐渐减退。一侧性病变约占90%，两侧性者约占10%。本病病因至今尚不够明确，一般多认为迷路动脉痉挛导致的迷路以及耳蜗水肿。在治疗方面，对发病不久或轻症患者先采用药物疗法，多数患者可以减轻或痊愈。对严重和顽固性发作影响工作和生活者才可应用手术治疗。目前，手术的要求是在保留听力的基础上消除或缓解眩晕。早在1904年Frazler最先采用经颅后窝行听神经切断术治疗耳性眩晕，本法的缺点是手术后患侧听力完全丧失。McKenz-ie1931 年提出仅切断听神经上半部的前庭神经纤维，可以避免听力丧失。Dandy1932 年采用此法治疗 624 例患者，取得较好的效果。Hause 1961 年首先采用显微外科技术经颞下入路，以钻磨除内听道顶部，行前庭神经切断术，由于其手术操作比较复杂，术后并发症较多，临床上未能推广应用。Silverstein 1990 年报道 115 例经迷路后入路、经乙状窦后 - 内耳道入路，以及经乙状窦后 - 迷路后联合入路的三种途径。并认为经乙状窦后一迷路后联合入路较好，切除骨质少，手术时间短，听力保存亦较好，眩晕治愈率达93％，并发症少。

一、适应证

（1）典型的梅尼埃病发作频繁而严重，经药物治疗效果不明显，影响工作和生活者。

（2）外伤性或炎症性迷路炎、症状重，一般治疗无效者。

二、禁忌证

（1）发病时间短，症状轻、次数少，行药物治疗。

（2）双侧性病变，程度也相似者。

（3）病变对侧听力完全丧失者。

（4）并发严重高血压和心、肾疾病者。

三、麻醉与体位

一般采用气管内插管全身麻醉。取侧卧位，患侧在上方。

四、手术步骤

（1）头皮切口：距耳后 1.5cm 处由横窦向下做 4～5cm 的垂直切口，切开软组织达枕骨鳞部。

（2）骨窗开颅：枕骨鳞部钻孔后以咬骨钳扩成4cm 直径骨窗，向上显露横窦下缘，向外显露乙状窦后缘，为此，乳突可切除些。

（3）硬脑膜切开：瓣状切开硬脑膜，上缘和外缘距横窦和乙状窦各 0.5cm，基底连于内侧向颅内翻覆盖小脑半球，用脑压板向内牵开，再以丝线穿过近乙状窦的硬脑膜缘向外侧牵开。切开蛛网膜，看到听神经和面神经进入内耳孔。

（4）寻找听神经中前庭神经和耳蜗神经之间的裂面（cleavage plane）：辨识这一解剖标志需用手术显微镜高倍率下观察，可有以下几点有助于分辨两者间的裂面：①前庭神经略呈灰色、耳蜗神经则偏白色。②前庭神经较细，耳蜗神经较粗。③裂面之间常有细血管。④裂面常常在听神经前面更易看出，并在裂面内可看到中间神经（图 13 - 10）。

（5）切断前庭神经：如在小脑桥脑角区看清此裂面，即应用显微刀将前庭神经纤维切断，保留耳蜗神经纤维（图 13 - 11A），手术即告成功。如在小脑桥脑角区无法看清裂面，即将内耳道后壁上的硬脑膜切开，应用高速微型钻磨除内耳道后壁。在内听道内前庭神经与耳蜗神经之间的裂面比较恒定、容易辨出，即可准确地切断前庭纤维（图 13 - 11B）。

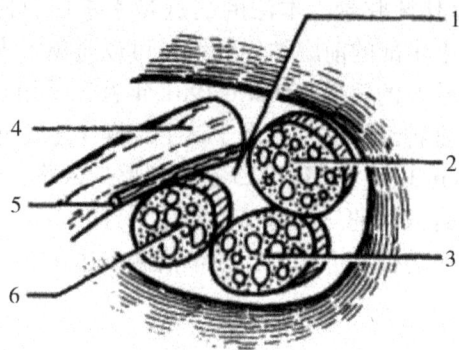

图 13 – 10

1. 前庭神经与耳蜗神经之间的裂面。2. 前庭上神经；

3. 前庭下神经；4. 面神经；5. 中间神经；6. 耳蜗神经

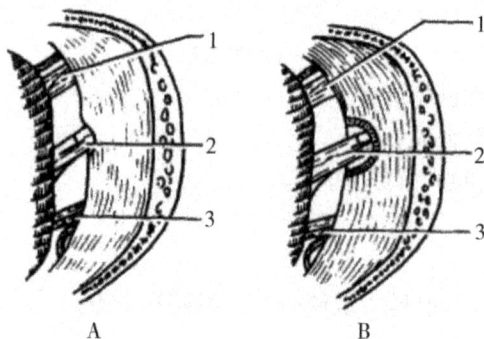

图 13 – 11

A. 小脑桥脑角颅神经的位置；B. 内耳孔后壁磨除，便于显露前庭神经和耳蜗神经之间的裂面；

1. 三叉神经；2. 面神经和听神经；3. 舌咽、迷走和副神经

（6）关颅：严密缝合硬脑膜，骨蜡填塞乳突切除后，缝合肌肉、皮下组织和皮肤。

五、术中注意要点

（1）寻找前庭神经和耳蜗神经之间的裂面时切勿从近脑干处开始分离，应在近内耳孔处寻找。在分离和切断前庭神经时要避免损伤内听动脉和其分支。

（2）探查中如见到异位血管从听神经根背侧横跨，形成对听神经根的交叉压迫时，可试用神经血管减压术，不需切断前庭神经。笔者曾对 4 例严重梅尼埃患者行神经血管减压，术后 3 例治愈，1 例明显改善。

六、主要并发症

（1）听力障碍：见于耳蜗神经损伤时。

（2）面瘫：多为暂时性，由于过分牵拉所致。

（3）低颅压综合征：由于术中脑脊液丢失较多引起，经输液可好转。

（任二朋）

第九节　精神障碍的手术治疗

一、应用解剖生理基础

精神外科的应用解剖生理基础大多来自于早期的动物实验。人类的精神活动和随社会发展所表现出的创造能力则远远复杂得多。现今的解剖生理研究还不能完全适应精神外科发展的需求。

1. 边缘系统　边缘系统是脑内与情绪、行为和记忆等重要功能密切相关的部分。该系统包括的结构及其周围的联系十分广泛，大致包括扣带回、下丘脑、海马、穹隆、乳头体、丘脑前核等结构以及与额叶、杏仁核、丘脑背内侧核、岛叶等结构之间的纤维联系。边缘系统是情感的皮层代表区，下丘脑、扣带回、海马与丘脑前核等结构及其间的联系与协调中枢情感活动功能有关，认为可能系情感、感激和行为中枢。经过大量动物实验，人们对 Papez 环路有了较深入了解，认为可分为内、外两部分。内侧环路由隔区开始经扣带回内的扣带束至海马，又经穹隆至乳头体，再由乳头体丘脑通路至丘脑前核，再经前丘脑通路回到扣带束。而外侧环路则由额叶眶回、岛叶、颞叶前区、杏仁核投射至丘脑背内侧核，再投射至额叶眶回。该环路亦与情绪和行为有密切关系。内侧环路与中脑网状结构联系较多，其递质为乙酰胆碱。破坏该环路引起运动和精神活动降低，表现运动减少、表情淡漠、睁眼昏睡等；刺激该结构则表现相反，出现兴奋、焦虑、强迫观念和行为等。因此，手术破坏内侧环路可治疗运动过多综合征，而破坏外侧环路则可改善情绪异常和行为障碍。

Kelly 补充第三条边缘环路，称之为防御反应环路。该环路由下丘脑经终纹至杏仁核，再返回下丘脑。强刺激该环路动物表现躁动、呼吸和脉搏加快、肌肉血流加快。表明该环路是产生情感与内脏反应的区域。由此可见，边缘系统是激发和调节情绪和行为的重要结构，成为精神外科手术的重要目标。

2. 杏仁核　杏仁核是位于颞叶前部、侧脑室下角尖端上方的灰质核团，又称杏仁核复合体，一般分为四部分，即皮质内侧核、基底外侧核、前杏仁区和皮质杏仁移行区。人类脑杏仁核的纤维联系至今尚未十分清楚。杏仁核的传入纤维来自嗅球及前嗅核，经外侧嗅纹，终止于皮质内侧核；来自梨状区及间脑的纤维终止于基底外侧核。另外，杏仁核尚接受下丘脑、丘脑、脑干网状结构和新皮质的纤维。杏仁核的传出纤维通过终纹隔区、内侧视前核、下丘脑前区和视前区。纤维越过前联合后，部分纤维经髓纹终止于缰核，而另一部分不进入髓纹而直接终止于下丘脑、丘脑背内侧核、梨状区和中脑被盖网状结构。另外，杏仁核与前额区皮质、扣带回、颞叶前部、岛叶腹侧之间有往返纤维联系。杏仁核的功能仍不十分清楚。大量动物试验和临床实践证明，杏仁核与情感、行为、内脏活动与自主神经功能等有关。电刺激杏仁核，患者可表现恐惧、记忆障碍等精神异常，呼吸节律、频率和幅度改变，以及血压、脉搏、瞳孔和唾液分泌变化。临床已有术中出现呼吸抑制和停止的报告，但一般不需特殊处理即可自行恢复。由于杏仁核破坏后可纠正人的冲动、攻击等行为障碍，现已成为精神外科和癫痫外科常选用的破坏目标之一。

3. 丘脑　旧名视丘，是构成第三脑室壁的主要部分。丘脑为一卵圆形灰质团块，是间脑的最大部分。丘脑分为上下两部分，其间以丘脑下沟为界，上部为背侧丘脑，为丘脑本体部分，即通常所称的丘脑。下部为腹侧丘脑（又称丘脑底部）和下丘脑。丘脑前部较狭窄，称为前结节，突向前内，构成室间孔后界。后端膨大成为丘脑枕。丘脑底部实际上是中脑被盖的延续，红核与黑质均进入该部。丘脑底核与运动功能有关，接受大脑、小脑的传入纤维并与苍白球联系。丘脑背侧由丘脑前核、内侧核、外侧核和后核组成。另外，在室旁灰质中还有若干小的核团，组成中线核群。由于丘脑传入和传出纤维及投射范围比较广泛，临床生理功能亦较复杂。一般认为，丘脑与前额叶、边缘系统关系密切，同时又受皮质控制，因此丘脑成为脑的各种传入冲动的中继站和整合中枢。丘脑的刺激和破坏通常不仅表现情感障碍，亦可出现精神活动和意识水平的改变。由于丘脑的一些核团与锥体外系传入、传出神经纤维关系密切，现已将丘脑腹外侧核、丘脑底核、丘脑枕等的破坏作为脑立体定向术治疗多种锥体外系疾病的靶结构。下丘脑和丘脑背内侧核毁损术亦成为临床精神外科控制攻击行为和抽动秽语综合征的方法之一。

4. 额前区与扣带回　额前区是指额叶运动区以前的额叶部分和扣带回膝部。自额前区发出的纤维至纹状体、丘脑及脑干的一些核团。传入纤维大多来自于丘脑的一些核团。如丘脑背内侧核通过内囊前肢投射至额前区皮质。额前区的生理功能与精神活动有密切关系。早期精神外科所进行的前额叶脑白质切断术则以此为理论依据。手术虽可控制和缓解冲动、攻击等行为，但术后可出现情感淡漠、痴呆、人格改变等，而现代精神外科则以毁损内囊前肢、丘脑背内侧核为靶点的脑立体定向术取而代之。

扣带回绕胼胝体分布，扣带束位于其间。扣带束是皮质之间的联络纤维，其丰富的传出纤维通过背、腹、内侧向颞、顶、枕叶辐射分别使扣带回与纹状体、胼胝体、壳核、海马、杏仁核、额叶、颞极、眶区等发生联系。由于扣带回的纤维联系广泛，成为边缘系统的重要环节，是目前精神外科最常用的毁损目标之一。

二、手术病例选择的基本原则

鉴于目前国内外尚无统一的精神外科手术病例选择标准，1988 年，我国首届精神外科研讨会组织精神病学家与神经外科医师共同商定"全国精神外科协作组关于现代精神外科手术治疗的要求（草案）"，为国内精神外科的规范化开展提供了参考依据。"要求"提出：①手术治疗目的是解除病痛，力争恢复精神功能，适应社会工作和生活；②开展该项工作的单位或地区应具有确切诊断精神疾患和手术治疗的必要设备、经验和技术条件；③精神病手术病例的选择、诊断、检查、手术方案及疗效评价应有精神和神经外科医师密切合作处理。一般要求术前患者收治精神科或转诊；④术前必须征得患者和（或）家属的同意，医师有责任向家属和（或）患者说明手术的性质、手术毁损的范围、预期效果以及可能的并发症和危险；⑤手术必须是其他常用精神科治疗方法（心理、药物、电休克治疗等）未能奏效的难治性病例和靶症状。

1. 手术适应证

（1）精神分裂症：诊断符合我国标准和（或）DSM－Ⅲ、病期 5 年以上，严重危及个人和周围安全者，药物治疗无效者可适当放宽。曾经抗精神病药物至少轮流应用 3 种以上（其中必须包括氯氮平），每种药物必须足量（折算氯丙嗪 450～600mg/d），并连续应用该量 2 个月以上，无明显精神衰退和脑萎缩。

（2）情感性精神病：病期 3 年以上的慢性抑郁症和反复发作的快速循环型躁狂、抑郁症（包括迅速复发的躁狂症），抗抑郁药至少轮流应用阿米替林及丙咪嗪（或再用其他品种）。抗躁狂药至少轮流应用锂盐及卡马西平以及氯氮平或氯丙嗪。三环抗抑郁药必须足量（200～300mg/d），持续 2 个月以上。

（3）神经症：一般不做手术治疗。症状持续 3 年以上的强迫症、焦虑症、恐怖症等。曾用各种治疗未见好转或减轻、病情严重影响生活和（或）工作者。

（4）癫痫并发严重精神及行为障碍，而抗癫痫及抗精神病药物治疗无效者。

Riechert（1979）曾对现代精神外科采用立体定向手术治疗精神病的适应证规定如下：①严重的攻击行为和焦虑状态；②幻觉与强迫观念，并有强烈的情感压抑表现；③精神性疼痛及恐怖症；④儿童兴奋增高性智愚症，有攻击与破坏倾向；⑤严重行为障碍伴有颞叶癫痫（癫痫性精神病）；⑥严重性欲变态，如性欲异常亢进、嗜童癖性同性恋、顽固性露阴癖等。

2. 手术禁忌证　对症状性精神病、器质性精神病、严重躯体疾病、严重精神衰退以及 18 岁以下和 70 岁以上患者不宜手术治疗。

3. 现代精神外科立体定向手术常用靶点的选择　全国精神外科协作组对精神外科立体定向手术常用靶点的选择作如下建议：扣带回、内囊前肢、尾核下束一般适用于情感性精神障碍（强迫、忧郁、焦虑、紧张、恐惧等）或具有情感障碍的精神分裂症。扣带回对强迫症和抑郁症疗效显著。杏仁核内侧核群适合于具有兴奋、冲动、攻击行为的精神分裂症和癫痫性精神病等。下丘脑内侧部首先适用于攻击综合征、兴奋性脑发育不全。下丘脑内侧核和乳头体对性变态和慢性酒精中毒有效。丘脑背内侧核适用于多发性抽动秽语综合征，对控制焦虑、妄想和抑郁症状有效。胼胝体前部适用于以焦虑、紧张为主的精神分裂症。

三、现代精神外科——脑立体定向术

脑立体定向技术的发展更新了精神外科的概念，它已成为现代精神外科中最主要的手术方法。随着脑立体定向仪的不断更新和电子技术的发展，目前不仅能够做到脑内靶点的精确定位，而且能够采用射频技术制作毁损灶的不同形态和大小，使手术变得更加安全，并发症亦明显降低。

1. 扣带回毁损术　该手术阻断或部分阻断边缘系统内部、边缘系统与 Brodmann 3 区、眶回后部、额叶相互间的纤维联系。国内已报告有效率在60%以上。该靶点适用于抑郁、焦虑、强迫症、精神性厌食、戒毒和有情感色彩的疼痛等。国内学者发现该手术对精神分裂症的幻觉、情感和行为障碍亦有效。靶点解剖坐标：①Ballatine：侧脑室尖端后方 15～25mm 或 20～40mm，侧室上缘 0～10mm，离中线 8mm（5～10mm）；②Panigma：侧脑室尖后方 30～40mm，侧脑室顶上方 10～20mm，离中线 5mm；③Levin：额角尖后方 40mm，侧脑室体顶上缘（正位片），自下向上相隔 3mm 毁损三次，范围约 9mm×16mm，离中线 6mm；④合肥、南京等：额角尖端后 20～40mm，离中线 3～15mm 内，自侧脑室顶每间隔 5mm 共毁损 3 次，以同样方法制作三处相同的毁损灶，毁损范围约 16mm×10mm。亦可根据病情，毁损灶范围可扩大或缩小。

2. 尾状核下神经束毁损术　该手术旨在阻断或部分阻断眶回丘脑、眶回颞叶之间的联系，对抑郁和焦虑症有效，而精神分裂症疗效最差。Strom－Oseh 与 Carlisle 对 210 例术后患者回顾分析，发现术后无性格改变者占 86%，有改变而不明显者占 11.4%，中度改变者 2.6%。Knight 修改后的靶区坐标为第三脑室前 5mm，眶上 11mm，中线外 15mm。

3. 杏仁核毁损术　杏仁核复合体包括皮层内侧核和基底外侧核。毁损两核之间的部位效果较好。该手术旨在阻断或部分阻断杏仁核－海马－边缘系统、杏仁核终纹、杏仁核－下丘脑的联系。Marabayashi 采用该手术治疗难治性暴发性攻击行为、破坏行为及精神发育不全者，手术有效率76%。Cander 认为杏仁核毁损术的远期效果是十分可靠的。国内自 1978 年许建平首先采用杏仁核毁损术治疗癫痫性精神障碍以来，单侧或双侧杏仁核毁损术在现代神经外科中已成为控制攻击和暴力行为、治疗精神发育不全和癫痫性精神障碍的主要方法之一。单侧手术无效者可再行对侧破坏术。少数施行双侧手术者可表现无饥饿感、嗅觉障碍、性欲亢进及创造力下降等。手术监护中发现少数患者呼吸、循环自主节律的暂时性障碍，无需特殊处理可自行恢复。国内采用姚家庆研究的国人杏仁核解剖坐标值：X = 21mm，Y = 8mm，Z = 13.5mm。术中参考颞角尖前上方靶心位置，并考虑杏仁核形态不规则、与冠状面呈斜角关系等因素合理制作毁损灶。脑室造影时颞角的良好显影有利于精确定位和射频治疗的顺利进行。

4. 内囊前肢毁损术　该手术制作阻断丘脑背内、外侧核至额叶皮层以及尾状核至皮层的纤维联系，对强迫、焦虑、抑郁、不安和恐怖等症状疗效明显。Leksell 观察 53 例，疗效满意者占71%，恢复作者达 70%。Herner 报告 116 例，显效占 80%，症状几乎消失者占 20%。手术安全，对智能和人格无影响。该手术已成为治疗顽固性严重神经病的主要手术方法，已较为广泛开展并有疗效显著的病例报告。Cander 采用解剖坐标值：X = 20mm，Y = AC 点前 17mm，Z = 0mm；国内大多学者采用 X = 18~20mm，Y = AC 点前 13mm，Z = 0mm。术中可以此靶心制作毁损灶，然后上下移动各 5mm 制作 2 个毁损灶，毁损范围约 17mm × 7mm × 7mm。因内囊前肢下部更接近中线，呈 20°~30°角，故颅骨钻孔和插入电极针时应考虑该解剖特点。

5. 下丘脑后部毁损术　下丘脑属自主神经和血管运动中枢，重约 4g，占全脑重量的 0.03%。毁损区主要选择在下丘脑内侧部分。该手术对攻击综合征具有特征性。毁损解剖坐标值可选择：X = 第三脑室外侧 2mm（2~5mm），Y = 0mm，Z = -2mm（Sano）；或者选择：X = 第三脑室外侧 3mm，Y = 0mm，Z = -3mm。

6. 其他　前苏联医学科学院神经外科研究所采用丘脑背内侧核毁损术治疗多发性抽动秽语综合征获得令人满意的效果，但患者可能承受较大的风险和较严重的并发症。有学者认为手术对控制焦虑、妄想和忧郁等亦有疗效。胼胝体膝部破坏术是安全的，由于阻断双侧额叶联络纤维，对以焦虑、紧张为主的精神分裂症具有良好疗效。双侧额叶基底内侧破坏术对类似指征有效率达 76%。近年来，国内外不少学者采用一期手术进行多目标毁损，认为可以提高手术效果。比较常用的靶点是双侧扣带回、双侧内囊前肢、双侧杏仁核、胼胝体等，手术可分两期或重复进行，当毁损一组靶点无效时可改换毁损其他靶点，往往获得比较好的治疗效果。

四、慢性小脑刺激技术在精神外科中的应用

慢性小脑刺激技术在功能神经外科中已获得成功的尝试，但尚未广泛应用，一些技术问题仍在探索之中。Risie Russell（1894）最早对小脑功能与癫痫的关系进行了研究，给狗颈动脉内注射艾酒后发生全身性惊厥，而切除一侧小脑后重复上述试验，发现小脑切除侧肢体抽搐显著加剧。Lowethal 等的经典试验发现小脑前叶皮质对大脑皮质有抑制作用。Walker 电

刺激新小脑，可在大脑皮质运动区记录到明显诱发电位活动，而颞、顶区较少。然而，小脑抑制电位的发现并未引起当时研究者的重视，年轻的神经外科医生 Cooper 意识到将来可能通过刺激小脑皮质的技术应用于临床，并于 20 世纪 70 年代初取得了成功，成为应用这一新技术的先驱。目前，采用小脑刺激技术治疗脑性瘫痪、精神病和难治性癫痫已逾千例。20世纪 80 年代后期，国内谭启富等开始了慢性小脑刺激技术的研究和动物试验，并在国内首次成功地应用于临床。

近百年来，人们对小脑的功能研究有了长足的进步。通过大量动物试验和临床观察，试图揭示小脑功能的全部奥秘。人们发现，刺激小脑可抑制大脑皮质癫痫放电；刺激去脑强直的狗或猫的小脑皮质前叶表面可引起肌张力的广泛抑制。试验证明，浦肯野细胞放电时，其突触效应为抑制性。小脑二级传出单位深部核团如齿状核、顶核、栓状核和球状核的传出冲动则与浦肯野细胞相反。这些核团的放电可以引起脑干、网状结构、丘脑核团和红核细胞膜去极化，刺激小脑皮质可以诱发浦肯野细胞抑制性放电。解剖学和生理学研究证实了大脑 –小脑环路的存在，并通过脑干皮质发挥作用。Heath 在动物试验中发现刺激小脑中线结构可以兴奋隔区的细胞活动，而对海马和杏仁核的细胞活动有抑制作用。目前公认慢性小脑刺激的理论依据是其广泛作用于网状结构和丘脑使前者活化而后者抑制，产生小脑皮层上行抑制和脊髓反射的下行抑制。尽管小脑刺激技术同立体定向毁损术一样，在功能神经外科中其机制尚未完全阐明，但该技术不致造成脑组织或其他神经结构的破坏，从该意义上讲，刺激性手术比破坏性手术前进了一步。因此，电刺激技术有可能在未来的功能性神经外科某些治疗领域内占据主导地位。

目前，慢性小脑刺激技术的主要对象是精神病、癫痫和脑性瘫痪。精神病应用该技术的适应证为：病史 5 年以上，正规精神内科治疗无效或反复发作者；情感性精神病如抑郁、焦虑等；以思维障碍为主的精神分裂症不宜手术者；家属和患者的要求手术并且合作者；无器质性精神病证据且经精神科医师确诊者。

Dario 对北美采用小脑刺激技术治疗各类疾病 903 例进行总结，经过长期随访和医学心理测验，没有发现行为和心理障碍现象。患者的焦虑和紧张、攻击行为减轻，记忆、识别和社会整合能力改善，语言变得流畅。伴有精神障碍的癫痫患者原有的愤怒和攻击行为减轻，情绪稳定。手术适用于严重抑郁、焦虑、偏执狂和攻击行为。人格正常者效果好，慢性精神分裂症或伴有人格障碍的病例无效。

慢性小脑刺激系统分为部分植入和完全植入两大类型。部分植入小脑刺激系统利用患者体外一套脉冲发生器、发射天线从脉冲发生器发射射频能量，经无损的皮肤将能量直接传递到天线下方固定在皮下的接收器，然后经接收器整流和滤波射频脉冲，并传递脉冲至固定在小脑皮层的电极。该系统要求电源和发射机附属电子线路置于患者体外。完全植入体内的刺激系统在结构上与上述系统基本一致，但该系统可以完全植入体内，能排除上述系统使用上的不方便等缺点，但该系统必须要有足够的能源，这是其所遇到的主要问题，以致每隔 3～5 年就需更换一次。由于该刺激系统所需功率大，人们试图以核能替代，但由于成本昂贵、组织难以耐受核辐射量等原因，目前这是该系统临床应用尚未解决的难题。

手术在全麻下进行，常规颅后窝开颅术。暴露小脑且将刺激电极在小脑表面的选择区域安放。一般选择单侧或双侧小脑前、后叶或小脑蚓部。将电极固定于硬脑膜并严密缝合。电极导线经皮下隧道引入右侧锁骨下胸壁皮下组织内，与该部位接收器相连接，彻底止血后缝合皮肤切口，不放引流。刺激时则将发射天线与接收器用特殊胶布固定于胸部皮肤上。在紧密经皮电感耦合下对小脑电极发出脉冲能量，脑电图描记证实刺激信号存在时，即可于术后两周开始刺激。刺激参数为电压4.5V，频率100次/秒，脉宽0.7～1.0ms。不同疾病与个体差异可适当调整。

五、精神外科手术并发症的防治

随着立体定向仪精确度的提高和技术的日臻完善，脑立体定向术并发严重并发症的发生率明显下降。但该技术与开放性手术不同，仍具有一定的盲目性，一些并发症的发生常难以预料。因此，术前必须向患者家属详细交代，并征得其同意。术中并发症的发生常与操作技术有关。由于操作过程环节多，反复核对数据和摄片复核是避免误差的最好方法。一旦出现并发症，可表现神经功能障碍如偏瘫、语言障碍等。术中出血常与反复脑室穿刺或多次电极针导入及硬膜、皮层上止血不彻底有关。如术中出现意识障碍、偏瘫、瞳孔不等时应及时终止手术，并及时 CT 检查以决定进一步的处理措施。一般出血量 5～10ml，经脱水、止血等保守治疗可自愈。术后出血多发生在几小时之内，患者表现嗜睡、偏瘫或瞳孔不等。大多为毁损灶出血。电极针裸露部分粘连、焦痂牵拉是毁损灶出血的常见原因。术后颅内感染是脑立体定向术的严重并发症，是导致患者致残和死亡的重要原因。手术环节多、费时较长、脑脊液长时间与体外沟通是术后感染的常见原因。一旦发生感染，可并发脑脓肿，抗生素治疗往往难以奏效。目前该并发症防治已引起重视。手术室严格消毒、加强无菌操作和术中应用广谱抗生素是预防该并发症的重要措施。术后足量抗生素维持 10～14 天。脑立体定向术后其他并发症如扣带回、杏仁核毁损术后表现嗜睡、情感淡漠、主动性差、尿失禁等，一般均在 1～2 周内消失。双侧杏仁核毁损可出现嗅觉及记忆障碍，而术后食欲亢进、性功能亢进者十分罕见。

虽然脑立体定向术具有损伤小、操作简便及患者容易接受等优点，但由于毁损灶的真实大小和破坏程度难以准确判断，加之手术仍存在盲目性，故手术并发症仍难以避免。因此术前详细的神经系统和电生理检查、医学心理学检查以及神经影像学检查，充分排除颅内器质性病变是十分重要的，可以最大限度地降低手术并发症和死亡率。

六、精神外科手术治疗效果的评定方法和标准

精神外科术后疗效标准评定意见尚未一致。根据国内开展工作经验并参考国外文献资料，1988 年，全国精神外科首届研讨会根据精神科和神经外科共同讨论意见，制定如下评定方法和标准，作为实际工作中的参考。

1. 评价精神症状的量表　手术前后可采用 BPRS－A 及 Krawiecha 量表评价症状，也可采用全国协作组综合拟定的量表。至于情感性精神障碍，除了 BPRS 外，可选用各种特殊量表如 Hamilton 抑郁量表、NOSIE、Hamilton 焦虑量表及各种躁狂量表进行补充，更可采用阴性、阳性症状量表。护理方面可采用 NOR 等量表评定。

2. 各种量表应由精神科医师或临床心理学家按各表所规定的症状定义及评分规定进行测评，最好由专人评定，以求前后一致。如分由多人评定，应事先培训并测定评分的一致性。术后进行 3 周、3 月、6 月、1 年、3 年以上动态观察和评定。

3. 疗效评定标准　疗效应由精神科医师参照病员家属意见，在术后至少 1 年方可评定，

可分为二部分：

（1）总疗效评定：结合 GAF 的评分结果对每例患者作如下 V 级评价：

Ⅰ. 恢复：症状完全消失，功能正常，能适应生活，不需任何治疗。

Ⅱ. 显著进步：症状基本消失，功能基本正常，能适应生活不需任何治疗；或在维持药物（相当于氯丙嗪 100mg/d）治疗下达到Ⅰ级水平。

Ⅲ. 进步：症状仅见减轻，功能有所缺陷，在生活适应方面还有各种问题，或在较大量药物治疗下达到Ⅱ级水平。

Ⅳ. 无效：症状无变化。

Ⅴ. 恶化：症状恶化。

以上Ⅰ、Ⅱ、Ⅲ级可称为有效，Ⅳ、Ⅴ级可称为无效。

（2）症状疗效评定：可在总疗效评定外，重点评价靶症状变化。

Ⅰ. 不用药物或其他治疗，该症状完全消失。

Ⅱ. 该症状基本消失，或用维持量药物而症状完全消失。

Ⅲ. 该症状减轻或部分消失，或用治疗量药物可以使症状消失。

Ⅳ. 症状无变化。

Ⅴ. 症状恶化。

精神外科术后疗效评价应采取严肃、科学和负责态度，该问题是精神外科中复杂、困难而又有争议的问题。疗效评价应由数名富有经验的精神内、外科医师共同负责，社会和家庭应向医师客观公正地提供有关患者的院外表现。采用量表进行量化评定，比较客观地反映术后实际效果。心理学家参与患者手术前后心理测验，大多数心理学家研究结果支持现代精神外科。Misvky 和 Sngach 对接受手术的 27 例患者进行心理学测验，结果发现术后并未出现明显的认知功能缺损，术后良效的患者在心理测验时比对照组得分高。Tealec 等对 34 例术后患者所进行的心理测验获得类似结论。

根据作者所在医院近 10 年对近百例各类精神病患者手术疗效分析结果，认为情感性精神病疗效较好，慢性精神分裂症患者的思维障碍难以奏效。精神衰退的慢性精神分裂症患者不宜手术治疗，而精神分裂症患者的冲动、攻击行为可以通过手术获得比较有效的控制。通过对各类精神病患者术后 5～10 年的长期随访，进行量化评定，总有效率为 50%。因此，现代精神外科的临床应用是可行的、有效的。应当指出，与术后患者保持联系，经常性随访，不仅仅限于疗效评价，对患者术后服药的指导具有重要意义。临床常常遇到术后停药现象，这是病情反复、影响疗效的重要原因。

由于精神病的发病原因尚未完全阐明，其病理基础也缺乏深入研究，目前临床常用靶区的解剖生理功能及其与脑内其他结构的联系仍需探讨。表现在同一组靶区毁损对不同症状有效；一组靶区毁损并不对所有患者有效；不同靶区毁损对同一症状有效等现象并不能得到圆满解释。鉴于从事精神外科研究和治疗的基础和临床学家所面临的复杂问题和困难，只有不断实践，总结经验，通力合作，采取客观公正、实事求是的态度，才能推动我国精神外科健康深入发展。

（任二朋）

参考文献

［1］段国升，朱诚.神经外科手术学［M］.北京：人民军医出版社，2011.

［2］赵德伟，陈德松.周围神经外科手术图解［M］.辽宁：辽宁科学技术出版社，2015.

［3］李新钢，王任.外科学（神经外科分册）［M］.北京：人民卫生出版社，2016.

［4］程华，李脊.图解神经外科手术配合［M］.北京：科学出版社，2015.

第十四章

颅内动脉瘤与脑动静脉畸形手术治疗

第一节 后交通动脉瘤夹闭术

后交通动脉瘤指发生于颈内动脉发出后交通动脉处的动脉瘤。据国外资料约占所有颅内动脉瘤的1/4，仅次于前交通动脉瘤而居第二位，但国内资料统计其发生率占第一位。

后交通动脉瘤的形态有4种：①长颈瓶形，最易于夹闭。②球形、椭圆形或不规则形，瘤颈甚短。③宽颈形，瘤颈与瘤体的直径大小相近。④圆顶形，瘤颈是动脉瘤最膨大处。

动脉瘤顶可指向不同的方向。据 Vander – Ark 78 例的统计：瘤顶指向外侧，并位于小脑幕缘之上者占24%；瘤顶指向外侧，但位于小脑幕缘之下者占24%；瘤顶指向后下方者占36%；瘤顶指向内上方者占13%；瘤顶指向内下方者占3%。

后交通动脉的解剖变异很多，在15%的人群中一侧大脑后动脉 P_1 段细小，该侧后交通动脉粗大，成为大脑后动脉的主要供血动脉。在后交通动脉瘤的患者中，这种变异高达33%，其中0.3%的患者 P_1 段完全缺如，大脑后动脉完全由该侧后交通动脉供血（图14 – 1）。Yasargil 在后交通动脉瘤的患者中发现，60%的患者颈动脉造影时可显示同侧的大脑后动脉，手术中发现6%的患者病侧的后交通动脉粗大，成为大脑后动脉的主要供血者。在这种情况下连同动脉瘤一起夹闭后交通动脉可造成不良后果。后交通动脉本身发出很多穿动脉，其前组供应下丘脑、丘脑腹侧部、视束的前1/3 和内囊后支；后组供应丘脑底部核团（Luys 体）。这些动脉之间不互相沟通，损伤后可造成供血区梗塞。

后交通动脉瘤多发生于颈内动脉与后交通动脉交界处的远侧角，但亦可发生于后交通动脉与脉络膜前动脉之间的颈内动脉壁上，还有极少数（4.6%）动脉瘤发生于后交通动脉本身，或后交通动脉发出点的近侧角处（图14 – 2）。

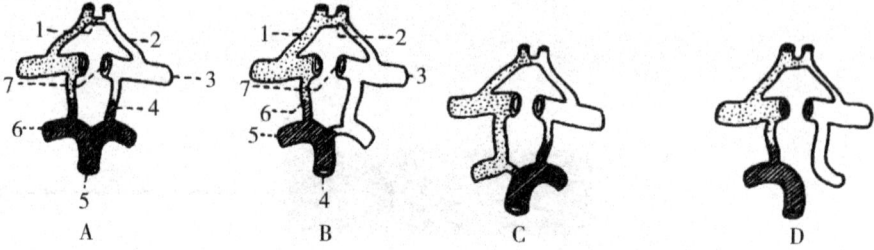

图 14 - 1　与后交通动脉瘤有关的脑底动脉环常见的变异

A. 正常脑底动脉环；B. 右 P_1 细小，后交通动脉粗大，右大脑前动脉细小；C. 左 P_1 细小，左颈动脉供给大脑前、中、后动脉；D. 右 P_1 段缺如

A：1 - 前交通动脉；2 - 右大脑前动脉；3 - 右大脑中动脉；4 - 右后交通动脉；5 - 基底动脉；6 - 左大脑后动脉；7 - 右颈内动脉

B：1 - 左大脑前动脉；2 - 前交通动脉；3 - 右大脑中动脉；4 - 基底动脉；5 - 左大脑后动脉；6 - 左后交通动脉；7 - 右颈内动脉

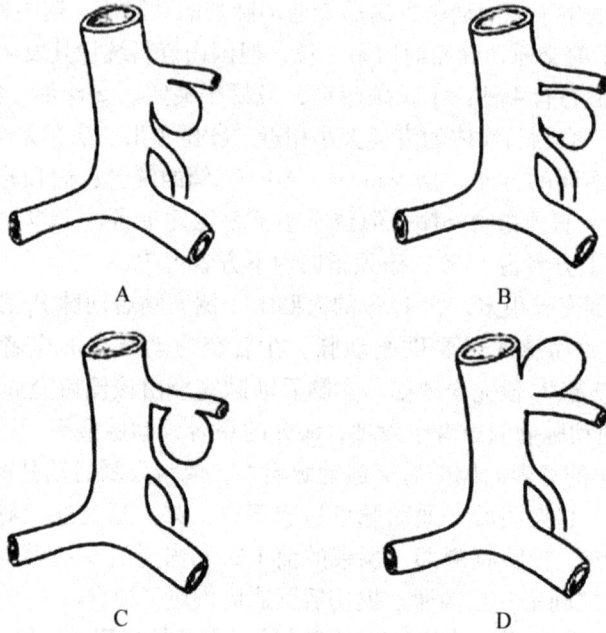

图 14 - 2　后交通动脉瘤发生部位

A. 后交通动脉发出处的远侧角；B. 后交通动脉与脉络膜前动脉之间；
C. 后交通动脉本身；D. 后交通动脉发出处的近侧角

一、适应证

（1）后交通动脉瘤破裂后病情较轻，属于 Hunt 和 Hess 分级 Ⅰ ~ Ⅲ级者，可在 3d 内进行手术。

（2）后交通动脉瘤破裂后病情较重，属于Ⅳ ~ Ⅴ级者，待病情稳定或有改善时进行手术。

（3）后交通动脉瘤破裂后发生威胁生命的颅内血肿者，应立即进行手术。

（4）偶然发现的未破裂的后交通动脉瘤。

二、禁忌证

（1）后交通动脉瘤破裂后病情危重，处于濒死状态（Ⅴ级）者。

（2）动脉瘤破裂后并发严重脑血管痉挛和脑水肿者，手术可延期进行。

（3）患者有严重全身性疾病，如心脏病、糖尿病、肾脏病、肺部疾病等，不能耐受开颅手术者。

三、术前准备

（1）脑 CT 扫描，观察蛛网膜下腔出血的分布，有无颅内血肿、脑积水和脑肿胀。

（2）脑血管造影，最好行数字减影全脑血管造影，了解动脉瘤的大小、形状、位置，与后交通动脉的关系，脑血管痉挛的程度和范围，以及与对侧颈动脉和椎－基底动脉系统的侧支循环状态等。有时还可发现多发性动脉瘤，以便计划手术入路和处理步骤。

（3）进行详细的体格检查，以估计患者对手术的耐受能力。

（4）解除患者对手术的恐惧心理，手术前晚给予镇静剂，防止患者因术前情绪紧张而导致动脉瘤破裂。

（5）手术前一日洗净头皮，手术当日晨剃发，洗净和消毒头皮，用无菌巾包裹。

（6）作好输血准备，给以抗生素预防感染。

四、麻醉与体位

采用全身麻醉，诱导期应迅速平稳。手术开始即将血压控制在正常偏低水平。剥离动脉瘤和夹闭瘤颈时用药物将平均动脉压降到（70～80mmHg）。对老年和有高血压者，降压不可过低。否则可致脑缺血。

患者取仰卧位，头偏向对侧约 45°，并稍下垂 20°，使颧突部处于最高点，以利脑的额叶因自然重力下垂离开眶顶，减轻牵拉的力量，便于显露动脉瘤。用三钉颅骨固定头架，将头维持于此位置。

五、手术步骤

通常经翼点入路。Yasargil 对此入路作了详细描述，为很多神经外科医生所采用。以右侧入路为例，现将其步骤介绍如下。

（1）头皮切口：额颞部弧形切口，起自耳前上方 1cm 处，与颧弓垂直向上，越过颞峰，弯向前方，终于矢状线旁 1～2cm（图 14－3），切口完全隐于发际内。注意勿伤及颞浅动脉的主干和面神经支配额肌的分支。

（2）翻转头皮－帽状腱膜瓣：翼点软组织的解剖与其他部位的头皮不同，在头皮与颅骨之间有颅肌相隔。颞浅筋膜的前 1/4 分成两层，浅层只含脂肪、面神经的颞支（支配额肌）和大的颞静脉；深层覆盖颞肌，并含有颞深静脉和动脉。如果在帽状腱膜下层分离头皮瓣至显露出额骨颞突，约有 30% 的机会损伤面神经的额支，导致一侧额肌瘫痪。因此，当翻开头皮一帽状腱膜瓣至颞肌的前 1/4 时，应按（图 14－4）所示切开颞肌浅筋膜和骨膜，连同头皮瓣一起翻开至额骨颧突，这样可望保全面神经颧支（图 14 - 5）。沿额骨颧突后缘切断颞肌（图 14 - 6）。然后将颞肌向下推向颧弓达颅中窝底平面（图 14 - 7）。

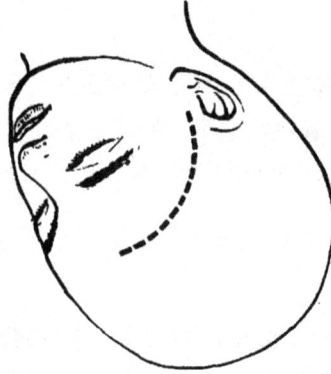

图 14 - 3

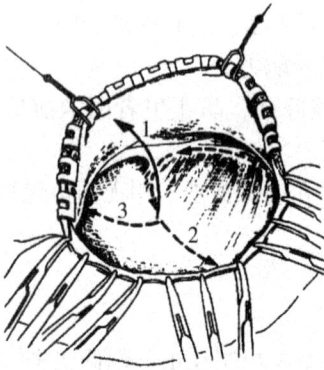

图 14 - 4

1. 沿额骨颧突后缘切断颞肌浅膜；
2. 在颞线上 0.5cm 切开骨膜；
3. 向额部切开骨膜

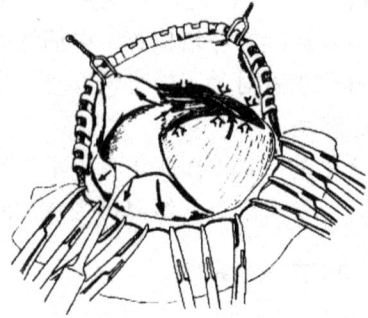

图 14 - 5

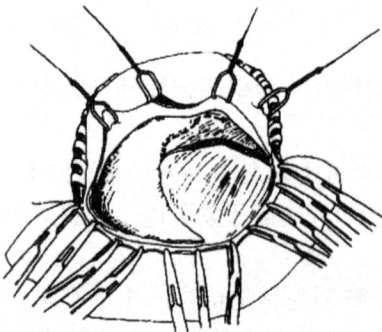

图 14 - 6

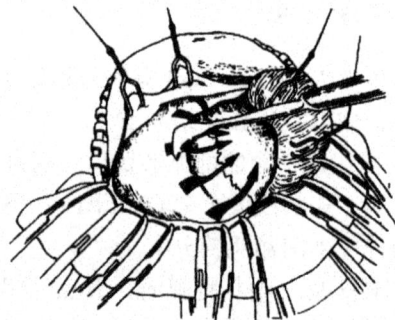

图 14 - 7

（3）开颅：在颅骨上钻 4 孔：第 1 孔在额骨颧突之后，颞嵴之下；第 2 孔在第 1 孔之前上方3~4cm处，距眶缘1~2cm的额骨上；第3孔在顶骨的颞线上；第4孔在颞骨鳞部，位于蝶颞缝之后，在第3孔之下约4cm，第1孔之后约3cm处（图14-8）。

第1孔和第2孔用铣刀向相迎方向开小槽（图14-9）。用线锯将其连通（图14-10）。第2孔和第3孔间，第3孔和第4孔间均用线踞连通，第1孔与第4孔之间用微型钻磨开，骨片即可游离取下（图14-11）。

在硬脑膜上切开一小孔，放出脑脊液或硬脑膜下积血，便于牵开硬脑膜囊使之与蝶骨嵴分离，咬去蝶骨嵴（图14-12）。或用微型钻尽量磨去蝶骨嵴，直至眶-脑膜动脉处（图14-13）。

切开硬脑膜后，有时脑肿胀，勉强牵拉脑组织将造成脑创伤，也易造成动脉瘤破裂。需采取各种方法使脑塌陷，以便显露动脉瘤。常用的方法有：①麻醉后行腰椎穿刺，在腰蛛网膜下腔置入细管，切开硬脑膜后即开始缓缓放出脑脊液。②开颅后行脑室穿刺，置入导管，缓缓放出脑室液。③轻轻抬起额叶，至嗅神经深度，此时即有脑脊液缓缓流出，耐心吸引，直至可看到视神经，打开视交叉前池和颈动脉池放出脑脊液。④切开外侧裂处的蛛网膜，引流出外侧裂池中的脑脊液，然后逐步向内侧敞开外侧裂，直至将颈动脉池、视交叉池、终板池都切开，放出脑脊液。

开放外侧裂池有几个优点：①抬起额叶时的阻力小，因而对脑的压迫轻。②牵拉额叶或颞叶时，互相的牵拉力小。③牵拉脑叶时，蛛网膜索带不致勒住和压迫细小的穿动脉。④对动脉瘤的牵扯少，减少手术中破裂的机会。⑤嗅神经不易受到损伤。⑥有时可不牵拉颞叶，保全汇入蝶顶窦和桥静脉。

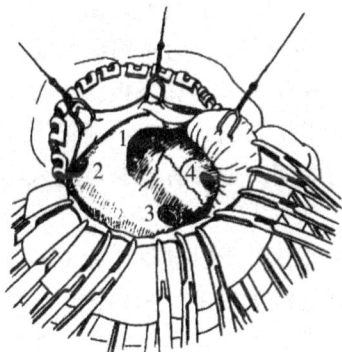

图14-8

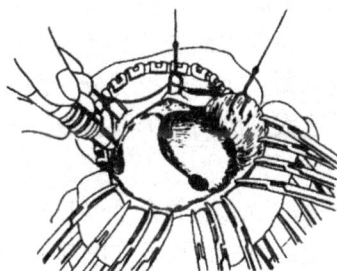

图14-9

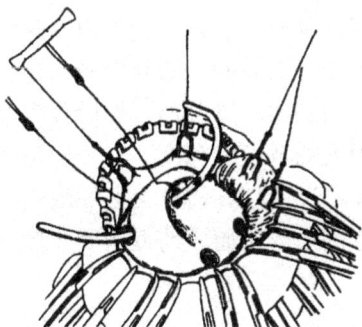

图14-10

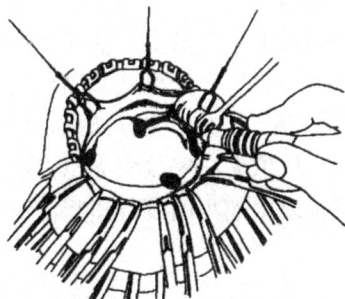

图14-11

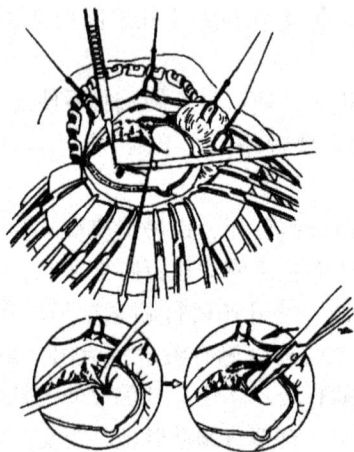

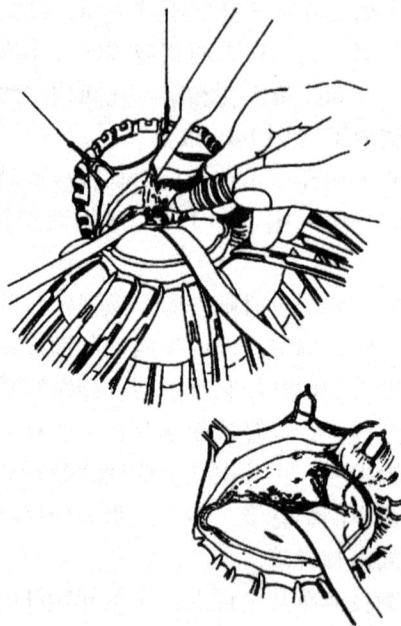

图 14 - 12   图 14 - 13

打开外侧裂池的步骤是，先在外侧裂浅静脉的额叶一侧切开蛛网膜，然后用蛛网膜刀或显微剪刀向远、近侧切开蛛网膜（图 14 - 14），此时不断有脑脊液流出。在颈内动脉分叉部，有坚韧的蛛网膜索带，切断后外侧裂即敞开（图 14 - 15），同时颈动脉池打开后有较多的脑脊液流出。再向内侧切开视神经上的蛛网膜，敞开视交叉池和终板池，放出脑脊液。后交通动脉瘤的显露，至此已很充分（图 14 - 16）。至于是否将 Liliequist 膜打开视情况而定。打开此膜可放出大脑脚间池的脑脊液，更有利于脑的回缩，但如有出血可进入脚间池，一般不需将此膜切开。

分开外侧裂时所遇到的介于额叶和颞叶之间的小静脉可予以电凝切断，不会发生不良后果。如果脑回缩后致颞极离开中颅窝前壁，此时外侧裂浅静脉有 2～3 条汇入蝶顶窦的桥静脉被牵拉，撕脱后止血困难，应注意保护，切断后一般不致发生不良后果。在视神经外侧可找到颈内动脉，向远侧追寻即可找到动脉瘤。

（6）分离动脉瘤：后交通动脉瘤多发生于颈内动脉发出后交通动脉处的远侧角。从视神经外侧找到颈内动脉后，沿动脉向后追寻即可发现动脉瘤。瘤颈多在颈内动脉的外侧，瘤顶可伸到小脑幕缘下或在其上，前者多与动眼神经粘连，后者常与颞叶内侧粘连，在抬起额叶或牵拉颞叶时易撕破，分离动脉瘤时先从瘤颈对侧的颈内动脉分离，然后分离近侧角，最后分离远侧角，将瘤颈的两侧分离到足以伸进动脉瘤夹的宽度和深度，有时瘤颈的近侧壁被前床突所掩盖，以致无法安放瘤夹以夹闭瘤颈。遇此情况应切开前床突上的硬脑膜，用微型钻磨去前床突，或用细小的咬骨钳将前床突咬除，才能显露出瘤颈的近侧壁（图 14 - 17）。

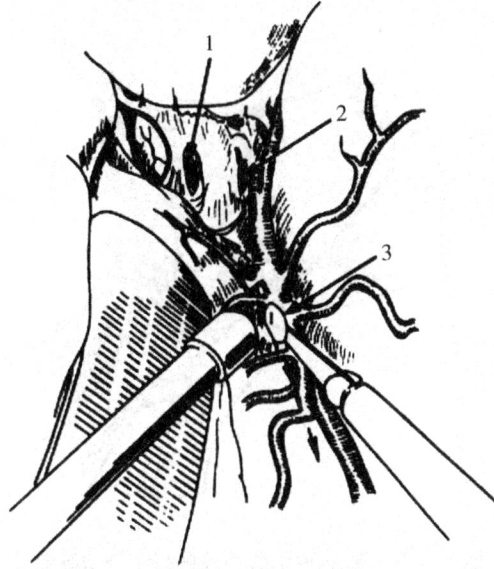

图 14 - 14

箭头 1. 切开颈内动脉内侧的蛛网膜；箭头 2. 切开颈内动脉外侧的蛛网膜；箭头 3. 沿外侧裂浅静脉额叶侧分开外侧裂

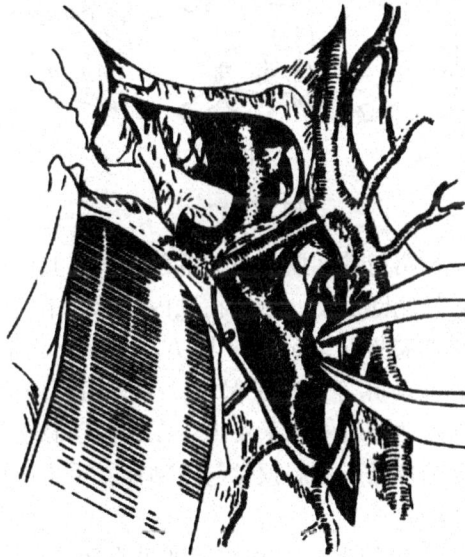

图 14 - 15　颈内动脉分叉部有蛛网膜索带

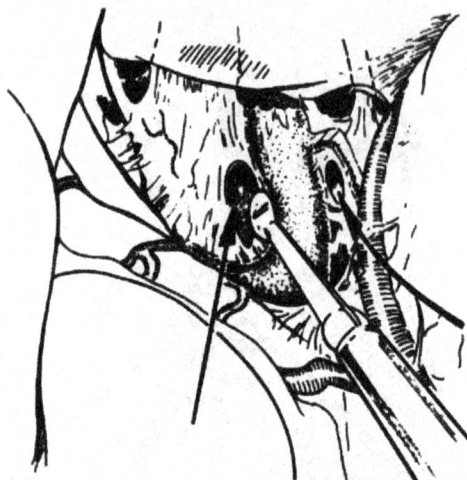

图 14 - 16　在颈内动脉内外侧打开颈动脉池

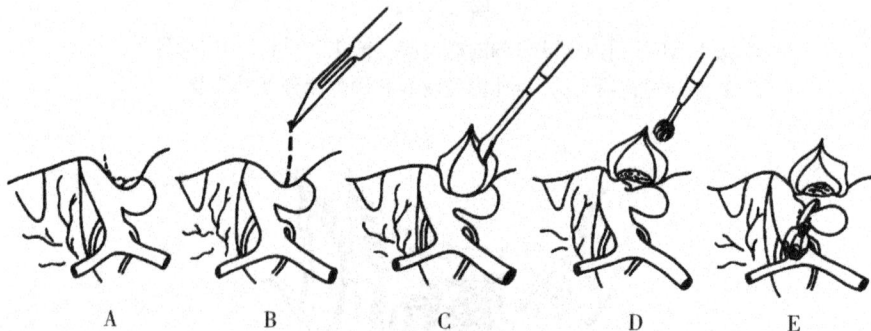

　　　A　　　　　　B　　　　　　C　　　　　　D　　　　　　E

图 14 - 17

　　在分离和夹闭动脉瘤时需辨明与动脉瘤有关的解剖结构，其中有：①后交通动脉，其通常解剖位置是从颈内动脉的后外侧壁发出，然后在颈内动脉之下转向内侧，在颈内动脉与视神经之间向后内侧走行，在此处需打开 Liliequist 膜方可看到。由后交通动脉发出很多穿动脉，例如丘脑穿动脉，结节乳头动脉等，应予保全。②脉络膜前动脉，通常只有 1 支，约 30% 的患者有 2 支以上。从颈内动脉后外侧壁发出，在颈内动脉之下向后走行，再出现于分叉部之下。③动眼神经，在小脑幕缘下，瘤顶常与之粘连，手术中应避免分离粘连，因易发生动眼神经瘫痪（图 14 - 18）。

　　（7）夹闭动脉瘤：分离出瘤颈的近、远侧壁后即可夹闭瘤颈。选好适合的瘤夹，张开瘤夹的叶片，伸到瘤颈的两侧，然后缓缓夹闭，叶片张开要够大，以免插破瘤颈，叶片尖端要超过瘤颈，以免夹闭不完全。夹闭不可太快，使瘤颈有逐渐适应伸长的过程，突然夹闭有时会撕破瘤颈，造成难以控制的出血（图 14 - 19）。

　　瘤颈过宽或不能看到后交通动脉时，可用双极电凝镊缩窄瘤颈，电凝镊的两端必须置于瘤颈的两侧，用弱电流分次电凝，使瘤颈逐步缩窄，并更呈圆柱形，便于夹闭和识别后交通动脉（图 14 - 20）。必须确定未夹闭后交通动脉时方可关闭瘤夹，如发现安放不当，可松开瘤夹重新安放。

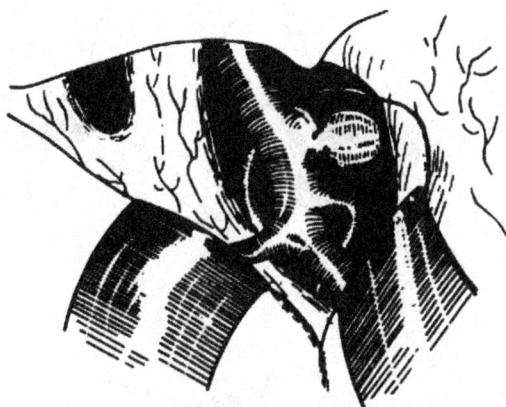

图 14 - 18

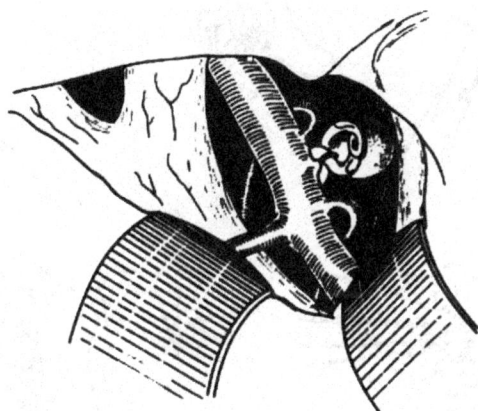

图 14 - 19

　　Yasargil 在处理颅内动脉瘤时，有独特的操作方法，可保证更确实地夹闭动脉瘤，称之为"逐步夹闭法"（图 14 - 21）。必须有较熟练的技巧和优良的设备条件方可效法。

　　（8）关颅：硬脑膜严密缝合至不漏脑脊液。骨片复位，周边钻小孔用金属线或丝线固定，在骨片下放置引流。颞肌对层缝合，头皮分两层缝合，引流处留 1~2 条缝线暂不结扎，待拔除引流后予以结扎。

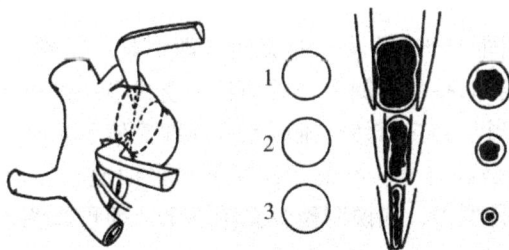

图 14 - 20
1. 瘤顶部；2. 瘤中部；3. 瘤颈部

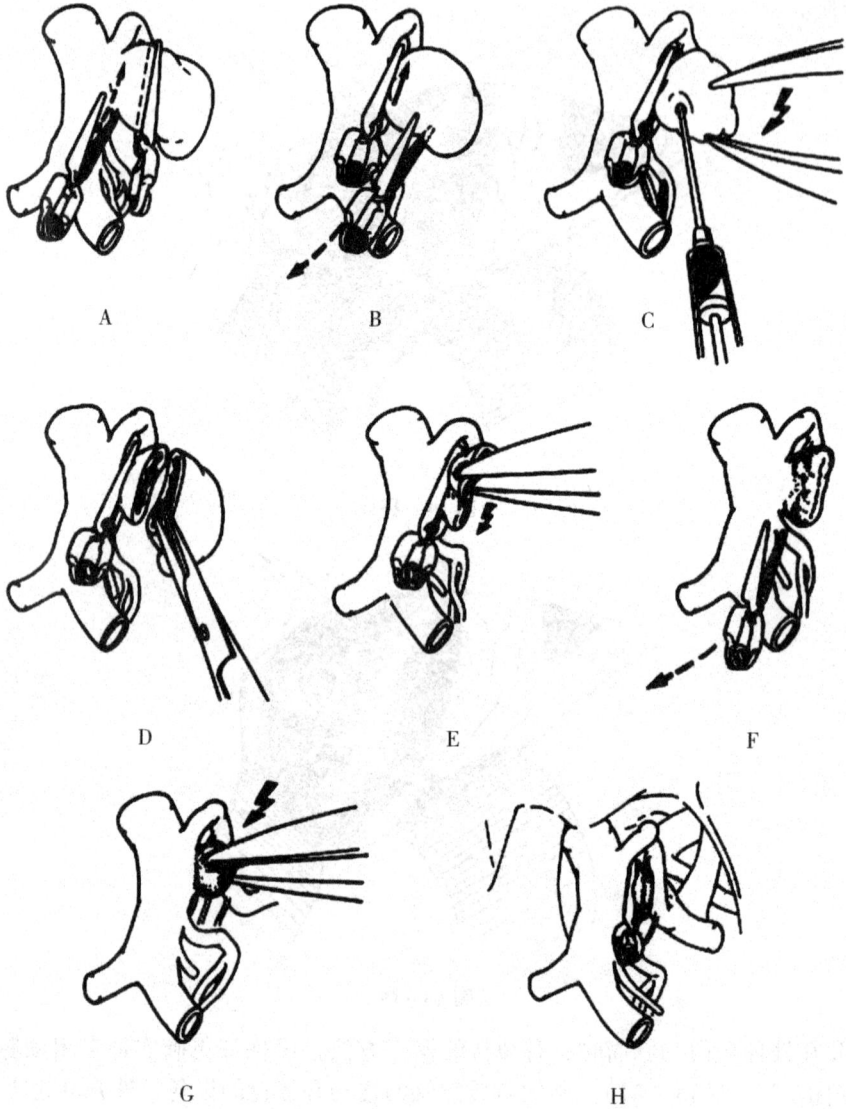

A   B   C

D   E   F

G   H

图 14 - 21

六、术中注意要点

（1）夹闭瘤颈时勿连同后交通动脉一起夹闭。理由是：①造成后交通动脉发出的穿动脉供血区缺血。②当后交通动脉是同侧大脑后动脉主要或唯一供血者时，造成大脑后动脉供血区缺血。此外，夹用不当时后交通动脉血可灌入动脉瘤使手术归于失败（图 14 - 22）。

（2）为验证瘤颈夹闭是否完全，可用细针穿刺瘤囊抽血，如抽出的血量超过瘤囊的容量或拔出针头后有血自针孔喷出，均说明瘤颈夹闭不全。须重新调整瘤夹，直至穿刺瘤囊抽出血液后瘤囊不再充盈，方可认为夹闭完全。

（3）在夹闭瘤颈以前的各步操作中动脉瘤均可能过早破裂。遇此情况切勿惊慌，不可用棉片盲目填塞，因动脉性出血不易压住，反流入颅内，使脑膨出，嵌顿于骨窗，造成严重后果；应用强力吸引器吸净血液，用暂时性动脉夹控制颈内动脉的近、远段，必要时还要控制后交通动脉，止血后迅速分出瘤颈予以夹闭，如果对侧颈动脉向病侧的交叉供血不良，阻断血流的时间不可超过 15min。在显微手术时，破口常很小，如已采用低血压麻醉，用双极电凝镊也可封闭破口。或用一小块止血海绵准确地堵在破口上，外垫一小棉片加压吸引亦可止血，但海绵可能妨碍进一步处理瘤颈。

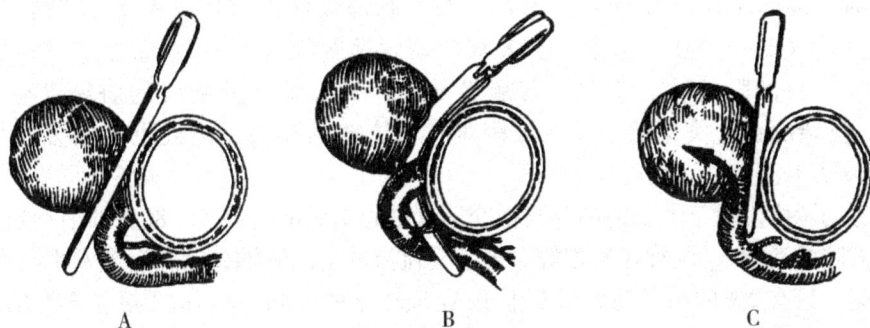

图 14 - 22

A. 夹闭瘤颈正确；B. 误夹后交通动脉及其穿支；C. 夹闭不当，动脉瘤仍可被后交通动脉充盈

（4）如有血管痉挛存在，可用一干棉片湿以 3% 罂粟碱液或 0.5% 酚妥拉明敷在痉挛的动脉上，数分钟后揭去，血管痉挛即可解除。

七、术后处理

（1）切口引流于 24～48h 后拔除，将预置而未结扎的缝线结扎。

（2）如有低血压可输血和给以提高血压的药物，使血压维持在原有或稍高的水平，以防发生脑缺血。

（3）术后复查脑血管造影，检验动脉夹闭是否完全。

（4）术后如有意识障碍加重并出现局灶性神经症状，应立即进行 CT 扫描以排除颅内血肿，然后立即采取措施扩容、提高血压、稀释血液（3－H 疗法）和降低颅内压力。扩容可输入全血、血浆、白蛋白和血浆代用品。提高血压可用多巴胺 10～50μg/（kg·min）。稀释血液可用低分子右旋糖苷。同时监测颅内压，如增高可给以甘露醇 2.5～5g/（kg·d）。

八、主要并发症

（1）脑缺血。

（2）瘤颈夹闭不全或瘤夹滑脱引起再出血。遇此情况可认为手术失败，需在适当时机再次手术。

（3）颅内血肿：发生率约为 0.9%，CT 很易诊断，需再次手术加以清除。

（4）其他：有感染、癫痫、脑积水等，采取相应措施处理。

（孙 政）

第二节　前交通动脉瘤夹闭术

前交通动脉瘤是最常见的颅内动脉瘤，约占所有颅内动脉瘤的1/3，但在我国的报告资料中，则少于后交通动脉瘤而居于第二位。前交通动脉区的动脉结构复杂，在处理动脉瘤时可能与下述动脉有关；①左、右大脑前动脉近侧段（A_1）。②前交通动脉。③下丘脑动脉（2~5支）。④左、右大脑前动脉远侧段（A_2）。⑤左、右Heubner回返动脉。⑥左、右额眶动脉。⑦左、右额极动脉。⑧起源于近侧段的胼缘动脉。⑨第3支A_2段。复杂的血管关系给手术造成困难。而这些动脉的发出处也有很多变异，以致手术中常辨认不清。

前交通动脉瘤发生于大脑前动脉与前交通动脉相汇处的远侧角。80%的前交通动脉瘤患者的两侧大脑前动脉A_1段管径不相等。由于受血流冲击的影响，动脉瘤多发生在A_2段管径较大的一侧，只有2%的患者动脉瘤发生于A_1段较小的一侧，Yasargil报告375例前交通动脉瘤，52.5%发生于左A_1与前交通动脉交界处，28.8%发生于右A_1与前交通动脉交界处，还有18.7%发生于中间部分（图14-23）。前交通动脉本身的解剖变异也很多，在处理动脉瘤时应如以注意。

前交通动脉瘤的瘤顶可指向下列方向：①指向前方（12.8%），即视交叉或鞍结节，并可能与之粘连。②指向上方（22.7%），位于两侧半球间纵裂中，如从翼点入路，对侧的A_2段和回返动脉可能被遮掩，额眶动脉和额极动脉可与瘤体粘连。③指向后方（34.4%），位于两侧A_2之间。④指向下方终板（14.1%）。⑤多方向（16%），瘤体呈多叶状，瘤顶指向上述两个以上方向（图14-24）。

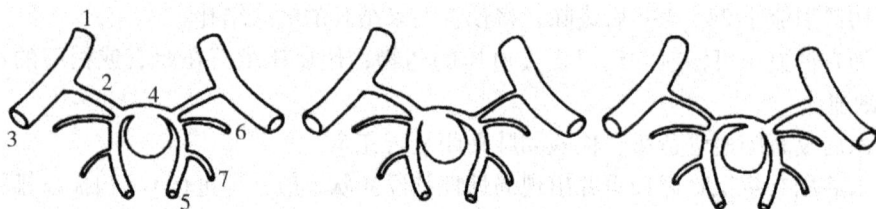

图14-23　前交通动脉瘤的发生部位

1. 颈内动脉；2. A_1段；3. 大脑中动脉；4. 前交通动脉；5. A_2段；6. 回返动脉；7. 额眶动脉

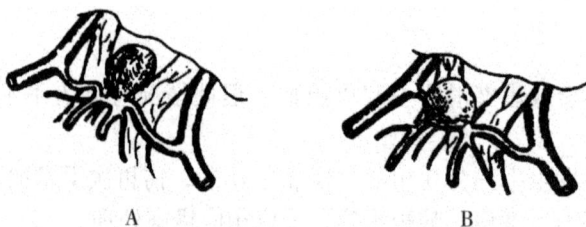

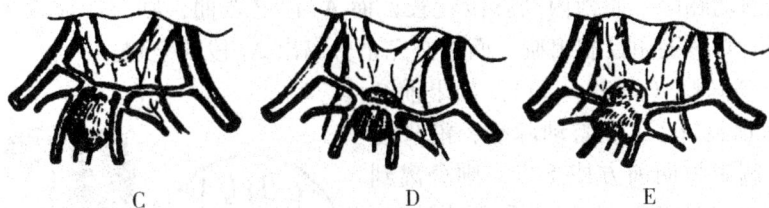

图 14 - 24　前交通动脉瘤顶的指向
A. 指向前；B. 指向上；C. 指向后；D. 指向下；E. 指向多方向

一、适应证

见本章第一节"后交通动脉瘤夹闭术"。

二、禁忌证

见本章第一节"后交通动脉瘤夹闭术"

三、术前准备

（1）CT 头部扫描，观察蛛网膜下腔中血液的分布，特别注意有无半球间裂中积血。

（2）全脑血管造影，注意两侧 A_1 段管径大小，作为选择入路侧别的参考。同时在做一侧颈动脉造影时压迫对侧颈动脉，以观察前交通动脉的侧支循环功能。

四、麻醉与体位

麻醉与第一节"后交通动脉瘤夹闭术"相同。体位与入路有关，基本入路有 4 种：①单侧额下入路。②双侧额部经胼胝体入路。③双侧额部开颅经纵裂入路。④翼点入路。目前应用最多的是后两种入路。经纵裂入路为仰卧，面朝上正中位；翼点入路如后交通动脉瘤夹闭术所述。

五、手术步骤

1. 翼点入路

（1）切口和开颅的方法与后交通动脉瘤夹闭术相同。由于前交通动脉瘤位于中线，故从左或右翼点入路均可达到。一般右利手的医生多从右侧进入。以下情况应从左侧进入：①除前交通动脉瘤外，左侧颈内动脉或大脑中动脉仍有一动脉瘤，可在一个入路中央闭多个动脉瘤。②左额叶内有一较大的血肿需加以清除。③瘤体较人的动脉瘤从左侧大脑前动脉与前交通动脉交界处长出，瘤顶指向右侧，如从右侧进入无法分离瘤颈。④左侧 A_1 段较粗大，是动脉瘤的主要供血动脉，为了手术中控制动脉瘤破裂出血，可从左侧进入。⑤左利手的医生认为从左侧进入便于操作。

脉的额叶侧切开蛛网膜，向内侧分开外侧裂，打开颈动脉池、视交叉池放出脑脊液。如脑回缩不满意可在颈内动脉与视神经之间切开 Liliequist 膜，放出大脑脚间池中的脑脊液，可获得较满意的显露。在视神经外侧找到颈内动脉，沿颈内动脉向后追寻，即可达到颈内动脉分叉部。如颈内动脉的颅内段很短，而大脑前动脉 A_1 段较直，则很易沿 A_1 段向内侧分离，达到前交通动脉区。如颈内动脉段较长，而 A_1 段又弯曲，则只需显露出 A_1 段的一部分，以备需要时暂时夹闭控制出血，而不必完全分离出 A_1 段的全程。

（3）分离动脉瘤（图 14-25）：如果前交通动脉瘤的瘤顶指（2）显露动脉瘤：沿外侧裂进入，在外侧裂静向前方或下方，则分离到视交叉之上和打开终板板池即可看到动脉瘤。将动脉瘤与视交叉分开，然后利用分离技术将动脉瘤显露出来。如动脉瘤顶指向上方或后方，则需切开并吸除部分额叶的直圆方能显露动脉瘤。切开的部位由以下结构围成：①视神经与额叶的交界线（或 A_1 与额叶的交界线）。②嗅神经。③额眶动脉。此区域呈三角形或四边形，切开的长度为 1cm 左右。先电凝软脑膜上的血管，切开软脑膜，将脑组织吸除，直到额叶内

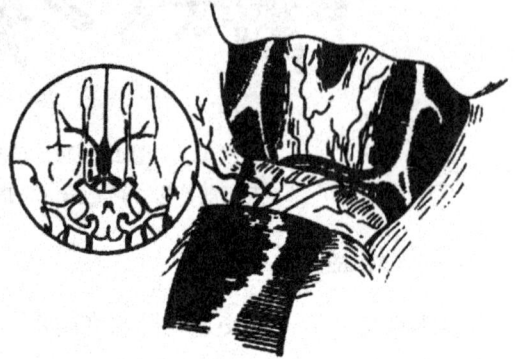

图 14-25

侧面的软脑膜和蛛网膜，此处可能有粘连和血块，应仔细分离和吸除，即可看到前交通动脉复合体的组成血管和动脉瘤。因动脉瘤的指向不同，在分离动脉瘤时的操作亦不尽相同（图 14-26）。

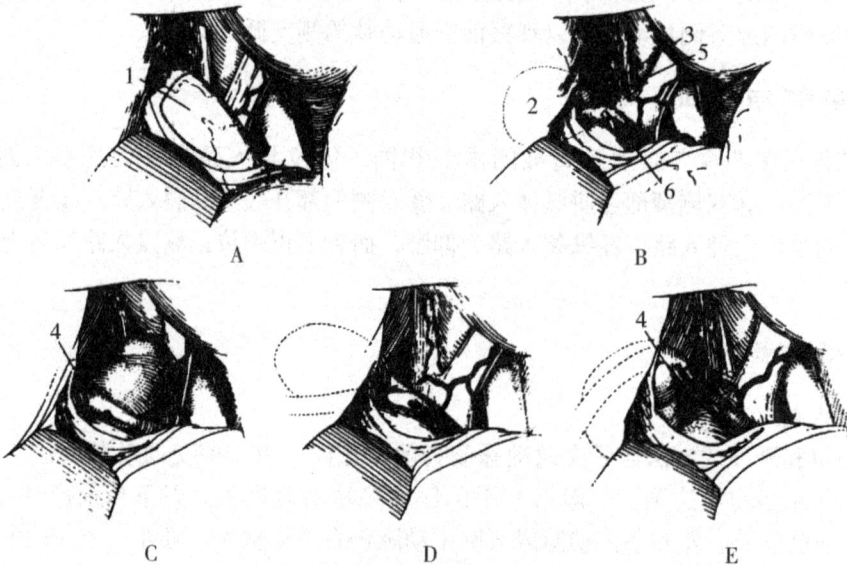

图 14-26　前交通动脉瘤的各种指向和显露方法

A. 切除部分额叶直回；B. 瘤顶指向后方；C. 瘤顶指向下方；D. 瘤顶指向上方；E. 瘤顶指向后下方；1. 右侧直回；2. 动脉瘤；3. 左 A_1；4. 左 A_2；5. 前交通动脉；6. 回返动脉

瘤顶指向前方的动脉瘤位于视交叉的上面，抬起额叶即可看到，瘤顶可与视交叉或鞍结节粘连。有时动脉瘤与视交叉之间有蛛网膜相隔，二者间有一界面，易于分开；有时则粘连紧密，很难分离，遇此情况不必勉强分开以招致动脉瘤破裂。左侧 A_1 段常被掩盖，可先显

露左侧 A_2 段，逆向分离至前交通动脉，在此处显露左 A_2 段。瘤顶指向上方的动脉瘤显露较易，有的动脉瘤被直回掩盖，需予以切开。对侧 A_2 近段和 Heubner 回返动脉可被掩盖，可先分离出 A_2 远段，逆向分离至前交通动脉区，将动脉瘤稍向前推，即可看清前交通动脉区，将动脉瘤稍向前推，即可看清左 A_2 与前交通动脉的关系。瘤顶指向后方的动脉瘤，切开直回予以显露，但左 A_2 常被遮掩，需将动脉瘤稍向下压方可显露，动脉瘤常与额眶动脉或额极动脉粘连，通常情况下切断额眶动脉不致引起不良后果，但额极动脉则应尽可能保全。瘤顶指向下方的动脉瘤向下指向下丘脑，显露 A_1 和 A_2 较易，但易伤及下丘脑穿动脉，这些细小的穿支可位于动脉瘤的前面或后面，在夹闭瘤颈时易受到损伤或被一起夹闭。

（4）夹闭动脉瘤：亦需根据动脉瘤的指向进行操作。

瘤顶指向前方的动脉瘤，分离出动脉瘤后，选择适合的瘤夹，张开夹叶片，一片从瘤颈与视交叉之间伸入，另一片则在瘤颈之上，瘤夹与前交通动脉平行，缓缓夹闭（下丘脑穿动脉在动脉的后方，不致被夹闭），夹闭后用细针穿刺瘤囊，以验证夹闭是否完全（图 14 - 27）。

瘤顶指向上方的动脉瘤，常需切开直回，在两侧额叶内侧的纵裂中显露动脉瘤。瘤夹与前交通动脉平行央闭瘤颈（图 14 - 28）。

瘤顶指向后方的动脉瘤，需切开直回以显露动脉瘤，在两侧 A_7 之间分离瘤颈，下丘脑穿动脉位于瘤体的后下面，为避免误被夹闭，最好将动脉瘤的后面分离出来，将瘤体向前推，使其与下丘脑穿动脉分开，然后夹闭瘤颈（图 14 - 29，图 14 - 30）。

瘤顶指向下方的动脉瘤，常位于前交通动脉复合体之下，下丘脑穿动脉从其上面越过。瘤夹需在诸动脉的空隙中通过，并小心避开下丘脑穿动脉以夹闭瘤颈（图 14 - 30，图 14 - 31）。

形态复杂的动脉瘤，瘤顶可指向上述方向之间的任何方位，或呈多叶状指向多个方向。处理这种动脉瘤应根据具体情况而采取不同的方法，用双极电凝镊缩窄瘤颈，有助于识别瘤颈和便于夹闭，有时需要多个瘤夹或用环套式（窗式）瘤夹方能完全夹闭瘤颈（图 14 - 30）。无法夹闭者可用其他方法处理，如瘤壁加固法、血栓闭塞法等。Yasargil 在处理前交通动脉瘤时采用"逐步夹闭法"，可夹闭形态复杂的动脉瘤（图 14 - 32）。

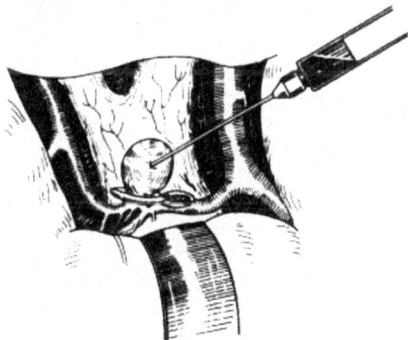

图 14 - 27

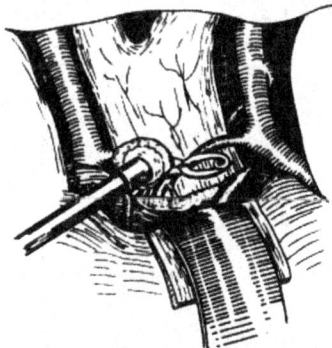

图 14 - 28

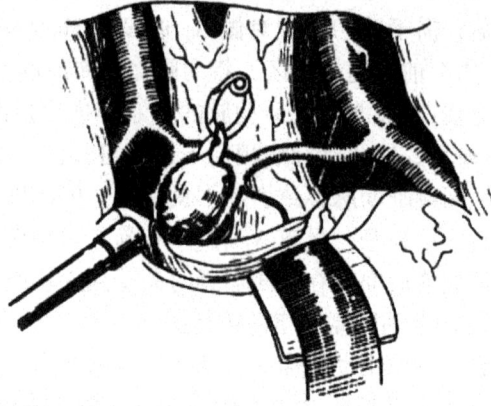

图 14 - 29

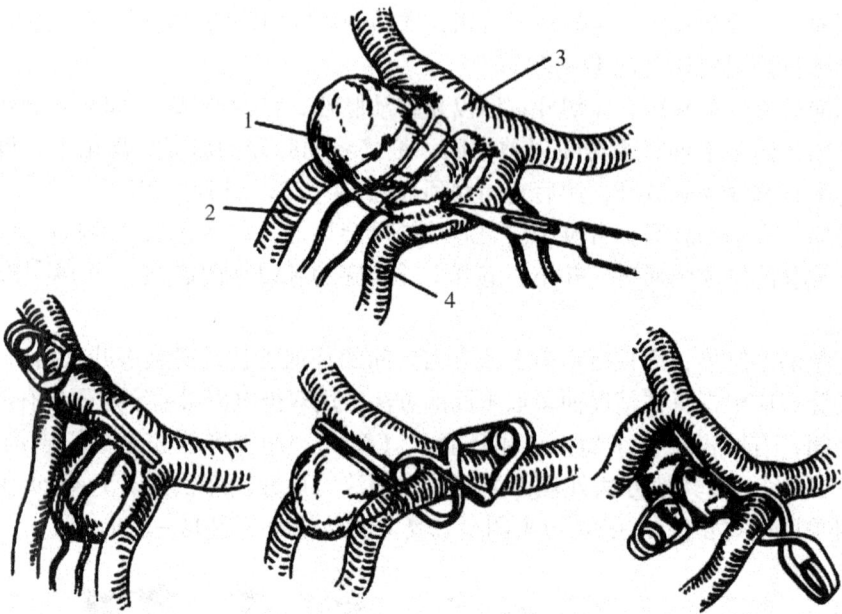

图 14 - 30

1. 动脉瘤；2. 左 A_2 段；3. 前交通动脉；4. 右 A_2 段

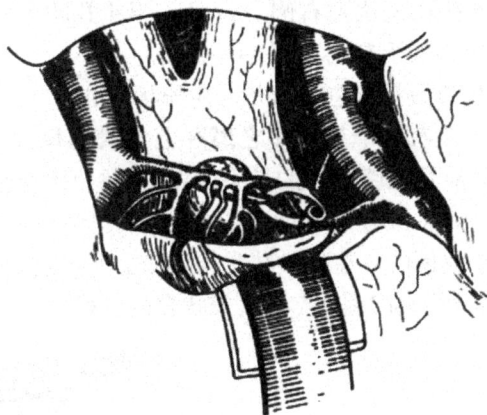

图 14 – 31

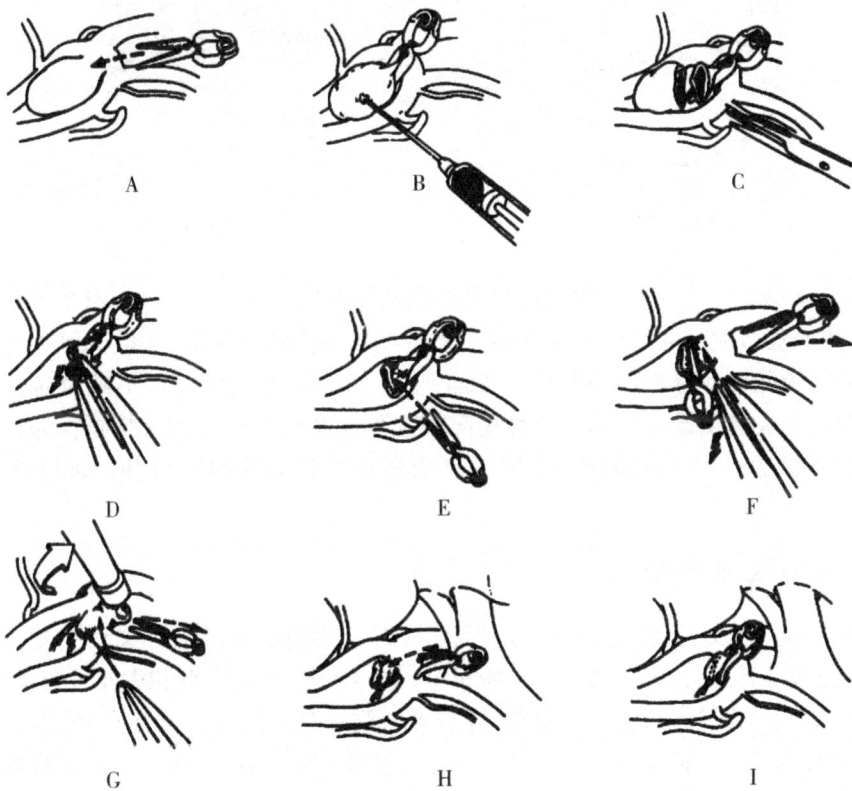

A   B   C

D   E   F

G   H   I

图 14 – 32

半球闯入路（interhemispheric approach）

（1）切口：冠状切口或半冠状切口，切口均隐于发际内。亦有人在额郁发际外沿皮肤皱纹做横切口。

（2）开颅：颅骨钻4孔，第一孔钻在中线，因其下有一骨嵴，不易穿过线锯导板。第二孔钻在矢状窦左侧，第3孔在矢状窦右侧3cm处，第4孔距中线3cm之眶缘上。亦可用直径3cm的环钻开颅，其中心偏于右侧（图14-33）。

（3）切开硬脑膜：硬脑膜沿骨窗边缘切开，向矢状窦翻转（图14-34）。

（4）显露动脉瘤：将脑向右侧牵拉，使之离开上矢状窦和大脑镰，此时可遇到两个问题：①脑膨隆不易牵开，与翼点入路不同的是不能先打开脑底诸池放出脑脊液，只能穿刺脑室引流出脑室液（图14-34），或缓缓吸除从纵裂和胼胝体池中流出的脑脊液，此时应耐心，不可用力牵拉脑组织造成创伤。在显微技术操作下，只需将脑牵离矢状窦1.5～2cm即可显露动脉瘤。②有时需电凝切断1～2支汇入矢状窦的桥静脉。

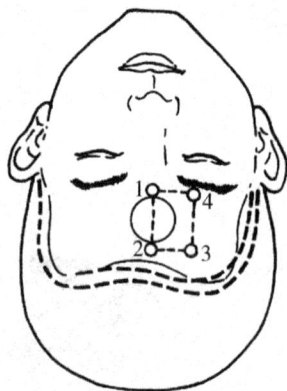

图14-33

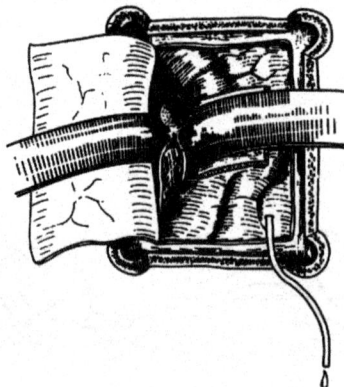

图14-34

沿纵裂逐步深入，在胼胝体咀之前先可看到两侧胼周动脉，循之逆向分离即可到达前交通动脉区，此处距硬脑膜切开处约深6cm。这种入路很易显露两侧 A_2 段，但不能首先显露 A_1 段，有时需吸除一部分直回脑组织方能看到 A_1 段，故当动脉瘤过早破裂时，无法控制 A_1 段以止血，但在显微技术操作中这种情况较少见。这种入路显露动脉瘤容易，特别是瘤顶指向前方、上方和后方的动脉，也便于清除纵裂中和额叶内的血肿，且可避免损伤嗅神经。

六、术中注意要点

（1）充分估计前交通动脉复合体的解剖学变异，除前已述及的有关动脉外，前交通动脉本身也有很多变异（图14-35），而Heubner回返动脉的发出点和大小变异也很多（图14-36），有时很易误认为大脑前动脉的 A_1 段或额眶动脉。此外，约有1.1%的患者只有一条 A_2 动脉，称为奇大脑前动脉，还有4.5%的患者可有第3条 A_2 动脉，又称胼胝体正中动脉（图14-37）。这些变异增加了手术中辨认的困难。

（2）前交通动脉瘤患者中，约有43%伴有1～4条迷行动脉（aberrant artery），这些动脉不经瘤颈通入瘤囊内，在血管造影中一般都不能发现。遇此情况只分离和夹闭瘤颈不能完全阻断注入动脉瘤的血液。故当瘤颈夹闭完全而有血液进入瘤囊内时，应想到迷行动脉存在的可能，将瘤囊与周围完全分离。切断任何通入瘤囊的动脉，方可认为处理妥善。在显微外科时代，处理颅内动脉瘤时只分离瘤颈而不分离瘤囊已渐成为历史，而前交通动脉瘤可能是最适合将瘤囊完全分离出来的动脉瘤。

（3）注意保全下丘脑穿动脉：前交通动脉本身至少有 3 支细小的穿动脉发出，供应穹隆、胼胝体、透明隔和扣带回前部，阻断后可引起下丘脑和额叶症状，表现为严重的近记忆丧失。故夹闭前交通动脉瘤时应夹闭瘤颈，不可用植片瘤夹（clipgraft）包绕整个前交通动脉以夹闭瘤颈，或在瘤颈两侧夹闭前交通动脉以孤立动脉瘤。

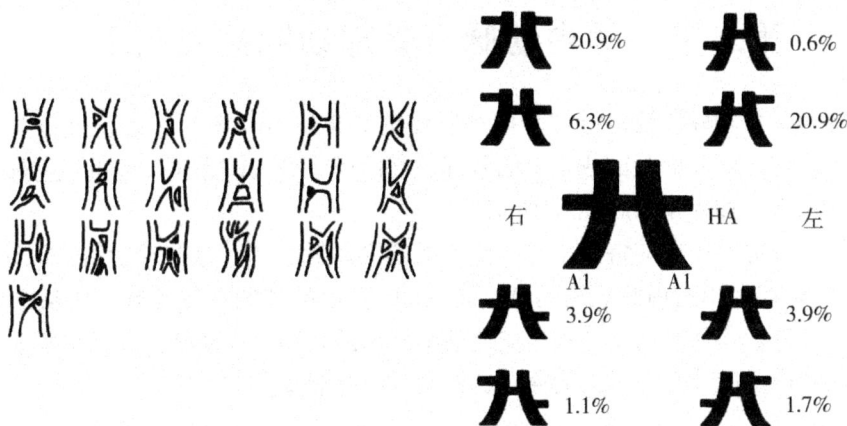

图 14 - 35　前交通动脉常见的各种解剖学变异　图 14 - 36　Heubner 回返动脉的解剖学变异（Kribs）

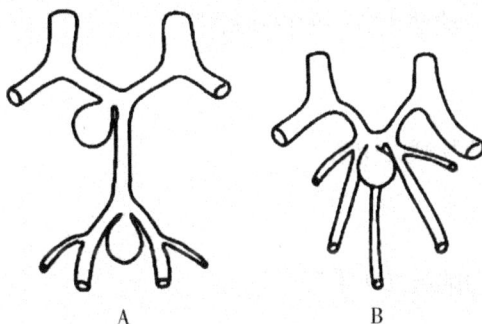

图 14 - 37　大脑前动脉其他变异
A. 奇大脑前动脉；B. 第 3A$_2$ 动脉（正中动脉）

七、术后处理

见 本章第一节"后交通动脉瘤夹闭术"。

八、主要并发症

（1）脑缺血：手术中误将组成前交通动脉复合体的动脉或由这些动脉发出的穿动脉夹闭，均可造成其供血区缺血，引起神经功能障碍。

（2）电解质紊乱：下丘脑的损伤或缺血，可造成电解质紊乱，如高血钠或低血钠综合征，尿崩症等。

（3）精神症状：透明隔部缺血可引起柯萨可夫综合征（Korsakoff's syndrome），患者神志清醒，但表现出记忆缺乏，精神错乱，虚构症等症状。有的为暂时性，有的为永久性。

Norlen 报告 33 例前交通动脉瘤的手术治疗，有 17 例（51.5%）发生柯萨可夫综合征，其中 5 例（15.2%）为永久性。Yesargil 报告 375 例前交通动脉瘤手术，有 71 例（15.9%）于术后发生暂时性精神症状。5 例（1.3%）发生永久性异常。

（程　锦）

第三节　颈内动脉分叉部动脉瘤夹闭术

颈内动脉分叉部动脉瘤约占所有颅内动脉瘤的 2.9%～6.2%，其瘤顶可指向下述 3 个方向：①向上，伸入额叶的眶面或嗅束的基部。②向后，伸入前穿质、终板池的外侧部分或外侧裂池。③向下，伸入颈动脉池或脚间池。

颈内动脉分叉部动脉瘤的特点是与一些重要的穿动脉相邻，这些动脉有：①Heubner 回返动脉。②从 A_1 段发出的内侧豆纹动脉。③从 M_1 发出的外侧豆纹动脉。④从颈内动脉分叉部发出的穿动脉。⑤从颈内动脉和后交通动脉发出的丘脑前穿动脉。⑥脉络膜前动脉及其分支。其中从颈内动脉分叉部发出的穿动脉常紧靠动脉瘤壁。

一、适应证

（1）已破裂或未破裂的颈内动脉分叉部动脉瘤，病情及身体状况能耐受开颅手术者。
（2）动脉瘤破裂后有一威胁生命的颅内血肿者。

二、禁忌证

本章第一节"后交通动脉瘤夹闭术"

三、术前准备

本章第一节"后交通动脉瘤夹闭术"

四、麻醉与体位

本章第一节"后交通动脉瘤夹闭术"

五、手术步骤

（1）手术入路：翼点入路（图 14-38，图 14-39）。
（2）显露动脉瘤：由于动脉瘤位置偏后，故须更广泛地分开外侧裂，尤其当颈内动脉段较长时，需更多地牵开额叶以显露颈内动脉分叉部。充分打开颈动脉池、视交叉池和终板池，循颈内动脉向后分离，显露到颈内动脉分叉部。Yasargil 认为充分敞开终板池有三个理由：①抬起额叶时可能牵拉跨过大脑前动脉的蛛网膜索带，以致阻断其血流，并可将牵拉力传达到动脉瘤。②在夹闭动脉瘤之前必须辨明 Heubner 回返动脉和一些穿动脉。③手术中为了充分显露并夹闭动脉瘤，有时需要考虑牺牲一侧大脑前动脉 A_1 段，只有充分敞开终板池才可看清两侧大脑前动脉 A_1 段的大小，以及通过前交通动脉的侧支循环是否充足，以便做出决策。

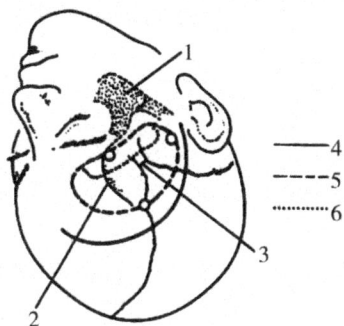

图 14 - 38

1. 颧突；2. 颞上线；3. 翼点；4. 头皮切口；

5. 骨瓣；6. 硬脑膜切开

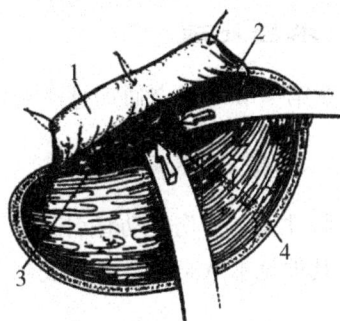

图 14 - 39

1. 硬脑膜；2. 颞叶；3. 额叶；4. 外侧裂

Heubner 回返动脉在前交通动脉区发出，在大脑前动脉的后面走向外侧，可位于动脉瘤之上或隐于其下，在 A_1 段和 M_1 段有多条穿动脉发出，在夹闭瘤颈之前必须将其与瘤颈分开。

颈内动脉分叉部动脉瘤有时部分或完全地埋入额叶眶面的脑实质内，须切开软脑膜，吸除部分脑组织才能显露出动脉瘤。在此种情况下抬起和牵拉额叶务必十分轻柔，避免撕破动脉瘤。

（3）夹闭动脉瘤：分出瘤颈后选择适合的瘤夹夹闭瘤颈。瘤夹最好与 A_1 和 M_1 段平行，在确认未包括重要穿动脉时缓缓夹闭。（图 14 -40A ~ G）。

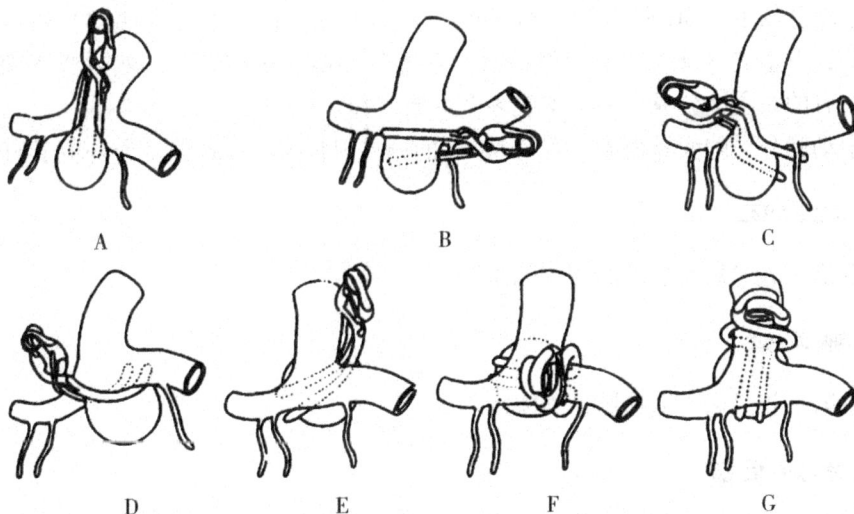

图 14 - 40

六、术中注意要点

（1）充分敞开脑底诸池。

（2）牵拉额叶要轻柔。

（3）保护穿动脉。

七、术后处理

见本章第一节"后交通动脉瘤夹闭术"。

八、主要并发症

（1）脑梗死：损伤穿动脉引起。

（2）其他见本章第一节"后交通动脉瘤夹闭术"。

（何　庆）

第四节　大脑中动脉瘤夹闭术

大脑中动脉瘤占所有颅内动脉瘤的 18.2% ～19.8% 。可发生于大脑中动脉的主干 M_1 段（12%），主干的第一级分叉部（83%）第二级分叉部（3.1%）和周围支（2%）。

大脑中动脉主干段长约 14～16mm，从其外侧壁依次发出钩回动脉、颞极动脉和颞前动脉；内侧壁发出豆纹动脉，供应无名质、前联合的外侧部、壳核的大部、苍白球的外侧块、内囊和邻近的放射冠以及尾状核体和头部。在大脑中动脉的这些分支处均可发生动脉瘤，但最常见于主干的分叉部。发生于周围支者，多为感染、外伤或肿瘤所引起。

大脑中动脉瘤的特点是：①常并发脑内血肿；②动脉瘤埋于额叶或颞叶内，分离时需充分打开外侧裂并分离到脑实质内，方能找到动脉瘤；③常与载瘤动脉或豆纹动脉紧密粘连，分离困难。

大脑中动脉的主干 M_1 段通常（约80%）分为两主支；上主支（额支）供应额叶和半球中央部分；下主支（颞支）分出颞中动脉和颞后动脉，供应颞叶。然后终于顶回动脉和角回动脉。有的人主干分成三个主支或多个主支（20%）。

大脑中动脉分支的变异很多，有时 M_1 段的分支很粗大，以致误认为是主干的分叉。

一、适应证

见本章第一节"后交通动脉瘤夹闭术"。

二、禁忌证

见本章第一节"后交通动脉瘤夹闭术"。

三、术前准备

见本章第一节"后交通动脉瘤夹闭术"。

四、麻醉与体位

麻醉与"后交通动脉瘤夹闭术"相同。

患者取仰卧位，头稍偏向对侧，伸位，使大脑中动脉的走行与手术者的视线呈垂直方向，这样在分离瘤颈时不致被瘤顶遮盖。

五、手术步骤

（1）入路：翼点入路。如动脉瘤位于大脑外侧裂的后部，应将切口适当后移，采取较大的额-颞部入路；如动脉瘤在周围支上，则按脑血管造影显示的部位设计切口。

（2）显露动脉瘤：动脉瘤位置表浅者，切开硬脑膜时应特别小心，如动脉瘤与硬脑膜粘连，翻开时易撕破出血。显露大脑中动脉瘤有三种途径：

内侧途径：从外侧裂的基部开始，逐步向外侧分离。适用于：①动脉瘤位于大脑中动脉主干或位于其分叉部者；②脑不很饱满，尚可牵开时；③无大的脑内血肿；④大脑中动脉 M_1 段很短，其分叉部与颈内动脉靠近者。

先将额叶抬起，向内侧直至嗅神经处，此时有脑脊液缓缓流出，耐心吸除。逐渐向后即可显露视神经。在视神经上切开蛛网膜，向内侧打开视交叉池，向外侧打开颈动脉池，放出脑脊液（图 14-41）。沿颈内动脉向远侧分离，切断大脑中动脉起始处增厚的蛛网膜索带，向外侧分开大脑外侧裂，即可显露出大脑中动脉主干及其分叉部。如打开终板池，则更易牵开额叶。

这一途径的优点是便于控制大脑中动脉的近侧段，防止和控制动脉瘤破裂出血。缺点是在未开放外侧裂前先抬起额叶，对脑的牵拉较重。在分离大脑中动脉 Mi 段时，易伤及由该段发出的分支，如颞前动脉和豆纹动脉。

外侧途径：从外侧裂的外侧开始，在外侧裂浅静脉的额叶侧切开蛛网膜，逐步向内侧分开外侧裂，在其中找到大脑中动脉的分支，循之逆向分离，直至显露出动脉瘤。这种途径的优点是外侧裂开放，对脑的牵拉少；打开外侧裂放出脑脊液更可使脑回缩。缺点是未能先显露载瘤动脉的近侧段，一旦动脉瘤破裂不易控制出血（图 14-42）。采用内侧或外侧途径要根据医生的经验和动脉瘤的位置而定。在显微技术的应用下，手术中破裂的机会减少。如瘤顶处破裂，可先用动脉瘤夹夹住破口近侧的瘤体，暂时止血后再继续分离瘤颈。

经颞上回途径：适用于动脉瘤破裂后并发颞联叶脑内血肿者（图 14-43，图 14-44）。切开颞上回脑皮质，进入血肿内，清除血肿，但要注意留下与动脉瘤粘连紧密的少量血块不必清除，以免招致破裂。这种途径的缺点也是不能先显露载瘤动脉的近侧段，且在血肿中寻找动脉瘤也有困难。优点是清除血肿有助于脑的塌陷，避免分离脑底池和外侧裂的步骤。但最终还是要进入外侧裂才能充分显露动脉瘤和瘤颈，如血肿在额叶内，也可切开额叶进入。

（3）分离动脉瘤：位于大脑中动脉主干 M_1 段上的动脉瘤，显露大都不困难。位于大脑中动脉主干分叉部的动脉瘤，需辨明与上主支和下主支的关系，此处动脉瘤体常较大，与主支粘连紧密，初看似无瘤颈，但经仔细分离，发现仍是可夹闭的，有的主支从瘤体上发出，确实分不出瘤颈，无法夹闭。只得夹闭或缝合动脉瘤暂时切断一个主支，待夹闭完成后，再将此主支重新吻合于主干或另一主支上，或将动脉瘤包裹以加固瘤壁。

分离动脉瘤时如果破裂出血，可在主干上夹一个暂时性动脉夹，但应将动脉夹夹在大的豆纹动脉发出处的远侧，以保证基底节的供血。如果不得不夹在其近侧，则阻断时间必须很短，一般不应超过 10min，否则会使基底节缺血。如夹闭主干后动脉瘤仍然出血，表明是从各主支反流来的血液，过多的反流会使邻近的脑区由于侧支循环的盗血而发生缺血，所谓"唧筒效应"（pumpeffect）。此时应将主支也暂时夹闭，然后尽快地分离出瘤颈。

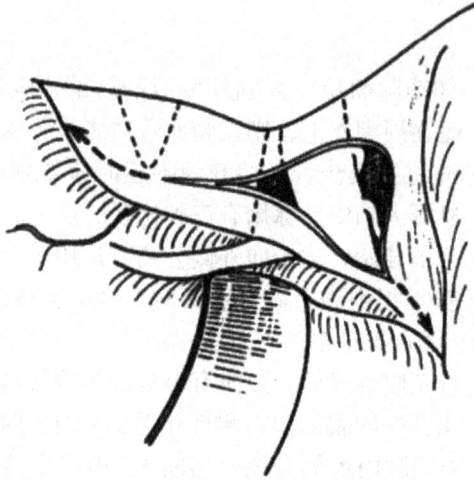

图 14 - 41

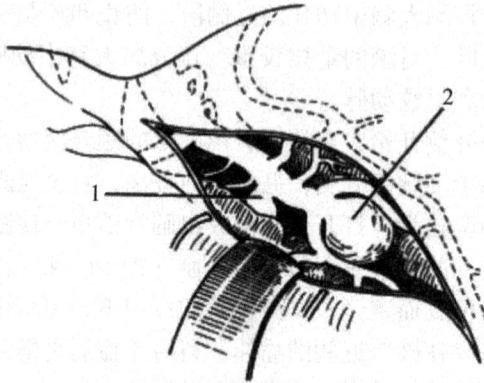

图 14 - 42

1. 大脑中动脉主干动脉瘤；2. 大脑中动脉分叉部动脉瘤

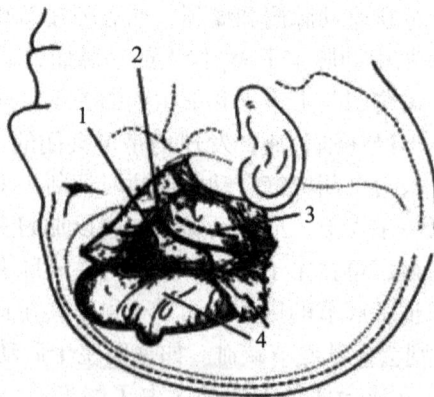

图 14 - 43

1. 额叶；2. 大脑中动脉；3. 颞上回切开；4. 硬脑膜

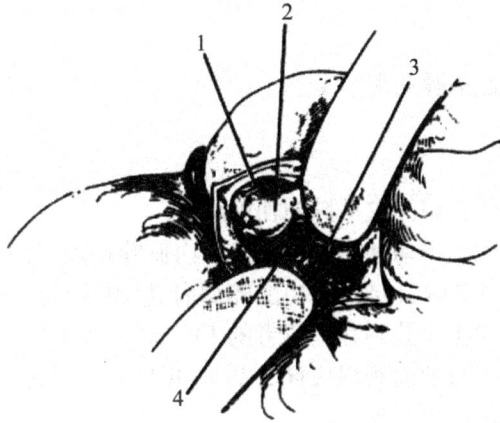

图 14－44

1. 大脑中动脉颞前支；2. 动脉瘤；3. 大脑中动脉下主支；4. 大脑中动脉上主支

（4）夹闭动脉瘤：夹闭大脑中动脉主干上的动脉瘤时，慎勿将其分支包括在瘤夹内。主干分叉部的动脉瘤的瘤颈有时较宽，宜用双极电凝使其缩窄而后夹闭（图 14－45）。如动脉瘤内有粥样变或血栓形成时，可先控制血流，切开瘤壁，清除血栓和粥样变性物质，再用电凝缩窄瘤颈即易于夹闭。

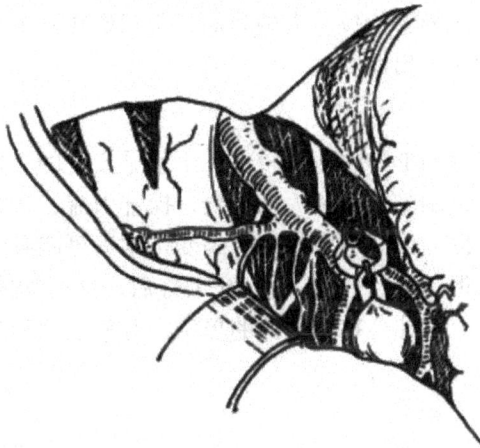

图 14－45

六、术中注意要点

（1）保护穿动脉：M_1 段发出的穿动脉变异很多。有的为管径大小相仿的细小分支，有的为一粗大分支然后再分成若干细小的分支。在处理 M_1 段动脉瘤时易损伤这些穿动脉。

（2）正确辨认大脑中动脉主支的分叉部：一般情况下，M_1 段外侧依次分出钩回动脉、颞极动脉和颞前动脉。这些动脉比大脑中动脉的主支（M_2）都细，很易辨认。有时在 M_1 段外侧发出一支粗大的颞总动脉，从这支动脉再发出颞极、颞前动脉和通常由 M_2 段发出的颞中动脉与颞后动脉。如果不注意此点就会错认主干的分叉部，而在该处找不到动脉瘤。

七、术后处理

见本章第一节"后交通动脉瘤夹闭术"。

八、主要并发症

（1）基底节缺血性梗死：因豆纹动脉损伤引起。

（2）神经功能障碍：大脑中动脉瘤破裂并发脑内血肿较多（34.1%）。手术中易伤及重要功能区的供血动脉，故手术后引起运动功能障碍者达10.9%，有脑内血肿后并发癫痫发作者达23%，总的并发症发生率达到存活患者的13.7%~36.1%。

（3）大脑中动脉瘤因无瘤颈而难以夹闭，故夹闭不完全或只能用包裹法处理者也相应较多，因而手术后的再出血率也较高。

（何　庆）

第五节　幕上动静脉畸形的手术方法

一、大脑凸面动静脉畸形的手术方法

大脑凸面动静脉畸形病变位于额、颞（侧裂区 AVM 另节述）、顶、枕。这组大脑凸面动静脉畸形的供应动脉和引流静脉均位于大脑表面，手术操作基本相同。患者通常是偶然发现或者表现为头痛、癫痫和颅内出血。

（一）手术适应证

手术切除大脑凸面动静脉畸形的致残率较低，手术是安全的。目前的手术技术对切除大脑凸面的动静脉畸形没有什么困难，包括大的病变，探部引流，多支供血的动静脉畸形均可手术切除。如病变位于功能区，小心地手术切除病变，术后可能有短暂的神经功能障碍，包括肢体运动障碍以及失语，但一般经过训练3~6个月后，这些功能都会恢复。尤其是对一些青少年患者，恢复得更快。因此，在有条件的单位，对幕上大脑凸面的脑血管畸形应考虑手术切除。

（二）术前准备

见脑动静脉畸形切除一般原则。

（三）麻醉和体位

气管内插管，全身麻醉。单纯额部开颅可采用仰卧位，冠状头皮切口，右额部骨瓣。病变位于顶部或枕部者，患者取侧卧位。如能装头架，枕部切口时，患者头可向健侧偏30°，使切口尽量靠上（图14-46）。

（四）手术过程

（1）切口和开颅：畸形血管位于额、顶、枕静脉均引流至上矢状窦，所以骨瓣应过中线2.0cm。这种开颅，可避免在中线上钻孔，防止开颅时损伤扩张的引流静脉或矢状窦。骨瓣设计应包括全部病变。

（2）剪开硬脑膜：硬脑膜瓣应向中线翻。在剪开硬脑膜时，应小心下面的供血动脉和引流静脉。因有时这些血管与硬脑膜有粘连，翻开会被撕破。为避免损伤，剪硬脑膜也应尽量在手术显微镜下进行。

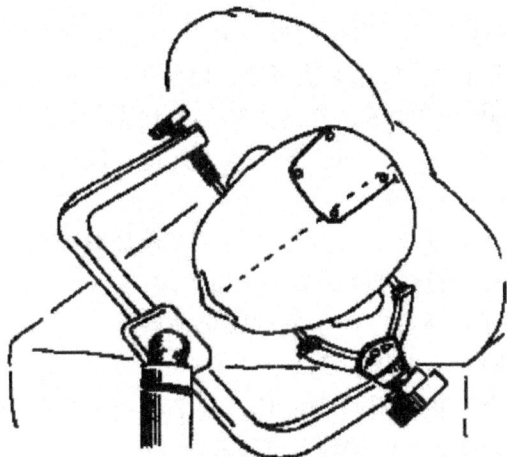

图 14 – 46　枕部动静脉畸形手术切口

（3）根据皮层畸形血管的部位，确定切除畸形血管平面。电灼畸形血管团四周并剪开蛛网膜，并用双极电烧确定切除畸形血管团的平面。

（4）分离畸形血管团：沿畸形血管周围胶质增生带分离，如并发血肿将血肿清除后，自然可暴露出畸形血管团。以自动脑压板装在正常脑组织与畸形血管团之间，向畸形血管团处小心分离。根据供血动脉的直径大小，分别予以银夹夹闭或电灼后剪断。保留引流至上矢状窦的静脉，最后以此引流静脉为基底将畸形血管团翻出。对静脉可用银夹夹闭，动脉瘤夹夹闭或丝线结扎均可。

（5）止血：畸形血管的手术止血，应以银夹和双极电凝为主。海绵压迫止血应少用。尽管是静脉出血，有时压力也是很高的，海绵压迫不可靠。

（6）引流：较大的大脑凸面动静畸形切除后，脑室多开放。如侧脑室开放，术中脑室内置引流管，术后持续引流 2 ~ 3 天。

二、大脑前动脉动静脉畸形的手术方法

大脑前动脉动静脉畸形可累及胼胝体前、中、后部分，属大脑半球深部畸形，手术有一定的困难。这类血管畸形的供血动脉来自大脑前动脉第 2 段。如畸形较大可接受双侧前动脉供血或来自中动脉分枝供血。引流静脉引向上矢状窦，深部的引流静脉引向脑室内或大脑内静脉。

（一）术前准备

大脑前动脉血管畸形属深部脑血管畸形，手术入路是很重要的。为术前确定理想的手术入路，尽量避免损伤脑组织，MRI 是必不可少的检查手段。依据 MRI 确定畸形血管团的位置，选择手术切口。另外，手术中超声波探测，对术中定位也是有效而无创伤的手段。

（二）体位

通常仰卧位，麻醉后装头架。为减少术中的牵拉，使脑回流满意，我们常采用腰椎穿刺

置入导管，术中持续脑脊液外引流。

（三）手术过程

（1）骨瓣设计一般应过中线，钻孔后取下骨片。矢状窦处覆以明胶海绵。骨窗对角"十"字剪开硬脑膜。中线处尽量抵达矢状窦处，以便于向外牵开脑组织。

（2）寻找皮层引流静脉少的位置，分离大脑与矢状窦的粘连，以脑压板牵开大脑内侧面和大脑镰，此时可能见到畸形血管团，但不急于处理，以先找到大脑前动脉的供应血管为宜。

（3）大脑前动脉位于大脑镰下方，两侧并行，可稍加分离后予以保护好。沿大脑前动脉寻找畸形血管的供应动脉，银夹或动脉瘤夹予以夹闭。

（4）如并发血肿可先予以清除，便于发现畸形血管团。没有血肿者，可沿畸形血管团四周小心分离，分离方法同大脑半球血管畸形。

（5）浅部的引流上矢状窦的静脉可先断掉，深部的引流静脉可能为透明隔静脉，最后可电灼切断，切下畸形血管团。此时侧脑室可能开放。

（6）有条件者可术中造影，以了解畸形血管切除状况。

（7）止血后，脑室开放者可放至引流管，术后持续引流 2~3d。

（四）对侧入路切除大脑前动脉血管畸形

如畸形血管团位于顶叶功能区，也可以采取对侧入路的方法切除病变。通常采用侧卧位，顶部过中线骨瓣。开颅后"十"字剪开硬脑膜，自动脑板牵开大脑，直抵大脑镰下缘。纵行剪开大脑镰，可以暴露出对侧的大脑内侧面和脑血管畸形，先找到双侧前动脉，切除方法同前。

对侧入路适用于较小的大脑前动脉血管畸形，因可直接抵达病变，故对脑的损伤少，并可保留上行的静脉。但技术装备要求较高，需有良好的手术显微镜、手术床、自动脑压板等设备。

三、侧裂区动静脉畸形的手术切除

侧裂区的动静脉畸形的供应动脉来自大脑中动脉第2、3段，引流静脉经常是进入蝶顶窦，Labbé 静脉或侧裂静脉。患者主要表现为出血和癫痫发作。如有癫痫，可行术中脑电图监护，连同癫痫病灶一并手术切除。

（一）手术入路

患者仰卧位，头偏向健侧45°，装头架将头固定。头抬高15°，使静脉回流通畅，减少术中出血。

（二）手术过程

（1）弧形剪开硬脑膜并向颞叶底面翻，将硬脑膜缝在颞肌上固定。

（2）此时可见侧裂静脉，因混合有动脉血而呈红色。

（3）打开侧裂处的蛛网膜，使侧裂池开放，吸除脑脊液。

（4）电灼蛛网膜，沿畸形血管团确定切除平面，对穿过的血管电灼剪断。

（5）分离畸形血管团。对确定进入畸形血管团的中动脉分支夹闭电灼并剪断。

（6）选择一较粗大的引流静脉，通常为蝶顶静脉或 Labbé 静脉应最后结扎。将彻底分离的畸形血管团向这一引流静脉翻出，切下畸形血管团。

（7）对术前有癫痫者，在切除畸形血管团后，用脑电图监测，对癫痫的病灶再予以切除。

（8）关颅同第二节。

（三）注意事项

（1）对术前有癫痫者，术后2h内应给予肌注或静点抗癫痫药。

（2）优势半球侧裂区动静脉畸形术后可能出现失语，切除对应小心。为确定优势半球，术前可行阿米托钠（Amytal sodium）实验。

四、大脑后动脉动静脉畸形手术切除方法

大脑后动脉动静脉畸形比较常见，占同期动静脉畸形的10.1%。这类脑血管畸形位于颞、枕部近中线处以及胼胝体后部，常累及侧脑室三角区的上、中、下壁和（或）丘脑。大脑后动脉动静脉畸形的临床特点是严重的头痛和视野的损害。为尽量避免手术后加重神经系统损害，手术入路需根据畸形的供血动脉、引流静脉与小脑幕、乙状窦的关系而选择。

大脑后动脉是基底动脉的终末延续，经脚间池外行，从桥脑上缘向外越环池和海马旁回，在海马裂中继续向后行进。于小脑幕切迹内侧到达幕上，直抵枕叶内侧面。大脑后动脉可分为4段，在其大脑后动脉的行程中分出皮层支主要供应颞叶底面、外侧面和枕叶，此段（即 P_3、P_4 段）发生的血管畸形最多达84.0%。大脑后动脉在 P_1 段发出3~7支小的中央动脉穿入灰结节、乳头体、丘脑和中脑。P_2 段主要发出脉络膜后内、外动脉分布在脉络丛、大脑脚、膝状体、丘脑枕及松果体，单纯发生于这段的血管畸形也不多。多数大脑后动脉血管畸形位于 P_2 或 P_4 段。

大脑后动脉血管畸形也常并发大脑中动脉参与供血，引流血管主要为上矢状窦或Labbé静脉，其深部引流是基底静脉。

大脑后动脉供应视放线和视觉皮层中枢（距状裂），因此大脑后动脉血管畸形术前或术后视野缺损常见，患者可表现为同向性偏盲或1/4象限盲。

大脑后动脉血管畸形破裂出血常形成脑内血肿，血肿多位于枕叶或破入侧脑室枕角。

大脑后动脉血管畸形发生率较高。畸形血管位于优势半球或近中线毗邻脑干结构，手术有一定困难。但如选择适当的手术入路，全切畸形血管并最大限度降低术后神经功能缺损是可能的。手术切除畸形血管团后，有可能使部分患者的癫痫得以控制，是比较理想的治疗方法。

（一）手术入路

（1）侧裂入路（翼点入路）：适用于 P_1 段动静脉畸形，此段动静脉畸形少见。通常并发大脑中动脉同时供应。打开侧裂蛛网膜，放除脑脊液，此时可见到中动脉和颈内动脉，小心分离畸形血管。这一部位动静脉畸形的引流血管为蝶顶静脉，或侧裂静脉，分离时注意保护。

（2）颞部入路：本组选用这种入路处理 P_2、P_3 段动静脉畸形。方法是颞部开颅，尽量靠近中颅凹底，剪开硬脑膜后，抬起颞叶底面。注意防止过分牵拉撕断 Labbé 静脉，尤其是在优势半球。为此，在麻醉后开颅前行腰椎穿刺，留置导管于蛛网膜下腔，切开硬脑膜前，经腰穿放除脑脊液。此法较静注甘露醇降低颅压迅速可靠。脑回缩满意后抬起颞叶，置自动脑板固定，在手术显微镜下，自颞下回切入，直抵血管畸形（图14-47）。尽量在前方找到供血动脉，予以结扎，再切除畸形血管团。这种入路可避免对视路的损害，尤其在优势半

球，还可防止术后失语。

（3）顶枕入路（图14－48）：用于 P_4 段位于大脑凸面内的血管畸形。头皮切口应抵中线，骨瓣钻孔后取下。切开硬脑膜，并向中线翻转。如并发血肿，开颅剪开硬膜后，于血肿距皮层最浅处切开，清除血肿并切除畸形血管团。沿畸形血管四周分离（图14－49）。大脑后动脉分支来自畸形血管团深面，如并发脉络膜动脉供应，切除畸形血管团后，脑室常会开放。一般保留引向上矢状窦的引流静脉，最后连同畸形血管团一并切除。

（4）小脑幕－大脑镰入路：位于中线或不并发血肿的 P_4 段血管畸形，可采用这一入路。患者侧卧位，患侧位于下方（图14－50）。马蹄形头皮切口，钻孔后取下骨片，"Y"字型剪开硬脑膜，基底位于矢状窦。自枕叶内侧面探查，枕叶因自身重力作用下垂，大脑镰为一天然脑板，故只要脑回缩满意，减少对脑的牵拉。同时在大脑镰与枕叶内侧面之间可留出更大空间，于距状裂上 2.0cm 处切开皮层，沿畸形血管切除病灶。因这一入路是自后方接近畸形，供应动脉在畸形血管前方，最后方能结扎。术中应注意避免损伤大脑内静脉和大脑大静脉。

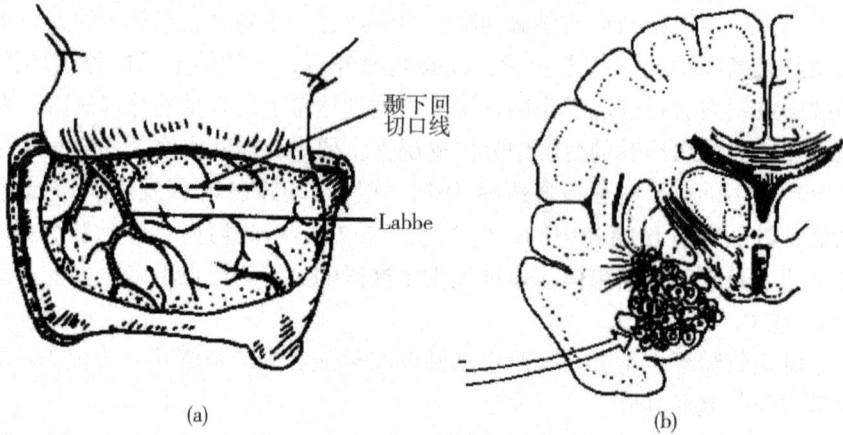

图14－47 颞下入路

（a）颞下口皮层切口位置；（b）冠状位示手术入路

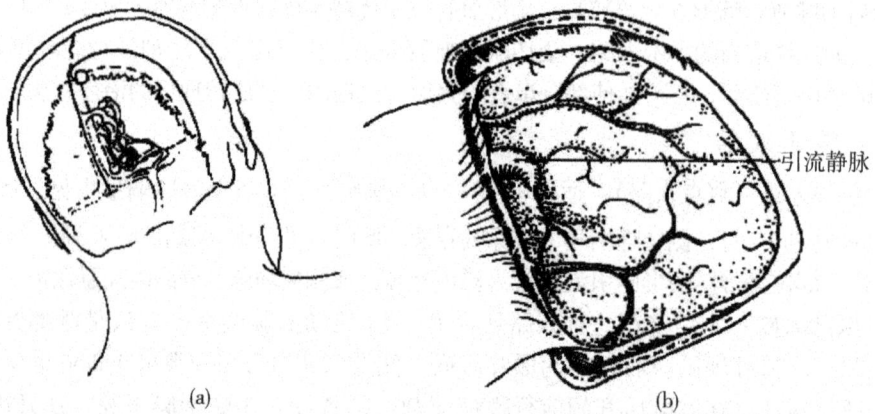

图14－48 顶枕部入路

（a）头皮切口；（b）切开硬膜后可见粗大引流静脉

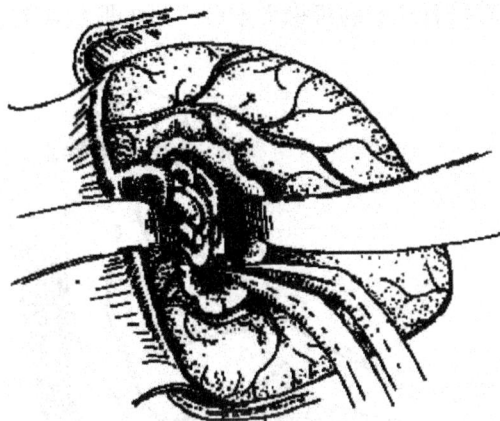

图 14 - 49　分离畸形血管团

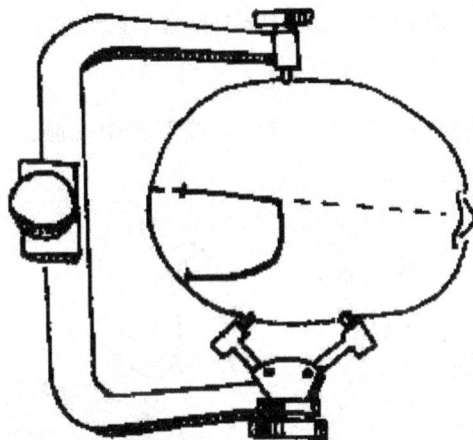

图 14 - 50　小脑幕 - 大脑镰入路

（二）注意事项

大脑后动脉血管畸形切除术后可能出现的神经功能损害是偏盲。病变位于优势半球者还会出现失语。为减少偏盲的发生，首先要注意手术入路的选择。术中更要尽量避免损伤脑组织。另外在颞部开颅时 Labbé 静脉常被损伤，牵拉颞叶脑组织时应注意。

（丁金铎）

第六节　后颅凹动静脉畸形的手术方法

后颅凹动静脉畸形可分为小脑半球、脑干和桥脑小脑角，临床较少见。通常表现为出血或颅神经功能损害。

后颅凹动静脉畸形手术难度较大。手术适应证主要是反复颅内出血以及进行性神经功能障碍。

（一）体位

依据术者习惯及手术设备条件可采用侧卧位、俯卧位或坐位。通常应装头架。坐位对减少术中出血是有益的，但需要有良好的可控手术台。另外取坐位时，应谨防术中静脉窦破裂所致的气栓（图 14 -51）。

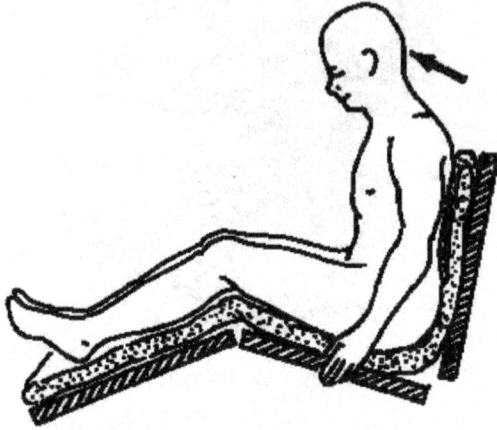

图 14 -51　后颅凹动静脉畸形手术体位

（二）切口

可采用枕下一侧或中线开颅（图 14 -52）。枕下正中开颅，骨窗上缘抵横窦，两侧宽 6cm，下方应咬开枕大孔和颈₁后弓。

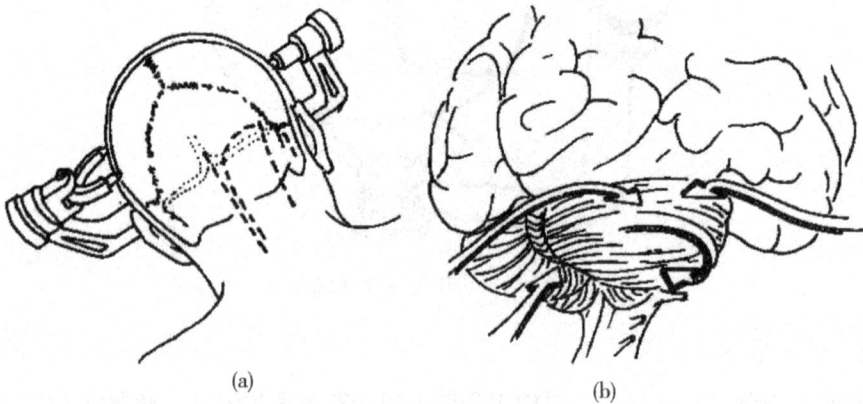

(a)　　　　　　　　　　　　　　(b)

图 14 -52　后颅凹动静脉畸形手术
（a）手术切口；（b）手术径路

（三）手术方法

（1）剪开硬脑膜，可采用"Y"形切口，或基底位于上横窦的半圆形切口。

（2）放除枕大池脑脊液，使脑回缩满意。

（3）切除小脑半球内的动静脉畸形。

沿小脑沟回方向，切开皮层 2.0cm，有并发血肿可予以清除，发现畸形血管团，供应动脉多为小脑后下动脉或小脑上动脉。后下动脉可在剪开硬脑膜后，即可发现其增粗，可紧靠畸形血管团处夹闭剪断。然后四周分离畸形血管团，将其切下。

（4）脑干动静脉畸形的切除：通常由小脑上动脉或小脑前下动脉供血。此时常需切开小脑上蚓部，见到第Ⅳ脑室表面即可见畸形血管团。如病变向一侧桥脑角生长，分离时注意与第5、7、8神经关系，对供应上述神经的动脉应小心分离，不要盲目结扎，以防止术后颅神经损害。切除畸形血管后第Ⅳ脑室顶部或侧壁可能开放。

（5）桥脑小脑角动静脉畸形的切除：采用旁正中枕下入路。剪开硬脑膜后抬起小脑半球下极，放除枕大池脑脊液，找到小脑后下动脉，如有供血在紧靠病变处结扎。辨认畸形血管团和第9~11神经组，第7、8神经和第5神经。小脑前下动脉供血的病变在结扎供应动脉前，应分辨出其发出的内听动脉并予以保护。分离畸形血管团，有时其内侧可抵达第Ⅳ室侧壁。引流静脉通常是引流至岩上静脉。最后剪断引流静脉，将畸形血管团切下。

（6）切除畸形血管团后，彻底止血，严密缝合硬脑膜，有条件者还应放回骨瓣并固定好。可避免术后枕部皮下积液（图14-53）。

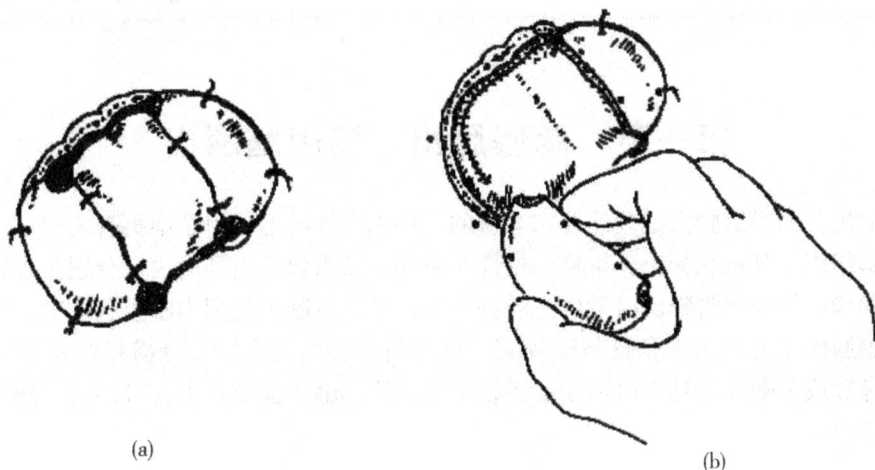

(a)　　　　　　　(b)

图14-53　术后关颅
（a）严密缝合硬膜；（b）骨瓣置回

（四）注意事项

（1）靠近脑干的后颅凹血管畸形的手术切除应注意保护脑干，靠近延髓处术中应注意患者呼吸。

（2）处理与神经紧密的血管时，应小心以防损伤神经。有条件者术中可使用神经功能监护装备。

（丁金铎）

参考文献

［1］赵继宗，周定标．神经外科学［M］．北京：人民卫生出版社，2014.

［2］周良辅．现代神经外科学［M］．上海：复旦大学出版社，2015.

［3］李新钢，王任．外科学（神经外科分册）［M］．北京：人民卫生出版社，2016.

［4］程华，李脊．图解神经外科手术配合［M］．北京：科学出版社，2015.

第十五章

脑膜、脑膜脑膨出与脑积水的手术治疗

第一节　脑膜膨出、脑膜脑膨出

脑膜膨出、脑膜脑膨出是婴幼儿和儿童的一种先天性畸形，由于中央管闭合不全形成颅裂，伴有脑组织及其被膜膨出，常见于枕部及鼻部。膨出包块由外向内，分别为皮肤、皮下组织及脑膜囊。仅为脑膜膨出时囊内充满脑脊液，若含有脑组织则为脑膜脑膨出。鼻部脑膜膨出、脑膜脑膨出可发生于鼻骨与筛骨间，鼻骨与额骨间，或经筛骨横板及蝶骨、筛骨之间，突入鼻腔或鼻咽腔，其中以鼻根部者较常见。枕部脑、脑膜膨出有时甚大，侧脑室枕角亦可同时膨出。

一、手术指征

脑膜膨出、脑膜脑膨出的手术，原则上早期进行，以减少神经损害。如囊肿不大、膨出不重可根据情况在1岁左右或年龄稍大时进行，此时可判断有无严重智力异常，同时病儿对手术耐受性亦提高。但对单纯性脑膜膨出或囊壁薄易于破溃的脑膜膨出，手术时机则不应受年龄所限，可根据情况适当提前。鼻根部脑膜膨出、脑膜脑膨出由于破溃机会少，手术可推迟到2岁后进行。

二、禁忌证

严重脑发育不全、进行性加重的脑积水、局部或颅内感染、颅骨缺损过大等，均不宜手术治疗。

（一）枕部脑膜膨出、脑膜脑膨出修补术

1. 麻醉　全麻醉。

2. 体位　俯卧位或侧俯卧位。

3. 手术步骤

（1）皮肤切口及囊颈显露：沿膨出包块根部作梭形切口，切开皮肤及皮下组织后，仔细分离显露脑膜囊，进一步分离囊颈周围组织，直达囊颈及其周围的颅骨缺损看清为止（图15-1（1））。

（2）脑膜囊切除：先在囊颈部切一小口，缓慢放出脑脊液。放出脑脊液速度勿过快，

以防脑组织迅速萎陷，导致脑表面桥静脉撕裂出血。扩大囊壁切口，探查囊内容，如系单纯性脑膜膨出，或仅含少量没有功能的脑组织，可在囊颈处切除多余囊壁及无功能的脑组织，脑膜囊残端妥善止血后，用丝线间断或连续缝合。若脑膨出较多，估计有神经功能时，则应尽可能还纳脑组织。

（3）颅骨及软组织缺损修补：颅骨缺损一般均较小，不需修补，为加强颅骨缺损区，应将邻近颅骨膜充分游离后缝合；帽状腱膜亦应充分游离，做到无张力缝合。切除多余头皮，行无张力缝合（图 15-1（2））。

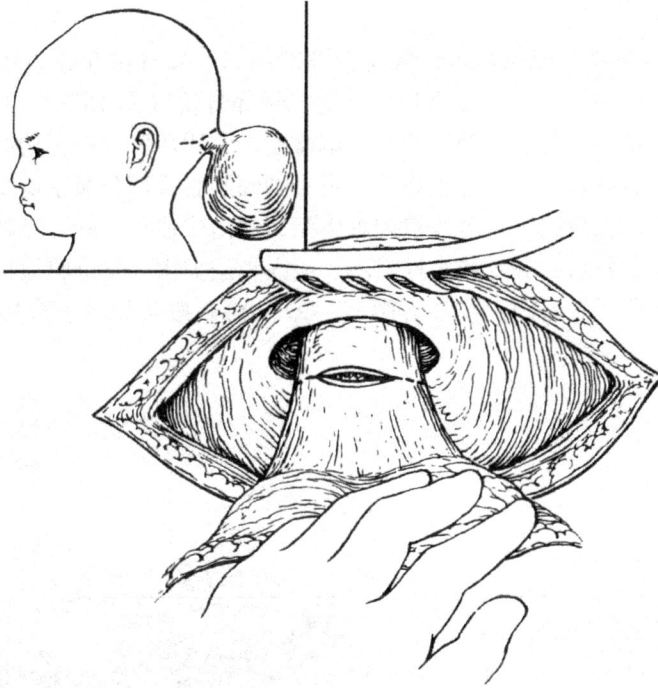

(1) 显露囊颈、探查囊内容

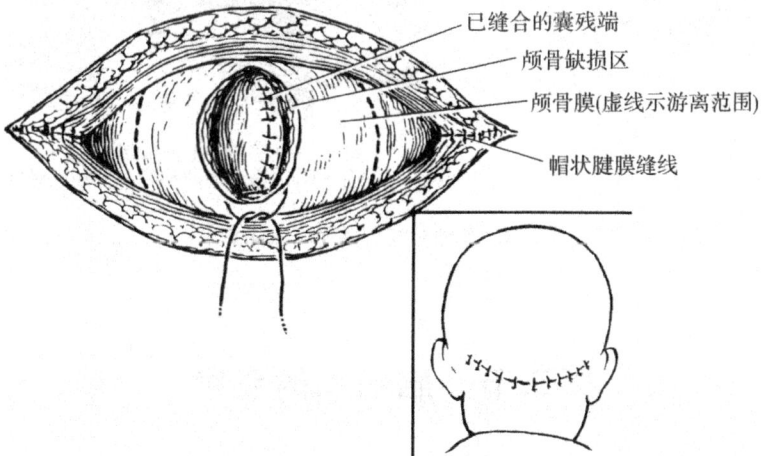

已缝合的囊残端
颅骨缺损区
颅骨膜(虚线示游离范围)
帽状腱膜缝线

(2) 缝合修补软组织缺损

图 15-1　枕部脑、脑膜膨出修补术

4. 术后处理　严防脑脊液漏及切口感染，术后采取半坐位。合并有脑积水者，术后如有进展，可通过前囟穿刺抽液，或腰穿放脑脊液，以确保切口一期愈合。

（二）鼻根部脑、脑膜膨出修补术

鼻根部脑膜脑膨出少见，其手术有颅内及颅外两种途径。颅外途径系直接切开鼻部包块，结扎脑膜囊颈，此手术虽不开颅，但如发生感染则有向颅内扩散危险，特别是不能修补颅骨缺损，手术后容易复发。颅内径路为修补鼻根部脑、脑膜膨出常用方法。手术原则是切除囊内容物、修补骨缺损和硬膜缺损。

1. 麻醉　全身麻醉。

2. 手术步骤　发际做一冠状切口，将皮瓣翻向面部、额骨钻6孔，其中2个位于矢状窦左侧，骨瓣锯开后向右侧翻转，必要时可采用双额部骨瓣（图15－2（1））。沿骨窗下缘剪开硬脑膜，矢状窦前端缝扎后剪断，剪断大脑镰前端，用压脑板轻轻抬起额叶，顺额骨内板向筛板方向探查。骨缺损多位于筛板附近，可见到硬脑膜及部分显示退变的脑组织突入骨缺损内。用鼻中隔剥离器分离突入脑膜囊内脑组织，剥出或烧灼切断，骨缺损下缘的组织电凝止血。取适当大小的额骨、颞骨或合成材料，嵌入骨缺损内，硬脑膜缺损用颅底硬脑膜游离、翻转、或另取颞肌膜、骨膜，修补（图15－2（2））。按常规方法分层关闭颅腔，骨瓣下应置引流。

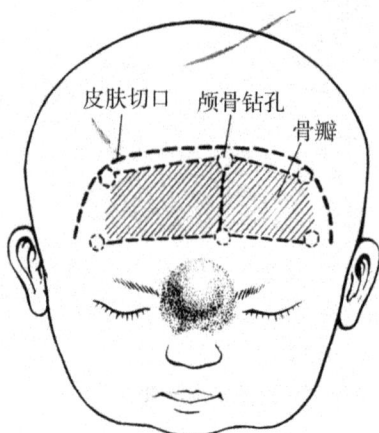

(1) 切口及骨瓣位置

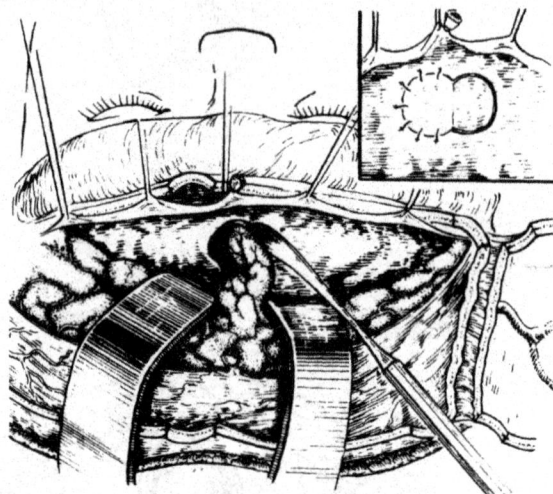

(2) 将突出骨缺损内的脑组织剥出
(右上图：邻近的硬脑膜修补硬脑膜缺损)

图 15－2　鼻根部脑、脑膜膨出修补术

（丁金铎）

第二节　脑积水的手术

用于脑积水的手术方法很多：①解除梗阻原因的手术，如中脑导水管狭窄扩张疏通术、分离第四脑室中孔粘连、切除脑室内或其邻近部位占位病变、纠正先天畸形等；②减少脑脊液分泌的手术，如脉络丛切除或电灼术；③脑脊液颅内分流术，如脑室－脑池分流术、第三脑室造瘘术等；④将脑脊液引入血液系统，如脑室－上矢状窦、脑室－颈静脉、脑室－右心房、以及脑室－胸导管分流术；⑤将脑脊液引流到其他体腔或器官内，如脑室－乳突腔、脑室或腰池－腹腔、脑室－输尿管、脑室－膀胱等。上述方法各有利弊，目前以侧脑室－枕大池分流、脑室－心房分流及脑室－腹腔分流比较常用。

一、侧脑室－枕大池分流术

该手术系由 Torkildsen 所创，故又称 Torkildsen 手术。该手术系将脑脊液由脑室引流到蛛网膜下腔，符合脑脊液的循环生理，既往的经验提示疗效也较肯定，唯手术创伤较大。

（一）手术指征

室间孔、中脑导水管、或第四脑室中孔先天性闭锁，中脑导水管粘连，第三脑室内或松果体区不能切除的肿瘤等。颅后窝畸形或广泛软膜蛛网膜粘连者禁用。

（二）麻醉

全身麻醉。

（三）体位

坐位、俯卧或侧卧位。

（四）手术步骤

1. 枕部钻孔及显露颅后窝 枕部切口同枕角穿刺。颅后窝中线切口，上起枕外粗隆下方，下至第三颈椎棘突水平。严格循中线切开皮肤及皮下组织，在左右项肌之间分入，直达枕骨。将肌肉自枕骨推离，用颅后窝开器牵开切口，钻孔后将枕骨咬成直径4cm骨窗，如怀疑小脑扁桃体疝存在，可将枕大孔后缘及寰椎后弓一并咬除（图15－3－1）。严密止血，清除所有碎骨屑，用等渗盐水反复清洁切口，硬脑膜暂不切开。

2. 枕角穿刺及引流管导入颅后窝 切开枕部钻孔处硬脑膜，电灼皮层后，用脑针穿刺侧脑室枕角，见有清亮脑脊液流出后，将脑针退出直到不流脑脊液为止，此时脑针深度即为皮层表面到脑室的深度，记下此数值。拔出脑针，用内径2mm硅橡胶管换置于脑室中，管的脑室端应加做1~2个侧孔，管端深度以接近室间孔最好，过浅脑室缩小时管端及侧孔易被脑组织阻塞。引流管外端暂用骨蜡封闭，以免脑脊液过多流失。自枕部切口到颅后窝切口之间帽状腱膜下，用导引管穿一皮下隧道，引流管由此隧道引流入颅后窝（图15－3－2）。在引流管由皮下隧道引入颅后窝前，枕部钻孔下缘咬成槽状，使管子容于槽内，以免在钻孔缘折成角度。引导管子时妥善固定，防止从脑室退出，管子引导到颅后窝切口后，管的脑室端固定在枕部切口骨膜上，分层缝合枕部切口。

3. 显露枕大池及放置引流管 将小脑表面硬脑膜做一斜行切口，其下端达枕大池，注意勿损伤枕窦，暂不切开蛛网膜。待枕大池显露后，将蛛网膜刺一小孔，经此孔将引流管导入枕大池内约1cm，管子下端固定于硬脑膜上，以防游离的管端损伤重要结构，然后缝合硬脑膜切口（图15－3－3）。如引流管周围有脑脊液流出，可取一块枕肌缝扎于管周，漏液多可停止。在颅后窝骨窗上缘处，将引流管再固定一针。清洗伤口，确无渗血后，按常规方法缝合伤口。

切口

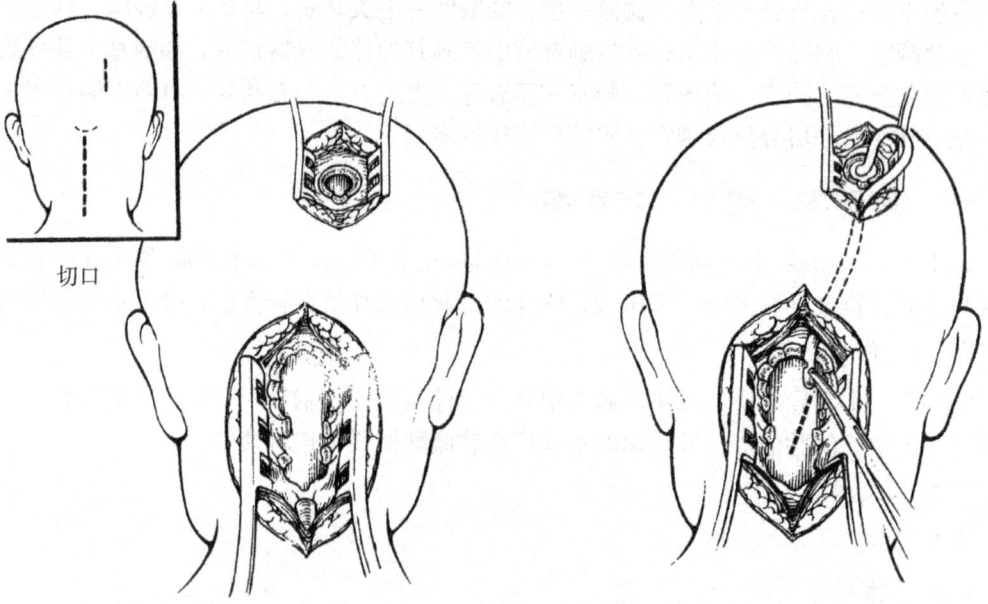

(1) 枕部钻孔及显露颅后窝

(2) 引流管已放入枕角，经皮下将管导入颅后窝(虚线示硬脑膜切口)

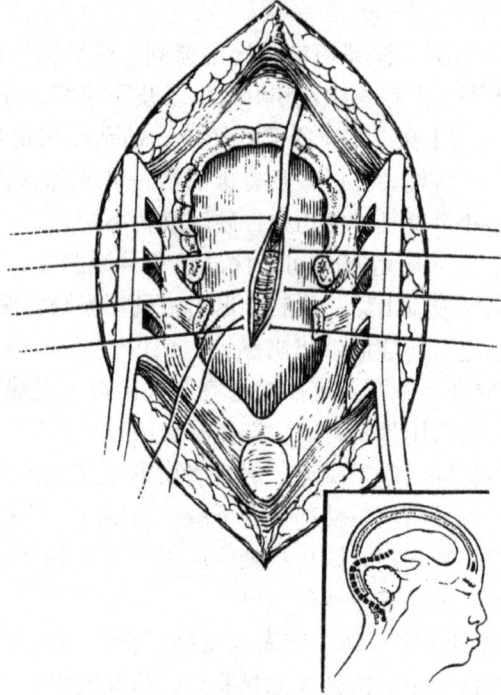

(3) 引流管下端放入枕大池内、管端固定硬于脑膜上

图 15 - 3　侧脑室枕大池分流术

（五）注意事项

（1）引流管下端必须放入枕大池内，切勿置于硬脑膜与蛛网膜之间，以免造成硬脑膜下积液。

（2）引流管以硅橡胶管为好，放入枕大池内的长度要适当，以 1cm 为宜，太长可能影响神经功能，太短可能脱出蛛网膜下腔。管端剪侧孔 1~2 个。

（3）一般只做右侧脑室－枕大池分流，如病变接近室间孔，有迅速阻塞可能时，或室间孔先天性闭锁，则行双侧分流。

（4）术后头几天，每天腰穿放脑脊液，有利颅压下降。

二、脑室－心房分流术

（一）手术指征

适用于各种梗阻性和交通性脑积水。但自脑室－腹腔分流术应用于临床后，脑室心房分流术已很少应用。

（二）禁忌证

（1）脑内或心血管系统，或引流管经过的皮肤有急性炎症者。

（2）侧脑室内恶性肿瘤所致的脑积水。

（3）心力衰竭及其他心脏病患者。

（三）术前准备

应选用质量可靠、组织适应好、高强度、硬度合适的材料的分流装置。该装置具有抗虹吸作用和单向阀门功能，由脑室管、阀门系统及心房管或腹腔管三部分组成，分流装置植入前，应测试液体单向通过性是否正常。

（四）手术步骤

病人仰卧，头向左偏，肩下垫枕。在右颞区作一弧形皮瓣，在皮瓣中央（相当于外耳道后上方 4~5cm）处钻孔，其大小与控制阀相适应，钻孔底部留部分内板，以防控制阀陷入颅内。脑室穿刺成功后，拔出脑针置入脑室管，管端应接近室间孔。将脑室管与控制阀妥善接合，控制阀边缘固定在四周的骨膜上。以右下颌角为中心，在胸锁乳突肌前缘，做一 5cm 长切口，仔细分离各层，找到面总静脉及颈静脉，结扎并切断面总静脉，将心房管由面总静脉近端插入颈静脉，直达右心房。心房管端的位置，应平第 5~7 胸椎水平。如管端含有显影材料，在 X 线电视屏下，甚易确定管端位置；否则，可取 60% 泛影葡胺 5~7ml，注入管内摄片观察管端位置。心房管放妥后，在面深静脉处扎紧，剪短到适当长度与帽盒衔接牢靠，并以丝线固定。分别将各切口分层缝合（图 15－4）。

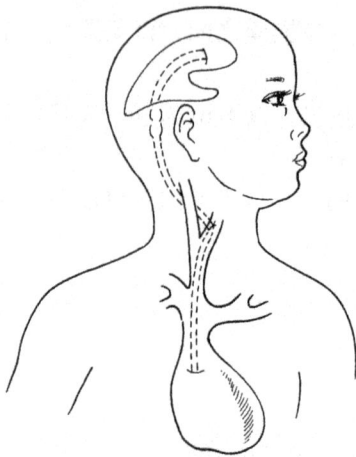

示意图

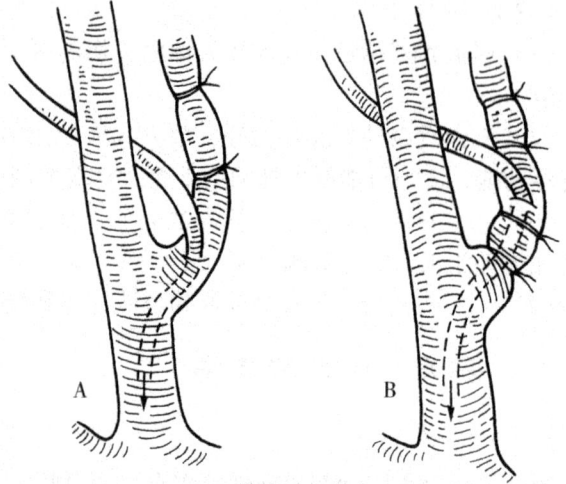

导管置入方法

A.结扎面总静脉远端，置入导管；B.导管达预定位置，结扎面总静脉近端

图15-4 脑室-心房分流术

三、脑室-腹腔分流术

(一) 手术指征

适用于各种梗阻性和交通性脑积水。因其并发症较少，有颅内轻度感染者仍可采用，故目前应用较多。

(二) 禁忌证

颅内严重活动性感染、引流管经过的皮肤、或腹部感染和腹腔内有广泛粘连者。

(三) 手术步骤

脑室管、控制阀的放置方法与脑室-心房引流相同。腹腔管的放置方法如下：先由头部控制阀切口开始，用通条沿耳后至右颈皮下至腹部剑突下打一皮下隧道。将腹腔管剪至适当长度，使腹腔内的长度为 20 ~ 30cm，上端与帽盒连接牢固，并证实脑脊液引流通畅后，将其引导到上腹部。再取上腹部正中或正中旁切口，长 5 ~ 6cm。切开腹膜进入腹腔后，找到肝圆韧带，显露肝脏，将腹腔管端放置在肝膈面上或腹腔内，并妥善地固定在肝圆韧带上。然后分层缝合腹部切口及其他各个切口（图 15 - 5）。

如无上述分流装置，也可用一根适当长度、内径 2mm 的硅橡胶管代替，脑室端与腹腔端各剪 2 ~ 3 个侧孔。行枕部或额部钻孔，做枕角或额角穿刺，放好引流管的脑室端，由枕部或额部切口经耳后、右颈、右胸壁的皮下隧道，将引流管引导到上腹部。然后再按上法做腹部切口，将引流管剪到适当长度，管端亦放在肝膈面上，并妥善固定，缝合各个切口。为防硅管滑出脑室，可在头皮下切口内盘一圈固定在骨膜上。普通硅橡胶管因下端无阀门控制，故手术后早期脑脊液分流量大，术后病人应卧床，逐渐抬高头部直到坐起，无异常感觉时，才开始下床活动。

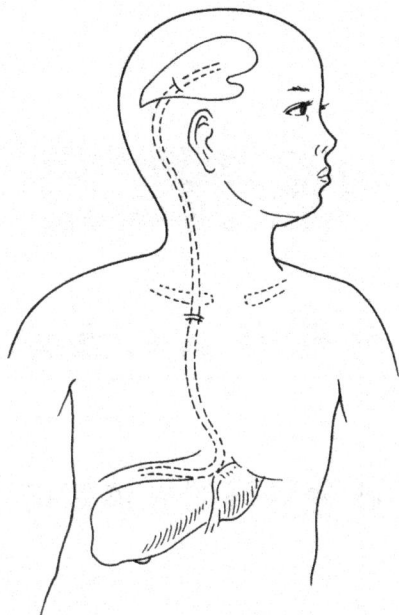

图 15 – 5　脑室 – 腹腔分流术

（任二朋）

参考文献

［1］程华，李脊. 图解神经外科手术配合［M］. 北京：科学出版社，2015.

［2］赵德伟，陈德松. 周围神经外科手术图解［M］. 辽宁：辽宁科学技术出版社，2015.

［3］赵继宗. 神经外科［M］. 北京：中国医科技出版社，2014.

［4］段国升，朱诚. 神经外科手术学［M］. 北京：人民军医出版社，2011.

第十六章

帕金森病和精神病的立体定向手术

第一节　帕金森病的立体定向手术治疗

一、适应证

（1）确诊为原发性帕金森病。

（2）发病早期服用抗帕金森病类药物尤其左旋多巴类药物效果显著，经正规药物治疗一段时间后虽药量增大，而疗效明显下降。

（3）由于多巴胺类药物副作用导致无法坚持内科治疗。

二、禁忌证

（1）发性帕金森病。

（2）具有严重的心、肺疾病。

（3）患者具有明显的精神、智能障碍或自主神经功能紊乱。

三、麻醉与体位

一般采用局部麻醉，仰卧位。

四、靶点坐标和选择

帕金森病的立体定向手术的靶点主要有：丘脑腹外侧核、苍白球内侧部、丘脑底核（表 16-1）。

表 16-1　帕金森病主要手术靶点解剖坐标（mm）

手术靶点	坐标		
	X	r	Z
丘脑腹外侧核	11~13	-3~-6	0
苍白球内侧部	18~22	2~4	-4~-6
丘脑底核	12~14	-2~-3	-2~-4

立体定向射频毁损术选择丘脑腹外侧核、苍白球内侧部作为手术靶点，其中，若患者以

肢体静止性震颤为主要症状，手术靶点选择丘脑腹外侧核；若患者以肌张力增高和运动迟缓为主要症状则选择苍白球内侧部。而立体定向脑深部电刺激术（deep brain stimulation，DBS）的手术靶点为丘脑底核和苍白球内侧部。

五、手术步骤

立体定向手术所使用的定向仪有多种，这里以 CRW 通用型定向仪为例介绍如下。

1. 安装头架和定位扫描　局麻下，用头钉在患者头部固定定向仪的底座，使底座与改良听眦线（外耳孔上方 2cm、外眦上方 3.5cm 的连线）保持平行，然后行 CT 或 MRI 定位扫描。根据连合间径中点的坐标，换算出手术靶点的相应坐标。

2. 微电极记录定位　在眉间中点上方 10～13cm、中线旁 3cm 平行中线行头皮直切口，在切口中央颅骨钻孔，十字切开硬脑膜，脑皮质表面无血管区电凝一点；依所确定的手术靶点坐标植入微电极，依据神经核团与周围结构的放电频率和电阻值的不同确定手术靶点的边界。

3. 射频电极毁损靶点　依据靶点的坐标值和微电极的定位结果植入射频电极，分别进行高频和低频电刺激排除对内囊和视束的损害，同时通过观察电刺激对症状的缓解程度可以确定手术毁损的有效位点，具有重要的参考价值；在有效位点进行射频温控毁损，毁损的温度和时间长度的选择视射频毁损仪的性能而定。

4. DBS 电极和脉冲发生器的植入　前面的手术步骤同 1、2。依据靶点的坐标值和微电极的定位结果植入刺激电极，用临时脉冲发生器刺激，观察不同刺激位点的刺激效果，调整刺激电极的位置，在患者震颤、僵硬等症状消失或明显缓解，证明刺激效果满意后固定刺激电极；全麻下将脉冲发生器植入胸部皮下，通过皮下导线与脑内电极连接。术后开启植入性脉冲发生器，选择刺激触点、单极或双极刺激、刺激频率、脉宽等参数，以达最佳治疗效果。

六、手术注意事项

（1）头架的安装尽量不要出现旋转。

（2）毁损靶点的坐标要反复核对。

（3）术中电刺激对症状缓解结果有重要参考价值，有助于确定有效的毁损靶点。

（4）避免内囊、视束的损伤。

（刘少录）

第二节　精神病的立体定向手术治疗

一、适应证

（1）依照中国精神障碍分类与诊断标准第三版（CCMD－3）诊断为严重的情感障碍、抑郁症、强迫症和其他精神疾患。

（2）经长期系统药物或其他治疗无效。

（3）伴有暴力冲动、自伤、伤人等危害行为。

（4）有责任能力的患者或监护人同意手术治疗。

二、禁忌证

（1）有明显的智力障碍或脑退行性改变的患者（除外以控制冲动、攻击行为为目的）。
（2）合并有全身严重疾病。
（3）年龄超过55岁。
（4）有责任能力的患者或监护人不同意手术治疗。

三、靶点坐标和选择

治疗精神疾病常用的手术靶点有：内囊前肢、扣带回前部、杏仁核等。内囊前肢的毁损靶点坐标为：中线旁 15～17mm、连合间径中点前方 25mm、Z 值为 0，MIR 扫描下可以直接对内囊前肢进行定位；扣带回前部的毁损靶点为：侧脑室前角后 20～25mm，中线旁 7mm，脑室顶部上方 1mm；杏仁核的毁损靶点坐标为：前后连合线下方 13.5mm，前后连合线中点的前方 8mm，中线旁 21mm。

精神疾病的手术靶点一般选择双侧毁损。情感障碍、抑郁症、强迫症选择内囊前肢或扣带回前部作为毁损靶点；精神分裂症伴有攻击行为多选择扣带回前部 + 杏仁核。

四、手术方法

手术方法和手术注意事项同帕金森病的立体定向手术治疗。

（刘少录）

参考文献

［1］程华，李脊.图解神经外科手术配合［M］.北京：科学出版社，2015.
［2］赵德伟，陈德松.周围神经外科手术图解［M］.辽宁：辽宁科学技术出版社，2015.
［3］段国升，朱诚.神经外科手术学［M］.北京：人民军医出版社，2011.
［4］景慎东.实用临床神经外科诊疗学［M］.西安：西安交通大学出版社，2014.

第十七章

神经外科常见疾病的护理

第一节 颅脑损伤患者的伤情观察

颅脑损伤患者伤情观察（observation of head injured patient condition）是护理工作中的一个首要问题，它包括意识的观察、生命体征的观察和神经系病征的观察等，现分述如下。

一、意识的观察

意识是中枢神经系统对内，外环境中各种刺激所产生的有意义的应答能力。意识的观察（observations consclousness）是颅脑损伤伤员最重要的观察项目之一。能对熟悉的人物，时间和空间能否正确定向作为意识清醒的标准。常在一定意义上反映出损伤的情况。

对于每一例伤员的意识观察，所需要解答的问题有三：①意识障碍的有无（The impairedconsclousness：present or absent）；②意识障碍的程度：级别或计分（The impaired consciousness：levels or scores）；③意识障碍变化的趋势是稳定、好转或恶化（The impaired consciousness：steady，improved or deteriorated）。

目前临床对意识障碍的分级方法不一。传统方法分为清醒、嗜睡、浅昏迷、昏迷和深昏迷五级（表17-1）。

表17-1 意识障碍的分级

意识状态	语言刺激反应	痛刺激反应	生理反应	大小便能否自理	配合检查
清醒	灵	灵敏	正常	能	能
嗜睡	迟钝	不灵敏	正常	有时不能	尚能
浅昏迷	无	迟钝	正常	不能	能
昏迷	无	无防御	减弱	不能	能
深昏迷	无	无	无	不能	不能

Glasgow昏迷评分法：评定睁眼、语言及运动反应，三者得分相加表示意识障碍程度，最高15分，表示意识清醒，8分以下为昏迷，最低3分，分数越低表明意识障碍越严重（表17-2）。

表 17 - 2　格拉斯哥昏迷评分法

睁眼反应	计分	言语反应	计分	运动反应	计分
自动睁眼	4	回答正确	5	遵医嘱活动	6
呼唤睁眼	3	回答错误	4	刺痛定位	5
刺痛睁眼	2	语无伦次	3	躲避刺痛	4
不能睁眼	1	只能发声	2	刺痛肢曲	3
		不能发声	1	刺痛肢伸	2
				不能活动	1

表 17 - 3　意识障碍程度

意识障碍程度	GSC 评分	患者表现
清醒	13～15 分	定向功能好
嗜睡	9～12 分	唤醒后很快入睡，定向功能障碍
浅昏迷	7～8 分	患者表现意识丧失，对高声无反应，对第二信号系统完全失去反应
		对强烈的痛刺激或有简单反应，如压眶上缘可出现表情痛苦及躲避反应
		角膜反射、咳嗽反射及吞咽反射及腱反射尚存在，生命体征一般尚平稳
昏迷	4～6 分	较浅昏迷重，患者表现对疼痛刺激无反应
		四肢完全处于瘫痪状态
		角膜反射、瞳孔对光反射、咳嗽反射、吞咽反射等尚存在，但明显减弱
		腱反射亢进，病理反射阳性
		呼吸循环功能一般尚可
深昏迷	3 分	所有深浅反射消失
		患者眼球固定、瞳孔散大，角膜反射、瞳孔对光反射、咳嗽反射、吞咽反射等消失，四肢瘫痪，腱反射消失
		生命体征不稳定，患者处于濒死状态

　　意识障碍是指机体对环境和自身的知觉发生障碍或人们赖以感知环境的精神活动发生了障碍。判定意识有无障碍，主要依据伤员对语言刺激的反应，若伤员对询问能迅速理解，并回答正确，即可确定伤员处于清醒状态，而无意识障碍，无需再作其他有关意识的测定。

　　若初步判断伤员已处于非清醒状态，即出现不同程度的意识障碍，则应进一步施加不同种类和不同强度的刺激，观察其反应。就刺激性质而言，可分为语言刺激和物理刺激；就刺激强弱而言，可分为弱刺激（为提问、命令或触动等）和强刺激（如大声呼唤、摇动或痛刺激等），根据所引出的不同反应，以便确定其意识障碍的程度。若使用传统的意识分级，可分别判定为嗜睡、意识模糊、浅昏迷、昏迷或深昏迷等级别；若使用现今各种昏迷分级，多维者可根据其总计分，单维者则根据其计分的多少，以判定其意识障碍的水平。并以此作为以后定时、反复测定其意识状态，进行对比的基础或标准。

　　然而，观察与判断意识变化的趋势，更为重要。一般说来，意识障碍程度的减轻，常表示伤情有所好转；而意识障碍程度的加重，则常暗示伤情趋向恶化要对意识障碍变化的趋势，做出正确的判断，必须要有认真负责的工作态度，同时又要具备一定的识别能力，在定时观察、反复对比、认真分析和及时反映情况的基础上，作出意识变化趋势的临床判断。

如伤员原有一定程度的意识障碍，应以相同种类和相同强度的刺激，定时和反复测定其意识障碍水平，伤员的反应速度和反应程度保持相对的一致性，说明其意识障碍水平处于相对的稳定状态，暗示伤情既无好转亦无恶化。

如在意识观察的过程中，出现下列一些征象，往往表示其意识障碍有所减轻，可能是伤情趋向好转。

（1）伤员原处于深昏迷状态，在观察的过程中，发现原处于抑制状态的生理性反射（如咳嗽、瞬目、吞咽反射）逐渐趋于灵敏或活跃。

（2）伤员原处于昏迷状态、反应极为迟钝，而后逐渐出现躁动、精神症状，或出现某些有目的、有意义的动作（如揉眼、提裤等）。

（3）伤员原处于浅昏迷状态，在观察过程中，出现对语言刺激的反应，如能遵嘱闭眼、张口、伸舌、握拳、举手，或呼唤其名，即出现凝视现象（但需除外音响的物理刺激因素）等，甚至伤员偶尔说出一两句有意义的话。

（4）伤员在意识的观察中，发现多维结构昏迷分级的总计分由少转多或单维结构昏迷分级的计分由多转少，说明其反应渐趋活跃。

但若在意识观察的过程中，出现下列一些征象，则往往表示其意识障碍有所加重，可能是伤情趋向恶化，这些情况必须引起充分注意，警惕颅内有新的危象发生：

（1）伤员原来神志清楚，而后逐渐转入嗜睡状态，或不主动求食思饮。

（2）伤员原有嗜睡现象，尚较易唤醒，在观察过程中，逐渐不易呼应，或需在另加其他物理刺激情况下，才能唤醒。

（3）伤员经过一度严重躁动不安后，突然转入安静昏睡状态。

（4）在伤员原来意识清醒的基础上，那怕是出现一次小便失禁现象（如尿床或湿裤）。

（5）伤员在按时接受药物注射的过程中，对疼痛刺的反应渐趋迟钝等，

（6）伤员在意识的观察中，发现多维结构昏迷分级的总计分由多转少或单维结构昏迷分级的计分曲少转多，说明其反应渐趋迟钝。

二、生命体征的观察

生命体征（即呼吸、脉搏、血压和体温的观察（Observations on vital signs）虽是一项普通而平凡的工作，但对颅脑损伤伤员观察说来，其意义却十分重大。

（一）呼吸的观察

1. 呼吸频率

（1）呼吸频率加快（大于 30 次/分）：多见于缺氧或低氧血症，脑脊液酸中毒，高热，中枢神经源性呼吸加快。

（2）呼吸频率减慢（小于 10 次/分）：多见于酸中毒，Cushing 反应。

2. 脑的不同水平损伤可引起不同的呼吸紊乱形式（表 17 - 4）

表 17 - 4　呼吸紊乱与相应的脑损伤

呼吸紊乱形式	脑损伤
潮式呼吸	多见于重症脑缺氧，双侧大脑半球病变，间脑病变
叹气样呼吸	多见于脑桥上部被盖部损害
点头样呼吸	多见于濒死状态
间停呼吸	多见于脑炎、颅内压增高、剧烈疼痛时
叹气样呼吸	多见于癔症、焦虑症

（二）脉搏的观察

1. 心率、心律、心电波形监护

（1）中枢性心率改变：多见于脑干损伤、脑室出血或脑疝晚期。

（2）非中枢性心率改变：多见于失血、脱水过度、大量出汗、补液不够，缺氧等多种原因所致的心功能衰竭以及感染所致的体温升高（一般体温每升高 1℃，脉搏增加 15 ～ 20 次/分）。

2. 中心静脉压监测　中心静脉压能判定患者心功能和血容量状态，其正常值为 5 ～ 12mmH$_2$O。在治疗脑水肿、颅内高压患者时，可借助中心静脉压指标的监测，来判定、选择、调整静脉输液量和速度。

（三）血压的监测

1. 血压过高　多见于原发性高血压、颅内高压导致的高血压以及脑血管疾病的患者因血管痉挛所致的血压升高。

2. 血压过低　多见于容量不足、脱水过度，感染或过敏性休克所致的有效循环血量不足以及心血管调节中枢受损导致的血压下降。

（四）体温的监测

1. 体温升高　多见于感染，脑室或蛛网膜下腔出血，中枢性高热。

（1）中枢性体温升高：多见于脑干损伤、手术所致体温内调节中枢受损，常同时伴有意识障碍、尿崩及上消化道出血等症状。此时主要是以物理降温为主。

（2）周围性体温升高：多见于感染引起的炎症，可采取药物或物理降温。

2. 体温降低　多见于全麻后早期、下丘脑损伤或濒临死亡的患者，可采取保暖措施。

凡伤后初期或术后早期的颅脑损伤伤员，除应尽早测定各项生命体征的基本数值外，均须进行一段时间的定时地、反复地观察和记录，掌握其变化规律，以助临床的判断。对于生命体征的测定和观察，需要注意的事项如下：①测定的时间，应按伤情而定，凡对伤情了解尚不够充分，或生命体征尚未稳定之前，间隔时间宜短，一般伤后或术后二十四至七十二小时内，每半小时至一小时重复测定；②测定的次序，应从呼吸计数开始，继之测脉搏，然后测血压，目的在于避免因刺激而躁动，影响测定结果的准确性；③除测定各项数值外，还应了解各项指标的动态，如：对呼吸，应特别注意其有无节律的变化以及深浅度如何，凡表现叹息样、间歇性或周期性的呼吸，均为不良征兆；对脉搏，应感觉其搏动是否洪大有力或细弱不整；对血压，应注意其脉压是增宽或缩小等；④测定的重点，就严重性来说，首推呼吸。颅脑损伤伤员凡出现呼吸紊乱者，均须提高警惕，多系危重的信号。尚须注意勿将严重脑伤出现的顽固性呃逆（尤以施行气管切开术后）的现象，误认为呼吸暂停。血压与脉搏相比，急性颅内血肿其血压升高特别突出；而亚急性或慢性血肿者，则其脉搏缓慢较为显著。此外要排除酒精中毒、药物中毒等引起的昏迷。

在观察的过程中，凡发现伤员生命体征越出正常范围、出现紊乱或变化时，对于所出现的变化，应及时作出以下三方面的临床估价和推断：

1. 变化是孤立性的或是综合性的（The change of vital signs：solitar or combinative） 孤立性的生命体征变化，指的是生命体征中，某一单项发生改变，而不伴有其他各项指标的相应变化；综合性的生命体征变化，则是其中几项指标或多数指标联同发生改变；一般说来，综合性的变化或紊乱，较之孤立性的变化或紊乱；其临床意义更为重要；因为孤立性生命体征变化，往往并不是决定伤员治疗或预后的关键因素，如：①伤员若只表现孤立的血压增高，甚至其数值远远超过正常水平，但其他生命体征各项指标均无明显变化，可能是伤前原有高血压症；②如伤后出现孤立的呼吸急促，甚至出现发绀，则可能由于胸部损伤或气道梗阻所引起；③若颅脑损伤伤员显示单独的缓脉，而不伴其他指标的相应变化，脉搏缓慢虽持续较久，而不呈进行性恶化者，可能因原发脑伤（脑挫裂伤）所致等。生命体征的综合性变化则不然，尤以血压脉搏和呼吸同时发生变化，且变化呈进行发展者，如血压升高而脉搏呼吸变慢，常是进行性颅内高压或出现脑疝的一种代偿性生命体征的特征性变化，是一种危急的征兆，必须及时识别，并加以处理。然而，这决不意味着可忽视孤立性生命体征的变化，因为某一单项生命体征的孤立性变化，可能是生命体征综合性变化的前奏，如某些伤员表现的孤立的呼吸紊乱，却是发生中枢性衰竭的一种先兆。

2. 变化直接与脑伤有关或无关（The change of vital signs：relative or irrelative to brain in－jur） 颅脑损伤伤员发生生命体征变化或紊乱，原因可能是多方面的，有些直接为脑伤所致；有些则与脑伤无关或关系甚小。因此，在观察的过程中，应对伤员出现的生命体征变化，加以分析和推断。下列情况有助于鉴别：①伤后短时即出现高热，多系视丘下部或脑干内体温调节中枢紊乱，引起的中枢高热，直接为脑伤所致；而伤后数日逐渐出现的体温增高，多系感染性合并症所致的继发性高热，与脑伤无直接关系。如前所述，综合性生命体征变化，尤以伴发意识及神经系病症进行性改变者，多与脑伤密切相关；而孤立性生命体征变化，或生命体征虽有紊乱，但意识及神经系病征无相应改变者，则与脑外伤关系较小。②生命体征变化显示休克征象（如血压偏低、脉搏快弱等）时，若系开放性颅脑伤，伴有明显外由血者，多与颅脑损伤直接有关；若颅脑损伤为闭合性，无显著失血情况者，则多因身体其他合并伤（如胸腹腔内出血）所致，与颅脑损伤的关系可能不大。③进行性颅内高压代偿期的生命体征特征性变化（即血压升高，脉搏、呼吸变慢），不仅肯定与脑伤有关，而且多系颅内有继发性占位病变；而周围循环衰竭所表现的生命体征紊乱（如血压骤降、脉搏快弱、呼吸浅而不规则），若临床表现无原发性脑干损伤或继发性脑干损害的其他征象者，多与脑伤无关。④临终时的表现，若系呼吸先停，而脉搏（或心跳）尚存一段时间者，多系脑外伤所致的中枢性衰竭；而呼吸和心跳同时停止，则应多考虑有无脑外伤以外的其他因素所致的衰竭（非中枢性衰竭），而脑伤多不是直接致死原因。

3. 变化属于正常反应或异常现象（The change of vital signs：normal or abnormal） 生命体征变化或紊乱，并非均属临床异常现象，有时是颅脑损伤伤后或颅脑手术后的一般正常反应，并无特殊的临床意义。如：①伤后初期或术后早期（3天以内），常因组织创伤反应或血性脑脊液刺激，而出现中等度发烧，一般属于正常反应；而伤后或术后体温已下降正常后，再度升高，或持续未降反而更形增高者，则应考虑为异常现象，多系创口、颅内或肺部感染合并症所致。②伤后短时表现生命体征紊乱，多为轻度原发性脑伤引起的神经源性休克，是脑伤后的一般暂时性反应，多无特殊重要性；但若伤后初期脑伤反应所致生命体征变化恢复正常后，再度出现明显生命体征紊乱，或伤后持续生命体征紊乱，且伴昏迷加深者，多属异常现象，必须予以充分的重视。

三、神经系病征的观察

神经系统阳性病征的观察是颅脑损伤伤员需要观察的另一个重要方面，在定期了解意识状态和测定生命体征的同时，应注意观察神经系病征的出现及其变化；有时在检查伤员的神经系统病症的过程中，反过来却有助于对其意识状态的估价。例如对肢体施以疼痛刺激，根据伤员的反应情况，一方面可以判断其肢体的肌力情况，另一方面尚可估计其意识障碍的程度。又如在翻开眼睑观察其瞳孔及眼外肌活动情况时，根据这一刺激引起伤员的某种动作，有时可借以了解伤员的意识状态。

在观察过程中，若发现某一阳性神经病征时，对于所见的病征，必须了解三个问题，即：①是最初出现的或继后出现的病征（The neurological sighs：initial or subsequent）；②是早期表现的或晚期表现的病征（The neurological signs：early or late）；③是保持稳定的病征或逐步发展的病征（The neurological signs：steady or progressive）等。一般说来，凡属于最初出现的、早期表现的和保持稳定的病征，其临床的重要性略小；但凡属于继后出现的、晚期表现的和逐步发展的病征，其临床意义及潜在危险性较大，都应予以足够的重视。

神经系统病征表现，是多种多样的，就观察说来，其主要重点是：①瞳孔变化及其他眼征；②肢体活动障碍的观察等两项。

（一）瞳孔变化及其他眼征

瞳孔观察，是颅脑损伤伤员决不可少的检查项目之一。瞳孔变化是反映颅脑损伤程度及病情变化的重要标志。观察瞳孔时应注意是否使用某些药物，如使用阿托品、麻黄碱可使瞳孔散大，吗啡、氯丙嗪可视瞳孔缩小。任何接触伤员的人员，或在伤后任何阶段内，都应掌握其瞳孔变化的情况。有的对瞳孔的改变的准确了解，在伤情判断中，起决定性作用。那种借口因眼睑过度肿胀而无法进行瞳孔观察的说法，不是由于未掌握正确的检查方法，就是由于对瞳孔观察的重要性认识不足。用手指压住上睑下缘处向上推开，对于任何眼睑肿胀的伤员，都能达到观察其瞳孔的目的。

1. 双侧瞳孔等大　可能是正常情况，但也可因双侧瞳孔散大或缩小而属于异常现象。

如双侧瞳孔直径在2~6mm范围内，大小对称，双侧光反应灵敏，多系正常情况，其绝对数值并无重大的临床意义。

若发现双侧瞳孔虽属等大，但超出正常范围，光反应减弱或消失，则有下列一些可能性：①伤后早期伴随初期昏迷，而出现的双侧瞳孔散大，光反应减弱，而继意识恢复后，双侧瞳孔亦缩至正常范围，为一时性双侧瞳孔散大，无特殊临床重要性；②伤后早期出现双侧瞳孔散大，光反应消失，眼球固定，深度昏迷，呼吸微弱，伴去脑强直发作或全身肌张力减低，则多为原发脑干损伤或临终前的表现，预后严重；③如在原来瞳孔正常的基础上，或在一度瞳孔不等大的基础上，于晚期出现双侧瞳孔散大，同时伴有上述脑干损害征象时，多系脑疝所致继发脑干损害进入中枢衰竭期的表现。

若发现双侧瞳孔虽属等大，但均较正常范围为小，则有下列的可能性：①如伤后早期出现双侧瞳孔极度缩小，伴中枢性高热，深度昏迷等，可能是桥脑损伤的表现之一；②伤后表现的双侧瞳孔缩小，亦可能由于蛛网膜下腔出血刺激动眼神经，或由于不适当地使用某些药物所引起。

2. 双侧瞳孔不等大　双侧瞳孔大小不对称，不外乎三种原因：即一侧瞳孔散大、一侧瞳孔缩小和交替性一侧散大及缩小。因此，若发现伤员瞳孔一大一小，需要观察对比双侧睑裂（双侧瞳孔光反应和睫状脊髓反射等，以判定是较大侧抑或是较小侧瞳孔有异常改变）。

如一侧瞳孔散大在伤后立即出现，多是局部原发性损伤所引起，其主要特征是瞳孔的改变多保持相对的恒定，一般没有特殊的临床意义。造成伤后立即一侧瞳孔散大的原因，至少有下列一些可能性：①外伤性散瞳，为眼部直接挫伤所致，虽有光反应消失，但无眼外肌瘫痪；②视神经损伤，多因颅前窝骨折所致，直接光反应消失，间接光反应存在，且伴有视力障碍，眼球活动正常；③动眼神经挫伤，除光反应消失外，且伴有除上斜肌及外直肌以外的其他眼外肌瘫痪；④大脑皮质损伤（如额叶枕叶），瞳孔虽有散大，但光反应仍属正常。

如一侧瞳孔散大是继后出现的，除因检查眼底曾不恰当地使用散瞳药所致扩大者外，多系因继发性病变引起脑疝（颞叶沟回疝）的征象之一，其主要特征是瞳孔改变呈进行性发展，即患侧瞳孔渐次散大，伴眼外肌瘫痪。至散大固定后，继之对侧亦发生相似变化，且在眼部病征发展的同时，伴有意识恶化，生命体征紊乱及对侧肢体瘫痪等综合征。具有特殊的重要临床意义，需要进行紧急处理，应作好术前准备。

若临床观察为一侧瞳孔缩小所表现的双侧瞳孔不等大，则有下列的可能性：①伤后早期出现一侧瞳孔缩小，光反应尚存，伴睑裂变窄，眼球内陷，同侧面部少汗或无汗，可能是颈交感神经节损伤所致霍纳征；②伤后逐渐出现的一侧瞳孔缩小。可能因动眼神经受压，刺激副交感神经纤维所致的激惹性缩瞳，因而是动眼神经继发损害，实际上是进行性瞳孔散大的前奏。

另一种双侧瞳孔不等大，是在伤后早期出现交替性的散大和缩小，光反应亦有减弱或消失，但其变化无常，尤以伴有意识障碍、生命体征紊乱、去大脑强直发作等，则多系原发性脑干损伤的一种征象。

除上述瞳孔观察的重点、即瞳孔大小及对称性之外，尚须同时注意下列有关问题：①瞳孔形状，如某些脑干损伤或陈旧性虹膜病变造成瞳孔非圆形；②瞳孔光反应，即直接及间接光反应检查；③睑裂大小，有无上睑下垂或闭目不全；④眼球的活动，有无眼外肌瘫痪；⑤有无眼球震颤；⑥眼球位置，有无异常，如同向凝视麻痹眼球歪扭式分离和双外侧偏斜等。

3. 瞳孔变化及临床意义

（1）瞳孔大小：正常成人瞳孔直径 2~6mm，两眼对称，通常差异不超过 0.25mm。①瞳孔散大——动眼神经受压，多见于脑干损伤。②瞳孔缩小——多见于桥脑损伤。

（2）瞳孔形状：①正常瞳孔，呈圆形，两眼等圆。②瞳孔出现三角形或多边形：多见于中脑损伤。

（3）瞳孔多变：如出现交替性瞳孔散大或缩小，多见于脑干损伤。

（4）脑疝中瞳孔的变化：①小脑幕切迹疝：意识障碍进行性加重，同侧瞳孔散大，对侧肢体偏瘫，锥体束征阳性。②枕骨大孔疝：呼吸突然停止，然后出现瞳孔散大、心跳停止。

（二）肢体活动障碍的观察

肢体瘫痪，表现为肢体活动减弱或消失，是需要观察的另一项重要神经系病征。对于肢体瘫痪的检查，除了解肢体的肌力外，应结合肌张力及肢体感觉、反射的测定、病理反射的有无等进行综合分析。

1. 肌力和肌张力检查　肌力和肌张力检查是运动系统功能检查的基本内容。

（1）肌力检查：手法检查与分级：手法检查较为方便易行，临床常用的肌力手法检查和分级方法是由 Lovett 做标准的测试动作，根据其完成动作的能力进行分级（表17 –5）。

表17 –5　肌力手法检查与分级

级别	名称	标准	相当于正常肌力的%
0	零（zero，0）	无可测知的肌肉收缩	0
1	微缩（trace，T）	有轻微收缩，但不能引起关节运动	10
2	差（poor，P）	在减重状态下能作关节全范围运动	25
3	可（fair，F）	能抗重力作关节全范围运动，但不能抗阻力	50
4	良好（good，G）	能抗重力、抗一定阻力运动	75
5	正常（normal，N）	能抗重力、抗充分阻力运动	100

（2）器械检查：在肌力超过3级时，为了进一步作较细致的定量评定，须用专门器械作肌力测试。如握力计、拉力计、测力计的等。

（3）腹背肌耐力测定：由于在一般情况下肌力和肌肉耐力之间有一定的相关，故可用耐力试验评价背腹肌力，如腹肌耐力试验、背肌耐力试验等。

2. 肌张力检查　临床上常用改良的 Ashworth 分级标准（表17 –6）。

表17 –6　肌张力分级及标准

级别	标准
0	正常肌张力
1	肌张力略微增加：受累部分被动屈伸时，在关节活动范围之末时呈现最小的阻力，或出现突然卡住和突然释放
1 +	肌张力轻度增加：在关节活动后50%范围内出现突然卡住，然后在关节活动范围后50%均呈现最小阻力
2	肌张力较明显地增加：通过关节活动范围的大部分时，肌张力均较明显地增加，但受累部分仍能较容易地被移动
3	肌张力严重增加：被动活动困难
4	僵直：受累部分被动屈伸时呈现僵直状态，不能活动

（三）肢体活动障碍

肢体活动障碍是指是指随意动作的减退或消失，按照病变的解剖部位可分为上运动神经元瘫痪（upper motor nearon paralysis）和下运动神经元瘫痪（lower motor nearon paralysis）（见表17 –7）。

表 17-7 上、下运动神经元瘫痪的临床特点

体征	上运动神经元瘫痪（中枢性瘫痪）	下运动神经元瘫痪（周围性瘫痪）
受损部位	大脑皮质运动区或锥体束	脊髓前角细胞（或脑神经运动核细胞）、脊髓前根、脊周围神经和脑周围神经的运动纤维
瘫痪分布	整个肢体（单瘫、偏瘫、截瘫）	肌群为主
肌张力	增高，呈痉挛性瘫痪	降低，呈弛缓性瘫痪
腱反射	增强	减弱或消失
病理反射	有	无
肌萎缩	无或轻度失用性萎缩	明显
肌束性颤动	无	可有
肌电图	神经传导正常，无失神经电位	神经传导正常，有失神经电位

临床实践中常根据瘫痪肢体的部位和范围分为单瘫、偏瘫、截瘫及四肢瘫。

1. 单瘫 表现为单个肢体出现瘫痪。急性发病者常由外伤引起，逐渐起病者见于肿瘤及颈肋压迫神经丛及神经根。中枢性单肢活动障碍病灶位于皮质或皮质下区，周围性单肢活动障碍其病灶多位于脊髓前角、前根、周围神经。见表 17-8。

表 17-8 各种病变引起的单瘫

病变部位	临床特点
周围神经丛或神经根	单瘫伴肌肉萎缩，腱反射减低或消失，肌张力低下，符合神经支配区的感觉障碍
前角病变	肌萎缩，肌张力低下，无感觉障碍
脊髓空洞症	伴分离性节段性感觉障碍
大脑局部病变	上运动神经元性单瘫
癔病单瘫	瘫肢不稳定，与情绪波动有关，伴有不符合神经支配的感觉障碍及不符合神经解剖的体征

2. 偏瘫 表现为一侧上、下肢及面、舌瘫痪。受损部位多位于皮质运动区、内囊、脑干及脊髓的病摆。其鉴别可参见表 17-9。

表 17-9 各种病变引起的偏瘫

病变部位	临床特点
皮质及皮质下	偏瘫多不完全，或上肢重、或下肢重，可伴有癫痫发作，及失用、失语、失认等症状
内囊	多为"三偏"征：偏瘫、偏身感觉障碍及偏盲
脑干	交叉性瘫痪，即患侧病变平面脑神经周围性瘫痪，对侧平面中枢性脑神经瘫及上下肢瘫痪
脊髓	不伴面、舌的上、下肢瘫痪

3. 截瘫 一般指双下肢瘫痪，单纯双上肢瘫痪者称为颈性瘫痪，临床少见。受损部位多为脊髓胸段，可因外伤、感染、血管病、中毒、遗传性疾病、肿瘤等引起。还可见于脑性、外周性和癔症性截瘫。

4. 四肢瘫 表现为四肢均瘫痪，可为神经性或肌源性瘫痪。受损部位可为大脑或脊髓。还可见于多发性肌炎、肌营养不良症、周期性麻痹、重症肌无力等。

在观察的过程中，若发现有肢体瘫痪或肢体活动障碍，应了解是一侧或双侧肢体瘫痪或肢体活动障碍。

1. 一侧肢体瘫痪或肢体活动障碍（unilateral extremities paralysis）　不外乎两种情况，即单瘫（monoplegia）即单肢活动障碍和偏瘫（hemiplegia）即一侧上下肢都有活动障碍。

若临床表现有单肢瘫痪或单肢活动障碍，虽然可能是脑伤所致锥体束征，但还有可能由于其他原因所引起，需要加以分析。如伤后立即出现某一单肢活动障碍时，有下列些可能性：①对侧大脑皮质运动区局限性脑挫裂伤，除表现患肢上级运动神经元瘫痪的征象外，病征保持相对稳定；②肢体骨折或关节脱位，亦可表现运动受限，除具有骨关节损伤征象外，神经系检查阴性；③患肢周围神经损伤，除具有下级运动神经元瘫痪的征象外，伴有受累神经分布区的感觉障碍；④患肢严重的软组织挫伤，亦可因疼痛而表现活动减少，仔细进行神经系统检查，不难区别，但若伤后晚期出现某一单肢活动障碍，且瘫痪呈进行性发展者，则为对侧大脑皮质受继发病变压迫所致的锥体束征，必须加以重视。

若临床表现有偏瘫或一侧上下肢活动障碍，一般都是脑伤所致的锥体束病征。如偏瘫是在伤后立即出现，且瘫痪保持相对稳定，多系对侧半球原发性脑伤所致；但如偏瘫是在伤后晚期出现则有两种可能性：①患肢对侧颅腔占位性病变引起颞叶沟回疝的病征之一，其特征是瘫痪呈进行性加重，并伴有意识、瞳孔和生命体征等脑疝征象；②患肢对侧局灶性癫痫所致的托氏瘫痪（Todd's paralysis），其特征是继癫痫发作之后出现，且表现为一时性而后多能自然恢复。

2. 双侧肢体瘫痪或肢体活动障碍（bilateral extremities paralysis）　有两种情况：由一侧开始后转为双侧；开始出现即为双侧。

若双侧肢体瘫痪是继一侧肢体偏瘫之后发生，一般应考虑为随后出现肢体偏瘫的同侧颅腔内继发病变，引起颞叶沟回疝的晚期表现，因脑干继发受压而出现双侧锥体束损害，是一个极为严重的危急状态。

若一开始出现即为双侧肢体瘫痪，则须根据出现的早晚来分析其原因。如双侧肢体瘫痪在伤后立即或早期出现，则有三种可能；①原发性脑干损伤，常继双侧痉挛性瘫痪后，早期发生去大脑强直发作，最后全身肌张力减低，而濒临死亡；②广泛性脑挫裂伤，同时累及双侧大脑皮质或锥体束通路；③合并高位颈段脊髓损伤，其主要特征为伴有节段性感觉障碍平面，并常伴发呼吸肌瘫痪（肋间肌或膈肌）等。但若双侧肢体瘫痪是在伤后晚期出现，甚至发生去大脑强直，则多系继发性脑干损害的征象之一，可能存在潜在的脑疝（如小脑扁桃疝）。

截瘫（paraplegia）在颅脑损伤后较少出现，一旦发现双下肢瘫痪，首先应考虑合并胸腰段脊髓损伤，还应想到矢状窦旁两侧脑皮质损伤（或受压）的可能性，可借节段性感觉缺失及软瘫的有无加以区别。

除上述肢体瘫痪外，颅脑损伤后常见的锥体束征，还有中枢性面瘫和舌瘫。伤后早期出现者，多因对侧原发性脑伤所致；伤后晚期出现者，则多因对侧继发性脑损害引起。两种情况很少孤立出现，常与肢体瘫痪相伴发，其程度则因部位及范围而异。

此外需要提出，由于绝大多数伤员继发性颅内血肿发生在小脑幕上，因而每例伤员均须将观察的重点放在：①意识状态；②生命体征；③神经系一侧化病征（一侧瞳孔散大，对侧肢体瘫痪）等三个主要方面，尤应注意三方面的进行性发展。换言之，即密切观察临床有无颞叶沟回疝综合征。

但对于枕部按受暴力的伤员，虽不应忽视上述的观察，因额颞叶对冲伤合并幕上血肿时，亦可表现上述征象；然而更为重要的观察是：①呼吸进行性抑制；②双侧锥体束征；③强迫头位；④小脑发作等。换言之，即密切注视临床有无小脑扁桃疝综合征，千万不能因无显著意识障碍或缺乏典型一侧化病征，而放松警惕或未予重视，因而延误或忽略险恶的颅后窝血肿。

（刘冰楠）

第二节　危重患者监护与颅内压监测

一、危重患者监护

颅脑损伤是一种较为严重的创伤，病情复杂多变，具有较高的死亡率和致残率，据统计，重型颅脑损伤病死率高达 30%～50%，因此，对神经外科危重患者必须进行严密的监护，以便及时准确掌握病情，给予正确的治疗和护理，减少并发症，减低死亡率和致残率。

1. 神经外科重症监护室　神经外科重症监护室（NICU）作为神经外科专科的 ICU，更有利于神经外科危重患者的监护和治疗。NICU 在我国已有 30 余年历史，目前绝大多数三级医院均设有一定床位配置的 NICU，其监护设备和水平也达较高水平，目前神经外科重症监护病房一般有两种形式：综合医院的监护室分出专门设立的神经外科重症患者监护病房；综合医院的神经外科病房分出 1～2 间用做重症患者的监护室病室用，床位约占总床位数的 10% 左右。

NICU 的医护人员除具有扎实的专科理论知识和操作技能之外，还应熟练急救知识、抢救技术和使用多种监测仪器。护理人员按每一病床 2～3 名护士进行配备为宜。

除普通病房所装备的诊疗器械外，NICU 内还应配备的器材设备应包括：

（1）监护系统：床旁监护仪、颅内压监护仪、血流动力学监测仪器等，用于直接测量和连续监测生命体征参数、颅内压及各种血流动力学指标。

（2）急救仪器：心脏除颤仪、简易人工呼吸器、气管导管、呼吸机、给氧和吸引导管、加压输液器、各种急救器械包，如气管切开包、脑室穿刺包、腰穿包、静脉切开包、缝合包等。

（3）急救药品：除配备各种常用急救药品外，还应备有抗癫痫药、脱水利尿药物等。

（4）治疗仪器：包括降温仪、冰毯、冰帽、冰袋、输液泵、雾化吸入器等。

2. 危重患者监护内容　神经外科重症患者因其疾病特点和专科性质不同，其监护内容与其他科有所不同，除进行呼吸、循环、体温等检查外，更重要的是观察瞳孔、意识、运动、感觉、反射及颅内压等方面的变化，因为这些变化更能直接反映脑功能障碍程度，此外，监测脑电图也具有重要意义。

（1）意识状态、瞳孔的观察：意识状态和瞳孔的观察是神经外科患者极为重要的观察指标，早期发现意识状态、瞳孔的变化有利于指导临床及时救治，挽救患者生命。临床上主要是根据患者对语言、疼痛刺激的反应程度以及各种反射情况来判断意识状态。

（2）一般神经功能的监护：不同部位、不同性质的病变所导致的神经功能障碍时不一样的，因此，当患者进入 NICU 后，首先应了解患者的病变性质和部位，并且要对患者进行详细的神经系统检查，观察患者有无瘫痪，瘫痪的类型和程度，有无感觉和反射的异常等，如在监护过程中，患者出现了新的神经功能障碍或原有的神经功能障碍加重，则应考虑病情加重或发生继发性损害的可能。

（3）生命体征的监护：生命体征也是中枢神经系统疾病的重要监护内容一致。如血压的增高可能提示颅内压增高和脑干功能障碍；心率减慢、心律失常等均可能是颅内压增高所示。此外，呼吸类型的观察也是监护神经功能的重要方法之一。如潮气呼吸多见于弥漫性脑功能障碍，深快呼吸常为脑干上部缺血的早期表现，抽泣样呼吸则提示脑干下部功能障碍，提示病情危重。

（4）术后常见并发症的监护：颅脑损伤术后并发症是导致病情加重，甚至危及患者生命的重要因素之一。常见术后并发症包括术后颅内血肿、术后脑水肿、术后颅内感染、术后脑脊液漏以及应激性溃疡、术后癫痫、尿崩症等。护士应熟悉常见并发症的发生原因、发生时间、临床表现及处理方案，早期发现，及时处理，有助于提高手术效果，促进患者尽早恢复，降低致残率和病死率。

（5）机体内环境监护：出入量评估：使用微量泵输入技术，保证精确、准时的给药原则，根据病情评估正负平衡；电解质监测：血气分析反映动脉血压监测参数，测定电解质，调节电解质的输入，维持机体内环境的稳定；糖监测：有临床研究表明颅脑损伤程度越重血糖升高越明显，同时血糖水平越高预后越差。血糖高是影响患者生存预后较为可靠的独立危险因素之一，颅脑损伤患者在治疗中应合理控制血糖水平。

二、颅内压监测

颅内压（ICP）指颅内容物（脑组织、脑脊液、血液）对颅腔的压力。正常成人为 0.7~2.0kPa（5~15mmHg），儿童为 0.4~1.0kPa（3~7.5mmHg）。颅内压增高可导致脑灌流量减少或停止，继而导致或加剧脑缺血性损害，且能引起脑组织移位和脑疝而危及患者生命，因此对神经外科重危患者进行颅内压监测具有极为重要的临床意义。

1. 颅内压监护的临床应用　颅内压监护主要用于急性颅脑损伤患者中，也常用于颅内肿瘤、颅内出血、脑积水以及开颅术后的重危患者。它的改变可在颅脑疾病出现症状之前，因此其临床意义重大。对急性颅脑损伤患者而言，颅内压监护有助于鉴别原发性或继发性脑干损伤，也有利于指导减低颅内压的治疗。此外，颅内压的高低，也可以作为判断病情预后的重要指标之一，如患者颅内压持续升高，昏迷程度高，神经损害症状重者，多提示预后不良。

2. 颅内压的监测方法　颅内压监测包括有创和无创两种方法。过去常采用腰椎穿刺进行测压，此法仅能反应监测穿刺当时的压力，无法连续反应颅内压的变化情况，且有导致脑疝形成的风险，目前，已常规应用持续颅内压监测的方法进行监测。此法是将测压装置置入脑室内、脑组织内、硬膜下或硬膜外等，通过传感装置与颅内压监护仪连接。是测量颅内压最迅速、客观和准确的方法。常用方法有脑室内监测、脑实质内监测、蛛网膜下腔监测、硬膜下或硬膜外监测以及神经内镜监测。无创的方法包括闪光视觉诱发电位、经颅多普勒、前囟测压法、鼓膜移位法、视网膜测压法、生物电阻抗法、近红外光谱技术、影像学监测等。

3. 颅内压监测的护理

（1）颅内压监护系统护理：监护系统分位于颅内的探头、连接光纤与显示仪 3 部分，其中以连接光纤最为脆弱，切忌不能过度扭曲及硬折。为了获得准确的监护数据，要正确连接监测装置，监测前校准零位；监护的零点参照点，监护时患者保持平卧或头高 10° ~ 15°度。

（2）保证监测的准确性：呼吸道阻塞、躁动、尿潴留、咳嗽等均会影响颅内压值，因此，护理中应注意观察，及时发现并排除影响因素。如发现 ICP 升高时，注意区别引流管阻塞所致，躁动、吸痰等外因所致或真正 ICP 增高。最好记录每小时的引流量，若后 1 小时的引流量比前 1 小时的引流量少一半或以上，即可证明引流管有阻塞。若患者躁动或吸痰后应让患者平静下测量，排除前两种情况。另外进行翻身、吸痰等操作时，尽可能轻柔，减少刺激，以确保监测的真实性和准确性。

（3）保护监护装置，预防感染：脑室内监护可以引流脑脊液，需要注意保持引流系统的通畅及密闭性，应随时检查头皮及各个接口是否存在脑脊液渗漏，注意观察引流袋内引流液的颜色、量和性状。在外出进行各项检查时要暂时拆下监护，夹闭引流器，防止逆流，注意未夹闭引流器时不可上提引流袋。颅内压监测一般不超过 5 天。

（4）综合判断分析监测结果：监测过程中，需结合患者神志、瞳孔、生命体征等变化，进行综合分析判断，排除其他干扰因素，抓住抢救时机。

（5）并发症的观察处理：颅内压监测常见并发症有感染、出血。据文献报道，颅内压监测 >5 天感染机会增加，监测第 11 天感染机会比监测 >5 天感染机会增加，监测第 11 天感染机会达 41%，引流管留置时间一般在 3 ~ 5 天或患者的 ICP 连续 48 ~ 72 小时监测正常范围内而且患者病情稳定尽早拔管，防感染。而颅内压监测所致出血通常与术中止血不当或病人处于低凝状态有关。也可能与脑室内引流管刺激有关。因此护理过程中应严密观察病情、引流情况，以早期发现及时处理。

（刘冰楠）

第三节 继发损害与活动不能并发症的防止

在颅脑损伤患者的护理工作中，防止继发性损害与活动不能并发症是两个重要的方面。从护理的角度讲，要从两方面着手，首先是对患者的监护，另一个重要的方面，则是对颅脑损伤患者找出可能存在的护理问题，并制定出必要的护理措施。具体内容如下。

一、防止继发性损害

预防和早期识别某些有害的情况，是颅脑损伤患者护理工作中的重要内容。在颅脑损伤患者中，经常出现的继发损害危险的护理问题有：清理呼吸道低效（无效）、有误吸的危险、有感染的危险及有损伤的危险等，现分述如下。

（一）清理呼吸道低效（无效）

相关因素：

（1）因意识障碍而不能自行排痰。

（2）气管插管、气管切开或呼吸机的作用，使咳嗽、排痰受到限制。

（3）后组颅神经损伤致咳嗽反射障碍。

（4）痰液黏稠度高。

（5）卧床使痰液淤积。

护理措施：

（1）指导并鼓励清醒患者咳嗽、排痰。

（2）保持病室清洁、维持室温18℃～22℃、湿度50%～60%，避免空气干燥。

（3）密切观察患者意识、瞳孔、面色、呼吸 qh。

（4）保持呼吸道通畅，防止脑缺氧：①及时清除呼吸道分泌物、呕吐物。②在翻身时拍背，以使呼吸道痰痂松脱，便于引流。③吸痰前后先吸入纯氧或过度通气，每次吸痰时间＜15秒，防止脑缺氧。④痰液黏稠时，遵医嘱气管内滴药每小时1次，气道湿化或雾化吸入一天3～4次，必要时行气道冲洗，以湿化痰液。⑤意识障碍、吞咽咳嗽反射障碍者，床旁备气管切开包。⑥气管切开者，做好气管切开术后护理每天一次，严格按照无菌操作原则执行。⑦给鼻饲流汁患者管喂时抬高床头，进食1小时内不搬动患者，防止食物反流入气道。

（二）有误吸的危险

相关因素：

（1）意识改变。

（2）吞咽神经受损。

（3）咳嗽和呕吐反射降低。

（4）安置鼻饲管喂者。

（5）气管切开或有气管插管。

护理措施：

（1）指定患者采取侧卧位或平卧位头偏向一侧，抬高床头30°。

（2）指导患者进食时要缓慢；喂食时，不要催促患者，宜予糊状食物，健侧喂入。餐毕喂数口温开水，使口内残留食物吞食干净。

（3）指导患者饮水时使用吸管。

（4）将食物和药物压碎，以利于患者吞咽。

（5）必要时鼻饲流质饮食，进食前要先证实胃管在胃内后方可注入食物。

（三）有感染的危险

相关因素：

（1）头皮损伤使脑屏障功能破坏。

（2）开放性颅脑损伤。

（3）脑脊液外漏。

（4）长期卧床。

（5）留置各种管道。

（6）机体抵抗力低下。

护理措施：

（1）指导患者做好下述预防感染的措施：①病房控制探视人数和次数。②勿自行抬高各种引流袋，防止引流管脱出。③脑脊液外漏时不可强行填塞。

（2）保持头部敷料干燥，观察敷料情况，随时更换渗湿的敷料，严格无菌操作，头下铺无菌棉垫。

（3）密切观察患者的意识、瞳孔以及体温变化，及早发现颅内感染征象。

（4）做好脑脊液外漏的护理：①密切观察脑脊液外漏的部位、量、色、气味，并做好记录。②抬高床头30°~60°，使脑组织移向颅底而封闭漏口。③及时清除鼻腔、耳道血迹及污垢，防止液体逆流。④定时以盐水擦洗耳道、鼻前庭，然后以酒精消毒，勿填塞和冲洗。⑤不经鼻吸痰、插胃管，以免导致逆行感染。⑥避免咳嗽、打喷嚏等高压气流的冲击，以免加重漏口损伤。⑦勿用力排便，以免颅内压升高，使空气进入颅内引起感染。⑧监测体温，每日4次，直至脑脊液漏停止3天后，及时了解是否有颅内感染。⑨加强口腔护理，以防止经口腔造成颅内感染。

（5）各种管道要保持引流通畅，防止扭曲、堵塞、受压或脱落。要保证引流位置正确，引流管、引流袋不能接触地面以防污染。

（6）遵医嘱：合理使用抗生素。

（四）有损伤的危险

相关因素：

（1）与颅内高压引起患者躁动有关。

（2）与意识改变有关。

（3）与肢体活动障碍有关。

（4）与防护知识缺乏有关。

（5）与精神障碍有关。

护理措施：

（1）向患者详细介绍医院、病室及周围环境，以及如何使用呼叫系统。

（2）教会患者及家属有关避免损伤的防护知识。

（3）给患者加床档，防止坠床。

（4）病员躁动厉害的给予保护性约束。

（5）保持病室周围环境光线充足、宽敞、无障碍物。

（6）协助患者改变体位、起居、饮食及大小便，患者离床活动上厕所或外出时应有人陪伴，并给予挽扶。

（7）将患者的常用物品置于易拿取的地方。

（8）对长期卧床的患者，嘱其缓慢改变姿势，避免突然改变体位。

（9）患者癫痫发作时，切勿用力按压患者的肢体，观察记录癫痫的发作时间及持续时间。督促患者按时服用药物，并注意观察用药后效果。

二、防止活动不能并发症的发生

大多数颅脑损伤患者需经过较长的时间，才能逐渐恢复。在此期间内，有一些原因可使患者活动受限，由于活动不能所带来的问题虽多，但其中有两个常见的护理问题是躯体移动障碍和自理能力缺失。前者关系到患者床上的活动、移动和走动；后者则为日常生活活动，如沐浴、盥洗、修饰和喂食等。现分述如下。

（一）躯体移动障碍

相关因素：

（1）卧床时间过久。

（2）运动无耐力。

（3）肢体运动障碍及协调能力降低。

（4）偏瘫。

护理措施：

（1）向患者及家属解释活动的重要性，提供患者和家属有关疾病、治疗及预后的可靠信息，强调正面效果，以增进患者自我照顾的信心和能力，取得患者和家属的理解和配合。

（2）制定肢体功能锻炼计划，严格执行，并每周评估一次。

（3）卧床患者保持肢体的功能位。

（4）加强各项基础护理，提供必要的生活协助。

（5）遵医嘱合理的使用营养神经的药物，并配合康复治疗师进行理疗、针灸，促进患者的功能恢复。

（6）根据病情，鼓励患者逐渐增加活动量。

（二）自理能力缺失

相关因素：

（1）与意识障碍有关。

（2）与肢体瘫痪有关。

（3）卧床时间过久。

（4）身体虚弱

（5）医源性限制。

护理措施：

（1）做好晨晚间护理，保持床单元的清洁干燥，增加患者的舒适感。

（2）协助患者采取舒适的体位，每2小时翻身一次，进食时，仰卧位床头稍抬高，头偏向一侧。

（3）保持口腔清洁，做好口腔护理。协助患者进食或喂食，指导患者正确使用吸水管饮水。

（4）脑出血急性期避免搬动患者头部，上衣可反穿在患者身上。穿衣时避免生拉硬拽，以防擦伤患者皮肤。

（5）保持患者的衣裤清洁干燥，出汗或尿湿后及时更换。

（6）卧床患者每日擦澡，每周洗头发、剪指（趾）甲，更衣时注意保暖，以免着凉。

（7）患者需要大小便时，指导家属要及时给予便器，嘱患者大小便时，不要太用力，以免再出血，必要时给通便药物。为患者床上大小便提供方便条件和隐蔽的环境，如关好门窗，抬高床头。

（8）长期留置导尿管的患者，做好尿道口护理每日两次，并定时开放引流管以利于膀胱功能恢复。

（9）鼓励患者摄取足够的水分和均衡饮食，以促进排尿和排便。

（刘冰楠）

第四节 颅脑损伤手术患者的护理

颅脑损伤手术患者的护理（nursing care for surgically treated patient）涉及手术前的准备、手术中的配合以及手术后的处理等环节，现分述如下。

一、手术前的准备

手术前准备（pre-operative preparation）需要做好以下一些工作。首先评估患者意识、瞳孔、生命体征、肢体活动以及有无其他伴随疾病，建立观察记录。然后遵医嘱快速输入脱水剂、激素、止血药等。立即更衣、剃头、配血、皮试、必要时导尿。准备术中用药、CT、MRI 片。若遇呼吸不通畅者，保持呼吸道通畅，吸氧，必要时吸痰。如呼吸有暂停，应立即配合医生气管插管，静推呼吸兴奋剂，用简易呼吸器辅助呼吸的同时送往手术室。一般来说，勿论开放性或闭合性颅脑损伤，术前应常规使用抗生素以预防感染。

二、手术中的配合

手术中配合（intra-operative coordination）包括以下各个环节。

理想的手术体位是既符合患者的生理要求；又达到手术人员（包括麻醉师）工作起来方便和舒适，是手术成功的必须条件。目前最好的是万能手术台，它可以适宜各种姿势和体位，而且可变性强，利用三钉固定头架，其方位更稳定和不易改变。

颅脑损伤手术患者的体位，最常用的是平卧位，次为侧卧位和侧俯卧位。一般来说，皆须将手术台头部稍升高，以利颅内静脉回流，减少手术中出血。由于神经外科手术时间较长，力求避免压疮的发生，应用较厚的海绵垫和海绵圈枕，保护各个受力部位的血液循环不受干扰。

1. 平卧位 适合于额部和额颞部手术的患者。手术台平放，伤员仰卧于台上。头下垫二层：底层为沙袋，上层为海绵圈枕，用纱布条将二层栓紧固定于台头上。颈肩下垫一小软枕，使头抬高后不至于颈部过屈，影响呼吸道的通畅。双腘窝下垫一小软枕，防止血管神经受压。双上肢平坦置于手术台两旁。

2. 侧卧位 适合于颞顶、颞额、颞枕及顶枕部的手术患者。患者麻醉成功后，置于健侧卧90°。下侧上肢用于建立静脉通路，并向前伸放在手术床上配套可调节托手板上。腋下垫厚5cm软枕，并用束手带固定肢体松紧适宜。而上侧绑血压计的上肢的上臂，自然放置在侧卧的身体上，肘部自然弯曲呈抱球状于胸前，前臂下垫长 20cm，宽 10cm，高 13cm 的软枕，以免造成肢体悬空。上侧肩部用束肩带固定。束肩带的肩垫长 60cm，宽 23cm，厚1cm，肩垫上两侧各有两条长 140cm，宽 3cm 的带子。将束肩带的肩垫部位置于上侧肩部，肩垫上的四条带子同侧两条分别系在手术床的两侧，松紧适宜。身体前后置骨盆固定架固定骨盆两侧。身体前后用骨盆固定架固定骨盆两侧，骨盆固定架不能直接接触身体，骨盆前后各垫一软枕，注意防止男性器官挤伤。紧贴手术台的下肢自然伸直，位于上面的下肢髋关节屈曲 90°，膝关节屈曲 110°，并在膝的内侧垫以沙袋加软枕使之与半臀高度相等。两腿间加垫软枕，以压带固定臀部和髂翼。利用屈曲的下肢来稳定骨盆和躯干。

3. 侧俯卧位 适宜后颅后窝手术及枕部的手术患者。其体位固定方法基本上同于侧卧位，但头部前屈并向台面顺时针旋转 20°~30°，使颈过屈，并在上方的腋窝及肩上垫以棉垫，保护臂丛神经和腋血管神经，再用压腿带稍拴之后，朝后外下方适度牵引，系紧在手术台旁，即可达稳定目的。为使头部方位不变，可用宽 2cm 的长胶布将前额半部固定在手术台的床头上（图 17－1）。

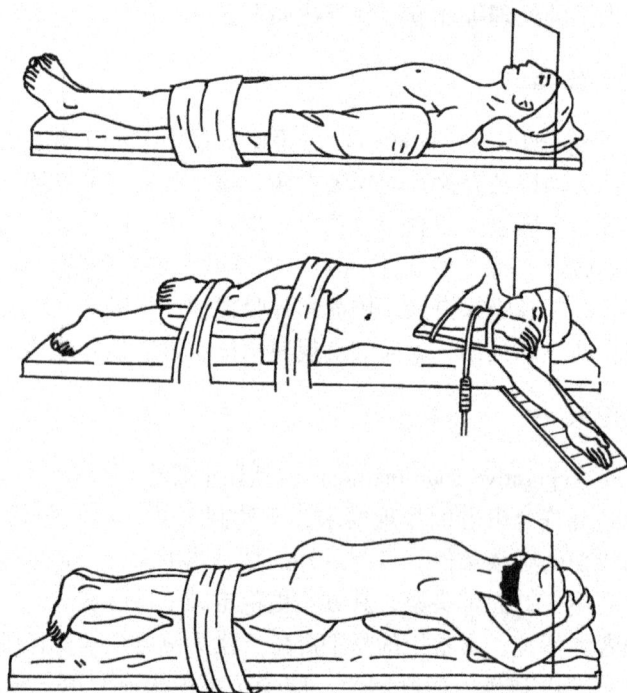

图 17－1

手术托盘应放在术者的对面，便于主刀操作和取拿器械，也给铺盖后为麻醉师留下观察的空间：一般来说，托盘距术野的距离为 20cm，高 15cm 为妥。且应与器械架一并暂时固定在手术台上，以便术中暴露术野的牵拉需要。否则，若易移动，则失去牵引拉力作用（图 17－2）。

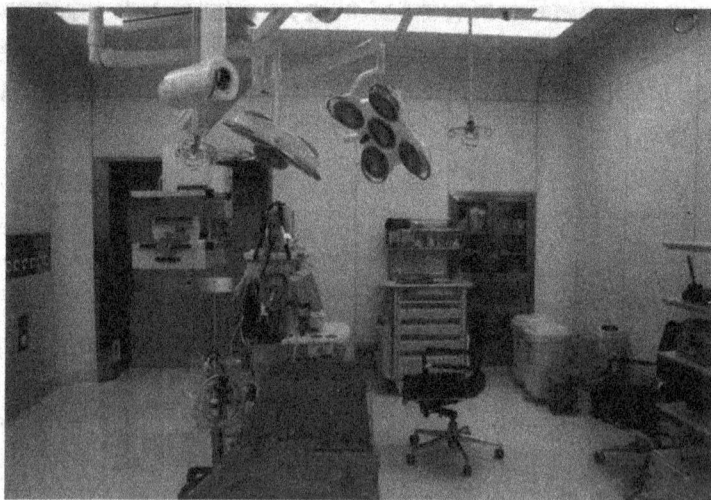

图 17－2

若系闭合性颅脑损伤的手术患者，按一般常规到头部头皮的脱脂清洁法：即用皂水刷洗一次，再用湿纱布反复擦净；若开放性此则应常规三刷三洗的清创原则。然后用大黑笔标出上矢状窦、横窦及中央静脉的投影线，再标出预计切口或延长切口的线条和形状，并用碘伏固定。手术野常规消毒，铺盖手术薄膜及无菌单。虽然已进入全麻状态，仍需进行局部麻醉，便于头皮切开止血，其方法是取两个 10ml 注射器，内装 0.5% 利多卡因用 9 号长针头到皮内及帽状腱膜下浸润。分段切开头皮后，传递蚊氏钳，夹住帽状腱膜，皮下组织的出血点，并分组用橡皮圈套起；或用头皮夹止血亦可。若系开放性颅脑损伤，则应该将托盘上用过的全部器械清洁消毒，换一张无菌巾，重新放好下步要用的器械；若系闭合性伤，则更换切皮刀即可。用大刀片沿皮瓣切开骨膜，传递骨衣刀，用来沿骨膜切口向侧方稍加分离，钻孔处剥离范围稍大些。用电动颅骨钻于皮瓣下颅骨的四角钻孔，并清除骨屑，各骨孔均用小棉球填塞，或用骨蜡封闭板障的出血点，用铣刀沿骨孔将颅骨切开。使用电钻时，应用生理盐水经洗创器冲洒，以减小磨擦刀和散热。如用手摇钻，先用尖钻头钻空颅骨内板一小孔，再换圆钻头磨大完成钻孔。用线锯全锯开骨孔间骨板三方，其基底骨孔间用咬骨钳或骨剪，稍事咬除部分骨质，然后撬起、折断、完成骨瓣开颅。若遇硬脑膜中动脉出血，可电凝或细丝线缝扎。将皮骨瓣或骨瓣、骨瓣分别用粗丝线牵拉固定在手术单上。清洁创面，严密止血，用浸湿盐水棉片覆盖切口四周。在器械盘上加盖手术巾，更换小吸引器头，准备切开硬脑膜的器械及带线的棉片。术者洗净手套上的血迹，检查深部照明用灯焦点是否合适，以免影响操作。硬脑膜切开应在发烂处或非功能区开始。递上尖刀片挑切硬脑膜双层，在槽探的上方用脑膜剪开瓣，切口缘上的出血点电凝止血效果满意，若遇蛛网膜颗粒或窦壁出血，用明胶海绵贴附即达可靠止血目的。硬脑膜瓣的蒂部应翻向中线侧，并用细丝线缝一针后固定在骨缘的帽状腱膜下，以棉片覆盖保护之。硬脑膜下血肿则以吸引器头和小脑板吸出液体和刮除血凝块，由浅入深，边清边用棉片保护脑皮层和脑挫伤面，并用电凝或银夹止血，但开放伤者尽量少用或不用银夹。其间应反复用含抗生素盐水冲洗创腔，观察有无活跃性出血。所遇深处血肿，应用脑压板暴露，视野开阔时，方清除血凝块，和电凝止血。若血肿和脑挫伤组织清除后，脑压仍高，则可行内减压或外减压术。一般来说，完全彻底的清创术后，脑压低，搏动好，创腔内放置硅胶管（2～3mm 直径）外引流。清点棉片后将硬脑膜瓣复位，细丝线小圆针连续缝合，骨缘处硬脑膜予以外层悬吊骨膜上，约 6～8 针即可，以防止术后硬膜外血肿发生。盖上骨瓣，四周骨膜切口处予以间断缝合固定 6～8 针。取下皮缘止血钳，分两层间断缝合，伤口对合后用酒精消毒，纱布覆盖，约加压包扎即可。引流管接上消毒引流瓶装置，手术告以结束。

整个手术过程，从始至终，巡回护士应做好各种物质准备，如各种照明的灯具，电钻及双极电凝器，以及吸引管道等，熟悉手术程序，配合好电凝器大小电流量的调节，灯源的开启，降颅压时快速推注甘露醇，或失血过多时加速输血，估计尿量和失血量，协助麻醉师及时补充血容量，术毕法点棉片数目等。器械司护士应熟悉各类手术步骤和方法，按手术程序依类依次分别排列于器械台上，各种用具的名称和性能应了如指掌，主动地准确地及时地将急用器具递往主刀的手中，方可顺利手术的进展，应熟悉各种止血的方法和材料。如棉片的制作，以大、中、小脑板为尺度，分别做出相应大小的不同棉片，以备术中使用。所以，一台手术的成功与否，是检验手术人员各自专业技术水平的程度，以及准备工作做得如何，是集体工作和智慧的共同结晶。

硬脑膜外血肿或脑内血肿的清除术，基本手术配合相似。只是前者用明胶海绵止血较多，后者有时需行脑针穿刺，探明髓内血肿的部位或深浅。若术野内有金属异物片或碎骨片，手术护士和巡回护士都应协作精确取出的个数，以期与 X 线片、CT 片上的相吻合，方达到彻底清创的目的。若遇静脉窦损伤大出血，手术台上台下的工作人员都应迅速更紧张起来，手术护士备好各种修补材料和器械，筋膜片、肌内片和明胶海绵等，并急速换最大吸引器头和准备好缝针；巡回护士应迅速将床头升高，减少出血，疏通吸引管道保证主要借用强力吸引（即超过出血灶的血液流速）寻找出血的窦壁破白，才能做到准确无误地快速止血。因此，每次手术都是紧张、认真的一场战斗。欲取胜利，务必配合精湛默契，方能提高手术成功率。

三、手术后的处理

手术后处理（post – operative management）涉及下列重要护理工作。

1. 体位　术后体位护理（表 17 – 10）。

表 17 – 10　术后体位护理

类型	体位
全麻未清醒	平卧，头偏向一侧
清醒者	抬高床头 15～30°
经蝶入颅手术后	半坐卧位
脊柱手术	头颈和脊柱的轴线保持一致
慢性硬膜下血肿	头低脚高位
后组脑神经受损、吞咽功能障碍者	侧卧位
开颅术后	健侧卧位，幕下开颅术后的病人翻身时，应扶住头部，避免扭转脑干，影响呼吸

2. 术后一般常规护理　术后一般常规护理表（表 17 – 11）。

表 17 – 11　术后一般常规护理

类型	具体内容
全麻术后护理常规	（1）了解麻醉和手术方式、术中情况、切口和引流情况
	（2）持续吸氧 2～3L/min
	（3）持续心电监护
	（4）床档保护防坠床，必要时行四肢约束
	（5）病情观察：动态观察病人的意识、瞳孔、生命体征、神经系统体征等，若在原有基础上有异常改变，应高度重视，随时 CT 复查，排除是否有颅内出血
伤口观察及护理	（1）若有渗血渗液，应及时更换敷料
	（2）观察头部体征，有无头痛、呕吐等
呼吸道管理	（1）保持呼吸道通畅
	（2）有气管插管或口咽通气道的病人注意观察呼吸频率和幅度、氧饱和度，若出现不耐管或咳嗽、吞咽反射等，应及时通知医生拔管
各管道观察及护理	（1）输液管保持通畅，留置针妥善固定，注意观察穿刺部位皮肤
	（2）尿管按照尿管护理常规进行，开颅术后病人清醒后，术后第 1 日可拔除尿管，拔管后注意关注患者自行排尿情况

类型	具体内容
	（3）颅脑引流管的护理
营养和补液	（1）清醒病人术后1天流质
	（2）昏迷病人：鼻饲
	（3）脑水肿颅内压高者补液速度不能过快，补液量不可过多
止痛与镇静：	颅脑手术后病人如述头痛，应分析头痛的原因，然后对症处理
	（1）切口疼痛：发生在手术后24小时内
	（2）颅内压增高引起的头痛：发生在脑水肿高潮期，即术后2~4日
	（3）术后血性脑脊液刺激脑膜引起的头痛：需行腰椎穿刺引流血性脑脊液
	（4）颅内低压引起的头痛；原因；脑脊液外漏或脑脊液引流过度。可给以缝合漏口、抬高引流瓶位置、鼓励饮水、取头低位或注射用水10ml椎管内注射
	（5）颅脑手术后不论何种原因引起的头痛都不宜使用吗啡及哌替啶
癫痫观察	注意观察有无癫痫发作，及时给予抗癫痫药物，及时观察和处理
高颅内压的观察	注意观察有无颅内压增高的征象，及时观察和处理
基础护理	做好口腔护理、尿管护理、定时翻身、雾化、患者清洁等工作

3. 术后各种引流管的护理 术后各种引流管的护理（表17-12）。

表17-12 术后各种引流管的护理

项目	内容
通畅	定时检查，保持通畅
	勿折叠、扭曲、压迫、堵塞管道
	每日倾倒引流液
	引流不畅的常见原因：
	①引流管过细，被血凝块、破碎脑组织堵塞
	②引流管放置过深，盘旋于创腔内，引流管的侧孔贴附于脑组织
	③脑组织水肿及颅内血肿，压迫包裹引流管
	④脑室引流不畅可能由于颅内压过低
	⑤引流管固定线压迫、折叠引流管
	引流不畅的处理注意事项：
	①针对以上因素对因处理：调节引流开关，适当放低引流瓶，增加压力梯度，促进引流，若不奏效，可挤捏引流管、旋转或适当退出引流管
	②若仍不通畅，应行CT检查，排除异常情况
	③应高度警惕颅内血肿
固定	胶布注意正确粘贴，确保牢固
	引流管的长度应适宜，使患者的头部有适当的活动空间
	进行翻身等护理操作时必须先将引流管安置妥当，避免意外发生
	告知患者及陪护人员引流管重要性，预防计划外拔管

项目	内容
预防感染	若引流管不慎脱出，切勿自行安置，应立即通知主管医生
	搬动病人时，应先夹住引流管
	引流液超过瓶体一半时，即应倾倒，以防因液面一高所致的逆流污染
	每日定时按无菌操作原则更换引流装置，保持引流管与伤口或黏膜接触位的洁净，以防感染
	遵医嘱合理使用抗生素
观察并记录	观察引流液性状、颜色、量；正常情况下手术当天引流液为暗红色，以后引流液逐渐变浅、变清。若术后24小时后仍有新鲜血液流出，应通知医生，给予止血等药物，必要时再次手术止血
	感染后的脑脊液混浊，成毛玻璃状或有絮状物
	观察安置引流管处伤口敷料情况
	观察患者生命体征，有无颅内压增高或降低征象
拔管	拔管后注意观察意识、生命体征的变化以及置管处有无脑脊液漏

神经外科不同引流管的护理要点（表17－13）。

表17－13　神经外科不同引流管的护理要点

类型	位置	拔管	其他
脑室引流管	高于侧脑室10～15cm	术后3～4天 在使用抗生素的情况下可适当延长至10～14天	引流速度不能过快 引流量小于500ml/d 拔管前1天试行抬高引流瓶或夹闭引流管24小时，了解有否颅内压增高的表现
创腔引流管	早期高度与头部创腔一致	术后2～4天	48小时后根据引流性质决定高度，若量较多、色浅，应适当抬高引流瓶；引流物血性色深时，引流瓶低于创腔
硬膜外引流管	引流瓶低于创腔	术后1～2天	可适当给予负压引流
硬膜下引流管	引流瓶低于创腔30cm	术后3～5天	头低足高位。必要时让病人吹气球。术后不使用脱水剂，也不限制水分摄入
脓腔引流管	引流瓶低于脓腔30cm	待脓腔闭合时拔除	待术后24小时、创口周围初步形成粘连后方可进行囊内冲洗
腰穿持续引流	引流瓶悬吊于床下20cm	术后7～10天	控制引流速度：每分钟滴速不超过5滴。每日引流200～300ml。预防感染，及时送检脑脊液

注：神经外科引流瓶的高度应根据引流量灵活处理，若引流量过快过多，应适当抬高引流瓶或调节开关减慢引流速度，若引流量过少，应调节开关使引流速度加快，或放低引流瓶，增加压力梯度。

4. 并发症的处理及护理（表 17 – 14）。

表 17 – 14 并发症的处理及护理

常见并发症	临床表现	处理
术后出血	是最严重的并发症。出血多发生于24~48小时内 大脑半球手术后出血具有幕上血肿的症状：意识加深、患侧瞳孔进行性散大，血压增高、脉压增大、呼吸深慢、脉搏缓慢有力，呈现 Cushing 反应以及颅内高压症状	严密观察引流液的颜色和量。动态观察病人的意识、瞳孔、生命体征、神经系统体征等，若在原有基础上有异常改变，应高度重视，随时 CT 复查，排除是否有颅内出血
	颅后凹手术后出血具有幕下血肿的表现：剧烈疼痛、频繁呕吐，颈项强直、强迫头位、呼吸慢而不齐，甚至骤停	遵医嘱予止血类药物
	脑室内术后出血可有高热、抽搐、昏迷、生命体征严重紊乱	必要时行血肿清除术
术后感染	口感染：多在术后3~5天。临床表现：病人感到切口再次疼痛，局部有明显红肿压痛及脓性分泌物，头皮所属淋巴结肿大	保持伤口敷料清洁干燥 保持呼吸道通畅
	颅内感染：多在术后3~4天。临床表现：头痛、呕吐、发热、嗜睡甚至出现谵妄和抽搐，脑膜刺激征阳性，腰穿脑脊液浑浊，白细胞增加可查见脓球	保持引流管无菌，避免引流液倒流引起逆行感染 遵医嘱使用抗生素
	肺部感染：多在术后一周，肺部感染如不能及时控制，可因高热导致或加重脑水肿，甚至发生脑疝	遵医嘱予物理或药物降温
中枢性高热	下丘脑、脑干、上颈髓损害可引起中枢性体温调节障碍 多发生于手术后12~48小时内，体温高达40℃。	中枢性高热往往不易控制，物理降温效果差，应及时冬眠低温疗法（亚低温治疗）
尿崩症	常见于颅咽管瘤、垂体瘤、鞍区附近手术，累及下丘脑影响抗利尿激素分泌功能 表现为：口渴、多饮、多尿（一般4 000ml以上，甚至可达10 000ml，比重低于1.005以下）	肌注垂体后叶素、鞣酸加压素或口服弥凝片
消化道出血	鞍区、三脑室前分和脑干附近的手术，损伤下丘脑和脑干，反射性引起胃黏膜糜烂、溃烂甚至穿孔	禁食，胃肠减压 观察引流液的颜色、性质和量 遵医嘱使用止血药物
顽固性呃逆	常在三脑室、四脑室或脑干手术后发生	先检查上腹部，如有胃胀气或胃潴留应安胃管抽尽胃内容物 在排除因膈肌激惹所致的呃逆后可用： （1）压迫眶上神经 （2）刺激咳嗽 （3）肌注氯丙嗪或利他灵
术后癫痫	早期癫痫多为脑组织缺氧、大脑皮层运动区受刺激所致。术后2~3天内出现，多为暂时性，脑循环改善和水肿消失，不再发作 晚期（术后几个月）由脑瘢痕引起，常为持久性	晚期癫痫应用抗癫痫药物治疗长期药物无效可考虑手术

术后癫痫以预防为主，术后患者用药一定要准时间、准剂量给予抗癫痫药物如苯巴比

妥、德巴金治疗，防止手术后的早期癫痫发作。观察患者有无癫痫的先兆及表现，及时通知医生并处理。抽搐发作时专人守护，将患者头偏向一侧，迅速解开衣扣，以软物垫塞上下齿之间，以防咬伤舌和颊部，床档保护，防止坠床。

保持呼吸道通畅，如有呕吐物需及时清除。加大吸氧流量，遵医嘱静脉缓慢推注安定，注意观察患者的呼吸情况。肢体抽搐时要保护大关节，以防脱臼和骨折，切不可强行按压肢体。减少对患者的刺激，一切动作要轻，保持安静，避免强光刺激。密切观察抽搐发作时情况，并详细记录全过程，特别注意意识、瞳孔的变化以及抽搐部位和持续时间、间隔时间等。抽搐后让患者安静休息，避免声光刺激（图17-3）。

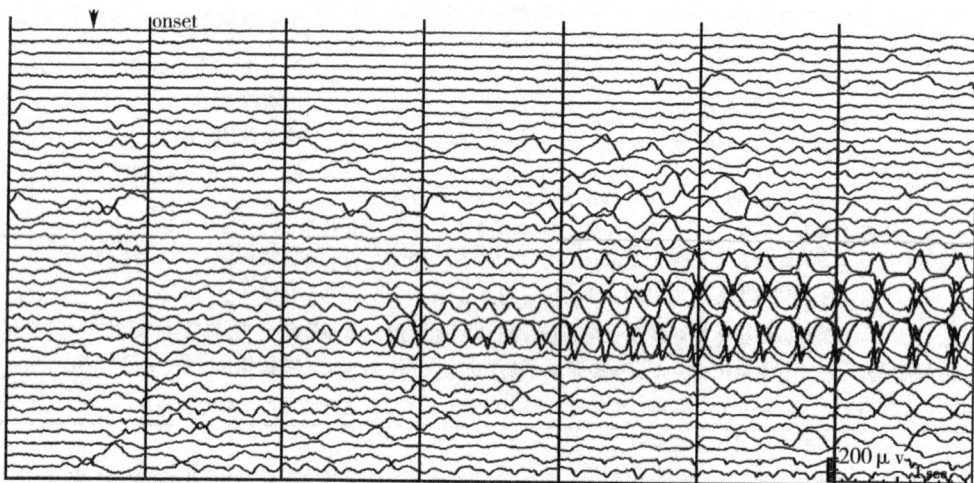

图 17 - 3　癫痫发作时脑电图波形

术后脑水肿的反应几乎是难以避免的。但按反应规律都是在二三天内到高潮，所以术后给脱水药物是必不可少的。按甘露醇每千克用量 1 ~ 4g 计算，通常为 250ml，每日三次静脉滴注，而这与术前用药的目的迥然有别，仅仅在于使颅内脑组织处于相对小幅度脱水状态，切忌快速滴入或推入，造成颅内压大起大落，容易诱发颅内再出血，或引起急性肺水肿或甘露醇肾病等并发症。因此，我们主张其滴数，每分钟 50 滴为妥。为预防甘露醇用后有一定程度的脑水肿反跳现象，常规地在用完甘露醇后，静脉输液瓶内加入 5 ~ 10mg 地塞米松，缓慢滴入，可达到减轻上述负反应的效果，或增加甘油果糖 250ml 行脱水治疗。

重型颅脑损伤是临床上的危重急病，具有很高的致残率和死亡率。患者由于多种原因导致呼吸功能发生衰竭，主要包括中枢神经受到抑制、误吸、吞咽反射减弱等导致肺部发生间接性的损伤，因此机械通气是重型颅脑损伤患者的重要抢救措施之一，可以快速的改善患者的呼吸功能。

5. 呼吸机报警的常见原因及处理（见表17-15）　呼吸机相关性肺炎是重型颅脑损伤患者进行机械通气过程中，最常见、最严重的并发症之一，对患者的预后造成了严重的影响，甚至可能导致患者发生死亡。正确的护理方法尤为重要，首先对患者的生命体征进行密切的监测，同时观察患者的动脉血气情况、血氧饱和度情况以及痰液性状等，如果患者发生呼吸增快、血氧饱和度明显下降，血氧分压明显降低，如果呼吸机工作正常，则需要考虑患者是否发生呼吸机相关性肺炎。每小时帮助患者进行一次翻身，让患者取90°侧卧位，并使用手掌叩击患者的背部，促进患者气道内痰液的排出。在为患者进行吸痰时要注意无菌操作，吸痰管尽量插深，每次吸痰结束后，给予患者 5~8 次的辅助呼吸。

表 17-15 呼吸机报警的常见原因及处理

报警类型	原因	处理
气道压力高压报警	呼吸通路问题： 管道扭曲、受压或管道中积水	立即排除管道扭曲、受压的原因，清除管道内积水。常巡视，检查
	气道阻塞 气道内分泌物过多未及时清除，影响通气功能	积极配合医生抗感染治疗，加强吸痰，保持气道通畅，严格无菌操作，预防肺部感染
	气道湿化不足导致气管黏膜干燥或分泌物结痂，阻塞气道	加强气道湿化，必要时可在呼吸机上安装气道湿化装置
	人机对抗：各种原因（如疼痛、手术创伤刺激以及各种引流管刺激等）引起的患者憋气导致人机呼吸不同步	尽量减少不良因素的刺激，遵医嘱给予止痛镇静治疗；做好心理护理
气道压力低压报警	患者与呼吸机的连接管道脱落或漏气 气管导管套囊充气不足或套囊破裂 患者表现为呼吸急促，发绀，咽喉部有漏气声	更换气管导管，重新充足气囊；仔细检查呼吸机管道，更换破裂管道，接紧各接头；如患者出现呼吸急促、发绀等缺氧症状立即用简易呼吸器行人工呼吸
窒息报警	常见于呼吸节律不整齐、自主呼吸差的患者，在辅助机械通气时易于见到	遵医嘱积极治疗原发病，并行控制性机械通气
机械工作压力不足报警	空气压力不足（如空压泵故障，使空气压力达不到工作压等）；氧源不足，氧压力达不到驱动压	检查空气-氧混合器和气源情况，及时调整压力或更换气源

（刘冰楠）

第五节 颅内压增高患者的护理

由于各种病因导致颅内压持续高于 $200mmH_2O$（2.0kPa），超过颅腔可代偿的范围，引起相应的临床表现，即为颅内压增高。

一、概述

（一）分类

颅内压增高根据病因可分为两类：弥漫性颅内压增高和局灶性颅内压增高。其根据病变发展的急缓可分为三类：急性颅内压增高、亚急性颅内压增高和慢性颅内压增高。

（二）病因

1. 颅腔内容物体积或量的增加　如脑组织的创伤、炎症、缺血缺氧、中毒等原因引起的脑水肿；脑脊液的分泌和吸收失调，如脑积水；脑血流量或静脉压的持续增加，如二氧化碳蓄积、颅内静脉回流受阻、恶性高血压等。

2. 颅内占位性病变致使颅内空间相对缩小　如各种颅内血肿、脑肿瘤、脑脓肿等。

3. 颅腔容积缩减　如狭颅畸形、颅底凹陷症、颅骨大面积凹陷骨折、颅骨异常增生症、向内生长的颅骨骨瘤等。

（三）发病机制

颅内压指颅内容物对颅腔内壁所产生的压力。颅腔内容物包括脑组织、血液和脑脊液，三者的体积与颅腔容积相适应并使颅内保持一定的压力，通常以人体侧卧位腰椎穿刺时测得的脑脊液压力来表示。成人正常颅内压为 $70 \sim 200mmH_2O$（$0.7 \sim 2.0kPa$），儿童正常颅内压为 $50 \sim 100mmH_2O$（$0.49 \sim 0.98kPa$）。其中任何一项颅腔内容物体积和量的增加，均会导致另两项内容物的缩减以维持正常的颅内压。当颅内容物增加或颅腔容积缩减超出了代偿范围时，即产生颅内压上升。颅内压增高时，脑血流量减少，脑组织处于缺血缺氧状态。严重的脑缺氧会造成脑水肿，进一步加重颅内压增高，形成恶性循环。

当颅内压增高到一定程度时，尤其是占位性病变使颅内各分腔间的压力不平衡，会使一部分脑组织通过生理性间隙从高压区向低压区移位，形成脑疝。脑疝是颅内压增高的危急并发症和导致死亡的主要原因。

二、护理评估

（一）健康史

（1）询问患者有无颅脑外伤、脑肿瘤、高血压等病史，初步判断颅内压增高的原因。

（2）了解患者有无其他系统的疾病；有无咳嗽、便秘、癫痫等导致颅内压增高的诱因。

（3）询问症状出现的时间和病情进展情况，以及发病以来所做的检查和用药等情况。

（二）身体状况

1. 躯体表现

（1）颅内压增高"三主征"：头痛、呕吐、视神经乳头水肿。①头痛：是最常见的症状，以早晨和晚间较重，多位于前额和颞部，程度可随颅内压增高而加重，当低头、弯腰、用力、咳嗽时加重。②呕吐：呈喷射状，可伴有恶心，与进食无关，呕吐后头痛可有缓解。③视神经乳头水肿：是颅内压增高的重要客观体征，因视神经受压，眼底静脉回流受阻，眼底镜检查可见视神经乳头水肿、充血、模糊不清、中央凹陷消失，视网膜静脉怒张，严重者可见出血。急性颅内压增高病情进展迅速，眼底检查不一定见到视神经乳头水肿。

（2）意识障碍：急性颅内压增高时常有进行性意识障碍。疾病初期可出现嗜睡、反应迟钝，严重病例可出现昏睡、昏迷。慢性颅内压增高的患者，常为神志淡漠，反应迟钝，症状时轻时重。

（3）生命体征变化：早期（颅内高压代偿期）生命体征变化为血压升高，脉搏缓慢有力，呼吸加深变慢，即"二慢一高"，称为库欣（Cushing）反应。这种改变是脑组织对急性缺氧的一种代偿反应。病危状态时（颅内高压失代偿期）则血压下降，脉搏细速，呼吸不规则甚至呼吸停止，终因呼吸、循环衰竭而死亡。

（4）脑疝：是由于颅内压增高超过一定限度，脑组织从高压力区向低压力区移位，导致脑组织、血管及脑神经等重要结构受压和移位，从而产生的一系列严重临床症状和体征。脑疝的发生是颅内压增高的最危重后果。可分为小脑幕切迹疝、枕骨大孔疝、大脑镰下疝（图 17-4）。

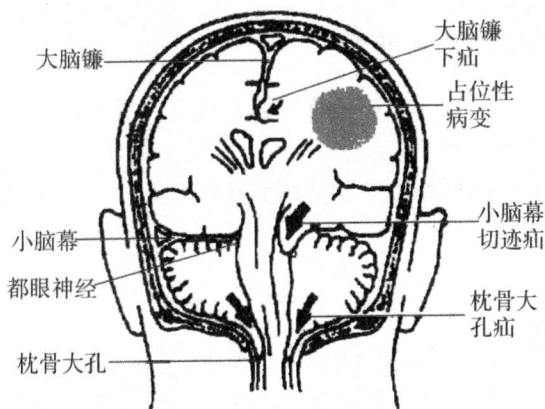

图 17 - 4 小脑幕切迹疝、枕骨大孔疝和大脑镰下疝

1）小脑幕切迹疝：又称颞叶钩回疝。是颞叶的海马回、钩回通过小脑幕切迹被推移至幕下所形成的疝。典型的临床表现是：在颅内高压的基础上，出现进行性意识障碍，患侧瞳孔先暂时缩小后逐渐散大、对光反射减弱或消失，病变对侧肢体瘫痪，生命体征紊乱，最后呼吸、心跳停止。

2）枕骨大孔疝：又称小脑扁桃体疝，是小脑扁桃体及延髓经枕骨大孔被推挤向椎管而形成的疝。患者常有剧烈头痛，频繁呕吐，颈项强直，生命体征紊乱出现较早，意识障碍出现较晚，瞳孔可忽大忽小。由于延髓呼吸中枢受压，患者可突发呼吸、心跳停止而死亡。

3）大脑镰下疝：又称扣带回疝。是一侧半球的扣带回经镰下孔被挤入对侧分腔。

（5）其他症状和体征：可有头昏、复视、头皮静脉怒张、猝倒等。婴幼儿患者可有头颅增大、前囟饱满、颅缝增宽或分裂等表现。

2. 心理 - 社会状况 颅内压增高的患者可因头痛、呕吐等引起烦躁不安、焦虑、紧张等心理反应。

（三）辅助检查

1. CT 是对颅内占位性病变进行定性与定位诊断首选的检查方法。

2. MRI 在 CT 不能确诊的情况下，可行 MRI 检查，以利于进一步确诊。

3. 头颅 X 线 可显示颅内压增高征象，如颅缝增宽、指状压迹增多，鞍背骨质稀疏、蝶鞍扩大等。

4. 脑血管造影 主要用于疑有脑血管畸形或动脉瘤等疾病的病例。

5. 腰椎穿刺 通过腰椎穿刺间接测量颅内压，同时可做脑脊液检查，但腰椎穿刺对颅内压明显增高的患者有引起脑疝的危险，应慎用。

（四）治疗要点与反应

根本的治疗方法是去除颅内压增高的病因，如手术去除占位性病变；有脑积水者，行脑脊液分流术；脑室穿刺外引流术等。对病因不明或暂时不能去除病因者可先采取降低颅内压的方法，如限制液体入量，应用脱水剂和糖皮质激素，冬眠低温疗法等以减轻脑水肿，降低颅内压。

三、护理诊断与合作性问题

1. 组织灌注量改变　与颅内压增高，导致脑血流下降有关。
2. 急性疼痛　与颅内压增高有关。
3. 有体液不足的危险　与频繁呕吐和应用脱水剂有关。
4. 潜在并发症　脑疝。

四、护理目标

患者脑组织灌流量改善；患者颅内压降低，头痛减轻，病情逐渐平稳；患者水、电解质代谢和酸碱平衡得到维持；患者未发生并发症，或发生时得到及时发现和处理。

五、护理措施

（一）一般护理

1. 体位　平卧位，抬高床头 15°～30°呈斜坡位，有利于颅内静脉回流，减轻脑水肿。昏迷患者应取侧卧位或平卧时将头偏向一侧，以防止误吸。

2. 吸氧　保持呼吸道通畅，吸氧，以改善脑缺氧，减轻脑水肿。

3. 控制液体摄入量　不能进食者，成人一般每日输液不超过 2 000ml，其中等渗盐水不超过 500ml，保持每日尿量在 600ml 以上；控制输液速度，防止输液过快而加重脑水肿；注意水、电解质、酸碱及营养代谢平衡，防止体液代谢紊乱。

4. 其他　加强皮肤护理，防止压疮；保持大小便通畅，尿潴留患者可在经诱导刺激无效后行导尿术；便秘者可给予缓泻剂、低压灌肠；大小便失禁者应注意保持会阴部清洁干燥，预防发生会阴部湿疹、皮炎、糜烂。

（二）病情观察

1. 意识　反映大脑皮质和脑干（结构）的功能状态。评估意识障碍的程度、持续时间和演变过程，是分析病情变化的重要指标。意识障碍的评估，目前通用的是格拉斯哥昏迷计分法（Glasgow comascale，GCS）。评定睁眼、语言及运动反应，以三者积分来表示意识障碍轻重，最高 15 分，表示意识清醒，8 分以下为昏迷，最低 3 分（表 17 - 16）。

表 17 - 16　格拉斯哥昏迷计分表（GCS）

睁眼反应	评分	语言反应	评分	运动反应	评分
自动睁眼	4	回答正确	5	遵指令做动作	6
呼唤睁眼	3	回答错乱	4	刺痛能定位	5
刺痛睁眼	2	语无伦次	3	刺痛时躲避	4
无反应	1	只能发声	2	刺痛后屈曲	3
		无反应	1	刺痛后过伸	2
				无反应	1

2. 瞳孔　对比双侧瞳孔是否等大、等圆，是否扩大或缩小，有无对光反应。

3. 生命体征　观察脉搏的频率、节律及强度；血压、脉压；呼吸的频率、幅度和类型；体温变化，有无继发感染性发热或中枢性高热。

4. 肢体功能 是否存在对侧肢体肌力的减弱和瘫痪；是否存在双侧肢体自主活动的消失；有无阳性病理征等。

（三）防止颅内压骤升

1. 休息与活动 安静卧床休息，减少搬动，不能坐起。避免情绪激动，以免血压骤升而加重颅内压升高。

2. 避免导致颅内压增高的诱因 避免剧烈咳嗽和用力排便使胸、腹压上升导致颅内压增高；便秘者可用缓泻剂或低压灌肠。

3. 保持呼吸道通畅 及时清除分泌物和呕吐物；舌后坠者要托起下颌和放置口咽通气管；对意识不清或排痰困难者，应配合医生尽早施行气管切开术。

4. 控制癫痫发作 遵医嘱及时或定期给予抗癫痫药物。

（四）治疗配合

1. 脱水疗法护理 遵医嘱应用高渗性脱水剂和利尿剂，以增加水分排出，减少脑组织中的水分，达到降低颅内压的目的。常用高渗性脱水剂如20%甘露醇250ml，于15～30分钟内快速静脉滴注，每日2～3次；使用利尿剂如呋塞米（速尿）20～40mg，静脉注射，可重复使用。脱水剂和利尿剂的使用可引起水、电解质紊乱，要监测血压、出入液体量、血电解质变化等，注意用药疗效与副作用。

2. 应用糖皮质激素护理 常用地塞米松5～10mg，静脉注射，每日1～2次。可降低毛细血管通透性，防治脑水肿和颅内压增高。要注意防止感染、应激性溃疡、高血糖等。

3. 冬眠低温疗法护理 低温能降低脑细胞耗氧量，提高神经细胞对缺氧的耐受力，减轻脑水肿，降低颅内压。常用药物为复方氯丙嗪、冬眠Ⅰ号和冬眠Ⅱ号等。按医嘱先静脉滴注冬眠药物，通过滴速控制冬眠的深度。应用冬眠药物半小时，机体进入睡眠状态后，方可进行物理降温。降温速度以每小时下降1℃为宜，体温降至肛温32℃～34℃为理想，体温过低易诱发心律失常。在冬眠降温期间谨慎移动患者，以防发生体位性低血压。严密观察患者意识、瞳孔、生命体征和神经系统征象，若脉搏超过100次/分、收缩压低于100mmHg、呼吸慢而不规则，应立即通知医生停用冬眠药物。冬眠的时间一般为3～5日。停止冬眠疗法时，应先停止物理降温，再停用冬眠药物，予加盖棉被让体温自然回升，忌复温过快。

4. 对症处理 观察患者头痛情况，遵医嘱给予镇痛剂，禁用吗啡、哌替啶；躁动患者应寻找原因，必要时给予镇静剂，切忌强行约束；抽搐患者给予镇静剂、抗癫痫药。

5. 脑疝的急救与护理 脑疝是颅内压增高引起的严重并发症，可危及生命。护理人员应尽早发现脑疝发生的早期征象：①剧烈头痛、恶心呕吐、出冷汗。②烦躁不安或表现兴奋。③进行性意识障碍加重。④强迫头位或体位。⑤双侧瞳孔变小，或由等大转为患侧瞳孔先缩小再扩大。⑥血压升高或脉搏缓慢（<60次/分）。⑦呼吸有进行性减慢趋势（≤14次/分）。

一旦发生脑疝，应迅速采取急救护理措施：①快速静脉滴注或静脉注射20%甘露醇、呋塞米等脱水剂和利尿剂。②密切观察患者呼吸、心跳、瞳孔的变化。③紧急做好术前准备。④保持呼吸道通畅，给予氧气吸入，呼吸骤停者立即进行气管插管及辅助呼吸。

护士应做好如下工作：①取平卧位，头偏向一侧，床头抬高15°～30°呈斜坡位；②同时，立即通知医生；③遵医嘱快速静脉滴注或静脉注射20%甘露醇、呋塞米；④吸氧，保持呼吸道通畅，准备气管插管、辅助呼吸、吸痰等设备；⑤密切观察生命体征、瞳孔、意识等变化；⑥遵医嘱紧急做好术前准备。

6. 脑室引流患者的护理　脑室引流术是经颅骨钻孔或椎孔穿刺侧脑室放置引流管，将脑脊液引流至体外，从而降低颅内压的一种治疗与急救措施。护理要点如下所述。

（1）正确连接引流管，并妥善固定：在严格无菌操作下，将引流管连接引流袋（瓶）。引流管开口要高于侧脑室平面 10～15cm，以维持正常的颅内压。搬动患者时要暂时夹闭引流管，防止脑脊液逆流而引起颅内感染。

（2）控制引流速度和量：正常脑脊液分泌量为每日 400～500ml，故每日引流量不宜超过 500ml，但颅内感染时脑脊液分泌量增多，引流量可相应增加。引流过多过快可导致颅内压骤降，引起意外发生。可通过适当地抬高或降低引流袋（瓶）的位置，达到控制引流速度和引流量的目的。

（3）保持引流通畅：引流管要防止受压、折叠、扭曲、成角等情况。若引流管内不断有脑脊液流出，管内的液面随患者的呼吸、脉搏波动，表示引流管通畅；反之即为阻塞，要查明原因，立即纠正。常见原因：①引流管放入脑室过深，在脑室内折叠成角，应请医生将引流管向外拔出少许至脑脊液流出通畅，再行固定。②引流管内口紧贴脑室壁，应将引流管轻轻旋转，至脑脊液流出。③若怀疑为血块或组织阻塞，可在严格消毒管口后，用无菌注射器轻轻向外抽吸，不可向内注入生理盐水冲洗，以免阻塞物被冲至脑室狭窄处引起脑脊液循环受阻。如无效则应更换引流管。④颅内压低于 120～150mmH$_2$O，引流管内可能无脑脊液流出，证实方法是将引流袋（瓶）降低，观察有无脑脊液流出。

（4）观察脑脊液的颜色、性质及量：正常脑脊液无色透明，手术后 1～2 日可略呈血性，并逐渐变淡转为橙黄色。如脑脊液中有较多血液或血色加深，提示脑室内出血；如为混浊、有絮状物，则提示有感染存在。如有异常情况时应及时通知医生，并可留取脑脊液标本送检。

（5）严格遵守无菌操作原则：每日更换引流袋（瓶），更换时先夹闭引流管以免脑脊液逆流入脑室内。注意保持整个装置无菌。

（6）拔管：引流时间一般不超过 5～7 天，否则有发生颅内感染的可能。开颅手术后脑室引流一般 2～3 天，待脑水肿消退、颅内压降低时，可考虑拔管。拔管前应先行头颅 CT 检查，并试行抬高或夹闭引流管 24 小时，以了解脑脊液循环是否通畅，有无颅内压再次增高的现象。若患者出现头痛、呕吐等症状，要及时通知医生并降低引流袋（瓶）或开放夹闭的引流管，继续引流。若无颅内压增高征象则可拔管。拔管后若伤口处有脑脊液流出，应报告医生处理。

（五）心理护理

对意识清醒的患者讲解疾病有关知识，以缓解患者紧张情绪或恐惧心理。帮助患者和家属消除焦虑和不安，积极应对疾病带来的改变，更好配合治疗护理。

（六）健康指导

（1）向患者和家属介绍疾病的知识、治疗方法、康复的知识和技能。

（2）指导患者要防止剧烈咳嗽、便秘、负重等使颅内压增高的因素，以免加重病情，诱发脑疝。如出现头痛、呕吐、视力变化等，应立即就诊。

3. 颅脑手术后可能遗留神经系统功能障碍，患者应遵循康复计划，循序渐进地进行多方面的训练，以最大程度恢复生活能力。

六、护理评价

患者脑组织灌流量是否改善；患者头痛症状是否得到缓解；患者水、电解质代谢和酸碱平衡是否得到维持；患者是否发生并发症，或发生时是否得到及时发现和处理。

（王艳丽）

第六节 头皮损伤患者的护理

头皮损伤是因外力作用使头皮的完整性受损或皮内结构发生改变，是最常见的颅脑损伤。常见的头皮损伤有头皮血肿、头皮裂伤和头皮撕脱伤。

一、护理评估

（一）健康史

了解患者有无外伤史，询问受伤当时的情况及受伤后的意识情况，有无其他不适。

（二）身心状况

1. 躯体表现

（1）头皮血肿：多因钝器击伤所致。按血肿存在于头皮内的具体层次可分为皮下血肿、帽状腱膜下血肿和骨膜下血肿三种（表17－17，图17－5）。

表17－17 三种头皮血肿鉴别表

	皮下血肿	帽状腱膜下血肿	骨膜下血肿
部位	皮下组织	帽状腱膜下层	颅骨骨膜下层
范围	小	弥散，可超过骨缝	限于某一颅骨范围内
触诊	张力大，压痛明显	有波动感	张力较高

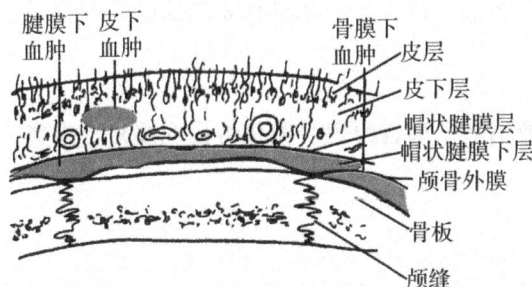

图17－5 头皮层次及血肿示意图

（2）头皮裂伤：多由锐器或钝器打击所致，其中钝器所致裂伤形态大多不规则。头皮裂伤出血较多，可引起失血性休克。

（3）头皮撕脱伤：多因发辫受机械力牵扯，致使大块头皮自帽状腱膜下层被撕脱，或整个头皮甚至连额肌、颞肌或部分骨膜一起撕脱，使骨膜或颅骨外板暴露。可因失血和疼痛导致神经源性休克。

2. 心理－社会状况　患者可因出血、疼痛出现不同程度的紧张、焦虑或恐惧心理。

（三）治疗要点与反应

1. 较小的头皮血肿　一般在 1～2 周可自行吸收，早期可加压冷敷；血肿较大者可在严格无菌操作下穿刺抽吸后加压包扎。

2. 头皮裂伤　要在 24 小时内清创缝合。

3. 头皮撕脱伤　除紧急加压包扎止血、防止休克外，要将撕脱的头皮用无菌巾包好，随患者速送医院，争取在 6～8 小时内进行清创植皮。

二、护理诊断与合作性问题

1. 急性疼痛　与损伤有关。

2. 组织完整性受损　与损伤有关。

3. 潜在并发症　感染、休克。

三、护理目标

患者疼痛减轻或消除；患者组织受损得以较好修复；患者并发症被有效预防或控制。

四、护理措施

（一）病情观察

密切观察患者生命体征、神志、瞳孔变化，注意有无脑损伤和颅内压增高的发生。

（二）伤口护理

注意创面有无渗血，有无疼痛，保持敷料清洁干燥，保持引流通畅。头皮撕脱伤植皮术后，注意有

无皮瓣坏死、感染等。

（三）预防感染

按医嘱给予抗生素、破伤风抗毒素。观察有无局部感染或全身感染发生。

五、护理评价

患者疼痛是否减轻或消除；患者组织受损是否得到修复；患者并发症是否得到有效预防或控制。

（王艳丽）

第七节　颅骨骨折患者的护理

颅骨骨折指颅骨受暴力作用所致颅骨结构改变，常合并脑损伤。颅骨骨折的严重性并不在于骨折本身，而在于可能同时存在颅内血肿和脑损伤而危及生命。颅骨骨折按骨折部位分为颅盖骨折与颅底骨折；按骨折形态分为线形骨折与凹陷性骨折；按骨折是否与外界相通分为开放性骨折与闭合性骨折。

一、护理评估

(一) 健康史

(1) 询问患者受伤的过程，如暴力的作用方式、大小、方向。

(2) 了解患者有无意识障碍及耳鼻流血、流液情况，初步判断有无脑损伤和其他损伤。

(二) 身心状况

1. 躯体表现

(1) 颅盖骨折：常是直接暴力所致，分线形骨折和凹陷性骨折两种，以线形骨折居多，可单发或多发。①线形骨折：呈线状裂纹，需 X 线检查方能确诊。伤处可有压痛、肿胀，可同时存在头皮血肿。若骨折线超越脑膜中动脉沟，要高度警惕硬脑膜外血肿；超越鼻旁窦者，则应预防和控制颅内感染。②凹陷性骨折：骨折片向颅腔内塌陷，伤处可能触及骨凹陷。骨折片陷入颅内可导致脑损伤，出现相应的症状和体征；若引起颅内血肿，可出现颅内高压表现。

(2) 颅底骨折：多因强烈的间接暴力作用于颅底所致。根据发生部位可分为颅前窝骨折、颅中窝骨折和颅后窝骨折。主要表现为皮下和黏膜下淤血、瘀斑，脑脊液外漏和脑神经损伤三方面（表 17 - 18）。

表 17 - 18　三种颅底骨折的临床特征

骨折部位	软组织出血	脑脊液漏	脑神经损伤
颅前窝	眼眶青紫，球结膜下出血，呈"熊猫眼"征	自鼻或口腔流出	嗅神经——嗅觉障碍 视神经——视觉减退或失明
颅中窝	咽黏膜下、乳突部皮下淤血、瘀斑	自耳道流出	面神经——周围性面瘫 听神经——耳鸣，听力障碍
颅后窝	乳突后、枕下区皮下淤血、瘀斑	漏至乳突后皮下及胸锁乳突肌	偶有IX、X、XI、XII对脑神经损伤

2. 心理 - 社会状况　患者可因头部外伤而出现焦虑、恐惧等心理反应，对骨折后的康复存在担心。

(三) 辅助检查

颅盖线形骨折依靠头颅正侧位 X 线检查才能发现。颅底骨折做 X 线检查意义不大，主要依靠临床表现，但 CT、MRI 检查有诊断价值。

(四) 治疗要点与反应

颅盖线形骨折、下陷程度较轻的凹陷性骨折，一般不需特殊处理；凹陷性骨折，如有脑组织受压或直径大于 5cm，深度达 1cm 者，应予手术整复。颅底骨折本身无须特别治疗，应着重处理脑脊液漏、脑神经损伤等并发症。脑脊液漏者，绝大多数漏口会在伤后 1 ~ 2 周内自行愈合。如脑脊液漏超过 1 个月，应手术修补硬脑膜。开放性骨折应给予抗生素和破伤风抗毒素。

二、护理诊断与合作性问题

1. 疼痛　与头部创伤和颅骨骨折有关。

2. 焦虑　与头痛、对脑脊液外漏和脑神经损伤愈后担忧等因素有关。

3. 潜在并发症　颅内出血、颅内感染等。

三、护理目标

患者疼痛减轻或消失；患者焦虑情绪减轻或消失，并能主动配合治疗和护理；患者无并发症发生，或并发症发生时能及时发现和处理。

四、护理措施

（一）病情观察

密切观察患者的意识、瞳孔、生命体征、肢体活动，注意有无颅内压增高和颅内感染征象。

（二）脑脊液外漏的护理

护理重点是防止因脑脊液逆行导致颅内感染。具体措施如下所述。

（1）绝对卧床休息，取平卧位或患侧卧位，床头抬高15°～30°，目的是借助重力作用促使脑组织移向颅底，促进漏口封闭。

（2）保持鼻腔、口腔、外耳道清洁，每日清洁、消毒2次。

（3）严禁阻塞鼻腔和外耳道；禁止从耳、鼻滴药、冲洗；严禁经鼻腔吸氧、吸痰和插胃管。

（4）禁忌挖耳、抠鼻，避免用力咳嗽、擤鼻涕、打喷嚏、用力排便等使胸膜腔内压、腹内压骤升、骤降的因素。

（5）禁忌做腰椎穿刺。

（6）观察和记录脑脊液流出量。

（三）配合治疗护理

按医嘱预防性应用抗生素和破伤风抗毒素。

（四）心理护理

向患者介绍病情、治疗方法和注意事项，以取得配合，消除紧张情绪。

（五）健康指导

向患者讲解颅骨骨折后的康复知识。指导颅底骨折的患者避免引起颅内压骤然升降的各种因素。

五、护理评价

患者是否自诉疼痛减轻或消失；患者焦虑情绪是否减轻或消失，是否能主动配合治疗和护理；病人是否发生并发症，或并发症发生时能否得到及时发现和处理。

（王艳丽）

第八节　脑损伤患者的护理

脑损伤指脑膜、脑组织、脑血管及脑神经的损伤。按伤后脑组织与外界相通与否其可分为两类：开放性脑损伤和闭合性脑损伤。按脑损伤机制及病理改变具可分为原发性脑损伤和继发性脑损伤两类，前者指暴力作用后立即发生的脑损伤，如脑震荡、脑挫裂伤；后者是指受伤一段时间后出现的脑受损病变，包括脑水肿和颅内血肿等。

一、护理评估

（一）健康史

（1）了解患者的受伤经过，如暴力的性质、大小、方向及速度。

（2）了解身体状况，有无意识障碍及程度和持续时间，有无其他表现。

（3）了解现场急救情况和既往健康情况。

（二）身心状况

1. 躯体表现

（1）脑震荡：是一过性的脑功能障碍，无明显器质性脑组织损害。主要表现：①伤后立即出现短暂的意识障碍，常为数秒或数分钟，一般不超过30分钟。②患者清醒后大多不能回忆受伤经过乃至伤前一段时间内的情况，称为逆行性遗忘。③同时可伴有面色苍白、出汗、血压下降、心动过缓、呼吸浅慢、肌张力降低、各种生理反射迟钝等表现，随意识恢复而恢复正常。此后可能出现头痛、头晕、恶心、呕吐、失眠、心悸等症状，短期内可自行缓解。④神经系统检查无阳性体征，脑脊液检查无异常情况，头部CT检查无异常发现。

（2）脑挫裂伤：为脑实质的损伤，包括脑挫伤、脑裂伤，两者常并存。因受伤部位不同临床表现差异较大。

1）意识障碍：为最突出的临床表现，伤后立即出现，其程度和持续时间与脑挫裂伤的程度、范围有关，多数在30分钟以上，严重者可长期昏迷。

2）局灶性症状与体征：受伤时立即出现与受伤部位相应的神经功能障碍和体征，如语言中枢受损出现失语，运动中枢受损出现对侧肢体瘫痪等。

3）生命体征改变：由于脑水肿和颅内高压，早期可出现血压升高、脉搏缓慢、呼吸深慢等生命体征改变，严重者呼吸、循环衰竭。

4）脑膜刺激征：合并蛛网膜下隙出血时，患者有剧烈头痛、颈项强直、病理反射阳性，脑脊液检查有红细胞。

（3）颅内血肿：是颅脑损伤中最常见、最危险的继发性病变。如不及时处理，其引起的颅内压增高及脑疝可危及患者的生命。根据来源和部位血肿分为硬脑膜外血肿、硬脑膜下血肿和脑内血肿。根据血肿引起颅内压增高及出现症状的时间，分为急性血肿（在3日内出现症状）、亚急性血肿（在3日至3周内出现症状）和慢性血肿（在3周以后才出现症状）。

1）硬脑膜外血肿：出血积聚于颅骨与硬脑膜之间，与颅骨损伤有密切关系（图17 - 6）。其典型临床表现是在原发性意识障碍后有一段中间清醒期，然后再度意识障碍，并逐渐加重。两次意识障碍的原因不同，前者是由原发性脑损伤引起，后者为继发性血肿及颅内压增高所致。由于原发性损伤程度不同，继发血肿治疗时间与方法有异，中间清醒期仅在部分患者中出现，如出血量大、血肿形成快，患者可表现为持续昏迷。病变发展可有颅内压增高的其他表现、血肿压迫所致的神经局灶症状和体征，甚至有脑疝的表现。

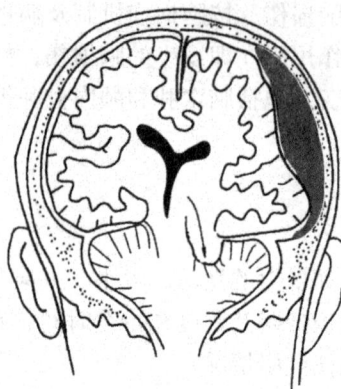

图 17 - 6　硬脑膜外血肿

2）硬脑膜下血肿：血液积聚在硬脑膜下腔，是最常见的颅内血肿（图 17 - 7）。多因脑挫裂伤导致脑实质内血管破裂所致。因多数与脑挫裂伤和脑水肿同时存在，故伤后持续性昏迷且进行性加重。较早出现颅内压增高和脑疝表现。

3）脑内血肿：发生在脑内，常与硬脑膜下血肿共同存在（图 17 - 8）。临床表现与脑挫裂伤和急性硬脑膜下血肿类似；常常缺乏定位体征，若血肿累及重要脑功能区，可出现偏瘫、失语、癫痫等表现。

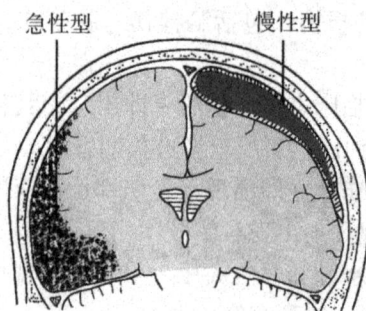

图 17 - 7　硬脑膜下血肿

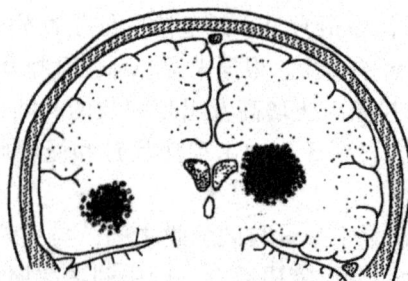

图 17 - 8　脑内血肿

2. 心理－社会状况　因脑损伤多有不同程度的意识障碍和肢体功能障碍，故清醒患者在伤后对脑损伤及其功能的恢复有较重的心理负担，常表现为焦虑、悲观、恐惧等；患者意识和智力的障碍使家属有同样心理反应；此外，家庭对患者的支持程度和经济能力也影响着患者的心理状态。

（三）辅助检查

X线检查可了解有无颅骨骨折。CT、MRI能清楚显示脑挫裂伤、颅内血肿的部位、范围和程度。

（四）治疗要点与反应

脑损伤治疗重点是处理继发性脑损伤，特别是颅内血肿的早期发现和处理，脑疝的预防和早期发现，以争取较好的疗效。脑震荡无需特殊治疗，一般卧床休息1~2周，适当予以镇静、镇痛等对症处理，预后良好。脑挫裂伤的一般处理包括卧床休息，保持呼吸道通畅，给予营养支持及维持水、电解质和酸碱平衡，防治脑水肿，对症处理等。重度脑挫裂伤在颅内压增高明显时应做脑室减压术或局部病灶清除术。颅内血肿确诊后根据血肿大小，采取手术或者保守治疗。

二、护理诊断与合作性问题

1. 意识障碍　与脑损伤、颅内压增高有关。
2. 清理呼吸道无效　与意识障碍，不能有效排痰有关。
3. 体温过高　与体温调节中枢受损有关。
4. 营养失调——低于机体需要量　与伤后进食障碍及高代谢状态有关。
5. 潜在并发症　颅内压增高、脑疝、感染、癫痫、压疮等。

三、护理目标

患者意识逐渐恢复；患者呼吸道通畅，未发生窒息；患者体温正常；患者能维持较好的营养需求；患者潜在并发症得以有效控制或处理。

四、护理措施

（一）急救护理

1. 保持呼吸道通畅　患者头偏向一侧，及时清除呕吐物、呼吸道分泌物；舌根后坠者放置口咽通气管；必要时行气管插管或气管切开；通气量显著下降者，应采用机械辅助通气。

2. 妥善处理伤口　单纯头皮裂伤清创后加压包扎。开放性颅脑损伤应剪短伤口周围头发，伤口局部不清洗、不用药，用无菌纱布保护外露的脑组织以避免受压。按医嘱尽早应用抗生素和破伤风抗毒素。

3. 防治休克　有休克征象者要查明有无其他部位的损伤和出血，如多发性骨折、内脏破裂等，要及时补充血容量，做好手术前准备。

4. 做好护理记录　记录受伤经过、初期检查发现及处理经过；观察记录生命体征、意识、瞳孔及肢体活动的变化等。

（二）一般护理

1. 体位　意识清醒者采取床头抬高15°~30°斜坡位，以利颅内静脉回流，减轻脑水肿。昏迷或吞咽功能障碍患者取侧卧位，以防误吸。

2. 营养支持　无法进食的患者及早采用胃肠外营养，并尽早恢复肠内营养。待肠蠕动恢复后，若仍不能进食者，可经鼻胃管补充营养。定期评估患者的营养状况，如体重、血糖、血电解质、血浆蛋白、氮平衡等，及时调整营养供给量和配方。

3. 基础护理　加强口腔护理，预防口腔感染；加强皮肤护理，定时翻身，预防压疮；保持四肢关节功能位，每日做四肢活动及按摩；留置导尿者，要定时消毒尿道口和更换无菌引流袋；防止便秘，必要时给予缓泻剂、开塞露，禁忌高压灌肠；高热者做好降温护理。

（三）病情观察

动态的病情观察在颅脑损伤患者的护理中具有十分重要的意义，其目的是为了观察疗效，及时发现继发性病变，预防和处理并发症。

1. 意识　反映大脑皮质和脑干的功能，意识障碍的程度可反映脑损伤的轻重，意识障碍出现的早晚和有无加重，是区别原发性脑损伤和继发性脑损伤的重要依据。应注意观察有无中间清醒期、有无意识好转或意识障碍的进行性加重，观察有无脑疝发生的先兆表现。可按 Glasgow 昏迷评分法对病人的意识状态进行评估。

2. 瞳孔　其变化可因动眼神经、视神经、脑干损伤引起。观察瞳孔的大小、形态、对光反射、眼裂大小、眼球的位置及活动情况，注意两侧对比。伤后一侧瞳孔进行性散大，对侧肢体瘫痪伴意识障碍，提示脑受压或脑疝。伤侧瞳孔先缩小后散大，伴对侧肢体运动障碍，提示伤侧颅内血肿。双侧瞳孔散大、对光反射消失、眼球固定伴深昏迷，提示脑干损伤或临终表现。要注意使用某些药物会影响瞳孔的观察，如阿托品、麻黄碱可使瞳孔扩大，吗啡、氯丙嗪使瞳孔缩小。

3. 生命体征　为避免患者活动影响准确性，应先测呼吸、脉搏，最后测血压。颅脑损伤患者以呼吸变化最敏感和多变，注意呼吸频率、节律及呼吸型态的变化；注意脉率、脉律及血压、脉压的变化。如伤后血压上升、脉搏减慢、呼吸深慢，则提示颅内压增高；若同时出现意识障碍和瞳孔的变化，则可能发生脑疝。另外，下丘脑和脑干损伤常出现中枢性高热。

4. 神经系统体征　原发性损伤引起的偏瘫等局灶体征，在受伤当时已出现且不再继续加重。颅内血肿、脑水肿、颅内压增高是继发性的，其导致的局灶体征在伤后逐渐出现，若同时还有瞳孔变化、意识障碍进行性加重等表现，提示发生脑疝。

5. 其他　剧烈头痛、喷射性呕吐是颅内压增高的表现；颅内压监测，常用于部分重度脑损伤的患者。

（四）配合治疗护理

1. 手术前后的护理

（1）术前护理：做好颅脑手术前常规准备，如备皮、剃头、留置导尿管、药物过敏试验、必要的检查等。已行脑室引流者在搬动时应先夹闭引流管，待患者卧于手术台上，再将引流袋（瓶）固定于合适高度，再开放引流。

（2）术后护理：①减少搬动。搬动患者时动作需轻稳，防止头颈部扭转或受震动。搬动后应监测呼吸、脉搏、血压及瞳孔。②引流管护理。如脑室引流、创腔引流等，应严格执行无菌操作，保持引流通畅，并观察引流液的性质和数量，做好记录。③术后脑脊液漏者应严格执行脑脊液漏的护理原则，严防颅内感染的发生。④术后并发症的观察及护理。

2. 控制脑水肿　严重脑水肿可引起颅内压增高、导致脑疝，常是致命因素。按医嘱采取有效措施，如应用甘露醇、利尿剂、糖皮质激素、限制液体出入量等控制脑水肿，防治颅内压增高。

3. 防治感染　按医嘱预防性应用抗生素，防止感染的发生。已发生感染的选用有效、足量的抗生素治疗。

4. 防治水、电解质和酸碱平衡失调　监测患者电解质、酸碱平衡情况，记录出入液量，保持水、电解质和酸碱平衡。

5. 对症处理

（1）高热：常为中枢性高热，也可由感染引起。常用物理降温，必要时采用人工冬眠疗法。冬眠药物可降低血管张力，并使咳嗽反射减弱，使用时需严密监测呼吸、血压。

（2）外伤性癫痫：应掌握其先兆，做好预防措施，如采用床栏、床头竖放枕头，按医嘱给予抗癫痫药以预防发作；发作时应专人护理，不强行约束，用牙垫防止舌咬伤，及时吸出呼吸分泌物，保持呼吸道通畅。

（3）躁动：突然的躁动不安常为意识恶化的征兆，提示有脑水肿或颅内血肿的可能；意识模糊的患者出现躁动，可能为疼痛、颅内压增高、尿潴留、体位或环境不适造成的，应先寻找原因做相应处理，然后考虑给予镇静剂。

（五）心理护理

对清醒患者，应充分理解其紧张焦虑的心情，关心、安慰患者，给予耐心、细致的护理；病情严重者，各项操作应轻柔，尽量减少患者的痛苦。鼓励患者及家属树立战胜疾病的信心，积极配合治疗与护理。

（六）健康指导

1. 康复指导　大多数脑损伤的患者留有不同程度的后遗症，如语言、智力、运动功能障碍等，要鼓励患者尽早在康复医师的指导下进行康复训练，以改善生活自理能力和社会活动能力。

2. 预防癫痫发作　有外伤性癫痫者，指导其按时服药，不擅自减药停药，不做登高、游泳等危险性活动，以防意外发生。向患者及家属介绍癫痫的生活照顾、预防措施、急救办法等。

3. 向患者家属介绍有关生活护理的方法和注意事项。

五、护理评价

患者意识是否逐渐恢复；患者呼吸道是否通畅，有无误吸发生；患者是否能维持较好的营养需求；患者体温是否恢复正常；患者并发症有否发生，或发生后是否得到有效控制或处理。

（王艳丽）

第九节　颅内肿瘤患者的护理

颅内肿瘤又称脑瘤，约半数为恶性肿瘤，是常见的神经外科疾病。以20～50岁年龄组最为常见，男性略多于女性。

颅内肿瘤的病因目前尚不明确，少数系先天发育过程中胚胎性残余组织演变而成。颅内肿瘤依据组织来源可分为两类：①原发性肿瘤，来源于脑组织、脑膜、脑血管、脑垂体、脑神经及残余胚胎组织。②继发性肿瘤，系颅外其他部位的恶性肿瘤转移到颅内。

成年人以神经胶质瘤最常见，其次为脑膜瘤和垂体腺瘤等，称为颅内三大原发性肿瘤。少年儿童以髓母细胞瘤、星形细胞瘤多见。发病部位以大脑半球最多，其次是鞍区、小脑脑桥角、小脑等部位。

一、护理评估

（一）健康史

（1）询问症状出现的时间和病情进展情况，以及发病以来所做的检查和用药等情况。

（2）询问患者是否有脑肿瘤家族史、有无颅脑外伤史及其他颅脑疾病病史。

（二）身心状况

1. 躯体表现

（1）颅内压增高：约90%以上的患者出现颅内压增高的症状和体征，通常呈慢性、进行性加重过程。随着肿瘤增大，若未得到及时治疗，轻者引起视神经萎缩，患者视力减退，重者可引起脑疝。

（2）局灶症状和体征：随不同部位脑肿瘤对脑组织的浸润破坏、直接刺激和压迫的不同，引起的症状亦各异，如一侧肢体运动和感觉障碍、精神异常、视觉障碍、共济失调等；鞍区肿瘤会引起视力改变和内分泌功能障碍；临床上可根据局灶症状判断病变部位。位于脑干等重要部位的肿瘤早期即出现局部症状，而颅内压增高症状出现较晚。

2. 心理–社会状况　颅内肿瘤的患者可产生悲观、恐惧心理。

（三）辅助检查

1. 影像学检查　包括头颅 X 线检查、脑血管造影、脑室造影及超声波、CT 和 MRI 检查。CT 和 MRI 是目前最常用的辅助检查，对确定肿瘤部位和大小、脑室受压和脑组织移位、瘤周脑水肿范围有重要意义。

2. 血清内分泌激素检查　垂体腺瘤临床上出现内分泌功能障碍的表现，血清内分泌激素检查有助于确诊。

（四）治疗要点与反应

手术切除肿瘤是主要的治疗方法，辅以化疗和放疗。神经导航、微创外科技术在神经外科的应用，拓宽了手术适应证和范围。晚期患者亦可采用姑息性手术治疗，如脑室引流、去骨瓣减压术等以缓解颅内高压。

二、护理诊断与合作性问题

1. 疼痛　与颅内肿瘤压迫脑组织导致颅内高压有关。

2. 自理缺陷　与肿瘤压迫导致肢体瘫痪或开颅手术有关。

3. 潜在并发症　脑疝、颅内出血、癫痫、尿崩症。

三、护理目标

患者自述头痛症状减轻或消除；患者生活自理能力改善；患者并发症得到有效控制或治疗。

四、护理措施

（一）术前护理

1. 颅内压增高的护理 严格卧床休息，采取床头抬高15°～30°的斜坡卧位，利于颅内静脉回流，降低颅内压。避免剧烈咳嗽和用力排便，防止颅内压骤然升高导致脑疝的发生。便秘时可使用缓泻剂，禁止灌肠。

2. 预防意外损伤 评估患者生活自理的能力及颅内压增高与癫痫发作的危险因素，采取相应的预防措施，防止跌倒及撞伤。

3. 皮肤准备 按头颅手术要求准备，患者手术前每日清洁头发，术前一天检查患者头部皮肤是否有破损或毛囊炎，手术前2小时剃光头发后，消毒头皮戴上手术帽。

（二）术后护理

1. 一般护理 ①体位安置。如患者生命体征平稳后抬高床头15°～30°，以利颅内静脉回流，手术后体位要避免压迫减压窗而引起颅内压增高。为患者翻身时，应有人扶持头部，使头、颈、躯干成一直线，防止头颈部过度扭曲或震动。幕下开颅取去枕侧卧位或侧俯卧位；脑神经受损、吞咽功能障碍者取侧卧位，以免造成误吸；巨大占位性病变清除后，因颅腔留有较大空隙，24小时内手术区保持高位，以免突然翻动时发生脑组织和脑干移位。②做好饮食护理。肠功能恢复后可予富营养、易消化饮食，不能进食者可予鼻饲。

2. 病情观察 密切观察生命体征、意识、瞳孔、肢体活动状况等，并按Glasgow昏迷计分法进行评分和记录。注意切口敷料及引流情况，观察有无脑脊液漏，一旦发现脑脊液漏，应及时通知医师，按脑脊液漏患者护理。

3. 配合治疗

（1）保持呼吸畅通：颅后窝手术或听神经瘤手术易发生舌咽、迷走神经功能障碍，患者咳嗽及吞咽反射减弱或消失，气管内分泌物不能及时排出，极易并发肺部感染。应积极采取保持呼吸道通畅的措施，如翻身、拍背、雾化吸入、吸痰等，必要时做好气管切开的准备。

（2）引流管的护理：在肿瘤切除后的创腔内放置引流物，达到引流手术残腔内血性渗液和气体、使残腔逐步闭合的目的。手术后创腔引流袋（瓶）放置于头旁枕上或枕边，高度与头部创腔保持一致，以保证创腔内一定的压力，可避免脑组织移位。手术48小时后，可将引流袋（瓶）略放低，以便较快引流出腔内残留的液体，使脑组织膨出，以减少残腔，避免局部积液造成颅内压增高。引流管放置3～4日，待血性脑脊液转清，即可拔除引流管，以免形成脑脊液漏。

4. 手术后并发症的观察和护理

（1）颅内出血：多发生在手术后24～48小时内。患者表现为引流液持续血性，意识清醒后又逐渐嗜睡，甚至昏迷或意识障碍进行性加重，并有颅内压增高和脑疝症状。一旦发现患者有颅内出血征象，应及时报告医师，并做好再次手术止血的准备。

（2）癫痫：手术后因脑损伤、脑缺氧、脑水肿等因素而诱发癫痫，癫痫发作时采取保护性措施，立即松解患者衣领，头部偏向一侧，保持呼吸道通畅。使用牙垫防止舌咬伤，保障患者安全。保持病室安静，减少外界刺激，禁止口腔测量体温，按时服用抗癫痫药，控制症状发作。

（3）尿崩症：垂体腺瘤等手术累及下丘脑影响抗利尿激素分泌，患者出现多尿、多饮、口渴，每日尿量大于 4 000ml，尿比重低于 1.005。在给予垂体后叶素治疗时，应准确记录出入液量，根据尿量和血清电解质浓度调节用药剂量。

（三）心理护理

鼓励安慰患者，解除患者脑部手术后的恐惧心态；帮助患者建立战胜疾病的信心，以乐观的心态面对生活。

（四）健康指导

向患者和家属介绍后续治疗的必要性和方法；术后有功能障碍者，应与患者和家属制订康复计划；嘱患者出院后定期复查。

五、护理评价

患者自述头痛症状是否减轻或消除；患者生活自理能力是否得到改善；患者并发症是否得到有效控制或治疗。

（王艳丽）

第十节　神经外科专科护理

一、创伤性脑损伤

创伤性脑损伤是发生于各种机动车辆交通事故、跌伤、殴打或运动的损伤。可以按照伤者的严重程度、受伤部位、机制、GCS 评分或者是影像学表现进行分类（Peterson 1998年）。创伤性脑损伤患者的救治需要在重症监护下进行，由重症监护治疗师和有专业知识的护理人员来提供护理。

要积极了解患者受伤情况，除了要评估患者的意识水平、定位、认知、瞳孔、运动功能及生命体征以外，还应对其他系统进行评价，包括仔细检查患者身体其他部位的复合伤并进行体格检查，了解受伤的原因、时间、损伤程度、部位、有无骨折、有无昏迷等情况，以便能够及早发现并治疗复合伤和可能出现的并发症。

（一）呼吸道管理

颅脑损伤（包括复合伤）后，经常出现中枢性呼吸抑制、呼吸道梗阻和急、慢性缺氧。因此，治疗与护理首要的工作是呼吸道的正确管理。

1. 通畅气道　对急诊昏迷患者，立即托起患者下颌，头部后仰，保持气道通畅（注意颈部损伤），安置合适的体位。清理口、鼻咽分泌物、积血、呕吐物等，吸氧，定时雾化吸入，吸痰。痰液黏稠者于气管内滴入稀释的糜蛋白酶，以利于黏稠痰液吸出。

2. 人工呼吸　对呼吸道梗阻患者，立即行气管插管或气管切开术，配合医生做好术前准备及呼吸机辅助呼吸的准备。做好术后的护理工作。

（二）有效循环的维护与建立

颅脑损伤伴有休克时首先要严密监测心率、血压等生命体征的动态变化，协助医生尽快发现休克的原因。

积极配合医生进行抗休克治疗，建立静脉通路，送检血型，根据休克的程度和失血的速度选择输液的种类和数量。在心脏停搏之前，准备好心肺复苏的设备和条件。尽快控制出血，补充有效血容量，维持正常循环。

（三）应激性溃疡的护理

重度颅脑损伤所致应激性溃疡并发出血是一种非常严重的并发症。临床表现为呕吐咖啡色胃内容物，排泄柏油样大便，可伴有失血性休克。常使用 H_2 受体阻断剂和硫糖铝作为预防性用药（King WA 1994 年），并使用正肾冰盐水进行胃内灌洗，同时应用止血药物，纠正低血容量。国内外近几年临床应用胃壁细胞 $H^+ - K^+ - ATP$ 酶特异性抑制剂（奥美拉唑）效果较好。

（四）预防颅内感染

1. 开放性颅脑损伤　尽早行清创缝合术，伤后争取在 6h 内，最迟不超过 72h 进行颅脑清创术。术前准备要注意仔细观察创口情况，有无活动性出血、碎骨、血块、木屑、毛发等异物，尽量减少头皮及颅内感染的发生。

2. 颅底骨折　颅底骨折常并发脑脊液鼻漏、耳漏或鼻咽部漏液，易引发颅内感染。

（1）严格消毒隔离，防止交叉感染，限制、减少探视陪护人员。

（2）清除鼻前庭或外耳道内的血迹和污垢，保持局部清洁，防止液体引流受阻而逆流引发感染。脑脊液鼻漏患者严格卧床，尽量保持利于引流的体位，不要坐起、用力咳嗽、打喷嚏、挖鼻和擤鼻等增加腹压的动作，吸痰和留置胃管时要特别注意脑脊液漏的方位。

（3）保证正确卧位，脑脊液耳漏患者取患侧卧位，借重力作用使脑组织移向硬膜破损处，促进漏口早期闭合。

（五）躁动的护理

对躁动不安的患者，首先应分析查找原因，而不能盲目强行约束。颅内出血、疼痛、腹胀、体位不适、缺氧、尿潴留等都可引起躁动不安。要及时发现及时处理，不能盲目使用镇静剂。否则使颅内压进一步增高，发生严重后果。

（六）预防深静脉血栓形成

深静脉血栓形成是另一种脑损伤患者的严重并发症，可能导致肺动脉栓塞。

对长期卧床的患者，经常询问患者关于小腿或大腿是否有疼痛或压痛，并注意观察患者的下肢血管及腿部的颜色和温度是否正常。

二、脑血管疾病

（一）高血压脑出血

脑出血是一种常见的疾病，与高血压关系极为密切。高血压脑出血患者死亡的重要原因是颅内压增高导致的脑疝，因此治疗颅内压增高和脑疝是高血压脑出血急性期救治的关键。

1. 一般护理　患者急性期绝对卧床休息，保持安静，减少不必要的搬运，以防出血加重。

(1) 保持呼吸道通畅：脑出血昏迷患者，24～48h内禁食，以防呕吐物反流导致误吸；全麻下最易发生舌后坠，其发生原因是患者神志消失后，处于仰卧位时舌肌和下颌松弛，舌根向咽后壁坠落而阻塞呼吸道。可托起患者下颌或置入口/鼻咽通气道解除舌后坠，要保证口/鼻咽通气道的清洁、通畅，随时更换。及时清理呼吸道分泌物，保持呼吸道通畅，吸氧，防止脑乏氧。

(2) 深静脉置管护理：在抢救神经外科急重患者时，及时建立有效的静脉通路十分重要。急重症患者多因末梢循环差，外周静脉通道的建立常常比较困难，不能因为未及时建立静脉通道，而延误抢救时机。

锁骨下静脉穿刺对于肥胖、颈部短粗的急、重症昏迷患者，可作为首选途径，但操作不当可造成血、气胸及神经、血管、淋巴管损伤。同时，由于长时间置管，插管处皮肤上的细菌易经皮下通道进入锁骨下静脉而引起感染。导管性败血症是深静脉穿刺置管较为严重的并发症。在导管置入全过程中进行严格的无菌操作和规范护理，是预防感染的关键。要妥善安置管道，翻身时避免拖拉，防止局部固定缝线脱落而使导管脱出。观察置管处皮肤有无红肿，定时消毒、更换敷贴。输液结束后，要将导管–输液器接头部分及时旋拧上肝素帽，以防止血液回流。

(3) 气管切开护理：脑出血昏迷患者由于咳嗽反射减弱，加之卧床时间长，极易合并肺部感染，呼吸道大量炎性分泌物严重影响气体交换功能。气管切开可使患者呼吸的气流不经过鼻、口咽部，而直接吸入肺部，能够明显降低气道的阻力和无效腔，减少了呼吸运动的能耗并有效改善呼吸功能。同时便于吸出气管及支气管内分泌物与误吸物，有效地缓解低氧血症。协助医生进行气管切开术，并严密观察术后所可能存在的并发症：

1) 出血：出血过多可引发窒息。重点观察患者伤口情况，术后刀口和气管套管内有少量出血属正常情况。若出血较多，经气管处咳出鲜血，提示可能有血管损伤，应立即通知医生，检查伤口情况，必要时协助医生重新打开刀口，结扎出血点；吸痰方法不当，亦可造成气管内出血：如吸痰负压过大、时间过长或吸痰管置入过深，使气管黏膜受损，黏膜下血管破裂而发生出血，在吸痰过程中动作要轻柔、准确、快速，每次吸痰时间不超过15s，连续吸痰不得超过3次，负压不可过大，经气管切口进吸痰管时不能给予负压，以免损伤气道黏膜。

2) 皮下气肿：是术后最常见的并发症，多因手术过程中气管切口过大、切口皮肤缝合过紧或患者剧烈咳嗽，使气体进入皮下组织间隙引起，一般多发生在颈部和胸部，严重时可蔓延至头面部和四肢。按压气肿部位，可出现"握雪感"。术后要仔细观察患者呼吸状态，做好记录，描述皮下气肿的范围及有无发展。轻度皮下气肿在24h可停止发展，数日后可自行吸收，可不作特殊处理。

3) 感染：手术切口感染主要是由于痰液污染、空气污染、交叉感染、患者自身的感染灶、机体抵抗力下降等原因，严重时病原微生物侵入肺部引起肺感染可危及生命。

4) 气管切开的患者安置在单间病房，室内保持空气新鲜，阳光充足，温湿度适宜，每日进行紫外线空气消毒2次。严格执行无菌操作，气管和口、鼻吸痰管必须分开使用，避免交叉感染。当痰液黏稠时可给予超声雾化吸入、气管内滴药稀释痰液，吸痰后再滴入所需抗生素。气管内套管每日更换2次。观察切口处皮肤，及时吸净分泌物，以免污染伤口。

5）气管食管瘘：临床较少见。由于各种原因导致气管后壁及食管前壁形成瘘管，主要表现为患者进食后剧烈呛咳，大量食物通过气管瘘口涌入呼吸道，导致呼吸道感染、窒息死亡等严重并发症。护理过程中应细致观察，及时报告医生妥善处理。较小的、时间不长的瘘孔，有时可自行愈合，瘘口较大或时间较长，应给予手术修补。

6）脱管：如吸痰时，吸痰管不能伸入气管套管远端，套管明显移出气管，患者出现呼吸困难、发绀等可提示气管套管脱出。应立即报告医生并协助医生复原套管的位置。

（4）控制脑水肿、降低颅内压：患者床头抬高15°～30°，以利于静脉回流，使颅内压下降。由于高热脑组织代谢增加，脑耗氧量增大。遵医嘱给予冬眠及物理降温，头、颈部放置冰块，可改善脑乏氧，减轻脑水肿。

（5）保持水电解质平衡：在大量频繁应用脱水剂时往往引起体内水电解质紊乱。定期复查电解质，保持体内水电解质平衡。

2. 病情观察　急性期的重点是要动态地观察生命体征，包括意识、瞳孔、血压、脉搏、呼吸，有特殊病情变化随时观测并做好记录。如意识障碍加重或躁动不安，双瞳孔不等大，对光反射迟钝，脉搏缓慢，血压升高，说明已有脑疝发生，及时发现后协助医生立即投入抢救。

3. 预防再出血　高血压脑出血急性期的血压均较高，收缩压可达200mmHg以上，这是颅内压增高时保证脑供血，特别是脑干供血的一种代偿性保护性反应。早期血压过高，与不良预后关系密切，且会导致血肿扩大，脑水肿加剧。适当、有效地控制血压是脑出血急性期治疗的关键。

（1）应用降压药物时应严密监测血压的波动和变化：既往慢性高血压的患者因其基础病变已使其血压的自动调节上限上调，能够耐受高血压而不能耐受低血压，因此要依据个体差异缓慢降压，降压幅度在20%左右，保证脑血流灌注。血压过高有可能加重脑出血，过低可诱发分水岭性脑梗死。

（2）避免一切增加腹压的动作，如用力大便、高压灌肠等：应注意观察患者排便情况，便秘者，用缓泻剂或开塞露等协助排便。

（3）有躁动的患者，采用心理护理，必要时严格遵医嘱应用镇静药物，保持患者情绪稳定，避免血压升高引起再出血。

4. 防治并发症

（1）预防褥疮的发生：重症患者由于长期卧床、大小便失禁，营养消耗，易并发褥疮。协助患者变换体位，每1～2h翻身1次，动作轻柔，并按摩受压部位，可用海绵垫保护骨隆突处。床单保持清洁、干燥、平整。大小便失禁者垫尿布，便后及时更换并擦洗臀部。

（2）预防肺部感染：加强口腔护理，防止口腔细菌感染。定时翻身、拍背，呕吐时头偏向一侧，清除呕吐物和分泌物，保持呼吸道通畅。药物雾化吸入、及时吸痰，必要时协助医生行气管插管或气管切开术。

（3）预防泌尿系感染：昏迷及尿失禁者，采用留置导尿，并做好尿管护理，定时放尿，注意观察尿颜色和性状，要求严格无菌操作，以防逆行泌尿系感染。定期查尿常规。

（4）警惕应激性溃疡的发生：观察呕吐物、胃肠减压液及大便颜色。可做便隐血试验。

发现出血应作胃肠减压，再遵医嘱给药，出血量多者遵医嘱做好输血准备。

5. 心理护理　由于患者病情危急，家人多恐惧紧张，往往会给患者带来负面影响，引起患者情绪波动。交感神经系统的激活，血中儿茶酚胺－肾上腺素释放的增加，会使患者血压升高、病情加重，甚至再出血。安慰患者和家属并给予健康的心理指导，营造良好的治疗环境。护士要多关心患者，给予细心护理和耐心解释以取得配合。

（二）蛛网膜下腔出血

蛛网膜下腔出血通常为脑或脊髓的动脉瘤或动静脉畸形破裂，血液直接流入蛛网膜下腔所致，又称自发性 SAH，其中约 75% 由粟粒样动脉瘤破裂引起，又称动脉瘤性 SAH。SAH 发病急、病情重，初次出血病死率高达 20%，约 20% 的动脉瘤性 SAH 病后 10～14d 发生再出血，使死亡率约增加一倍。蛛网膜下腔出血的患者治疗的基础取决于手术前预防再次出血和血管痉挛。要严格依据神经外科护理常规，积极预防再出血和血管痉挛。

（1）患者绝对卧床休息，保持大便通畅，避免用力咳嗽、屏气；谢绝会客，保持情绪安定。

（2）术前完善各项检查，控制抽搐、做止血、控制血压、脱水降颅内压及纠正水电解质紊乱等治疗。

（3）严密记录液体量，目的是通过维持脑血流量来预防因脑缺血造成的额外的神经功能缺失。

（4）临床上应用尼莫地平有效防止血管痉挛。这是一种可穿过血－脑屏障的钙通道阻滞剂。应熟悉尼莫地平最常见的不良反应——低血压。

（三）颅内动脉瘤介入术后的护理

动脉瘤弹簧圈栓塞术是防治动脉瘤再出血的方法之一。对术后的护理主要注意以下几点。

1. 生命体征监护　术后应向医生了解手术经过，以便实施有针对性的护理。对生命体征的监测，特别是血压调节极为重要，注意血压的变化：避免血压过低，维持稳定的脑血管灌流量，吸氧，防止脑组织缺血缺氧，减轻脑血管痉挛。但血压不宜过高，否则会增加术后出血风险。对于血压较高的患者一般给予盐酸乌拉地尔或硝普钠依据血压缓慢静脉滴注或泵入。血压过高或过低时应及时通知医生，在严密监测下完成血压调节。

2. 特殊观察　术后常规卧床，穿刺部位压沙袋 12h，术侧下肢制动 24h，协助患者健侧翻身；密切观察患者术区有无活动性出血，术区敷料有无渗血；严密观察肢端血运情况，术侧肢体皮温、颜色、足背动脉搏动情况。若出现穿刺侧足背动脉搏动消失、局部肤温低等现象，多提示包扎过紧或加压过大，适当放松减压后，症状缓解，否则提示股动脉血栓形成。应报告医生及时处理。

三、颅内肿瘤

颅内肿瘤亦称脑肿瘤，约占全身肿瘤的 5%，不论其性质是良性还是恶性，其膨胀的浸润性生长，占据颅内空间，压迫脑组织，导致中枢神经损害，最终危及生命。颅内肿瘤因所在部位的不同，其所产生的局部症状也不同。

护士根据不同部位、不同性质肿瘤制订有效的护理计划，实行护理干预，并根据病情变化随时调整加以实施。

（一）一般护理

1. 体位　患者手术后体位视手术部位而异，一般在麻醉清醒、血压平稳后，可采取抬高床头 15°~30° 斜坡卧位，以利颅内静脉回流，降低颅内压力。经鼻蝶窦手术的患者，在有脑脊液漏的情况下，采用去枕平卧位；去骨瓣减压的患者禁止患侧卧位；颅后窝肿瘤术后应成轴翻身。麻醉清醒前期有烦躁、躁动者，给予适当约束以防坠床。

2. 保持呼吸道通畅　因患者昏迷或术后麻醉未醒，其咳嗽、吞咽反射减弱或消失，要及时清除呼吸道分泌物，定时协助患者翻身、拍背，必要时给予雾化吸入。气管插管患者观察是否出现喉头水肿。

3. 预防感染　注意观察减压窗张力情况以及伤口敷料，保持引流管通畅，严格无菌操作，防止逆行性感染。

4. 高热的护理　首先要判断是中枢性高热还是感染性高热。脑干术后多发生中枢性高热，由于下丘脑受损致丘脑功能紊乱，术后高热呈稽留热，头颈部温度较高，是中枢性高热的表现；后者因术后肺部、泌尿系或颅内感染等引起的感染性高热。严密监测体温变化，采用综合措施，及早尽快、安全、有效的降温。对中枢性高热患者可采用冬眠加冰块或冰毯物理降温。

（二）病情观察

（1）进行 GCS 评分，密切观察生命体征及瞳孔的变化。

（2）观察肢体肌力情况，对于大脑半球肿瘤的患者应观察患者肢体感觉、活动，有无偏瘫及失语。如果术后出现一侧肢体运动障碍和病理反射阳性，特别是手术对侧肢体偏瘫，应高度怀疑存在颅内血肿，必要时行头颅 CT 检查。

（三）术后护理

术后应遵医嘱预防性使用抗癫痫药物。有癫痫发作的患者应用抗癫痫药物，在患者床旁加床挡，备开口器、舌钳等，必要时遵医嘱使用强效镇静剂。

（四）特殊部位肿瘤的护理

1. 额叶肿瘤

（1）额叶肿瘤患者的精神症状表现突出、出现早，发生率也高，当两侧额叶受损时精神症状更为明显。主要表现为注意力不集中，记忆力减退，有些患者表现抑制能力的丧失，脾气暴躁，易激动，伴有攻击动作等。对于轻度精神症状的患者，可给予心理护理和适当约束；对于严重精神症状的患者切不能强行约束，以防止患者强行挣扎引起颅内压进一步增高。根据医嘱按时应用镇静药物，并设专人在患者床旁看护。

（2）癫痫的护理：对术前已有癫痫者应特别注意，评估癫痫发作类型，应用抗癫痫药物治疗、控制癫痫发作。护士随时在身边观察，防止癫痫发生时出现坠床等意外。准备好压舌板、开口器、口咽通气道、吸引器等装置，一旦癫痫发作，首先应解除呼吸道梗阻，保持呼吸道通畅，充分给氧，防止脑组织缺氧。

（3）额叶肿瘤术后常伴有双眼睑水肿：保持患者眼睑清洁、湿润，定时用生理盐水冲洗双眼，及时清除分泌物；日间用氯霉素眼药水滴眼，睡前涂红霉素眼药膏保护角膜。

2. 颞叶肿瘤

（1）癫痫的护理：颞叶肿瘤伴有癫痫症状者并不少见。临床上常应用苯二氮䓬和巴比妥类药物控制癫痫，大量使用会对患者的呼吸状况造成不同程度的影响，用药后应严密观察用药后的反应；

（2）注意观察患者有无失语，是否出现幻听、幻嗅、眩晕及记忆缺损。

（3）观察患者肢体活动情况：如果术后出现一侧肢体运动障碍和病理反射阳性，尤其是病变对侧肢体偏瘫，应警惕是否发生颅内血肿，尽早发现并报告医生。同时密切观察患者意识、生命体征变化和瞳孔的变化，必要时行头 CT 检查。

（4）头部引流的护理：肿瘤切除术后通常留有头部引流管，患者术毕回病房后，即将引流袋固定于床头，引流袋不可高于患者头部，以免引流液逆流。观察并记录引流液的量、颜色和性状，放引流液时注意无菌操作。一般术后 2 ~ 3d 拔管，拔管前后注意切口处是否有渗出，预防颅内感染。

3. 鞍区肿瘤

（1）经鼻蝶窦手术麻醉清醒后，在血压平稳的情况下应取半卧位，床头抬高 15° ~ 30°，可减轻头部充血，便于口鼻腔分泌物引流。

（2）进行密切观察，仔细观察患者的视力、视野及眼球运动情况，以判断视神经功能，如发现异常应及时报告医生给予处理。

（3）密切观察有无尿崩症：肿瘤累及或手术损伤下丘脑视上核、室旁核、视上垂体束、垂体柄或垂体后叶均可产生尿崩症。尿崩是引起术后水、电解质紊乱的原因。严格记录 24h 出入量，记录每小时尿量、测量尿比重，判断患者是否烦渴。发现尿崩症应及时报告医生，给予处理，临床上常应用垂体后叶素 6U 皮下注射，观察患者用药后是否有面色苍白、出汗、心悸等不良反应；保持水电解质平衡是术后治疗和护理的关键。根据化验结果随时补充水或电解质，密切观察电解质紊乱的临床表现，如患者低钾可表现为四肢无力、精神萎靡、腹胀等。

（4）术后观察术区是否有渗血：对经口 - 鼻蝶窦入路手术的患者，应及时清除患者口咽部的分泌物，防止渗出过多产生误吸。保持口腔清洁，做好口腔护理；预防感染，严格遵医嘱应用抗生素。

（5）脑脊液鼻漏是经鼻蝶入路垂体瘤切除术的常见并发症，可发生于术中，也可在术后出现。术后严密观察鼻腔渗出物的颜色、性质、量等，若渗出物为清水样，应全面进行分析、判断是否发生脑脊液鼻漏，及时报告医生。注意脑脊液鼻漏的护理，避免擤鼻、打喷嚏、用力排便等，禁止经鼻吸痰，下胃管等。每日观察脑脊液鼻漏的量及性状有无改变，必要时行脑脊液漏修补术，做好术前准备。

4. 后颅窝肿瘤

（1）神志的观察对后颅窝肿瘤术后的患者具重要意义，它可以及早反映脑损伤程度。通过观察吞咽动作、咳嗽反射、角膜反射、对疼痛刺激的反应而判断意识状态。对术后 24h 内的患者，要随时观察，并作客观详细的记录。

（2）在患者神志尚未完全清醒时注意防止窒息，特别是有后组脑神经损伤者，应注意及时吸痰，不使颈部弯曲，保持呼吸道的通畅。

（3）术后协助患者成轴翻身，防止脑干移位而危及生命，同时可减轻术区切口张力。

（4）后颅窝病变常直接导致枕骨大孔疝，表现为迅速的双瞳孔散大和呼吸、心脏骤停。术前应制订周密的护理计划，备好呼吸机和抢救物品并进行严密观察，发现该患者术后无自主呼吸，立即协助医生给予气管插管，使用人工呼吸机辅助呼吸。

（5）后颅窝肿瘤术后体温一般偏高，3～5d内若不超过38.5℃，考虑为术后的吸收热，不必特殊处理。如体温持续超过38.5℃，应结合实验室检查，考虑是否发生感染。

（6）当后组脑神经损伤时，患者常有声音嘶哑、吞咽困难、误吸等症状，手术后48～72h为脑水肿高峰期，上述脑神经症状可能加重，术后应禁食、水24h，遵医嘱给予静脉补液，观察进水有无呛咳现象。术后第2日可让患者慢慢咀嚼、吞咽流食，如无呛咳，再逐渐过渡到普通饮食。如呛咳明显，无法吞咽，应给予鼻饲饮食，防止因呛食引起呼吸道阻塞和吸入性肺炎。鼻饲时给予高蛋白、高热量、富含维生素的饮食，以保证患者每日所需的热量，同时加强口腔护理。桥小脑角区肿瘤（如听神经瘤）术后面瘫要注意患侧角膜护理，防治角膜溃疡。

5. 脑室肿瘤

（1）脑室肿瘤术后脑室引流管的护理

1）妥善固定：将其悬挂于床头，适当限制患者头部的活动范围，防止引流管脱出。

2）预防感染：在无菌条件下接引流袋，保持切口处敷料无菌、干燥、整洁。

3）观察引流液的性状：术后1～2d引流液可为血性。若引流过程中引出大量鲜血或颜色逐渐加深，常提示脑室内出血；若脑脊液呈浑浊或颜色发生改变，可能存在颅内感染，应及时报告医生。每日记录引流液量和颜色、性质。

4）保持引流通畅，控制引流速度：避免引流管受压、扭曲或折叠，如引流管内无脑脊液波动，应查明原因，给予处理。常见原因有：①凝血块或挫碎的组织堵塞管道。②颅内压过低。③引流管口吸附于脑室壁，应报告医生，协助医生试将引流管轻轻旋转，可有脑脊液流出。④引流管位置不当。引流管口应高出脑室平面10～15cm。要特别注意脑室引流瓶高度，引流切忌过多过快，以免脑压过低出现并发症。

5）按时拔管：拔管前1d，可试抬高引流瓶或夹闭引流管，观察患者无不适即可拔管，保持无菌操作，观察切口处有无脑脊液漏出。

（2）高热护理：脑室内肿瘤患者因下丘脑、脑干损伤及血性脑脊液刺激，术后出现不同程度的发热反应。可首先采用物理降温，将患者体温控制在38.5℃以下，严密监测体温变化，如术后第3～5d仍发热，应给予实验室检查，以区别中枢性高热和感染性高热。

（王艳丽）

第十一节 高血压脑出血

一、概述

脑出血性疾病是指引起脑实质内或脑室内自发性出血的疾病，通常又称脑出血或出血性脑卒中。高血压脑出血的发病原因是脑内小动脉在长期高血压刺激下，发生慢性病变的基础上出现破裂所致。这些小动脉一般是颅内大动脉直接发出的直径100～200μm的穿通血管，包括豆纹动脉、丘脑穿通动脉及基底动脉的脑干穿通支等。微小动脉的慢性病变包括脑内小动脉硬化、脑血管透明脂肪样变性及粟粒状微动脉瘤形成等。此外，脑出血可能和脑梗死合并发作，二者可能互为因果。高血压可以引起脑血管痉挛、脑动脉栓塞导致脑梗死，而脑梗死后可继发梗死灶内的脑血管发生管壁坏死发生脑出血。

二、临床表现

1. 一般临床特点　突然发作剧烈头痛、呕吐、意识障碍和精神功能缺失。少部分以癫痫发作或大小便失禁为首发症状。常有对侧偏瘫和偏身感觉障碍，优势半球出血者可有失语。如病程进展快，发生脑疝，会出现肌张力增高，病理征阳性等相应表现。眼底可能有视网膜出血或视盘水肿，瞳孔可不等大，双侧瞳孔缩小或散大。呼吸深大，节律不规则，脉搏徐缓有力，血压升高，体温升高。部分患者可发生急性消化道出血，呕吐咖啡色胃内容物。

2. 按不同的出血部位，脑出血还可能有不同的临床特点

（1）基底节出血：脑出血最常见的部位。除头痛呕吐、意识障碍等一般症状外，因为内囊受压或被破坏而表现出"三偏"征象，即对侧偏瘫、偏身感觉障碍和同向偏盲。此外，还可能有双眼向病灶侧凝视。

（2）丘脑出血：当血肿较小且局限在丘脑本身时，可出现嗜睡及表情淡漠，对侧偏身感觉障碍；如累及脑干背侧可出现双眼向上凝视、瞳孔大小不等；下丘脑出血会出现高热、昏迷、脉搏加快、血压升高及内环境紊乱等反应。

（3）脑干出血：脑桥是脑干出血的常见部位。表现为起病急骤，突发剧烈头痛呕吐，可立即出现意识障碍，甚至迅速陷于深昏迷；针尖样瞳孔常是脑桥出血的特征性改变，尚有四肢瘫、面瘫及双侧锥体束征阳性；脑桥出血还常有中枢性高热和呼吸节律紊乱，预后较差。

（4）小脑出血：表现为突发剧烈呕吐、枕部头痛、眩晕及因共济失调而摔倒。查体可能有颈项强直、眼球震颤及构音不清。如出血量较大时可致颅内压迅速升高，甚至发生急性枕骨大孔疝，出现生命体征紊乱，严重者可迅速死亡。

（5）脑叶出血：头痛呕吐、颈项强直。额叶出血，可出现高级活动障碍、精神异常、抽搐发作、对侧偏瘫，优势半球出血有失语；颞叶出血，可出现部分性偏盲、癫痫发作，以及感觉性失语；顶叶出血，出现偏身感觉障碍、失语、失用；枕叶出血，出现对侧视野同向偏盲。

（6）脑室出血：临床表现为脑膜刺激症状和脑积液循环阻塞引发的颅内高压症状，以及出血部位脑组织损伤或受压引起的神经功能障碍。

3. 辅助检查

（1）实验室检查：血、尿、脑脊液成分异常。血白细胞计数增高、尿蛋白质增高、血尿素氮增高及电解质紊乱。脑脊液常为血性。

（2）影像学检查：脑CT是快速诊断脑出血最有效的检查手段，除了可以显示血肿本身的大小、形态、出血部位和范围，还可以了解周围脑组织受压的情况、脑水肿的严重程度，以及是否合并脑积水等。

三、治疗原则

对于脑出血患者，视出血程度和患者的全身情况，可分别采取内科治疗和外科手术

治疗。

1. 内科治疗　主要以控制血压、降颅压、止血及对症处理为主。

2. 外科治疗　确定手术应对患者的全身情况、年龄、意识状态、血肿量、出血部位，以及是否合并脑积水等进行综合评估后决定。手术指征明确应尽早手术。

四、护理评估

了解与现患疾病相关的病史和药物使用史，如高血压病史、脑血管病史等；了解患者是否以急性意识丧失、失语、肢体瘫痪为首发症状；了解发病时间及患者的意识、瞳孔、生命体征、神经系统功能。

五、护理要点及措施

1. 术前护理

（1）严密观察患者的意识、瞳孔生命体征及神经功能损害程度，遵医嘱给予脱水药、降压药，限制探视人员，保持病房安静及患者的情绪稳定。

（2）有癫痫病史者按癫痫护理常规，同时床旁备好地西泮等急救药品，并做好安全防护措施，以防止自伤、坠床等意外的发生。

（3）肢体偏瘫的患者应尽量避免患侧卧位，患肢摆放功能位，颅内压增高患者呕吐时给予侧卧位或平卧位头偏向一侧，以免引起误吸或窒息。

（4）做好术前准备，如剃头，配血，采血进行血型，凝血检查，准备好吸痰，气管插管，气管切开及各种抢救药，以备急用，严格控制血压，防止再出血。

2. 术后护理

（1）严密观察患者意识、瞳孔、生命体征变化及肢体活动情况。

（2）保持呼吸道通畅：及时清除呼吸道分泌物并保持通畅，注意有无呼吸困难、烦躁不安等呼吸道梗阻症状，气管切开或气管插管患者应定时雾化吸入、吸痰，防止管道阻塞及意外脱管。

（3）维持颅内压相对稳定：患者绝对卧床休息，单纯的颅内血肿（血肿腔）引流时，术后患者采取头低脚高位；血肿破入脑室，要将床头抬高15°～30°，有利于静脉回流，减轻脑水肿。严格遵医嘱使用降压药及脱水药，使血压平稳下降，同时要限制液体的摄入量，避免引起颅内压增高。

（4）防止颅内感染及穿刺点的感染：术后观察切口的渗血、渗液情况，保持切口敷料的清洁、干燥；注意体温变化，若体温持续升高，应及时做腰穿及脑脊液常规、生化、细菌培养等；严格无菌操作。

3. 心理护理　评估患者的心理状态，了解有无不良情绪，对于失语、肢体偏瘫等功能障碍的患者，应加强沟通、安慰患者、指导功能锻炼，使其保持情绪稳定，增强战胜疾病的信心。

六、健康教育

（1）向患者家属宣教一些本病的常识，使其了解治疗的过程，从而取得家属配合，教会患者及家属识别早期出血征象及应急措施。

（2）教会患者及家属血压自我监测方法，减少再出血诱发因素，保持情绪稳定、避免过于激动导致血压增高诱发脑出血。

（3）告知家属要合理饮食，少食胆固醇高的食物，多吃蔬菜、水果及富含粗纤维易消化的食物，保持良好的心态，合理安排生活，戒烟戒酒。

（4）在医师指导下服用抗高血压药物，不可随便改药或换药。

（5）出院后定期门诊随访，监测血压、血脂等，适当体育活动，如散步、太极拳等。

（刘冰楠）

参考文献

［1］郎红娟，侯芳．神经外科专科护士实用手册［M］．北京：化学工业出版社，2016．

［2］常红、杨莘．神经科常见症状与体征护理［M］．北京：中国人口出版社，2015．

［3］陈茂君，蒋艳，游潮．神经外科护理手册［M］．北京：科学出版社，2015．

［4］唐英姿，左右清．外科护理［M］．上海：上海第二军医大学出版社，2016．